Kompendium der
Psychiatrischen Pharmakotherapie

Otto Benkert

Hanns Hippius

(Hrsg.)

Kompendium der Psychiatrischen Pharmakotherapie

11., vollständig überarbeitete und aktualisierte Auflage

Mit 9 Abbildungen

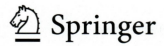 Springer

Prof. Dr. med. O. Benkert
Mainz

Prof. Dr. med. H. Hippius
München

ISBN 978-3-662-50332-4   978-3-662-50333-1 (eBook)
DOI 10.1007/978-3-662-50333-1

Die Deutsche Nationalbibliothek verzeichnet diese Publikation in der Deutschen Nationalbibliografie; detaillierte bibliografische Daten sind im Internet über http://dnb.d-nb.de abrufbar.

Springer

Umschlaggestaltung: deblik Berlin
Fotonachweis Umschlag: © Dieter Krieg. Arbeit »ohne Titel« 2004, Kohle, Acryl, Papier, Leinwand, 70 × 100 cm (Ausschnitt)

Gedruckt auf säurefreiem und chlorfrei gebleichtem Papier

Springer ist Teil von Springer Nature
Die eingetragene Gesellschaft ist Springer-Verlag GmbH Germany
Die Anschrift der Gesellschaft ist: Heidelberger Platz 3, 14197 Berlin, Germany

Vorwort

Das *Kompendium der Psychiatrischen Pharmakotherapie* liegt jetzt in der 11. Auflage vor. Es ist in der Nachfolge der *Psychiatrischen Pharmakotherapie*, die von 1974–1996 in weiteren sechs Auflagen erschienenen ist, geschrieben worden.

Das Kompendium fasst die Kenntnisse der klinischen Praxis und der psychopharmakologischen Wissenschaft in einem kompakten, zuverlässigen und aktuellen Leitfaden zusammen. Die Aktualität wird durch die regelmäßig im Zwei-Jahres-Rhythmus erscheinende Neuauflage sowie durch frei zugängliche Psychopharmaka-News (*www.kompendium-news.de*) gesichert. Dem Leser wird parallel dazu die Gelegenheit geboten, sich sehr schnell über den neuesten Stand zu den einzelnen Präparaten im *Pocket Guide – Psychopharmaka von A bis Z* mit eigenen Bewertungsschwerpunkten für die Praxis zu informieren.

Es ist unser Ziel, das gesicherte Wissen ausgewogen in das Kompendium einzubringen. Neue Ergebnisse werden auf der Grundlage der evidenzbasierten Medizin gesichtet, kritisch hinterfragt und sorgfältig bewertet. Efficacy-Studien haben für uns einen hohen Stellenwert, die klinische Erfahrung geht aber immer auch in die endgültige Empfehlung mit ein. Grundlegende Abweichungen von den jeweils aktuellen Leitlinien werden vermerkt. Um den Prozess der Bewertung für den Leser nachvollziehbar zu machen, werden v. a. aktuelle Studien, die für die psychiatrische Pharmakotherapie richtungweisend sein können, zitiert.

Die Off-label-Anwendung von Psychopharmaka nimmt einen breiten Raum ein. Wir bemühen uns, auf wissenschaftliche und klinisch bedeutsame Erkenntnisse bei der Indikation von Psychopharmaka, auch ohne Zulassung, frühzeitig aufmerksam zu machen. Durch Kennzeichnung des Zulassungsstatus im Präparateteil kann der Leser die Indikationen und Dosierungen genau zuordnen. Auf eine noch fehlende Zulassung bei wichtigen Indikationen und auf neue Indikationen, die durch erste Studienergebnisse angedeutet werden oder schon begründet sind, wird hingewiesen.

Die ausführliche Darstellung der Interaktionen von Psychopharmaka bleibt weiterhin ein Schwerpunkt des Buches. Im Präparateteil finden sich zu jedem Psychopharmakon alle wichtigen Wechselwirkungen mit klinischer Relevanz. Die Verweise auf die entsprechenden Tabellen im Anhang erlauben es, alle wichtigen Enzymaktivitäten bei Kombinationen von Psychopharmaka zu erfassen. Neben der Tabelle der Induktoren und Inhibitoren der CYP-Enzyme (Anhang INT) findet sich die Tabelle der Substrate der CYP-Enzyme (Anhang SUB). Darüber hinaus kann durch die Lektüre sowohl der Leseanweisung zu den Interaktionen als auch des Abschnitts 16.3 das Verständnis zu den Arzneimittelwechselwirkungen sehr erleichtert werden. Unser Ziel ist es, dem Leser einen Rahmen vorzugeben, der ihm kenntlich macht, wo die Risiken bei einer Kombinationstherapie beginnen. Es gibt in vielen Fällen risikoärmere Kombinationen, die durch unser Informationssystem leicht erkennbar sind. Jedem Arzt bleibt es natürlich vorbehalten, den von uns empfohlenen Rahmen zu akzeptieren oder die Grenzen für sich weiter zu stecken.

Dies gilt grundsätzlich auch für alle anderen Empfehlungen dieses Buches, z. B. die Routineuntersuchungen. Die vorgeschlagenen Untersuchungen und Zeitpunkte bieten auf der Grundlage der vorhandenen wissenschaftlichen Unterlagen den besten Schutz vor Risiken. Eine Wunschvorstellung bleibt zurzeit noch die oftmals empfohlene Kombinationstherapie von Pharmakotherapie und Psychotherapie. Das Für und Wider wird im Kompendium sorgfältig ausgelotet, sodass sich der behandelnde Arzt mit diesem Wissen den örtlichen Realitäten der psychotherapeutischen Versorgung besser anpassen kann.

Neu wurden nun, nachdem die deutsche Übersetzung vorliegt, die meisten Elemente des US-amerikanischen Diagnosesystems DSM-5 integriert. Die bekannten Diagnosen nach dem Klassifikationssystem psychischer Störungen ICD-10 bleiben aber im Kompendium deutlich erkennbar. Erst nach Erscheinen der im deutschsprachigen Raum dann gültigen ICD-11 kann endgültig entschieden werden, ob alle Begriffe und Neuordnungen aus dem DSM-5 übernommen werden. Aber schon jetzt zeichnen sich durch die Übernahme der Änderungen deutlich bessere Ordnungsstrukturen in den Kapiteln 1–10 ab. Darauf wird zu Beginn jeweils detailliert hingewiesen, und zurzeit noch offene Fragen, wie z. B. die durchgehende Nutzung des Begriffs neurokognitive Störungen bzw. Demenz, werden diskutiert.

Es werden jetzt **neu** die Informationen zu den Risiken der einzelnen Psychopharmaka bei Herz-Kreislauf-Erkrankungen, Leber- und Nierenfunktionsstörungen unter dem Titel *Risikopopulationen* im Präparateteil

beschrieben. In Kap. 13 verbleiben die allgemeinen Hinweise und Übersichtstabellen zu diesen Themen. Die Kenntnisse zu Interaktionen und
deren Folgen, insbesondere auch zur QTc-Zeit-Verlängerung bei Wechselwirkungen unter Arzneimitteln, haben gerade bei lang bewährten
Psychopharmaka deutlich zugenommen. Dazu wird im allgemeinen und
im Präparateteil vermehrt Stellung genommen. Die Schwangerschaftsrisiken sind weiterhin sowohl für die einzelnen Präparate als auch für die
Psychopharmakagruppen in Kap. 14 zusammengefasst.

Insgesamt werden **6 neue Präparate** besprochen. Allerdings bleibt das
Schicksal mehrerer Präparate mit durchaus innovativem Wirkansatz
noch offen, weil das Votum des G-BA aussteht oder negativ ausfiel.
Darauf wird in der Bewertung des jeweiligen Präparats hingewiesen.

Neu ist die Erscheinungsform des Kompendiums als **Herausgeber-
buch**. Die einzelnen Kapitel sind mit den Namen der Autoren nun
zitierbar. Das bisherige Konzept mit inhaltlich aufeinander abgestimm-
ten und einheitlich strukturierten Kapiteln zur psychiatrischen Pharmakotherapie bleibt voll erhalten.

Für die Treue zu nunmehr 42 Jahren *Psychiatrischer Pharmakotherapie*
bedanken wir uns bei unseren Lesern sehr herzlich. Wir hoffen, dass
wir mit den Aktualisierungen, den Neuerungen und den regelmäßigen
KompendiumNews weiterhin den Standard bei der Verordnung von
Psychopharmaka vorgeben können.

Ohne die wertvolle Lektoratsarbeit von Karin Dembowsky hätte auch
diese Auflage nicht erscheinen können.

Auf dem Cover dieser Auflage ist die Arbeit »ohne Titel« 2004, Kohle,
Acryl, Papier, Leinwand, 70 × 100 cm (Ausschnitt) von Dieter Krieg
abgebildet.

Otto Benkert
Mainz, im Herbst 2016

Leseanweisung

- Die Kapiteleinteilung richtet sich primär nach den Psychopharmaka der großen Substanzgruppen (▶ Kap. 1–10). Am Ende
des Buches folgen weitere wichtige Kapitel der psychiatrischen
Pharmakotherapie (▶ Kap. 11–16).

- Die ▶ Kap. 1–4 und ▶ Kap. 6 (Antidepressiva, Medikamente zur
Behandlung affektiver Störungen, Antipsychotika, Anxiolytika,
Antidementiva) sind einheitlich gegliedert: Nach Übersichtsdar-
stellungen im jeweils ersten, allgemeinen Teil werden im zweiten
Teil die einzelnen Präparate beschrieben. In ▶ Kap. 5 (Medikamente zur Behandlung der Schlafstörungen) wird diese Gliederung auch für Hypnotika eingehalten. ▶ Kap. 7 (Medikamente
zur Behandlung von Abhängigkeit und Entzugssyndromen) ist
im allgemeinen Teil nach den einzelnen Suchtmitteln geordnet.
In den ▶ Kap. 8–10 und in ▶ Kap. 5 (außer bei den Hypnotika)
geben die Diagnosen die Ordnungsstruktur vor. Die Wirkstoffe
sind im Text *kursiv* und die Handelsnamen in Normalschrift
gedruckt.

- Die Beschreibung der Präparate folgt immer der gleichen Systematik: Die Auflistung der **Handelspräparate** unter Einschluss
der Generika erfolgt in den farbig unterlegten Textboxen. Die
Darreichungsformen werden in der Regel nur für das zugelassene
Präparat des Erstanbieters beschrieben. Generika-Angebote
mit zusätzlichen Dosierungen werden jeweils in einer Fußnote
genannt. Die einzelnen Darreichungsformen sind der Fachinformation zu entnehmen.

- Die Handelsnamen mit ihren Dosierungen und Darreichungsformen sowie ihrem Zulassungsstatus sind der neuesten Roten
bzw. Gelben Liste und den aktuellen **Fachinformationen** entnommen. Es wurden alle bis zum Sommer 2016 neu eingeführten
Präparate berücksichtigt. Die Handelsnamen in Österreich und
der Schweiz, soweit sie eigene Bezeichnungen haben, sind in das
Präparateverzeichnis mit aufgenommen. Für die Angaben kann
keine Gewähr übernommen werden.

- Im Abschnitt ▶ Indikationen ist der **Zulassungsstatus** mit einem
hochgestellten [z] gekennzeichnet. Die Ausweisung bezieht sich
immer auf das Präparat des Erstanbieters. Der Zulassungsstatus
für die Generika und für nichtpsychiatrische Indikationen wird
in der Regel nicht berücksichtigt. Bei Altzulassungen ist oft die

Diagnose nicht hinreichend definiert (z. B. Neurose) oder kann nicht mit einer ICD-10-Diagnose in Einklang gebracht werden; auf diese Situation wird durch die Kennzeichnung mit einem hochgestellten [z] aufmerksam gemacht. Zugelassene psychiatrische Indikationen und Randindikationen für die Psychiatrie sind *kursiv* gedruckt, andere Zulassungen für ein Psychopharmakon erscheinen in Normaldruck.

- Die **Zulassungsdiagnosen**, auch bei neuen Substanzen, sind für verschiedene Generika oft nicht identisch und beziehen sich nicht unbedingt auf die ICD-10-Nomenklatur; es wird in der Regel die Zulassungsdiagnose übernommen (*kursiv*). Sonst werden ICD-10-Diagnosen verwendet; falls aber Studien überwiegend an Patienten mit DSM-Diagnosen durchgeführt wurden, werden auch diese benutzt.

- Die Definition der **Evidenzgrade** ist in der wissenschaftlichen Literatur nicht einheitlich. Gegenwärtiger Zulassungsstatus und Ergebnisse der wissenschaftlichen Literatur spiegeln sich unter
  - ▶ Indikationen in folgenden Kennzeichnungen wider:
    - [z]: In der Regel Evidenzgrad Ia,b – mindestens zwei randomisierte, kontrollierte Studien aus unabhängigen Gruppen, d. h. die Wirksamkeit ist für die Indikation gesichert, das Präparat ist für die Indikation zugelassen.
    - [z]: Es besteht zwar eine Zulassung für die Indikation, aber die Wirksamkeit ist nicht gesichert, oder es handelt sich um eine Altzulassung.
    - »Hinweise« entspricht in der Regel Evidenzgrad IIa – mindestens eine randomisierte Studie weist auf die Wirksamkeit hin, aber das Präparat ist nicht zugelassen.
    - »Erste Hinweise« entspricht in der Regel Evidenzgrad IIb – es existiert eine Serie von gut angelegten Studien, Fall-Kontroll-Studien, experimentellen Einzelfallstudien, manchmal auch Evidenzgrad III (deskriptive Studien); alle Studien reichen aber für einen Wirksamkeitsnachweis bei der betreffenden Indikation noch nicht aus.

- Für die Hauptindikation ist der Zielbereich der **Plasmakonzentration** (mittlere Plasmakonzentrationen bei therapeutischen Dosierungen im Steady State) bei den meisten Psychopharmaka mit einem hochgestellten [p] gekennzeichnet, wenn therapeutisch wirksame Konzentrationen in Studien nachgewiesen wurden. Wenn der therapeutische Bereich weniger gut belegt ist, sind die zu erwartenden mittleren Plasmakonzentrationen mit einem hochgestellten [p] hervorgehoben.

— Die Angabe der **maximal zugelassenen Dosis**, bezogen auf das zugelassene Präparat des Erstanbieters, ist ebenfalls mit einem hochgestellten ^{z} gekennzeichnet. Die Angaben zu den Dosierungen beziehen sich, wenn nicht anders erwähnt, auf alle zugelassenen Indikationen.

— Die Angaben zu **Nebenwirkungen** sind den Fachinformationen, auch mit Angabe der üblichen Häufigkeitsangaben – sehr häufig (> 1/10), häufig (> 1/100 bis < 1/10), gelegentlich (> 1/1000 bis < 1/100), selten (> 1/10000 bis < 1/1000), sehr selten (< 1/10000) – entnommen. Die Nebenwirkungen der Gruppen »sehr häufig« bis »gelegentlich« entsprechen in der Regel den Originalangaben der Hersteller (bis auf Vermeidung von Wiederholungen oder Routinehinweise, z. B. auf Überempfindlichkeitsreaktionen). Für die seltenen Nebenwirkungen ist unter der Rubrik »Sonstige Nebenwirkungen« eine subjektive Auswahl getroffen. Wichtige Einzelfallbeschreibungen aus der neuesten Literatur werden zusätzlich erwähnt. Zeichnet sich ein Präparat durch (weitgehend) fehlende Nebenwirkungen aus, wird dieser Vorteil im Abschnitt ▸ Indikationen und Behandlungshinweise oder im Abschnitt ▸ Bewertung erwähnt.

— Auf die **Risikopopulationen für Herz, Leber und Niere** wird für jedes einzelne Präparat gesondert hingewiesen. In ▸ Kap. 13 finden sich weiterhin die Übersichtstabellen zur Risikoeinschätzung im Alter und bei internistischen Erkrankungen.

— Mögliche **Intoxikationen** werden auch in diesem Abschnitt beschrieben.

— Die wichtigen **Kontraindikationen** werden aufgezählt; darüber hinaus erfolgen jeweils Verweise auf ergänzende Ausführungen. Kontraindikationen, die sich auf pharmakodynamische oder pharmakokinetische Wechselwirkungen beziehen, finden sich im Abschnitt ▸ Interaktionen.

— Im Präparateteil werden alle klinisch relevanten **Interaktionen** genannt. Bei möglichen Risiken wird auf die **Interaktionstabellen** im Anhang (▸ Anhang INT und ▸ Anhang SUB) verwiesen; ist der Verweis **fett** gedruckt, haben diese Interaktionen immer klinische Relevanz. Vor Einsicht in diese Tabellen wird **dringend empfohlen**, im Anhang die »Anleitung zur Benutzung der Interaktionstabellen« und weiterhin den ▸ Abschn. 16.3 »Arzneimittelwechselwirkungen« zu lesen. Anhang INT und Anhang SUB sind mit einer roten Randmarkierung gekennzeichnet.

- Die Präparate werden **bewertet**. Wenn sie zwar zugelassen, aber unseres Erachtens entbehrlich oder mit zu großen Risiken behaftet sind, werden nur unerlässliche Informationen gegeben.

- Zu aktuellen Themen gibt es an mehreren Stellen den Hinweis auf die ausführliche Darstellung in den *KompendiumNews* (*www.kompendium-news.de*).

- Im jeweiligen Präparateteil der ▶ Kap. 1–10 werden **alle Psychopharmaka** mit einer **psychiatrischen Zulassungsindikation** ausführlich besprochen. Im jeweiligen allgemeinen Teil dieser Kapitel werden auch psychiatrische Off-label-Indikationen von anderen Arzneimitteln diskutiert.

- Das **Schwangerschaftsrisiko** wird für alle Präparate in ▶ Kap. 14 abgehandelt.

- In das **Stichwortverzeichnis** sind die Wirkstoffe (*kursiv*) aufgenommen, eine **fett** gedruckte Seitenzahl verweist auf die ausführliche Beschreibung in den Präparateilen der Kapitel 1–10. Das **Präparateverzeichnis** enthält die Handelsnamen mit Verweis auf den jeweiligen Wirkstoff. Aufgeführt sind auch Präparate aus Österreich (A) und der Schweiz (CH), sofern sie von den in Deutschland gebräuchlichen Handelsnamen abweichen.

- Die Empfehlungen des Kompendiums gelten für das Erwachsenenalter.

Leseanweisung für das Kompendium

Farbleitsystem für die einzelnen Kapitel

Warnhinweise

Wichtig!

Wichtige Übersichten

Wirkstoff in ausführlicher Beschreibung im Präparateteil

Handelsnamen mit Darreichungsformen inkl. Generika

ᵖ Zielbereich der Plasmakonzentration für die Hauptindikation

ᶻ Zulassungsstatus beim BfArM, immer bezogen auf das zuerst zugelassene Präparat

Mindestens eine randomisierte Studie weist auf Wirksamkeit hin; das Präparat ist nicht zugelassen; Evidenzgrad IIa

Es existiert eine Serie von gut angelegten Studien, Fallkontrollstudien, experimentellen Einzelfallstudien; diese reichen aber für einen Wirksamkeitsnachweis bei der betreffenden Indikation noch nicht aus; Evidenzgrad IIb, z.T. auch III

Weiteres Interaktionsrisiko in Anhang INT überprüfen

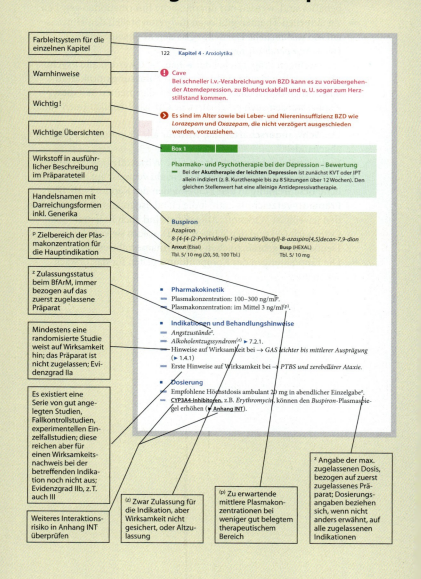

122 **Kapitel 4 · Anxiolytika**

❗ **Cave**
Bei schneller i.v.-Verabreichung von BZD kann es zu vorübergehender Atemdepression, zu Blutdruckabfall und u. U. sogar zum Herzstillstand kommen.

❯ Es sind im Alter sowie bei Leber- und Niereninsuffizienz BZD wie *Lorazepam* und *Oxazepam*, die nicht verzögert ausgeschieden werden, vorzuziehen.

Box 1

Pharmako- und Psychotherapie bei der Depression – Bewertung
▬ Bei der **Akuttherapie der leichten Depression** ist zunächst KVT oder IPT allein indiziert (z. B. Kurztherapie bis zu 8 Sitzungen über 12 Wochen). Den gleichen Stellenwert hat eine alleinige Antidepressivatherapie.

Buspiron
Azapiron
8-[4-[4-(2-Pyrimidinyl)-1-piperazinyl]butyl]-8-azaspiro[4,5]decan-7,9-dion
Anxut (Eisai)   **Busp** (HEXAL)
Tbl. 5/ 10 mg (20, 50, 100 Tbl.)   Tbl. 5/ 10 mg

▪ **Pharmakokinetik**
▬ Plasmakonzentration: 100–300 ng/mlᵖ.
▬ Plasmakonzentration: im Mittel 3 ng/ml⁽ᵖ⁾.

▪ **Indikationen und Behandlungshinweise**
▬ *Angstzustände*ᶻ.
▬ *Alkoholentzugssyndrom*⁽ᶻ⁾ ▶ 7.2.1.
▬ Hinweise auf Wirksamkeit bei → *GAS leichter bis mittlerer Ausprägung* (▶ 1.4.1)
▬ Erste Hinweise auf Wirksamkeit bei → *PTBS und zerebellärer Ataxie.*

▪ **Dosierung**
▬ Empfohlene Höchstdosis ambulant 20 mg in abendlicher Einzelgabeᶻ.
▬ **CYP3A4-Inhibitoren**, z.B. *Erythromycin*, können den *Buspiron*-Plasmaspiegel erhöhen (▶ Anhang INT).

⁽ᶻ⁾ Zwar Zulassung für die Indikation, aber Wirksamkeit nicht gesichert, oder Altzulassung

⁽ᵖ⁾ Zu erwartende mittlere Plasmakonzentrationen bei weniger gut belegtem therapeutischem Bereich

ᶻ Angabe der max. zugelassenen Dosis, bezogen auf zuerst zugelassenes Präparat; Dosierungsangaben beziehen sich, wenn nicht anders erwähnt, auf alle zugelassenen Indikationen

Inhaltsverzeichnis

Autorenverzeichnis

Prof. Dr. med. O. Benkert
Mainz
otto.benkert@t-online.de

Prof. Dr. med. H. Hippius
München
karin.koelbert@psy.med.uni-muenchen.de

Prof. Dr. med. I.-G. Anghelescu
Liebenburg
anghelescu@klinik-dr-fontheim.de

Prof. Dr. med. G. Gründer
Aachen
ggruender@ukaachen.de

Prof. Dr. med. P. Heiser
Nordhausen/Freiburg
philip.heiser@uniklinik-freiburg.de

Prof. Dr. rer. nat. C. Hiemke
Mainz
hiemke@uni-mainz.de

Prof. Dr. med. H. Himmerich
London
hubertus.himmerich@kcl.ac.uk

Prof. Dr. med. F. Kiefer
Mannheim
falk.kiefer@zi-mannheim.de

Prof. Dr. med. C. Lange-Asschenfeldt
Düsseldorf
Christian.Lange-Asschenfeldt@lvr.de

Prof. Dr. med. Dr. rer. nat. Dipl.-Psych. M. J. Müller
Marburg/Gießen
Dr.Matthias.Mueller@vitos-giessen-marburg.de

Dr. med. Dipl.-Kaufm. M. Paulzen
Aachen
mpaulzen@ukaachen.de

Dr. med. F. Regen
Berlin
francesca.regen@charite.de

Prof. Dr. med. A. Steiger
München
steiger@psych.mpg.de

Prof. Dr. med. F. Weber
München/Bad Camberg
fweber@mpipsykl.mpg.de

Abkürzungsverzeichnis

AADC	aromatische Aminosäuredecarboxylase
AAP	atypisches Antipsychotikum
ACE	Angiotensin-converting-Enzym
Ach	Acetylcholin
AchE-I	Acetylcholinesterasehemmer
ACTH	Adrenokortikotropin
AD	Alzheimer-Erkrankung
ADAS-cog	*Cognitive Section of the Alzheimer's Disease Assessment Scale*
ADH	antidiuretisches Hormon
ADHS	Aufmerksamkeitsdefizit-/Hyperaktivitätsstörungen
ADME	Absorption – Distribution – Metabolismus – Exkretion
AE	Alkoholembryopathie
AM	Arzneimittel
Amp.	Ampulle
AMPA	α-Amino-3-hydroxy-5-methyl-4-isoxazol-Propionsäure
AN	Anorexia nervosa
ApoE	Apolipoprotein E
APA	*American Psychiatric Association*
APP	Amyloid-Präkursor-Protein
APS	attenuierte psychotische Symptome
ARDS	*adult respiratory distress syndrome*
ASP	alkoholismusspezifische Psychotherapie
BB	Blutbild
BES	Binge-Eating-Störung
BfArM	Bundesinstitut für Arzneimittel und Medizinprodukte
BLIPS	*brief limited intermittent psychotic symptoms*
BMI	Body-Mass-Index
BN	Bulimia nervosa
BPS	Borderline-Persönlichkeitsstörung
BPSD	*behavioral and psychological symptoms in dementia*
BtMVV	Betäubungsmittelverschreibungsverordnung
bvFTD	behaviorale Variante der frontotemporalen Demenz
BZD	Benzodiazepin
CADASIL	*cerebral autosomal dominant arteriopathy with subcortical infarcts and leucoencephalopathy*
CBASP	*cognitive behavioral analysis system of psychotherapy*

CCK	Cholezystokinin
CDLB	*Consortium on Dementia with Lewy-Bodies*
CERAD	*Consortium for the Establishment and Registry of Alzheimer's Disease*
cGMP	zyklisches Guanosinmonophosphat
CIWA-Ar	*Clinical Institute Withdrawal Assessment for Alcohol Scale – Revised Version*
CK	Kreatinphosphokinase
COMT	Katecholamin-O-Methyltransferase
COPD	chronische obstruktive Lungenerkrankungen
CPAP	*continuous positive airway pressure*
CPZ	Chlorpromazin
CRH	Kortikotropin-Releasing-Hormon
CRP	C-reaktives Protein
CYP	Cytochrom P450
D_1	Dopaminrezeptor Typ 1
DA	Dopamin
DAR	Disulfiram-Alkohol-Reaktion
DAT	Dopamintransporter
DBT	dialektisch-behaviorale Therapie
DD	Differenzialdiagnose
DHEA	Dehydroepiandrosteron
Drg.	Dragée(s)
DSM	Diagnostisches und Statistisches Manual Psychischer Störungen
EEG	Elektroenzephalogramm
EKT	Elektrokrampftherapie
EMDR	*eye movement desensitization and processing*
EKG	Elektrokardiogramm
EM	*extensive metabolizer*
EMG	Elektromyogramm
EPS	extrapyramidalmotorische Störungen
ERP	*exposure with response prevention*
FAS	fetales Alkoholsyndrom
FDA	*Food and Drug Administration*
FI	Fachinformation
FMS	Fibromyalgiesyndrom
FTD	frontotemporale Demenz
GABA	γ-Aminobuttersäure
GHB	γ-Hydroxybuttersäure

GAS	generalisierte Angststörung
GFR	glomeruläre Filtrationsrate
GH	Wachstumshormon (*growth hormone*)
GHRH	Growth-hormone-Releasing-Hormon
GSK	Glykogensynthase-Kinase
H_1	Histaminrezeptor Typ 1
HEE	*high expressed emotions*
HKS	hyperkinetische Störungen
HPA-System	Hypothalamus-Hypophysen-Nebennieren-System
HSDD	*hypoactive sexual desire disorder*
5-HT	Serotonin (5-Hydroxy-Tryptamin)
HWZ	Halbwertszeit
ICD-10	Internationale Klassifikation Psychischer Störungen (10. Revision)
IFIS	intraoperatives Floppy-Iris-Syndrom
IQWiG	Institut für Qualität und Wirtschaftlichkeit im Gesundheitswesen
IPT	interpersonelle Psychotherapie
IVIG	intravenöse Immunglobuline
KAP	konventionelle Antipsychotika
KHK	koronare Herzerkrankung
Kps.	Kapseln
KVT	kognitive Verhaltenstherapie
LKD	Lewy-Körper-Demenz
LOLA	L-Ornithin-L-Aspartat
LSD	Lysergsäurediethylamid
Lsg.	Lösung
LUTS	*lower urinary tract symptoms*
mACh	muskarinischer Acetylcholinrezeptor
MBT	*mentalization-based therapy*
MAOH	Monoaminoxidasehemmer
MBCT	*mindfulness-based cognitive therapy*
MCH	melanozytenkonzentrierendes Hormon
MCI	leichte kognitive Störung (*mild cognitive impairment*)
MDA	3,4-Methylendioxyamphetamin (»Eve«)
MDMA	3,4-Methylendioxymetamphetamin (»Ecstasy«)
MMST	Mini-Mental-Status-Test
MRT	Magnetresonanztomographie

NA	Noradrenalin
NAC	N-Acetylcystein
NAION	nichtarteriitische anteriore ischämische Optikusneuropathie
NaSSA	noradrenerg/spezifisch serotonerges Antidepressivum mit α_2-adrenozeptorantagonistischer Wirkung
NDRI	Noradrenalin- und Dopaminwiederaufnahmehemmer
NICE	*National Institute for Health and Clinical Excellence*
NK	Neurokinin
NMDA	N-Methyl-D-Aspartat
NNT	*number needed to treat*
NO	Stickstoffmonoxid
NPY	Neuropeptid Y
NSAID	nichtsteroidale Antiphlogistika
NW	Nebenwirkung(en)
NYHA	*New York Heart Association*
OR	Odds Ratio
OROS	*osmotic controlled release delivery system*
OSAS	obstruktives Schlafapnoe-Syndrom
PAH	pulmonale arterielle Hypertonie
PANSS	*Positive and Negative Symptoms Scale*
PCK	Proteinkinase C
PCP	Phencyclidin
PDD	Demenz bei Parkinson-Erkrankung
PDE-5	Phosphodiesterase Typ 5
PET	Positronenemissionstomographie
PIP$_2$	Phosphatidylinositoldiphosphat
PLMD	*periodic limb movement disorder*
PM	*poor metabolizer*
PMDS	prämenstruell-dysphorisches Syndrom
PPHN	primäre pulmonale Hypertonie bei Neugeborenen
PRL	Prolaktin
PSD	Post-stroke-Depression
PTBS	posttraumatische Belastungsstörung
RCT	randomisierte klinische Studie
REM	*rapid eye movement*
ROT	Realitätsorientierungstherapie
RPK	Rehabilitation psychisch Kranker
rTMS	repetitive transkranielle Magnetstimulation
RLS	Restless-legs-Syndrom

SAD	saisonale affektive Störung
SET	Selbst-Erhaltungs-Therapie
SFT	*schema-focussed therapy*
SIADH	Syndrom der inadäquaten ADH-Sekretion
SKAT	Schwellkörperautoinjektionstherapie
SODAS	*spheroidal oral drug absorption system*
SPECT	*Single-Photon Emission Computed Tomography*
SNRI	selektiver Noradrenalinwiederaufnahmehemmer
SRI	Serotoninwiederaufnahmehemmer
SSNRI	selektiver Serotonin- und Noradrenalinwiederaufnahmehemmer
SSRI	selektiver Serotoninwiederaufnahmehemmer
SSW	Schwangerschaftswoche
Susp.	Suspension
$t_{1/2}$	β-Eliminationshalbwertzeit (bzw. Freisetzungshalbwertzeit bei Depotpräparaten)
Tbl.	Tablette
TDM	therapeutisches Drug-Monitoring
TdP	Torsades de Pointes
TEAS	*treatment-emergent switch*
TEK	Trainingsprogramme zur Verbesserung der affektiven Sinneswahrnehmung und der emotionalen Kompetenz
TFP	*transference-focussed psychotherapy*
THC	Tetrahydrocannabinol
T_{max}	Zeit bis zum maximalen Plasmaspiegel
Trpf.	Tropfen
TSF	Training sozialer Fertigkeiten
TTS	transdermales therapeutisches System
TZA	trizyklisches Antidepressivum
TSH	Thyreotropin
UAW	unerwünschte Arzneimittelwirkung(en)
UGT	UDP-Glykosyltransferase
UM	*ultrarapid metabolizer*
VD	vaskuläre Demenz
VLPO	ventrolaterales präoptisches Areal
VNS	Vagusnervstimulation
VT	Verhaltenstherapie
WFSBP	*World Federation of Societies of Biological Psychiatry*
ZNS	Zentralnervensystem

Antidepressiva

F. Regen, O. Benkert

O. Benkert, H. Hippius (Hrsg.),
Kompendium der Psychiatrischen Pharmakotherapie,
DOI 10.1007/978-3-662-50333-1_1,
© Springer-Verlag Berlin Heidelberg 2017

1.1 Übersicht

Antidepressiva sind eine heterogene Gruppe von Pharmaka, die bei depressiven Syndromen unterschiedlicher nosologischer Zuordnung und Charakteristik einen stimmungsaufhellenden und/oder antriebsverbessernden Therapieeffekt haben. Zusätzlich sind sie bei einer Reihe weiterer Störungsbilder wirksam, sodass der Begriff »Antidepressiva« nur einen Teilaspekt ihrer therapeutischen Potenz darstellt.

Die **Einteilung** antidepressiv wirksamer Arzneimittel (AM) basiert in der Regel auf chemischen Struktureigenschaften und/oder auf pharmakologischen Wirkprofilen und berücksichtigt damit nur einige der verschiedenen Eigenschaften einzelner Substanzen. Die frühere Klassifikation bezog sich auf die **chemische Struktur**, heute werden Antidepressiva vorrangig nach ihrem **primären Angriffspunkt im ZNS** kategorisiert (◘ Tab. 1.1). Dieses Einteilungsprinzip ist zu bevorzugen, da es pharmakologisch aussagekräftiger ist. Dabei gestaltet sich die Klassifikation antidepressiv wirksamer Substanzen zunehmend komplexer: zum einen werden Antidepressiva mit neuen Wirkmechanismen eingeführt (z. B. *Agomelatin*), zum anderen wird der **Vereinigung multipler Wirkansätze** zunehmend eine entscheidende Bedeutung zugeschrieben (z. B. *Mirtazapin*, *Duloxetin*, *Trimipramin*). Unterstützung erhält die Annahme einer besonderen Bedeutung multipler Wirkansätze durch positive Befunde zu **Kombinationstherapien** von Antidepressiva sowie auch durch den Einsatz von atypischen Antipsychotika (AAP) mit ihrer primären Blockade der Dopamin-D_2- und Serotonin(5-HT)$_{2A}$-Rezeptoren in der Behandlung depressiver Störungen. Schließlich gewinnt die Vereinigung multipler Wirkansätze einzelner Substanzen dadurch an Bedeutung, dass dosisabhängig verschiedene Wirkmechanismen mit entsprechend unterschiedlichen Wirkungen im Vordergrund stehen können (z. B. bei *Doxepin* oder *Quetiapin* schlafanstoßend oder antidepressiv/antipsychotisch).

Die früher übliche Einteilung von Antidepressiva anhand ihrer **chemischen Struktur** erlaubt eine Unterscheidung von trizyklischen Antidepressiva

◻ Tab. 1.1 Übersicht der pharmakologischen Angriffspunkte von Antidepressiva

Antidepressivum	5-HT-I	NA-I	DA-I	MAOH	mACh	H_1	5-HT_2	DA	α_1	α_2
Agomelatin[a]	0	0	0	0	0	0	++	0	0	0
Amitriptylin	++	++	+/-	0	++	+++	++	+/-	+++	0
Amitriptylinoxid	++	++	+/-	0	++	++	++	0	++	0
Bupropion	+/-	++	++	0	+/-	+	+/-	0	+	+/-
Citalopram	+++	+/-	0	0	0	+/-	0	0	+/-	0
Clomipramin	+++	++	+/-	0	++	+	+	+/-	++	0
Doxepin	+	++	+/-	0	+	+++	++	0	+++	0
Duloxetin	++	++	+	0	+/-	+/-	0	+	+/-	0
Escitalopram	+++	+/-	0	0	0	+/-	0	0	+/-	0
Fluoxetin	+++	+/-	+/-	0	+/-	+/-	0	+/-	+/-	0
Fluvoxamin	+++	+/-	0	0	0	+/-	0	+/-	+/-	0
Hypericum	++	+	+	0	0	0	?	0	0	0
Imipramin	++	++	+/-	0	+	+/-	+	0	+	0
Maprotilin	0	++	+/-	0	+	+++	+	0	+	0
Milnacipran	++	++	0	0	0	0	0	0	0	0
Mirtazapin	+/-	0	0	0	+/-	+++	++	0	+	++

	5-HT	NA	DA	MAOH	mACh	H1	5-HT2	DA	α1	α2
Moclobemid	0	0	0	++	0	0	0	0	0	0
Nortriptylin	+	+++	+/-	0	+++	+	+	+	+	+/-
Paroxetin	+++	+/-	+/-	0	+	0	0	0	+	+/-
Reboxetin	0	+++	0	0	0	0	0	0	0	0
Sertralin	+++	+/-	+	0	+/-	0	0	+/-	+	0
Tianeptin[b]	0	0	0	0	0	0	0	0	0	0
Tranylcypromin	0	+	0	+++	0	+++	0	0	0	0
Trazodon	++	0	0	0	0	+++	++	0	++	++
Trimipramin	+/-	+/-	+/-	0	++	+++	++	+	+	+/-
Venlafaxin	+++	+	+/-	0	0	0	0	0	+/-	0
Vortioxetin[c]	+++	+/-	0	0	0	0	0	0	0	0

5-HT= 5-HT-Wiederaufnahmehemmung, *NA-/NA*-Wiederaufnahmehemmung, *DA-/DA*-Wiederaufnahmehemmung, *MAOH* Monoaminoxidasehemmung, *mACh* Antagonismus an muskarinischen Acetylcholinrezeptoren, *H1* Antagonismus an Histaminrezeptoren (Typ 1), *5-HT2* Antagonismus an 5-HT2-Rezeptoren, *DA* Antagonismus an Dopaminrezeptoren, α1 Antagonismus an α1-Adrenozeptoren, α2 Antagonismus an α2-Adrenozeptoren; +++ sehr stark, ++ stark, + schwach, +/- sehr schwach, 0 nicht wirksam.

Es sind nur die Antidepressiva gelistet, die auch ausführlich im Präparateteil (▶ 1.13) beschrieben werden.

[a] *Agomelatin:* selektiver, spezifischer Agonismus am Melatoninrezeptor, Antagonismus an 5-HT2C-Rezeptoren. [b] *Tianeptin:* pharmakodynamischer Wirkmechanismus im Einzelnen unklar: Verstärkung der 5-HT-Wiederaufnahme (Serotonin-Reuptake-Enhancement, SRE), neuroprotektive und neurotrophe Eigenschaften sowie modulierende Effekte auf die glutamaterge und dopaminerge Transmission. [c] *Vortioxetin:* 5-HT-Wiederaufnahmehemmer mit zusätzlich antagonistischen Eigenschaften an 5-HT3-, 5-HT1D- und 5-HT7-Rezeptoren, partiellem Agonismus an 5-HT1B-Rezeptoren und agonistischen Eigenschaften am 5-HT1A-Rezeptor.

(TZA), tetrazyklischen Antidepressiva und anderen, chemisch neuartigen Antidepressiva.

Trizyklische Antidepressiva (TZA), welche von *Imipramin* abgeleitet sind, zeigen in ihrer chemischen Struktur eine charakteristische Anordnung von 3 Ringen (»Trizyklus«). Auch wenn Unterschiede der Substanzen am Zentralring und/oder an der Seitenkette strukturchemisch häufig nur gering sind, resultieren daraus oft erhebliche qualitative Änderungen des pharmakologischen und klinischen Wirkungsbildes. Zu den **tetrazyklischen Antidepressiva** zählen *Maprotilin*, *Mianserin* sowie strukturchemisch auch *Mirtazapin*. Andere, **chemisch neuartige Antidepressiva** zeigen untereinander keine strukturchemische Ähnlichkeit mehr, wie z. B. *Agomelatin*, *Bupropion*, *Duloxetin*, *Reboxetin*, *Venlafaxin* oder die selektiven Serotoninwiederaufnahmehemmer (SSRI).

Die primären, pharmakologischen Angriffspunkte im ZNS erlauben folgende Einteilung (s. auch ◘ Tab. 1.1):

Nichtselektive Monoaminwiederaufnahmehemmer
— *Amitriptylin*, *Amitriptylinoxid*, *Doxepin*, *Imipramin*: TZA mit Noradrenalin(NA)- und 5-HT-Wiederaufnahmehemmung zusammen mit Neurorezeptorwirkungen.
— *Clomipramin*: TZA, überwiegende 5-HT-Wiederaufnahmehemmung, Metabolit *Norclomipramin* bevorzugter NA-Wiederaufnahmehemmer zusammen mit Neurorezeptorwirkungen.
— *Nortriptylin*: TZA mit überwiegender NA-Wiederaufnahmehemmung zusammen mit Neurorezeptorwirkungen, weniger anticholinerge Eigenschaften im Vergleich zu anderen TZA.

Selektive Serotoninwiederaufnahmehemmer (SSRI)
— *Citalopram*, *Escitalopram*, *Fluoxetin*, *Fluvoxamin*, *Paroxetin*, *Sertralin*. *Escitalopram* hat die höchste Selektivität.

Überwiegende oder selektive NA-Wiederaufnahmehemmer
— *Reboxetin*: selektiver NA-Wiederaufnahmehemmer.
— *Maprotilin*: tetrazyklisches Antidepressivum mit relativ selektiver NA-Wiederaufnahmehemmung. Zusätzlich antihistaminerge Wirkkomponente und α_1- Antagonismus. Etwas geringere anticholinerge Eigenschaften als TZA.
— *Mianserin*: tetrazyklisches Antidepressivum, über präsynaptischen α_2-Antagonismus Verstärkung der noradrenergen Neurotransmission (wie bei *Mirtazapin*), zusätzlich Histamin-H_1-, 5-HT_2-, 5-HT_3- und α_1-Antagonismus.

Kombinierte selektive 5-HT- und NA-Wiederaufnahmehemmer (SNRI)

- *Venlafaxin*: selektiver 5-HT- und (in hohen Dosen) NA-Wiederaufnahme-hemmer.
- *Milnacipran* und *Duloxetin:* etwa gleich starke, selektive Hemmung der 5-HT- und NA-Wiederaufnahme.

Kombinierte selektive NA- und Dopamin(DA)-Wiederaufnahmehemmer (NDRI)

- *Bupropion.*

Noradrenerg/spezifisch serotonerges Antidepressivum mit α_2-adrenozeptorantagonistischer Wirkung (NaSSA)

- *Mirtazapin*: zentral wirksamer präsynaptischer α_2-Antagonist (schwächer auch α_1-Antagonist), dadurch indirekte Verstärkung der noradrenergen und serotonergen Neurotransmission. Postsynaptischer 5-HT$_2$- und 5-HT$_3$-Antagonismus führt zur vermehrten Stimulation von 5-HT$_1$-Rezeptoren. Zusätzlich potente antihistaminerge Eigenschaften. Keine anticholinerge Wirkung.

Monoaminoxidasehemmer (MAOH)

- *Moclobemid*: reversibler selektiver Hemmer der MAO-A.
- *Tranylcypromin*: irreversibler nichtselektiver MAOH (beeinflusst werden 5-HT und NA über die MAO-A, DA über die MAO-B).

Andere Wirkprinzipien

- *Agomelatin*: Melatoninrezeptoragonist (MT$_1$ und MT$_2$) mit durch Antagonismus an 5-HT$_{2C}$-Rezeptoren vermittelter Verstärkung der dopaminergen und noradrenergen Neurotransmission bei fehlender Monoaminwiederaufnahmehemmung.
- *Tianeptin*: Wirkmechanismus noch unklar. Anders als andere Antidepressiva soll *Tianeptin* über eine Verstärkung der 5-HT-Wiederaufnahme zu einer Senkung der extrazellulären 5-HT-Konzentration führen (Serotonin-Reuptake-Enhancement, SRE). Daneben werden neuroprotektive und neurotrophe Eigenschaften sowie modulierende Effekte auf die glutamaterge und dopaminerge Transmission diskutiert. Einer neueren Studie nach wirkt *Tianeptin* als Agonist am μ- und (geringer) am δ-Opioidrezeptor.
- *Vortioxetin*: 5-HT-Wiederaufnahmehemmer mit zusätzlich antagonistischen Eigenschaften an 5-HT$_3$-, 5-HT$_{1D}$- und 5-HT$_7$-Rezeptoren, partiellem Agonismus an 5-HT$_{1B}$-Rezeptoren und agonistischen Eigenschaften am 5-HT$_{1A}$-Rezeptor. Dadurch scheint es zu Erhöhung der Freisetzung der Monoamine 5-HT, NA und DA sowie von Acetylcholin und Histamin zu kommen.

- *Trimipramin*: TZA, jedoch nur schwache Monoaminwiederaufnahme-hemmung, im Gegensatz zu fast allen anderen Antidepressiva keine Suppression des REM-Schlafs. Antagonistische Eigenschaften an Histamin-, Acetylcholin-, 5-HT_2-, DA- und α_1-adrenergen Rezeptoren.
- *Trazodon*: 5-HT-Antagonist und -Wiederaufnahmehemmer: Schwache 5-HT-Wiederaufnahmehemmung (dosisabhängig, erst in höheren Dosierungen); antagonistisch an 5-$HT_{2A/2C}$-Rezeptoren. Zusätzlich Antagonismus an H_1- und α_1-adrenergen Rezeptoren.
- **Phytopharmaka:** Wirkmechanismus von *Hypericum-Extrakten* beruht nach bisherigen Untersuchungen auf einer Wiederaufnahmehemmung von 5-HT, NA, DA, γ-Aminobuttersäure (GABA) und Glutamat (*Hyperforin*) und gleichzeitiger Steigerung der Sekretion von GABA, Aspartat und Glutamat, wobei der Hauptmechanismus in einer Modulation von Ionenkanälen besteht; entspricht damit keinem der bislang bekannten Präparate.
- AAP: für *Aripiprazol*, *Olanzapin* und *Quetiapin* ▶ 3.15, Präparate.

1.2   Wirkmechanismen

Auch wenn sich auf dem Boden zahlreicher pathophysiologischer Erkenntnisse mehrere Erklärungsmodelle der Entstehung depressiver Störungen herausgebildet haben, sind die neurobiologischen Ursachen bislang nicht hinreichend geklärt. **Theorien der Pathogenese depressiver Störungen** umfassen eine **Dysfunktion verschiedener zentralnervöser Neuromodulatoren** (noradrenerges, serotonerges und dopaminerges System; glutamaterges System und proinflammatorische Zytokine; GABAerges System und neuroaktive Steroide; Tachykininsystem), eine **Veränderung neuroendokriner Systeme** (Hypothalamus-Hypophysen-Schilddrüsen-System; Wachstumshormon(GH)-Sekretion; gonadale Steroide; Hypothalamus-Hypophysen-Nebennierenrinden(HPA)-System) sowie einen **Mangel an neurotrophen Faktoren** (Neurotrophinhypothese der Depression). Die Neurotrophinhypothese wird durch den Befund der Volumenminderung im Hippokampus sowie der erniedrigten Konzentrationen von Neurotrophinen (*brain-derived neurotrophic factor*, BDNF) bei depressiven Patienten gestützt. Auch zeigen Antidepressiva Effekte auf die Neurogenese, diese scheinen jedoch nicht zwingend für eine klinische antidepressive Wirkung erforderlich zu sein.

Die meisten heute gebräuchlichen Antidepressiva folgen dem aus der sog. Monoaminmangelhypothese der Depression abgeleiteten Wirkmechanismus und bewirken durch Hemmung der Wiederaufnahme am jeweiligen Transportermolekül, durch Hemmung des abbauenden Enzyms (MAOH) oder indirekt (z. B. *Mirtazapin*) eine **Verstärkung der serotonergen, noradrenergen und/**

oder dopaminergen Neurotransmission. Aufgrund u. a. auch der zusätzlichen Beeinflussung anderer Neurotransmittersysteme (z. B. acetylcholinerger oder histaminerger Systeme) ergeben sich trotz dieses gemeinsamen Wirkansatzes mit grundsätzlicher Ähnlichkeit der klinischen Wirkprofile substanzspezifische Eigenschaften.

Der **eigentliche Wirkmechanismus** von Antidepressiva ist noch unbekannt; für die antidepressive Wirkung werden vielfältige Prozesse angenommen, die den durch eine Beeinflussung verschiedener Neurotransmittersysteme entstehenden Effekten auf Rezeptorebene nachgeschaltet sind. So führt die indirekte oder direkte Stimulation der Rezeptorsysteme auf der Ebene der intrazellulären Second-Messenger-Systeme und der nachgeschalteten Genexpression zu einer Fülle von adaptiven Vorgängen, die sich mit der antidepressiven Wirkung unter Berücksichtigung verschiedener möglicher neurobiologischer Modelle depressiver Störungen in Zusammenhang bringen lassen. Dabei scheinen Antidepressiva wie auch Plazebo letztlich einen Heilungsprozess anzustoßen, der bei einer Gabe von Antidepressiva eine größere Anzahl an Patienten als bei einer Gabe von Plazebo betrifft.

Derzeit werden auch im Hinblick auf die Entwicklung neuer antidepressiver Wirkansätze (s. unten) u. a. die Ursachen und Folgen einer gesteigerten Aktivität des **HPA-Systems**, die Rolle von **Neuropeptiden** sowie die Bedeutung von **Neurotrophinen und der adulten Neuroneogenese** (s. oben, Neurotrophinhypothese der Depression) in der Entstehung depressiver Episoden und ihre therapeutische Beeinflussung untersucht. Andere wichtige sekundäre Wirkprinzipien der Antidepressiva beziehen sich auf eine **prä- und postsynaptische glutamaterge Beeinflussung**, auf die Synthese des **Proteins p11**, welches die $5-HT_{1B}$-Rezeptordichte erhöht, und auf die **Acetylierung von Histonen**. Ein weiterer Schwerpunkt der Depressionsforschung und der Forschung zu antidepressiven Wirkmechanismen liegt in **genetischen Polymorphismen** und **epigenetischen Modifikationen**. So finden sich beispielsweise genomweite Assoziationsstudien zur Identifizierung neuer genetischer Varianten, die einen Einfluss z. B. auf die Therapie-Response ausüben, Untersuchungen von Polymorphismen von Genen, deren Produkte monoaminerge Funktionen ausüben (Serotonintransportergen, Gen für die Katecholamin-*O*-Methyltransferase COMT, Gen für die MAO-A) sowie Untersuchungen der Bedeutung von Varianten im Gen für den purinergen P2X7-Rezeptor. Auch gibt es Bestrebungen, **biologische Prädiktoren** für einen Therapieerfolg und/oder das Auftreten von NW zu etablieren, die eine individualisierte antidepressive Behandlung ermöglichen.

Neue pharmakologische Ansätze

— *Selegilin* ist ein selektiver, irreversibler Hemmer vorzugsweise der MAO-B mit zusätzlich auch präsynaptischer Dopaminwiederaufnahmehemmung; dosisabhängig erfolgt eine Hemmung auch der MAO-A. *Selegilin* ist in USA in Form eines transdermalen therapeutischen Systems (TTS) zur Behandlung von Episoden einer Major Depression zugelassen. Über die transdermale Applikationsform kann im ZNS eine *Selegilin*-Konzentration erreicht werden, die zu einer Hemmung sowohl der MAO-A als auch der MAO-B führt, ohne dass durch die Umgehung des Gastrointestinaltrakts und der Leber die Einhaltung einer tyraminarmen Diät erforderlich ist. In Deutschland besteht keine Zulassung in dieser Indikation, die Applikationsform als TTS ist nicht verfügbar. *Selegilin* ist hier zur oralen Gabe für die Behandlung der Parkinson-Erkrankung zugelassen.

— *Vilazodon* ist als SSRI mit zusätzlich partiellem Agonismus am 5-HT$_{1A}$-Rezeptor in USA zur Behandlung von Episoden einer Major Depression zugelassen; das NW-Profil entspricht den SSRI mit möglichen Vorteilen bei sexuellen Funktionsstörungen.

— Das aktive Enantiomer von *Milnacipran* **Levomilnacipran** hat als SNRI mit stärkerer Hemmung der NA- im Vergleich zur 5-HT-Wiederaufnahme in RCT Wirksamkeit gezeigt und ist 2013 von der FDA zur Behandlung von Episoden einer Major Depression zugelassen worden; ein Vorteil im Vergleich zu *Milnacipran* ist die tägliche Einmalgabe.

— Das AAP *Brexpiprazol* (▶ Kap. 3) ist in USA für die Behandlung der Schizophrenie sowie für die Augmentationsbehandlung von therapieresistenten Episoden einer Major Depression zugelassen.

— In der Hoffnung, durch die Beeinflussung mehrere Transmittersysteme eine bessere Wirksamkeit zu erzielen, befinden sich **Triple-Wiederaufnahmehemmer** mit jeweils unterschiedlich stark ausgeprägter Hemmung der 5-HT-, NA- und DA-Wiederaufnahme und teils noch zusätzlichen pharmakologischen Eigenschaften (z.B. 5-HT$_{2C}$- und 5-HT$_3$-Antagonismus) in Entwicklung (Phase II–III).

— **Kortikotropin-Releasing-Hormon(CRH)-Rezeptor-1-Antagonisten** sind ein weiterer Ansatz. Die Strategie leitet sich aus der Vielzahl von empirischen Befunden ab, die eine Hyperaktivität des HPA-Systems, das u. a. die Ausschüttung des Stresshormons Kortisol reguliert, bei depressiven Störungen annimmt (Kortikosteroidrezeptorhypothese der Depression). Auch der Einsatz von **Kortisolsynthesehemmern** (*Metyrapon*), von **Glukokortikoidrezeptor(GR)-Antagonisten** (*Mifepriston*) sowie die Untersuchung der Bedeutung des FK506-bindenden Proteins 51 (**FKBP51**), der Bedeutung von SNP im **FKBP5 Gen** und die Entwicklung von FKBP51-Inhibitoren liegt theoretisch hierin begründet. Diese Behandlungsansätze sind klinisch noch nicht etabliert.

- **NK$_1$(Substanz-P)-** und **NK$_2$-Rezeptorantagonisten** werden auf ihre anti-depressive Wirkung hin untersucht. Die Ergebnisse sind nicht eindeutig; im Gegensatz zu präklinischen Studien ergaben mehrere kontrollierte klinische Studien zur Wirkung des NK$_1$-Rezeptorantagonisten *Aprepitant* ein negatives Ergebnis.
- Es gibt Hinweise auf eine Dysfunktion des **glutamatergen Systems** bei depressiven Störungen (glutamaterge Hypothese der Depression). Derzeit befinden sich Antagonisten an metabotropen Glutamatrezeptoren (mGluR) sowie NMDA-Kanalblocker (z. B. *Lanicemine*, AZD6765) als potenzielle Antidepressiva in Entwicklung, die Ergebnisse waren bislang aber nicht so positiv wie für *Ketamin* (s. unten). Auch für eine Wirksam-keit von Glycin-Transporter-I-Inhibitoren (*Sarcosine*) oder partielle Agonisten an der Glycinbindungsstelle (GLYX-13 bzw. *Rapastinel*) gibt es Hinweise. Die i.v.-Gabe des NMDA-Antagonisten und seit den 1970er Jahren zugelassenen Anästhetikums/Analgetikums *Ketamin* in subanäs-thetischen Dosen (0,5 mg/kg KG) wird zunehmend bei therapieresisten-ten depressiven Episoden eingesetzt (▶ 1.4.2). *Ketamin* zeigte in drei kon-trollierten Studien bei therapieresistenter Depression bereits innerhalb von Stunden deutliche, wenngleich nur vorübergehende Besserungen depressiver Syndrome. Auch offene Studien und drei RCT bei therapie-resistenter bipolarer Depression zeigten eine positive Wirkung einer i.v.-Gabe von *Ketamin*. In einer RCT war eine intranasale Applikation von *Ketamin* (50 mg), so wie sie in der Behandlung von Schmerzsyn-dromen bereits erfolgreich angewendet wird, ebenfalls wirksam. In einer Pilotstudie konnte ein möglicher, rascher antidepressiver Effekt des Anästhetikums *Distickstoffmonoxid* (Lachgas) aufgezeigt werden, welcher hauptsächlich auf eine Inhibition von NMDA-Rezeptoren zurückge-führt wird (Nagele et al. 2015). Zwei Studien zu *Memantin* (NMDA-Re-zeptorantagonist; ▶ 6.11, Präparat) hingegen erbrachten ein negatives Ergebnis, auch als *add-on* zu Antidepressiva. Auch positive Wirkungen von *D-Cycloserin* in höheren Dosen (nicht zugelassen), *Riluzol* (Glutamat-antagonist) oder *Amantadin* werden berichtet. Zwei Studien zur Wirk-samkeit von *Riluzol* in der Verhinderung früher Rezidive nach *Ketamin*-Infusionen ergaben allerdings keinen positiven Effekt. Zunehmendes Interesse finden auch mögliche positive Wirkungen von *N-Acetylcystein* (NAC) bei verschiedenen neuropsychiatrischen Erkrankungen.
- In Bezug auf die Pathogenese depressiver Störungen mehren sich Hin-weise auf eine Beteiligung **inflammatorischer Prozesse** und einer hier-durch gestörten neuronalen Homöostase, zumindest in einer Untergrup-pe von depressiven Patienten (neuroinflammatorische Hypothese der Depression). Studien mit allerdings oftmals kleiner Fallzahl zur Wirk-samkeit antiinflammatorischer Substanzen, insbesondere NSAID und

Zytokin-Inhibitoren, haben bislang jedoch widersprüchliche Ergebnisse erbracht. In einer aktuellen Metaanalyse zur Wirksamkeit und Verträglichkeit antiinflammatorischer Substanzen in der Behandlung depressiver Symptome, in die 14 RCT an insgesamt 6262 Patienten eingeschlossen wurden, ergaben sich hingegen für NSAID (hier besonders *Celecoxib* als *add-on* zu Antidepressiva), aber auch für Zytokin-Inhibitoren Hinweise für Vorteile gegenüber Plazebo (Köhler et al. 2014). Hinweise auf eine mögliche antidepressive Wirkung finden sich auch für andere Substanzen, denen antiinflammatorische/immunmodulierende Eigenschaften zugeschrieben werden, wie z. B. für *Acetylsalicylsäure*, Statine (*Simvastatin*) sowie das Tetrazyklin *Minocyclin*.

- Die oralen Antidiabetika und **PPAR-γ-Agonisten** *Pioglitazon* und *Rosiglitazon* (nicht mehr zugelassen und verfügbar) zeigten in ersten offenen Studien bei Patienten mit abdomineller Adipositas bzw. metabolischem Syndrom positive Effekte als Monotherapie sowie als *add-on* zu Antidepressiva. In einer RCT zu *Pioglitazon* als *add-on* zu *Citalopram* fanden sich auch unabhängig vom Vorliegen metabolischer Störungen signifikante Vorteile im Vergleich zu Plazebo.
- Für *Scopolamin* als zentral wirksamer, kompetitiver **Antagonist am muskarinischen Acetylcholinrezeptor** (mAChR) konnte in ersten kontrollierten Studien eine rasche, innerhalb von 3 Tagen einsetzende antidepressive Wirksamkeit nach i.v.-Gabe (4,0 μg/kg) gezeigt werden. Substanzen mit Beeinflussung des **nikotinischen Acetylcholinrezeptors** (nAChR) werden auf eine mögliche antidepressive Wirksamkeit hin untersucht. Nach zunächst vielversprechenden Ergebnissen fiel allerdings eine Phase-III-Studie zur antidepressiven Wirksamkeit von *Mecamylamin*, einem Antagonisten an nAChR, negativ aus.
- In einer offenen Pilotstudie bei Patienten > 50 J. mit therapieresistenter Depression fand sich, ähnlich einer ersten Pilotstudie bei jüngeren Patienten, ein positiver Effekt einer niedrigdosierten Gabe von *Buprenorphin* als Hinweis auf eine mögliche Rolle von **Modulatoren des Opioidsystems** in der Behandlung depressiver Störungen. Auch in einer aktuellen RCT zeigte sich ein positiver Effekt einer fixen Kombination aus *Buprenorphin* und dem μ-Opioidrezeptorantagonisten *Samidorphan* (ALKS 5461; Fava et al. 2016).
- Andere experimentelle Substanzen, die sich in präklinischer Entwicklung in antidepressiver Indikation befinden, sind Neuropeptid-Y-Antagonisten, MCH-1-Rezeptorantagonisten, Ampakine, Phosphodiesterase-4-Inhibitoren (z. B. *Rolipram*) und Glykogen-Synthase-Kinase-3(GSK-3)-Inhibitoren.

1.3 Allgemeine Therapieprinzipien

Diese Therapieprinzipien beziehen sich auf den Einsatz von Antidepressiva bei **depressiven Störungen**. Soweit sich in anderen Indikationen abweichende Empfehlungen ergeben, sind diese gesondert aufgeführt.

- Grundsätzlich sollte die Verordnung von Antidepressiva im Rahmen eines **Gesamtbehandlungsplans** erfolgen, der neben der medikamentösen Behandlung auch psycho- und soziotherapeutische sowie psychoedukative und unterstützende Maßnahmen umfasst. Eine Behandlung sollte bei depressiven Episoden möglichst **frühzeitig** erfolgen. Therapieziel ist die vollständige Remission und Rückfall- sowie ggf. Rezidivprophylaxe.
- Die **Wahl einer geeigneten Behandlungsstrategie** sollte unter Berücksichtigung verschiedenster Faktoren immer für den Einzelfall erfolgen. Neben der antidepressiven Pharmakotherapie sind bei allen Patienten **individuelle Faktoren**, die zur Genese oder Aufrechterhaltung der Symptomatik beitragen, zu beachten und ggf. psychotherapeutisch zu behandeln (am häufigsten die Stressoren: Partnerschaftskonflikte, berufliche oder finanzielle Belastungen). Entsprechend der Motivation des Patienten, der Verfügbarkeit psychotherapeutischer Behandlungsmöglichkeiten und dem Schweregrad der depressiven Episode wird der Schwerpunkt auf eine antidepressive Pharmakotherapie und/oder eine psychotherapeutische Behandlung gelegt.
- Den Patienten sowie ggf. auch deren Angehörigen sollte ein verständliches **Krankheits- und Behandlungskonzept vermittelt werden**. Behandlungsstrategien, davon erhoffte Wirkungen und mögliche NW sowie die verschiedenen Behandlungsphasen sollten mit Patienten besprochen werden und die Therapieplanung im Sinne einer **gemeinsamen Entscheidungsfindung** nach Möglichkeit mit den Patienten abgestimmt werden. So treten zu Beginn der antidepressiven Behandlung typischerweise zunächst NW auf, danach erst zeigen sich die antidepressiven Effekte. Auch besteht bei der Behandlung mit Antidepressiva nicht etwa – wie oftmals von Patienten befürchtet – das Risiko einer Abhängigkeitsentwicklung. Darüber sollten Patienten aufgeklärt und informiert werden, um die Adhärenz zu sichern.
- Da der notwendige und sinnvolle Einsatz einer Pharmakotherapie zur Depressionsbehandlung für viele Patienten nicht von vornherein verständlich und noch immer mit vielen Vorurteilen behaftet ist, ist die **Vermittlung eines biopsychosozialen Krankheitsmodells**, welches für den Patienten verständlich und akzeptabel ist und den Einsatz sowohl einer medikamentösen Behandlung als auch einer psychotherapeutischen Behandlung und ggf. anderer psychosozialer Maßnahmen zur Linderung psychischer Beschwerden erklärt, unerlässlich. Dies gilt besonders dann,

wenn eine langfristige Behandlung mit Antidepressiva notwendig ist (▶ 1.10), um die Adhärenz zu erhöhen und Rezidive zu vermeiden. In Bezug auf die Notwendigkeit einer medikamentösen Behandlung bietet sich eine Erklärung biologischer Aspekte von Depressionen z. B. mithilfe des Krankheitsmodells einer **»Stoffwechselstörung«** an, durch welche analog einer Behandlung eines Diabetes oder einer essenziellen arteriellen Hypertonie die Notwendigkeit eines Einsatzes von Antidepressiva zur symptomatischen, aber effektiven Therapie erklärt wird. Ein solches Krankheitsmodell behindert auch nicht den psychotherapeutischen Zugang zu einem Patienten, wenn man mit ihm die verschiedenen Aspekte seines Störungsbildes und deren Bedeutung nach dem Vulnerabilitäts-Stress-Modell bespricht. Während die medikamentöse Therapie den biologischen Aspekt der Störung symptomatisch, aber effektiv behandelt, kann z. B. eine KVT den Patienten zunehmend in die Lage versetzen, auf der Ebene seiner Gedanken und des Verhaltens möglichst großen therapeutischen Nutzen aus der erzielten klinischen Besserung zu ziehen und so den Behandlungserfolg aktiv zu verstärken.

- Es ist wichtig, **psychoedukative Elemente** in die professionelle Therapie der Depression gerade dann zu integrieren, wenn eine längerfristige Therapie erfolgen muss. Dabei sollen Patient und Angehörige über den typischen Verlauf der Erkrankung und die möglichen Behandlungsstrategien in einer Erhaltungs- und Langzeittherapie informiert sein. Die notwendige Medikation mit ihren möglichen NW und Risiken bei Kombination mit anderen Medikamenten muss dem Patienten vertraut sein.
- Therapiealternativen können in **Familiengesprächen** diskutiert werden. Die individuellen Frühsymptome einer neuen depressiven Episode sollten besprochen werden.
- Es gibt Hinweise, dass auch ein **Problemlösetraining**, das durch Nichtspezialisten durchgeführt werden kann, bei depressiven Patienten wirksam ist. Dieses ist bei leichten depressiven Störungen eine Alternative, wenn psychotherapeutische Verfahren nicht zur Verfügung stehen.
- Befindet sich ein Patient in psychotherapeutischer Behandlung – mit oder ohne Antidepressivum – und kommt es zu einer vorübergehenden Verschlechterung der Symptomatik oder auch zu Suizidalität, können im Bedarfsfall **Benzodiazepine** (BZD) gegeben werden. Es besteht in der Regel keine absolute Kontraindikation, auch im Rahmen einer längerfristigen VT, BZD vorübergehend zu verordnen. Eine Ausnahme bildet der Konfrontationsversuch im Rahmen einer VT.
- Die **Auswahl des Antidepressivums** erfolgt im Einzelfall unter der Berücksichtigung verschiedener Auswahlkriterien wie beispielsweise dem NW-Profil einer Substanz, evtl. vorliegenden Komorbiditäten und Komedikationen, dem Ansprechen in einer früheren Krankheitsepisode,

der Patientenpräferenz sowie ggf. dem vorliegenden Zielsyndrom. Eine zuverlässige Vorhersage eines individuellen Therapieerfolgs mit einem bestimmten Antidepressivum ist dabei auch heute noch nicht möglich.

- Prinzipiell ist zur besseren Steuerbarkeit eine **Monotherapie mit einem Antidepressivum** anzustreben. **Kombinationsbehandlungen** werden in der Regel nach ungenügender Response favorisiert (▶ 1.11.3). Allerdings gibt es Studien, die zeigen, dass der Einsatz einer Kombination verschiedener Antidepressiva bereits zu Beginn der Behandlung einer Monotherapie überlegen sein kann (▶ 1.4.1, Unterschiede im Wirkungs- und NW-Profil von Antidepressiva bei der depressiven Episode).

- Die Behandlung depressiver Störungen mit Antidepressiva umfasst eine **Akuttherapie,** eine **Erhaltungstherapie** sowie ggf. eine **Langzeit- bzw. Rezidivprophylaxe** (▶ 1.10).

- Bei **mangelnder Adhärenz** sollte ein Gespräch mit dem Patienten über dessen Gründe für die Nichteinnahme erfolgen; dabei sollte erneut über die Nutzen-Risiko-Abwägung informiert werden sowie ggf. ein Umsetz- versuch auf ein Antidepressivum mit günstigerem NW-Profil erfolgen. In der Erhaltungstherapie bzw. Rezidivprophylaxe sind für die Entwick- lung von mangelnder Adhärenz die NW sexuelle Funktionsstörungen, Gewichtszunahme sowie Sedierung von besonderer Bedeutung.

- Da die Plazeboansprechraten in den letzten Jahrzehnten bei depressiven Störungen aus verschiedenen Gründen deutlich zugenommen haben, beträgt der **Plazebo-Antidepressivum-Unterschied** gegenwärtig nicht mehr als ca. 20%. Dabei zeigt sich mit zunehmendem Schweregrad einer depressiven Symptomatik eine zunehmende Abgrenzbarkeit der Wirkung von Antidepressiva gegenüber Plazebo. Zu bedenken ist, dass hier mitt- lere Unterschiede zwischen zwei Gruppen betrachtet werden; der Wirk- effekt für den Einzelfall kann jedoch erheblich sein. So fand sich bei zusammenfassender Betrachtung von Patientendaten verschiedener RCT kein Einfluss des Schweregrads der depressiven Symptomatik auf die Ausprägung der Symptomreduktion, wohl aber ein Einfluss des Lebens- alters.

Zur akuten Suizidalität ▶ 12.6

1.4   Indikationen

Antidepressiva sind nosologieübergreifend wirksam. Es ist eine stetige Ausweitung des Indikationsgebiets zu beobachten.

1.4.1   Depressive Störungen

Indikationen für Antidepressiva bei depressiven Störungen

- Major Depression, als einzelne Episode oder im Rahmen einer rezidivierenden depressiven Störung
  - Major Depression mit atypischen Merkmalen
  - Major Depression mit psychotischen Merkmalen (▶ Kap. 3)
  - Major Depression mit peripartalem Beginn
  - Major Depression, rezidivierend, mit saisonalem Muster
- Persistierende depressive Störung (Dysthymie)
- Prämenstruelle dysphorische Störung
- Substanz-/medikamenteninduzierte depressive Störungen
- Depressive Störung aufgrund eines anderen medizinischen Krankheitsfaktors
- Andere näher bezeichnete depressive Störung
  - Rezidivierende kurze depressive Störung (*recurrent brief depression*)
  - Depressive Episode mit unzureichenden Symptomen
- Major Depression im Rahmen einer bipolaren Störung (▶ Kap. 2)
- Depressive Syndrome bei schizophrenen Störungen (▶ Kap. 3)

Die Vielfalt von Symptommustern, die bei depressiven Störungen auftreten können, führte zu verschiedenen **Unterteilungen**, die jeweils deskriptiv bestimmte Aspekte des depressiven Syndroms hervorheben wie den Längsschnitt (z. B. unipolar-bipolar, persistierend, rezidivierend), die aktuelle klinische Symptomatik (z. B. mit Angst, mit gemischten Merkmalen, mit atypischen Merkmalen), den Schweregrad (leichte, mittelschwere, schwere Episode einer Major Depression) oder das Auftreten im Rahmen anderer Störungen (Schizophrenie, Alkoholabhängigkeit, Demenz, Parkinson-Erkrankung). In diesem Kapitel soll, soweit möglich, die **Unterteilung depressiver Störungen des DSM-5** übernommen werden. Dabei werden die DSM-5-Diagnosen besprochen, für die spezifische pharmakotherapeutische Behandlungsempfehlungen vorliegen. Die Behandlung der weiteren depressiven Syndrome findet sich in ▶ Kap. 2 und ▶ Kap. 3.

Major Depression, als einzelne Episode oder im Rahmen einer rezidivierenden depressiven Störung

Das wesentliche Merkmal einer Episode einer Major Depression stellt eine mindestens 2-wöchige Zeitspanne mit depressiver Verstimmung oder Verlust des Interesses oder der Freude dar. Hinzu kommen mindestens 4 weitere Symptome wie Veränderungen des Appetits oder Gewichts, Veränderungen des Schlafes, Veränderungen der Psychomotorik, Müdigkeit oder Energieverlust, Gefühle von Wertlosigkeit oder übermäßige Schuldgefühle, Schwierigkeiten beim Denken, bei der Konzentration oder der Entscheidungsfindung oder wiederkehrende Gedanken an den Tod bzw. Suizidabsichten, Suizidpläne oder Suizidversuche. Die Symptome müssen über einen Zeitraum von 2 Wochen an fast jedem Tag die meiste Zeit des Tages vorliegen und mit klinisch bedeutsamen Leiden oder Beeinträchtigungen in sozialen, beruflichen oder sonstigen wichtigen Funktionsbereichen einhergehen.

Wenngleich es hinsichtlich des klinischen Wirkungs- bzw. NW-Profils teils deutliche Unterschiede zwischen einzelnen Antidepressiva gibt, die man sich im Einzelfall zunutze machen kann (z. B. sedierende NW, s. unten), ist die Studienlage bzgl. möglicher Wirksamkeitsunterschiede einzelner Antidepressiva uneinheitlich. Insgesamt scheinen Unterschiede in der Wirksamkeit zwischen einzelnen Antidepressiva oder einzelnen Klassen von Antidepressiva nur geringfügig zu sein. Bedeutsame Unterschiede zwischen Substanzen können sich hingegen bezüglich des NW-Profils ergeben (▶ 1.5, Tab. 1.4). Eine besondere Rolle spielen dabei das Auftreten einer Gewichtszunahme, eine (möglicherweise gewünschte) Sedierung, kardiale NW sowie sexuelle Funktionsstörungen (▶ 1.5).

– Auch AAP, insbesondere *Quetiapin*, haben in Studien antidepressive Effekte gezeigt. Zu Antipsychotika in der Behandlung der unipolaren Depression ▶ 1.4.2 und ▶ 1.11.4.

Zu BZD in der antidepressiven Behandlung ▶ 1.4.2. Zu weiteren Medikamenten und Verfahren in der Depressionsbehandlung ▶ 1.4.2, ▶ 1.4.3, ▶ 1.4.4 und ▶ 1.4.5

- **Unterschiede im Wirkungs- und Nebenwirkungsprofil von Antidepressiva bei der depressiven Episode**
  – **SSRI und andere neue Antidepressiva** sind aufgrund des **günstigeren NW-Profils** den TZA vorzuziehen (▶ 1.5, Tab. 1.4). Auch ist das Risiko, eine Manie zu induzieren, bei den TZA (aber auch bei *Venlafaxin*) größer (▶ 2.4.2).
  – In einer **vergleichenden Metaanalyse** über 117 randomisierte klinische Studien zeigte sich für *Escitalopram, Mirtazapin, Sertralin* und *Venlafaxin*, gemessen anhand der Response-Rate, ein **Wirksamkeitsvorteil** gegenüber

den anderen Substanzen. Hinsichtlich der Verträglichkeit, gemessen anhand der Anzahl der Therapieabbrüche, ergaben sich Vorteile für *Escitalopram*, *Sertralin*, *Bupropion* und *Citalopram*. In einer Cochrane-Metaanalyse zur Wirksamkeit und Verträglichkeit von *Citalopram* im Vergleich zu anderen Antidepressiva (Cipriani et al. 2012) zeigte sich unter Einbeziehung von 37 RCT *Citalopram* wirksamer als *Paroxetin* und *Reboxetin*, jedoch weniger wirksam als *Escitalopram*. Vorteile ergaben sich hinsichtlich der Verträglichkeit im Vergleich zu TZA, *Reboxetin* und *Venlafaxin*. In einer weiteren 2013 veröffentlichten Cochrane-Metaanalyse derselben Arbeitsgruppe fand sich für *Fluoxetin* unter Einbeziehung von 171 Studien eine geringere Wirksamkeit gegenüber *Sertralin*, *Mirtazapin* und *Venlafaxin*.

- In anderen Metaanalysen über 203 bzw. 234 RCT, in denen SSRI und neue Antidepressiva miteinander verglichen wurden, fanden sich keine signifikanten Wirksamkeitsunterschiede. Einzig für *Mirtazapin* zeigten sich Hinweise auf einen früheren Wirkungseintritt im Vergleich zu *Citalopram*, *Fluoxetin*, *Paroxetin* und *Sertralin*. Vonseiten des **NW-Profils** ergaben sich allerdings klinisch relevante Unterschiede zwischen den einzelnen Substanzen (s. auch ▶ 1.5, Tab. 1.4). So zeigte sich für *Mirtazapin* und *Paroxetin* im Vergleich zu anderen neuen Antidepressiva eine höhere Rate an Gewichtszunahmen (*Mirtazapin* > *Paroxetin*), für *Venlafaxin* im Vergleich zu SSRI eine höhere Rate an Übelkeit und Erbrechen sowie für *Sertralin* im Vergleich zu anderen SSRI und zu *Venlafaxin* eine höhere Rate an Diarrhö. *Trazodon* war häufiger mit Müdigkeit assoziiert. Für *Bupropion* zeigte sich eine geringere Rate an sexuellen Funktionsstörungen, für *Paroxetin* fand sich im Vergleich zu anderen SSRI eine erhöhte Rate. Absetzsyndrome zeigten sich am häufigsten unter *Paroxetin* und *Venlafaxin*, am seltensten unter *Fluoxetin* (Gartlehner et al. 2011).
- Es gibt Hinweise, dass Substanzen, die **multiple Wirkansätze** wie eine direkte Beeinflussung von mindestens zwei Monoaminsystemen aufweisen, insbesondere bei schweren oder therapieresistenten depressiven Episoden eine geringfügig höhere Ansprech- und Remissionsrate zeigen. So fand sich in einem Cochrane-Review ein möglicher Wirksamkeitsvorteil für *Mirtazapin*. Auch fanden sich in einer Metaanalyse für *Venlafaxin* bei im Vergleich schlechterer Verträglichkeit Wirksamkeitsvorteile gegenüber SSRI, während allerdings *Duloxetin* keine Vorteile gegenüber anderen Antidepressiva (bei im Vergleich zu SSRI und *Venlafaxin* schlechterer Verträglichkeit) zeigte. Daneben gibt es Hinweise, dass Präparate mit dualem Wirkmechanismus wie *Mirtazapin* und *Venlafaxin*, aber auch der SSRI *Escitalopram*, einen geringfügig früheren Wirkungseintritt aufweisen (▶ 1.10.4).
- Hinweise auf Vorteile durch Vereinigung multipler Wirkansätze ergeben sich ebenfalls aus Studien, in denen eine **Kombination verschiedener**

Antidepressiva bereits zu Beginn der Behandlung einer Monotherapie überlegen war. So zeigten sich in einer RCT signifikant höhere Remissionsraten für eine gleich zu Beginn der antidepressiven Behandlung eingesetzte Kombination aus *Mirtazapin* plus *Venlafaxin*, *Bupropion* oder *Fluoxetin* im Vergleich zu *Fluoxetin* plus Plazebo. In einer anderen, einfach blinden Studie ergaben sich allerdings keine Vorteile einer solchen, gleich zu Beginn der Behandlung eingesetzten Kombinationstherapie (*Escitalopram* plus *Bupropion* oder *Venlafaxin* plus *Mirtazapin* im Vergleich zu *Escitalopram* plus Plazebo). Auch in einer weiteren RCT zeigte sich für die zu Beginn der Behandlung eingesetzte Kombination von *Escitalopram* plus *Bupropion* kein Vorteil im Vergleich zu einer Monotherapie mit *Escitalopram* oder *Bupropion* (Stewart et al. 2014), sodass in Bezug auf mögliche Vorteile einer gleich zu Behandlungsbeginn eingesetzten Polypharmazie weitere Ergebnisse abzuwarten bleiben.

— Innerhalb der Gruppe der SSRI werden mögliche Wirksamkeitsvorteile von **Escitalopram** gegenüber den anderen SSRI diskutiert. So konnte in mehreren Studien eine Überlegenheit von *Escitalopram* im Vergleich zu anderen SSRI aufgezeigt werden, so auch in der Behandlung schwerer depressiver Episoden.

— Das IQWiG kam in seiner **Nutzenbewertung von Antidepressiva** zu der Schlussfolgerung, dass die Wirksamkeit von **Reboxetin** insgesamt nur unzureichend belegt ist (*http://www.iqwig.de/*). Auch in einer vergleichenden Metaanalyse erwies sich *Reboxetin* als weniger wirksam und schlechter verträglich im Vergleich zu SSRI und zu *Bupropion*, *Duloxetin*, *Milnacipran*, *Mirtazapin* und *Venlafaxin*. *Reboxetin* ist in Deutschland nicht mehr zu Lasten der gesetzlichen Krankenversicherung (GKV) verordnungsfähig, in der Schweiz erfolgte eine Indikationseinschränkung auf die Behandlung schwerer depressiver Episoden.

— **Bupropion** zeigt eine den SSRI und *Venlafaxin* vergleichbare antidepressive Wirksamkeit bei möglichen Wirksamkeitsvorteilen bei anhedon/gehemmt-depressiven Patienten. Vonseiten des NW-Profils weist *Bupropion* Vorteile bezüglich einer fehlenden Gewichtszunahme sowie eines geringen Risikos sexueller Funktionsstörungen auf. Ebenfalls ein günstiges NW-Profil in Bezug auf sexuelle Funktionsstörungen zeigen *Agomelatin*, *Mirtazapin*, *Moclobemid*, *Reboxetin*, *Tianeptin* und *Trazodon*, wobei als seltene Komplikation unter *Trazodon* Priapismus auftreten kann.

— **Agomelatin** zeigte in Vergleichsstudien eine *Venlafaxin* vergleichbare Wirksamkeit und in je einer RCT geringfügige Wirksamkeitsvorteile gegenüber *Fluoxetin* und *Sertralin*. In einer Metaanalyse fand sich für *Agomelatin* eine Wirksamkeit gegenüber Plazebo bei allerdings geringer Effektstärke, daneben ergaben sich Hinweise auf geringfügige, nur fraglich klinisch signifikante Wirksamkeitsvorteile gegenüber anderen Antidepressiva (*Fluoxetin, Paroxetin, Sertralin, Venlafaxin*). Eine weitere Metaanalyse fand zwar einen signifikanten Vorteil für *Agomelatin* gegenüber Plazebo in der Akutbehandlung der Depression, die Autoren stellen jedoch die klinische Signifikanz des Effekts aufgrund der geringen Effektstärke infrage. Zudem ergab sich hier bei der Zusammenfassung von 3 Studien zur Erhaltungstherapie kein signifikanter Vorteil für *Agomelatin* gegenüber Plazebo. Eine ebenfalls aktuelle Cochrane-Metaanalyse zu *Agomelatin* im Vergleich zu anderen neuen Antidepressiva hingegen fand hinsichtlich der Wirksamkeit weder eine Unterlegenheit noch eine Überlegenheit für *Agomelatin* im Vergleich zu SSRI oder *Venlafaxin*. Das NW-Profil von *Agomelatin* weist Vorteile durch eine geringere Rate an Schlafstörungen, das Fehlen von sexuellen Funktionsstörungen sowie das Fehlen von Gewichtszunahme und von gastrointestinalen NW auf. Zu beachten ist jedoch die Notwendigkeit regelmäßiger Leberfunktionstests aufgrund des Risikos von Leberschädigungen (▶ 1.5.5 und ▶ 1.13, Präparate).

— Eine **sedierende Komponente**, z. B. bei *Mirtazapin* oder *Amitriptylin*, aber auch bei dem AAP *Quetiapin*, kann bei **ängstlich-agitierter Ausprägung** von Vorteil sein. Die initiale Sedierungspotenz ist weitgehend auf den H_1-Rezeptorantagonismus zurückzuführen (◻ Tab. 1.1). Jedoch wirken auch nichtsedierende Antidepressiva (z. B. SSRI, MAOH, *Bupropion*) angstreduzierend. Nur bei schwer ängstlich-depressiven Patienten zeigte sich in einer Metaanalyse ein leichter Vorteil von SSRI gegenüber *Bupropion*. In einer aktuellen Studie erwies sich die Ausprägung des depressiven Syndroms nicht als guter Prädiktor eines Ansprechens auf ein bestimmtes Antidepressivum: so ergab sich kein differenzieller Therapieerfolg einer 8-wöchigen Behandlung mit *Escitalopram*, *Sertralin* oder *Venlafaxin* in Abhängigkeit vom Subtyp der Major Depression (mit melancholischen oder atypischen Merkmalen bzw. mit Angst; Arnow et al. 2015). **Geschlechtsspezifische Unterschiede:** Es gibt Hinweise aus Metaanalysen, dass bei einer Behandlung mit SSRI Frauen im Vergleich zu Männern ein besseres Ansprechen zeigen; für *Imipramin* wird eine höhere Wirksamkeit bei Männern diskutiert. Bei zusätzlicher Betrachtung des Body-Mass-Index (BMI) fand sich in einer Metaanalyse insbesondere bei übergewichtigen Männern keine Wirkung von SSRI im Vergleich zu Plazebo. Ob dies in geschlechtsspezifischen pharmakokinetischen Unterschieden mit letztlich bei Männern relativ zu niedriger Dosis pro kg Körpergewicht oder in pharmakodynamischen Unterschieden begründet ist, ist unklar.

Major Depression mit atypischen Merkmalen (atypische Depression)

Depressives Syndrom mit erhaltener affektiver Modulationsfähigkeit, Hyperphagie/vermehrtem Appetit, vermehrtem Schlafbedürfnis, ausgeprägtem körperlichen Schweregefühl und Empfindlichkeit gegenüber Zurückweisungen. Es gibt eine Hypothese, dass es sich bei der atypischen Depression um eine Form der bipolaren Störung II (► 2.4.2) handelt; sie ist besonders häufig mit einer Hypersomnie assoziiert.

— Über bevorzugtes Ansprechen auf MAOH und SSRI wird berichtet. Für *Moclobemid* fehlen kontrollierte Studien. SSRI sind wegen des günstigeren NW-Profils Mittel der Wahl.

— In einer Studie ergaben sich mit KVT gleich gute Responder-Raten wie mit MAOH.

Major Depression mit psychotischen Merkmalen (wahnhafte Depression)

► 3.4.2

Major Depression mit peripartalem Beginn
Major Depression mit Beginn in der Schwangerschaft (Schwangerschaftsdepression)

Die Prävalenzraten liegen bei 10%. Risikofaktoren sind insbesondere depressive Episoden in der Anamnese (besonders bipolare Störungen) oder in der Familie, Substanzmissbrauch, geringe soziale Unterstützung, unerwünschte Schwangerschaft, Fehlen eines Partners und Arbeitslosigkeit. Die Entwicklung einer Episode einer Major Depression während der Schwangerschaft gilt als Risikofaktor für eine postpartale affektive Episode (s. unten).

— Bei einer leichten bis mittelschweren Major Depression müssen alle psychotherapeutischen und psychosozialen Möglichkeiten zur Behandlung ausgeschöpft werden. Nichtmedikamentöse Therapieverfahren sind Mittel der 1. Wahl bei leichten bis mittelschweren depressiven Episoden. Es gibt Hinweise auf positive Effekte von Schlafentzug und Lichttherapie (► 1.4.3).

— Trotz aller Risiken bei der Verordnung von Antidepressiva während der Schwangerschaft besteht bei einer schweren Major Depression, insbesondere bei Suizidalität und psychotischen Symptomen, eine Indikation für Antidepressiva (► 14.2.4, Box 1). Eine Monotherapie ist dabei einer Kombinationsbehandlung mit mehreren Psychopharmaka zwingend vorzuziehen; Medikamentenwechsel sollten möglichst vermieden werden. In Einzelfällen (z. B. therapieresistente Major Depression mit Gefahr nichtbeherrschbarer Suizidalität) kann auch eine Elektrokrampftherapie (EKT) (► 1.4.4) erwogen werden.

▬ Das Beenden einer bereits bestehenden Therapie mit SSRI in der Schwangerschaft ist mit einem 3-fach erhöhten Rezidivrisiko im Vergleich zur Fortführung der Therapie verbunden (▶ 14.2). Im Falle einer vorbestehenden rezidivierenden depressiven Störung und geplanter oder bestehender Schwangerschaft kann bei einem hohen Rezidivrisiko im Einzelfall unter sorgfältiger Nutzen-Risiko-Abwägung die Fortführung einer Therapie mit Antidepressiva sinnvoll sein.

▬ Da eine in der Schwangerschaft begonnene antidepressive Therapie häufig nach der Entbindung fortgeführt wird, sollten bei Stillwunsch der Mutter die mit dem Stillen assoziierten Risiken einzelner Antidepressiva (▶ 14.2) bereits in der Therapieplanung berücksichtigt werden.

Postpartale Episode einer Major Depression (Wochenbettdepression)

Verschiedene Schweregrade depressiver Episoden treten bei 10–15% der Frauen bis zu einem Jahr nach der Entbindung auf. Der häufigste Beginn liegt innerhalb von 4–6 Wochen nach der Geburt des Kindes, nach DSM-5 kann die Zusatzkodierung »mit peripartalem Beginn« vergeben werden, wenn die Stimmungsveränderung in der Schwangerschaft (s. oben) oder in den ersten 4 Wochen nach der Entbindung begann. Es handelt sich oft um eine schwere Erkrankung mit relativ hohem Suizidrisiko, bei der eine schnelle und intensive psychosoziale Unterstützung, möglichst auch stationär, notwendig ist. Das Risiko einer postpartalen Episode einer Major Depression ist erhöht bei Frauen mit depressiven Episoden oder postpartalen affektiven Episoden in der Vorgeschichte. Häufig finden sich postpartale Episoden einer Major Depression bei bipolaren Störungen und bei positiver Familienanamnese für bipolare Störungen, sodass bei einer ersten postpartalen depressiven Episode, insbesondere bei positiver Familienanamnese, die mögliche Entwicklung einer bipolaren Störung in Betracht gezogen werden sollte.

▬ Grundsätzlich unterscheidet sich eine Behandlung postpartaler depressiver Episoden nicht von einer antidepressiven Therapie zu anderen Zeitpunkten; eine Überlegenheit einer bestimmten Substanz ist nicht bekannt.

▬ Nichtmedikamentöse Therapieverfahren sollten bei leichten bis mittelschweren depressiven Episoden vorgezogen werden. Es gibt Hinweise auf positive Effekte von Schlafentzug und Lichttherapie (▶ 1.4.3).

▬ Antidepressiva sind bei schweren Episoden einer Major Depression indiziert. Bei Stillwunsch der Mutter sind unter sorgfältiger Nutzen-Risiko-Abwägung die mit dem Stillen assoziierten Risiken von Antidepressiva (▶ 14.2) zu berücksichtigen.

Major Depression, rezidivierend, mit saisonalem Muster (saisonale affektive Störung, SAD)

Auftreten und Remission von Episoden einer Major Depression in Abhängigkeit von den Jahreszeiten (meist mit depressiven Episoden im Winter); oft zeigt sich eine atypische Symptomausprägung des depressiven Syndroms (s. oben). Das Muster von jahreszeitlichem Episodenbeginn und -ende muss sich nach DSM-5 in den letzten 2 Jahren gezeigt haben, in demselben Zeitraum sollten keine Episoden ohne saisonalen Bezug aufgetreten sein. Die neurobiologischen Störungen mit niedrigen Kortisolspiegeln ähneln der posttraumatischen Belastungsstörung (PTBS) (► 1.4.8). Eine serotonerge Dysfunktion wird postuliert; eine pathophysiologische Rolle konnte *Melatonin* (► 5.1) nicht zugeschrieben werden. Nach DSM-5 ist diese Zusatzkodierung gleichfalls auf Episoden einer Major Depression bei Bipolar-I- und Bipolar-II-Störung anwendbar.

- Lichttherapie (► 1.4.3) zeigte in kontrollierten Studien und in zwei Metaanalysen Wirksamkeit bei der SAD; bei leichter Symptomausprägung, gutem Ansprechen auf Lichttherapie in der Vorgeschichte, Patientenpräferenz oder Kontraindikationen gegen eine medikamentöse Behandlung gilt Lichttherapie als Therapie der 1. Wahl. Die Durchführung erfolgt üblicherweise so lange, bis im Frühjahr von einer ausreichenden natürlichen Lichtexposition ausgegangen werden kann. Eine Besserung depressiver Symptome bei SAD zeigt sich häufig bereits in der ersten Behandlungswoche, in Einzelfällen auch später (nach 2–4 Wochen).
- Eine medikamentöse Behandlung erfolgt prinzipiell entsprechend der Behandlung der Episoden einer Major Depression. SSRI und MAOH werden bei Episoden einer Major Depression im Rahmen einer rezidivierenden depressiven Störung empfohlen. *Bupropion* zeigte in RCT bei prophylaktischer Gabe (Herbst bis Frühling) eine Wirksamkeit zur Verhinderung erneuter depressiver Episoden bei SAD.

Persistierende depressive Störung (Dysthymie)

Die persistierende depressive Störung nach DSM-5 fasst die DSM-IV-Diagnosen der dysthymen Störung und der chronischen Major Depression zusammen. Die persistierende depressive Störung beschreibt ein chronisch depressives Syndrom, das sich sowohl seit der frühen Jugend entwickeln als auch im Anschluss an eine Major Depression fortbestehen kann. Die Störung sollte nach DSM-5 mindestens 2 Jahre bestehen, sie kann auch lebenslang andauern. Es können sich Perioden der Besserung in den chronischen Verlauf einschieben; Zeiträume von mehr als 2 Monaten ohne Symptome während der betreffenden 2-Jahres-Periode schließen die Diagnose nach DSM-5 jedoch aus. Episoden einer Major Depression können auch während einer persistierenden depressiven Störung auftreten. Ob die Kriterien für eine Major Depression vorübergehend oder auch anhaltend während der 2-Jahres-Periode erfüllt wurden, wird im DSM-5 durch einen Zusatz spezifiziert (mit reinem dysthymem Syndrom, mit persistierender Episode einer Major Depression, mit intermittierenden Episoden einer Major Depression).

- Die Wirksamkeit von Antidepressiva bei Dysthymie ist gesichert. In Metaanalysen (von Wolff et al. 2013) zeigte sich für die Behandlung der Dysthymie und der chronischen Depression eine Wirksamkeit von Antidepressiva; bei niedrigerer Plazebo-Response ergab sich sogar ein größerer Antidepressivum-Plazebo-Unterschied als für die Behandlung depressiver Episoden. SSRI sind aufgrund ihrer besseren Verträglichkeit im Vergleich zu TZA besonders geeignet. Zu *Duloxetin* liegt eine positive RCT bei chronischer Depression/Dysthymie vor.
- Auch zu *Amisulprid* (▶ 3.15, Präparat) gibt es mehrere Studien, die eine positive Wirkung von niedrigen Dosen (50 mg/d) bei Dysthymie zeigen. Antidepressiva sollten aufgrund des günstigeren NW-Profils vorgezogen werden. Zur Kombination mit psychotherapeutischen Verfahren bei anhaltender depressiver Störung (Dysthymie und chronische Depression): ▶ 1.4.5.

Prämenstruelle dysphorische Störung

Die prämenstruelle dysphorische Störung (PMDS) stellt eine schwere Form des prämenstruellen Syndroms (PMS) dar und wurde – nicht ohne kontroverse Diskussionen – als eigenständiges Störungsbild in das DSM-5 aufgenommen. Die PMDS ist gekennzeichnet durch körperliche und psychische Symptome, die zyklusgebunden während der späten Lutealphase auftreten und die Patientinnen erheblich beeinträchtigen. Remission tritt einige Tage nach der Periode auf. Kardinalsymptome sind Affektlabilität, Irritabilität und Dysphorie, depressive Verstimmung, innere Anspannung und Ängstlichkeit, Konzentrationsstörungen, schnelle Erschöpfbarkeit, Schlafstörungen, vermehrter Hunger nach Kohlenhydraten, Spannungsgefühl in den Brüsten, Wassereinlagerungen und Gelenk- und Muskelschmerzen. Die 12-Monats-Prävalenz liegt bei 1,8–5,8% der Frauen im gebärfähigen Alter.

- Die Wirksamkeit von SSRI (*Citalopram, Escitalopram, Fluoxetin, Paroxetin, Sertralin*) insbesondere auf Irritabilität und Dysphorie ist belegt. In USA sind *Fluoxetin, Sertralin* und *Paroxetin* in dieser Indikation zugelassen. Auch für *Venlafaxin* und *Clomipramin* liegen positive Ergebnisse vor; für die Wirksamkeit von *Duloxetin* gibt es Hinweise. 5-HT-Wiederaufnahmehemmer sind in der Behandlung der PMDS noradrenergen Substanzen überlegen. Eine spezifische Zulassung einzelner Antidepressiva für diese Indikation liegt nicht vor.
- SSRI können als Dauertherapie und als **intermittierende Gabe** (in der Lutealphase bis zum Ende der Menstruation) angewandt werden. Die Wirkung tritt schnell ein und wird meist schon im ersten Zyklus gesehen,

bereits niedrige Dosen sind wirksam. In einer ersten RCT zeigte eine nur kurzzeitige Gabe von *Sertralin* (50–100 mg/d) vom Symptombeginn bis zum Eintritt der Menstruation (über ca. 6 Tage) ebenfalls Wirksamkeit auf Irritabilität und Dysphorie, wenn auch mit niedrigerer Effektstärke. Es wird angenommen, dass bei intermittierender Gabe im Gegensatz zu kontinuierlicher Gabe kein Wirkungsverlust bei einer längerfristigen Therapie (über mehr als 6 Zyklen) eintritt. Es muss auf das mögliche (offenbar aufgrund der nur kurzen Behandlungsdauer von 2 Wochen insgesamt nur seltene) Auftreten von Absetzeffekten bei SSRI besonders mit kurzer HWZ geachtet werden.

Substanz-/medikamenteninduzierte depressive Störung

Nach DSM-5 werden hier depressive Störungen eingeordnet, die in Zusammenhang mit der Einnahme von Substanzen (Alkohol, illegale Drogen, Toxine, psychotrope Medikation, andere Arzneimittel, ► 12.8.2, Tab. 12.7) stehen und über die typische Dauer der (akuten) physiologischen Effekte bzw. der akuten Intoxikation oder des Entzugs hinaus anhalten. Das depressive Syndrom entwickelt sich in engem zeitlichem Zusammenhang (innerhalb von einem Monat) mit der Einnahme/Intoxikation oder dem Entzug einer Substanz (z. B. Stimulanzien, Steroide, *L-Dopa*, Antibiotika, Immuntherapeutika, *Isotretinoin*, ZNS-gängige Substanzen, Chemotherapeutika etc.). Mit Beendigung der Einnahme oder des Entzugs sollten die Symptome meist rasch, spätestens jedoch innerhalb eines Monats abklingen. Ein ätiologischer Zusammenhang mit der Einnahme einer Substanz und dem Auftreten depressiver Symptome sollte klinisch herstellbar sein.

Antidepressiva bei Abhängigkeitserkrankungen

— Patienten mit depressiven Störungen zeigen ein erhöhtes Risiko für Abhängigkeitserkrankungen und umgekehrt. Eine komorbid zu einer depressiven Störung vorliegende **Alkoholabhängigkeit** verlängert die Dauer depressiver Episoden; eine fortbestehende depressive Episode wiederum stellt einen Risikofaktor für einen Trinkrückfall dar. Antidepressiva werden in der klinischen Praxis auch bei der **Behandlung von Entzugssyndromen** eingesetzt.

— Die Datenlage zur Wirksamkeit von Antidepressiva auf depressive Symptome und auf das Trinkverhalten bei **depressiven Patienten mit Alkoholabhängigkeit** ist eingeschränkt und uneinheitlich; eine positive Beeinflussung zeigt sich häufiger für depressive Symptome als für das Trinkverhalten (► 7.2.1).

— In einer RCT bei depressiven Patienten mit Alkoholabhängigkeit zeigte sich die **Kombination aus *Sertralin*** (200 mg/d) **plus *Naltrexon*** (100 mg/d) der jeweiligen Monotherapie und Plazebo signifikant überlegen im Hinblick auf die Abstinenzraten, den Zeitpunkt eines Trinkrückfalls sowie die Verträglichkeit. Auch zeigte sich ein Trend zu einer höheren Remissionsrate der depressiven Störung unter der Kombinationstherapie.

— Bei **BZD-Abhängigkeit** können Antidepressiva adjuvant hilfreich sein (▶ 4.6.3).

— Bei **Abhängigkeit von Stimulanzien** (*Kokain, Amphetamine, Ecstasy*) können Antidepressiva ein depressives Syndrom im Rahmen eines Entzugssyndroms günstig beeinflussen (▶ 7.2.4 und ▶ 7.2.5).

— Bei **Alkohol- und Opioidabhängigkeit** kann nur bei **leichten Entzugssyndromen** *Doxepin* versucht werden (▶ 7.2.1 und ▶ 7.2.3).

— *Bupropion* für die Unterstützung der **Raucherentwöhnung**: ▶ 7.2.8.

Depressive Störung aufgrund eines anderen medizinischen Krankheitsfaktors

Studien zeigen vermehrt, dass es zwischen depressiven Störungen und körperlichen Erkrankungen wie z. B. Herz-Kreislauf-Erkrankungen (s. unten und ◘ Abb. 1.1), Diabetes mellitus Typ 2 (s. unten) oder Osteoporose (▶ 1.5.10) einen engen **bidirektionalen Zusammenhang** gibt.

Das Risiko depressiver Patienten, an diesen Folgekrankheiten zu versterben, ist hoch und lange Zeit unterschätzt worden. Im Vordergrund des Mortalitätsrisikos bei Depressiven stand bisher allein das Suizidrisiko. Patienten mit schweren Depressionen, bipolaren Störungen und insbesondere Schizophrenie (▶ 3.6, Einleitung) haben insgesamt eine eingeschränkte Lebenserwartung im Vergleich zur Allgemeinbevölkerung.

Die »depressive Störung aufgrund eines anderen medizinischen Krankheitsfaktors« nach DSM-5 ist definiert als eine depressive Verstimmung, Interessensverlust oder Freudlosigkeit mit Hinweisen aus Vorgeschichte, körperlicher Untersuchung oder Laboruntersuchungen, dass das Störungsbild eine direkte pathophysiologische Folge eines anderen medizinischen Krankheitsfaktors ist. Für die nachfolgenden, mit depressiven Störungen assoziierten körperlichen Erkrankungen wird ein möglicher direkter pathophysiologischer Zusammenhang derzeit in unterschiedlichem Maße diskutiert. Zusätzlich hinweisend auf einen möglichen kausalen pathophysiologischen Zusammenhang wäre im Einzelfall eine zeitliche Korrelation zwischen Beginn, Verschlechterung oder Verbesserung einer körperlichen Erkrankung und einer affektiven Symptomatik sowie das Vorhandensein von Merkmalen, die für eine »unabhängige« affektive Störung untypisch sind (z. B. ungewöhnliches Alter bei Ersterkrankung, atypischer Verlauf der affektiven Symptomatik).

Depression bei Diabetes mellitus

Diabetes und Depression treten gehäuft gemeinsam auf. Depressive Störungen sind dabei mit einem erhöhten Risiko der Entwicklung eines Diabetes sowie

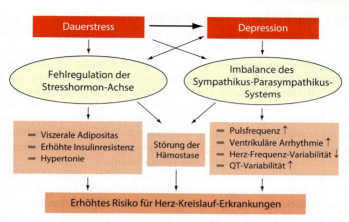

◘ Abb. 1.1 Zusammenhang zwischen Dauerstress/Depression und Herz-Kreislauf-Erkrankungen. (Mod. nach Benkert 2009, mit freundlicher Genehmigung)

bei Vorliegen eines Diabetes mit einer schlechteren Blutzuckereinstellung (HbA$_{1c}$-Wert), mikro- und makrovaskulären Komplikationen und einer erhöhten Mortalität assoziiert. Sowohl depressive Störungen als auch Diabetes mellitus sind zudem mit einem erhöhten Risiko für die Entwicklung einer Demenz assoziiert, das komorbide Vorliegen beider Erkrankungen zeigte in einer Kohortenstudie eine überadditive Risikozunahme insbesondere bei Patienten < 65 J. (Katon et al. 2015). Zusätzlich zu einem Rückgang depressiver Symptome kann es unter einer antidepressiven Behandlung bei depressiven Patienten mit Diabetes mellitus zu einer Reduktion des Körpergewichts und einer verbesserten Blutzuckereinstellung kommen.

- SSRI sind aufgrund des günstigen NW-Profils zu empfehlen. In einer Plazebostudie war *Sertralin* in der Erhaltungstherapie und Rezidivprophylaxe depressiver Episoden bei Patienten mit Diabetes Plazebo signifikant überlegen. Eine anhaltende Remission ging dabei unabhängig von der Art der Behandlung (*Sertralin* oder Plazebo) mit einer besseren Blutzuckereinstellung einher.
- RCT liegen ferner zu *Fluoxetin* und *Paroxetin* vor. Eine Behandlung mit *Bupropion* ging mit positiven Wirkungen auf das Gewicht bei depressiven Patienten mit Adipositas sowie bei depressiven Patienten mit Diabetes mellitus auf das Gewicht, die Blutzuckerwerte und auf sexuelle Funktionsstörungen einher.
- TZA sind wegen der NW, besonders der Gewichtszunahme, zu vermeiden. MAOH führen zu plötzlichen Hypoglykämien.

Depression bei kardiovaskulären Erkrankungen

Depressive Störungen treten bei Patienten nach Myokardinfarkt 3-mal häufiger als in der Allgemeinbevölkerung auf. 18–45% der Patienten mit KHK weisen die Symptome einer Depression auf. Depressive Störungen verschlechtern die Prognose kardiovaskulärer Erkrankungen; so sind die Mortalität und die Morbidität einer koronaren Herzerkrankung oder auch einer koronaren Bypass-Operation bei depressiven Patienten erhöht. Ursachen hierfür liegen zum einen in biologischen Zusammenhängen wie z. B. einer bei depressiven Störungen eingeschränkten autonomen Adaptationsfähigkeit bei reduzierter Herzratenvariabilität, zum anderen in Verhaltensfaktoren wie z. B. reduzierter körperlicher Aktivität oder erhöhtem Tabakkonsum.

— Anhand von Ergebnissen aus einem 7-Jahres-Follow-up der SADHART-Studie konnten die negativen Folgen einer depressiven Komorbidität auf das **kardiologische Langzeit-Outcome** erneut belegt werden. Erstmals ergaben sich anhand der Studienergebnisse dabei Hinweise, dass ein initiales antidepressives Therapieansprechen zu einer Senkung der Langzeitmortalität führen kann. Eine Senkung der Mortalität bei den ehemaligen Therapie-Respondern war dabei unabhängig davon, ob die Besserung der depressiven Symptomatik mit Verum oder Plazebo erreicht wurde. In einer Kohortenstudie zeigte sich nach Kontrolle möglicher konfundierender Faktoren ebenfalls eine reduzierte Mortalität bei Patienten mit kardiovaskulären Erkrankungen, die eine gute Adhärenz bezüglich einer antidepressiven Medikation zeigten, im Vergleich zu Patienten mit einer schlechten Adhärenz. Auch bei psychisch gesunden Patienten mit KHK wurde unabhängig vom Vorliegen depressiver Syndrome für *Escitalopram* in einer RCT (REMIT) ein positiver Effekt auf die stressinduzierte myokardiale Ischämie (*mental stress-induced myocardial ischemia*) aufgezeigt; die klinische Relevanz dieser Ergebnisse ist noch unklar.

— Bei depressiven Patienten mit kardialen Erkrankungen sollte unter einer antidepressiven Medikation auf das Auftreten **kardialer Beschwerden**, die **Herzfrequenz** (z. B. anhaltende Tachykardien), einen möglichen **Blutdruckanstieg, orthostatische Dysregulation** und auf Veränderungen des **EKG** geachtet werden. Es werden regelmäßige EKG-Kontrollen empfohlen (▶ 1.5.1; ▶ 1.8, Tab. 1.6); ggf. sollte eine medikamentöse antidepressive Behandlung in Abstimmung mit dem behandelnden Kardiologen erfolgen (z. B. nach Myokardinfarkt). Mögliche **Interaktionen** sind zu beachten. An die Möglichkeit eines erhöhten **Risikos von Blutungen**, insbesondere gastrointestinaler Blutungen, im Falle einer bei Patienten mit Herz-Kreislauf-Erkrankungen oftmals anzutreffenden Komedikation mit Thrombozytenaggregationshemmern oder Antikoagulanzien ist zu denken (▶ 1.5.4). So fand sich unter der Kombination von SSRI und Thrombozytenaggregationshemmern nach Myokardinfarkt im Vergleich zur alleinigen Gabe Thrombozytenaggregationshemmern ein 1,4- bis 2,4-fach erhöhtes Risiko einer Blutung.

- Auf eine **konsequente antidepressive Therapie** sollte bei nachgewiesener Verträglichkeit von Antidepressiva bei KHK nicht verzichtet werden:
  - Nach Metaanalysen zeigen Antidepressiva (*Sertralin, Citalopram, Fluoxetin, Paroxetin, Mirtazapin*) bei guter Verträglichkeit Wirksamkeit im Vergleich zu Plazebo in der Behandlung depressiver Episoden bei Patienten mit KHK.
- **SSRI (*Sertralin*)** und **Mirtazapin** sind aufgrund ihres günstigen NW-Profils **Mittel der Wahl**. Anhand der Studienlage sollte unter den SSRI *Sertralin* aktuell bevorzugt werden. RCT bei Patienten mit Myokardinfarkt liegen ebenfalls für *Citalopram* (CREATE), *Escitalopram* (EsDEPACS), *Paroxetin* und *Fluoxetin* vor. *Mirtazapin* erwies sich in einer RCT als gut verträglich bei depressiven Patienten nach Myokardinfarkt (MIND-IT), zeigte sich in dieser Studie allerdings nicht eindeutig wirksamer als Plazebo.
- Für *Citalopram* und *Escitalopram* wurde eine dosisabhängige **Verlängerung des QTc-Intervalls** aufgezeigt; dies sollte insbesondere bei höheren Dosierungen von *Citalopram* oder *Escitalopram* und bei Patienten mit erhöhtem Risiko für Herzrhythmusstörungen beachtet werden (▶ 1.5.1, Tab. 1.5). EKG-Kontrollen sollten unter allen Antidepressiva erfolgen.
- Die Gabe von Antidepressiva mit noradrenergen Eigenschaften wie **SNRI**, *Bupropion* und *Reboxetin* kann mit einem Anstieg der Herzfrequenz und des Blutdrucks einhergehen; dies sollte bei Patienten mit KHK, Herzinsuffizienz oder arterieller Hypertonie berücksichtigt werden.
- Bei einer Behandlung mit *Tranylcypromin* sollte auf die Einhaltung einer tyraminarmen Diät zur Vermeidung hypertensiver Krisen geachtet werden, daneben kann es insbesondere bei älteren Patienten und unter ansteigender Dosierung zu einer orthostatischen Dysregulation kommen (▶ 1.5.1). Unter *Moclobemid* kann es ebenfalls zu einer Erhöhung des Blutdrucks kommen.
- Zu *Agomelatin* bei KHK liegen noch keine Daten aus systematischen Untersuchungen vor, vonseiten des NW-Profils ist eine gute kardiale Verträglichkeit zu erwarten.
- **TZA** zeigen ein **ungünstiges kardiales NW-Profil** (anticholinerge bzw. α_1-antiadrenerge Wirkung, Natriumkanalblockade mit Erregungsleitungsstörungen, Repolarisationsstörungen mit Verlängerung des QTc-Intervalls, erhöhtes Risiko für Arrhythmien) und sollten bei kardial erkrankten Patienten **nicht eingesetzt** werden.

- **Omega-3-Fettsäuren** erbrachten zwar als Augmentation zu *Sertralin* in einer RCT keinen zusätzlichen Effekt bei depressiven Patienten mit KHK, zeigten aber in einer weiteren Analyse positive Effekte auf Maße der Herzfrequenzvariabilität (▶ 1.4.2). Es gibt erste Hinweise auf mögliche positive Effekte von **Statinen**.
- Hinsichtlich **KVT und IPT** bei Depression und KHK kann zzt. keine eindeutige Empfehlung ausgesprochen werden. Beide Verfahren zeigten in RCT und in einer Metaanalyse eine (geringfügige) Wirksamkeit bei depressiven Patienten mit KHK.

Post-stroke-Depression

Depressive Symptome nach zerebralen Insulten sind häufig (bei ca. 30% der Patienten im Verlauf von 3–6 Monaten nach einem Schlaganfall) und verschlechtern oft Prognose und Rehabilitationserfolge. Auch gibt es zunehmend Hinweise, dass das Vorliegen depressiver Störungen das Risiko, einen Schlaganfall zu erleiden, erhöht. Dies wird auf biologische (neuroendokrine, immunologische oder inflammatorische) Faktoren, auf Verhaltensfaktoren wie erhöhten Tabakkonsum, verminderte körperliche Aktivität und erhöhtes Körpergewicht sowie auf das bei Depressionen gehäufte Vorliegen komorbider Erkrankungen wie arterielle Hypertonie, kardiale Erkrankungen oder Diabetes mellitus zurückgeführt.

Ob auch eine medikamentöse Behandlung mit Antidepressiva über NW z. B. in Form einer möglichen Gewichtszunahme, einer Blutdruckerhöhung, einer Störung der Thrombozytenaggregation oder Vasokonstriktion teilweise zu dem beobachteten, erhöhten Risiko für Schlaganfälle bei Depressionen beiträgt, wird diskutiert. So fand sich ein möglicherweise erhöhtes Risiko für einen Schlaganfall in Zusammenhang mit einer kürzlich begonnenen antidepressiven Medikation (v. a. mit SSRI), während eine längere Einnahme von Antidepressiva wiederum einen protektiven Effekt zeigte. Eine Gabe von Antidepressiva nach Schlaganfall zeigte in Studien bislang positive Wirkungen auf depressive Symptome mit Reduktion der Mortalität und teils auch positiver Beeinflussung anderer Teilbereiche wie kognitive Funktionen und Rehabilitationsverlauf, so auch in einer Metaanalyse über 52 RCT (Mead et al. 2013).

- Bei der Behandlung der Post-stroke-Depression (PSD) sollte **SSRI** und den **neuen Antidepressiva** aufgrund der besseren Verträglichkeit der Vorzug gegeben werden; *Citalopram*, *Fluoxetin*, *Mirtazapin*, *Reboxetin* und *Sertralin* waren (z. T.) in kontrollierten Studien wirksam. Auch anhand einer Metaanalyse zeigten Antidepressiva Wirksamkeit in der Behandlung der PSD.
- Mögliche **Interaktionen** einer antidepressiven Medikation mit internistischen bzw. neurologischen Medikamenten sind zu beachten. Ein

möglicherweise erhöhtes **Risiko von Blutungen**, insbesondere gastrointestinaler Blutungen, sollte bei Komedikation mit Thrombozytenaggregationshemmern oder Antikoagulanzien beachtet werden (▶ 1.5.4).

- **TZA** sollten wegen deutlich höherer NW-Raten (Erniedrigung der Krampfschwelle, Blutdruckabfall) **nicht** gegeben werden.
- In einer Studie war die Kombinationsbehandlung aus *Sertralin* und IPT nicht effektiver als die jeweilige Monotherapie.
- Unter einer **präventiven Gabe** von Antidepressiva konnte teilweise eine signifikante Verringerung der Prävalenz der PSD im Vergleich zu einer Plazebogabe bzw. einer fehlenden Behandlung gezeigt werden. *Escitalopram* schützte 12 Monate nach einem Ereignis bei nichtdepressiven Patienten mit geringen Einschränkungen signifikant vor einer Depression. Einer Studie nach kann auch eine Gabe von *Vitamin B$_6$, Vitamin B$_{12}$* und *Folsäure* das Risiko für die Entwicklung einer PSD möglicherweise verringern.
- Insgesamt scheinen SSRI auch unabhängig vom Vorliegen depressiver Symptome mögliche **positive Effekte auf die Rehabilitation nach Schlaganfall** durch neuroprotektive und die neuronale Regeneration fördernde Eigenschaften auszuüben (Mead et al. 2013). So zeigte *Escitalopram* in einer RCT unabhängig von einer Wirkung auf depressive Symptome nach einem Schlaganfall signifikant positive Effekte auf kognitive Funktionen. In einer weiteren RCT ergab sich nach einer 3-monatigen Behandlung mit *Fluoxetin* – ebenfalls unabhängig von einer antidepressiven Wirkung – neben einem deutlich reduzierten Auftreten einer PSD eine signifikante Verbesserung der Motorik im Rehabilitationsverlauf.
- Bei Vorliegen einer PSD sollte diese konsequent behandelt werden. Trotz vielversprechender Ergebnisse einer positiven Wirkung von Antidepressiva auf den Behandlungsverlauf auch unabhängig von einer antidepressiven Wirkung sind weitere Studien notwendig, bevor eine allgemeine Empfehlung zur Gabe von SSRI nach Schlaganfall unabhängig vom Vorliegen depressiver Symptome ausgesprochen werden könnte. Im Einzelfall kann aber unter sorgfältiger Nutzen-Risiko-Abwägung auch ein frühzeitiger Einsatz von SSRI (z. B. *Escitalopram* oder auch *Fluoxetin*) sowohl im Hinblick auf die Prophylaxe einer PSD als auch auf die Möglichkeit eines depressionsunabhängigen, die neuronale Regeneration fördernden Effekts erwogen werden.

Depression bei Parkinson-Erkrankung

Die Häufigkeit depressiver Symptome liegt bei ca. 30%. Patienten mit depressiven Störungen zeigen ein erhöhtes Risiko, eine Parkinson-Erkrankung zu entwickeln. Ob das Auftreten einer depressiven Störung ein Frühsymptom oder ein kausaler Risikofaktor für die Entwicklung einer Parkinson-Erkrankung ist, wird diskutiert (Gustafsson et al. 2015). Die Datenlage zur Wirksamkeit von Antidepressiva ist gering.

- TZA können aufgrund anticholinerger NW zu kognitiven Störungen und psychotischen Symptomen führen (aber der Tremor kann sich bessern). Besonders *Trimipramin* und *Clomipramin* sollten wegen der D_2-antagonistischen Komponente gemieden werden. Bei Gabe eines TZA ist *Nortriptylin* zu bevorzugen.
- Aufgrund der besseren Verträglichkeit sollten **SSRI** und ***Venlafaxin*** den TZA **vorgezogen werden**. Eine Verschlechterung der motorischen Symptomatik (Zunahme von OFF-Phasen und Tremor) bei Einzelfällen konnte systematisch nicht bestätigt werden. *Mirtazapin* kann aufgrund einer schlafinduzierenden Wirkung günstig sein.
- RCT liegen zu *Citalopram*, *Paroxetin* und *Venlafaxin* vor. In einer RCT war *Nortriptylin* (25–75 mg/d) wirksam, *Paroxetin* (12,5–37,5 mg/d) hingegen nicht. In einer anderen RCT zeigten sowohl *Paroxetin* als auch *Venlafaxin* Wirksamkeit im Vergleich zu Plazebo. Das hohe NW- und Interaktionsrisiko von *Nortriptylin* ist zu beachten.
- Auch dopaminergen Substanzen (*L-Dopa*, *Pramipexol*, *Ropinirol*) werden antidepressive Eigenschaften zugeschrieben. In einer RCT hatte *Pramipexol* (0,125–1 mg, 3 × täglich) eine gute antidepressive Wirkung.
- Zu *Duloxetin* und *Agomelatin* liegt jeweils eine offene Studie vor. Zu *Bupropion* liegen positive Einzelfallberichte vor, die teils auch eine Besserung der motorischen Symptomatik berichten.
- Es gibt Hinweise auf positive Effekte von psychotherapeutischen Verfahren (KVT).
- Positive Effekte werden von *Omega-3-Fettsäuren* (▶ 1.4.2), Lichttherapie (▶ 1.4.3) und von repetitiver transkranieller Magnetstimulation (rTMS) berichtet (▶ 1.4.4).

Depression bei Epilepsie

Angaben zur Prävalenz depressiver Störungen bei Patienten mit Epilepsie schwanken zwischen 13% und 20%. Depressive Störungen schränken die Lebensqualität von Epilepsiepatienten weiter ein und wirken sich auf den Therapieverlauf negativ aus. 5–10% der Epilepsiepatienten sterben durch Suizid, besonders hoch ist das Suizidrisiko bei komorbid vorliegender depressiver Störung oder Substanzmissbrauch.

- **SSRI und neue Antidepressiva (nicht *Bupropion*)** weisen ein nur **geringes Risiko** einer Erniedrigung der Krampfschwelle auf, in therapeutischen Dosen zeigen sie eher antikonvulsive Effekte. Offene Studien liegen zu *Citalopram*, *Fluoxetin*, *Sertralin*, *Mirtazapin* und *Reboxetin* vor.
- TZA und *Maprotilin* zeigen ein ungünstiges Nutzen-Risiko-Profil; unter ihnen wurden insbesondere bei zerebraler Vorschädigung, hohen Dosen,

raschem Aufdosieren oder schlagartigem Absetzen generalisierte zerebrale Krampfanfälle gehäuft beobachtet. Auch *Bupropion* (nicht retardiert) zeigt dosisabhängig eine erhöhte Prävalenz epileptischer Anfälle.

- Zu beachten sind mögliche pharmakokinetische Interaktionen zwischen einer antidepressiven und einer antikonvulsiven Medikation. Dosissteigerungen des Antidepressivums sollten langsam erfolgen, die Zieldosis sollte möglichst niedrig gewählt werden.
- Mögliche psychotrope Effekte einer antikonvulsiven Medikation sind zu beachten; bei Auftreten einer depressiven Symptomatik sollte ein möglicher Zusammenhang mit der antiepileptischen Medikation abgeklärt werden.
- Es gibt Hinweise auf positive Effekte von psychotherapeutischen Verfahren (KVT).
- Eine Stimulation des N. vagus (▶ 1.4.4), die sowohl in der Behandlung der Depression als auch in der Behandlung von Epilepsien eingesetzt wird, kann ggf. eine nichtmedikamentöse Therapieoption darstellen. Auch EKT (▶ 1.4.4) wurde in Fallserien erfolgreich eingesetzt, die begleitende antikonvulsive Medikation kann die Durchführung allerdings erschweren.

Zum Suizidrisiko unter Antikonvulsiva ▶ 2.7

Depression bei dermatologischen Erkrankungen

Bei vielen Hauterkrankungen (z. B. Akne, Psoriasis, Urtikaria) wird eine Komorbidität mit Depression gesehen. Pruritus als eines der vorherrschenden Symptome sowohl primär dermatologischer als auch systemischer Erkrankungen kann daneben psychogen verstärkt werden oder bedingt sein.

- Antidepressiva sind (auch in kontrollierten Studien) wirksam. Die H_1-Blockade (bei *Amitriptylin*, *Doxepin*, *Trimipramin*, *Mirtazapin*) lässt sich bei Pruritus und Urtikaria auch unabhängig vom Vorliegen einer depressiven Symptomatik nutzen. Zu *Doxepin* liegen auch Studien zu einer lokalen Anwendung als 5%ige Creme bei Pruritus vor.
- Eine sedierende Komponente kann bei Schlafstörungen aufgrund von Pruritus zusätzlich hilfreich sein.
- SSRI sind vermutlich insbesondere bei Pruritus, der ein zwanghaftes Kratzen provoziert, wirksam.

Depression bei Demenz

Depressive Symptome sind im Alter oft mit einer Demenz assoziiert (bei etwa 20–50% der Patienten mit Demenz im Verlauf der Erkrankung). In 40% der Fälle entwickeln sich depressive Symptome bei Beginn der Demenz. Zu den demenzassoziierten Verhaltensstörungen ▶ 6.4.10.

— Die Behandlung depressiver Störungen bei Demenz entspricht prinzipiell der antidepressiven Behandlung bei Patienten in höherem Lebensalter. SSRI und neue Antidepressiva sind aufgrund des günstigen NW-Profils Mittel der 1. Wahl (► 1.12). Allerdings ist die Datenlage zur pharmakotherapeutischen Behandlung depressiver Störungen bei Demenz insgesamt gering, eine Wirksamkeit von Antidepressiva konnte nicht konsistent aufgezeigt werden.

— So liegen zu *Citalopram*, *Sertralin* und *Moclobemid* in dieser Patientengruppe zwar positive Ergebnisse vor, neuere Studien mit größeren Fallzahlen stellen diese jedoch teilweise infrage oder hatten ein negatives Ergebnis. In einer RCT fand sich keine Wirksamkeit von *Sertralin* und *Mirtazapin* im Vergleich zu Plazebo auf depressive Symptome bei Demenzpatienten; eine andere Metaanalyse konnte keine gesicherte Wirksamkeit von Antidepressiva für depressive Störungen bei Demenz aufzeigen. Auch wurde eine medikamentöse Behandlung mit SSRI bei Patienten mit Demenz mit einem dosisabhängig erhöhten Risiko für Stürze in Verbindung gebracht. Andererseits konnte in einer aktuellen Studie ein positiver Effekt von *Citalopram* auf Agitation bei Patienten mit Demenz aufgezeigt werden (Porsteinsson et al. 2014) (► 6.4.10).

— Unter dem Einsatz von Acetylcholinesterasehemmern (AChE-I) kann ein positiver Einfluss auch auf depressive Beschwerden bei Patienten mit Demenz erreicht werden (► 6.4.10).

— Vermehrte angenehme Tätigkeiten oder körperliche Übungen sowie Unterstützung und Edukationsprogramme für Pflegende können sich positiv auf depressive Symptome bei Patienten mit Demenz auswirken.

— Gerade vor dem Hintergrund einer möglicherweise nur begrenzten Wirksamkeit medikamentöser Therapieverfahren und den damit verbundenen NW-Risiken (für Antipsychotika ► 3.4.6) kommt nichtmedikamentösen, psychosozialen Maßnahmen ein besonderer Stellenwert zu (► 6.5). So ergab sich in einer Studie ein positiver Effekt einer problemorientierten Psychotherapie mit Elementen der Emotionsregulation (*Problem Adaptation Therapy*, PATH) bei älteren Patienten mit Major Depression und neurokognitiven Störungen (Kiosses et al. 2015).

Antidepressiva im höheren Lebensalter ► 1.12

❯ **Anticholinerge zentralnervöse NW (Delir, Verwirrtheits- und Desorientiertheitszustände) sind auch bei üblichen TZA-Dosen (► 1.5.2) möglich. Bei MAOH orthostatische Hypotonie (Sturzgefahr) möglich; mangelnde Adhärenz in Bezug auf diätetische Maßnahmen. Vorsicht bei Gabe sedierender Medikamente (Sturzgefahr).**

Andere näher bezeichnete depressive Störung
Rezidivierende kurze depressive Störung (recurrent brief depression)

Die rezidivierende kurze depressive Störung, mit zwar sehr kurz anhaltender, aber oft sehr ausgeprägter depressiver Symptomatik bis hin zu Suizidalität, wird manchmal zu den unterschwelligen Depressionen gezählt, sollte aber wegen der schwierigen Behandlungssituation eine Sonderstellung einnehmen. Auf eine schwierige Abgrenzbarkeit zu den emotional instabilen Persönlichkeitsstörungen wird hingewiesen. Auch kurze hypomane Episoden von 1–3 Tagen Dauer können im Verlauf auftreten und weisen auf eine mögliche Assoziation zum Spektrum bipolarer Störungen hin. Bislang ist keine befriedigende antidepressive Pharmakotherapie etabliert. Auch ist nach einer Metaanalyse nicht geklärt, ob eine Erhaltungs-/Langzeittherapie mit Antidepressiva bei häufigen Episoden genauso wirksam ist wie bei wenigen Episoden. Ein Behandlungsversuch mit einem Antidepressivum erscheint dennoch sinnvoll; auch psychotherapeutische Interventionen sind in jedem Fall indiziert.

Depressive Episode mit unzureichenden Symptomen

Depressives Syndrom mit ähnlicher Symptomatik wie Major Depression, aber mit geringerem Ausprägungsgrad (weniger Diagnosekriterien sind erfüllt). Bei Vorliegen der Störung über einen Zeitraum von 2 Jahren werden die Kriterien für das Vorliegen einer persistierenden depressiven Störung (Dysthymie) (s. oben) erfüllt. Die Begriffe Minor Depression und subsyndromale bzw. unterschwellige Depression werden synonym gebraucht.

- Der Nutzen von Antidepressiva ist umstritten, SSRI scheinen wirksam zu sein. In einer Metaanalyse zum Einsatz von Antidepressiva bei Minor Depression konnte jedoch keine Wirksamkeit von *Amitriptylin*, *Fluoxetin* oder *Paroxetin* gegenüber Plazebo nachgewiesen werden.
- Zunächst kann das Vorgehen unter engmaschiger Betreuung in Zuwarten oder unspezifischen, problemorientierten und stützenden Gesprächen bestehen. Weiterhin kann ein Aktivitätenaufbau angestrebt werden oder auch eine spezifische psychotherapeutische Behandlung (KVT) erfolgen.
- Im Einzelfall kann z. B. bei hohem Leidensdruck oder früheren depressiven Episoden ein medikamentöser Behandlungsversuch mit SSRI durchaus sinnvoll sein.

Episode einer Major Depression im Rahmen einer bipolaren Störung (bipolare Depression)
▶ 2.4.2

Depression bei schizophrenen Störungen
▶ 3.4.1, Therapie von depressiver Symptomatik und Suizidalität

Depression bei schizoaffektiver Störung
▶ 3.4.3

1.4.2   Andere Arzneimittel zur Depressionsbehandlung

Benzodiazepine

Es gibt zwar keine Belege für eine spezifische antidepressive Wirkung von BZD, es wurde aber in einer Metaanalyse zur Kombination von BZD mit Antidepressiva im Vergleich zur alleinigen Antidepressivatherapie ein deutlicher Vorteil für die Kombination beschrieben. Auch gibt es erste Hinweise, dass eine kombinierte Gabe von Antidepressiva und BZD oder Non-Benzodiazepinhypnotika möglicherweise nicht nur das Schlafverhalten, sondern auch die depressive Symptomatik und das Ansprechen auf eine antidepressive Behandlung (Remissionsrate) positiv beeinflusst.

— Zum kurzfristigen Einsatz in Kombination mit Antidepressiva sind BZD bei starker Unruhe, Angst, Suizidalität und Panikattacken gut geeignet. Nach 2–4 Wochen sollten sie ausschleichend abgesetzt werden.
— Feste Kombinationen von Antidepressiva und BZD sind nicht sinnvoll.
— Bei stark gehemmt-depressiven Patienten mit Stupor und Mutismus: *Lorazepam* (▶ 12.5.2).

Antipsychotika

AAP haben in Studien antidepressive Effekte gezeigt.

— Für *Quetiapin* (150–300 mg/d) liegen mehrere RCT vor, in denen sich *Quetiapin* in der **Monotherapie** unipolarer depressiver Episoden als wirksam auch in der Erhaltungstherapie erwiesen hat. Eine Zulassung von *Quetiapin* in der Monotherapie unipolar depressiver Episoden (entsprechend der bipolaren Depression ▶ 2.4.2) wurde allerdings aufgrund von Bedenken bezüglich möglicher NW zurückgestellt. Eine Monotherapie mit *Quetiapin* bei unipolar depressiven Episoden kann derzeit trotz nachgewiesener Wirksamkeit aufgrund des NW-Risikos insbesondere in der Langzeittherapie nicht als Therapieoption der 1. Wahl empfohlen werden, eine Off-label-Indikation ist im Einzelfall gerechtfertigt.
— Auch in der **Augmentationstherapie** depressiver Episoden wurden mit AAP positive Ergebnisse vorgelegt (▶ 1.11.4 und ▶ Abb. 1.3). *Quetiapin* (150–300 mg/d) ist als ***add-on*** **zu Antidepressiva bei therapieresistenten depressiven Episoden** zugelassen (▶ 1.11.4). Zu *Aripiprazol, Olanzapin* und *Risperidon* als *add-on* bei therapieresistenter Depression ▶ 1.11.4.
— *Amisulprid* hat eine positive Wirkung bei Dysthymie (▶ 1.4.1, Persistierende depressive Störung).

- **KAP** können aufgrund des höheren NW-Risikos bei Depressionen **nicht empfohlen** werden; dies gilt insbesondere für Depotpräparate (▶ 3.15).

Stellenwert von Antipsychotika bei depressiven Störungen im Rahmen schizophrener ▶ 3.4.1 und schizoaffektiver Störungen ▶ 3.4.3; Einsatz von Antipsychotika in der Behandlung schwerer depressiver Episoden mit psychotischen Symptomen ▶ 3.4.6; Einsatz von Antipsychotika in der Behandlung bipolarer Störungen ▶ 2.4.2

Ketamin

Die intravenöse Gabe des Anästhetikums und Analgetikums *Ketamin* stellt zunehmend eine alternative Behandlungsmöglichkeit bei therapieresistenten (uni- und bipolaren) depressiven Episoden dar. Anhand einer Metaanalyse ergaben sich bei therapieresistenten depressiven Episoden Response-Raten von 25–85% nach 24 h und 14–70% nach 72 h (Aan het Rot et al. 2012). Auch fand sich eine rasche antisuizidale Wirkung sowie in einer offenen Studie eine Wirkung bei Patienten, die zuvor auf eine EKT nicht respondiert hatten. Die Gabe sollte aufgrund des experimentellen Charakters nicht unkritisch erfolgen und spezialisierten Zentren vorbehalten sein.

- Schwierigkeiten ergaben sich daraus, dass die antidepressive Wirkung zwar meist rasch (bereits innerhalb von Stunden, durchschnittlich 1–3 Tage) eintritt, jedoch meist nur vorübergehend anhält (1–2 Wochen nach einmaliger Gabe), sodass sich die Frage nach einer wirksamen Erhaltungstherapie stellt. Es gibt Hinweise auf eine möglicherweise verlängerte antidepressive Wirksamkeit nach wiederholten *Ketamin*-Infusionen, Studien zur möglichen Wirksamkeit einer Erhaltungstherapie mit Antidepressiva oder *Lithium* fehlen. Zwei Studien zur Wirksamkeit von *Riluzol* in der Verhinderung früher Rezidive nach *Ketamin*-Infusionen ergaben keinen positiven Effekt.
- Aktuelle Studien weisen auf eine antidepressive Wirksamkeit auch alternativer Applikationsformen (oral, sublingual, nasal) hin. In einer RCT zeigte eine intranasale Applikation von *Ketamin* (50 mg), wie sie in der Behandlung von Schmerzen bereits erfolgreich angewendet wird, ebenfalls Wirksamkeit (Lapidus et al. 2014). Einzelfallberichte weisen auf eine mögliche Wirksamkeit einer wiederholten intranasalen Gabe (50–80 mg etwa alle 3–7 Tage) zur Erhaltungstherapie hin, kontrollierte Studien fehlen jedoch.
- Die Gabe von *Ketamin* als Anästhetikum im Rahmen einer EKT hat in offenen Studien bislang nicht regelhaft additive antidepressive Effekte gezeigt. Ob eine Gabe als Anästhetikum oder eine zusätzliche Gabe in subanästhetischer Gabe unter EKT einen Zusatznutzen erbringt, ist noch unklar.

- *S-Ketamin* als das S-Enantiomer des Razemats *Ketamin* befindet sich derzeit in Phase III der Entwicklung für die Behandlung therapieresistenter Episoden einer Major Depression. Nach Studien zur i.v.-Gabe wird gegenwärtig insbesondere die intranasale Applikation untersucht.

- **Durchführung:** Die Injektion (0,5 mg/kg KG *Ketamin* als Infusion über 45 min) sollte durch einen in der Anästhesie oder Notfallmedizin erfahrenen Arzt erfolgen; da trotz weitgehend erhaltener Schutzreflexe eine Aspiration nicht mit Sicherheit ausgeschlossen werden kann. Auch wenn eine Atemdepression eine nur seltene NW darstellt, sollte wegen einer möglichen Atemdepression bei hohen Dosen oder rascher i.v.-Injektion die Möglichkeit zur Intubation und Beatmung gegeben sein.

- Die **Verträglichkeit** ist recht gut, zu den häufigsten NW auch bei einem Einsatz als Narkotikum gehören Blutdruck- und Herzfrequenzanstieg sowie Aufwachreaktionen bzw. in antidepressiver Dosierung vorübergehende, dosisabhängige dissoziative Symptome. Die Inzidenz dissoziativer Symptome kann durch die gleichzeitige Gabe von BZD (z. B. *Lorazepam*) und durch langsame i.v.-Gabe gesenkt werden.

- **Kontraindikationen** stellen eine unkontrollierte arterielle Hypertonie und eine unbehandelte Hyperthyreose dar, Vorsicht bei instabiler Angina pectoris oder Myokardinfarkt in den letzten 6 Monaten. Aufgrund der Möglichkeit psychotomimetischer Wirkungen und eines Missbrauchspotenzials sollte bei Vorliegen psychotischer Symptome und bei Abhängigkeitserkrankungen *Ketamin* als Antidepressivum nicht gegeben werden.

Hormone

Bei Frauen konnte ein in der Menopause um das 2,5-Fache erhöhtes Risiko, an einer Depression zu erkranken, gezeigt werden. Auch scheinen Frauen mit bekannter postpartaler Depression sensitiv für psychotrope Effekte von **Östrogenen** und **Gestagenen** zu sein. Daneben wird ein Zusammenhang zwischen erniedrigten Werten von **Testosteron** und dem Risiko der Entwicklung depressiver Episoden insbesondere bei Männern (aber auch bei peri- und postmenopausalen Frauen) diskutiert. Hormone können eine Therapieoption als Zusatztherapie (Augmentation) bei Therapieresistenz (► 1.11.4) sein. Zur prämenstruellen dysphorischen Störung (PMDS) ► 1.4.1.

- Ein Einsatz von **Östrogenen** (*17β-Östradiol*; 100 µg) kann bei Frauen in der Menopause Erfolg versprechend sein. Der Einsatz einer Östrogensubstitution als Augmentationsstrategie ist bei Frauen in der Menopause erwägenswert, ein Einsatz als Monotherapie ist aber meist nicht ausreichend. Grundsätzlich scheint die Remissionsrate bei zusätzlicher Hormonersatztherapie einer alleinigen Therapie mit Antidepressiva überlegen zu sein. Allerdings muss auf das erhöhte Risiko des Hormoneinsatzes hingewiesen werden (nur in enger Zusammenarbeit mit Gynäkologen).

- Es gibt Hinweise, dass eine **Testosteronsubstitution** als Augmentationsstrategie bei erniedrigten Testosteronspiegeln in Einzelfällen positive Effekte zeigen kann. Ebenso werden positive Effekte einer Testosteronsubstitution auf Symptome einer Dysthymie oder Minor Depression bei Männern mit erniedrigtem/niedrignormalem Testosteronspiegel berichtet. Insgesamt ergaben sich bislang allerdings nur schwache Hinweise für eine positive Wirkung; zu einem Einsatz von Testosteron zur Behandlung depressiver Episoden kann derzeit im Hinblick auf Nutzen-Risiko-Abwägungen (Gynäkomastie, Hämatokritanstieg, Entwicklung und/oder Förderung des Fortschreitens einer benignen Prostatahyperplasie oder eines Prostatakarzinoms, mögliche Induktion manischer Symptome u. a.) nicht geraten werden.

- **Dehydroepiandrosteron (DHEA)** ist ein neuroaktives Steroid mit antagonistischer Wirkung am GABA$_A$-Rezeptor und antiglukokortikoidem Effekt . In mehreren Studien wird *DHEA* eine antidepressive Eigenschaft zugeschrieben. Es ist als »Anti-Aging-Substanz« – allerdings ohne nachgewiesene Wirksamkeit – beliebt. In einer RCT konnten bei gesunden älteren Menschen keine positiven Effekte einer *DHEA*-Gabe auf kognitive Funktionen oder auf das subjektive Wohlbefinden nachgewiesen werden. Zu *DHEA* in der Behandlung von sexuellen Störungen ► 8.2.1.

Fettsäuren

Studien weisen auf eine mögliche Rolle von *Omega-3-Fettsäuren* bei affektiven Störungen hin, so zeigen depressive Patienten erniedrigte Konzentrationen von *Omega-3-Fettsäuren* in der Serum- bzw. Plasma-Phospholipidfraktion, der Zellmembran von Erythrozyten und im Fettgewebe. Auch fand sich wiederholt eine mögliche Assoziation zwischen hohem Konsum von Fisch und damit von *Omega-3-Fettsäuren* und einem reduziertem Risiko für depressive Störungen. In einer RCT reduzierte eine 2-wöchige Gabe von *Eicosapentaensäure* (*EPA*) die Inzidenz einer depressiven Störung unter Interferon-α-Therapie.

- *Omega-3-Fettsäuren* zeigten bei insgesamt uneinheitlicher Studienlage Wirksamkeit bei depressiven Episoden. Eine Metaanalyse ergab eine Wirksamkeit von *Omega-3-Fettsäuren* in Abhängigkeit von Menge und Anteil an *EPA* im Verhältnis zu *DHA* (*Docosahexaensäure*) . In einer RCT fanden sich ebenfalls Hinweise auf eine positive Wirkung (1050 mg/d *EPA*; 150 mg/d *DHA*), insbesondere als Monotherapie bei Patienten ohne begleitende Angststörung.

- Die Menge an *EPA* sollte anhand dieser Ergebnisse möglichst bei 1–2 g und bei einem Anteil von mindestens 60% im Verhältnis zu *DHA* liegen. Eine Cochrane-Metaanalyse ergab einen positiven, allerdings geringen bis mittleren und klinisch fraglich signifikanten Effekt im Vergleich zu Plazebo (Appleton et al. 2015). Im Gegensatz dazu stellte eine andere, kontrovers diskutierte Metaanalyse die Wirksamkeit von *Omega-3-Fettsäuren* bei depressiven Störungen infrage.

- Erwogen werden kann eine Gabe von *Omega-3-Fettsäuren* als *add-on* zu Antidepressiva sowie als Monotherapie bei leichten depressiven Episoden und in der Schwangerschaft.
- Auf eine möglicherweise verstärkte Blutungsneigung bei Kombination mit Antikoagulanzien oder Thrombozytenaggregationshemmern sollte geachtet werden. Kontrovers diskutiert wird auch ein möglicherweise erhöhtes Risiko für ein Prostatakarzinom in Zusammenhang mit höheren Plasmakonzentrationen von *Omega-3-Fettsäuren* (*EPA, DHA* und *Docosapentaensäure* (*DPA*)).

Vitamine

Es gibt auf der Basis eines gestörten Metabolismus der *Homocysteinsäure* sowie von *Methionin* als direktem Vorläufer von **S-Adenosylmethionin (SAM)** die Hypothese, dass **Folsäure**, Vitamin B$_{12}$, **Vitamin B$_6$** sowie **SAM** einen protektiven Effekt bezüglich der Entwicklung depressiver Symptome und eine antidepressive Wirkung haben sollen. In einer prospektiven, kontrollierten Studie fand sich für die kombinierte Gabe von *Folsäure*, *Vitamin B$_6$* und *Vitamin B$_{12}$* über einen durchschnittlichen Behandlungszeitraum von 7 Jahren allerdings kein signifikanter protektiver Effekt bezüglich des Depressionsrisikos bei älteren, gesunden Frauen ohne depressive Episoden in der Vorgeschichte. Für **Vitamin D** wird ein solcher protektiver Effekt und eine antidepressive Wirkung ebenfalls diskutiert, die Datenlage ist jedoch widersprüchlich.

- Es konnte mehrfach gezeigt werden, dass niedrige *Folsäure*-Spiegel mit einem schlechteren Behandlungsverlauf mit verzögerter Response und Therapieresistenz und einer schwereren Ausprägung depressiver Syndrome assoziiert sind. Eine RCT ergab für eine hochdosierte (15 mg/d) Gabe von **L-Methylfolat** (bioaktive Form der Folsäure) als *add-on* zu SSRI ein positives Ergebnis bei SSRI-Non-Respondern.
- Für **SAM** konnte in mehreren RCT und in Metaanalysen eine Wirksamkeit bei depressiven Episoden gezeigt werden. Auch fand sich in einer RCT eine Wirksamkeit von *SAM* als Augmentation bei SRI-Non-Respondern.
- Mehrere epidemiologische Studien weisen auf einen möglichen Zusammenhang zwischen erniedrigten Serumkonzentrationen von **Vitamin D** und depressiven Störungen hin. Kontrollierte klinische Studien hingegen ergaben bislang widersprüchliche Ergebnisse. So zeigte eine Supplementierung von *Vitamin D* in einer RCT bei Patienten mit Übergewicht und Adipositas positive Effekte auf depressive Symptome nach 12 Monaten, in einer anderen RCT ergab eine *Vitamin-D*-Gabe bei postmenopausalen Frauen hingegen keine Erniedrigung des Risikos für eine depressive Symptomatik oder eine antidepressive Behandlung. Die Gabe von *Fluoxe-*

tin plus *Vitamin D* zeigte in einer RCT bei 42 Patienten mit depressiver Episode Überlegenheit gegenüber der alleinigen Gabe von *Fluoxetin*.

- Es bleibt derzeit noch offen, ob eine *Vitamin-D*-Gabe bei depressiven Patienten mit erniedrigten *Vitamin-D*-Serumkonzentrationen antidepressive Effekte zeigt. Im Hinblick auf oftmals erniedrigte Serumkonzentrationen von *Vitamin D* bei depressiven Patienten im Vergleich zu Gesunden, das erhöhte Risiko für Osteoporose bei depressiven Patienten, die vielfältigen Folgen eines *Vitamin-D*-Mangels und die gute Verträglichkeit von *Vitamin-D*-Präparaten sollte auf Risikofaktoren für einen *Vitamin-D*-Mangel geachtet werden und ggf. eine Gabe von *Vitamin D* erfolgen (▸ 1.5.10).

1.4.3 Schlafentzugstherapie, Lichttherapie und Bewegungstherapie zur Depressionsbehandlung

Schlafentzugstherapie

Bei vielen depressiven Patienten ist Schlafentzug eine sinnvolle Zusatztherapie zur Gabe von Antidepressiva. Da ca. 60% der Patienten von Schlafentzug profitieren können, ist ein solcher Therapieversuch, besonders bei zunächst unzureichender Wirkung des Antidepressivums, lohnend. Der Effekt ist oftmals unmittelbar am Folgetag beobachtbar; er hält allerdings bei etwa 60–80% der Patienten nur kurzfristig an. Die Wiederholung der Schlafentzugstherapie und eine begleitende medikamentöse antidepressive Behandlung scheinen die Wirkdauer zu verlängern.

- **Durchführung:** Die Behandlung erfolgt meist in Serien (z. B. 2- bis 3-mal pro Woche). Die Patienten wachen entweder die ganze Nacht (vollständiger, **totaler Schlafentzug**) oder die zweite Nachthälfte hindurch (**partieller Schlafentzug**, ab 1:30 Uhr). Ein partieller Schlafentzug weist eine vergleichbar günstige therapeutische Wirkung wie ein totaler Schlafentzug auf, wird von Patienten aber meist besser toleriert. Während der Schlafentzugsnacht und am Folgetag darf keine (auch nicht eine vorübergehende) Schlafperiode eintreten. Eine Durchführung in Gruppen erleichtert das Wachbleiben. Auf eine Gabe schlafanstoßender Medikamente sollte vor der Schlafentzugstherapie möglichst verzichtet werden.
- Zur Erhaltung des Schlafentzugseffekts kann eine **Schlafphasenvorverlagerung** sinnvoll sein. Hierbei wird versucht, den gestörten Schlaf-Wach-Rhythmus im Anschluss an einen kompletten Schlafentzug durch stundenweise Vorverlagerung der Schlafphase im Verlauf von einer Woche wieder zu normalisieren.
- **Nebenwirkungen:** Insgesamt stellt die Schlafentzugstherapie eine sehr sichere, nebenwirkungsarme Behandlungsoption dar. Eine Erniedrigung der Krampfschwelle mit der Möglichkeit zerebraler Krampfanfälle sollte

bei Patienten mit erhöhtem Risiko für zerebrale Krampfanfälle berücksichtigt werden. Bei schweren depressiven Syndromen mit Suizidalität oder wahnhaften Symptomen kann es zu einer Verschlechterung der Symptomatik kommen, auch wurde über eine mögliche Induktion manischer Episoden berichtet. Als **Kontraindikationen** gelten das Vorliegen einer aktiven Epilepsie, schwere körperliche Erkrankungen, eine Substanzabhängigkeit sowie psychotische und maniforme Symptome.

Lichttherapie

Die Patienten werden täglich einer Lichtquelle mit artifiziellem weißem Licht ausgesetzt. Der Wirkmechanismus ist noch ungeklärt; es wird eine Normalisierung von zirkadianen Rhythmen (*phase advance*) sowie eine Normalisierung einer gestörten serotonergen Neurotransmission postuliert. Gleichzeitig können Antidepressiva verordnet werden. Die Patienten sollten angehalten werden, sich möglichst viel im Freien aufzuhalten: ein 1-stündiger täglicher **Spaziergang am Morgen** soll einen ähnlichen Effekt wie Lichttherapie haben. Als positive Prädiktoren für ein Ansprechen gelten das Vorliegen atypischer Depressionsmerkmale wie gesteigerter Appetit, Hypersomnie und Kohlenhydratheißhunger, jüngeres Alter, Fehlen einer Persönlichkeitsstörung und gutes Ansprechen auf eine Schlafentzugstherapie. Es zeigte sich bei Patienten mit Major Depression ohne saisonales Muster ein positiver Effekt von Lichttherapie in Kombination mit Antidepressiva, sodass ein zusätzlicher Einsatz auch unabhängig von der jahreszeitlichen Bindung depressiver Episoden versucht werden sollte (Lam et al. 2016).

- **Durchführung:** Je nach Stärke der künstlichen Lichtquelle erfolgt eine Exposition über 30–120 min/d (10.000 Lux für 30 min, 2500–6000 Lux für 60–120 min), bevorzugt morgens zwischen 6 und 8 Uhr bzw. gleich nach dem Aufstehen. Neuere Studien weisen auf eine Möglichkeit der Anwendung auch blau angereicherten Lichts niedriger Intensität (750 Lux) hin.
- **Nebenwirkungen:** Insgesamt sind die NW gering. Über Risiken für die Augen wird nicht berichtet, dennoch ist eine vorherige augenärztliche Kontrolle bei Patienten mit Augenerkrankungen, älteren Patienten oder bei gleichzeitiger Gabe zu einer Photosensibilisierung führender Medikamente anzuraten. Es kann zu Beginn über Kopfschmerzen, Sehstörungen, überanstrengte Augen, Übelkeit und Müdigkeit geklagt werden, außerdem über Menstruationsunregelmäßigkeiten. Sehr selten sind hypomanische Syndrome. Vorsicht ist geboten bei gleichzeitiger Gabe von zu einer Photosensibilisierung führenden Medikamenten (TZA, *Hypericum*, Phenothiazine).

Bewegungstherapie

Es gibt zwar eine Reihe neuer Befunde, die einen genuinen antidepressiven Effekt für regelmäßige körperliche Aktivitätsprogramme beschreiben, nach einer Cochrane-Metaanalyse sind die Ergebnisse jedoch nur moderat und im Fall einer Beurteilung nur hochwertiger klinischer Studien nicht signifikant (Cooney et al. 2013). Bei insgesamt uneinheitlicher Datenlage kann regelmäßige, nicht überfordernde körperliche Aktivität im Hinblick auf die gesundheitsfördernden Effekte als Zusatztherapie grundsätzlich empfohlen werden.

1.4.4 Hirnstimulationsverfahren zur Depressionsbehandlung

Elektrokrampftherapie

Wirksamkeit und gute Verträglichkeit der EKT sind bei sachgemäßer Durchführung belegt (die Entstehung struktureller zerebraler Läsionen wurde bei sachgemäßer Anwendung nicht beobachtet). Eine Stellungnahme der Bundesärztekammer zur EKT findet sich unter: *http://www.aerzteblatt.de/v4/archiv/artikel.asp?id=35741*. Vorteile der EKT liegen in einem raschen Therapieerfolg und hohen Response- und Remissionsraten.

- Die **wichtigsten Indikationen** stellen schwere gehemmte Episoden einer Major Depression (auch mit Suizidalität), depressive Episoden mit psychotischen Merkmalen und therapieresistente depressive Episoden dar. Zum Einsatz der EKT bei Schizophrenie ▶ 3.13.5.
- **Gefahren und Nebenwirkungen** bestehen im Anästhesierisiko, in kognitiv-amnestischen Störungen, einer Herzfrequenz- und Blutdruckerhöhung (meist passager), Kopfschmerzen, Muskelschmerzen sowie Übelkeit. Bei Patienten mit erhöhtem intrakraniellem Druck, kürzlich (< 3 Monate) zurückliegendem Myokardinfarkt oder Schlaganfall, fehlender Narkosefähigkeit aufgrund kardiopulmonaler Erkrankungen, schwerer arterieller Hypertonie oder bei einem akutem Glaukomanfall ist die EKT **kontraindiziert**. Hohes Alter, Schwangerschaft oder das Tragen eines Herzschrittmachers stellen keine Kontraindikationen dar. Relative Kontraindikationen sind ein zerebrales Aneurysma oder Angiom sowie Erkrankungen, die eine geringere Toleranz gegenüber einer möglichen Blutdrucksteigerung und Tachykardien aufweisen.
- Ob eine **begleitende medikamentöse antidepressive Behandlung** Vorteile erbringt, ist anhand der gegenwärtigen Studienlage unklar und muss im Einzelfall unter Berücksichtigung der zu erwartenden antidepressiven Wirksamkeit, der möglichen Eignung als Erhaltungstherapie sowie der NW in Zusammenhang mit der EKT entschieden werden. In einer kontrollierten Studie erwies sich eine begleitende Gabe von *Nortriptylin* und

Venlafaxin als gut verträglich; für die Kombination aus *Nortriptylin* und EKT zeigten sich positive Effekte auf die depressive Symptomatik sowie auf kognitive Funktionen.

- Nach erfolgreicher Behandlung ist eine **Erhaltungstherapie**, meist mit einem Antidepressivum, notwendig, da sonst hohe Rückfallquoten insbesondere innerhalb der ersten 6 Monate zu befürchten sind. Vorteile für *Paroxetin* wurden beschrieben; in einer weiteren Studie war die Kombination aus *Nortriptylin* und *Lithium* der alleinigen Gabe von *Nortriptylin* in der Erhaltungstherapie überlegen. Der Einsatz einer EKT als Erhaltungstherapie mit im Behandlungsverlauf in Abhängigkeit vom psychopathologischen Befund abnehmender Behandlungsfrequenz (von 1 × pro Woche bis 1 × pro Monat) scheint ebenfalls eine wirksame und gut verträgliche Option darzustellen. Eine zusätzliche KVT war in einer Studie einer alleinigen medikamentösen Erhaltungstherapie nach EKT überlegen.

> ❯ BZD und Antikonvulsiva sollten vor einer EKT weitestmöglich reduziert werden. Allerdings ist EKT auch unter antiepileptischer Medikation möglich, manchmal sogar notwendig. **Cave:** gleichzeitige Gabe von *Lithium*, *Clozapin* und *Bupropion* (Verlängerung der Anfallsaktivität) sowie *Tranylcypromin* (Narkoserisiko).

Repetitive transkranielle Magnetstimulation

Nichtinvasives Verfahren, bei dem kortikale Neurone mit kurz dauernden Magnetfeldern hoher Intensität stimuliert werden. Die bisherigen Ergebnisse deuten darauf hin, dass repetitive Stimulationen des (bevorzugt linken) präfrontalen Kortex antidepressive Wirkungen, möglicherweise über eine Erhöhung des serotonergen Tonus, haben können. Eine mögliche Weiterentwicklung stellt die gegenwärtig untersuchte tiefe transkranielle Magnetstimulation (dTMS) dar.

- Repetitive transkranielle Magnetstimulation (rTMS) ist zur Behandlung depressiver Störungen nicht zugelassen; in den USA hingegen besteht eine Zulassung für die Behandlung mittelgradiger therapieresistenter Depressionen. Bezüglich der Wirksamkeit ist die Datenlage uneinheitlich; bezüglich der Stimulationsparameter ist die Vergleichbarkeit einzelner Studien gering. Vorteile bestehen in einer guten Verträglichkeit. EKT ist rTMS überlegen; im Vergleich zu EKT ist rTMS unter den Stimulationsverfahren gegenwärtig als Therapie der 2. Wahl anzusehen.

Transkranielle Gleichstromstimulation

Die transkranielle Gleichstromstimulation (*transcranial direct current stimulation*, tDCS) erlangt erneut zunehmendes Interesse in der Behandlung depressiver Störungen und zeigt vielversprechende Ergebnisse. Bei der tDCS wird ein schwacher Gleichstrom (1–2 mA) über zwei an der Schädelkalotte befestigte Elektroden am wachen Patienten appliziert.

— In einer Metaanalyse zeigte sich tDCS wirksam in der Behandlung von Depressionen. In einer aktuellen RCT an 120 Patienten zeigte tDCS über dem linken dorsolateralen präfrontalen Kortex (anodale Stimulation) eine *Sertralin* vergleichbare antidepressive Wirksamkeit. Beide Behandlungen zeigten sich signifikant Plazebo überlegen, die Kombination zeigte additive Effekte (Brunoni et al. 2013). Weitere Studien bleiben abzuwarten.

Vagusnervstimulation

Nach operativer Implantation eines Schrittmachers, der an den linken N. vagus angeschlossen wird, erfolgt eine intermittierende repetitive Stimulation, die über Mittelhirnstrukturen zu limbischen und kortikalen Arealen geleitet werden soll. Es wird vermutet, dass es durch die Stimulation zu einer Normalisierung dieser hyperaktiven Areale kommt. Das Verfahren ist in USA zur Behandlung therapieresistenter depressiver Episoden zugelassen.

— Während offene Studien meist vielversprechende Ergebnisse zeigten, ergab sich in einer RCT kein signifikanter Vorteil einer Vagusnervstimulation (VNS) im Vergleich zu Plazebo. Die Ergebnisse zur Wirksamkeit der VNS bei Depression sind nicht ausreichend, sodass die VNS als invasives Verfahren keine breite Anwendung in der Behandlung therapieresistenter depressiver Störungen gefunden hat. Möglicherweise ergeben sich neue Möglichkeiten der Anwendung durch die transkutane VNS als nichtinvasives Verfahren.

Tiefe Hirnstimulation

Die tiefe Hirnstimulation in der Behandlung von schweren, therapieresistenten depressiven Episoden befindet sich im experimentellen Stadium. Die Anzahl der bislang weltweit mittels tiefer Hirnstimulation behandelten depressiven Patienten ist insgesamt noch gering, die Datenlage ist widersprüchlich. In offenen Studien schienen die Ergebnisse vielversprechend, eine erste, kontrollierte Studie zur tiefen Hirnstimulation bei 30 Patienten mit therapieresistenter Major Depression ergab keinen signifikanten Effekt (Dougherty et al. 2015).

1.4.5 Antidepressiva und Psychotherapie bei depressiven Störungen

Psychotherapeutische Verfahren bei depressiven Störungen

Die Bedeutung einzelner psychotherapeutischer Verfahren zur Depressionsbehandlung kann nicht ausführlich dargestellt werden. Es werden aber die prinzipiellen Gesichtspunkte erwähnt.

— Unter den spezifischen psychotherapeutischen Verfahren sind die **kognitive Verhaltenstherapie** (KVT) und die **interpersonelle Psychotherapie** (IPT) auf ihre Wirksamkeit als Monotherapien oder in Kombination mit Psychopharmaka bei depressiven Störungen am besten untersucht. Der Therapiefokus der IPT liegt auf der Bewältigung psychosozialer Stressoren; in der Praxis ist allerdings die Verfügbarkeit gering. Einzelne Wirksamkeitsnachweise liegen für die psychodynamische Kurzzeittherapie und die Gesprächspsychotherapie vor; sie haben aber für die Therapie der Depression auch in Kombination mit Antidepressiva keine Bedeutung erlangt. In einer RCT zeigte sich eine psychodynamische Kurzzeittherapie einer KVT vergleichbar wirksam. In einer Metaanalyse ließen sich keine signifikanten Wirksamkeitsunterschiede zwischen verschiedenen psychotherapeutischen Verfahren in der Behandlung depressiver Episoden aufzeigen.

— Speziell zur Behandlung **chronischer Depressionen** ist auf der Grundlage kognitiv-behavioraler Techniken die **CBASP** (*cognitive behavioral analysis system of psychotherapy*) entwickelt worden. Für die Behandlung chronischer Depressionen wird eine Kombination aus Pharmakotherapie und Psychotherapie empfohlen. So zeigte in einer RCT die Kombination aus einer medikamentösen Behandlung und CBASP Vorteile gegenüber der jeweiligen Monotherapie bei chronischer Depression, in einer RCT hingegen ergab eine Augmentation mit CBASP keine Vorteile gegenüber einer alleinigen medikamentösen Behandlung oder einer Augmentation mit unspezifischen, supportiven Gesprächen.

— Im Rahmen der ambulanten Versorgung depressiver Patienten von den gesetzlichen Krankenversicherungen (GKV) erstattungsfähig sind in Deutschland die KVT bzw. VT und die tiefenpsychologisch fundierte und analytische Psychotherapie.

Antidepressiva und Psychotherapie im Vergleich

Schwierigkeiten beim Vergleich der Wirksamkeit von psychotherapeutischen und psychopharmakologischen Verfahren ergeben sich durch methodische Unterschiede zwischen Psychotherapie- und Pharmakotherapiestudien wie unterschiedliche Kontrollgruppen, Verblindung und Datenanalyse, sodass ein indirekter Vergleich von Effektstärken problematisch ist.

- Insgesamt führen KVT bzw. IPT in der **Akuttherapie** depressiver Störungen oft zu vergleichbaren Effekten wie eine psychopharmakologische Behandlung (Cuijpers et al. 2014). Dabei wird einer aktuellen Metaanalyse nach die Wirksamkeit psychotherapeutischer Verfahren – wie auch in der Vergangenheit für Antidepressiva festgestellt – durch eine selektive Publikation positiver Studienergebnisse (Publikations-Bias) eher überschätzt (Driessen et al. 2015).

- Nach einer Studie bei 200 schwer depressiven Patienten mit KVT über 16 Wochen ist KVT allerdings nur dann so erfolgreich wie ein Antidepressivum, wenn der Psychotherapeut gut ausgebildet ist. Dies wurde in einer Metaanalyse, in der Antidepressiva und verschiedene Arten der Psychotherapie verglichen wurden, bestätigt. Psychotherapie mit hohem therapeutischem Standard erzielte in der Akutbehandlung gleich gute Effekte wie eine Pharmakotherapie und war der Pharmakotherapie im weiteren Verlauf leicht überlegen. Psychotherapie mit niedrigem therapeutischem Standard führte dagegen zu schlechteren Ergebnissen als die Pharmakotherapie, insbesondere zu vermehrten Therapieabbrüchen.

- Ein Hinweis auf das **präferenzielle Ansprechen** auf ein psychotherapeutisches Verfahren (CBASP und IPT) scheint das Vorliegen früher Traumatisierungen (wie Missbrauch, früher Elternverlust oder familiäre Vernachlässigung) zu sein. Ein **Nachteil** einer alleinigen psychotherapeutischen Behandlung kann in der im Vergleich zu einer medikamentösen Behandlung längeren (aber nicht unumstrittenen) Wirklatenz gesehen werden.

- Eine **Kombinationsbehandlung** aus antidepressiver Medikation und IPT oder KVT zeigte sich in Metaanalysen einer alleinigen Psychotherapie **insbesondere bei schweren Depressionen** überlegen. Diese Befunde werden durch eine Studie an 452 Patienten mit Major Depression weiter unterstützt (Hollon et al. 2014). Dabei erwies sich eine Kombination aus antidepressiver Medikation und KVT gegenüber einer alleinigen Pharmakotherapie mit zunehmender depressiver Symptomatik als deutlich überlegen. Zusätzlich führte die Kombinationsbehandlung zu weniger Therapieabbrüchen und weniger unerwünschten Ereignissen während der Studienphase. Vergleichbar ergab sich in einer anderen Studie ein Vorteil einer Augmentation mit KVT im Vergleich zu einer Fortführung der Behandlung (*usual care*) bei Patienten mit unzureichendem Ansprechen auf eine Pharmakotherapie.

- Bei summarischer Bewertung der Studienlage kristallisiert sich als (nicht unwidersprochen gebliebene) Folgerung heraus, dass mit steigender **Schwere der Depression** doch eine zunehmende Überlegenheit der Pharmakotherapie gegenüber der Psychotherapie zu verzeichnen ist. Bei **schweren Depressionen** ist in der Regel **ein Antidepressivum unver-**

zichtbar. Ebenso kann aber auch bei Vorliegen einer leichten depressiven Episode im Einzelfall der Nutzen einer psychopharmakologischen Intervention erheblich sein.

— Generell vermitteln klinische Beobachtungen und zunehmend auch Studien den Eindruck, dass eine **Kombination aus KVT oder IPT und Antidepressivum insbesondere bei schweren Depressionen** einen **synergistischen Behandlungseffekt** hat.

— Auch für **die persistierende depressive Störung** (chronische Depressionen und Dysthymie) wird gegenwärtig eine **Kombination** aus psychotherapeutischen Verfahren (CBASP bzw. KVT/IPT) und Psychopharmakotherapie empfohlen. Die Datenlage ist jedoch eingeschränkt: Für die chronische Depression zeigte sich in zwei RCT die Kombination aus CBASP plus Antidepressivum gegenüber der jeweiligen Monotherapie überlegen; in einer Studie fand sich jedoch kein zusätzlicher Vorteil von CBASP im Vergleich zu alleiniger medikamentöser Behandlung oder unspezifischen supportiven Gesprächen. Für die Dysthymie mit intermittierender Episode einer Major Depression zeigten sich Vorteile einer Kombination aus KVT oder IPT plus Antidepressivum gegenüber der jeweiligen Monotherapie. Im Vergleich zwischen psychotherapeutischen Verfahren und medikamentöser Behandlung erwies sich hier eine alleinige KVT/IPT einer alleinigen medikamentösen Behandlung als unterlegen.

— Neben der Akuttherapie haben sich psychotherapeutische Verfahren auch in der **Erhaltungstherapie** und in der **Rezidivprophylaxe** (▶ 1.10) als wirksam erwiesen. Die Wirksamkeit scheint allerdings von der Rückfall- bzw. Rezidivneigung der Patienten beeinflusst zu werden. In einer placebokontrollierten Studie zur Erhaltungstherapie und Rezidivprophylaxe bei älteren Patienten mit Major Depression zeigte sich über einen Beobachtungszeitraum von 2 Jahren *Paroxetin* in der Verhütung eines Rückfalls und eines Rezidivs Placebo überlegen, während eine alleinige, in monatlichen Abständen durchgeführte IPT diesbezüglich keinen signifikanten Vorteil gegenüber Placebo erbrachte. Ähnlich zeigte sich in der Rezidivprophylaxe *Imipramin* einer IPT überlegen. Allerdings ist ein medikamentöser Behandlungserfolg in der Erhaltungstherapie bzw. Rezidivprophylaxe der Depression nur solange gegeben, wie die Pharmakotherapie fortgeführt wird. Bei psychotherapeutischen Verfahren hingegen gibt es Hinweise, dass eine erfolgreiche Therapie auch nach ihrer Beendigung einen rezidivprophylaktischen Effekt hat. In einer RCT zeigten sich sowohl KVT als auch eine medikamentöse Behandlung mit *Fluoxetin* in der Erhaltungstherapie Placebo überlegen, wobei sich nach Beendigung dieser Erhaltungstherapie entgegen der Erwartung über einen Beobachtungszeitraum von 24 Monaten kein Vorteil für KVT gegenüber der medikamentösen Behandlung ergab (Jarrett et al. 2013). In einer Studie

Box 1

Pharmako- und Psychotherapie bei der Depression – Bewertung

- Bei der **Akuttherapie der leichten Depression** haben Psychotherapie (KVT oder IPT) und Antidepressiva den gleichen Stellenwert. Voraussetzung ist die Verfügbarkeit und die Bereitschaft des Patienten zu einer spezifischen Psychotherapie bzw. die Bereitschaft für einen medikamentösen Behandlungsversuch.

- Handelt es sich aber um die **Akuttherapie einer leichten Depression mit einer mindestens mittelschweren Depression in der Vorgeschichte**, sollte gleich eine Kombination aus Antidepressivum und KVT oder IPT (z. B. bis zu 20 Sitzungen über 9 Monate) erwogen werden.

- Bei der **Akuttherapie der schweren Depression** sollte von Beginn an eine Behandlung mit einem Antidepressivum erfolgen. Die Pharmakotherapie sollte, wenn möglich, durch eine Psychotherapie unterstützt werden. Die meisten Studien und Metaanalysen belegen, dass eine **Kombination** aus Psychotherapie und Pharmakotherapie bei schweren depressiven Episoden vorteilhaft ist. Insbesondere bei **unzureichendem Therapieerfolg bzw. Therapieresistenz** ist die Kombinationstherapie anzustreben. Auch bei der wiederkehrenden Depression mit einem **Rezidiv unter einer bestehenden Rezidivprophylaxe mit antidepressiver Medikation** ist die zusätzliche KVT oder IPT indiziert.

- Bei **chronischen Depressionen**, bei **Dysthymie** oder bei persistierender depressiver Störung mit intermittierender Episode einer Major Depression sollte eine Kombination aus psychotherapeutischen Verfahren (CBASP bzw. KVT/IPT) und Psychopharmakotherapie angeboten werden. Insbesondere für Patienten mit frühen Traumatisierungen sind kognitiv-verhaltenstherapeutische Interventionen indiziert. Zu CBASP als eine speziell für chronisch depressive Patienten entwickelte Psychotherapie liegen bislang widersprüchliche Befunde vor, die eine abschließende Einschätzung nicht erlauben. Sollte eine Kombinationsbehandlung nicht möglich sein, erscheint eine medikamentöse Behandlung einer alleinigen psychotherapeutischen Behandlung überlegen (Cuijpers et al. 2013).

- Bei der **Erhaltungstherapie und Rezidivprophylaxe** sollte KVT oder IPT möglichst in **Kombination** mit einem Antidepressivum eingesetzt werden. Dabei kann es sich auch um eine sequenzielle Therapie handeln, bei der die Psychotherapie einer Psychopharmakotherapie folgt. Die Rückfall- bzw. Rezidivrate kann dadurch gesenkt werden. Sollte eine medikamentöse Rezidivprophylaxe beendet werden, kann durch KVT oder IPT das Risiko eines Rezidivs nach Beendigung der Pharmakotherapie signifikant reduziert werden. Auch zeigen KVT/IPT im Gegensatz zu einer durchgeführten medikamentösen Behandlung noch nach ihrer Beendigung **nachhaltige Effekte**; so liegt die Rezidivrate nach Beendigung einer Psychotherapie unter derjenigen nach Beendigung einer medikamentösen Behandlung.

— Wenn in der Akuttherapie zum Erreichen einer Remission eine medikamentöse antidepressive Behandlung notwendig war, sollte die Psychopharmakotherapie in der **Erhaltungstherapie** und Rezidivprophylaxe möglichst
fortgeführt werden. Ist jedoch eine Fortführung der medikamentösen
Behandlung nicht mehr möglich (z. B. bei NW oder bei Schwangerschaft)
oder von Patienten nicht mehr erwünscht, sollte eine psychotherapeutische Rückfall- und Rezidivprophylaxe erfolgen, die einer medikamentösen
Erhaltungstherapie und Rückfallprophylaxe vergleichbare Erfolge aufweisen kann.

zeigte sich bei Patienten mit rezidivierender depressiver Störung eine
achtsamkeitsbasierte kognitive Therapie (*mindfulness-based cognitive
therapy*, **MBCT**) über einen Zeitraum von 2 Jahren gleich wirksam wie
eine medikamentöse Behandlung in der Verhinderung eines Rückfalls
oder Rezidivs (Kuyken et al. 2015).
— Auch in der Erhaltungstherapie und Rezidivprophylaxe rezidivierender
depressiver Störungen zeichnet sich insgesamt ein **synergistischer Effekt**
einer Pharmakotherapie und psychotherapeutischer Verfahren ab. Dabei
kann es sich auch um eine **sequenzielle Therapie** handeln, bei der die
Psychotherapie einer Psychopharmakotherapie folgt; die Rückfall- bzw.
Rezidivrate kann dadurch gesenkt werden (Guidi et al. 2016). Eine alleinige Erhaltungstherapie mit psychotherapeutischen Verfahren erscheint
allerdings einer Studie nach dann unzureichend, wenn zuvor in der Akutbehandlung der depressiven Episode die Gabe eines Antidepressivums
zum Erreichen einer Remission notwendig war. In einer anderen Studie
hingegen zeigte sich eine MBCT im Anschluss an eine durch eine antidepressive Pharmakotherapie erreichte Remission über einen Zeitraum
von 18 Monaten ebenso wirksam in der Verhütung eines Rückfalls bzw.
eines Rezidivs wie eine Fortführung der Pharmakotherapie. Sowohl die
pharmakologische als auch die psychotherapeutische Rückfallprophylaxe
erwiesen sich dabei bei Patienten mit einer instabilen Remission Plazebo
überlegen.

1.4.6 Angststörungen

Indikationen für Antidepressiva bei Angststörungen
- Panikstörung
- Agoraphobie
- Generalisierte Angststörung
- Soziale Angststörung (soziale Phobie)
- Spezifische Phobie
- Substanz-/medikamenteninduzierte Angststörungen

Panikstörung

Die Panikstörung ist gekennzeichnet durch rezidivierende, paroxysmal auftretende Angstzustände mit vegetativen Begleitsymptomen (Herzklopfen, Atemnot, Schwindel, Übelkeit); initial oft unerwartet (spontan), später auch durch angstvoll besetzte Situationen auslösbar. Oft findet sich die Ausbildung von Vermeidungsverhalten/Agoraphobie (s. unten). Das Vorliegen einer Agoraphobie wird nach DSM-5 getrennt aufgeführt: werden die Kriterien für eine Agoraphobie erfüllt, wird diese zusätzlich kodiert.

Auch für die Panikstörung wird eine Assoziation mit kardiovaskulären Erkrankungen sowie ein erhöhtes Risiko für Myokardinfarkte und die Entwicklung einer KHK beschrieben (▶ 1.4.1, Depressive Störung aufgrund eines anderen medizinischen Krankheitsfaktors), was insbesondere im Hinblick auf die sich teils überschneidende Symptomatik (z. B. Engegefühl im Brustbereich und Luftnot) von Bedeutung ist.

Bei der Panikstörung sollte schon vor Beginn der Akutbehandlung abgewogen werden, ob der Patient auch längerfristig zu der gewählten Therapieform steht. Es ist davon auszugehen, dass die Panikstörung eine chronische Erkrankung ist, sodass eine längerfristige Behandlung notwendig werden kann (s. unten).

Psychopharmakotherapie
- **Antidepressiva** sind bei der medikamentösen Behandlung der Panikstörung zu bevorzugen, zumal oft auch depressive Störungsbilder parallel vorhanden sind. Besonders gut untersucht sind *Imipramin*, *Clomipramin*, SSRI und irreversible MAOH. Wegen der guten Verträglichkeit bieten sich SSRI und *Venlafaxin* als 1. Wahl an. Zugelassen sind *Venlafaxin*, unter den SSRI *Citalopram*, *Escitalopram*, *Paroxetin* und *Sertralin* sowie unter den TZA *Clomipramin*.
- Die **Dosierung** sollte langsam einschleichend erfolgen. **Empfohlene Initialdosen** pro Tag: *Citalopram* 10 mg, *Escitalopram* 5 mg, *Fluoxetin* 5–10 mg, *Fluvoxamin* 50 mg, *Paroxetin* 10 mg, *Sertralin* 25 mg, *Venlafaxin* 37,5 mg.

Zieldosis: *Citalopram* 20–40 mg, *Escitalopram* 10–20 mg, *Fluoxetin* 20 mg, *Fluvoxamin* 150 mg, *Paroxetin* 20–40 mg, *Sertralin* 50–100 mg, *Venlafaxin* 75–150 mg. Bei *Clomipramin* können Tagesdosen von 30–60 mg ausreichen.

- Zunächst ist mit unerwünschten Wirkungen und erst nach 2–4 Wochen mit einem gewünschten Therapieeffekt zu rechnen; hierüber muss der Patient informiert werden, um die Adhärenz zu sichern.

- In der *S3-Leitlinie Angststörungen* (*www.awmf.org/leitlinien.html*) wird eine **Behandlungsdauer** nach Remission mit 6–12 Monaten allgemein bei Angststörungen angegeben. In der Regel wird nach erfolgreicher medikamentöser Behandlung die Fortführung der Gabe von Antidepressiva über 1–2 Jahre empfohlen. So konnte gezeigt werden, dass bei Weiterführung der Erhaltungstherapie mit Antidepressiva in einem hohen Prozentsatz der Behandlungserfolg beibehalten wird. Für *Imipramin* konnte gezeigt werden, dass die Rückfallrate nach Absetzen der Medikation dann niedriger ist, wenn zuvor eine 18-monatige statt einer 6-monatigen Erhaltungstherapie durchgeführt wurde. Für SSRI zeigte sich in einer RCT nach einem Jahr ein anhaltender Behandlungserfolg auch nach Absetzen des SSRI.

- **BZD** (z. B. *Alprazolam*, *Clonazepam*, *Lorazepam*) haben den Vorteil eines schnellen Wirkungseintritts; der Nachteil liegt bei langfristiger Anwendung in der Gefahr einer Abhängigkeitsentwicklung (▶ 4.6.1). Bei schwerer Panikstörung kann eine überlappende Behandlung mit BZD indiziert sein (Beginn mit beiden Substanzklassen, nach 2–4 Wochen Ausschleichen des BZD).

- Zu vermeiden sind β-Rezeptorenblocker.

- Bei **ungenügendem Ansprechen** kann eine vorübergehende Fortführung der Behandlung mit gleichbleibender Dosis, eine Dosisoptimierung, eine Augmentation z. B. mit BZD, eine Kombination mit KVT oder ein Präparatewechsel versucht werden. Welche der verschiedenen Vorgehensweisen bei Therapieresistenz vorzuziehen ist, kann anhand der derzeitigen Studienlage nicht entschieden werden.

Antipsychotika und Angsterkrankungen ▶ 3.4.6

Psychotherapie und Kombinationstherapie bei der Panikstörung

Die Verhaltenstherapie zeigt in dieser Indikation eine gut belegte Wirksamkeit, besonders bei sachgerechtem Einsatz von Expositions- und Konfrontationsübungen. Der Vorteil der VT liegt in der aktiven Teilnahme, dem Erlernen der Selbstexposition und den oft anhaltenden Effekten, auch nach Abschluss der Akuttherapie. In einer RCT bei 150 Patienten mit Panikstörung (die Hälfte mit Agoraphobie) war die Kombination verschiedener SSRI mit KVT (18 Sitzungen) einer alleinigen KVT klar überlegen; gegenüber einer Monotherapie mit

---

Box 2

Pharmako- und Psychotherapie bei der Panikstörung – Bewertung

- Eine erstmals aufgetretene, **unkomplizierte Panikstörung** kann prinzipiell mit einer KVT allein, mit Antidepressiva allein oder mit einer Kombination aus beiden behandelt werden. Dabei mehren sich die Studien mit einer Präferenz des Einsatzes einer Kombination von KVT und Antidepressiva in der akuten Behandlungsphase.
- Eine **schwere oder chronische Panikstörung**, besonders mit begleitender Depression, sollte möglichst immer kombiniert behandelt werden. Falls nur eine der beiden Therapieformen zur Verfügung steht, sind zunächst Antidepressiva Mittel der Wahl.
- Bei **begleitender Agoraphobie** sollte immer eine KVT – allein oder in Kombination mit Antidepressiva – angestrebt werden.
- Da nach Absetzen von Antidepressiva das Risiko für ein Rezidiv steigt, ist im Rahmen einer **Erhaltungstherapie** die KVT die erste Option. Die zweite Option ist der langfristige Einsatz von Antidepressiva. Empfohlen werden KVT-Auffrischungssitzungen.

SSRI fanden sich geringfügige Vorteile für eine Kombinationstherapie. In einer Metaanalyse zeigte sich die Kombination einer medikamentösen Behandlung mit KVT einer alleinigen medikamentösen Behandlung deutlich überlegen (Cuijpers et al. 2014).

Agoraphobie

Die Agoraphobie ist gekennzeichnet durch Ängste in den folgenden Situationen: Benutzung öffentlicher Verkehrsmittel, Aufenthalt auf großen Plätzen oder geschlossenen Räumen, Anstehen in Schlangen bzw. Aufenthalt in Menschenansammlungen oder Aufenthalt außerhalb des eigenen Hauses ohne Begleitung. Die Situationen werden gemieden oder erfordern die Anwesenheit eines Begleiters aufgrund von Befürchtungen, dass im Fall einer Panikattacke oder anderer unangenehmer, zu Hilflosigkeit führender Symptome kein geeigneter »Fluchtweg« bzw. keine Hilfe erreichbar ist.

Agoraphobie tritt häufig zusammen mit Panikattacken auf, klinische Studien beschränkten sich bislang auf die Behandlung der Agoraphobie mit Panikstörung. Für die Agoraphobie spezifische Behandlungsempfehlungen unabhängig vom Vorliegen einer Panikstörung liegen derzeit nicht vor, die Behandlung erfolgt wie bei der Panikstörung (s. oben).

Generalisierte Angststörung

Die generalisierte Angststörung (GAS) ist gekennzeichnet durch anhaltende, unrealistische oder übertriebene Angst und Besorgnis über Belange des Alltags

(Beruf, Finanzen, Angehörige und Partner); damit verbunden sind Hypervigilanz, vegetative Übererregbarkeit, Konzentrationsstörungen, schnelle Erschöpfbarkeit, motorische Anspannung und Schlafstörungen. Die Symptome sind oft chronisch mit fluktuierender Intensität. Häufig besteht eine Komorbidität mit depressiven Störungen.

Psychopharmakotherapie

- **Antidepressiva** waren in kontrollierten Studien wirksam; zugelassen sind hierbei *Duloxetin, Escitalopram, Paroxetin* und *Venlafaxin.* Der Wirkungseintritt erfolgt meist innerhalb von 2–4 Wochen; bevorzugt sprechen psychische Symptome der Angststörung auf Antidepressiva an (chronische Besorgtheit, Anspannung, Grübelneigung, Ängste im interpersonellen Bereich). Unterschiede in der Wirksamkeit zwischen SSRI und SNRI scheint es nicht zu geben; *Escitalopram* (10 mg) hatte Vorteile gegenüber *Paroxetin* (40 mg). Es gibt erste Hinweise für eine Wirksamkeit von *Agomelatin.*
- Die **Dosierung der Antidepressiva** entspricht weitestgehend mit einigen Ausnahmen (*Paroxetin* eher 40 mg/d, *Venlafaxin* schon ab 75 mg/d) der Behandlung depressiver Störungen. *Escitalopram* 20 mg war nicht besser als 10 mg.
- *Pregabalin* ist eine weitere, zugelassene Therapieoption der 1. Wahl für die Behandlung der GAS (► 4.2 und ► 4.12, Präparat).
- *Buspiron* ist als nichtsedierendes Anxiolytikum wirksam (aber inkonsistente Datenlage); langsamerer Wirkungseintritt wie bei Antidepressiva (► 4.2 und ► 4.12, Präparat); Präparat der 2. Wahl.
- Auch *Opipramol* (► 4.2 und ► 4.12, Präparat) ist zur Behandlung der GAS zugelassen, die Datenlage ist jedoch schmaler als für Antidepressiva. Präparat der 2. Wahl.
- **BZD** zeigen bei raschem Wirkungseintritt (wichtig bei Krisenintervention) eine gute Wirkung insbesondere auf somatische Angstsymptome. Wegen des chronischen Charakters der Störung ist allerdings von der Notwendigkeit einer längerfristigen Behandlung (1–2 Jahre) auszugehen. Bei einem langfristigen Einsatz von BZD ist an das Problem einer Abhängigkeitsentwicklung zu denken (► 4.3).
- Es gibt positive Studien zu **AAP** bei der GAS, insbesondere für *Quetiapin* (► 3.4.6) (*off label*). *Quetiapin* kann aber aufgrund möglicher NW insbesondere in der Langzeittherapie nicht als Therapieoption der 1. Wahl empfohlen werden. Nicht indiziert sind KAP.
- Eine medikamentöse Behandlung sollte im Rahmen einer **Erhaltungstherapie** mit Antidepressiva mindestens 6 Monate, eher 2 Jahre, beibehalten werden. So zeigte sich für Patienten unter einer medikamentösen Erhaltungstherapie mit *Venlafaxin* im Vergleich zu Plazebo eine redu-

---

Box 3

Pharmako- und Psychotherapie bei der GAS – Bewertung
- In Analogie zu anderen Angststörungen ist eine Kombinationstherapie aus KVT und medikamentöser Therapie die erste Therapieoption bei GAS.
- Bei schweren und chronischen Formen sind immer Antidepressiva, möglichst aber in Kombination mit KVT, indiziert, ebenso auch bei komorbidem Substanzmissbrauch oder begleitender depressiver Störung.

---

zierte Rezidivrate; auch unter *Escitalopram* zeigte sich in einer anderen Studie über bis zu 72 Wochen ein geringeres Rezidivrisiko als unter Plazebo.

Psychotherapie und Kombinationstherapie bei GAS Psychotherapeutische Verfahren sind wirksam zur Bearbeitung von ängstlich-dysfunktionalen Kognitionen (kognitive Umstrukturierung); insbesondere für die KVT wurde die Wirksamkeit bei der GAS gezeigt. Erste Hinweise liegen auch für positive Effekte von Programmen zur achtsamkeitsbasierten Stressreduktion vor (»*mindfulness-based stress reduction*«). Über vergleichende Effekte zwischen KVT und Antidepressiva gibt es wenige Daten, beide Verfahren sind prinzipiell wirksam und zeigen vergleichbare Effektstärken.

Soziale Angststörung (soziale Phobie)

Es steht die anhaltende Angst vor negativen Bewertungen durch andere im Vordergrund, sodass schließlich soziale Situationen (z. B. Unterhaltungen, Treffen, Essen oder Trinken in Anwesenheit anderer, Vorträge/Prüfungen) gemieden werden. Nach DSM-5 wurde die soziale Phobie in soziale Angststörung umbenannt, um dem möglichen Auftreten der Symptome in verschiedenartigen Situationen Rechnung zu tragen.

Psychopharmakotherapie

- Bei der **sozialen Phobie** sind aufgrund der Wirksamkeit und des günstigen NW-Profils SSRI oder SNRI (*Venlafaxin*) Mittel der 1. Wahl, zugelassen sind dabei *Venlafaxin*, *Paroxetin*, *Sertralin* und *Escitalopram*. Mehrere Studien haben auch die Wirksamkeit von MAOH bei der generalisierten Form der sozialen Phobie gezeigt (zugelassen: *Moclobemid*), sie sind aber den SSRI unterlegen. Im Gegensatz zu einer früheren RCT bei Frauen zeigte *Mirtazapin* in einer aktuellen RCT keine Überlegenheit gegenüber Plazebo in der Behandlung der generalisierten sozialen Phobie.
- Bei Response sollte das Antidepressivum mindestens 6–12 Monate weiterverordnet werden. Nach Beendigung der medikamentösen Behand-

Box 4	

Pharmako- und Psychotherapie bei der sozialen Angststörung – Bewertung
- In Analogie zu anderen Angststörungen ist eine Kombinationstherapie aus KVT und medikamentöser Therapie die erste Therapieoption bei der sozialen Angststörung.
- Bei schweren und chronischen Formen sind immer Antidepressiva, möglichst aber in Kombination mit KVT, indiziert, ebenso auch bei komorbidem Substanzmissbrauch oder begleitender depressiver Störung.

lung zeigt sich dabei ein erhöhtes Rückfallrisiko. Ob eine längere Erhaltungstherapie mit einer Reduktion des Rückfallrisikos einhergeht, ist unklar. Möglicherweise kann das Rückfallrisiko durch eine begleitende Psychotherapie gesenkt werden, Daten liegen hierzu nicht vor.
- *Pregabalin* zeigte Wirksamkeit, ► 4.4.2.
- Wirksam sind auch BZD; aufgrund des bestehenden Abhängigkeitspotenzials sollten sie nur vorübergehend verordnet werden, ► 4.4.2.
- β-Rezeptorenblocker ► 4.4.2.

Psychotherapie und Kombinationstherapie bei der sozialen Angststörung
- Expositionstherapie und kognitive Verfahren sind allein und in Kombination mit Antidepressiva gut wirksam. Tiefenpsychologisch orientierte Psychotherapie war ebenso wie KVT in einer RCT wirksam, allerdings einer KVT (geringfügig) unterlegen. In einer Metaanalyse war KVT einer Pharmakotherapie mit SSRI und SNRI vergleichbar wirksam und einer tiefenpsychologisch orientierten Psychotherapie, IPT sowie achtsamkeitsbasierten und unterstützenden psychotherapeutischen Verfahren überlegen (Mayo-Wilson et al. 2014).
- Eine antidepressive Behandlung ist in der Akutbehandlung psychotherapeutischen Verfahren überlegen, die Datenlage ist aber inkonsistent.
- Es gibt Hinweise auf eine Überlegenheit einer Kombinationsbehandlung im Vergleich zu einer alleinigen medikamentösen Behandlung oder KVT.

Spezifische Phobie
► 4.4.2

Substanz-/medikamenteninduzierte Angststörungen
► 4.4.2

1.4.7 Zwangsstörung

Eine Zwangsstörung ist gekennzeichnet durch wiederkehrende, als unsinnig
oder quälend erlebte Zwangsgedanken und/oder -handlungen. Zwangsgedanken betreffen besonders aggressive, religiös-blasphemische und sexuelle
Gedankeninhalte, ferner Themen der Symmetrie, Kontamination und des
Hortens. Zwangshandlungen umfassen Kontroll-, Ordnungs-, Zähl-, Wieder-
holungs-, Reinigungs- und Sammelzwänge.

Akuttherapie

▬ Überzeugende Wirksamkeitsnachweise sind für **Antidepressiva** mit
überwiegender oder selektiver 5-HT-Wiederaufnahmehemmung vorhanden (zugelassen: *Clomipramin*, *Escitalopram*, *Fluoxetin*, *Fluvoxamin*,
Paroxetin und *Sertralin*). Da kein Unterschied in der Wirksamkeit
zwischen *Clomipramin* und den SSRI besteht, gelten SSRI aufgrund der
besseren Verträglichkeit als Mittel der 1. Wahl.

▬ Erste Hinweise für eine Wirksamkeit liegen auch für *Venlafaxin* sowie
für *Mirtazapin* vor (nicht 1. Wahl).

▬ In einer RCT zeigten sich erstmals Hinweise für einen möglichen Vorteil
des Beginns der Behandlung mit einer **Kombination** aus SSRI und AAP;
so erwies sich ein erster Therapieversuch mit *Citalopram* plus *Quetiapin*
einer Monotherapie mit *Citalopram* überlegen. *Citalopram* plus *Mirtazapin* zeigte in einer Pilotstudie einen schnelleren Wirkungseintritt.

▬ Der 5-HT$_3$-Antagonist *Granisetron* (1 mg 2 × täglich) zeigte als *add-on* zu
Fluvoxamin in einer RCT bei schwerer Zwangsstörung positive Effekte.
Auch für den 5-HT$_3$-Antagonisten *Ondansetron* liegen positive Berichte
als Monotherapie sowie als *add-on* bei therapieresistenter Zwangsstörung
vor.

▬ Unter der Annahme einer glutamatergen Hyperaktivität bei Zwangsstörungen werden die Effekte von Glutamatmodulatoren auch bei Zwangsstörungen untersucht: *Memantin* zeigte als *add-on* zu *Fluvoxamin* in einer
RCT positive Effekte. Eine alleinige Gabe von *Ketamin* i.v. zeigte in einer
RCT ebenfalls positive Effekte.

▬ Es sind **höhere Dosen als in der Depressionsbehandlung notwendig**.
Dosis langsam auftitrieren.

▬ Der **Therapieerfolg** stellt sich oft erst nach 2–3 Monaten ein. Meist wird
nur eine graduelle Besserung von 40–50% erreicht.

▬ Bei der Zwangsstörung ist eine **längerfristige medikamentöse Erhaltungstherapie** (mindestens 12–24 Monate) erforderlich; Absetzversuche
sollten langsam ausschleichend über mehrere Monate und möglichst nur
unter einer VT-Kombination erfolgen (s. unten).

Therapieresistenz

━ Etwa 40–60% der Patienten mit Zwangsstörungen sprechen nicht auf eine initiale SRI-Monotherapie an. In einer RCT war bei SSRI-Non-Respondern das Umsetzen auf einen **anderen SSRI** (*Paroxetin*) wirksamer als das Umsetzen auf **Venlafaxin**. Andererseits konnte in einer anderen Studie gezeigt werden, dass bei Therapieresistenz ein Versuch mit *Venlafaxin* erwägenswert ist. Zunächst sollte ggf. eine Dosiserhöhung versucht, dann auf einen anderen SSRI umgestellt werden. Nach zwei erfolglosen Therapieversuchen mit SSRI sollte *Clomipramin* oder eine Augmentation mit AAP (s. unten) versucht werden.

━ In einer kleinen kontrollierten Studie bei *Clomipramin* (Oral)-Non-Respondern war *Clomipramin* i.v. in 14 Infusionen, beginnend mit 25 mg aufsteigend bis 250 mg, signifikant besser als Plazebo.

━ Eine **Add-on-Therapie von SSRI mit AAP** erwies sich in Metaanalysen als wirksam bei therapieresistenter Zwangsstörung, etwa ein Drittel der Patienten mit therapieresistenter Zwangsstörung sprechen auf eine Augmentation mit AAP an. Die beste Evidenz liegt gegenwärtig *für eine* Augmentation mit *Risperidon* (0,5–3 mg, 1. Wahl) vor. Für einen positiven Effekt von *Olanzapin* als Add-on-Therapie gibt es Hinweise, allerdings ergab sich in einer metaanalytischen Zusammenfassung der Studien kein signifikanter Effekt im Vergleich zu Plazebo (Dold et al. 2013). *Aripiprazol* (15 mg/d) zeigte in offenen Studien sowie in einer RCT als *add-on* zu SSRI oder *Clomipramin* positive Effekte. Für *Quetiapin* als *add-on* zu Antidepressiva liegen die meisten Studien vor, die Ergebnisse sind widersprüchlich.

━ Der positiven Wirkung von AAP in der Augmentationsbehandlung von therapieresistenten Zwangsstörungen stehen Berichte über eine Auslösung von Zwangssymptomen durch AAP gegenüber, die auf die antiserotonerge Wirkung von AAP zurückgeführt wird (▶ 3.6.1).

━ Indiziert ist eine Add-on-Therapie mit AAP besonders bei begleitender Tic-Störung oder Tourette-Syndrom.

❯ **AAP sollten bei therapieresistenten Zwangsstörungen aufgrund des erhöhten NW-Risikos erst nach einem weiteren Versuch mit einem Antidepressivum und einer Verhaltenstherapie eingesetzt werden.**

Die **tiefe Hirnstimulation** ist bei schwersten, therapieresistenten Zwangsstörungen bisher am meisten und z. T. (ca. 50%) auch über mehrere Jahre anhaltend erfolgreich angewandt worden. Sie stellt zwar noch keine abgesicherte Therapieoption dar, kann aber bei sehr schweren, therapieresistenten Verläufen erwogen werden. TMS zeigte keine positiven Effekte.

Box 5

Pharmako- und Psychotherapie bei der Zwangsstörung – Bewertung

- Bei leichten Störungen ist KVT zunächst allein (besonders bei Zwangshandlungen, möglicherweise auch bei Zwangsgedanken) indiziert, bei Teil-Response oder schweren Erkrankungen sollten immer KVT und Antidepressiva kombiniert werden.
- Für die KVT zeichnet sich im Vergleich zu Antidepressiva bei **Zwangshandlungen** ein Vorteil ab.
- Eine Indikation für Antidepressiva parallel zur KVT ist in der akuten Phase immer dann gegeben, wenn **Zwangsgedanken** (im Vergleich zu Zwangshandlungen) vorherrschen, eine Komorbidität mit einer Depression oder mit Angststörungen besteht oder die Störung schwer ist.
- Eine Indikation für eine alleinige medikamentöse Therapie ist dann gegeben, wenn eine Motivation für eine KVT nicht besteht oder die Wartezeiten dafür zu lang sind.
- Ein Absetzen der Antidepressiva sollte bei der Zwangsstörung nicht ohne parallele KVT erfolgen, weil sonst eine Rückfallquote von ca. 80% riskiert wird. Die KVT zeigt einen nachgewiesenen Langzeiteffekt.

Neue pharmakologische Ansätze Zu *Riluzol* und *Memantin* als *add-on* bei therapieresistenter Zwangsstörung finden sich positive Berichte aus offenen und auch kontrollierten Studien. Auch *N-Acetylcystein* (*NAC*), dem glutamatmodulierende Eigenschaften zugeschrieben werden, zeigte in einer RCT als *add-on* zu SRI positive Effekte bei therapieresistenter Zwangsstörung. Zu *Lamotrigin* (100 mg/d) als *add-on* zu Antidepressiva liegt eine positive RCT vor.

- Im Gegensatz zu den Ergebnissen bei nichttherapieresistenter Zwangsstörung ergab eine offene Studie zu *Ketamin* i.v. bei therapieresistenter Zwangsstörung keine positiven Effekte.
- Positive Berichte aus offenen Studien finden sich zu SSRI plus *Lithium* bzw. *Buspiron*.
- BZD sind in der Regel nicht wirksam; allerdings gibt es eine positive Studie mit *Clonazepam*.

Psychotherapie und Kombinationstherapie bei der Zwangsstörung

- KVT mit Exposition und Reaktionsmanagement (ERP, *exposure with response prevention*) ist wirksam. Zwangshandlungen sprechen besser auf KVT als Zwangsgedanken an.
- In einer aktuellen RCT war bei SRI-Non-Respondern eine zusätzliche KVT mit Exposition und Reaktionsmanagement wirksamer als eine Add-on-Behandlung mit *Risperidon*, die in dieser Studie keine Wirksamkeit im Vergleich zu Plazebo zeigte (Simpson et al. 2013).

Andere Zwangsstörungen

Im DSM-5 werden die Störungsbilder **körperdysmorphe Störung** (Dysmorphophobie, im DSM-IV im Abschnitt »somatoforme Störungen«) und **Trichotillomanie** (im DSM-IV im Abschnitt »Impulskontrollstörungen«) gemeinsam mit der **Dermatillomanie** (*skin picking disorder*) und dem im DSM-5 neu aufgeführten Störungsbild **pathologisches Horten** im Abschnitt Zwangsstörungen klassifiziert.

- Für die körperdysmorphe Störung wird über Behandlungserfolge unter SSRI berichtet. In einer Studie war *Fluoxetin* Plazebo überlegen, besonders bei körperbezogenem Wahn.
- Bei der Trichotillomanie liegen die besten Ergebnisse für niedrige Dosen *Aripiprazol* und *Olanzapin* vor. Positive Ergebnisse gibt es auch für *Bupropion*, nicht aber für SSRI. Verhaltenstherapien sind vorzuziehen.
- Beim pathologischen Horten können SSRI oder *Venlafaxin* versucht werden.

Substanz-/medikamenteninduzierte Zwangsstörung

Hier werden Störungen eingeordnet, bei denen Zwangssymptome auf die Wirkung einer Substanz (Intoxikation oder Entzug, z. B. Stimulanzien) bzw. einer Medikation (z. B. *Clozapin*, *Olanzapin*, ▶ 3.6.1) zurückzuführen sind.

1.4.8   Trauma- und belastungsbezogene Störungen

Posttraumatische Belastungsstörung

Die posttraumatische Belastungsstörung (PTBS) ist ein Störungsbild, das sich in der Regel innerhalb von 3 Monaten nach einem oder mehreren traumatischen Ereignissen von außergewöhnlicher Schwere entwickelt. Die PTBS äußert sich in wiederholten, sich aufdrängenden Erinnerungen oder Wiederinszenierungen des Ereignisses in Gedächtnis, Tagträumen oder Albträumen, die von starker Angst oder einem Gefühl der Hilflosigkeit geprägt sind. Dabei entwickeln sich häufig emotionaler und sozialer Rückzug, Gefühlsabstumpfung, Vermeidungsverhalten bzgl. an das Trauma erinnernder Stimuli, anhaltende Hypervigilanz, Schlafstörungen und kognitive Verzerrungen. Häufig finden sich bei einer PTBS komorbide Störungen.

Die Ätiopathogenese der PTBS ist Gegenstand intensiver Forschung. Bei Traumaopfern zeigen sich verschiedene Verläufe posttraumatischer Reaktionen; neben traumaspezifischen Faktoren scheinen hierbei individuelle biologische, z. B. genetische und epigenetische (Vulnerabilitäts-)Faktoren sowie intrapsychische und soziale Einflüsse eine Rolle zu spielen. So finden sich bei der PTBS als ein Zeichen der Alteration des HPA-Systems im Gegensatz zu den Befunden bei depressiven Störungen erniedrigte Kortisolspiegel;

daneben weisen Untersuchungen auf eine Beteiligung des serotonergen Systems und anderer Neurotransmittersysteme hin. In Bezug auf die Rolle epigenetischer Modifikationen moderierte in einer Studie beispielsweise die Methylierung des Promoters des Serotonintransportergens das Risiko der Entwicklung einer PTBS, ein hoher Methylierungsgrad schützte hier vor der Entwicklung einer PTBS (Koenen et al. 2011). Mit dem Ansteigen der Symptome einer PTBS zeigt sich, unabhängig von einer begleitenden Depression, eine Assoziation zu Herz-Kreislauf-Erkrankungen (▶ 1.4.1, Depressive Störung aufgrund eines anderen medizinischen Krankheitsfaktors) und zu Übergewicht/Adipositas.

Psychopharmakotherapie

- Insgesamt sind die Erfolge mit Antidepressiva bei der PTBS nicht so gut wie bei der Depression.
- Die meisten positiven Ergebnisse liegen zu *Paroxetin* und *Sertralin* vor (beide zugelassen). Daneben zeigen Studien für *Mirtazapin* und *Venlafaxin* eine gute Wirkung. In einer aktuellen Metaanalyse ergaben sich für SSRI nur schwache Effektstärken in der Behandlung der PTBS; bei Betrachtung einzelner Substanzen zeigten hier *Fluoxetin*, *Paroxetin* und *Venlafaxin* eine Wirksamkeit gegenüber Plazebo (Hoskins et al. 2015).
- Mit niedriger Dosis beginnen, dann mindestens 8 Wochen (eher hohe) Erhaltungsdosis. Unter SSRI kommen Albträume vor.
- Es gibt Empfehlungen zu einer 1- bis 2-jährigen Behandlungsdauer; nach Absetzen ist das Risiko für einen Rückfall größer. Die längste kontrollierte Studie mit *Venlafaxin* war über 6 Monate (mäßiggradig) effektiv.
- Bei PTBS mit psychoseähnlichen Zuständen können zusätzlich AAP hilfreich sein (*Risperidon*), für *Olanzapin* und *Quetiapin* liegen Hinweise auf eine positive Beeinflussung von Schlafstörungen bei PTBS vor. Für *Aripiprazol* liegen Hinweise auf positive Effekte einer zusätzlichen Gabe zu Antidepressiva bei unzureichender Besserung vor.
- In einer ersten RCT zeigte eine einmalige i.v.-Gabe von *Ketamin* in subanästhetischer Dosis (0,5 mg/kg KG) gute Effekte sowohl auf Symptome der PTBS als auch auf komorbid vorliegende depressive Symptome (Feder et al. 2014).
- Es gibt aus Einzelfallberichten Hinweise für eine positive Wirkung von *Clonidin* auf Agitation, Hyperarousal, Schlafstörungen und Albträume im Rahmen einer PTBS.
- *Topiramat* (▶ 9.3, Präparat) zeigte in RCT und anhand einer Metaanalyse Wirksamkeit in der Behandlung der PTBS (Watts et al. 2013). Bei zusätzlich aggressivem Verhalten kann *Valproat* versucht werden.
- BZD sind bei vorherrschenden Panik- und Schlafstörungen nur vorübergehend indiziert, nicht als längerfristige Monotherapie.

- Der α_1-Antagonist *Prazosin* hatte positive Effekte auf Albträume und Schlafstörungen sowie Hyperarousal bei PTBS (aber nicht mehr im Handel). Zu dem ebenfalls als α_1-Antagonist wirkenden und weiterhin erhältlichen *Doxazosin* (4–8 mg) bei PTBS liegt eine offene Studie mit positivem Ergebnis vor.

Psychotherapie und Kombinationstherapie bei PTBS

- Die traumafokussierte KVT ist eine bewährte Therapie, insbesondere scheint das Expositionselement wichtig zu sein. EMDR (*eye movement desensitization and reprocessing*) ist eine Variante des Konfrontationsverfahrens mit suggestiven (hypnotischen) Anteilen und ebenfalls wirksam.
- In einer Follow-up-Studie konnten zwar beim Vergleich zwischen *Fluoxetin* und EMDR während der Akutbehandlung keine eindeutigen Unterschiede festgestellt werden, nach 6 Monaten allerdings war das psychotherapeutische Konfrontationsverfahren dem Antidepressivum signifikant überlegen. Keine Hinweise auf Vorteile für je eine Therapieform gibt eine Cochrane-Analyse. In einer weiteren Metaanalyse zeigten sich sowohl KVT, EMDR und Antidepressiva als wirksam im Vergleich zu Plazebo. Eine Kombination aus Expositionsbehandlung und *Paroxetin* war einer alleinigen Expositionsbehandlung überlegen.
- Eine KVT mit Expositionsbehandlung zeigte bei Patienten mit PTBS und komorbider Abhängigkeitserkrankung nur moderate Effekte; eine oftmals befürchtete Verschlechterung der Abhängigkeitserkrankung durch eine Expositionsbehandlung bei PTBS zeigte sich jedoch nicht.
- Von der WHO werden in ihren aktuellen Empfehlungen in der Behandlung der PTBS bei Erwachsenen als Therapie der 1. Wahl psychotherapeutische Verfahren (traumafokussierte KVT, EMDR, Stressmanagement) genannt. Antidepressiva sollten eingesetzt werden, wenn psychotherapeutische Verfahren nicht erfolgreich waren, nicht verfügbar sind oder wenn eine mittelschwere bis schwere Depression vorliegt (WHO 2013).
- Im Hinblick auf Möglichkeiten der **Prävention einer chronischen PTBS** zeigte eine frühe, innerhalb der ersten Wochen oder Monate nach dem Ereignis beginnende traumafokussierte KVT mit Expositionsbehandlung bei Patienten mit Zeichen einer schweren akuten Belastungsreaktion oder einer sich entwickelnden PTBS positive Effekte. Eine Kurz-KVT mit im Vordergrund stehender Expositionsbehandlung zeigte in einer ersten RCT bei Patienten direkt (innerhalb von Stunden) nach einem traumatisierenden Ereignis ebenfalls positive Effekte. Keinen Effekt bzw. sogar eine möglicherweise erhöhte Rate an PTBS fand sich hingegen für Angebote einer einmaligen Kriseninterventionen in Gruppengesprächen (*debriefing*) oder für die Gabe von BZD (s. unten, akute Belastungsreaktion).

> **Box 6**
>
> **Pharmako- und Psychotherapie bei der PTBS – Bewertung**
> - Therapie der 1. Wahl sind bei **leichteren und wahrscheinlich auch mittelschweren Formen** psychotherapeutische Verfahren. Die traumafokussierte KVT ist eine bewährte Therapie, ebenso EMDR; beide Therapien können gleichwertig angewandt werden. Die Vorteile des psychotherapeutischen Verfahrens (hier EMDR) sind im längerfristigen Verlauf evident.
> - Bei **schweren Formen**, insbesondere wenn sie von starken Angstsymptomen oder Depressionen begleitet werden, sollte gleich zu Beginn der Behandlung eine **Kombination** aus psychotherapeutischen Verfahren und Psychopharmakotherapie eingesetzt werden. Ebenso sollte bei **fehlender Response oder Partial-Response** unter traumafokussierter KVT oder EMDR eine zusätzliche psychopharmakologische Behandlung erfolgen.
> - Eine **frühe, psychotherapeutische Intervention** sollte vom Schweregrad der anfänglichen psychischen Symptomatik nach einem Trauma abhängig gemacht werden. Bei **fehlender Symptomatik** sollte keine Intervention erfolgen. Bei **leichter Symptomatik** und fehlendem Wunsch nach einer psychotherapeutischen Intervention sollte der Verlauf sorgfältig beobachtet werden, um im Falle der Entwicklung einer PTBS zügig Hilfe anbieten zu können. Meist kommt es bei leichtem Verlauf zur Spontanrückbildung der anfänglichen Symptomatik. Eine frühe, innerhalb von 3 Monaten nach dem Ereignis beginnende traumafokussierte KVT sollte Patienten angeboten werden, die bereits in dieser frühen Phase die **Zeichen einer schweren akuten Belastungsreaktion oder einer sich entwickelnden PTBS** zeigen. Es bieten sich KVT und/oder frühe Expositionsbehandlung an. Wenn eine psychotherapeutische Intervention nicht möglich ist, kann diese später im Verlauf erfolgen, ggf. sollte dann frühzeitig eine psychopharmakologische Behandlung eingeleitet werden, insbesondere bei komorbiden Angst- oder Depressionssymptomen. Ob eine solche psychopharmakologische Intervention einer chronischen PTBS-Entwicklung vorbeugt, ist jedoch offen. Es gibt Hinweise, dass eine Kurz-KVT mit im Vordergrund stehender Expositionsbehandlung innerhalb von Stunden nach einem traumatisierenden Ereignis positive Effekte zeigen kann.

Akute Belastungsstörung

Die akute Belastungsreaktion beschreibt ein Störungsbild wie das der PTBS, welches meist direkt im Anschluss an ein traumatisches Ereignis auftritt und mindestens 3 Tage sowie maximal einen Monat andauert. Hält die Symptomatik länger als einen Monat an und werden die Kriterien für eine PTBS erfüllt, wird anschließend eine PTBS diagnostiziert. Von der WHO wurden aktuelle Empfehlungen für die Behandlung von akuten Belastungsreaktionen veröffentlicht, in denen von einer Gabe von BZD oder Antidepressiva abgeraten und eine traumafokussierte KVT empfohlen wird.

Anpassungsstörungen, chronische Belastung mit Depression und Burnout-Syndrom

Anpassungsstörungen stellen klinisch relevante, emotionale Reaktionen oder Reaktionen des Verhaltens auf Belastungsfaktoren dar, bei denen die Symptomatik variieren kann (mit depressiver Verstimmung, mit Angst, mit Störung des Sozialverhaltens). Auch Symptome einer PTBS als Reaktion auf Ereignisse, die nicht die Kriterien für ein traumatisches Ereignis nach DSM-5 (»Kriterium A«) erfüllen, oder eine Symptomatik, die nach schweren traumatisierenden Ereignissen auftritt, aber nicht die Kriterien für eine PTBS erfüllt, werden hier eingeordnet. Die Symptome sollten innerhalb von 3 Monaten nach Beginn der Belastung auftreten und nicht länger als 6 Monate über die Beendigung der Belastung hinausgehen. Bei anhaltender Belastung kann die Störung fortbestehen.

Burnout ist definiert als Risikozustand für psychische und somatische Erkrankungen durch Arbeitsüberlastung und stellt keine Erkrankung nach Kriterien der ICD-10 oder des DSM-5 dar. Burnout-Beschwerden umfassen emotionale Erschöpfung, Zynismus/Distanzierung/Depersonalisation und verringerte Arbeitsleistung; die Beschwerden werden von den Betroffenen als Folge einer anhaltend überfordernden Arbeitsbelastung gesehen. Geeignete Maßnahmen sind Veränderungen mit dem Ziel des Wegfalls des Stressors und individuelle Unterstützung durch Beratung, Erholungsprogramme/Entspannungsverfahren und Stressmanagementprogramme.

— Werden die Kriterien einer depressiven Episode erfüllt, wird unabhängig vom Vorliegen eines eventuellen Stressors eine Major Depression diagnostiziert; diese sollte entsprechend behandelt werden.

1.4.9   Somatische Belastungsstörung und verwandte Störungen

Die diagnostische Gruppe der »somatischen Belastungsstörung und verwandten Störungen« stellt eine neue Kategorie im DSM-5 dar, in der verschiedene Störungen beschrieben werden, bei denen körperliche Symptome im Vordergrund stehen. Unterschieden werden hier die somatische Belastungsstörung, die Krankheitsangststörung, die Konversionsstörung, psychologische Faktoren, die eine körperliche Krankheit beeinflussen, sowie die vorgetäuschte Störung. Allen gemeinsam sind somatische Symptome, die mit ausgeprägtem Leiden und Beeinträchtigungen einhergehen. Die somatische Belastungsstörung ist charakterisiert durch belastende körperliche Symptome sowie abnorme Gedanken, Gefühle und Verhaltensweisen als Reaktion auf diese körperlichen Symptome und nicht durch das Fehlen einer körperlichen Ursache der somatischen Beschwerden wie im DSM-IV. Im Vordergrund stehen nicht die körperlichen Beschwerden an sich, sondern die Art und Weise, wie die Betroffenen diese darbieten und interpretieren.

- **Psychotherapeutische Interventionen**, besonders KVT, sind erste Therapieoption. Für die KVT gibt es für viele Syndrome gute Evaluationsstudien. Das Erlernen von Entspannungsübungen und körperliche Aktivität ergänzen die Therapie.
- Die somatische Belastungsstörung weist eine hohe Komorbidität mit körperlichen Erkrankungen sowie Angst- und depressiven Störungen auf. **Antidepressiva** sind oft wirksam. Zu bevorzugen sind aufgrund des günstigen NW-Profils SSRI und die neuen Antidepressiva. Allerdings profitieren Patienten mit ausgeprägten begleitenden körperlichen Symptomen oftmals in geringerem Maße von einer antidepressiven Medikation als »rein« affektiv gestörte Patienten. Daneben zeigt sich häufig eine geringere Adhärenz mit einer antidepressiven Medikation aufgrund einer **erhöhten Empfindlichkeit gegenüber NW**. Ein medikamentöser Behandlungsversuch mit Antidepressiva ist immer dann indiziert, wenn komorbide depressive Störungen und Angststörungen vorhanden sind oder wenn psychotherapeutische Verfahren nicht zur Verfügung stehen. Ein Einsatz kann auch in Kombination mit psychotherapeutischen Verfahren erfolgen. Die Langzeiteffekte von Antidepressiva und psychotherapeutischen Verfahren sind nicht untersucht, auch liegen keine Vergleichsstudien zwischen den Therapieformen vor.
- Häufig bestehende Begleitsymptome wie Anspannung oder Angst rechtfertigen einen vorübergehenden Einsatz von BZD. Zur längerfristigen Behandlung sollten aber Antidepressiva oder *Opipramol* vorgezogen werden.
- Kritisch zu bewerten ist ein Einsatz von Depot-Antipsychotika (z. B. *Fluspirilen*) im Hinblick auf das Risiko von Spätdyskinesien.

1.4.10 Schmerzsyndrome

- Ein Drittel der depressiven Patienten leidet unter Schmerzen. Bei 20% von ihnen wird eine Depression nicht erkannt. Die Hälfte aller Patienten mit Schmerzsyndromen zeigt eine komorbide depressive Störung oder Angststörung. Antidepressiva beeinflussen Schmerzen im Rahmen der antidepressiven Therapie positiv. Darüber hinaus haben sie einen antinozizeptiven Effekt, der von der antidepressiven Wirkung weitgehend unabhängig zu sein scheint.
- Antidepressiva können erfolgreich zur **symptomatischen Behandlung chronischer Schmerzzustände unterschiedlicher Ätiologie** eingesetzt werden; die gleichzeitige Gabe von Analgetika kann oft reduziert werden. Mögliche Indikationen sind Schmerzsyndrome bei onkologischen Er-

krankungen, Erkrankungen des rheumatischen Formenkreises, Kopf-schmerzen, Lumbalgien, Polyneuropathien (z. B. diabetisch), neuralgi-forme Schmerzen (Postzosterneuralgie, Trigeminusneuralgie) und Thala-musschmerz. Antidepressiva sind auch bei Zosterschmerz, besonders als Augmentation zur Opioidanalgesie, wirksam. Eine Toleranzentwicklung besteht nicht.

- **TZA** sowie **Antidepressiva mit kombinierter serotonerger und norad-renerger Wirkung** (*Duloxetin*, *Mirtazapin*, *Venlafaxin*) sind besser wirk-sam als SSRI, vermutlich deshalb, weil beide Neurotransmittersysteme interaktiv über Interneurone in die deszendierende zentrale Hemmung der Schmerzleitung eingebunden sind. Als weitere mögliche Wirkmecha-nismen von Antidepressiva in der Schmerzbehandlung werden eine Modulation der peripheren Entzündungskomponente von Schmerzen (auch über einen Antagonismus an $5\text{-}HT_{2A}$-Rezeptoren) und eine Inter-aktion am Opioidrezeptor vermutet. Metaanalysen ergeben sehr wider-sprüchliche Ergebnisse, einmal zur Wirksamkeit der SSRI bei dieser Indi-kation überhaupt, zum anderen auch zum Vorteil der Antidepressiva mit kombinierter serotonerger und noradrenerger Wirkung.
- In einer RCT zeigte eine antidepressive Behandlung in Verbindung mit einem Selbstmanagement-Programm zur Schmerzbewältigung bei Patienten mit Depression sehr gute Wirkung sowohl in Bezug auf die depressive Symptomatik als auch auf die Schmerzsymptomatik.
- Besonders für die Therapie chronischer Schmerzen eignet sich auch die Biofeedback-Therapie.

Neuropathischer Schmerz

- Als Therapie der 1. Wahl gelten Antidepressiva (SNRI, TZA), *Gabapentin* (Neurontin) und *Pregabalin* (Finnerup et al. 2015). Zugelassen sind unter den Antidepressiva *Amitriptylin*, *Clomipramin*, *Imipramin* und für Schmer-zen bei diabetischer Polyneuropathie *Duloxetin*. Zieldosis ist für *Duloxetin* 60–120 mg/d, *Venlafaxin* 150–225 mg/d, *Pregabalin* 300–600 mg/d, *Gabapentin* 1200–3600 mg/d und TZA 25–150 mg/d. Anwendung finden als Therapie der 2. Wahl auch andere Substanzen wie *Capsaicin*, *Lidocain* und andere Schmerzmittel, auf die hier nicht näher eingegangen wird.
- *Duloxetin* (60 mg/d) zeigte in einer RCT Wirksamkeit im Vergleich zu Plazebo bei schmerzhafter peripherer Neuropathie nach Chemotherapie.
- Auch *Venlafaxin*, *Nortriptylin*, *Maprotilin* und mit Einschränkungen *Carbamazepin* (Trigeminusneuralgie), *Lamotrigin* (bei postischämischen zentralen Schmerzsyndromen oder nach Rückenmarksläsionen) und *Topiramat* sind wirksam (zugelassen bei neuropathischem Schmerz: *Pregabalin*, *Carbamazepin*, *Gabapentin*). Für *Bupropion*, *Citalopram* und *Paroxetin* liegt jeweils eine RCT mit positivem Ergebnis vor.

Rezidivprophylaxe bei Migräne

In der **Rezidivprophylaxe der Migräne** sind neben β-Adrenozeptor-Antago-
nisten (z. B. *Metoprolol* oder *Propranolol*, 1. Wahl, zugelassen), *Valproat* (nicht
zugelassen, aber zu Lasten der GKV verordnungsfähig als Medikament der
2. Wahl), *Topiramat* (zugelassen als Medikament der 2. Wahl), Kalziumantagonisten (*Flunarizin*, zugelassen als Medikament der 2. Wahl) und 5-HT$_{2B}$-Re-
zeptorantagonisten auch Antidepressiva (in dieser Indikation nicht zugelassen)
mit gutem Erfolg eingesetzt worden. Da eine hohe Komorbidität mit Depression und Angststörungen besteht, sind Antidepressiva besonders bei parallelen
depressiven oder ängstlichen Störungsbildern vielversprechend.

- Positive Studienergebnisse zur Migräneprophylaxe liegen vor für *Amitriptylin*, *Escitalopram*, *Nortriptylin* und *Venlafaxin* (beste Studienlage
  gegenwärtig unter den TZA für *Amitriptylin*, unter den neuen Antidepressiva für *Venlafaxin*). In einer Metaanalyse über 37 RCT zeigten TZA
  (v. a. *Amitriptylin* 25–150 mg/d) gute Effekte; sie erwiesen sich als vergleichbar wirksam einer Gabe von β-Rezeptorenblockern und den SSRI
  überlegen. Die Wirkung scheint mit längerer Dauer der Behandlung zuzunehmen; der Therapieerfolg sollte möglichst erst nach einer längeren
  Einnahmedauer (etwa 8–12 Wochen) beurteilt werden. *Escitalopram*
  und *Venlafaxin* zeigten in einer Studie positive Effekte bei Patienten ohne
  komorbide depressive Störungen.

❯ **Der Einsatz von Antidepressiva könnte theoretisch den Einsatz
von 5-HT-Agonisten (etwa von Triptanen wie *Sumatriptan*, *Zolmitriptan*, *Naratriptan*, *Rizatriptan*) in der Akutbehandlung des
Migräneanfalls wegen der Gefahr eines zentralen Serotoninsyndroms einschränken.**

Chronischer Spannungskopfschmerz

Analog dem Einsatz von Antidepressiva in der Migräneprophylaxe zeigen
Antidepressiva auch in der Behandlung chronischer Spannungskopfschmerzen
Wirksamkeit. In einer Metaanalyse über 37 RCT (s. oben) fanden sich auch
in der Behandlung des chronischen Spannungskopfschmerzes für TZA gute
Effekte; dabei ergab sich im Vergleich zu SSRI eine bessere Wirkung. In einer
Cochrane-Metaanalyse ergab sich für SSRI und *Venlafaxin* in der Behandlung
des Spannungskopfschmerzes keine Wirksamkeit im Vergleich zu Plazebo.
Auch hier scheint die Wirkung von Antidepressiva mit längerer Dauer der
Behandlung zuzunehmen; der Therapieerfolg sollte möglichst erst nach einer
längeren Einnahme (etwa 8–12 Wochen) beurteilt werden. Antidepressiva soll-
ten möglichst mit allgemeinen und nichtmedikamentösen Maßnahmen
(Stressbewältigungstraining, Entspannungsübungen, Biofeedback, Physiotherapie, manuelle Therapie) kombiniert werden.

- Mittel der 1. Wahl sind TZA, z. B. *Amitriptylin* 25–150 mg/d (beginnend mit 10–25 mg/d, langsame Dosissteigerung). Alternativen sind *Doxepin, Imipramin, Clomipramin*. Mittel der 2. Wahl sind *Mirtazapin, Venlafaxin, Valproat, Moclobemid, Fluoxetin* oder *Sulpirid* (Diener u. Weimar 2012).

Fibromyalgiesyndrom

Das Fibromyalgiesyndrom (FMS) zeichnet sich durch chronische (über mindestens 3 Monate anhaltende), polytope Schmerzen oder Steifheit im Stütz- und Bewegungsapparat sowie druckschmerzhafte Muskelansätze an typischen Stellen (*tender points*) aus. Zusätzlich treten oft Kopfschmerzen, Erschöpfbarkeit, Schlafstörungen, neuropsychiatrische Symptome, gastrointestinale Beschwerden, andere vegetative Symptome (Zyanose der Akren, Dermographismus) oder Schwellungsgefühl an Händen und Füßen auf. Die Ursache ist nicht geklärt, Stress als Auslöser wird vermutet. Häufig findet sich eine begleitende depressive Symptomatik.

- Duale **Antidepressiva mit kombinierter serotonerger und noradrenerger Wirkung** scheinen in der Behandlung des FMS besser wirksam zu sein als SSRI. Auch *Pregabalin* und *Gabapentin* zeigten positive Effekte in RCT. In den USA liegt für *Duloxetin, Milnacipran* sowie *Pregabalin* eine Zulassung vor, für *Duloxetin* zusätzlich auch eine Zulassung für die Behandlung chronischer muskuloskelettaler Schmerzen. Die EMA hingegen sah von einer Zulassung der genannten Substanzen in der Indikation des FMS ab, da aus Sicht der EMA der Nutzen die Risiken nicht überwiegt.
- **Medikamente der 1. Wahl** in der Behandlung des FMS sind *Duloxetin* (60–120 mg/d), *Milnacipran* (100–200 mg/d) und *Pregabalin* (300–450 mg/d). In einer Studie ergab die Kombination aus *Milnacipran* und *Pregabalin* bei unzureichender Response auf *Pregabalin* zusätzliche positive Effekte. Auch *Amitriptylin* (25–50 mg/d) ist in der Behandlung des FMS gut evaluiert.

Chronische Rückenschmerzen

Duloxetin zeigte in mehreren RCT Wirksamkeit bei chronischen lumbalen Rückenschmerzen; in USA erfolgte eine Zulassung in dieser Indikation.

Colon irritabile

Neben diätetischen Maßnahmen und häufig eingesetzten internistischen Medikamenten (Antidiarrhoika, Propulsiva oder Laxanzien) werden zur Behandlung des Colon irritabile Antidepressiva verwendet; diese wirken sich vermutlich auch über antidepressive Effekte positiv auf die abdominellen Beschwerden aus.

- Ergebnisse liegen zu TZA (*Amitriptylin, Clomipramin, Desipramin, Imipramin, Trimipramin*), *Mianserin* sowie *Fluoxetin, Paroxetin* und

Citalopram vor. Eine Cochrane-Metaanalyse ergab eine positive Wirkung sowohl von TZA als auch von SSRI mit einer NNT von 4–5, sodass ein Therapieversuch mit Antidepressiva vielversprechend sein kann. Niedrig dosierte TZA sind besser wirksam als SSRI, die als 2. Wahl bei fehlendem Erfolg mit TZA eingesetzt werden sollten.

- Die Dosierung für TZA lag in Studien mit 25–50 mg/d meist unterhalb der in der Behandlung der Depression üblichen Dosis. TZA bieten sich aufgrund ihrer hemmenden Wirkung auf die Kolonmotilität und ihrer obstipierenden Effekte insbesondere für Patienten an, bei denen abdominelle Schmerzen mit Diarrhöen verbunden sind.
- SSRI sind geringer wirksam in Bezug auf abdominelle Schmerzen, beeinflussen aber das allgemeine Wohlbefinden, ängstliche gastrointestinale Beschwerden und eine häufig begleitende ängstlich-depressive Symptomatik bei Patienten mit Colon irritabile positiv. Vorteile ergeben sich bei Patienten mit Colon irritabile und vorwiegender Obstipation.

1.4.11 Chronic-Fatigue-Syndrom

Das Chronic-Fatigue-Syndrom ist ein diagnostisch unscharfes Krankheitsbild mit chronischer (mindestens 6 Monate) übermäßiger körperlicher und geistiger Erschöpfbarkeit, begleitet von einer Vielzahl unspezifischer Symptome wie Hals-, Muskel-, Kopf- und Gelenkschmerzen, leichter Temperaturerhöhung, Frösteln, Schlafstörungen, Konzentrationsstörungen oder schmerzhaften Lymphknoten. Die Ursache ist unbekannt; objektivierbare Parameter für die Diagnose gibt es bislang nicht. Es besteht Ähnlichkeit zum Krankheitskonzept der Neurasthenie. Betroffene Patienten leiden oft an depressiven oder somatoformen Störungen sowie Angsterkrankungen.

- Über Behandlungserfolge mit niedrigen Dosen von TZA (bis 75 mg/d), SSRI und *Duloxetin* wird berichtet.

1.4.12 Essstörungen

- Bei **Anorexia nervosa** liegen keine überzeugenden Wirksamkeitsnachweise von Antidepressiva vor (▶ 9.2.1).
- Bei **Bulimie** ist eine Wirksamkeit von mehreren Antidepressiva gezeigt. *Fluoxetin* ist zugelassen (▶ 9.2.2).
- Bei der **Binge-Eating-Störung** gibt es mehrere Studien, die Hinweise für eine Wirksamkeit von Antidepressiva geben (▶ 9.2.3).

1.4.13 Schlafstörungen

Schlafstörungen allgemein ▶ Kap. 5; Antidepressiva bei Schlafstörungen ▶ 5.1; Hypersomnien ▶ 5.2.1

1.4.14 Klimakterische Beschwerden

Auch wenn menopausale Hitzewallungen üblicherweise gut auf eine Östrogen-Substitution ansprechen und die Wirksamkeit einer Hormonersatztherapie in dieser Indikation belegt ist, sind nichthormonelle Behandlungsoptionen im Hinblick auf das unter einer Östrogen-Substitution erhöhte Risiko von kardiovaskulären Ereignissen und Mammakarzinomen sowie bei Vorliegen von Kontraindikation für eine Hormontherapie (hormonsensitive Tumore) von großer Relevanz.

Hitzewallungen, Schweißausbrüche und depressive Symptome in der Menopause zeigten in kontrollierten Studien und Metaanalysen eine Besserung unter *Venlafaxin* (37,5–75 mg/d), dem aktiven Metaboliten *Desvenlafaxin* (100 mg/d; in USA zur Behandlung der Major Depression zugelassen), *Citalopram* (10–30 mg/d), *Escitalopram* (10–20 mg/d), *Paroxetin* (10–25 mg/d), *Pregabalin* (150–300 mg/d) und *Gabapentin* (900–2400 mg/d). *Paroxetin* hat in einer Dosierung von 7,5 mg (abends) als erstes Antidepressivum in USA kürzlich eine Zulassung speziell zur Behandlung von vasomotorischen Symptomen in der Menopause erhalten. Auch für *Clonidin* (0,1–0,15 mg/d) fand sich in einer RCT eine Wirksamkeit in der Reduktion von Hitzewallungen, die sich in Vergleichsstudien als *Venlafaxin* vergleichbar erwies. Bei z. T. uneinheitlicher Studienlage zeigen auch *Sertralin* und *Fluoxetin* Wirkung. Für die Wirksamkeit von *Duloxetin* und *Mirtazapin* gibt es Hinweise.

- Therapie der 1. Wahl (aber keine Zulassung) sind *Venlafaxin*, *Citalopram* und *Escitalopram* sowie nur mit Einschränkungen *Paroxetin* (s. unten und ▶ 1.13, Präparat).
- Bei ungenügendem Ansprechen oder Unverträglichkeiten bietet sich als Therapie der 2. Wahl die Gabe von *Pregabalin* oder *Gabapentin* (Neurontin) an.
- Bei fehlender Wirksamkeit, NW oder Kontraindikationen kann in einem nächsten Therapieversuch *Clonidin* versucht werden.

❯ **Aufgrund der Inhibition von CYP2D6 durch *Paroxetin* und *Fluoxetin* und der daraus folgenden verminderten Metabolisierung von *Tamoxifen* (Prodrug) zu seinem aktiven Metaboliten *Endoxifen* dürfen *Paroxetin* und *Fluoxetin* nicht zur Behandlung von Hitzewallungen bei Frauen unter *Tamoxifen*-Behandlung gegeben werden. Auch**

sollte keine Kombination von *Tamoxifen* mit anderen Inhibitoren von CYP2D6 wie z. B. *Bupropion, Duloxetin* oder *Propranolol* erfolgen. Risikoarm erscheint eine Kombination von *Tamoxifen* mit *Venlafaxin, Citalopram* oder *Escitalopram*.

1.4.15 Persönlichkeitsstörungen

Bei depressiven und auch anderen Störungen im Rahmen von Persönlichkeitsstörungen, so bei Borderline-Persönlichkeitsstörungen, gibt es immer mehr Ansätze, die für eine Wirksamkeit von Antidepressiva sprechen (► Kap. 11).

1.5   Nebenwirkungen und Risiken

Aus dem Ausmaß einer Blockade verschiedener postsynaptischer Rezeptoren sind typische NW abzuleiten (◻ Tab. 1.2). Die selektive Hemmung der 5-HT- oder NA-Wiederaufnahme führt zu einer Reihe charakteristischer, meist nur vorübergehender NW (◻ Tab. 1.3). ◻ Tab. 1.4 gibt einen Gesamtüberblick über die unerwünschten Wirkungen von Antidepressiva.

- NW treten bevorzugt zu Beginn (2–4 Wochen) einer Therapie auf. Es können einzelne oder alle der genannten Effekte auftreten.
- Im Verlauf einer Behandlung bilden sich die NW (besonders vegetative Symptome) zurück, ohne dass die Dosierung verändert werden muss. Einige der Effekte können jedoch persistieren (z. B. orthostatische Dysregulation, Mundtrockenheit, sexuelle Störungen). Eine Dosisanpassung oder ein Präparatewechsel können dann notwendig werden.

1.5.1 Kardiale Nebenwirkungen

- Vor allem unter **TZA** kann es zu einer **Verlangsamung der kardialen Erregungsleitung** (AV-Überleitung und His-Purkinje-System) kommen. Verantwortlich ist eine (Klasse-IA-Antiarrhythmika-ähnliche) chinidinartige Wirkung mit Blockade des Natriumkanals mit »membranstabilisierender«, erregungsleitungsverzögernder Wirkung. Im EKG resultieren Blockbilder. Vorbestehende Erregungsleitungsstörungen oder die gleichzeitige Gabe von Medikamenten, die solche induzieren können, sind daher kontraindiziert. Grundsätzlich gilt auch eine Verlängerung der QTc-Zeit als Risikofaktor; dies insbesondere in Kombination mit Pharmaka, die selbst wiederum zu einer QTc-Zeit-Verlängerung führen (QTc-Zeit-Verlängerung ausführlich ► 3.6.3).

☑ **Tab. 1.2** Nebenwirkungen bei Blockade verschiedener postsynaptischer Rezeptoren

Rezeptortyp	Nebenwirkungen bei Rezeptorantagonismus
Muskarinische Acetylcholinrezeptoren	Akkommodationsstörungen, Mundtrockenheit, Obstipation, Sinustachykardie, Miktionsstörungen, Gedächtnisstörungen, Verwirrtheit, Delir
H_1-Rezeptoren	Müdigkeit, Sedierung, Gewichtszunahme, Verwirrtheit
5-HT_2-Rezeptoren	Gewichtszunahme, Sedierung
DA-Rezeptoren	Prolaktinanstieg, Libidoverlust, EPS
α_1-adrenerge Rezeptoren	Orthostatische Hypotonie, Schwindel, Müdigkeit, reflektorische Tachykardie

H Histamin, *5-HT* Serotonin, *DA* Dopamin, *EPS* extrapyramidalmotorische Störungen.

☑ **Tab. 1.3** Nebenwirkungen bei Hemmung der Wiederaufnahme von Serotonin (5-HT) und Noradrenalin (NA) (z. B. durch SSRI oder SNRI)

Hemmung der Wiederaufnahme	Nebenwirkungen
5-HT	Zu Behandlungsbeginn (erste 2–4 Wochen): Appetitminderung, Übelkeit, Diarrhö, Kopfschmerzen, Schlafstörungen, Schwitzen, Agitiertheit, sexuelle Funktionsstörungen. Öfter bei langfristiger Therapie persistierend: sexuelle Funktionsstörungen
Effekt vermittelt durch indirekte Rezeptorstimulation an den Rezeptorsubtypen	
5-HT_{2A}	Ängstlichkeit, Agitiertheit, Schlafstörungen, sexuelle Funktionsstörungen
5-HT_{2C}	Appetitminderung, Reizbarkeit, sexuelle Funktionsstörungen
5-HT_3	Übelkeit, Erbrechen, Kopfschmerzen
NA	Tremor, Tachykardie, Unruhe, Kopfschmerzen, Miktionsstörungen, Schwitzen, Mundtrockenheit

5-HT Serotonin, *NA* Noradrenalin.

□ Tab. 1.4 Häufigkeit relevanter unerwünschter Wirkungen von Antidepressiva in der klinischen Praxis

Antidepressivum	Anticholinerge Nebenwirkungen	Übelkeit, Erbrechen, Diarrhö	Sedierung	Agitation, Schlafstörungen	Sexuelle Funktionsstörungen	Orthostatische Hypotonie	Gewichtszunahme	EKG-Veränderungen	Letalität bei Überdosierung
Agomelatin	0	0	+	0	+	0	0	0	0
Amitriptylin	+++	0	+++	0	+++	+++	+++	++	+++
Amitriptylinoxid	++	0	+++	0	+++	++	+++	++	+++
Bupropion	0	+	0	++	+	0	0	0	+
Citalopram	0	++	0	++	+++	0	(+)	+	+
Clomipramin	++	+	+	+	+++	++	++	++	++
Doxepin	+++	0	+++	0	+++	+++	+++	++	+++
Duloxetin	0	++	0	++	++	0	0	0	0
Escitalopram	0	++	0	++	+++	0	0	+	0
Fluoxetin	0	++	0	++	+++	0	0	(+)	0
Fluvoxamin	0	++	0	++	+	0	0	0	0
Hypericum	0	0	+	0	?	?	?	0	?
Imipramin	++	0	+	++	++	++	++	++	+++
Maprotilin	++	0	++	0	++	++	++	++	+++
Mianserin	+	0	++	0	+	++	+	(+)	+
Milnacipran	0	++	0	++	++	0	0	0	0
Mirtazapin	0	0	++	0	+	+	++	(+)	+
Moclobemid	0	0	0	+	+	0	0	(+)	0
Nortriptylin	+	0	0	+	++	+	+	++	+++
Paroxetin	0	++	0	++	+++	0	+	(+)	0
Reboxetin	0	+	0	++	+	+	0	0	0
Sertralin	0	++	0	++	+++	0	0	(+)	0
Tianeptin	0	++	0	++	+	0	0	0	0
Tranylcypromin	0	0	0	++	+	+++	0	0	+++
Trazodon	0	+	+++	0	+	++	0	+	+
Trimipramin	+++	0	+++	0	+++	+++	+++	++	+++
Venlafaxin	0	++	0	++	++	0	0	(+)	+
Vortioxetin	0	++	0	0	+	0	0	0	?

+++ häufig bis regelmäßig, ++ mäßig häufig, + selten, (+) sehr selten, 0 unerheblich oder nicht vorhanden, ? Häufigkeit nicht bekannt, eingeschränkte Datenlage.

— In Bezug auf ein bei depressiven Störungen erhöhtes **Risiko für kardiovaskuläre Erkrankungen** (▶ 1.4.1, Depressive Störung aufgrund eines anderen medizinischen Krankheitsfaktors) wird diskutiert, ob nicht auch Antidepressiva selbst (insbesondere TZA) einen Teil dieses Risikos über kardiale NW wie eine Verlängerung der QTc-Zeit, eine Blutdruckänderung,
eine orthostatische Dysregulation oder eine Beeinflussung der Herzfrequenzvariabilität bedingen. Einschränkungen bei der Interpretation der
Ergebnisse von Studien zum Zusammenhang zwischen Antidepressiva
und kardiovaskulären Ereignissen ergeben sich dadurch, dass eine Trennung des Einflusses der depressiven Grunderkrankung und einer darauf-
hin erfolgenden antidepressiven Behandlung auf das kardiovaskuläre
Risiko kaum möglich ist.

— Im Vergleich zu TZA zeigen **SSRI** ein grundsätzlich günstigeres NW-Profil bei Herz-Kreislauf-Erkrankungen (▶ 13.2). Dabei sind allerdings auch
unter **SSRI und anderen neueren Antidepressiva** eine **Störung der myo-
kardialen Erregungsrückbildung und eine Verlängerung der QTc-Zeit**
beschrieben (◘ Tab. 1.5). Insbesondere für *Citalopram* und *Escitalopram*
wird eine **dosisabhängige Verlängerung der QTc-Zeit** diskutiert (▶ 1.13,
jeweiliges Präparat).

❗ Cave
**Kombination von *Citalopram* und *Escitalopram* mit anderen die
QTc-Zeit verlängernden AM (formal kontraindiziert!) nur unter sorg-
fältigen EKG- und Elektrolytkontrollen.**

— Prinzipiell kann unter **allen Antidepressiva** eine Verlängerung der QTc-
Zeit auftreten, sodass regelmäßige EKG-Kontrollen empfohlen werden
(▶ 1.8, Tab. 1.6). Bei Patienten mit kardialen Erkrankungen, erhöhtem
Risiko für Herzrhythmusstörungen oder Einnahme von anderen Medikamenten mit Einfluss auf das QT-Intervall sollten entsprechend eng-
maschigere EKG-Kontrollen erwogen werden (▶ 1.8, Tab. 1.6). Zur Risikoeinschätzung einer Verlängerung der QTc-Zeit und von TdP unter
einzelnen Antidepressiva ◘ Tab. 1.5. Zu beachten ist, dass die Assoziation
zwischen einer QTc-Zeit-Verlängerung und dem Auftreten von TdP
komplex ist und oftmals weitere Risikofaktoren beinhaltet.

— Als **weitere Risikofaktoren für TdP und kardiotoxische NW im Allgemeinen** gelten: Alter > 65 J., weibliches Geschlecht, kardiovaskuläre
Vorerkrankungen (z. B. dekompensierte Herzinsuffizienz, kürzlich aufgetretener Myokardinfarkt), Bradykardien bzw. -arrhythmien, AV-Blockierungen 2. und 3. Grades, Elektrolytstörungen (Hypokaliämie, Hypomagnesiämie), hohe Wirkstoffkonzentrationen (z. B. aufgrund von
Überdosierungen, einer Hemmung des Metabolismus aufgrund von
Interaktionen, Nieren- oder Leberinsuffizienz oder schneller Injektion

▣ **Tab. 1.5** Effekte von Antidepressiva auf das QTc-Intervall[a]

Substanzklasse bzw. Substanz	Risiko einer QTc-Zeit-Verlängerung
Citalopram, Escitalopram, Maprotilin, TZA (alle, insbesondere *Amitriptylin*)	Vorhanden
Fluoxetin, Mianserin, Mirtazapin, Moclobemid, Trazodon, Venlafaxin	Gering oder nur bei Überdosierung oder Intoxikation
Agomelatin, Bupropion, Duloxetin, Fluvoxamin, Milnacipran, Paroxetin, Reboxetin, Sertralin, Tianeptin, Tranylcypromin, Vortioxetin	Sehr gering, nicht vorhanden in therapeutischen Konzentrationen

s. auch Wenzel-Seifert et al. (2011), *Center for Education & Research on Therapeutics* (CERT) der Universität von Arizona (*http://crediblemeds.org*).
[a] Das hier abgebildete Risiko einer QTc-Zeit-Verlängerung stimmt nicht zwingend mit dem kardiovaskulären Risikoprofil überein, in das zusätzlich u. a. mögliche anticholinerge, chinidinartige, orthostatische oder blutdrucksteigernde Wirkungen eingehen.

eines AM) sowie eine Kombination verschiedener kardiotoxischer Substanzen.

— SNRI, *Bupropion* und *Reboxetin* können aufgrund der noradrenergen Komponente einen stärkeren Einfluss auf das kardiovaskuläre System ausüben und mit einem **Anstieg der Herzfrequenz und des Blutdrucks** einhergehen. Auch über eine anticholinerge Komponente (z. B. bei TZA, ▣ Tab. 1.1 und ▣ Tab. 1.2) und/oder eine Hemmung von α_1-adrenergen Rezeptoren kann es unter Antidepressiva zu einer Sinustachykardie kommen. Unter höheren Dosen von *Reboxetin* kann es zu einem **orthostatischen Blutdruckabfall** kommen.

— Während einer **Therapie mit irreversiblen MAOH** (*Tranylcypromin*) muss eine **tyraminarme Diät** eingehalten werden, um **hypertensive Krisen** zu vermeiden. Dies gilt nicht für *Moclobemid* in den empfohlenen Dosierungen. Unter ansteigender Dosierung von *Tranylcypromin* tritt öfter eine **orthostatische Hypotonie** ein (besonders bei älteren Patienten).

— Bei **Tachykardien**: Dosisanpassung, ggf. β-Rezeptorenblocker (z. B. niedrige Dosen von *Bisoprolol*).

— Bei **orthostatischer Hypotonie**: Aufklärung und Beratung zu Verhaltensregeln (rasches Aufstehen vermeiden, bei längerem Stehen Wippen auf den Fußspitzen, Vermeidung von Hitze) sowie Bewegung und Wechselduschen. Bei unzureichendem Erfolg ggf. *Etilefrin* (z. B. Effortil).

Box 7

**Vorsichtsmaßnahmen zur Verminderung kardialer NW
unter Antidepressiva**

— TZA sollten nicht bei kardialer Vorschädigung verordnet werden.
— Auf einen gleichzeitigen Einsatz mehrerer das QTc-Intervall verlängernder
   Medikamente sollte möglichst verzichtet werden. Die empfohlenen Richt-
   dosen sollten nicht überschritten werden, auf AM-Interaktionen sollte
   geachtet werden (ggf. TDM). Neben regelmäßigen EKG-Kontrollen werden
   Elektrolytkontrollen (Kalium, Magnesium; insbesondere bei Diarrhöen, Erbrechen, Einnahme von Diuretika, Mangelernährung) und ein Ausgleich
   von Kalium- und Magnesiumdefiziten empfohlen (Routineuntersuchungen
   ▶ 1.8, Tab. 1.6). Bei Einsatz eines Diuretikums sollten kaliumsparende Substanzen vorgezogen werden.
— Tritt eine QTc-Zeit-Verlängerung auf (▶ 3.6.3), sollte eine medikamentöse
   Umstellung erfolgen.
— Sollten unter einer Behandlung mit das QTc-Intervall verlängernden Substanzen Palpitationen, Kurzatmigkeit, Schwindel oder Synkopen auftreten,
   sollte umgehend ein EKG abgeleitet werden.
— Kontrollen der Kreislaufparameter sollten insbesondere bei Patienten mit
   KHK, Herzinsuffizienz oder arterieller Hypertonie regelmäßig erfolgen.

— Aufgrund von ersten Hinweisen auf eine mögliche, nicht auf Faktoren
wie verändertes Essverhalten zurückzuführende Erhöhung des LDL-Cho-
lesterins um ca. 10% durch Antidepressiva (berichtet z. B. für *Paroxetin*,
Sertralin sowie *Venlafaxin*) sollte im Behandlungsverlauf insbesondere
bei Herz-Kreislauf-Erkrankungen eine Kontrolle der Blutfette erfolgen.

1.5.2 **Vegetative Nebenwirkungen**

Bei stark ausgeprägten **anticholinergen Effekten** (z. B. Miktionsstörungen,
Blasenatonie, Harnverhalt, Atonie des Magen-Darm-Trakts) Gabe lang wirksamer peripherer Cholinesterasehemmer: *Distigmin* (*Ubretid*; 2,5–5 mg p.o.)
oder Pyridostigmin (z. B. Kalymin; alle 4 h 60 mg p.o. oder alle 4–6 h 1–2 mg
i.m.) unter internistischer Kontrolle, ggf. Katheterisierung. Zur Therapie des
zentralen anticholinergen Syndroms ▶ 12.8.2.

❗ **Cave**
Ileus ist unter TZA möglich.

— **Verstärktes Schwitzen** kann in einigen Fällen eine Dosisanpassung oder
ein Umsetzen des Antidepressivums erforderlich machen. Die genauen

Mechanismen, über die Antidepressiva zu einer verstärkten Transpirationsneigung führen, sind nicht bekannt; angenommen werden ein Einfluss sowohl von NA als auch von 5-HT auf die sympathische Aktivität und die zentrale Thermoregulation. Sollte eine Dosisanpassung oder ein Wechsel des Antidepressivums nicht infrage kommen, weisen Einzelfallberichte auf eine mögliche Wirksamkeit einer zusätzlichen Gabe von *Benzatropin* (in D nicht erhältlich), *Cyproheptadin* (Peritol), *Clonidin* und *Mirtazapin* hin. Zu *Terazosin* (z. B. Teranar) liegen eine positive offene Studie und eine positive RCT bei Schwitzen unter Antidepressiva vor.

1.5.3 Sedierung

— Eine klinisch relevante Sedierung kann bei Antidepressiva, die 5-HT_2- und H_1-Rezeptoren antagonisieren, auftreten. Die Sedierung wird klinisch genutzt, z. B. bei Agitation oder Schlafstörungen, sie kann aber auch störend oder gefährlich sein (bei Arbeit an Maschinen oder beim Führen von Kraftfahrzeugen). Eine Beeinträchtigung der Reaktionsfähigkeit kommt bei Antidepressiva mit sedierender Komponente meist zu Behandlungsbeginn vor und bildet sich im Verlauf von 2–4 Wochen oft zurück. Patienten müssen über die Möglichkeit einer verminderten Reaktionsfähigkeit aufgeklärt werden. Antidepressiva mit fehlender oder geringer Sedierung: ◘ Tab. 1.4, Spalte »Sedierung«.

1.5.4 Hämatopoetisches System

■ **Blutbildveränderungen**
— **Leukopenien/Agranulozytose** kommen sehr selten unter TZA, aber auch unter *Mianserin* vor. Das Antidepressivum muss dann abgesetzt werden. Regelmäßige Blutbildkontrollen bei diesen Präparaten sind indiziert (▶ 1.8).

❯ **Es ist möglich, Blutbildveränderungen entsprechend den Empfehlungen der Tab. 1.6 in ▶ 1.8 frühzeitig, aber niemals sicher zu erkennen. Die Empfehlungen können daher nur ein Kompromiss aus Risikoverhütung und Praxisnähe sein. Bei risikoreichen Substanzen müssen Patienten angewiesen werden, bei Auftreten von Symptomen wie Fieber, Halsschmerzen oder Infektionen der Mundschleimhaut keinen eigenen Behandlungsversuch durchzuführen, sondern den Arzt aufzusuchen.**

- **Alteration der Thrombozytenfunktion**
▬ Aufgrund einer Thrombozytenfunktionsstörung mit verminderter Aggregationsfähigkeit bei herabgesetztem Serotoningehalt (nach 7–14 Tagen bereits um > 80% reduziert) kann es unter Antidepressiva mit Hemmung der Serotoninwiederaufnahme (SSRI, SNRI oder SRI) selten zum Auftreten einer **verlängerten Blutungszeit und/oder Anzeichen einer Blutung** (z. B. Ekchymose, gynäkologische Blutungen, gastrointestinale Blutungen und andere Haut- oder Schleimhautblutungen) kommen.

■ ■ **Gastrointestinale Blutungen**
▬ In Bezug auf gastrointestinale (GI) Blutungen zeigt sich unter Antidepressiva mit Hemmung der Serotoninwiederaufnahme ein erhöhtes Risiko vergleichbar demjenigen unter einer Behandlung mit Thrombozytenaggregationshemmern. Das erhöhte Risiko ergibt sich bereits früh im Behandlungsverlauf (innerhalb von 7–28 Tagen nach Behandlungsbeginn; Wang et al. 2014).
▬ Bei einer gleichzeitigen Verordnung von Antidepressiva mit Hemmung der Serotoninwiederaufnahme und gastrotoxischen und/oder die Thrombozytenfunktion beeinflussenden Substanzen steigt das Risiko für gastrointestinale Blutungen überadditiv an.

■ ■ **Blutungen außerhalb des Gastrointestinaltrakts**
▬ In Bezug auf ein möglicherweise erhöhtes Risiko für Blutungen außerhalb des Gastrointestinaltrakts wie z. B. **intrakranielle Blutungen** ist die Studienlage nicht eindeutig. Während manche Studien keinen Zusammenhang zwischen Antidepressiva und intrakraniellen Blutungen/ hämorrhagischen Infarkten aufzeigen konnten, fanden andere ein erhöhtes Risiko, wobei vor dem Hintergrund der Inzidenz intrakranieller Blutungen die absolute Risikoerhöhung durch SSRI in dieser Studie als gering eingeschätzt wurde (Hackam u. Mrkobrada 2012).
▬ Einschränkungen bei der Betrachtung von Studienergebnissen zu einem möglichen Zusammenhang zwischen Antidepressiva und intrakraniellen Blutungen ergeben sich daraus, dass oftmals nicht alle konfundierenden Faktoren wie z. B. gemeinsame Risikofaktoren für depressive Störungen und intrakranielle Hämorrhagien wie Mikroangiopathie, Diabetes mellitus, Tabak- und Alkoholkonsum kontrolliert wurden. Auch stellt die zugrunde liegende depressive Störung als Grund für die Verschreibung von Antidepressiva selbst einen Risikofaktor für zerebrovaskuläre Ereignisse dar.
▬ In einer aktuellen Studie zeigte eine **Kombinationsbehandlung** mit Antidepressiva und NSAID im Vergleich zu einer alleinigen Antidepressivagabe ein erhöhtes Risiko für eine intrakranielle Blutung. Da das Risiko einer alleinigen Gabe von NSAID nicht erfasst wurde, kann zu dem auf

Antidepressiva beruhenden Risiko anhand dieser Studie allerdings keine Aussage getroffen werden.

— In RCT zum Einsatz von SSRI bei Patienten nach Schlaganfall zeigte sich bislang kein erhöhtes Risiko für zerebrovaskuläre unerwünschte Ereignisse. Eine Studie ergab bei Patienten nach Schlaganfall, die mit SSRI behandelt wurden, zwar ein signifikant erhöhtes Risiko für Blutungen im Allgemeinen, jedoch nicht für intrakranielle Blutungen (Mortensen et al. 2013).

■ ■ Risikofaktoren für Blutungskomplikationen

— Als **Risikofaktoren** für obere GI-Blutungen gelten eine GI-Blutung in der Anamnese, die Einnahme von NSAID, Kortikosteroiden, Thrombozytenaggregationshemmern, Alkohol- oder Tabakkonsum und höheres Lebensalter. Risikofaktoren für zerebrale Hämorrhagien stellen z. B. eine Mikroangiopathie, arterielle Hypertonie, Alkohol- und Tabakkonsum dar. Risikofaktoren für Blutungen im Allgemeinen bilden Lebererkrankungen, anstehende operative Eingriffe oder die Einnahme von Thrombozytenaggregationshemmern oder Antikoagulanzien.

■ ■ Maßnahmen zur Risikoreduktion für Blutungskomplikationen unter Antidepressiva

— Liegt ein erhöhtes Risiko für Blutungskomplikationen vor und/oder erfolgt eine Thrombozytenaggregationshemmung oder eine Antikoagulation durch andere Präparate, sollte geprüft werden, ob nicht die **Gabe eines Antidepressivums mit geringer(er) oder fehlender relevanter Affinität zum Serotonintransporter** (z. B. überwiegende oder selektive NA-Wiederaufnahmehemmer, TZA mit überwiegender NA-Wiederaufnahmehemmung, *Mirtazapin, Bupropion, Agomelatin*) vorzuziehen ist.

— Stellt eine Behandlung mit einem Antidepressivum mit geringer(er) oder fehlender Affinität zum Serotonintransporter unter Abwägung der Vor- und Nachteile im Einzelfall z. B. aufgrund von fehlender Wirksamkeit oder von NW keine Alternative dar, sollte bei einer gleichzeitigen Einnahme von Antidepressiva mit Hemmung der Serotoninwiederaufnahme und Bestehen von Risikofaktoren für eine GI-Blutung (s. oben) zusätzlich ein **Antazidum/Protonenpumpenhemmer (z. B. *Pantoprazol*)** gegeben werden. Hierdurch scheint eine deutliche Risikoreduktion für obere GI-Blutungen erreicht werden zu können.

— Die Indikation für eine antidepressive Behandlung sollte gut geprüft werden, das beschriebene, erhöhte Risiko für eine GI-Blutung oder möglicherweise auch eine intrakranielle Blutung unter Antidepressiva mit Hemmung der 5-HT-Wiederaufnahme sollte bei behandlungsbedürftigen Depressionen einer antidepressiven Behandlung auch mit einem (S) SRI jedoch nicht entgegenstehen.

> Eine Alteration der Thrombozytenfunktion bei Gabe von Antidepressiva mit (selektiver) Hemmung der Serotoninwiederaufnahme sollte insbesondere bei Patienten beachtet werden, die gleichzeitig mit oralen Antikoagulanzien, die Thrombozytenfunktion beeinflussenden AM oder anderen AM, die das Risiko einer Blutung vergrößern können, behandelt werden oder Blutungsanomalien (z. B. Häufung von Hämatomen, rezidivierendes Nasenbluten, häufiges Zahnfleischbluten, schwere Blutungen nach Zahnextraktionen) in der Vorgeschichte aufweisen. Bei Risikofaktoren für eine obere GI-Blutung sollte ein Antazidum verordnet werden.

1.5.5   Hepatotoxizität

Prinzipiell können alle Antidepressiva eine Leberschädigung hervorrufen, insbesondere bei älteren Patienten und bei Polypharmazie. Eine arzneimittelbedingte Hepatotoxizität tritt meist unvorhersehbar, nicht dosisabhängig und einige Tagen bis zu 6 Monate nach Therapiebeginn auf. Etwa 0,5–1 % der mit SSRI oder SNRI behandelten Patienten und bis zu 3 % der mit TZA, tetrazyklischen Antidepressiva oder MAOH behandelten Patienten entwickeln eine milde, asymptomatische Transaminasenerhöhung.

- *Imipramin, Amitriptylin, Tianeptin, Trazodon, Bupropion, Duloxetin* und *Agomelatin* sind einer aktuellen Übersicht nach häufiger mit arzneimittelbedingten Leberschäden assoziiert (Voican et al. 2014). Ein geringes Risiko haben *Citalopram, Escitalopram, Paroxetin* und *Fluvoxamin.* Ergebnissen einer Auswertung von Daten des Instituts für Arzneimittelsicherheit in der Psychiatrie nach zeigt sich eine mit Antidepressiva assoziierte Leberschädigung am häufigsten unter *Mianserin* (0,36 %), *Agomelatin* (0,33 %) und *Clomipramin* (0,23 %) und am seltensten unter SSRI (0,03 %), insbesondere *Escitalopram, Citalopram* und *Fluoxetin.*
- Auch wenn eine Leberschädigung meist dosisunabhängig auftritt, ist für einige AM, so auch für *Agomelatin*, eine erhöhte Frequenz von Transaminasenerhöhungen unter höheren Dosierungen im Vergleich zu niedrigeren Dosierungen beschrieben (2,5 % unter 50 mg/d vs. 1,4 % unter 25 mg/d *Agomelatin*).
- Eine Kontrolle der Transaminasen sollte unter einer Behandlung mit Antidepressiva vor Beginn der Behandlung und im Verlauf regelmäßig erfolgen (Routineuntersuchungen ▶ 1.8, Tab. 1.6). Für *Agomelatin* sollte eine Kontrolle der Transaminasen zu Beginn der Behandlung, nach 3, 6, 12 und 24 Wochen sowie wenn klinisch angezeigt erfolgen. Nach Dosissteigerung sollten Kontrollen in derselben Häufigkeit wie zu Beginn der Behandlung erfolgen (Routineuntersuchungen ▶ 1.8, Tab. 1.6 und ▶ 1.13,

Präparate). Eine eingeschränkte Leberfunktion oder erhöhte Transaminasenwerte auf mehr als das 3-Fache des oberen Normbereichs gelten als Kontraindikation.

— Ein arzneimittelbedingter Leberschaden stellt eine Ausschlussdiagnose dar; andere mögliche Ursachen sollten evaluiert und ausgeschlossen werden (z. B. Alkoholkonsum, virale Hepatitis etc.). Eine Normalisierung oder 50%ige Reduktion erhöhter Leberwerte nach Absetzen eines als ursächlich vermuteten AM ist hinweisend auf einen arzneimittelbedingten Leberschaden.

1.5.6 Unerwünschte neurologische und zentralnervöse Wirkungen

— **Generalisierte zerebrale Krampfanfälle** oder **Myoklonien** treten unter TZA (insbesondere *Clomipramin* und *Imipramin*) und *Maprotilin* gehäuft auf. Begünstigend sind zerebrale Vorschädigungen, hohe Dosen, rasches Aufdosieren oder schlagartiges Absetzen hoher Dosen. SSRI und die neuen Antidepressiva haben in therapeutischen Dosen eher einen antikonvulsiven Effekt; unter *Bupropion* allerdings ist (insbesondere bei Gabe der unretardierten Form) die Inzidenz für Krampfanfälle dosisabhängig erhöht.

— Intoxikationen mit TZA, *Bupropion*, *Citalopram* und *Venlafaxin* gehen gehäuft mit meist generalisierten tonisch-klonischen Anfällen einher. Auch das Vorliegen einer Depression selbst ist mit einer erhöhten Anfallswahrscheinlichkeit assoziiert, diese kann durch eine erfolgreiche antidepressive Behandlung reduziert werden. Zur Behandlung der Depression bei Epilepsie ▶ 1.4.1, Depressive Störung aufgrund eines anderen medizinischen Krankheitsfaktors.

— Zum Risiko epileptischer Anfälle unter Kombinationen verschiedener Psychopharmaka liegen wenige Daten vor. Bei Kombination von Substanzen mit Erniedrigung der Krampfschwelle ist mit einer erhöhten Inzidenz epileptischer Anfälle im Vergleich zu einer Monotherapie zu rechnen.

— Für die Beurteilung des Anfallsrisikos unter einer Behandlung erscheint das EEG im Einzelfall weniger geeignet als die Anfallsanamnese eines Patienten. Zu berücksichtigen sind neben der Anfallsanamnese und der eingesetzten Substanz weitere anfallsfördernde Faktoren wie zerebrale Vorschädigungen, Schlafmangel, hohe Dosen und rasches Aufdosieren.

— Bei Patienten mit erhöhtem Risiko für das Auftreten epileptischer Anfälle sollte ein Antidepressivum mit geringem epileptogenen Potenzial gewählt werden, die Dosissteigerung sollte langsam erfolgen und die Zieldosis möglichst niedrig gewählt werden. TZA und *Bupropion* (insbesondere nichtretardierte Form) sind möglichst zu vermeiden.

- **Tremor**, sehr selten **rigorartige Tonuserhöhungen der Muskulatur** oder **dystone Bewegungsstörungen** unter Antidepressiva kommen vor. Subjektiv störender Tremor besonders zu Behandlungsbeginn, der sich aber in vielen Fällen im Verlauf spontan zurückbildet. Bei Persistenz kann ein Präparatewechsel notwendig werden.
- **PLMD** (*periodic limb movement disorder*, ▶ 5.4) wird in Einzelfällen unter SSRI und *Venlafaxin* beschrieben.
- Auch eine Verschlechterung oder das Neuauftreten eines **RLS** (Restless-legs-Syndrom, ▶ 5.4) unter Antidepressiva, insbesondere *Mirtazapin*, wird berichtet. Die Induktion oder Verschlechterung eines RLS zeigt sich frühzeitig im Behandlungsverlauf. Bei leichten Beschwerden kann eine mögliche spontane Besserung im Verlauf abgewartet werden, bei stark ausgeprägten Beschwerden kann ein Präparatewechsel notwendig werden. *Bupropion* zeigte in Einzelfallberichten positive Effekte auf vorbestehende RLS-Beschwerden auch unabhängig vom Vorliegen depressiver Symptome; günstig in Bezug auf RLS/PLMD erscheint daneben *Trazodon*.
- Ob neben dem Vorliegen einer Depression selbst auch eine Behandlung mit Antidepressiva über NW z. B. in Form einer Gewichtszunahme, einer Blutdruckerhöhung, einer Störung der Thrombozytenaggregation oder Vasokonstriktion zu einem zu beobachtenden, erhöhten Risiko für **Schlaganfälle** bei Depressionen beiträgt, wird gegenwärtig diskutiert. Zur Assoziation zwischen depressiven Störungen, antidepressiver Behandlung und erhöhtem Risiko für Schlaganfälle ▶ 1.4.1, Depressive Störung aufgrund eines anderen medizinischen Krankheitsfaktors.

1.5.7   Allergische Reaktionen

- **Allergische Exantheme** sind besonders unter TZA, aber auch bei allen anderen Antidepressiva möglich. Ein Präparatewechsel ist dann indiziert.

1.5.8   Gewichtszunahme und Diabetes mellitus

- Eine **Gewichtszunahme** kann besonders bei längerfristiger Therapie je nach pharmakologischem Wirkprofil eines Antidepressivums auftreten und die Adhärenz des Patienten gefährden. Bei Antidepressiva, die $5-HT_2$- und H_1-Rezeptoren antagonisieren, tritt eine Gewichtszunahme häufiger auf. Da einer Gewichtszunahme oft eine Veränderung des Essverhaltens vorausgeht, können verhaltenstherapeutische Maßnahmen (z. B. Vermeiden hochkalorischer Zwischenmahlzeiten) hilfreich sein, ggf. sollte ein Wechsel zu einem Antidepressivum mit anderem Wirkprofil (◘ Tab. 1.4, Spalte »Gewichtszunahme«) erfolgen. Zur Gewichtszunahme unter Antipsychotika und Therapie ► 3.6.2 und ► 9.2.5, Tab. 9.1.

— Ob die Einnahme von Antidepressiva unabhängig von einer eventuellen Gewichtszunahme mit einem erhöhten Risiko für das Auftreten eines **Diabetes mellitus Typ 2** einhergeht, wird kontrovers diskutiert. Es zeigte sich eine Assoziation zwischen einer Einnahme von Antidepressiva und dem Auftreten von Diabetes mellitus Typ 2. Möglicherweise ist eine solche Assoziation jedoch durch die Grunderkrankung Depression und das damit einhergehende Diabetesrisiko (► 1.4.1, Depression bei Diabetes mellitus), durch NW in Form einer Gewichtszunahme, durch Verhaltensfaktoren (wie einer bei Depressionen häufig reduzierten körperlichen Aktivität) oder durch eine erhöhte Diagnosewahrscheinlichkeit z. B. aufgrund einer erhöhten Inanspruchnahme medizinischer Dienste bedingt. Bei Patienten mit einem erhöhten Risiko für eine gestörte Glukosetoleranz sollte vor Beginn der Behandlung sowie im Verlauf eine Kontrolle des Blutzuckerspiegels, der Glukosetoleranz und des HbA_{1c} erfolgen (► 1.8, Tab. 1.6).

Zur Behandlung der Depression bei Diabetes mellitus ► 1.4.1, Depression bei Diabetes mellitus

1.5.9 Endokrine Begleitwirkungen und sexuelle Funktionsstörungen

— Unter der Therapie mit Antidepressiva kann es selten zu einer **Prolaktinerhöhung** kommen, unter den TZA häufiger unter *Amitriptylin* und *Clomipramin*. *Citalopram*, *Fluvoxamin*, *Paroxetin* sowie *Tranylcypromin* führen zu einer nur geringfügigen Erhöhung. Für *Fluoxetin* und *Venlafaxin* liegen Einzelfallberichte über klinisch signifikante Prolaktinerhöhungen vor. Für *Bupropion*, *Duloxetin*, *Milnacipran*, *Mirtazapin* und *Sertralin* fanden sich bislang keine Hinweise auf Prolaktinerhöhungen.

— Es gibt Hinweise auf eine unter der Einnahme von Antidepressiva möglicherweise **verminderte männliche Fertilität** (Einzelfallberichte für SSRI, *Venlafaxin*, eine Studie zu *Paroxetin*) auf dem Boden von Veränderungen des Spermiogramms und einem erhöhten Anteil an Spermatozoen mit vermehrter DNA-Fragmentation.

Sexuelle Funktionsstörungen unter Antidepressiva ► 8.2.6

1.5.10 **Osteoporose und Frakturen, Gelenkbeschwerden**

— Es gibt Hinweise, dass das Risiko einer verminderten Knochendichte und das Risiko von Frakturen (u. a. auch in Zusammenhang mit Stürzen) unter Antidepressiva (insbesondere unter SSRI) bei älteren Menschen erhöht sind. Die Serotonintransporter, über die auch Osteoblasten, Osteozyten und Osteoklasten verfügen, haben wahrscheinlich eine Funktion im Knochenstoffwechsel.

— Ob dabei Antidepressiva ursächlich zu einer verminderten Knochendichte und Frakturneigung führen oder ob nicht vielmehr die zugrunde liegende Erkrankung einer depressiven Störung über eine erhöhte Kortisolausschüttung oder andere pathophysiologische Mechanismen einen Risikofaktor darstellt, ist noch unklar. So gibt es mehrere Kohortenstudien, die ein erhöhtes Risiko für Osteoporose bei der Gesamtpopulation der depressiven Patienten aufzeigen.

— Ein Zusammenhang zwischen der Einnahme von SSRI und einer verminderten Knochendichte konnte in einer weiteren Metaanalyse nicht dargestellt werden. Unabhängig von einer verminderten Knochendichte ergab sich jedoch eine Assoziation zwischen der Einnahme von SSRI und Frakturen, die möglicherweise über ein erhöhtes Sturzrisiko vermittelt war.

— Im Hinblick auf die mögliche Rolle von *Vitamin D* bei depressiven Störungen und die bei depressiven Patienten in epidemiologischen Studien erniedrigte Serumkonzentration von *Vitamin D* (▶ 1.4.2) sollte insbesondere bei Vorliegen von Risikofaktoren für einen *Vitamin-D*-Mangel (ungenügende Zufuhr über die Nahrung, höheres Lebensalter, mangelnde Sonneneinstrahlung/Gebrauch von Sonnenschutzmitteln, dunkle Hautfarbe, Adipositas) eine Bestimmung des *Vitamin-D*-Spiegels und eine Substitution von *Vitamin D* erfolgen (800–1000 IE/d, bei *Vitamin-D*-Mangel 1000–2000 IE/d).

— Unter *Mirtazapin* und *Mianserin* werden Gelenkschmerzen und -schwellungen beschrieben.

1.5.11 **Absetzsyndrome**

— Absetzsyndrome sind nach schlagartigem Absetzen von Antidepressiva nach langfristiger Therapie mit *Duloxetin*, *Mirtazapin*, SSRI (mit kurzer HWZ, besonders *Paroxetin*), TZA und *Venlafaxin* möglich. Symptome: Schwindel, Gangunsicherheit, Übelkeit, Erbrechen, grippeähnliche Symptome (Abgeschlagenheit, Gliederschmerzen), sensible Störungen (Parästhesien, elektrisierendes Gefühl), Schlafstörungen. Auch Irritabilität, ge-

drückte Stimmung, psychomotorische Unruhe, Konzentrations- und Gedächtnisstörungen bis hin zur Verwirrtheit können auftreten. Die Symptomatik ist meist leicht ausgeprägt und bildet sich spontan nach wenigen
Tagen zurück. Ein Wiederansetzen des Antidepressivums bringt meist
eine umgehende Rückbildung der Symptome. Antidepressiva sollten daher **ausschleichend abgesetzt** werden (▶ 1.9.1 und ▶ 1.10, Tab. 1.7).

1.5.12 Syndrom der inadäquaten ADH-Sekretion

- In seltenen Fällen kann unter Antidepressiva (SSRI, SNRI, seltener TZA
  und *Mirtazapin*) meist in den ersten 3–4 Wochen nach Therapiebeginn
  ein Syndrom der inadäquaten ADH-Sekretion (SIADH) ausgelöst werden. Durch vermehrte ADH-Sekretion wird Flüssigkeit vermindert ausgeschieden, was sich klinisch als konzentrierte Harnausscheidung, labor-
  chemisch in Form einer **Hyponatriämie** und verminderter Serumos-
  molarität äußert. Klinische **Symptome** sind körperliche Schwäche, Übelkeit, Erbrechen, Lethargie, Gewichtszunahme, Kopfschmerz bis hin zu
  Verwirrtheit, Krampfanfälle und Koma. Im Verdachtsfall Absetzen des
  Antidepressivums, nach klinischer Besserung des SIADH Prüfung des
  Kausalzusammenhangs und evtl. Präparatewechsel. Immer engmaschige
  Kontrolle der Elektrolyte anschließen.
- Als **Risikofaktoren** für die Entwicklung eines SIADH gelten höheres
  Alter, weibliches Geschlecht, niedriger BMI, substanzbezogene Störungen
  und eine Komedikation mit Medikamenten, die ebenfalls eine Hyponatri-
  ämie induzieren können wie (Thiazid-)Diuretika und ACE-Hemmer.
- Zur Hyponatriämie unter *Carbamazepin* ▶ 2.13, Präparat.

> **Bei Patienten mit einem erhöhten Risiko für die Entwicklung
> eines SIADH – z. B. höheres Lebensalter, Substanzabhängigkeit,
> Komedikation mit (Thiazid-)Diuretika, ACE-Hemmern – sollte unter
> einer Therapie mit SSRI oder SNRI insbesondere innerhalb der
> ersten 4 Behandlungswochen auf Symptome eines SIADH geachtet
> werden. Im Verlauf der ersten 4 Wochen sollte mindestens einmal,
> bei Risikopatienten ggf. auch häufiger, eine Kontrolle der Elektro-
> lyte erfolgen (▶ 1.8, Tab. 1.6).**

1.5.13 Induktion einer (hypo)manischen Episode und eines häufigen Phasenwechsels

▶ 2.4.2, Bipolare Störungen

1.5.14 Suizidalität und aggressives Verhalten

- Die Frage, ob Antidepressiva das Suizidrisiko, insbesondere bei Kindern und Jugendlichen, erhöhen können, wird weiterhin kontrovers diskutiert. In einer Metaanalyse der amerikanischen Zulassungsbehörde FDA zum Suizidrisiko unter Antidepressiva, die 372 RCT berücksichtigte, ergab sich eine **Altersabhängigkeit des Zusammenhangs zwischen einer antidepressiven Behandlung und Suizidideationen und suizidalem Verhalten.** So zeigte sich für **Kinder und Jugendliche** sowie auch für **junge Erwachsene von 18–24 Jahren** ein im Vergleich zu Plazebo **erhöhtes Suizidrisiko.** Dies führte zu einer Erweiterung des bereits 2003 für Kinder und Jugendliche ausgesprochenen Warnhinweises zu einem möglichen Zusammenhang zwischen Antidepressiva und Suizidalität auf junge Erwachsene im Alter von 18–24 Jahren. Für die Gruppe der > 65-Jährigen fand sich hingegen ein vermindertes Suizidrisiko unter Antidepressiva.

- Insgesamt geht die Behandlung depressiver Episoden mit Antidepressiva **bei Erwachsenen** mit einem **protektiven Effekt** bezüglich Suizidideationen und/oder suizidalem Verhalten einher. Unbehandelte depressive Patienten tragen ein höheres Risiko für Suizidalität als jene unter einer antidepressiven Medikation. Allerdings kann unter Antidepressiva während der ersten Behandlungswochen besonders bei gehemmt-depressiven Patienten der Antrieb gesteigert sein, ohne dass die Stimmung bereits aufgehellt ist. Dies sowie eine zu Beginn der Behandlung möglicherweise zunächst eintretende Symptomverschlechterung mit Zunahme von Angst, innerer Unruhe und Schlafstörungen birgt ein Risiko erhöhter Suizidalität in sich. So fand sich in einer retrospektiven Fall-Kontroll-Studie in Bezug auf das **Risiko eines Suizidversuchs während verschiedener Phasen einer Behandlung** mit Antidepressiva im Verlauf der ersten 55 Tage der Behandlung ein signifikant erhöhtes Risiko eines Suizidversuchs. Ebenso ergab sich ein signifikant erhöhtes Risiko eines Suizidversuchs im Zusammenhang mit **Dosisänderungen**, im Verlauf der ersten 2 Wochen nach Absetzen eines Antidepressivums sowie im Anschluss an eine frühzeitig beendete antidepressive Behandlung. In einer weiteren aktuellen Kohortenstudie ergab sich für Kinder und Jugendliche < 24 J. ein 2-fach **erhöhtes Risiko** selbstverletzenden Verhaltens **zu Beginn** einer antidepressiven Behandlung **mit höheren Startdosen** eines SSRI im Vergleich zu niedrigeren Startdosen (Miller et al. 2014).

- Patienten, Angehörige und behandelnde Ärzte sollten wissen, dass insbesondere zu Beginn einer antidepressiven Behandlung möglicherweise ein zunehmendes oder auch neu auftretendes Risiko suizidalen Verhaltens bestehen kann. Das Risiko besteht besonders für Kinder und Jugendliche und für die Altersgruppe der 18- bis 24-Jährigen.

— Die Diskussion zur Frage des Suizidrisikos unter Antidepressiva sollte dazu Anlass geben, depressive Patienten besonders zu Beginn der Therapie einem engmaschigen Monitoring zu unterziehen, sie sollte nicht aber dazu führen, Antidepressiva bei entsprechender Indikation nicht zu verordnen.

Zur Suizidalität als psychiatrischer Notfall ► 12.6

> **Insbesondere zu Beginn einer Behandlung mit Antidepressiva (bei höheren Startdosen), aber auch in deren Verlauf (nach einer frühzeitig beendeten Therapie, bei Dosisänderungen sowie bei Absetzen) sollten Patienten insbesondere bei Vorliegen eines hohen Risikos für suizidales Verhalten (suizidales Verhalten in der Vorgeschichte oder Suizidideationen zu Beginn der Behandlung) engmaschig überwacht werden. Dies gilt im Besonderen für Kinder und Jugendliche und für die Altersgruppe der 18- bis 24-Jährigen.**

— Ebenfalls diskutiert wird ein möglicher Zusammenhang zwischen Antidepressiva und **aggressivem, gewalttätigem Verhalten**, möglicherweise vermittelt über eine ausgeprägte, quälende Unruhe (Akathisie), eine emotionale Abstumpfung oder manische/psychotische Exazerbationen. Für die Anwendung bei Kindern und Jugendlichen < 18 J. enthalten die Fachinformationen einen Warnhinweis in Bezug auf Feindseligkeit (vorwiegend Aggressivität, oppositionelles Verhalten und Wut) unter Antidepressiva, aggressive Verhaltensweisen werden ferner als gelegentliche NW genannt. Eine kürzlich publizierte Metaanalyse fand für Kinder und Jugendliche ein erhöhtes Risiko für aggressive Verhaltensweisen unter Antidepressiva (Sharma et al. 2016). Insgesamt bleibt die Frage nach einem möglichen Zusammenhang offen.

— **Intoxikationen in suizidaler Absicht** sind mit SSRI oder *Mirtazapin* seltener mit vital bedrohlichen Komplikationen belastet als mit TZA oder MAOH (nicht *Moclobemid*). Für *Bupropion* und *Venlafaxin* ist die Letalität bei Überdosierungen höher als unter SSRI (◨ Tab. 1.4, Spalte »Letalität bei Überdosierungen«); allerdings ist unklar, inwieweit dies durch Substanzeigenschaften oder durch eine bestimmte Patientenauswahl (Einsatz vorzugsweise bei Vorliegen von schweren depressiven Episoden und Suizidalität) bedingt ist. Intoxikationen mit Antidepressiva, insbesondere mit TZA, können zu lebensbedrohlichen **Arrhythmien** führen. Diagnostisch hilfreich ist eine Plasmakonzentrationsbestimmung des Antidepressivums. Bei Anzeichen einer Intoxikation ist eine stationäre, evtl. intensivmedizinische Überwachung indiziert (Umgang mit suizidalen Patienten ► 12.6).

1.5.15 Zentrales Serotoninsyndrom

▶ 12.8.2

1.5.16 Sonstige Nebenwirkungen

▬ In einer Fall-Kontroll-Studie ergab sich für ältere Patienten > 65 J. ein
unter einer Behandlung mit SSRI (*Fluvoxamin*, *Paroxetin*) und *Venlafaxin*
erhöhtes Risiko für Entwicklung einer **Katarakt**. Ob tatsächlich ein kausaler Zusammenhang besteht, ist unklar.

1.6   Kontraindikationen

Wichtigste Kontraindikationen für Antidepressiva
▬ Bekannte Überempfindlichkeit gegen die entsprechende chemische
Substanzklasse oder auch gegen andere Inhaltsstoffe der Präparate
▬ Akute Alkohol-, Schlafmittel-, Analgetika- und Psychopharmakaintoxikation
▬ Akute Manien
▬ Leber- und Nierenerkrankungen: ▶ 13.3 und ▶ 13.4
▬ Für Antidepressiva mit anticholinerger Begleitwirkung:
  – Prostatahypertrophie, Harnverhalt
  – Engwinkelglaukom
  – Pylorusstenose, Ileus
  – akute Delirien
▬ Für TZA: kardiale Reizleitungsstörungen, zerebrale Krampfanfälle, bekannte
Verlängerung des QTc-Intervalls oder angeborenes Long-QT-Syndrom; gleich-
zeitige Anwendung anderer, das QTc-Intervall verlängernder AM (▶ 1.5.1).
▬ Für *Citalopram* und *Escitalopram*: bekannte Verlängerung des QTc-Intervalls
oder angeborenes Long-QT-Syndrom; gleichzeitige Anwendung anderer, das
QTc-Intervall verlängernder AM (▶ 1.5.1).
▬ Für *Bupropion* und *Maprotilin*: zerebrale Krampfanfälle
▬ Für *Bupropion*: derzeitige oder frühere Diagnose einer Bulimie oder Anorexie
▬ Für *Agomelatin*: eingeschränkte Leberfunktion oder erhöhte Transaminasen-
werte auf mehr als das 3-Fache des oberen Normbereichs, gleichzeitige
Anwendung von starken CYP1A2-Inhibitoren, ältere Patienten > 75 J. (Wirk-
samkeit ist nicht belegt) sowie ältere Patienten mit Demenz (Unbedenklich-
keit und Wirksamkeit nicht belegt)
▬ Risikoreiche Interaktionen ▶ 1.7, ▶ Kap. 16 und ▶ 1.13, einzelne Präparate

Spezielle Kontraindikationen ▶ 1.13, jeweiliges Präparat; Antidepressiva bei
internistischen Erkrankungen ▶ 13.2, ▶ 13.3, ▶ 13.4 und ▶ 13.5.

1.7 Interaktionen

1.7.1 Pharmakokinetische Interaktionen

Die folgenden Interaktionen müssen bei jeder Therapie mit Antidepressiva bedacht werden.

❯ Werden mehrere Medikamente gleichzeitig mit Antidepressiva verabreicht, kann es zu Interaktionen mit dem Resultat einer Erhöhung oder Verminderung der Plasmakonzentration von Antidepressiva oder auch von anderen Medikamenten kommen. Besonders wenn *Bupropion, Duloxetin, Fluoxetin, Moclobemid, Paroxetin* oder *Fluvoxamin* und TZA kombiniert werden, können die Plasmakonzentrationen des TZA stark ansteigen und zu toxischen Spiegeln führen (▶ Kap. 16 und ▶ 1.13, einzelne Präparate). Das Interaktionsrisiko von *Fluoxetin* hält nach Absetzen von *Fluoxetin* wegen der langen HWZ von *Norfluoxetin* noch 2–8 Wochen an.

❯ Vorsicht bei Kombination von *Citalopram* und *Escitalopram* mit CYP2C19-Inhibitoren wie *Cimetidin*: Dosisanpassung mit einer Tageshöchstdosis von 20 mg/d bzw. 10 mg/d aufgrund der Möglichkeit einer dosisabhängigen Verlängerung des QTc-Intervalls (Kontrolle der Plasmaspiegel).

1.7.2 Pharmakodynamische Interaktionen

— Überwiegende oder selektive 5-HT-Wiederaufnahmehemmer dürfen nicht mit **MAOH** kombiniert werden, da die Gefahr eines **zentralen Serotoninsyndroms** besteht. **Symptomatik:** Tremor, Agitation, erhöhter Muskeltonus, Hyperreflexie, Myoklonien, in schweren Fällen Bewusstseinstrübung, Krampfanfälle, Hyperthermie bis hin zum Tod (▶ 12.8.2).

— Auch Kombinationen von MAOH oder SSRI/SNRI mit *L-Tryptophan* oder *Lithium* können, wenn auch seltener, wegen des synergistischen Effekts auf die serotonerge Neurotransmission ein **zentrales Serotoninsyndrom** auslösen. Dieses Risiko ist ebenso bei Kombination mit Schmerzmitteln, die Serotonin-stimulierend wirken (z. B. *Fentanyl* und *Tramadol*), zu beachten.

— Irreversible MAOH sollen mindestens 2 Wochen vor Beginn einer Therapie mit einem überwiegenden oder selektiven 5-HT-Wiederaufnahmehemmer abgesetzt werden. Umgekehrt soll nach Therapie mit einem SRI oder SSRI/SNRI eine **Karenzzeit** von einigen Tagen (mindestens 5 × HWZ; bei *Fluoxetin* mindestens 5 Wochen!) abgewartet werden, bis ein MAOH verordnet wird.

— Auch bei Kombination von MAOH mit anderen Antidepressiva besteht das Risiko einer toxischen Reaktion infolge einer zentralen Hyperaktivierung biogener Amine mit hypertensiven Krisen bzw. einer dem zentralen Serotoninsyndrom ähnlichen Symptomatik aus Übelkeit, Erbrechen, Hyperthermie, Hyperexzitabilität, Agitation, Kreislaufdysregulation und Krampfanfällen. Diese Reaktion ist wahrscheinlicher, wenn bei bestehender MAOH-Behandlung ein TZA hinzugegeben wird bzw. der MAOH ohne Einhaltung der Karenzzeit durch ein anderes Antidepressivum ersetzt wird. Bei gleichzeitigem Beginn einer Kombinationstherapie von TZA und MAOH ist das Risiko wahrscheinlich geringer (viele Hersteller warnen allerdings vor einer solchen Kombination). Bei sukzessiver Verordnung sollten die entsprechenden Karenzzeiten eingehalten werden (s. oben).

— Irreversible MAOH sollen mindestens 2 Wochen vor geplanten **Operationen** abgesetzt werden, um Narkosezwischenfälle (z. B. mit *Pethidin* oder *Dextromethorphan*) zu vermeiden. Reversible MAOH (*Moclobemid*) können bis kurz vor der Operation (2 Tage) gegeben werden.

— Kombinationen von anticholinerg wirkenden Antidepressiva mit **Anticholinergika** oder anticholinerg wirkenden Antipsychotika sollten vermieden werden, ganz besonders bei älteren Menschen (Erregungszustände bis hin zum Delir möglich).

— Kombinationen von Antidepressiva mit **Sympathomimetika** können zu hypertensiven Krisen führen.

— Kombinationen von Antidepressiva mit α_1-antagonistischer Wirkung können die Wirkung von **Antihypertensiva** verstärken (*Prazosin*, *Doxazosin*, *Terazosin*) oder vermindern (*Clonidin*).

— TZA sollen nicht mit **Antiarrhythmika vom Chinidintyp** kombiniert werden.

— Kombination von *Citalopram* und *Escitalopram* mit anderen das QTc-Intervall verlängernden AM: ▶ 1.13, Präparat.

— Generell sollten Antidepressiva und **Alkohol** (besonders in größeren Mengen) nicht kombiniert werden; Gefahr der wechselseitigen Wirkungsverstärkung bis hin zum Koma.

1.8 Routineuntersuchungen

— Routineuntersuchungen werden zur Therapieüberwachung mit allen Antidepressiva empfohlen, da es in seltenen Fällen zu Elektrolytstörungen, Nieren- und Leberfunktionsstörungen sowie zu Blutbild- und EKG-Veränderungen kommen kann. Eine Übersicht über die empfohlenen Kontrollen gibt ◻ Tab. 1.6.

— Je nach NW-Profil der verabreichten Substanz, gleichzeitiger Gabe anderer AM mit Möglichkeit pharmakokinetischer oder -dynamischer Interaktionen, vorbestehenden Risikofaktoren und komorbiden Erkrankungen ergeben sich neben den empfohlenen Routineuntersuchungen häufigere Kontrollen. Häufigere Kontrollen sind auch nötig, wenn ein Parameter pathologisch ausfällt oder klinische Symptome auftreten, die einer Abklärung bedürfen.

> **Möglichst vor Beginn einer Behandlung mit Antidepressiva, insbesondere vor Beginn einer gleichzeitigen Behandlung mit die QTc-Zeit verlängernden AM und bei Patienten mit erhöhtem Risiko für Herzrhythmusstörungen (▸ 1.5.1), sollten EKG-Kontrollen und ggf. Elektrolytkontrollen erfolgen (◘ Tab. 1.6). Bei Patienten mit kardialen Erkrankungen, erhöhtem Risiko für Herzrhythmusstörungen oder Einnahme von anderen AM mit Einfluss auf das QTc-Intervall sollten entsprechend engmaschigere EKG-Kontrollen erwogen werden.**

— Vor und während der Behandlung von Patienten mit bestehender pathologischer Glukosetoleranz oder einem erhöhten Risiko für die Entwicklung eines **Diabetes mellitus** sollten **Blutzuckermessungen** (ggf. im Tagesprofil), ggf. Glukosetoleranztest und **HbA$_{1c}$-Bestimmungen** durchgeführt werden (insbesondere bei TZA, *Maprotilin*, *Mianserin*, *Mirtazapin*, ▸ 1.5.8).

— Zum Ausschluss möglicherweise auftretender **Hyponatriämien (SIADH)** sollte v. a. bei älteren Patienten und Patienten mit einem erhöhten Risiko für die Entwicklung eines SIADH im Verlauf der ersten 4 Behandlungswochen mindestens einmal, bei Risikopatienten ggf. auch häufiger, eine Kontrolle der Elektrolyte erfolgen (▸ 1.5.12).

— Eine Kontrolle der **Transaminasen** sollte vor Beginn der Behandlung und im Verlauf regelmäßig erfolgen (▸ 1.5.5; ◘ Tab. 1.6). Für *Agomelatin* sollte eine Kontrolle der Transaminasen zu Beginn der Behandlung, nach 3, 6, 12 und 24 Wochen sowie wenn klinisch angezeigt erfolgen. Nach Dosissteigerung sollten Kontrollen in derselben Häufigkeit wie zu Beginn der Behandlung erfolgen. Eine eingeschränkte Leberfunktion oder erhöhte Transaminasenwerte auf mehr als das 3-Fache des oberen Normbereichs gelten als Kontraindikation.

— Die Kenntnis des **EEG** vor Beginn der Therapie gehörte vor Einführung der bildgebenden Verfahren zur Routinediagnostik in der Psychiatrie. Bei Patienten mit epileptischen Anfällen in der Anamnese oder bei Vorliegen von Risikofaktoren für epileptische Anfälle ist ein EEG zu empfehlen. Zur Behandlung der Depression bei Epilepsie ▸ 1.4.1, Depressive Störung aufgrund eines anderen medizinischen Krankheitsfaktors; Risiko epileptischer Anfälle unter Antidepressiva ▸ 1.5.6.

Tab. 1.6 Empfehlungen für Routineuntersuchungen unter Antidepressiva

Präparate	Vorher	Monate						Viertel-jährlich	Halbjährlich
		1	2	3	4	5	6		
TZA									
Blutbild[a]	X	XX	XX	X	X	X	X	X	–
Kreatinin	X	X	–	X	–	–	X	–	X
Elektrolyte	X	X	X[b]	X[b]	–	–	X	–	X
Leberenzyme	X	X	X	X	–	–	X	X	–
Blutzucker, HbA$_{1c}$[k, l]	X	–	–	X[l]	–	–	X[l]	–	X[l]
EKG	X	X	X	X	X	–	X	–	X[b, c]
RR, Puls	X	X	X	X	–	–	X	X	–
Körpergewicht (BMI)[l]	X	XX	XX	X	X	X	X	X	–
Andere Antidepressiva									
Blutbild[d]	X	X	–	–	–	–	X	–	X[e]
Kreatinin	X	X	–	–	–	–	X	–	X[e]
Elektrolyte	X	X[b]X	X[b]	X[b]	–	–	X	–	X[b, e]
Leberenzyme[f]	X	X	–	–	–	–	X	–	X[e]

Blutzucker, HbA$_{1c}$ [k,l]	X	X[l]	–	–	X[l]	–	–	X[l]	X[l]
EKG	X[l]	X[i,j]	–	–	–	–	X[b,c,j]	–	X[b,c,j,e]
RR[g], Puls	X	X	–	X	–	–	X	X[h]	–
Körpergewicht (BMI)[l]	X	XX[l]	XX	X	X	–	X	–	X

X Kontrollen; die Anzahl der notwendigen Routinekontrollen ist bisher nicht empirisch abgesichert.

[a] Kontrollen sind insbesondere bei Auftreten von Fieber und grippalen Infekten während der Behandlung angezeigt. [b] Kontrolle bei Patienten > 60 J. empfehlenswert. [c] Bei Patienten mit einem Risiko für Herz-Kreislauf-Erkrankungen. [d] Für *Mianserin* empfehlen die Hersteller in den ersten Behandlungsmonaten wöchentliche Blutbildkontrollen. [e] Bei langfristig stabilen Patienten können jährliche Kontrollen ausreichen. [f] Unter *Agomelatin* sollte eine Kontrolle der Transaminasen zu Beginn, nach ca. 3, 6, 12 und 24 Wochen sowie bei klinischer Indikation erfolgen. Nach Dosissteigerung sollten Kontrollen in derselben Häufigkeit wie zu Beginn der Behandlung erfolgen. [g] Unter *Venlafaxin* in hoher Dosierung und unter *Bupropion* ist der Blutdruck häufiger zu kontrollieren, weil es in seltenen Fällen zu anhaltend erhöhten Werten kommen kann. [h] Bei langfristig stabilen Patienten können halbjährliche Kontrollen ausreichen. Ein Ausgangs-EKG vor und ein Verlaufs-EKG nach Beginn einer Behandlung ist auch bei klinisch Gesunden generell zu empfehlen. Bei Gabe von *Citalopram* und *Escitalopram*, bei Patienten mit erhöhtem Risiko für Herzrhythmusstörungen sowie bei Kombination mit die QTc-Zeit verlängernden AM sind Kontrollen vor und nach Beginn der Behandlung notwendig. [j] Zusätzliche Verlaufskontrollen sollten unter die QTc-Zeit verlängernden AM bei Dosiserhöhungen erfolgen. [k] Als Screening eignen sich Nüchternblutzucker und HbA$_{1c}$, ggf. ergänzend auch Blutzuckertagesprofil, oraler Glukosetoleranztest. Insbesondere im Fall eines erhöhten Risikos für eine gestörte Glukosetoleranz/Diabetes mellitus (u. a. Adipositas, arterielle Hypertonie, positive Familienanamnese für einen Diabetes mellitus Typ 2). [l] insbesondere unter TZA, *Maprotilin, Mianserin, Mirtazapin* bzw. im Fall einer ausgeprägten Gewichtszunahme.

— Für anticholinerg wirkende Antidepressiva (Mundtrockenheit) sind nach langfristiger Anwendung gehäuft Zahnkaries und Mundschleimhautveränderungen beschrieben worden. Zahnärztliche Kontrollen können indiziert sein.

Antidepressiva in Schwangerschaft und Stillzeit ▶ Kap. 14; Antidepressiva und Fahrtüchtigkeit ▶ Kap. 15

1.9   Dosierung und Plasmakonzentration

1.9.1   Dosierung

Es werden allgemeine Dosierungsrichtlinien für Antidepressiva besprochen. Detaillierte Angaben zu einzelnen Präparaten und zu verschiedenen Indikationen finden sich jeweils im Präparateteil (▶ 1.13).

— Eine langsame **Aufdosierung** kann den Wirkungseintritt eines Antidepressivums verzögern; eine zu rasche Aufdosierung, besonders bei TZA, kann zu vermehrten NW und unbefriedigender Adhärenz führen.

— **Dosisreduktionen** gehen mit einem erhöhten Rückfall-/Rezidivrisiko einher und sind sehr behutsam vorzunehmen, dies gilt sowohl für die Erhaltungstherapie als auch für die Rezidivprophylaxe.

— Zur Vermeidung von Absetzsyndromen (▶ 1.5.11) sollten Antidepressiva nicht abrupt abgesetzt, sondern schrittweise reduziert werden. Sollten sich aber Kontraindikationen für eine Fortführung der Behandlung ergeben, kann die Beendigung der Gabe im Einzelfall auch schlagartig erfolgen. *Fluoxetin* kann aufgrund seiner sehr langen HWZ über einen kürzeren Zeitraum abgesetzt werden.

— Zum **Beenden einer Erhaltungstherapie** sollten Antidepressiva in der Regel langsam ausschleichend über 6–8 Wochen abgesetzt werden, dabei ist auf ein Wiederauftreten depressiver Symptome mit ggf. Notwendigkeit einer erneuten Dosiserhöhung zu achten. Bei **Beendigung einer Rezidivprophylaxe** sollte eine Dosisreduktion über einen Zeitraum von mehreren Monaten erfolgen (▶ 1.10, Tab. 1.7).

— Bei **Umstellungen** sind bei überlappender Gabe sowie nach Absetzen eines Präparats die möglichen pharmakodynamischen und pharmakokinetischen Interaktionen zu beachten (▶ 1.13, jeweiliges Präparat). Besonders sind die **Karenzzeiten** bei Umstellungen von/auf MAOH (▶ 1.7.2) zu berücksichtigen. Bei einer Umstellung von *Fluoxetin* auf andere Präparate sind die aufgrund der langen HWZ von *Fluoxetin* und besonders dem aktiven Metaboliten *Norfluoxetin* noch über mehrere Wochen nach

Absetzen von *Fluoxetin* möglichen pharmakokinetischen und -dynamischen Interaktionen zu beachten.
- Bei **Panikstörungen** (► 1.4.6) sollte die Anfangsdosis niedrig gewählt werden und die Aufdosierung langsam erfolgen, da die Patienten auf mögliche NW oft empfindlich reagieren.
- Bei **Zwangsstörungen** (► 1.4.7) sind in der Regel Dosen im oberen Dosierungsbereich erforderlich.

Trizyklische Antidepressiva und MAOH
- Es empfiehlt sich für TZA, besonders im ambulanten Bereich, **schrittweise bis zur Zieldosis aufzudosieren** (in der Regel innerhalb von 3–7 Tagen).
- Je nach HWZ der Substanz kann die **Dosisverteilung** auf täglich 1–3 Einnahmezeitpunkte erfolgen. Bei Einmalgabe ist die Adhärenz, wenn die Substanz gut vertragen wird, oft besser. Wenn NW auftreten, kann eine Verteilung der Tagesdosis ohne Dosisreduktion bereits eine Verbesserung der Verträglichkeit bewirken (z. B. bei sedierenden Antidepressiva Gabe der Hauptdosis zur Nacht; hierdurch kann sich auch ein zusätzliches Hypnotikum bei Schlafstörungen erübrigen).
- **Zieldosis für TZA** bei der Depressionsbehandlung sollte in der Regel 150 mg/d sein, mindestens jedoch 75–100 mg, falls höhere Dosen nicht toleriert werden. Niedrigere Dosen gehen oft mit einer geringeren Erfolgsquote einher. Bei einigen TZA gibt es die Möglichkeit, die Plasmakonzentrationen zu bestimmen und damit die Dosierung besser zu steuern (► 1.9.2).
- Eine **Dosiserhöhung** kann bei TZA und MAOH erfolgreich sein, wenn niedrigere Dosen nicht ausreichend wirksam waren.

SSRI und neue Antidepressiva
- Bei der Mehrzahl der **neuen Antidepressiva** (SSRI, SNRI, NDRI, *Agomelatin* und *Mirtazapin*) entspricht in der antidepressiven Behandlung die **Startdosis** der **Zieldosis**; sie wird in einer **Einmaldosis** begonnen, so z. B. *Bupropion* 150 mg, *Citalopram* 20 mg, *Duloxetin* 60 mg, *Escitalopram* 10 mg.
- Bei SSRI ist ein verbesserter Therapieerfolg durch **Dosiserhöhungen** bei der Behandlung depressiver Störungen bislang nicht angenommen worden. Einer aktuellen Metaanalyse nach zeigt sich auch für SSRI in der Behandlung der Major Depression eine zwar geringe, aber dennoch signifikante Assoziation zwischen Dosis und Wirksamkeit bei höheren Dosierungen (Jakubovski et al. 2016). Höhere Dosierungen waren dabei allerdings auch mit einer höheren NW-Rate verbunden. Insbesondere bei dem SNRI *Venlafaxin* kann eine Dosiserhöhung einen Therapieerfolg

zeigen, wenn niedrigere (aber ausreichend hohe) Dosierungen nicht erfolgreich waren. Vor einer Dosiserhöhung ist eine Überprüfung der Plasmakonzentration sinnvoll (► 1.9.2).

Antidepressiva als Tropfinfusion ► 1.11.4; Antidepressiva im höheren Lebensalter ► 1.12; Antidepressiva bei internistischen Erkrankungen ► Kap. 13.

1.9.2 Plasmakonzentration

— Für Antidepressiva (insbesondere TZA) kann die therapiebegleitende Kontrolle der Konzentrationen in Plasma oder Serum (»Plasmaspiegel«) (**therapeutisches Drug-Monitoring, TDM**) zur Therapieoptimierung sinnvoll sein (► Kap. 16). Dies ermöglicht eine individuelle Dosisanpassung für den Patienten, da gleiche Dosierungen bei oraler Gabe in unterschiedlichem Ausmaß vom Patienten resorbiert und verstoffwechselt werden.

— TDM kann insbesondere bei speziellen Fragestellungen, z. B. Non-Response unter Antidepressiva, zur Aufdeckung einer möglichen Unterdosierung (Ausnahmen: *Agomelatin, Tranylcypromin*) oder mangelhafter Adhärenz wichtig sein (Hiemke et al. 2011).

— In einer Studie zum Nutzen von TDM bei antidepressiver Therapie wurde für *Citalopram* festgestellt, dass Patienten, bei denen Plasmakonzentrationen eine Woche nach Behandlungsbeginn im therapeutischen Referenzbereich lagen, im Mittel 23 Tage früher aus stationärer Behandlung entlassen wurden als Patienten mit Plasmakonzentrationen unterhalb des Referenzbereichs an Tag 7 (Ostad Haji et al 2013).

— Im Einzelfall kann bei Non-Response oder ausgeprägten NW unter üblicher Dosierung oder bei ungewöhnlichen Plasmaspiegeln trotz bestehender Adhärenz eine **CYP-Genotypisierung** sinnvoll sein (► Kap. 16).

Ein weiterer neuer Ansatz für die Therapiesteuerung ist die **Genotypisierung von ABCB1-Varianten.** Das Genprodukt von ABCB1 ist der Effluxtransporter P-Glykoprotein. Es wird auch in der Blut-Hirn-Schranke exprimiert und regelt die Verteilungskinetik vieler Antidepressiva. Es gibt Hinweise, dass ABCB1-Genvarianten für individuelles Therapieansprechen prädiktiv sind (► Kap. 16).
　　Weitere pharmakokinetische Aspekte ► 1.7 und ► Kap. 16.

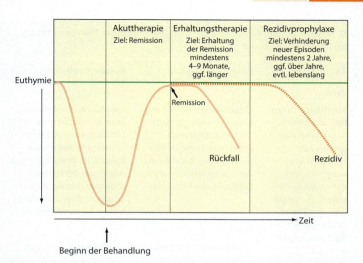

Akuttherapie	Erhaltungstherapie	Rezidivprophylaxe
Ziel: Remission	Ziel: Erhaltung der Remission mindestens 4–9 Monate, ggf. länger	Ziel: Verhinderung neuer Episoden mindestens 2 Jahre, ggf. über Jahre, evtl. lebenslang

Euthymie

Remission

Rückfall

Rezidiv

→ Zeit

↑
Beginn der Behandlung

◼ **Abb. 1.2** Verlaufsschema bei Major Depression. (Mod. nach Kupfer 1991, mit freundlicher Genehmigung)

1.10 Behandlungsdauer

Patienten mit einer Episode einer Major Depression entwickeln in mehr als 50% der Fälle im Verlauf weitere Episoden (unipolarer Verlauf ◼ Abb. 1.2; zu bipolaren Verläufen ▶ 2.4.2). Bei mindestens jedem 5. Patienten klingt die depressive Symptomatik nicht vollständig ab, es persistieren subsyndromale Bilder, die den Patienten wesentlich beeinträchtigen. Etwa 15% der Patienten mit einer depressiven Störung suizidieren sich im Krankheitsverlauf.

▬ In der Therapie der Major Depression werden unterschieden: **Akuttherapie**, **Erhaltungstherapie** und ggf. **Rezidivprophylaxe** (◼ Tab. 1.7; bipolare Störung ▶ 2.4.2).

Zur Anwendung der Psychotherapie in der Akuttherapie, Erhaltungstherapie und Rezidivprophylaxe ▶ 1.4.5.

❯ **Ziel einer antidepressiven Therapie ist das Erreichen einer Remission. Depressive Residualsymptome sind ein hohes Risiko für einen Rückfall.**

■ **Tab. 1.7** Übersicht über die Behandlungsabschnitte zur Therapieplanung bei der Major Depression

Akuttherapie	Erhaltungstherapie	Rezidivprophylaxe
Ziele		
Kurzfristig: Durchführung gemäß u. g. Empfehlungen bis zum Erreichen einer möglichst weitgehenden Remission, in der Regel über 6–12 Wochen (s. aber auch Wirkungseintritt ► 1.10.4)	**Mittelfristig:** Fortführung einer Behandlung, nachdem eine Remission erzielt wurde, zur Verhinderung eines Rückfalls in die Indexepisode und zur Festigung der Remission	**Langfristig:** Fortführung einer Behandlung zur Vermeidung eines Rezidivs (Auftreten einer neuen Episode nach vollständigem Abklingen der letzten Episode und durchgeführter Erhaltungstherapie); langfristige Symptomfreiheit
	Dauer	
	Mindestens 4–9 Monate, ggf. länger	Mindestens 2 Jahre, ggf. über Jahre, evtl. lebenslang
	Dosis	
	Beibehaltung der Dosis, die zur Remission führte. Dosisreduktionen gehen mit einem erhöhten Rückfallrisiko einher (► 1.9.1, ► 1.10.2)	Beibehaltung der Dosis, die zur Remission führte. Dosisreduktionen gehen mit einem erhöhten Rezidivrisiko einher (► 1.9.1, ► 1.10.2)
	Indikation	
	Nach erfolgreicher Akuttherapie	3. Episode oder 2 Episoden in 5 Jahren oder eine weitere schwere Episode innerhalb der letzten 3 Jahre oder eine weitere Episode und positive Familienanamnese einer bipolaren Störung oder rezidivierenden Depression oder früher Beginn der Störung (vor dem 30. Lebensjahr) gleichzeitig bestehende dysthyme Störung oder Angststörung, Restsymptome während der Erhaltungstherapie

◘ Tab. 1.7 (Fortsetzung)

Akuttherapie	Erhaltungstherapie	Rezidivprophylaxe
	Beendigung	
	Möglich, wenn keine weitere Episode anamnestisch bekannt ist Möglich, wenn eine leichte Episode mehr als 5 Jahre zurückliegt Nicht indiziert, wenn Akuttherapie nicht zur vollständigen Remission führte	Nach Abwägung des individuellen Risikos in Kenntnis der Vorgeschichte; bei bekannt schweren Verläufen lebenslange Behandlung erwägen
Vorgehen bei Beendigung		
Antidepressiva nicht abrupt absetzen	Dosisreduktion über 6–8 Wochen	Dosisreduktion über 3–6 Monate

1.10.1 Akuttherapie

- Eine Remission wird in der Regel innerhalb von 6–12 Wochen erreicht. Manchmal tritt in diesem Zeitraum auch nur eine Teilremission auf (► 1.11).
- Zu beachten ist das Auftreten oder Ausbleiben einer frühen, graduellen Besserung (► 1.10.4). Bei älteren Patienten ist wahrscheinlich mit einer längeren Wirklatenz zu rechnen (► 1.12).
- Während der Akuttherapie wird empfohlen, den Behandlungserfolg in 1- bis 2-wöchigem Abstand zu kontrollieren.

1.10.2 Erhaltungstherapie

- In dieser Phase, die mindestens 4–9 Monate andauern sollte, soll einem Rückfall vorgebeugt werden. Restsymptome sollten nicht mehr vorhanden sein. Einzelheiten ◘ Tab. 1.7.
- Dosisreduktionen können mit einem erhöhten Rückfallrisiko einhergehen (► 1.9.1).
- Es wird empfohlen, den Behandlungserfolg in 1- bis 2-monatigem Abstand zu kontrollieren.

1.10.3 **Rezidivprophylaxe**

Die Rezidivprophylaxe der rezidivierenden Major Depression setzt nach erfolgreicher Akut- und Erhaltungstherapie ein. Für den Erfolg sind eine gute Psychoedukation und Adhärenz entscheidend; diese kann durch Psychotherapie gestützt werden. Der Patient sollte die Zeichen eines Rezidivs kennen. Der Hintergrund einer langfristigen medikamentösen Behandlung nach Abklingen der subjektiven Beschwerden muss dem Patienten sorgfältig erläutert werden, um die Adhärenz zu sichern. Dem Patienten muss ein tragfähiges Krankheitsmodell vermittelt werden, das ihm eine Erklärung für die Notwendigkeit langfristiger Medikamenteneinnahme bei bereits überwundenen psychischen Beschwerden gibt (▶ 1.3).

— Die **Fortführung einer Pharmakotherapie mit Antidepressiva** (Einzelheiten ◘ Tab. 1.7) ist die **Strategie der Wahl** bei der Rezidivprophylaxe. Da bei einer langfristigen Behandlung das NW-Profil für die Adhärenz eine große Rolle spielt, sind die Vorteile der neueren Antidepressiva gegenüber den TZA in dieser Indikation besonders zu nutzen.

   — *Sertralin* (50 mg oder 100 mg) führte bei Hochrisikopatienten (mindestens 3 Episoden einer Major Depression in den letzten 4 Jahren) zu einer signifikant längeren Rezidivfreiheit als Plazebo, unabhängig von einer vorherigen Therapie. Ein ähnliches Ergebnis wurde für *Escitalopram* (10–20 mg) gezeigt. In einer 2-Jahres-Studie hatte *Venlafaxin* (flexible Dosis) ebenfalls einen rezidivprophylaktischen Effekt. Zugelassen sind für die Rezidivprophylaxe unter den Antidepressiva *Sertralin* und *Venlafaxin*.

   — Für *Citalopram* und *Duloxetin* liegt eine Zulassung nicht explizit zur Rezidivprophylaxe, wohl aber für eine Fortführung der Gabe über die Erhaltungstherapie hinaus vor.

— Auch **Lithium** (▶ 2.13, Präparat) ist in der Rezidivprophylaxe bei rezidivierender Major Depression gut etabliert, in dieser Indikation zugelassen und stellt eine Alternative zu Antidepressiva dar. *Lithium* scheint bei unipolarem Verlauf in der Rezidivprophylaxe den Antidepressiva ebenbürtig zu sein, daneben senkt *Lithium* das Suizidrisiko. Der *Lithium*-Spiegel sollte zwischen 0,5 und 0,8 mmol/l liegen. NW von *Lithium* sind relativ häufig, die Kontrolluntersuchungen sind umfangreich (▶ 2.12, Präparat); aus Gründen der Verträglichkeit und Praktikabilität stellt *Lithium* im Routinefall in der Rezidivprophylaxe der (unipolaren) Major Depression daher eine Therapie der 2. Wahl dar.

— Eine rezidivprophylaktische Wirkung über 1 Jahr konnte von dem AAP **Quetiapin** gezeigt werden. Die (zusätzliche) Gabe von *Quetiapin* in der Rezidivprophylaxe der Major Depression ist aufgrund der vorhandenen Alternativen eine Option bei Patienten, die unter einer Standard-Rezidivprophylaxe ein Rezidiv gezeigt haben (s. unten). Zu AAP in der Behandlung der Major Depression ▶ 1.4.2; bei Therapieresistenz ▶ 1.11.4; Risiken einer Therapie mit *Quetiapin* ▶ 3.15, Präparat.

— Die rezidivprophylaktische Behandlung von Patienten mit einem **Rezidiv einer depressiven Episode trotz bestehender Rezidivprophylaxe** stellt eine besondere Herausforderung dar. Dabei ergeben sich vorübergehende, leichte depressive Symptome im Verlauf häufig; sie können durch psychotherapeutische Intervention in der Regel abgefangen werden. Treten dagegen die ersten Anzeichen eines Rezidivs – oft mit dem für den Patienten typischen Symptommuster – auf, sind die Strategien unter ▶ 1.11 anzuwenden. Für die sich an die Akut- und Erhaltungstherapie dann erneut anschließende Rezidivprophylaxe bieten sich verschiedene Optionen an, die durch die Wahl der Behandlungsstrategie in der Akuttherapie (mit)bestimmt werden: Wechsel auf ein Antidepressivum mit unterschiedlichem Wirkmechanismus, Wechsel auf *Lithium*, Kombination zweier Antidepressiva, gleichzeitige Gabe von Antidepressiva und *Lithium* oder aber eine Kombination von Antidepressiva z. B. mit *Quetiapin*. Es gibt Hinweise, dass nur etwa 30% der Patienten mit rezidivierender Major Depression eine medikamentöse Rezidivprophylaxe langfristig fortführen. Bei **Beendigung** einer medikamentösen Rezidivprophylaxe (◘ Tab. 1.7) können psychotherapeutische Maßnahmen einen prophylaktischen Effekt zeigen (▶ 1.4.5). Eine Diagnoseänderung hin zu einer bipolaren Störung wird generell bei 10–20% gesehen. Risiken von Antidepressiva zur Induktion einer Manie ▶ 2.4.2, Box 2.

— Der Behandlungserfolg bei Durchführung einer Rezidivprophylaxe sollte in 2- bis 3-monatigem Abstand kontrolliert werden (◘ Tab. 1.7).

1.10.4 Wirkungseintritt

In der Regel wird unter einer Behandlung mit Antidepressiva eine graduelle Besserung im Zeitverlauf beobachtet. Voraussetzung ist eine kontinuierliche antidepressive Pharmakotherapie in einer ausreichend hohen Dosierung.

— In Bezug auf **depressive Störungen** mehren sich Hinweise, die die weit verbreitete Annahme eines verzögerten Wirkeintritts von Antidepressiva oder psychotherapeutischen Interventionen widerlegen und den hohen prädiktiven Wert einer **frühen, graduellen Besserung** (*early improvement*) für das Behandlungsergebnis unterstützen. Eine solche, frühe, mindestens 20%ige Besserung der Symptomatik innerhalb der ersten 2 Behandlungswochen stellt einen hochsensitiven Prädiktor für eine spätere, stabile Response oder Remission dar. Dies scheint für verschiedene Schweregrade depressiver Episoden, für Antidepressiva unterschiedlicher pharmakolo-

gischer Wirkprofile, für psychotherapeutische Verfahren (KVT) und auch
für die Plazebo-Response zu gelten. Dabei ist eine frühe Besserung keine
Garantie für eine anhaltende Response oder Remission; das Ausbleiben
einer stabilen Response bzw. Remission nach z. B. 8 Behandlungswochen
kann hingegen in der Mehrzahl der Fälle durch ein Fehlen einer graduellen
Besserung innerhalb der ersten 2 Behandlungswochen vorausgesagt werden (hoher negativer Vorhersagewert).

— Auf der anderen Seite gibt es Studien, die zeigen, dass eine **Response**
unter einer antidepressiven Behandlung auch **später im Verlauf** noch auftreten kann. So zeigte sich in einer Analyse von Daten aus einer offenen
Studie zu *Fluoxetin* bei depressiven Störungen auch nach 2, 4, 6, 8 oder
10 Wochen bei Fortführung der Behandlung bei jeweils etwa 20% der zu
diesem Zeitpunkt noch anhaltend depressiven Patienten eine Response
im Verlauf der folgenden 2 Wochen. Eine andere Studie fand bei einer
Analyse von Daten aus einer offenen, 12-wöchigen Behandlung mit
Escitalopram oder *Nortriptylin* bei etwa 50% der Patienten eine verspätete
Response, der negative prädiktive Wert einer fehlenden frühen Besserung
war hier gering. 45% der Patienten ohne *early improvement* zeigten im
weiteren Verlauf noch eine Response.

— In einer ersten, prospektiven RCT zum Vergleich eines frühen Wechsels
der Therapiestrategie (Umstellung auf *Venlafaxin*) im Vergleich zum
Beibehalten der Behandlung für insgesamt 4 Wochen (*Escitalopram*) bei
Ausbleiben einer frühen, graduellen Besserung bei Patienten mit Major
Depression zeigten sich zwar Hinweise auf Vorteile des Wechsels der
Therapiestrategie, letztlich aber kein signifikanter Unterschied in der
Remissionsrate (Tadic et al. 2016). Möglicherweise wären die Ergebnisse
bei Wahl einer anderen Strategie (z. B. Kombination oder Augmentation),
langsamerer Dosissteigerung als oftmals üblich oder einem Beibehalten
der initialen Therapie über einen längeren Zeitraum als 4 Wochen
(z. B. 6–8 Wochen, wie von vielen Leitlinien empfohlen) vorteilhafter für
den Strategiewechsel ausgefallen. In der *S3-Leitlinie Unipolare Depression*
(DGPPN et al. 2015) wird eine Überprüfung des Therapieerfolgs
und eine Therapieevaluation, in diesem Fall jedoch das Erreichen einer
Response (50%ige Besserung), erst nach 3–4 Wochen empfohlen.

— Ein prädiktiver Wert einer frühen Besserung für den weiteren Behandlungsverlauf konnte auch in der Behandlung von **GAS** und **SAD** aufgezeigt werden. Hier scheint bei Ausbleiben einer 20%igen Besserung
innerhalb der ersten 4 Behandlungswochen nur noch selten eine spätere
Response oder Remission einzutreten. Auch bei älteren Patienten scheint
der Wirkungseintritt eher bei 4 Wochen zu liegen.

— Gut verträgliche Substanzen, bei denen ein rasches Auftitrieren möglich
ist, können zu einem **schnelleren Wirkeintritt** führen. Für *Escitalopram*,

Box 8

Wirkungseintritt von Antidepressiva – Bewertung

— Wird in den ersten 2 Wochen der Behandlung einer depressiven Störung keine graduelle, mindestens 20%ige Besserung der depressiven Symptomatik beobachtet, sollte die Therapiestrategie überdacht und ggf. geändert bzw. optimiert werden (▶ 1.11). In der Behandlung von GAS und SAD sollte bei Ausbleiben einer graduellen Besserung nach 4 Behandlungswochen eine Anpassung der Therapiestrategie erwogen werden.

— Bei unzureichender Besserung bieten sich als erste Maßnahmen eine Überprüfung der Diagnose und möglicher Komorbiditäten, eine Überprüfung der Adhärenz, eine Plasmaspiegelkontrolle, bei Dosierungen im unteren Dosisbereich eine Dosiserhöhung, eine Vertiefung der Psychoedukation und eine konsequente Psychotherapie sowie ein Einsatz von Begleittherapien (Bewegungs- und Lichttherapie sowie ggf. Schlafentzug) an (▶ 1.11, Abb. 1.3). Wenn dadurch keine weitere Besserung erzielt werden kann, sollten spätestens nach 3–4 Wochen, bei schweren depressiven Episoden auch früher, weitere Schritte gemäß Abb. 1.3 eingeleitet werden.

— Wichtig ist es, auf der einen Seite nicht unnötig lange bei einer wenig Erfolg versprechenden medikamentösen Behandlungsstrategie zu verbleiben, auf der anderen Seite einen medikamentösen Behandlungsversuch aber auch nicht vorzeitig abzubrechen und so dem Patienten die Möglichkeit einer späteren Response vorzuenthalten.

Mirtazapin und *Venlafaxin* wurde ein solcher früherer Wirkungseintritt in Studien beschrieben (▶ 1.4.1, Unterschiede im Wirkungs- und NW-Profil von Antidepressiva bei der depressiven Episode). Es gibt Hinweise, dass auch das AAP *Quetiapin* zu einem schnellen Wirkungseintritt führt. Je nach dem pharmakologischen Wirkprofil des Antidepressivums können einzelne Symptomkomplexe des depressiven Syndroms unterschiedlich schnell auf die Therapie ansprechen. Unter *Mirtazapin* besserten sich Schlafstörungen, Agitation und somatische Beschwerden im Behandlungsverlauf schneller als unter SSRI.

1.11   Therapieresistenz und unzureichende Response bei der Major Depression

Das eigentliche Ziel einer antidepressiven Therapie ist die **Remission,** das Erreichen von Symptomfreiheit sowie die vollständige Wiederherstellung des ursprünglichen Funktionszustands. Patienten, die eine Remission erreicht haben, besitzen eine günstigere Langzeitprognose. In klinischen Studien wird eine **Response** meist als mindestens 50%-Reduktion der depressiven Symptomatik, gemessen anhand einer Schweregradskala, definiert. Von einer **partiellen (oder unzureichenden) Response** spricht man, wenn die erreichte Besserung zwischen 25% und 50% nach etwa 4–6 Wochen Behandlung beträgt. **Non-Response** liegt vor, wenn in diesem Zeitraum weniger als 25% Besserung eintreten. Für eine **Therapieresistenz** gibt es bislang keine unumstritten akzeptierte Definition. Als Minimalkonsens sollte in Bezug auf unipolar depressive Störungen von Therapieresistenz gesprochen werden, wenn zwei verschiedene Antidepressiva mit unterschiedlichen Wirkprofilen jeweils nach 4–6 Wochen Behandlung in ausreichender Dosis wirkungslos waren.

— Etwa 60% der Patienten profitieren klinisch nicht in ausreichendem Maße von einem ersten Therapieversuch von 8 Wochen mit einem Antidepressivum; d. h., es kommt nicht zu der gewünschten Remission. Bei 30% tritt auch nach einem zweiten Versuch keine Remission ein. Schließlich verbleibt auch nach mehreren Therapieversuchen eine Restgruppe chronisch Depressiver von ca. 15%.

— Die Ergebnisse der **STAR*D-Studie** (*Sequenced-Treatment-Alternatives-to-Relieve-Depression*), eine vom *US National Institute of Mental Health* finanzierte RCT zur Wirksamkeit und Verträglichkeit verschiedener, sequenziell angewandter Behandlungsformen bei ambulanten Patienten mit Major Depression, weisen die Erfolgschancen bei therapieresistenter Major Depression geringer aus, als bisher angenommen. So fanden sich in der ersten Behandlungsstufe unter einer offenen Monotherapie mit *Citalopram* eine Remissionsrate von 28% und eine Response-Rate von 47%. Mit Zunahme der durchlaufenen Behandlungsstufen ergab sich eine Abnahme der Remissionsrate, insbesondere nach zwei und drei erfolglosen medikamentösen Behandlungsversuchen. Es fanden sich höhere Rückfallraten für diejenigen Patienten, die sich zu Beginn der Nachbeobachtung nicht in Remission befanden, sowie – unabhängig davon, ob eine Remission bzgl. der depressiven Symptomatik erreicht worden war oder nicht – mit zunehmender Anzahl durchlaufener Behandlungsstufen.

— Hinsichtlich **möglicher neuer Behandlungsstrategien** weisen die Ergebnisse der STAR*D-Studie darauf hin, dass vor einem Wechsel der Behandlungsstrategie längere Behandlungszeiträume gerechtfertigt sein können: auch nach 8-wöchiger Behandlung kann noch eine substanzielle Besserung der Symptomatik eintreten. Auch scheint sowohl ein Wechsel zu einem Antidepressivum mit gleichem Wirkmechanismus (*within-class switch*) als auch ein Wechsel zu einem Antidepressivum mit anderem Wirkmechanismus (*out-of-class switch*) berechtigt (s. unten). Weitere differenzialtherapeutische Hinweise dazu, welche Behandlungsstrategie zu welchem Zeitpunkt der Behandlung einer Major Depression erfolgversprechender ist, ergeben sich aus den Studienergebnissen nicht.

Unzureichender Therapieerfolg mit Antidepressiva

Optimierung der Behandlung (Strategien ggf. parallel anwenden):

| Überprüfung der
■ psychiatrischen Diagnose
■ medizinischen Diagnose
■ Drogen-/Alkoholanamnese
■ Einnahme
  depressiogener AM | Überprüfung der
• Adhärenz
• Plasmaspiegel

Ggf. Dosiserhöhung | Vertiefte
Psychoedukation
und unterstützende
Maßnahmen | Konsequente
Psychotherapie | Bewegungstherapie
Lichttherapie
Schlafentzug |

Weiterhin unzureichender Erfolg: neue Strategien nach spätestens 4 Wochen einleiten

| Wechseldes AD
(möglichst mit anderem
Wirkmechanismus) | Kombination
• z.B. SSRI/SNRI +
  Mirtazapin
• SSRI + *Bupropion* | Augmentation mit AAP
• AD + *Quetiapin* (zugel.)
• AD + *Aripiprazol*
  (CH: zugel.; D: off label)
• AD + weitere AAP | Lithium-Augmentation |

Weiterhin unzureichender Erfolg: Prüfung von Alternativen

| Augmentation mit
Schilddrüsenhormon | EKT | Andere Strategien bei
Therapieresistenz
(z.B. Ketamin) |

◻ Abb. 1.3 Wichtigste Maßnahmen bei unzureichendem Therapieerfolg. *AD* Antidepressivum, *AAP* atypische Antipsychotika, *AM* Arzneimittel, *SD-Hormon* Schilddrüsenhormone, *EKT* Elektrokrampftherapie

— Je nach erreichter Besserung und der Anzahl der erfolglosen Behandlungsversuche können somit unterschiedliche Strategien sinnvoll sein,
**ohne dass es bislang eine empirisch abgesicherte Reihenfolge der im
Folgenden beschriebenen Therapiestrategien gibt**. Der Algorithmus
(◘ Abb. 1.3) bezieht sich auf den Beginn einer Therapie mit Antidepressiva, nicht aber auf den Beginn einer psychotherapeutischen Behandlung
ohne begleitende Pharmakotherapie.

Zu psychotherapeutischen Verfahren bei Depressionen und speziell bei chronischen Depressionen ▶ 1.4.5.

1.11.1 **Erste Maßnahmen bei unzureichendem Therapieerfolg**

— Stellt sich in den ersten beiden Behandlungswochen eine partielle
Response ein, kann zunächst mit der begonnenen Behandlung fortgefah-
ren werden. Bleibt diese aus, kann schon früh im Behandlungsverlauf
von einer geringen Chance, in den nächsten 2–4 Wochen noch eine
Response bzw. Remission zu erreichen, ausgegangen werden (▶ 1.10).
— Bei Vorliegen einer Non-Response muss zunächst versucht werden,
die antidepressive Behandlung – wie in ◘ Abb. 1.3 – zu optimieren. Eine
Vertiefung der Psychoedukation und eine **konsequente Psychotherapie** sind besonders anzustreben. Als **Begleittherapien** sind Bewegungs-
und Lichttherapie sowie ggf. Schlafentzug frühzeitig einzusetzen.
— Eine Response durch **Dosiserhöhung** ist für **TZA**, **MAOH** und *Venlafaxin*
belegt. Sie scheint besonders bei partieller Response eine plausible Strategie zu sein. Bei TZA kann die Dosis bis zu 300 mg/d betragen (dann
häufigere Kontrollen von EKG und ggf. EEG). Für die Erfolgschancen
einer Dosiserhöhung von **SSRI** in der Behandlung der Major Depression
liegen unterschiedliche Ergebnisse vor (▶ 1.9.1). Eine Dosiserhöhung
kann somit auch bei SSRI bei zuvor bestehender Dosierung im unteren
empfohlenen Dosisbereich sinnvoll sein. Für *Duloxetin* konnte in einer
Studie keine verbesserte Wirksamkeit einer Dosierung von 120 mg/d im
Vergleich zu 60 mg/d gezeigt werden. Bei Rauchern kann aufgrund einer
beschleunigten Clearance jedoch eine höhere Tagesdosis benötigt werden
(▶ 1.13, Präparat).
— Die **Bestimmung der Plasmakonzentration** von Antidepressiva im
Rahmen des TDM (insbesondere TZA, aber auch SSRI, SNRI, *Mirtazapin*
und *Trazodon*) kann eine relative Unterdosierung aufdecken (▶ 1.9.2).
— Bei **weiterhin unzureichendem Therapieerfolg** sollte die Strategie der
◘ Abb. 1.3 eingesetzt werden.

1.11.2 Wechsel des Antidepressivums

▬ Die **Datenlage** zur Wirksamkeit der häufig angewandten Strategie des Wechsels des Antidepressivums im Vergleich zu Augmentationsstrategien (▶ 1.11.4) ist **unzureichend.** Vorteile dieser Strategie sowie auch einer Dosiserhöhung (▶ 1.11.1) bestehen in der Beibehaltung einer Monotherapie mit damit möglicherweise besserer Verträglichkeit, höherer Adhärenz und einem geringeren Risiko eventueller Wechselwirkungen. Von Nachteil sind das mit dem Absetzen eines Antidepressivums verbundene mögliche Auftreten von Absetzsyndromen und der Verlust einer zumindest partiellen Wirksamkeit. Ein Wechsel des Antidepressivums bietet sich insbesondere bei fehlender oder nur geringer Besserung der Symptomatik (Non-Response) oder bei Vorliegen von NW an, die eine Fortführung der Behandlung in ausreichend hoher Dosis erschweren oder eine weitere Dosiserhöhung unmöglich machen. Hinweise zum Vorgehen bei der Umstellung von Antidepressiva ▶ 1.9.1.

▬ Sowohl ein **Wechsel** zu einem Antidepressivum mit gleichem Wirkmechanismus als auch ein Wechsel zu einem Antidepressivum mit anderem Wirkmechanismus kann nach einem ersten Therapieversuch erfolgreich sein (s. oben, Einleitung zu ▶ 1.11). Nach Versagen eines ersten SSRI besteht bei einem Wechsel auf einen zweiten SSRI eine 25- bis 50%ige Response-Chance. Eine Response kann noch nach dreimaligem Wechsel erwartet werden. Alternativ kann direkt oder im Weiteren ein Wechsel auf ein Antidepressivum mit anderem Angriffspunkt im ZNS erfolgen. Dies ist besonders bei schweren Episoden einer Major Depression zu empfehlen, weil sich in einer Studie ein Umstellen auf *Venlafaxin* in dieser Gruppe günstiger als ein erneuter SSRI-Versuch herausstellte. In einer anderen Studie wurde bei SSRI-Non-Respondern ein positiver Effekt mit *Duloxetin* gesehen. In einer Metaanalyse ergab sich bei Patienten mit unzureichender Response auf einen ersten SSRI ein geringfügiger, aber signifikanter Vorteil eines Wechsels zu einem Antidepressivum mit anderem Wirkmechanismus (hier *Bupropion*, *Mirtazapin* und *Venlafaxin*) im Vergleich zu einem weiteren Therapieversuch mit einem SSRI.

1.11.3 Kombinationsstrategien

Darunter wird der gleichzeitige Einsatz von zwei Antidepressiva mit nachgewiesener antidepressiver Wirksamkeit in jeweiliger Monotherapie verstanden. Auf mögliche pharmakodynamische und pharmakokinetische Interaktionen ist bei allen Kombinationen zu achten. Es empfehlen sich ggf. Plasmakonzentrationsmessungen (▶ 1.9.2). Die komplexen pharmakologischen Wirkprofile von Antidepressiva geben heute immer früher dazu Anlass, zwei Antidepressiva zu kombinieren. Dies entspricht dem multifunktionalen Ansatz (▶ 1.1).

- Kombinations- sowie auch Augmentationsstrategien bieten sich insbesondere dann an, wenn in einem ersten Therapieversuch eine partielle Response erreicht wurde und die Verträglichkeit gut war. Im Vergleich zu Augmentationsstrategien (▶ 1.11.4) ist die Datenlage zur Wirksamkeit von Kombinationsstrategien stärker eingeschränkt; am besten ist die Hinzugabe von *Mirtazapin* und *Bupropion* evaluiert.

- Bewährt hat sich die **Kombination zweier Antidepressiva mit unterschiedlichen Wirkprofilen**. Dabei ergeben sich durch einen komplementären pharmakologischen Wirkmechanismus neue Response-Chancen, auch kann durch ein unterschiedliches Wirkspektrum eine breitere psychopathologische Symptomatik abgedeckt werden (z. B. Antriebssteigerung durch *Venlafaxin* und gleichzeitige Schlafförderung durch *Mirtazapin*).

- So zeigte die Kombination eines SSRI oder von *Venlafaxin* mit *Mirtazapin* in RCT Wirksamkeit bei Non-Respondern auf eine Monotherapie.

- Auch die Hinzugabe von *Reboxetin* zu SSRI, SNRI oder *Mirtazapin* zeigte in offenen Studien Wirksamkeit bei Non-Respondern auf eine Monotherapie.

- Hinweise auf Vorteile einer Kombination zweier Antidepressiva ergeben sich ebenfalls aus einer RCT, in der eine Kombination von *Mirtazapin* plus *Venlafaxin*, *Bupropion* oder *Fluoxetin* bereits zu Beginn der Behandlung einer *Fluoxetin*-Monotherapie überlegen war; es zeigten sich aber auch widersprüchliche Ergebnisse (▶ 1.4.1, Unterschiede im Wirkungs- und Nebenwirkungsprofil von Antidepressiva bei der depressiven Episode).

- Die Hinzugabe von *Bupropion* zu einem SSRI bei SSRI-Non-Respondern ist ebenfalls eine beliebte Strategie, die in offenen und nichtkontrollierten Studien Wirksamkeit gezeigt hat. In der STAR*D-Studie (s. oben) ergab sich unter der Kombination von *Citalopram* mit *Bupropion* bei *Citalopram*-Non-Respondern eine Remissionsrate von ca. 30% bei geringfügigen Vorteilen bzgl. der Verträglichkeit gegenüber einer Augmentation mit *Buspiron* (▶ 1.11.4).

- Dagegen hat sich die Kombination von *Amitriptylin* mit langsam steigenden Dosen von *Tranylcypromin* nicht bewährt. Sie ist zu risikoreich. Besonders sind die Kontraindikationen zu beachten (MAOH mit Antidepressiva mit überwiegender 5-HT-Wiederaufnahmehemmung oder SSRI/*Venlafaxin*).

1.11.4 Augmentationsstrategien

Unter Augmentation versteht man die Zugabe einer Substanz zu Antidepressiva, für die als Monotherapie keine regelmäßige antidepressive Wirksamkeit angenommen wird. Entsprechend den Kombinationstherapien (s. oben, ▶ 1.11.3) ist auch bei allen Augmentationsstrategien auf mögliche pharmakodynamische und pharmakokinetische Interaktionen zu achten. Im Hinblick auf eine Wirksamkeit auch von *Quetiapin* als AAP in der Monotherapie der unipolaren (▶ 1.4.2) sowie der bipolaren Major Depression (▶ 2.4.2) wird die Grenze zwischen Kombinations- (▶ 1.11.3) und Augmentationsstrategien in der hier definierten Bedeutung unschärfer. In einer vergleichenden Metaanalyse zur Wirksamkeit und Verträglichkeit verschiedener Augmentationsmöglichkeiten fanden sich für *Aripiprazol* und *Quetiapin* die besten Ergebnisse (Zhou et al. 2015). Eingeschlossen wurden 48 RCT mit insgesamt 6654 Patienten, berücksichtigt wurden RCT mit *Aripiprazol, Bupropion, Buspiron, Lamotrigin, Lithium, Methylphenidat, Olanzapin, Pindolol, Quetiapin, Risperidon* und *Schilddrüsenhormon*. Einzig *Quetiapin, Aripiprazol*, Schilddrüsenhormon und *Lithium* zeigten sich anhand der Response-Raten Plazebo überlegen. Für *Quetiapin* und *Aripiprazol* erwiesen sich dabei die Effektmaße als robuster in Sensitivitätsanalysen als für Schilddrüsenhormone und *Lithium*. Letztlich gibt es keine abgesicherte Reihenfolge der nachfolgend aufgeführten Augmentationsstrategien (s. auch ◘ Abb. 1.3), am besten evaluiert sind die Augmentation mit AAP sowie mit *Lithium* und EKT. Eine Augmentation mit Schilddrüsenhormonen wird vergleichsweise selten angewandt, eine solche kann insbesondere bei fehlendem Ansprechen auf AAP oder *Lithium* in Erwägung gezogen werden.

Lithium

Bei der *Lithium*-Augmentation werden *Lithium*-Konzentrationen von 0,4–0,8 mmol/l) angestrebt; im höheren Lebensalter reichen oft 0,4 mmol/l aus (s. auch ▶ 2.13, Präparat, Box 9). Es wird ein synergistischer Effekt über die serotonerge Transmission angenommen. In einer Metaanalyse von 10 RCT zeigte sich eine *Lithium*-Augmentation Plazebo signifikant überlegen. Gesicherte Prädiktoren für ein Ansprechen fehlen bislang, die Wahrscheinlichkeit einer Response scheint aber mit zunehmender Dauer und Dosis der Vorbehandlung abzunehmen. Ein Therapieerfolg kann nach 2–4 Wochen eintreten; in einer Studie zeigte sich bei 40% der Patienten bereits nach 1–2 Wochen (selten nach 6 Wochen) eine Response. Ist nach 4 Wochen bei sich im therapeutischen Bereich befindlichen *Lithium*-Spiegeln keine Response eingetreten, sollte ein Wechsel der Therapiestrategie erwogen werden. Nach einer Studie sollte eine erfolgreiche *Lithium*-Augmentation mindestens 1 Jahr fortgeführt werden. Ob ein Absetzen von *Lithium* dann allerdings sinnvoll ist, wurde nicht untersucht. *Lithium* ist zur Augmentation bei therapieresistenter Depression zugelassen.

Atypische Antipsychotika

Für die Augmentationsstrategie von SSRI/SNRI mit AAP liegen im Vergleich zu anderen Augmentationsstrategien die meisten Daten vor. In einer ersten Metaanalyse, die 10 RCT unter Berücksichtigung von *Olanzapin*, *Quetiapin* und *Risperidon* umfasste, ergab sich für die genannten AAP als *add-on* zu Antidepressiva eine signifikant positive Wirkung im Vergleich zu Plazebo. In einer weiteren Metaanalyse mit Einbeziehung von 16 RCT, welche *Aripiprazol*, *Olanzapin*, *Quetiapin* und *Risperidon* umfasste, zeigte sich ebenfalls ein signifikanter Wirksamkeitsvorteil einer Augmentation mit AAP im Vergleich zu Plazebo. Vorteile einer Augmentation mit einem AAP gegenüber einem anderen AAP ergaben sich dabei hinsichtlich der Wirksamkeit nicht. Eine vergleichende Metaanalyse zu verschiedenen Kombinations- bzw. Augmentationsmöglichkeiten bei therapieresistenter Depression ergab für *Aripiprazol* und *Quetiapin* die besten Ergebnisse (Zhou et al. 2015, ausführlich ► 1.11). In einer weiteren Studie zeigten sich bei therapieresistenter Depression eine Augmentation mit *Quetiapin* (300 mg/d) und eine Monotherapie mit *Quetiapin* (300 mg/d) einer *Lithium*-Augmentation vergleichbar wirksam.

— *Quetiapin* (Tagesgesamtdosis 150–300 mg/d) hat in Europa in seiner retardierten Darreichungsform eine Zulassung bei der Episode einer Major Depression als *add-on* zu Antidepressiva (»Zusatztherapie«) bei Patienten, die unzureichend auf die Monotherapie mit einem Antidepressivum angesprochen haben, erhalten (► 1.4.2). Zu den Risiken ► 3.15, Präparat.

— Eine Augmentation von SSRI/SNRI mit *Aripiprazol* hat Wirksamkeit bei unzureichender Response unter Antidepressiva gezeigt. Aktuell fand sich in einer RCT ein Vorteil einer Augmentation mit *Aripiprazol* auch bei älteren Patienten mit unzureichender Response auf *Venlafaxin*. In den USA erfolgte für *Aripiprazol* als erstem AAP eine Zulassung in dieser Indikation; in Europa (außer der Schweiz) ist nur eine Off-label-Verordnung (2,5–10 mg/d, max. 15 mg/d) möglich.

— Die Kombination aus *Olanzapin* (6–18 mg/d) und *Fluoxetin* (25–50 mg/d) war ebenfalls bei therapieresistenter Major Depression wirksam und ist seit 2009 in USA zur Behandlung der therapieresistenten Major Depression zugelassen. In einer gepoolten Analyse von 5 RCT erwies sich das Ausbleiben eines frühen Ansprechens auf diese Kombinationsbehandlung als hochsensitiver negativer Prädiktor einer späteren Response (s. auch ► 1.10). Die Fortführung einer Augmentation mit *Olanzapin* in der Erhaltungstherapie war in einer RCT bei Respondern auf die Kombination aus *Olanzapin* und *Fluoxetin* einer Beendigung von *Olanzapin* und alleinigen

Erhaltungstherapie mit *Fluoxetin* überlegen. Die Augmentation anderer Antidepressiva als *Fluoxetin* mit *Olanzapin* ist wenig untersucht.

— *Risperidon* war in einer Dosierung von 1–3 mg wirksam. Eine Fortführung der Gabe von *Risperidon* in der Erhaltungstherapie war allerdings Plazebo nicht überlegen.

— *Brexpiprazol* wurde 2015 in den USA für die Behandlung der Schizophrenie sowie für die Augmentationsbehandlung von therapieresistenten Episoden einer Major Depression zugelassen.

— Eine Augmentation mit *Ziprasidon* (40–160 mg/d) zeigte in einer ersten RCT bei unzureichender Response unter einer Monotherapie mit *Escitalopram* Vorteile.

— Eine Augmentation mit AAP ist eine sinnvolle und wirksame Strategie bei therapieresistenter Major Depression. Zu bedenken ist bei nachgewiesener Wirksamkeit das NW-Risiko von AAP insbesondere in der Langzeittherapie.

— Problematischer als die Frage nach der Wirksamkeit der genannten AAP als Augmentationsstrategie bei therapieresistenten Depressionen erscheint die noch ungeklärte Frage, über welchen Zeitraum die Gabe eines AAP bei einer Augmentation erfolgen sollte und inwieweit AAP in der Erhaltungstherapie der Depression wirksam und verträglich sind. Erste RCT weisen auf einen möglichen Vorteil der Beibehaltung der Augmentation mit AAP auch in der Erhaltungstherapie hin. Spätestens mit Abschluss der Erhaltungstherapie und ggf. Beginn einer Rezidivprophylaxe sollte die Gabe des AAP möglichst beendet werden.

> **Die Add-on-Therapie mit AAP kann neben dem Risiko für EPS auch mit dem Risiko eines metabolischen Syndroms verbunden sein. Es ist bei *Aripiprazol* geringer als bei *Olanzapin*, *Quetiapin* oder *Risperidon* (► 3.6.2).**

Stellenwert von Antipsychotika bei depressiven Störungen im Rahmen schizophrener ► 3.4.1 und schizoaffektiver Störungen ► 3.4.3; Einsatz von Antipsychotika in der Behandlung der schweren Major Depression mit psychotischen Symptomen ► 3.4.6; Einsatz von Antipsychotika in der Behandlung bipolarer Störungen ► 2.4.2

Schilddrüsenhormone

Schilddrüsenhormone sollen eine modulierende Wirkung auf die Neurotransmission haben. T4 gilt als »Prohormon« mit geringer intrinsischer Aktivität und wird im Zielgewebe in T3 als biologisch aktive Form umgewandelt. Die meisten Daten liegen zu einer Augmentation von TZA mit T3 vor, dabei zeigte sich T3 sowohl als Augmentation als auch zum Erreichen eines früheren Wirkeintritts (»*acceleration*«) wirksam.

- **T3** (*Trijodthyronin*, Thybon) war in Dosen von 25–50 µg zu einem TZA und zu SSRI bei therapieresistenter Depression – auch bei euthyreoter Stoffwechsellage – erfolgreich. Im Rahmen der STAR*D Studie (s. oben; ▶ 1.11.1) fand sich in der 3. Behandlungsstufe hinsichtlich der Wirksamkeit kein signifikanter Unterschied zwischen einer Augmentation mit *Lithium* oder T3. Vorteile einer Augmentation mit T3 gegenüber einer *Lithium*-Augmentation ergaben sich in dieser Studie in Bezug auf die Verträglichkeit (seltener NW, weniger Therapieabbrüche aufgrund von NW) und die Einfachheit der Anwendung. Bei Ansprechen (bei bis zu 50%) kann T3 mit den Antidepressiva langfristig weitergegeben werden.
- Die Schilddrüsenparameter sollten nach 3 Monaten, nach 6 Monaten sowie im weiteren einmal jährlich oder bei klinischen Anzeichen einer Hyperthyreose bestimmt werden. Ziel ist ein niedrignormales oder auch supprimiertes TSH bei euthyreoter Stoffwechsellage. Bei langfristiger Gabe sollte besonders bei postmenopausalen Frauen auf die Knochendichte geachtet werden (Vitamin-D-Substitution, ggf. Kalziumsubstitution, Knochendichtemessungen alle 2 Jahre.
- Die Zugabe von **T4** (*L-Thyroxin*, 250–400 µg, Beginn mit 100 µg, wöchentlich steigernd) in supraphysiologischen Dosen kann ebenfalls zu einem Therapieerfolg führen. Diese Augmentation ist noch wenig evaluiert, 8 Wochen sollten bis zu einer Response abgewartet werden. Es gibt allerdings auch Studien, in denen diese beiden Augmentationen nicht wirksam waren.

Weitere Arzneimittel zur Augmentation

- Über eine Augmentation mit **Lamotrigin** (▶ Kap. 2) gibt es bei der unipolaren Depression einige positive Berichte. In einer offenen Studie zeigte eine Augmentation mit *Lamotrigin* ein der *Lithium*-Augmentation vergleichbar gutes Ergebnis. Zwei RCT mit kleiner Fallzahl zu *Lamotrigin* als Augmentation bei therapieresistenter Depression ergaben allerdings ein negatives Ergebnis. Auch in einer dritten RCT fand sich bei 96 Patienten unter 100–400 mg *Lamotrigin* als *add-on* zu *Paroxetin* kein signifikanter Effekt im Vergleich zu Plazebo; einzig bei Patienten mit schwer ausgeprägter depressiver Episode ergaben sich Hinweise auf eine Überlegenheit von *Lamotrigin*. Zu *Lamotrigin* bei bipolarer Depression ▶ 2.4.2.
- Positive Ergebnisse aus einer ersten RCT liegen für eine Augmentation mit dem **Dopaminagonisten** *Pramipexol* vor. So zeigte sich in einer RCT ein positiver Effekt einer Augmentation mit *Pramipexol* bei Non-Response auf eine Monotherapie mit SSRI oder SNRI.
- Das **Psychostimulans** *Methylphenidat* (▶ Kap. 10) zeigte als *add-on* in 2 RCT Wirksamkeit bei Apathie und Kraftlosigkeit, nicht aber auf die allgemeine depressive Symptomatik. Bei älteren Patienten ergaben sich

in einer RCT unter der kombinierten Gabe von *Citalopram* plus *Methylphenidat* Vorteile gegenüber der jeweiligen Monotherapie ▶ 1.12). Eine Augmentation mit *Modafinil* (▶ 5.2.2) zeigte bei uneinheitlicher Studienlage insbesondere auf Restsymptome in Form von schneller Erschöpfbarkeit und Tagesmüdigkeit teilweise gute und rasche Effekte, so auch in einer Metaanalyse. Allerdings schränkt das NW-Profil mit dem Risiko teils schwerwiegender NW den Einsatz ein. In einer RCT zeigte *Lisdexamphetamin* als *add-on* zu *Escitalopram* positive Effekte. Kürzlich abgeschlossene Phase-III-Studien fielen allerdings negativ aus.

- **Sehr hohe Dosen von MAOH oder *Venlafaxin*:** Die hoch dosierte Gabe von *Tranylcypromin* in Dosen > 40 mg (bis zu 180 mg/d sind beschrieben) kann zu einer Remission führen. Patienten müssen über die relativ hohen Risiken aufgeklärt werden. Ein schriftliches Einverständnis wird empfohlen. Auf Diätfehler mit möglichen fatalen Folgen muss hingewiesen werden (hypertensive Krisen mit Blutungsgefahr). Zudem kommt orthostatische Hypotonie unter hohen Dosen von MAOH häufiger vor. Risikoärmere Therapien verdrängen diese Strategie. Außerdem war *Tranylcypromin* in einer Studie nicht wirksamer als die risikoärmere Kombination von *Venlafaxin/Mirtazapin*. SSRI-Non-Responder reagierten teilweise positiv auf *Venlafaxin*-Gaben von bis zu 375 mg.

- **Antidepressiva als Tropfinfusion:** Eine überlegene Wirkung der i.v.-Applikation gegenüber oraler Verabreichung ist nicht belegt. Die Tropfinfusion kann bei ausgewählten Patienten (orale Einnahme schwer möglich, mangelnde Adhärenz) bereits im ersten Behandlungsschritt durchgeführt werden.

- ***Ketamin*** (▶ 1.4.2): Die i.v.-Gabe des seit den 1970er Jahren zugelassenen Anästhetikums und Analgetikums *Ketamin* in subanästhetischen Dosen (0,5 mg/kg KG als Infusion über 45 min) stellt zunehmend eine alternative Behandlungsmöglichkeit bei therapieresistenten (uni- und bipolaren) depressiven Episoden dar. In einer RCT zeigte die intranasale Applikation (50 mg), so wie sie in der Behandlung von Schmerzsyndromen bereits erfolgreich angewendet wird, ebenfalls Wirksamkeit.

- In einer RCT fand sich eine Wirksamkeit von **SAM** (▶ 1.4.2) als Augmentation bei SRI-Non-Respondern. Eine weitere RCT ergab für eine hochdosierte Gabe von **L-Methylfolat** (15 mg/d; ▶ 1.4.2) als *add-on* zu SSRI ein positives Ergebnis.

- Orales *Scopolamin* (1 mg/d, ▶ 1.2) war als Add-on-Therapie zu *Citalopram* in einer RCT wirksam.

- Es gibt aus offenen Studien und RCT Hinweise für positive Effekte einer zusätzlichen Gabe von **Buprenorphin** bei therapieresistenten Episoden einer Major Depression. In einer offenen Pilotstudie bei älteren Patienten (> 50 J.) mit therapieresistenter Depression fand sich, ähnlich einer ersten

Pilotstudie bei jüngeren Patienten, ein positiver Effekt einer niedrigdosierten Gabe von *Buprenorphin*. Zur Kombination von *Buprenorphin*
und dem µ-Opioidrezeptorantagonisten *Samidorphan* ▶ 1.2, Neue pharmakologische Ansätze.
— Eine Augmentation mit **Kortisolsynthesehemmern** (*Ketoconazol, Metyrapon*) zeigte teils positive Ergebnisse. In einer RCT ergab sich für eine
Augmentation mit *Metyrapon* bei therapieresistenter Major Depression
im Gegensatz zu vorherigen Studien allerdings ein negatives Ergebnis
(McAllister-Williams et al. 2016). Weitere Hormonpräparate: ▶ 1.4.2.

Andere Strategien bei Therapieresistenz
— **EKT**(▶ 1.4.4) ist nach wie vor eine Therapiestrategie mit gut belegter
Wirksamkeit bei Therapieresistenz. Neuere Untersuchungen weisen auf
die Möglichkeit hin, die EKT schon frühzeitiger einzusetzen. Allerdings
ist weiterhin unklar, welche Erhaltungstherapie bei Therapieerfolg nach
EKT anzuwenden ist. Daher erfolgt ihr Einsatz oft erst, nachdem andere
Strategien nicht erfolgreich waren.

Repetitive transkranielle Magnetstimulation ▶ 1.4.4; Stimulation des N. vagus
▶ 1.4.4

1.12   Antidepressiva im höheren Lebensalter

Die Prävalenz depressiver Störungen im höheren Lebensalter beträgt etwa 15%,
unter Heimbewohnern oder stationären Patienten bis zu 45%. Depressionen
bei älteren Menschen sind häufig chronifiziert, unterdiagnostiziert und unter-
therapiert. Klagen über kognitive Störungen und Konzentrationsstörungen
sowie ausgeprägte, uncharakteristische körperliche Beschwerden (diffuse
Schmerzen, Kopfschmerzen, Müdigkeit, Appetitlosigkeit) prägen oft das klinische Bild; körperliche Erkrankungen können die Symptomatik überlagern.
Die Folgen einer unbehandelten depressiven Störung im Alter sind reduzierte
Lebensqualität, mangelnde Adhärenz, erhöhte Morbidität, Mortalität, verlän-
gerte Krankenhausaufenthalte und ein erhöhtes Suizidrisiko, insbesondere bei
Männern.
— Antidepressiva sind auch bei älteren depressiven Patienten wirksam; die
Wirklatenz ist allerdings verzögert. Auch zeigte sich für Patienten > 55 J.
eine reduzierte Response-Rate sowie für Patienten > 65 J. eine reduzierte
Wirksamkeit mit z. T. fehlender Abgrenzbarkeit gegenüber Plazebo. So
fand sich in einer Metaanalyse für ältere Patienten ein im Vergleich zu
Kindern und Jugendlichen sowie Erwachsenen geringer Therapieeffekt
einer Behandlung mit *Fluoxetin* mit einer NNT von 17 für eine Response

und einer NNT von 39 für eine Remission. Eine weitere Metaanalyse zeigte für Patienten > 55 J. mit einer NNT von 6,7 für eine Response und einer NNT von 14,4 für eine Remission ein positiveres Ergebnis (Kok et al. 2012). Dabei grenzt sich einer weiteren Studie zufolge eine medikamentöse antidepressive Behandlung insbesondere bei älteren Patienten mit frühem Erkrankungsbeginn (Erkrankungsdauer > 10 Jahre) und mindestens mittelschwerer depressiver Episode gut von Plazebo ab: hier ergab sich eine NNT von 4 (Nelson et al. 2013).

- **SSRI** und neue Antidepressiva sind gerade im höheren Lebensalter besser verträglich als TZA und Mittel der 1. Wahl. Es sollen in der Regel zu Beginn **niedrigere Dosen** gewählt werden. *Bupropion*, *Duloxetin*, *Mirtazapin* und *Venlafaxin* werden auch in den empfohlenen Zieldosen gut vertragen (weitere Risikoeinschätzung ▶ Kap. 13 und ▶ Tab. 13.1).
- **TZA** sollten im höheren Alter gemieden werden. Wird dennoch ein TZA gewählt, sind sekundäre Amine (*Nortriptylin*) zu bevorzugen. Es sind niedrige Anfangsdosen und langsame Dosissteigerungen zu empfehlen; bei ausgeprägten NW sind die Plasmakonzentrationen zu bestimmen.
- Eine **Monotherapie** und ein **einfaches Dosierungsschema** mit einmal täglicher Einnahme des Antidepressivums sollte angestrebt werden.
- Die bei jüngeren Patienten im Falle einer unzureichenden Response favorisierten **Kombinationen** sind auch im Alter möglich. Auf mögliche Interaktionen sollte im höheren Lebensalter besonders geachtet werden.
- Der AChE-I *Donepezil* als *add-on* zu einer antidepressiven Pharmakotherapie in der Erhaltungstherapie depressiver Episoden bei Patienten in höherem Lebensalter zeigte in einer RCT über 2 Jahre keine Vorteile auf das Rezidivrisiko oder auf kognitive Funktionen.
- In einer RCT zeigte eine 3-wöchige Lichttherapie bei älteren Patienten mit depressiver Episode gute Wirksamkeit.
- Auch EKT zeigt bei älteren Patienten eine gute Wirksamkeit bei guter Verträglichkeit und stellt eine wichtige Alternative insbesondere bei schweren depressiven Episoden oder Therapieresistenz dar.
- Unter SSRI, aber auch bei SNRI und *Mirtazapin* ist eine mögliche Hyponatriämie (SIADH) insbesondere in den ersten Behandlungswochen durch **Elektrolytkontrollen** auszuschließen (▶ 1.5.12, ▶ 1.8, ◼ Tab. 1.6).
- **Alle NW und Risiken (▶ 1.5) sind im Alter besonders zu beachten.**

Risikoeinschätzung der einzelnen Antidepressiva im Alter ▶ 13.1, Tab. 13.1.

1.13   Präparate

Bei Generika wird in der Regel auf die Angabe der Packungsgröße und der Darreichungsformen verzichtet; diese müssen ggf. der Fachinformation entnommen werden. Es wird auf die weiterführende und ergänzende Darstellung der NW in ▶ 1.5 und Kontraindikationen in ▶ 1.6 sowie auf die Besonderheiten im Alter und bei internistischen Erkrankungen (▶ 1.12 und ▶ Kap. 13) hingewiesen. Schwangerschaftsrisiken ▶ Kap. 14.

Agomelatin
Melatoninrezeptoragonist und selektiver Serotoninrezeptorantagonist
N-[2-(7-Methoxy-1-naphthyl)ethyl]acetamid
Valdoxan (Servier)
Tbl. 25 mg (28, 98 Tbl.

■ Pharmakodynamik
— Melatoninrezeptoragonist (MT_1 und MT_2).
— Durch selektiven Antagonismus an $5\text{-}HT_{2C}$-Rezeptoren vermittelte Verstärkung der dopaminergen und noradrenergen Neurotransmission im frontalen Kortex bei fehlender Monoaminwiederaufnahmehemmung.
— Keine anticholinergen oder antihistaminergen Eigenschaften.

■ Pharmakokinetik
— Orale Bioverfügbarkeit ca. 3%; T_{max} = 1–2 h; $t_{½}$ = 1–2 h.
— Lineare Kinetik (nur im therapeutischen Dosisbereich), Metabolisierung vorwiegend durch CYP1A2 (90%, in geringerem Umfang (10%) auch CYP2C9/C19), keine aktiven Metaboliten.
— Wegen der kurzen HWZ sind bei chronischer Behandlung keine messbaren Talspiegel von *Agomelatin* zu erwarten.

■ Indikationen und Behandlungshinweise
— *Episoden einer Major Depression*[z].
— Erste Hinweise auf Wirksamkeit bei → generalisierter Angststörung, → Depression bei Parkinson-Erkrankung.
— Routineuntersuchungen ▶ 1.8, Kontrolle der Transaminasen.

■ Dosierung
— Initial 25 mg, ggf. bei unzureichender Wirkung im Verlauf Dosissteigerung auf 50 mg/d[z] in einer spätabendlichen Einzeldosis (vor dem Schlafengehen).
— Bei Absetzen der Behandlung kein Ausschleichen der Dosis erforderlich (keine Absetzeffekte). Bei Rauchern höhere Dosis (▶ Interaktionen).

■ Nebenwirkungen, Risikopopulationen und Intoxikationen

Häufig Kopfschmerzen, Migräne, Schwindel, Müdigkeit, Schläfrigkeit, Schlaf-losigkeit, Angst, Übelkeit, Diarrhö, Obstipation, Bauchschmerzen, Erbrechen, vermehrtes Schwitzen, Rückenschmerzen, erhöhte Transaminasenwerte.

Gelegentlich Agitiertheit, Aggression, Albträume, ungewöhnliche Träume, Parästhesien, Restless-Legs-Syndrom, verschwommenes Sehen, Tinnitus, Ekzeme, Pruritus, Urtikaria.

Sonstige NW Selten Hepatitis, erhöhte Werte für γ-GT (> 3-fach höher als der obere Normbereich), erhöhte alkalische Phosphatase (> 3-fach höher als der obere Normbereich), Leberschädigung, einschließlich Leberinsuffizienz (bei Patienten mit Risikofaktoren für eine Leberschädigung in wenigen Ausnahme-fällen mit tödlichem Ausgang oder Lebertransplantation), Ikterus. Antidepressiva und Suizidalität ▶ 1.5.14.

Risikopopulationen **Herz:** Günstiges kardiovaskuläres Risikoprofil, keine Anwendungsbeschränkung bei stabilen Herz-Kreislauf-Erkrankungen. **Leber:** Bei Leberfunktionsstörungen kontraindiziert (Hepatotoxizität ▶ 1.5.5). **Niere:** Bei leichter bis mäßiger Niereninsuffizienz keine Dosisanpassung not-wendig, aufgrund unzureichender Datenlage bei schweren Nierenfunktions-störungen.

🛑 **Cave**
Eine Kontrolle der Transaminasen sollte zu Beginn der Behandlung, nach ca. 3, 6, 12 und 24 Wochen sowie bei klinischer Indikation erfolgen. Nach einer Dosissteigerung auf 50 mg sollten Leberfunk-tionstests erneut in derselben Häufigkeit wie zu Beginn der Behand-lung durchgeführt werden. Bei allen Patienten mit erhöhten Trans-aminasen sollten die Leberfunktionstests innerhalb von 48 h wieder-holt werden. Bei Anstieg der Transaminasen über das 3-Fache des oberen Normbereichs sollte *Agomelatin* abgesetzt werden. Auch sollte das AM sofort abgesetzt werden, wenn Symptome einer mög-lichen Leberschädigung auftreten (z. B. dunkler Urin, hell gefärbter Stuhl, gelbe Haut/Augen, Schmerzen im rechten Oberbauch, anhal-tende neu auftretende und unerklärliche Müdigkeit).

Intoxikationen Akzentuierte NW; v. a. Müdigkeit, Somnolenz, aber auch Agi-tiertheit und Angst; bisher keine Berichte dauerhafter oder ernster Gesund-heitsschäden bei Überdosierung.

- **Kontraindikationen**
- Eingeschränkte Leberfunktion (d. h. Leberzirrhose oder aktive Lebererkrankung) oder erhöhte Transaminasenwerte um mehr als das 3-Fache des oberen Normbereichs, gleichzeitige Anwendung von starken CYP1A2-Inhibitoren (▶ Interaktionen), Patienten > 75 J., ältere Patienten mit Demenz.

Relative Kontraindikationen
- Bereits vor der Behandlung erhöhte Transaminasenwerte (oberhalb des Normbereichs, aber unterhalb des 3-Fachen des oberen Normbereichs). Vorliegen von Risikofaktoren für eine Leberschädigung, wie z. B. nichtalkoholisch bedingte Fettleber, Adipositas, Konsum beträchtlicher Mengen an Alkohol oder Behandlung mit AM, die zu einer Leberschädigung führen können, mäßige und schwere Niereninsuffizienz.

- **Interaktionen**
- Keine Kombination mit **CYP1A2-Inhibitoren** (▶ **Anhang INT**), z. B. *Ciprofloxacin* oder *Fluvoxamin*.
- Von gleichzeitigem Konsum von Alkohol wird abgeraten.
- Bei Rauchern kann es aufgrund der Metabolisierung über CYP1A2 sinnvoll sein, die Tagesdosis auf 50 mg/d zu erhöhen, wenn nach 2 Wochen keine ausreichende Wirksamkeit beobachtet wird.

- **Bewertung**
Antidepressivum mit neuartigem pharmakologischem Profil und günstigem NW-Profil (kaum sexuelle Funktionsstörungen, keine Gewichtszunahme, keine gastrointestinalen NW, keine Tagesmüdigkeit, keine Änderung der Schlafarchitektur bei gesunden Probanden; keine Absetzsymptome, keine Verlängerung des QT-Intervalls). Auf Interaktionen muss geachtet werden, dosisabhängiges Risiko für Transaminasenerhöhung, Transaminasen sind regelmäßig zu überprüfen (▶ Risikopopulationen). Der Hersteller empfiehlt eine Erhaltungsdosis von 25 mg und eine Erhöhung auf 50 mg im Falle einer nicht ausreichenden Response nach 2 Wochen.

Amitriptylin[1]

Trizyklisches Antidepressivum

3-(10,11-Dihydro-5H-dibenzo[a,d]cyclohepten-5-yliden)-N,N-dimethyl-propylamin

Amineurin (HEXAL)	**Amitriptylin Micro Labs** (Micro Labs GmbH)
Amitriptylin beta (betapharm)	**Saroten** (Bayer Vital)
Amitriptylin-CT (CT Arzneimittel)	Tbl.2 50 mg (20, 50, 100 Tbl.) (**Saroten Tabs**)
Amitriptylin-dura (Mylan dura)	Tbl.2 75 mg (20, 50, 100 Tbl.) (**Saroten retard**
Amitriptylin-neuraxpharm	**Tabs**)
(neuraxpharm)	Amp.[2] 50 mg/2 ml (5 Amp.)
Amitriptylin-Sandoz (HEXAL)	**Syneudon** (Krewel Meuselbach)

[1] Kombinationspräparat aus *Chlordiazepoxid* und *Amitriptylin* als Limbitrol nur in A und CH im Handel.

[2] Amitriptylin-Generika auch: Tbl. 10/ 25/ 100 mg; Kps. 25/ 50/ 75 mg (Retard); Lsg. 40 mg/ml

- **Pharmakodynamik**
- Etwa gleich starke Hemmung der NA- und 5-HT-Wiederaufnahme (pharmakologisch aktiver Metabolit *Nortriptylin* inhibiert bevorzugt die NA-Wiederaufnahme).
- Stark ausgeprägte antiadrenerge, aber auch anticholinerge und antihistaminerge Wirkung (bei *Amitriptylin*, weniger beim Metaboliten *Nortriptylin*).

- **Pharmakokinetik**
- Bioverfügbarkeit ca. 45%; $t_{1/2}$ = 10–28 h nach oraler Gabe (*Nortriptylin* 18–44 h); T_{max} = ca. 1–5 h.
- N-Demethylierung bevorzugt durch CYP2C19 und nachgeordnet durch CYP2C8 und CYP2C9 zum aktiven Hauptmetaboliten *Nortriptylin* und Hydroxylierung durch CYP2D6 und CYP3A4.
- Bei PM von CYP2C19 oder CYP2D6 wird eine Halbierung der üblichen Startdosis empfohlen (Stingl u. Brockmöller 2013).
- Plasmakonzentration (Summe *Amitriptylin* plus *Nortriptylin*): 80–200 ng/ml[p].

- **Indikationen und Behandlungshinweise**
- *Depressive Erkrankungen[z].*
- *Langfristige Schmerzbehandlung im Rahmen eines therapeutischen Gesamtkonzeptes[z].*
- Hinweise auf Wirksamkeit bei → Fibromyalgiesyndrom, → Bulimie, → Prophylaxe der Migräne, → chronischem Spannungskopfschmerz.

— Ausgeprägter sedierender Effekt kann bei Schlafstörungen oder Suizidalität vorteilhaft sein.
— Aufgrund der antihistaminergen Wirkung mögliche Vorteile bei Pruritus und Urtikaria bei depressiven Syndromen im Rahmen dermatologischer Erkrankungen.
— Routineuntersuchungen ▶ 1.8; Körpergewicht dokumentieren.

■ **Dosierung**
Oral
— **Depressive Störungen:** Initial 2–3 × 25 mg, Erhaltungsdosis 3 × 50 mg oder 2 × 75 mg/d (ambulant: 150 mg/d^z). Bei älteren Patienten kann die halbe Dosis ausreichend sein. Stationär Erhöhung bis auf 300 mg/d^z möglich. Dosisanpassung ebenfalls bei geschwächten Patienten sowie Patienten mit kardialen oder zerebralen Schädigungen sowie Kreislauf- und Atemschwäche oder eingeschränkter Leber- oder Nierenfunktion. Es empfiehlt sich eine Dosisverteilung (z. B. 1/3 morgens, 2/3 abends).
— **Schmerzbehandlung:** Initial 25 mg abends, Erhaltungsdosis 75–100 mg/d abends, in Einzelfällen bis 150 mg/d.
— **Schlafstörungen** ohne depressive Symptomatik: 25–50 mg (für diese Indikation allein aber nicht zugelassen) (▶ 5.1.2, ▶ 5.1.3).
— **Fibromyalgiesyndrom:** 25–50 mg/d, Migräneprophylaxe: 25–150 mg/d.

Parenteral
— Als Tropfinfusion 25–100 mg in 500 ml Standardinfusionslösung in aufsteigender Dosierung (3–7 Tage über mindestens 90 min mit Tropfgeschwindigkeit von 1,5 ml/min; dann Übergang auf orale Medikation); auch i.m.-Injektion möglich, jedoch ohne klinischen Nutzen.

■ **Nebenwirkungen, Risikopopulationen und Intoxikationen**
Sehr häufig Müdigkeit, Benommenheit, Schwindel, Hypotonie, orthostatische Dysregulation (insbesondere bei älteren Patienten), Tachykardie, Herzrhythmusstörungen, Schwitzen, Sprachstörungen, Tremor, Mundtrockenheit, verstopfte Nase, Aggression, Akkommodationsstörungen, Obstipation, Gewichtszunahme, meist passageres Ansteigen der Leberenzymaktivität.

Häufig Innere Unruhe, Durstgefühl, Hyponatriämie, Miktionsstörungen, Hautausschläge, Libidoverlust, Impotenz. Bei älteren Patienten erhöhtes Risiko für delirante Syndrome, insbesondere unter rascher Dosissteigerung.

Gelegentlich Kollapszustände, Erregungsleitungsstörungen, Verstärkung einer bestehenden Herzinsuffizienz, allergische Reaktionen der Haut, allergische Vaskulitis; Ileus, Harnsperre, Blutbildveränderungen (insbesondere

Leukopenien), Leberfunktionsstörungen (z. B. cholestatische Hepatose), Galaktorrhö.

Sonstige NW Sehr selten Agranulozytose, Krampfanfälle, Glaukomanfälle, Kardiomyopathien, Verlängerung der QTc-Zeit mit TdP (▶ 1.5.1, ◘ Tab. 1.5). **Alteration der Thrombozytenfunktion mit selten verlängerter Blutungszeit und/oder Anzeichen einer Blutung** unter Antidepressiva mit (selektiver) Hemmung der Serotoninwiederaufnahme: ▶ 1.5.4. Antidepressiva und Suizidalität ▶ 1.5.14.

Risikopopulationen **Herz:** Ausgeprägte anticholinerge sowie α_1-antiadrenerge Wirkung, daher häufig Herzfrequenzanstieg, orthostatische Dysregulation; Depolariationsverzögerungen wegen natriumkanalblockierender Wirkung, QTc-Zeit-Verlängerung mit arrhythmogenem Potenzial; bei kardialer Vorschädigung (insbesondere Erregungsleitungsstörungen, Blockbildern im EKG, jedoch auch bei klinisch-symptomatischer Herz-Kreislauf-Erkrankung und Herzinsuffizienz) kontraindiziert. **Leber** und **Niere:** Bei leichten bis mittelgradigen Funktionsstörungen Laborkontrollen und Dosisanpassung, keine Anwendung bei schwerer Ausprägung (Hepatotoxizität ▶ 1.5.5).

Intoxikationen Akzentuierte NW; zentrales anticholinerges Syndrom (▶ 12.8.2) mit deliranter Symptomatik, Bewusstseinsstörungen bis zum Koma, epileptische Anfälle, Hypotension, EKG-Veränderungen (PQ-, QTc-Intervall-Verlängerung, AV-Block I–III°), Herzrhythmusstörungen, Kreislaufdepression, pulmonale Komplikationen bis zur respiratorischen Insuffizienz, Lungenödem, metabolische Azidose.

- **Kontraindikationen**
- Harnverhalt, Engwinkelglaukom, Prostatahyperplasie mit Restharnbildung, Delir, Pylorusstenose, paralytischer Ileus; angeborenes Long-QT-Syndrom oder andere klinisch signifikante kardiale Störungen (insbesondere Erregungsleitungsstörungen, kürzlich zurückliegender Myokardinfarkt, Arrhythmien und KHK), Hypokaliämie, Bradykardie, gleichzeitige Anwendung von AM, die ebenfalls das QTc-Intervall verlängern oder eine Hypokaliämie hervorrufen können, gleichzeitige Behandlung mit MAOH (▶ Interaktionen), ▶ 1.6.

Relative Kontraindikationen
- Prostatahyperplasie ohne Restharnbildung, schwere Leber- und Nierenerkrankungen, erhöhte Anfallsbereitschaft, Störungen der Blutbildung.

- **Interaktionen**
- Keine Kombination mit MAOH (unter stationären Bedingungen möglich).
- Keine Kombination mit anticholinergen Substanzen, z. B. *Biperiden*, *Benztropin*, *Trihexiphenyl* oder *Metixen*.
- QTc-Zeit-Verlängerung bekannt: Keine Kombination mit *Thioridazin* und *Pimozid*. Vorsicht mit anderen die QTc-Zeit verlängernden AM.
- Vorsicht bei gleichzeitigem Konsum von Alkohol oder bei Einnahme zentral dämpfend wirkender AM: mögliche Wirkverstärkung.
- Vorsicht bei Kombination mit AM, die Hypokaliämie/Hypomagnesiämie verursachen können (Risiko für Arrhythmien).
- Bei gleichzeitiger Thrombozytenaggregationshemmung oder Antikoagulation: ▶ 1.5.4.
- Bei Kombination mit Antikoagulanzien regelmäßige Kontrolle der Blutgerinnung.
- Vorsicht bei Kombination mit **CYP2D6-** oder **CYP1A2-Inhibitoren**, z. B. *Bupropion*, *Fluoxetin*, *Fluvoxamin*, *Paroxetin* oder *Propranolol*, ebenso bei Kombination mit **CYP3A4-Induktoren**, z. B. *Carbamazepin* (▶ **Anhang INT**); Kontrolle der Plasmaspiegel empfohlen.

> ❯ Unter Kombination mit *Fluoxetin* ist über schwere Intoxikationen berichtet worden.

- **Bewertung**

Lang bewährtes TZA mit ausgeprägter sedierender Wirkung (bei Schlafstörungen oder Suizidalität vorteilhaft), aber starken anticholinergen Eigenschaften. Vorsicht insbesondere bei älteren Patienten. TDM unter *Amitriptylin* gut untersucht. Sehr häufig Gewichtszunahme und passageres Ansteigen der Leberenzymaktivität. Verträglichkeit und therapeutische Breite geringer als bei den neueren Antidepressiva.

Amitriptylinoxid
Trizyklisches Antidepressivum
3-(10,11-Dihydro-5H-dibenzo[a,d]cyclohepten-5-yliden)-N,N-dimethyl-propylamin-N-oxid
Amioxid-neuraxpharm (neuraxpharm)
Tbl. 30/ 60/ 90/ 120 mg (20, 50, 100 Tbl.

- **Pharmakodynamik**
- ▶ *Amitriptylin*.

- **Pharmakokinetik**
- Bioverfügbarkeit 77%; $t_{1/2}$ = ca. 2 h; T_{max} = 20–80 min.
- Prodrug, Metabolisierung zu *Amitriptylin* und *Nortriptylin*, die Metaboliten sind die eigentlichen Wirkstoffe (▶ *Amitriptylin*).
- Plasmakonzentration (*Amitriptylin* plus *Nortriptylin*): 80–200 ng/ml[P].

- **Indikationen und Behandlungshinweise**
- *Depressive Erkrankungen*[z].
- Routineuntersuchungen ▶ 1.8.

- **Dosierung**
- Beginn mit 60 mg/d; stufenweise Dosiserhöhung bis zum Erreichen einer Tagesdosis von 90–120 mg. Tageshöchstdosis ambulant 150 mg/d[z]; unter stationären Bedingungen Dosissteigerung bis zu einer Tageshöchstdosis von 300 mg/d[z] möglich.
- Dosisverteilung wie *Amitriptylin*.

- **Nebenwirkungen, Risikopopulationen und Intoxikationen**
Wie ▶ *Amitriptylin*, vegetative NW angeblich geringer.

- **Kontraindikationen**
- ▶ *Amitriptylin*.

- **Interaktionen**
- ▶ *Amitriptylin*.

- **Bewertung**
TZA, Metabolisierung zu *Amitriptylin* und *Nortriptylin*, diese sind die Wirkstoffe. Im Vergleich zu *Amitriptylin* etwas geringere anticholinerge und sedierende Eigenschaften wegen der verzögerten Bildung der aktiven Metaboliten (niedrigere Spitzenspiegel als bei *Amitriptylin*). Verträglichkeit und therapeutische Breite geringer als bei den neueren Antidepressiva.

Bupropion
Kombinierter selektiver Noradrenalin-Dopamin-Wiederaufnahmehemmer (NDRI)
(RS)-2-(tert-Butylamino)-3'-chlorpropiophenon

Elontril (GlaxoSmithKline)	**Bupropion neuraxpharm** (neuraxpharm)
Tbl. 150/ 300 mg (30, 90 Tbl.)	**Bupropionhydrochlorid HEXAL** (HEXAL)

- **Pharmakodynamik**
- Kombinierter NA- und DA-Wiederaufnahmehemmer. Minimale Wirkung auf die Serotoninwiederaufnahme, auf postsynaptische Rezeptoren des cholinergen, adrenergen, histaminergen, dopaminergen oder serotonergen Systems.

- **Pharmakokinetik**
- Elontril: T_{max} = ca. 5 h (*Bupropion*), $t_{1/2}$ = 9–25 h; die pharmakologische Wirkung wird im Wesentlichen über den Hauptmetaboliten *Hydroxybupropion* (T_{max} = 5–8 h, $t_{1/2}$ = 16–26 h) ausgeübt (Konzentrationen 3- bis 14-fach höher als die der Muttersubstanz), weitere aktive Metaboliten; Hauptenzym der Metabolisierung von *Bupropion* ist CYP2B6 und in geringem Umfang CYP1A2, 2A6, 2C9, 2D6, 2E1 und 3A4. Tablette mit veränderter, d. h. diffusionskontrollierter Wirkstofffreisetzung (im Gegensatz zur Retardtablette Zyban), sonst ► 7.4.
- Plasmakonzentration (nur *Hydroxybupropion*, *Bupropion* ist bei Raumtemperatur instabil): 850–1500 ng/ml[(p)].

- **Indikationen und Behandlungshinweise**
- *Episoden einer Major Depression[z]*.
- Hinweise auf Wirksamkeit bei → SAD zur Verhinderung erneuter depressiver Episoden bei prophylaktischer Gabe (Herbst bis Frühling); in den USA bei SAD zugelassen.
- Erste Hinweise auf Wirksamkeit bei → neuropathischen Schmerzen, → Depression bei Parkinson-Erkrankung, → Depression bei Diabetes mellitus, → RLS-Beschwerden (auch unabhängig vom Vorliegen depressiver Symptome).
- Zur Kombination mit SSRI geeignet, mögliche Reduktion sexueller Funktionsstörungen durch SSRI bei Zugabe von *Bupropion*. Mögliche Vorteile bei ADHS (► 10.3.2).
- Bei bipolarer Depression erste Hinweise auf geringeres Switch-Risiko als unter *Venlafaxin*.
- Unter Zyban zur *Entwöhnungsbehandlung bei Nikotinabhängigkeit in Verbindung mit unterstützenden motivierenden Maßnahmen[z]* zugelassen (► 7.4).
- Vorteil einer fehlenden Gewichtszunahme sowie eines im Vergleich zu anderen Antidepressiva geringen Risikos sexueller Funktionsstörungen. Keine Prolaktinerhöhung. Keine QTc-Zeit-Verlängerung. Dosisabhängiges Risiko für das Auftreten von Krampfanfällen.
- Routineuntersuchungen ► 1.8, Anfallsanamnese.

- **Dosierung**
- 150 mg/d, Steigerung auf 300 mg/d^z als morgendliche Einmalgabe möglich. In den USA bis 450 mg/d zugelassen.
- In der Raucherentwöhnungsbehandlung ▸ 7.4.

- **Nebenwirkungen, Risikopopulationen und Intoxikationen**

Sehr häufig Schlaflosigkeit, Kopfschmerzen, Mundtrockenheit, Übelkeit und Erbrechen.

Häufig Erhöhter Blutdruck (manchmal schwerwiegend), Schwindel, Zittern, Agitiertheit, Angst, Asthenie, Appetitlosigkeit, Geschmacksstörungen, Sehstörungen, Tinnitus, Gesichtsröte, Hautausschlag, Schwitzen, Fieber, Brustschmerzen, Bauchschmerzen, Obstipation.

Gelegentlich Konzentrationsstörungen, Depressionen, Verwirrtheit, Gewichtsverlust, Tachykardie.

Sonstige NW Dosisabhängiges Risiko für Krampfanfälle (1/1000). Sehr selten erhöhte Leberenzymwerte, Ikterus, Hepatitis, Änderungen in der Miktionsfrequenz und/oder Harnverhalt, Halluzinationen, ungewöhnliche Träume, paranoide Vorstellungen, Aggressivität, Reizbarkeit, Unruhe. Aus der klinischen Anwendung liegen Berichte über teils schwerwiegende Blutdruckerhöhungen sowohl bei Patienten mit als auch ohne vorbestehende Hypertonie vor. Einzelfallberichte über mögliches Missbrauchspotenzial mit nasaler sowie intravenöser Applikation. Erhöhtes Risiko für Engwinkelglaukom.
  Die in plazebokontrollierten Studien beobachteten NW sind in der Häufigkeit ihres Auftretens und der Relevanz bezüglich einer Nutzen-Risiko-Bewertung je nach Anwendung von *Bupropion* als Antidepressivum oder in der Raucherentwöhnungsbehandlung unterschiedlich bewertet worden. Manche der als NW aufgeführten Symptome können auch in der jeweils anderen Indikation aufgetreten sein, ▸ 7.4. Dies gilt möglicherweise auch für die vom Hersteller angegebene NW »Depression«. Antidepressiva und Suizidalität ▸ 1.5.14.

Risikopopulationen Herz: Aufgrund möglichen Blutdruckanstiegs insbesondere bei Patienten mit bekannter arterieller Hypertonie entsprechende Überwachung empfohlen; ansonsten gute kardiovaskuläre Verträglichkeit, allerdings ist die Datenlage begrenzt; in einer Vielzahl von Studien keine Auswirkung auf die QTc-Zeit. **Leber** und **Niere:** Bei leichten bis mittelgradigen Funktionsstörungen Laborkontrollen und Dosisanpassung (Maximaldosis 150 mg/d), möglichst keine Anwendung bei schwerer Ausprägung (Hepatotoxizität ▸ 1.5.5).

Intoxikationen Akzentuierte NW; delirante Symptomatik mit Verwirrtheit und Agitation, Krampfanfälle, Bewusstseinsstörungen bis zum Koma, EKG-Veränderungen mit Reizleitungsstörungen und QTc-Zeit-Verlängerung, Herzrhythmusstörungen.

- ■ **Kontraindikationen**
- ▬ Epileptische Anfälle aktuell oder in der Vorgeschichte; Tumor des ZNS; Alkoholentzugsbehandlung oder Entzug eines anderen Präparats mit während des Entzugs erhöhtem Risiko des Auftretens von Krampfanfällen; schwere Leberzirrhose; Bulimie, Anorexia nervosa, ▶ 1.6.

Relative Kontraindikationen
- ▬ Vorliegen von prädisponierenden Faktoren, die das Risiko für das Auftreten von Krampfanfällen erhöhen (gleichzeitige Gabe von Substanzen, die die Krampfschwelle herabsetzen, Alkoholmissbrauch, Anamnese eines Schädel-Hirn-Traumas, Diabetes), höhergradig eingeschränkte Leber- und Nierenfunktion.
- ▬ Beim Einsatz von *Bupropion* in der Raucherentwöhnung gilt das Vorliegen einer bipolaren Störung aufgrund einer möglichen Induktion einer manischen Episode als Kontraindikation. In der Indikation als Antidepressivum scheint das Risiko dagegen geringer als unter *Venlafaxin*.

- ■ **Interaktionen**
- ▬ Keine Kombination mit MAOH. *Bupropion* kann 14 Tage nach Absetzen eines irreversiblen MAOH bzw. 24 h nach Absetzen von *Moclobemid* angesetzt werden.
- ▬ Keine Kombination mit *Tamoxifen* (*Citalopram*, *Escitalopram*, *Venlafaxin* können mit *Tamoxifen* kombiniert werden).
- ▬ Bei Konsum von Alkohol möglicherweise verminderte Alkoholtoleranz, möglichst Vermeidung von Alkoholkonsum.
- ▬ Keine Kombination mit *Metoprolol*, da *Bupropion* CYP2D6 hemmt, stattdessen eher *Bisoprolol*.
- ▬ Vorsicht bei Kombination mit Dopaminergika (*L-Dopa*) und *Methylphenidat* (vermehrte NW möglich).
- ▬ Die gleichzeitige Gabe von Substanzen, die die Krampfschwelle herabsetzen (Antipsychotika, Antidepressiva, *Theophyllin*, systemische Steroide, Antimalariamittel, Chinolone, sedierende Antihistaminika), kann das Risiko für Krampfanfälle erhöhen.
- ▬ *Bupropion* **hemmt CYP2D6**. Vorsicht ist daher geboten mit AM, die **Substrate** von **CYP2D6** (▶ **Anhang SUB**) sind.

- Vorsicht bei Kombination mit **Induktoren** von **CYP2B6**, z. B. *Efavirenz* oder *Rifampicin* (erhöhte *Burpopion*- und erniedrigte *Hydroxybupropion*-Plasmakonzentrationen) (▶ **Anhang INT**).
- Reduzierte Konzentration von *Bupropion* und seinen Hauptmetaboliten bei Kombination mit *Ritonavir*, *Ritonavir* plus *Lopinavir* und *Efavirenz* (möglicherweise verminderte Wirksamkeit, höhere Dosen notwendig).
- **Rauchen** steigert die Aktivität von CYP1A2 durch Enzyminduktion. Wenn *Bupropion* zur Raucherentwöhnung eingesetzt wird, ist mit einer verminderten Clearance und einem Anstieg der Plasmakonzentrationen von solchen AM zu rechnen, die **Substrate** von **CYP1A2** (▶ **Anhang SUB**), z. B. *Clozapin*, *Olanzapin*, sind.

> **Wenn bei fehlender Therapie-Response unter *Bupropion* mit einem SSRI kombiniert werden soll, ist im unteren Dosisbereich mit dem SSRI zu beginnen.**

- **Bewertung**

Nichtsedierendes Antidepressivum mit möglichen Vorteilen bei anhedon/gehemmt-depressiven Patienten; positive Wirkung auf Erschöpfung und Hypersomnie. Antidepressive Wirksamkeit vergleichbar den SSRI und *Venlafaxin*. Vorteil einer fehlenden Gewichtszunahme (Gewichtsabnahme möglich) und QTc-Zeit-Verlängerung sowie eines geringen Risikos sexueller Funktionsstörungen. Dosisabhängiges Risiko für das Auftreten von Krampfanfällen, Blutdruckerhöhung. Zur Kombination mit SSRI geeignet, mögliche Reduktion sexueller Funktionsstörungen bei Zugabe von *Bupropion*. Unter dem Handelsnamen Zyban Anwendung in der Entwöhnungsbehandlung bei Tabakabhängigkeit (▶ 7.4).

Citalopram
Selektiver Serotoninwiederaufnahmehemmer (SSRI)
1-[3-(Dimethylamino)propyl]-1-(4-fluorphenyl)-1,3-dihydroisobenzofuran-5-carbonitril

Cipramil (Lundbeck)	**Citalopram 1A Pharma** (1A Pharma)
Tbl.[1] 20/ 40 mg (20, 50, 100 Tbl.)	**Citalopram Aristo** (Aristo Pharma)
Amp. 20 mg = 0,5 ml Infusionslösungs-	**Citalopram Actavis** (Actavis)
konzentrat (5 Amp.)	**Citalopram Basics** (Basics)
CitaLich (Winthrop)	**Citalopram beta** (betapharm)
Citalogamma (Wörwag)	**Citalopram bioeq pharma** (bioeq pharma)
Citalon (Krewel Meuselbach)	**Citalopram-biomo** (biomo)
Citalopram AbZ (AbZ-Pharma)	**Citalopram Bluefish** (Bluefish pharma)
Citalopram AL (ALIUD Pharma)	**Citalopram-CT** (CT Arzneimittel)

Citalopram dura (Mylan dura)	**Citalopram-neuraxpharm** (neuraxpharm)
Citalopram Hennig (Hennig)	**Citalopram Q-Pharm** (Juta Pharma)
Citalopram Heumann (Heumann)	**Citalopram-ratiopharm** (ratiopharm)
Citalopram Heumann Heunet (Heunet)	**Citalopram Sandoz** (HEXAL)
Citalopram HEXAL (HEXAL)	**Citalopram STADA** (STADApharm)
Citalopram Holsten (Holsten Pharma)	**Citalopram TAD** (TAD Pharma)
Citalopram Hormosan (Hormosan)	**Citalopram Vitabalans** (Blanco Pharma)

[1] Citalopram-Generika auch: Tbl. 10, 30 mg

- **Pharmakodynamik**
- Selektive Hemmung der 5-HT-Wiederaufnahme.
- Keine anticholinergen Eigenschaften, geringfügig antihistaminerge Eigenschaften.
- Razemat, inaktives R-Enantiomer interferiert möglicherweise mit dem aktiven S-Enantiomer.

- **Pharmakokinetik**
- Orale Bioverfügbarkeit ca. 80%; $t_{1/2}$ = 38–48 h; T_{max} = 1–5 h.
- Metabolisierung bevorzugt durch CYP2C19 und nachgeordnet über CYP2D6 und CYP3A4 zu den Metaboliten: *Desmethylcitalopram* ($t_{1/2}$ = ca. 50 h, 1/6 der Aktivität von *Citalopram*), *Didesmethylcitalopram* ($t_{1/2}$ = ca. 100 h).
- Plasmakonzentration: 50–130 ng/ml[(p)].

- **Indikationen und Behandlungshinweise**
- *Depressive Erkrankungen*[z] (Fachinformation »6 Monate oder länger, um einem Rückfall vorzubeugen«).
- *Panikstörung mit oder ohne Agoraphobie*[z].
- Hinweise auf Wirksamkeit bei → Zwangsstörungen, → depressiven Episoden bei Patienten mit KHK (s. jedoch Hinweise zu QTc-Zeit, Kontraindikationen und Warnhinweise), → Post-stroke-Depression, → Depression bei Parkinson-Erkrankung, → depressive Störungen bei Demenz, → Agitation bei Demenz, → prämenstrueller dysphorischer Störung, → klimakterischen Beschwerden, → neuropathischen Schmerzen, → Colon irritabile.
- Erste Hinweise auf Wirksamkeit bei → Depression bei Epilepsie, → sozialer Phobie.
- Routineuntersuchungen ▶ 1.8.

■ **Dosierung**

Oral

— **Depression:** 20 mg/d in einer morgendlichen Einzeldosis (niedrigste wirksame Dosis und Erhaltungsdosis); im weiteren Verlauf ggf. Steigerung auf maximal 40 mg/d^z.

— **Panikstörung:** Mit 10 mg beginnen, Steigerung auf 20 mg/d, im weiteren Verlauf max. 40 mg/d^z.

— Ältere Patienten: 10–20 mg/d, im weiteren Verlauf max. 20 mg/d^z. Bei eingeschränkter Leberfunktion Dosisanpassung (Beginn mit 10 mg/d; max. 20 mg/d^z); bei leichten bis mäßigen Nierenfunktionsstörungen keine Dosisanpassung erforderlich.

— Dosisanpassung (Plasmaspiegelkontrolle) bei Patienten mit verringerter oder beschleunigter Verstoffwechselung über CYP2C19 (► Interaktionen).

Parenteral

— Die Dosis entspricht bei einer i.v.-Gabe der oralen Dosis.

■ **Nebenwirkungen, Risikopopulationen und Intoxikationen**

Sehr häufig Schläfrigkeit, Schlaflosigkeit, Kopfschmerzen, Agitiertheit, Nervosität, Teilnahmslosigkeit (Drang, zu schlafen), Asthenie, Schwitzen, Tremor, Schwindel, Mundtrockenheit, Übelkeit, Obstipation, Palpitationen, Akkommodationsstörungen.

Häufig Müdigkeit, Konzentrationsstörungen, Ängstlichkeit, Verwirrtheit, anormale Träume, EPS, Myalgien, Arthralgien, Gähnen, Rhinitis, verminderter oder gesteigerter Appetit, Gewichtsverlust, Geschmacksstörungen, gastrointestinale Beschwerden, vermehrter Speichelfluss, Tachykardie, orthostatische Hypotonie, Tinnitus, Parästhesien, Juckreiz, Hautausschlag, Harnretention, sexuelle Störungen.

Gelegentlich Krampfanfälle, Gewichtszunahme, Synkopen, Bradykardie, Mydriasis, Purpura, Photosensibilität, Urtikaria, allergische Reaktionen, Haarausfall, Ödeme, anormale Ergebnisse von Leberfunktionstests, Aggression, Depersonalisation, Halluzinationen, Manie, Euphorie.

Sonstige NW Selten Hyponatriämie, SIADH (► 1.5.12), dann v. a. bei älteren Patienten. Dosisabhängiges Risiko einer QTc-Zeit-Verlängerung (► 1.5.1), Fälle ventrikulärer Arrhythmien einschließlich TdP sind berichtet. Die Patienten sollten angehalten werden, sich bei Anzeichen von Herzrhythmusstörungen wie z. B. Palpitationen, Kurzatmigkeit, Schwindel oder Synkopen unverzüglich ärztlich vorzustellen. Selten Hepatitis, Thrombozytopenie. **Alteration der Thrombozytenfunktion mit selten verlängerter Blutungszeit und/oder**

Anzeichen einer Blutung unter Antidepressiva mit (selektiver) Hemmung der Serotoninwiederaufnahme: ▶ 1.5.4. In Einzelfällen zentrales Serotonin-syndrom. Antidepressiva und Suizidalität ▶ 1.5.14.

Risikopopulationen Herz: Kein erhöhtes kardiovaskuläres Risiko (nur seltene Einzelfallberichte mit direkten kardiovaskulären Komplikationen bei sehr hohen Dosen), nach aktueller Datenlage auch sicher bei stabiler KHK; wegen häufiger QTc-Zeit-Verlängerung jedoch engmaschige EKG-Kontrollen bei kardialer Vorschädigung und keine Anwendung bei erhöhter Prädisposition für QTc-Zeit-Verlängerung (▶ 1.5.1 und ▶ 13.2). **Leber:** Bei Leberfunktionsstörun-gen aller Schweregrade sollten schweregradabhängig eine Dosisanpassung so-wie engmaschige Laborkontrollen erfolgen (Hepatotoxizität ▶ 1.5.5). **Niere:** Bei leichter bis bis mittelgradiger Niereninsuffizienz Schweregrade keine Dosis-anpassung notwendig.

Intoxikationen Akzentuierte NW; zentrales Serotoninsyndrom (▶ 12.8.2), selten Bewusstseinsstörungen bis zum Koma, epileptische Anfälle, EKG-Ver-änderungen (v. a. QTc-Intervall-Verlängerung), Herzrhythmusstörungen, prinzipiell große therapeutische Breite.

- **Kontraindikationen**
- Angeborenes Long-QT-Syndrom, bekannte Verlängerung des QTc-Inter-valls, gleichzeitige Behandlung mit anderen die QTc-Zeit verlängernden AM (▶ 1.5.1), ▶ 1.6.

Relative Kontraindikationen
- Schwere Leber- und Nierenerkrankungen, erhöhte Blutungsneigung, instabile Epilepsie, erhöhtes Risiko für Herzrhythmusstörungen (z. B. aufgrund von Bradykardien, Bradyarrhythmien, einer dekompensierten Herzinsuffizienz, eines kürzlich aufgetretenen Myokardinfarkts, Neigung zu Hypokaliämie oder Hypomagnesiämie), erhöhte Blutungsneigung. Vorsicht bei Engwinkelglaukom oder Glaukom in der Vorgeschichte.

- **Interaktionen**
- Keine Kombination mit MAOH (können frühestens 7 Tage nach Ab-setzen von *Citalopram* angesetzt werden; *Citalopram* kann 14 Tage nach Absetzen eines irreversiblen MAOH bzw. 2 Tage nach Absetzen von *Moclobemid* angesetzt werden). Keine Kombination mit *Linezolid* (Anti-biotikum, schwacher, reversibler, nichtselektiver MAOH).
- QTc-Zeit-Verlängerung bekannt: Keine Kombination mit *Thioridazin* und *Pimozid*. Vorsicht mit anderen die QTc-Zeit verlängernden AM (formal kontraindiziert).

- Vorsicht bei Kombination mit serotonergen AM, z. B. Triptanen, *Tryptophan*, *Ondansetron*, *Tramadol* (Risiko eines zentralen Serotoninsyndroms).
- Vorsicht bei Kombination mit AM, die Hypokaliämie/Hypomagnesiämie verursachen können (Risiko für Arrhythmien).
- Vorsicht bei Kombination mit (Thiazid-)Diuretika und ACE-Hemmern (Hyponatriämierisiko).
- Keine pharmakokinetischen oder -dynamischen Interaktionen mit Alkohol bekannt, dennoch sollte auf gleichzeitigen Alkoholkonsum möglichst verzichtet werden.
- Bei gleichzeitiger Thrombozytenaggregationshemmung oder Antikoagulation: ▶ 1.5.4.
- Große Vorsicht bei Kombination mit **CYP2C19-Inhibitoren**, z. B. *Fluconazol*, *Omeprazol*, *Esomeprazol*, *Ticlopidin* oder **CYP2C19-Induktoren**, z. B.*Ginkgo biloba* (▶ **Anhang INT**); Plasmaspiegelkontrolle dringend empfohlen. Bei notwendiger Kombination mit CYP2C19-Inhibitoren nur maximal 20 mg *Citalopram* pro Tag. Vorsicht bei Kombination mit *Cimetidin*, ggf. Dosisanpassung von *Citalopram*.
- *Citalopram* und *Demethylcitalopram* sind nur schwache Inhibitoren von CYP1A2, CYP2C19 und CYP2D6. Dennoch Vorsicht bei Kombination mit *Metoprolol* (Verdopplung der *Metoprolol*-Spiegel), ggf. Dosisanpassung von *Metoprolol* notwendig.

▪ Bewertung

Nichtsedierender SSRI mit guter Verträglichkeit, zugelassen bei depressiven Erkrankungen sowie bei Panikstörung mit/ohne Agoraphobie. Dosisabhängige Verlängerung des QTc-Intervalls möglich, dies ist insbesondere bei höheren Dosierungen und bei Patienten mit erhöhtem Risiko für Herzrhythmusstörungen zu beachten. In der Regel gewichtsneutral.

Clomipramin
Trizyklisches Antidepressivum
3-Chlor-5-(3-dimethylaminopropyl)-10,11-dihydro-5H-dibenz[b,f]azepin

Anafranil (Dolorgiet)   **Clomipramin-neuraxpharm** (neuraxpharm)
Drg. 10/ 25 mg (20, 50, 100 Drg.)   **Clomipramin Sandoz** (HEXAL
Tbl. 75 mg (20, 50, 100 Tbl.)
(**Anafranil retard**)

▪ Pharmakodynamik
- Starker, aber nicht spezifischer Serotoninwiederaufnahmehemmer; auch NA-Wiederaufnahmehemmung v. a. durch den aktiven Metaboliten *Desmethylclomipramin*.

- Leichte bis mäßige 5-HT$_2$-, leichte D$_2$-Blockade.
- Anticholinerge und α_1-antagonistische Eigenschaften.

- **Pharmakokinetik**
- Orale Bioverfügbarkeit ca. 50%; t$_{1/2}$ = 20–26 h (*Clomipramin*) bzw. 37–43 h (*Desmethylclomipramin*); T$_{max}$ = 3–4 h (unretardierte Form) bzw. 5–8 h (retardierte Form).
- Metabolisierung zum aktiven Metaboliten *Desmethylclomipramin* durch CYP2C19, CYP1A2 und CYP3A4 sowie zu Hydroxymetaboliten durch CYP2D6.
- Plasmakonzentration (Summe *Clomipramin* plus *Desmethylclomipramin*): 230–450 ng/ml[p].

- **Indikationen und Behandlungshinweise**
- *Depressive Erkrankungen[z]*.
- *Zwangsstörung[z]*: Die Wirkung setzt häufig später als bei einer Depression ein (gelegentlich erst nach 6–8 Wochen) und ist unabhängig vom antidepressiven Effekt.
- *Panikstörung[z]*.
- *Phobien[z]*.
- *Langfristige Schmerzbehandlung im Rahmen eines therapeutischen Gesamtkonzepts[z]*.
- Schlaflähmung, Kataplexie und hypnagoge Halluzinationen bei *Narkolepsie[z]*.
- *Enuresis nocturna* (ab dem Alter von 5 J. und nach Ausschluss organischer Ursachen)[z].
- Hinweise für Wirksamkeit bei → prämenstrueller dysphorischer Störung, → Colon irritabile.
- Routineuntersuchungen ▶ 1.8.

- **Dosierung**
- **Depression:** Initial 25–75 mg, Erhaltungsdosis: Tagesdosen um ca. 100 mg (75–150 mg als retardiertes Präparat) können für viele Patienten adäquat sein, Erhöhung auf 3 × 75 mg/d möglich (stationär raschere Aufdosierung möglich, z. B. innerhalb von 3 Tagen auf 225 mg, max. 300 mg/d[z]); bei älteren Patienten niedrigere Dosis.
- **Zwangsstörung:** Zunächst oft höhere Dosen, nach Ansprechen langsame Reduktion auf übliche Erhaltungsdosis.
- **Panikstörung:** Beginn mit sehr niedrigen Dosen (10–25 mg/d), da bei Therapiebeginn auftretende NW als Verschlechterung verkannt werden können; zur Erhaltungstherapie ist i. Allg. die antidepressiv wirksame Dosis ausreichend (s. oben), möglicherweise auch niedrigere Dosierungen (30–100 mg/d), insbesondere bei längerfristiger Erhaltungstherapie.

- **Kataplexie:** 25–75 mg/d.
- **Schmerzsyndrome:** 75–150 mg/d.
- **Enuresis:** 10–50 mg/d am Abend, ggf. bei frühem Einnässen Teildosis um 16 Uhr.

Nebenwirkungen, Risikopopulationen und Intoxikationen

Sehr häufig Benommenheit, Müdigkeit, innere Unruhe, Schwindel, Kopfschmerzen, Tremor, Myoklonien, Schwitzen, Mundtrockenheit, Obstipation, Übelkeit, Appetitsteigerung, Gewichtszunahme, Akkommodationsstörungen, verschwommenes Sehen, Miktionsstörungen, sexuelle Funktionsstörungen.

Häufig Delir, Verwirrtheitszustände, Halluzinationen (insbesondere bei älteren Patienten oder Patienten mit Parkinson-Erkrankung), Gedächtnis- und Konzentrationsstörungen, Angstzustände, Aggressivität, Erregung, Schlafstörungen, Erbrechen, Diarrhö, Anorexie, Tachykardie, Palpitationen, orthostatische Dysregulation, EKG-Veränderungen (z. B. ST- und T-Strecken-Veränderungen), Hitzewallungen, Gähnen, Sprachstörungen, Parästhesien, Muskelschwäche, Muskelhypertonie, Tinnitus, Mydriasis, Geschmacksstörungen, Photosensibilität, Juckreiz, Galaktorrhö, Gynäkomastie, Erhöhung der Transaminasen.

Gelegentlich Krampfanfälle (in Dosen bis 250 mg/d bei ca. 0,5%, in Dosen ab 300 mg bei ca. 2% der Patienten).

Sonstige NW Selten Störungen der Erregungsleitung des Herzens. Sehr selten Leukopenie, Agranulozytose, Thrombozytopenie, Eosinophilie, Purpura, Harnverhalt, REM-Schlaf-Verhaltensstörung. In Einzelfällen: SIADH (▶ 1.5.12), dann v. a. bei älteren Patienten. Dosisabhängiges Risiko einer QTc-Zeit-Verlängerung (▶ 1.5.1). **Alteration der Thrombozytenfunktion mit selten verlängerter Blutungszeit und/oder Anzeichen einer Blutung** unter Antidepressiva mit (selektiver) Hemmung der Serotoninwiederaufnahme: ▶ 1.5.4. Antidepressiva und Suizidalität ▶ 1.5.14.

Risikopopulationen Herz: Ausgeprägte anticholinerge sowie α_1-antiadrenerge Wirkung, daher häufig Herzfrequenzanstieg, orthostatische Dysregulation, Depolariationsverzögerungen wegen natriumkanalblockierender Wirkung, QTc-Zeit-Verlängerung mit arrhythmogenem Potenzial, bei kardialer Vorschädigung (insbesondere Erregungsleitungsstörungen, Blockbildern im EKG, jedoch auch bei klinisch-symptomatischer Herz-Kreislauf-Erkrankung und Herzinsuffizienz) kontraindiziert. **Leber und Niere:** Bei leichten bis mittelgradigen Leber- bzw. Nierenfunktionsstörungen Laborkontrollen und Dosisanpassung, möglichst keine Anwendung bei schwerer Ausprägung (Hepatotoxizität ▶ 1.5.5).

Intoxikationen ▶ *Amitriptylin*.

- **Kontraindikationen**
— Harnverhalt, Engwinkelglaukom, Prostatahypertrophie mit Restharn-
  bildung, Pylorusstenose, Ileus, Delir, Myokardinfarkt, angeborenes Long-
  QT-Syndrom, ▶ 1.6.

Relative Kontraindikationen
— Schwere Leber- und Nierenerkrankungen: erhöhte Anfallsbereitschaft;
  kardiale Vorschädigung (insbesondere Erregungsleitungsstörungen und
  KHK).

- **Interaktionen**
— Keine Kombination mit MAOH (nach der Behandlung mit *Clomipramin*
  Sicherheitsabstand von 2 Wochen zur Verordnung eines MAOH; nach
  Absetzen von *Moclobemid* Wechsel auf *Clomipramin* am übernächsten
  Tag möglich).
— Keine Kombination mit serotonergen AM, z. B. SSRI, SNRI, *Tryptophan*,
  Tramadol und mit $5-HT_{1B/D}$-Rezeptoragonisten, z. B. *Sumatriptan*,
  Zolmitriptan, *Naratriptan* wegen der Gefahr eines **zentralen Serotonin-
  syndroms**.
— Keine Kombination mit Antiarrhythmika vom Chinidin-Typ oder
  Sympathomimetika.
— QTc-Zeit-Verlängerung bekannt: Keine Kombination mit *Thioridazin*
  und *Pimozid*. Vorsicht mit anderen die QTc-Zeit verlängernden AM.
— Vorsicht bei gleichzeitigem Konsum von Alkohol oder Einnahme zentral
  dämpfend wirkender AM: mögliche Wirkverstärkung.
— Vorsicht bei Kombination mit AM, die eine Hypokaliämie/Hypo-
  magnesiämie verursachen können (Risiko für Arrhythmien).
— Vorsicht bei Kombination mit anticholinerg wirkenden AM, wie Pheno-
  thiazinen, Antiparkinson-Mitteln, *Atropin* oder *Biperiden*.
— Bei gleichzeitiger Thrombozytenaggregationshemmung oder Antikoagu-
  lation: ▶ 1.5.4.
— Vorsicht bei Kombination mit **CYP3A4-Induktoren**, z. B. *Oxybutynin*,
  oder mit **CYP2C19-Inhibitoren**, z. B. *Fluvoxamin* oder *Perazin*, oder
  mit **CYP2D6-Inhibitoren**, z. B. *Bupropion*, *Fluoxetin*, *Metoprolol* oder
  Paroxetin (▶ **Anhang INT**); Plasmaspiegelkontrolle empfohlen.
— Bei Rauchern ist die Elimination beschleunigt durch Induktion von CYP1A2,
  nach einer Entwöhnung ist mit erhöhten Wirkspiegeln zu rechnen.
— Plasmaspiegelkontrolle bei Kombination mit hohen Östrogendosen.

■ Bewertung

Bewährtes TZA mit breitem Indikationsspektrum, aber starken anticholinergen Eigenschaften (Vorsicht insbesondere bei älteren Patienten). Referenzsubstanz bei der Behandlung von Zwangsstörungen bei jedoch im Vergleich zu SSRI stärkeren NW. Sehr häufig Gewichtszunahme, relativ hohes Interaktionsrisiko. Verträglichkeit und therapeutische Breite geringer als bei den neueren Antidepressiva.

Doxepin

Trizyklisches Antidepressivum

3-(6,11-Dihydrodibenz[b,e]oxepin-11-yliden)-N,N-dimethylpropylamin

Aponal (Cheplapharm)	**Doxepin 1A Pharma** (1A Pharma)
Drg. 5 mg (100 Drg.);	**Doxepin AL** (Aliud)
10/ 25 mg (50, 100 Drg.)	**Doxepin biomo** (biomo)
Tbl.[1] 50/ 100 mg (50, 100 Tbl.)	**Doxepin dura** (Mylan dura)
Trpf. 10 mg/ml (30 ml/ 3 × 30 ml)	**Doxepin-neuraxpharm** (neuraxpharm)
Amp. 25 mg = 2 ml = 1 Amp. (5 Amp.)	**Doxepin-ratiopharm** (ratiopharm)
Doneurin (HEXAL)	**Doxepin STADA** (STADApharm)
Doxepia (Dolorgiet)	**Mareen** (Krewel Meuselbach)
Doxepin (Holsten)	

[1] Doxepin-Generika auch: Tbl./Kps. 75 mg; Lsg. 40 mg/ml

■ Pharmakodynamik

— Neben *Amitriptylin* wichtigster Vertreter der Antidepressiva mit sedierender Wirkung; auch strukturchemisch besteht Ähnlichkeit mit *Amitriptylin*. Es ist ein Razemat, welches zu 15% aus dem aktiven *cis*-Isomer und zu 85% aus dem schwächer aktiven *trans*-Isomer besteht.

— Besonders starke antihistaminerge Wirkung.

— NA- etwas stärker als 5-HT-Wiederaufnahmehemmung.

— Anticholinerge und α_1-antagonistische Effekte.

■ Pharmakokinetik

— Orale Bioverfügbarkeit 30%; $t_{1/2}$ = 13–26 h (*Doxepin*) bzw. 33–81 h für *Desmethyldoxepin*; T_{max} = 2–4 h (*Doxepin*) bzw. 2–10 h (*Desmethyldoxepin*). $t_{1/2}$ in PM bzw. UM von CYP2D6 verlängert bzw. verkürzt.

— N-Demethylierung bevorzugt durch CYP2C19 zum aktiven Metaboliten *Desmethyldoxepin*, Hydroxylierung durch CYP2D6.

— PM von CYP2D6 benötigen im Mittel nur 30% der üblichen Dosis, UM von CYP2D6 das 2-Fache (Stingl u. Brockmöller 2013).

— Plasmakonzentration: 50–150 ng/ml (Summe *Doxepin* plus *Desmethyldoxepin*)[(p)].

- **Indikationen und Behandlungshinweise**
  - *Depressive Erkrankungen[z].*
  - *Angstsyndrome[z].*
  - *Leichte Entzugssyndrome bei Alkohol-, Arzneimittel- oder Drogenabhängigkeit[z].*
  - *Unruhe, Angst oder Schlafstörungen im Zusammenhang mit depressiven Erkrankungen oder leichten Entzugssyndromen[z].*
  - Aufgrund der antihistaminergen Wirkung mögliche Vorteile bei Pruritus und Urtikaria bei depressiven Syndromen im Rahmen dermatologischer Erkrankungen. Auch topische Anwendung bei Hauterkrankungen (durch Absorption auch systemische NW möglich).
  - Routineuntersuchungen ▸ 1.8.

- **Dosierung**

Oral
  - **Depression:** Beginn mit 3 × 25 mg, dann nach 3–7 Tagen auf 3 × 50 mg bis 3 × 75 mg/d steigern, Erhaltungsdosis bis 150 mg/d[z], stationär Erhöhung bis auf 300 mg/d[z] möglich. Bei Schlafstörungen im Rahmen depressiver Störungen Dosisverteilung mit Hauptdosis zum Abend. **Schlafstörungen** ohne depressive Symptomatik: zunächst Versuch mit niedrigdosierter Gabe (antihistaminerge Komponente) von 5–10 mg (für diese Indikation aber nicht zugelassen).
  - **Entzugssyndrome:** Häufig Höchstdosis notwendig (z. B. 3 × 50 mg bis 6 × 50 mg/d in den ersten 3 Tagen, dann schrittweise Reduktion).
  - Bei älteren Patienten niedrigere Dosierung.

Parenteral
  - Als Tropfinfusion bis 150 mg/d[z] in steigender Dosierung in einer Standardinfusionslösung, nach Besserung Umstellung auf orale Therapie in absteigender Dosierung; i.m.-Injektion möglich, jedoch ohne klinischen Nutzen. Stärkere Sedierung durch parenterale Anwendung, jedoch zeigt Dosiserhöhung bei oraler Applikation den gleichen Effekt; daher ist eine i.v.- bzw. i.m.-Verabreichung verzichtbar.

- **Nebenwirkungen, Risikopopulationen und Intoxikationen**

Sehr häufig Müdigkeit, Benommenheit, Schwindel, orthostatische Dysregulation, Tachykardie, Herzrhythmusstörungen, Tremor, Schwitzen, Obstipation, Gewichtszunahme, Mundtrockenheit, trockene Nase, Akkommodationsstörungen, meist passagerer Anstieg der Leberenzyme.

Häufig Innere Unruhe, Verwirrtheitszustände, Miktionsstörungen, sexuelle Funktionsstörungen, Pruritus.

Gelegentlich Störungen der Erregungsleitung des Herzens, Kollapszustände, Tinnitus, Ödeme, Parästhesien, vermehrtes Träumen, Harnverhalt, Galaktorrhö.

Sonstige NW Sehr selten Gynäkomastie, Änderungen des Blutzuckerspiegels, Hepatitis, Blutbildveränderungen (hämolytische Anämie, Leukozytopenie, Agranulozytose, Thrombozytopenie), Verstärkung einer bestehenden Herzinsuffizienz. In Einzelfällen SIADH (▶ 1.5.12), dann v. a. bei älteren Patienten. QTc-Zeit-Verlängerung möglich (▶ 1.5.1); sehr selten sind TdP aufgetreten. Alteration der Thrombozytenfunktion mit selten verlängerter Blutungszeit und/oder Anzeichen einer Blutung unter Antidepressiva mit (selektiver) Hemmung der Serotoninwiederaufnahme: ▶ 1.5.4. Antidepressiva und Suizidalität ▶ 1.5.14.

Risikopopulationen **Herz:** Ausgeprägte anticholinerge sowie α_1-antiadrenerge Wirkung, daher häufig Herzfrequenzanstieg, orthostatische Dysregulation; Depolariationsverzögerungen wegen natriumkanalblockierender Wirkung, QTc-Zeit-Verlängerung mit arrhythmogenem Potenzial, bei kardialer Vorschädigung (insbesondere Erregungsleitungsstörungen, Blockbildern im EKG, jedoch auch bei klinisch-symptomatischer Herz-Kreislauf-Erkrankung und Herzinsuffizienz) kontraindiziert. **Leber und Niere:** Bei leichten bis mittelgradigen Leber- bzw. Nierenfunktionsstörungen Laborkontrollen und Dosisanpassung, möglichst keine Anwendung bei schwerer Ausprägung (Hepatotoxizität ▶ 1.5.5).

Intoxikationen ▶ *Amitriptylin.*

▪ Kontraindikationen
▬ Prostatahyperplasie mit Restharnbildung, Harnverhalt, Engwinkelglaukom, Delir, Ileus, ▶ 1.6.

Relative Kontraindikationen
▬ Schwere Leber- und Nierenerkrankungen, erhöhte Anfallsbereitschaft, angeborenes Long-QT-Syndrom, kardiale Vorschädigung (insbesondere Erregungsleitungsstörungen und KHK), Hypokaliämie, Bradykardie, Blutbildungsstörungen.

▪ Interaktionen
▬ Vorsicht bei gleichzeitigem Konsum von Alkohol oder Einnahme anderer zentral dämpfend wirkender AM: mögliche Wirkverstärkung.
▬ Keine Kombination mit MAOH (unter stationären Bedingungen u. U. möglich, ▶ 1.11), Sympathomimetika, Antihypertonika und anticholinergen Substanzen, z. B. *Biperiden, Benztropin, Trihexiphenyl* oder *Metixen.*

- QTc-Zeit-Verlängerung bekannt: Keine Kombination mit *Thioridazin* und *Pimozid*. Vorsicht mit anderen die QTc-Zeit verlängernden AM.
- Vorsicht bei Kombination mit AM, die Hypokaliämie/Hypomagnesiämie verursachen können (Risiko für Arrhythmien).
- Bei gleichzeitiger Thrombozytenaggregationshemmung oder Antikoagulation: ▶ 1.5.4.
- Vorsicht bei Kombination mit **CYP2C19-Inhibitoren**, z. B. *Cimetidin*, *Fluvoxamin* oder **CYP2C19-Induktoren**, z. B. *Rifampicin*, oder **CYP2D6-Inhibitoren**, v. a. *Melperon* (▶ **Anhang INT**) wegen Anstieg der Plasmakonzentration und dadurch zunehmender anticholinerger Aktivität; Plasmaspiegelkontrolle empfohlen.

- **Bewertung**

TZA mit ausgeprägten sedierenden und anticholinergen Eigenschaften (Vorsicht insbesondere bei älteren Patienten). Neben *Amitriptylin* wichtigster Vertreter der Antidepressiva mit ausgeprägter sedierender Wirkung. Sehr häufig Gewichtszunahme. Verträglichkeit und therapeutische Breite geringer als bei den neueren Antidepressiva. Niedrigdosiert (*off label*) günstig bei Schlafstörungen (▶ 5.1.2).

Duloxetin

Selektiver Serotonin- und Noradrenalinwiederaufnahmehemmer (SNRI)
(+)-(S)-N-Methyl-3-(1-naphthyloxy)-3-(2-thienyl)propylamin

Cymbalta (Lilly)	**Duloxetin Heumann** (Heumann)
Kps. 30/ 60 mg (28, 98 Kps.)	**Duloxetin-Hormosan** (Hormosan)
Duloxetin 1A Pharma (1A Pharma)	**Duloxetin Lilly** (Lilly)
Duloxetin AbZ (AbZ-Pharma)	**Duloxetin Mylan** (Mylan dura)
Duloxetin AL (Aliud Pharma)	**Duloxetin-neuraxpharm** (neuraxpharm)
Duloxetin beta (betapharm)	**Duloxetin-ratio**pharm (ratiopharm)
Duloxetin-biomo (biomo pharma)	**Duloxetin STADA** (STADApharm)
Duloxetin Glenmark (Glenmark Arzneimittel)	**Duloxetin Zentiva** (Zentiva)
	Duloxalta (TAD)
Duloxetin Hennig (Hennig)	**Duloxe HEXAL** (HEXAL)

- **Pharmakodynamik**
- Selektive Hemmung der 5-HT- und NA-Wiederaufnahme. Geringe Wiederaufnahmehemmung von DA.
- Keine anticholinergen oder antihistaminergen Eigenschaften, keine Blockade dopaminerger, serotonerger oder opioiderger Rezeptoren.

■ **Pharmakokinetik**

- $t_{1/2}$ = 9–19 h, bei Frauen > 65 J. verlängert auf 10–27 h, bei Patienten mit Leberzirrhose auf 48 h.
- Lineare Kinetik, extensiver Metabolismus unter Beteiligung von CYP1A2 und nachgeordnet CYP2D6, keine aktiven Metaboliten.
- Plasmakonzentration: 30–120 ng/ml[(p)].

■ **Indikationen und Behandlungshinweise**

- *Depressive Erkrankungen*[z] (auch zur »Langzeitbehandlung« ▶ 1.10.3).
- *Generalisierte Angststörung*[z].
- *Schmerzen bei diabetischer Polyneuropathie*[z] (für diese Indikation ist das mit Cymbalta identische Ariclaim im Handel).
- Hinweise auf Wirksamkeit bei → Fibromyalgiesyndrom (60–120 mg/d), → chronische muskuloskelettale Schmerzen; in den USA in diesen beiden Indikationen zugelassen.
- Erste Hinweise auf Wirksamkeit bei → prämenstrueller dysphorischer Störung, → Chronic-Fatigue-Syndrom, → klimakterischen Beschwerden, → Depression bei Parkinson-Erkrankung.
- Indikation außerhalb der Psychiatrie: Frauen mit mittelschwerer und schwerer Belastungsinkontinenz (2 × 40 mg Yentreve).
- Routineuntersuchungen ▶ 1.8.

■ **Dosierung**

- **Depression:** Startdosis 60 mg/d, Erhaltungsdosis 60–120 mg/d[z].
- **Generalisierte Angststörung:** Beginn mit 30 mg/d, Erhaltungsdosis 60 mg/d, max. 120 mg/d[z].
- **Schmerzen bei diabetischer Polyneuropathie:** Startdosis 60 mg/d, Erhaltungsdosis 60–120 mg/d[z].
- Eine verbesserte Wirksamkeit einer Dosierung von 120 mg/d im Vergleich zu 60 mg/d ist nicht bekannt. Bei Rauchern sollte aufgrund einer beschleunigten Clearance jedoch eine Tagesdosis von 120 mg/d angestrebt werden.

■ **Nebenwirkungen, Risikopopulationen und Intoxikationen**

Sehr häufig Müdigkeit, Kopfschmerzen, Übelkeit, Mundtrockenheit.

Häufig Angst, Agitiertheit, Schlaflosigkeit, Schwindel, Lethargie, Appetitmangel, gastrointestinale Beschwerden, Gewichtsabnahme (gelegentlich -zunahme), Palpitationen, Schwitzen, Tremor, Blutdruckanstieg, Gähnen, muskuloskelettale Schmerzen, Muskelkrämpfe, Muskelsteifigkeit, Tinnitus, unscharfes Sehen, Hautausschlag, Parästhesien, sexuelle Funktionsstörungen.

Gelegentlich Verwirrtheit, Bruxismus, Akathisie, Hyperglykämie (insbesondere bei Patienten mit Diabetes mellitus), Anstieg der Kreatinphosphokinase, Erhöhung der Leberenzymwerte, Hepatitis, akute Leberschädigung, Tachykardie, supraventrikuläre Arrhythmien, Hypertonie, orthostatische Hypotension, Myoklonien, Dyskinesien, RLS, Geschmacksstörungen, Mydriasis, Sehstörungen, Synkopen, Nachtschweiß, Urtikaria, Lichtüberempfindlichkeit der Haut, Harnverhalt, Dysurie.

Sonstige NW Anfänglich leichter Blutdruckanstieg möglich, Galaktorrhö, Hyperprolaktinämie. Fälle von Leberschädigungen. Selten Hyponatriämie, SIADH (▶ 1.5.12), dann v. a. bei älteren Patienten. Selten Aggression und Wut (insbesondere zu Beginn oder nach Absetzen der Therapie), Halluzinationen, Manie, Glaukom. **Alteration der Thrombozytenfunktion mit selten verlängerter Blutungszeit und/oder Anzeichen einer Blutung** unter Antidepressiva mit (selektiver) Hemmung der Serotoninwiederaufnahme: ▶ 1.5.4. Antidepressiva und Suizidalität ▶ 1.5.14.

Risikopopulationen **Herz:** Wegen gelegentlich zu beobachtender Herzfrequenz- und Blutdruckanstiege Vorsicht und angemessene Kontrollen bei vorbestehender arterieller Hypertonie, v. a. in den ersten Behandlungswochen. **Leber:** Komplexer hepatischer Metabolismus, daher kontraindiziert bei Leberfunktionsstörungen (Hepatotoxizität ▶ 1.5.5). **Niere:** Keine Dosisanpassung notwendig bei leichter bis mittelgradiger Ausprägung. Bei schwerer Ausprägung kontraindiziert.

Intoxikationen Akzentuierte NW; zentrales Serotoninsyndrom (▶ 12.8.2); Bewusstseinsstörungen bis zum Koma; epileptische Anfälle; EKG-Veränderungen (v. a. QTc-Intervall-Verlängerung, QRS-Verbreiterung), Herzrhythmusstörungen, therapeutische Breite geringer als bei SSRI, jedoch größer als bei TZA.

- **Kontraindikationen**
- Lebererkrankungen mit Einschränkungen der Leberfunktion, schwere Nierenfunktionseinschränkung, unkontrollierte Hypertonie, ▶ 1.6.

Relative Kontraindikationen
- Bekannte Blutungsneigung; erhöhter Augeninnendruck oder Engwinkelglaukom (Mydriasis wurde unter *Duloxetin* berichtet); epileptische Anfälle in der Anamnese, vorbestehende arterielle Hypertonie, Kombination mit anderen serotonergen Präparaten, *Johanniskraut*-Präparaten.

- **Interaktionen**
- Keine Kombination mit MAOH.
- Vorsicht bei Kombination mit serotonergen AM, z. B. *Tryptophan*, SSRI, TZA, *Tramadol*, *Venlafaxin*, *Johanniskraut*-Präparaten, Triptanen) oder

Linezolid (Antibiotikum, schwacher, reversibler, nichtselektiver MAOH) wegen des Risikos eines zentralen Serotoninsyndroms.

- Vorsicht bei Kombination mit (Thiazid-)Diuretika und ACE-Hemmern (Hyponatriämierisiko).
- Bei gleichzeitiger Thrombozytenaggregationshemmung oder Antikoagulation: ► 1.5.4.
- Keine Kombination mit **CYP1A2-Inhibitoren** (► **Anhang INT**), z. B. *Ciprofloxacin, Enoxacin, Fluvoxamin*. Wegen mäßiger Hemmung von CYP2D6 durch *Duloxetin* erhöhte Plasmakonzentrationen von AM möglich, die **Substrate** von **CYP2D6** sind (► **Anhang SUB**), daher **keine Kombination mit *Metoprolol***.
- Bei Rauchern können bis 120 mg/d benötigt werden (beschleunigte Clearance von *Duloxetin* und niedrige Plasmaspiegel)

- **Bewertung**

Nichtsedierendes Antidepressivum (SNRI) mit guter Verträglichkeit. In der Regel keine Gewichtszunahme, keine QTc-Zeit-Verlängerung. Keine klaren Wirksamkeitsvorteile im Vergleich zu SSRI in der Behandlung depressiver Episoden; möglicherweise Vorteile bei körperlichen Symptomen und Schmerzen im Rahmen depressiver Störungen. Zugelassen auch für die Behandlung von Schmerzen bei diabetischer Polyneuropathie; in USA besteht eine Zulassung bei Fibromyalgiesyndrom sowie bei chronischen muskuloskelettalen Schmerzen. Dosisanpassung bei Rauchern aufgrund einer beschleunigten Clearance.

Escitalopram
Selektiver Serotoninwiederaufnahmehemmer (SSRI)
(S)-1-[3-(Dimethylamino)propyl]-1-(4-fluorphenyl)-1,3-dihydroisobenzofuran-5-carbonitril

Cipralex (Lundbeck)	**Escitalopram beta** (betapharm)
Tbl.[1] 10/ 20 mg (20, 50, 100 Tbl.)	**Escitalopram Glenmark** (Glenmark)
Trpf. 20 mg/ml (15 ml Lsg.)	**Escitalopram Hetero** (Fair-Med)
Escitalex (TAD Pharma)	**Escitalopram Heumann** (Heumann)
Escitalopram 1A Pharma (1A Pharma)	**Escitalopram HEXAL** (HEXAl)
Escitalopram AbZ (AbZ-Pharma)	**Escitalopram Lundbeck** (Lundbeck)
Escitalopram-Actavis (PUREN Pharma)	**Escitalopram-Micro Labs** (Micro Labs)
Escitalopram AL (ALIUD Pharma)	**Escitalopram Mylan** (Mylan dura)
Escitalopram Aurobindo (Aurobindo)	**Escitalopram-neuraxpharm** (neuraxpharm)
Escitalopram axcount (axcount Generika)	**Escitalopram-ratiopharm** (ratiopharm)
Escitalopram BASICS (Basics)	

[1] Escitalopram-Generika auch: Tbl. 5/15 mg; Schmelztbl., Trpf. 10 mg/ml

- **Pharmakodynamik**
- S-Enantiomer des razemischen Gemischs *Citalopram*.
- Selektive Hemmung der 5-HT-Wiederaufnahme (unter den SSRI am selektivsten). Durch eine zusätzliche, schwache Bindung an eine allosterische Bindungsstelle des Serotonintransporters wird die Bindung von *Escitalopram* an die primäre Bindungsstelle verstärkt und damit die Hemmung der Wiederaufnahme von Serotonin potenziert.
- Keine anticholinergen oder antihistaminergen Eigenschaften.

- **Pharmakokinetik**
- Orale Bioverfügbarkeit ca. 80%; $t_{1/2}$ = 27–32 h; T_{max} = ca. 4 h.
- Metabolisierung bevorzugt durch CYP2C19 und nachgeordnet durch CYP3A4 und CYP2D6 und Bildung zweier schwach aktiver Metaboliten (*Demethylescitalopram, Didemethylescitalopram*).
- PM von CYP2C19 benötigen im Mittel nur die Hälfte der üblichen Dosis, UM das 2-Fache (Stingl u. Brockmöller 2013).
- Plasmakonzentration: 15–80 ng/ml[(p)].

- **Indikationen und Behandlungshinweise**
- *Episoden einer Major Depression[z].*
- *Panikstörung mit/ohne Agoraphobie[z].*
- *Generalisierte Angststörung[z].*
- *Soziale Angststörung[z].*
- *Zwangsstörungen[z].*
- Hinweise auf Wirksamkeit bei → Prophylaxe der Migräne, → prämenstrueller dysphorischer Störung, → klimakterischen Beschwerden, → Prophylaxe der Post-stroke-Depression (▶ 1.4.1, Depressive Störung aufgrund eines anderen medizinischen Krankheitsfaktors).
- Erste Hinweise auf → positive Effekte auf kognitive Funktionen nach Schlaganfall, → depressive Episoden bei Patienten mit KHK.
- Routineuntersuchungen ▶ 1.8.

- **Dosierung**
- **Major Depression, GAS, soziale Angststörung, Zwangsstörung:** Start- und Erhaltungsdosis 10 mg/d in einer morgendlichen Einzeldosis, ggf. Dosissteigerung auf 20 mg/d[z], bei sozialer Phobie ggf. im Verlauf auch Dosisreduktion auf 5 mg/d.
- **Panikstörung mit/ohne Agoraphobie:** Beginn mit 5 mg/d für 1 Woche, Erhaltungsdosis 10 mg/d, ggf. Steigerung bis auf max. 20 mg/d[z].
- Ältere Patienten (> 65 J.): Beginn mit 5 mg/d, Steigerung auf max. 10 mg/d[z].

■ **Nebenwirkungen, Risikopopulationen und Intoxikationen**
Sehr häufig Übelkeit.

Häufig Müdigkeit, Gähnen, Ruhelosigkeit, Schlaflosigkeit, Schläfrigkeit, Schwindel, Ängstlichkeit, verminderter oder gesteigerter Appetit, Erbrechen, Diarrhö, Obstipation, Gewichtszunahme (gelegentlich -abnahme), Schwitzen, Tremor, Arthralgien, Myalgien, Mundtrockenheit, Parästhesien, sexuelle Funktionsstörungen.

Gelegentlich Verwirrtheit, nächtlicher Bruxismus, Agitiertheit, Nervosität, Schlafstörungen, Tachykardie, Synkopen, Tinnitus, Mydriasis, Sehstörungen, Geschmacksstörungen, Urtikaria, Hautausschlag, Juckreiz, Ödeme, Nasenbluten, gastrointestinale Blutungen, Metrorrhagie oder Menorrhagie bei Frauen.

Sonstige NW Selten Hyponatriämie, SIADH (▶ 1.5.12), dann v. a. bei älteren Patienten. Selten Aggression, Depersonalisation, Halluzinationen. Dosisabhängiges Risiko der QTc-Zeit-Verlängerung (▶ 1.5.1), Fälle von ventrikulären Arrhythmien einschließlich TdP sind berichtet. Patienten sollten angehalten werden, sich bei Anzeichen von Herzrhythmusstörungen wie z. B. Palpitationen, Kurzatmigkeit, Schwindel oder Synkopen unverzüglich ärztlich vorzustellen. Einzelfälle von Hepatitis, Harnretention, Thrombozytopenie. **Alteration der Thrombozytenfunktion mit selten verlängerter Blutungszeit und/oder Anzeichen einer Blutung** unter Antidepressiva mit (selektiver) Hemmung der Serotoninwiederaufnahme: ▶ 1.5.4. Antidepressiva und Suizidalität ▶ 1.5.14.

Risikopopulationen Herz: Kein erhöhtes kardiovaskuläres Risiko (nur seltene Einzelfallberichte mit direkten kardiovaskulären Komplikationen bei hohen Dosen); wegen häufiger QTc-Zeit-Verlängerung jedoch engmaschige EKG-Kontrollen bei kardialer Vorschädigung und keine Anwendung bei erhöhter Prädisposition für QTc-Zeit-Verlängerung (▶ 1.5.1 und ▶ 13.2). **Leber:** Bei Leberfunktionsstörungen aller Schweregrade sollten schweregradabhängig eine Dosisanpassung sowie engmaschige Laborkontrollen erfolgen (Hepatotoxizität ▶ 1.5.5). Bei eingeschränkter Leberfunktion werden in den ersten 2 Behandlungswochen 5 mg/d empfohlen; im Verlauf max. 10 mg/d. **Niere:** Verlängerte Eliminations-HWZ und geringgradig erhöhte Plasmaspiegel bei Nierenfunktionsstörungen; bei leichter bis mittelgradiger Niereninsuffizienz keine Dosisanpassung notwendig; bei schwerer Ausprägung Dosisanpassung und engmaschige klinische und laborchemische Kontrollen empfohlen.

Intoxikationen ▶ Citalopram.

- **Kontraindikationen**
- Angeborenes Long-QT-Syndrom, bekannte Verlängerung des QTc-Intervalls, gleichzeitige Behandlung mit anderen die QTc-Zeit verlängernden AM (► 1.5.1, ► 1.6).

Relative Kontraindikationen

- Schwere Leber- und Nierenerkrankungen, Kombination mit tryptophanhaltigen Präparaten, anderen serotonergen Präparaten. Erhöhte Blutungsneigung, instabile Epilepsie, erhöhtes Risiko für Herzrhythmusstörungen (z. B. aufgrund von Bradykardien, Bradyarrhythmien, dekompensierter Herzinsuffizienz, eines kürzlich aufgetretenen Myokardinfarkts, Neigung zu Hypokaliämie oder Hypomagnesiämie), Elektrolytstörungen müssen vor Behandlungsbeginn korrigiert werden, Engwinkelglaukom oder Glaukom in der Vorgeschichte.

- **Interaktionen**
- Keine Kombination mit MAOH (MAOH frühestens 7 Tage nach Absetzen von *Escitalopram* verordnen; *Escitalopram* kann 14 Tage nach Absetzen eines irreversiblen MAOH bzw. 2 Tage nach Absetzen von *Moclobemid* angesetzt werden). Keine Kombination mit *Linezolid* (Antibiotikum, schwacher, reversibler, nichtselektiver MAOH).
- Vorsicht bei Kombination mit serotonergen AM, z. B. *Ondansetron*, tryptophanhaltigen AM, *Tramadol* oder anderen Serotonin-stimulierenden oder *Johanniskraut*-Präparaten wegen der Gefahr eines zentralen Serotoninsyndroms.
- QTc-Zeit-Verlängerung bekannt: Keine Kombination mit *Thioridazin* und *Pimozid*. Vorsicht mit anderen die QTc-Zeit verlängernden AM (formal kontraindiziert).
- Vorsicht bei Kombination mit AM, die Hypokaliämie/Hypomagnesiämie verursachen können (Risiko für Arrhythmien).
- Vorsicht bei Kombination mit (Thiazid-)Diuretika und ACE-Hemmern (Hyponatriämierisiko).
- Vorsicht bei Kombination mit AM, die die Krampfschwelle herabsetzen (z. B. *Mefloquin*, *Bupropion* oder *Tramadol*).
- Für *Escitalopram* wird das Interaktionsrisiko niedriger eingeschätzt als für *Citalopram*, auch wegen geringerer Effekte auf das QTc-Intervall.
- Keine pharmakokinetischen oder -dynamischen Interaktionen mit Alkohol bekannt, dennoch sollte auf gleichzeitigen Alkoholkonsum möglichst verzichtet werden.
- Bei gleichzeitiger Thrombozytenaggregationshemmung oder Antikoagulation: ► 1.5.4.

- Plasmaspiegelkontrolle bei Kombination mit **CYP2C19-Inhibitoren**, z. B. *Cimetidin, Omeprazol, Esomeprazol* oder *Ticlopidin*, oder **CYP2C19-Induktoren**, z. B. *Rifampicin* (▶ **Anhang INT**).

- **Bewertung**

Selektivster SSRI mit breitem Indikationsspektrum und sehr guter Verträglichkeit; nicht sedierend, in der Regel keine Gewichtszunahme. Dosisabhängige Verlängerung des QTc-Intervalls möglich, dies ist insbesondere bei höheren Dosierungen und bei Patienten mit erhöhtem Risiko für Herzrhythmusstörungen zu beachten. Geringfügig früherer Wirkungseintritt und Wirksamkeitsvorteile werden diskutiert.

Fluoxetin

Selektiver Serotoninwiederaufnahmehemmer (SSRI)

(RS)-N-Methyl-3-phenyl-3-(4-trifluormethylphenoxy)propylamin

Fluoxetin 1A Pharma (1A Pharma)	**Fluoxetin HEXAL** (HEXAL)
Tbl.[1] 10/ 20/ 40 mg (20, 50, 100 Tbl.)	**Fluoxetin-neuraxpharm** (neuraxpharm)
FluoxeLich (Winthrop)	**Fluoxetin-ratiopharm** (ratiopharm)
Fluoxe-Q (Juta Pharma, Q-Pharm)	**Fluoxetin RPH** (Dr. Lach Pharma)
Fluoxetin AbZ (AbZ Pharma)	**Fluoxetin Sandoz** (HEXAL)
Fluoxetin-Actavis (Actavis)	**Fluoxetin STADA** (STADApharm)
Fluoxetin AL (Aliud)	**Fluoxetin-TEVA** (TEVA)
Fluoxetin-biomo (biomo)	**Fluoxgamma** (Wörwag)
Fluoxetin beta (betapharm)	**Fluoxetin Vitabalans** (Blanco Pharma)
Fluoxetin-CT (CT Arzneimittel)	**Fluxet** (Krewel Meuselbach)
Fluoxetin-dura (Mylan dura)	

[1] Weitere Fluoxetin-Generika auch: Kps. 10, 20 mg; Lsg. 20 mg/5 ml

---

- **Pharmakodynamik**
- Selektive Hemmung der 5-HT-Wiederaufnahme (auch durch den Hauptmetaboliten *Norfluoxetin*).
- Keine anticholinergen oder antihistaminergen Eigenschaften.

- **Pharmakokinetik**
- Bioverfügbarkeit: 85%; T_{max} = 6–8 h (nach Gabe einer Einmaldosis); $t_{1/2}$ = 1–6 Tage (*Norfluoxetin*: $t_{1/2}$ = 4–16 Tage); wegen der langen Eliminations-HWZ (= **längste HWZ unter den SSRI**) Erreichen eines Steady State erst nach einigen Wochen.
- Metabolisierung unter Beteiligung von CYP2D6, CYP2B6, CYP2C19 und CYP2C9 mit Bildung des aktiven Metaboliten *Norfluoxetin*, wegen Autoinhibition der Metabolisierung nichtlineare Pharmakokinetik.

— Plasmakonzentration (Summe *Fluoxetin* plus *Norfluoxetin*):
120–500 ng/ml[(p)].

▪ Indikationen und Behandlungshinweise

— *Episoden einer Major Depression*[z].
— *Zwangsstörungen*[z].
— *Bulimie*[z].
— Hinweise auf Wirksamkeit bei → Panikstörung, → prämenstrueller dys-
phorischer Störung (in den USA dafür zugelassen), → PTBS, → depres-
siven Episoden bei Patienten mit KHK, → Depression bei Diabetes,
→ Post-stroke-Depression, → Fibromyalgiesyndrom, → klimakterischen
Beschwerden, → Colon irritabile.
— Erste Hinweise auf Wirksamkeit bei → Depression bei Epilepsie, → Pro-
phylaxe der Post-stroke-Depression sowie auf → die neuronale Regenera-
tion fördernde Effekte mit positiver Beeinflussung des Rehabilitations-
verlaufs nach Schlaganfall.
— In der Kombination mit *Olanzapin* (6–18 mg/d) positive Effekte bei
→ therapieresistenter Depression.
— Routineuntersuchungen ► 1.8.

▪ Dosierung

— **Depression:** 20 mg/d morgens, Dosiserhöhungen bis 60 mg möglich.
Tageshöchstdosis 80 mg/d[z], bei älteren Patienten 60 mg/d[z].
— **Panikstörung:** Mit 10 mg beginnen, dann 20 mg/d.
— **Zwangsstörung:** 20–60 mg/d.
— **Bulimie:** 60 mg/d.
— **Prämenstruelle dysphorische Störung:** 20 mg/d.

▪ Nebenwirkungen, Risikopopulationen und Intoxikationen

Sehr häufig Schlaflosigkeit, Kopfschmerzen, Diarrhö, Übelkeit, Müdigkeit.

Häufig Benommenheit, Zwangsgähnen, Angst, Nervosität, innere Unruhe,
Angespanntheit, ungewöhnliche Träume, Schwindel, Geschmacksstörungen,
Lethargie, Somnolenz, Palpitationen, Tremor, Arthralgien, Appetitlosigkeit,
Gewichtsverlust, Übelkeit, Diarrhö, Mundtrockenheit, häufiges Wasserlassen,
Schwitzen, Juckreiz, Ausschlag, Urtikaria, verschwommenes Sehen, Libido-
verlust.

Gelegentlich Depersonalisation, Bruxismus, Gleichgewichtsstörungen,
Dyskinesie, Ataxie, Mydriasis, Hypotonie, Dyspnoe, Dysphagie, Alopezie,
erhöhte Neigung zu Hämatomen, Muskelzuckungen, Dysurie, sexuelle Dysfunktion.

Sonstige NW Selten allergische Hauterscheinungen (da solche gelegentlich im Rahmen schwerer systemischer Reaktionen mit Beteiligung von Leber, Lunge oder Niere vorkommen, muss *Fluoxetin* dann abgesetzt werden), systemische Reaktionen auch ohne Hautbeteiligung, von der Norm abweichende Leberfunktionstests, Hepatitis. Einzelfallberichte über Hypoglykämien bei Diabetikern. REM-Schlaf-Verhaltensstörung. Selten Hyponatriämie, SIADH (▶ 1.5.12), dann v. a. bei älteren Patienten. Geringe QTc-Zeit-Verlängerung möglich bzw. nur bei Überdosierung oder Intoxikation (▶ 1.5.1, ◻ Tab. 1.5). **Alteration der Thrombozytenfunktion mit selten verlängerter Blutungszeit und/oder Anzeichen einer Blutung** unter Antidepressiva mit (selektiver) Hemmung der Serotoninwiederaufnahme: ▶ 1.5.4. Antidepressiva und Suizidalität ▶ 1.5.14.

Risikopopulationen **Herz:** Kein erhöhtes kardiovaskuläres Risiko (nur seltene Einzelfallberichte mit direkten kardiovaskulären Komplikationen bei Intoxikationen mit sehr hohen Dosen); wegen möglicher QTc-Zeit-Verlängerung jedoch engmaschige EKG-Kontrollen bei kardialer Vorschädigung und keine Anwendung bei erhöhter Prädisposition für QTc-Zeit-Verlängerung (▶ 1.5.1 und ▶ 13.2). **Leber:** Bei Leberfunktionsstörungen aller Schweregrade sollten schweregradabhängig eine Dosisanpassung sowie engmaschige Laborkontrollen erfolgen (Hepatotoxizität ▶ 1.5.5). **Niere:** Kaum Auswirkungen auf die Pharmakokinetik bei allen Graden der Niereninsuffizienz in Studien mit Einmalgabe; keine Veränderung der Pharmakokinetik und der Wirksamkeit bei Hämodialyse.

Intoxikationen ▶ *Citalopram*.

- ■ **Kontraindikationen**
- ▬ ▶ 1.6.

Relative Kontraindikationen
- ▬ Schwere Leber- und Nierenerkrankungen, instabile Epilepsie, erhöhte Blutungsneigung; Vorsicht bei Engwinkelglaukom oder Glaukom in der Vorgeschichte.

- ■ **Interaktionen**
- ▬ Keine Kombination mit MAOH (MAOH 14 Tage vor *Fluoxetin* absetzen; nach Absetzen von *Fluoxetin* sollte wegen der langen HWZ des Metaboliten *Norfluoxetin* 5 Wochen gewartet werden, bevor ein MAOH gegeben wird; nach Absetzen von *Moclobemid* kann *Fluoxetin* am übernächsten Tag gegeben werden).
- ▬ Keine Kombination mit *Tamoxifen* (*Citalopram*, *Escitalopram*, *Venlafaxin* sind mit *Tamoxifen* kombinierbar).

- Keine Kombination mit *Codein*, *Hydrocodon* oder *Tramadol*, da *Fluoxetin* und sein Hauptmetabolit *Norfluoxetin* CYP2D6 hemmen und damit die Bildung der pharmakologisch aktiven Metaboliten der Analgetika unterdrücken.
- Keine Kombination mit *Tramadol* oder *Dextromethorphan*, Risiko eines zentralen Serotoninsyndroms.
- Keine Kombination mit *Metoprolol* (dafür *Bisoprolol*). *Fluoxetin* und sein Hauptmetabolit *Norfluoxetin* hemmen den Abbau von *Metoprolol*.
- QTc-Zeit-Verlängerungen können vorkommen: Keine Kombination mit *Thioridazin* und *Pimozid*. Vorsicht mit anderen die QTc-Zeit verlängernden AM.
- Vorsicht bei Kombination mit AM, die Hypokaliämie/Hypomagnesiämie verursachen können (Risiko für Arrhythmien).
- Vorsicht bei Kombination mit serotonergen AM, z. B. Triptanen, *Tryptophan*, *Ondansetron*, TZA (besonders *Amitriptylin*), *Johanniskraut*-Präparaten oder *Linezolid* (Antibiotikum, schwacher, reversibler, nichtselektiver MAOH).
- Vorsicht bei Kombination mit (Thiazid-)Diuretika und ACE-Hemmern (Hyponatriämierisiko).
- Vorsicht bei Kombination mit *Phenytoin*. Es wurden toxische Effekte berichtet.
- Keine pharmakokinetischen oder -dynamischen Interaktionen mit Alkohol bekannt, dennoch sollte auf gleichzeitigen Alkoholkonsum möglichst verzichtet werden.
- Bei gleichzeitiger Thrombozytenaggregationshemmung oder Antikoagulation: ▶ 1.5.4.
- *Fluoxetin* und sein Hauptmetabolit *Norfluoxetin* sind potente Inhibitoren von CYP2D6 und geringfügig auch von CYP3A4. Daher besondere Vorsicht bei Kombination mit AM, die bevorzugte **Substrate** von **CYP2D6** sind, insbesondere *Amitriptylin*, *Atomoxetin*, *Clomipramin*, *Imipramin*, *Sertindol*, mehreren Antipsychotika (▶ **Anhang SUB**). Bei Kombination unbedingte Kontrolle der Plasmaspiegel.
- Mögliche Verstärkung von EPS bei Kombination mit Antipsychotika wegen erhöhter Wirkspiegel.
- Wegen der langen HWZ von *Fluoxetin* und *Norfluoxetin* besteht mehrere Wochen nach Absetzen noch ein Interaktionsrisiko.

❯ **Aufgrund der Inhibition von CYP2D6 durch *Fluoxetin* und der daraus folgenden verminderten Metabolisierung von *Tamoxifen* (Prodrug) zu seinem aktiven Metaboliten *Endoxifen* darf *Fluoxetin* nicht bei Frauen unter *Tamoxifen*-Behandlung gegeben werden (s. oben).**

■ Bewertung

Nichtsedierender SSRI, keine Gewichtszunahme, Gewichtsabnahme möglich.
In der Kombination mit *Olanzapin* (6–18 mg/d) positive Effekte bei therapieresistenter Major Depression; in dieser Kombination in USA zur Behandlung
der therapieresistenten Major Depression zugelassen. Hohes pharmakokinetisches Interaktionsrisiko und damit Therapieeinschränkungen, die aufgrund
der langen HWZ von *Fluoxetin* und besonders von *Norfluoxetin* noch mehrere
Wochen nach Absetzen von *Fluoxetin* fortbestehen. Vorteil der langen HWZ:
seltenes Auftreten von Absetzsymptomen. Unter den SSRI zeigen *Citalopram*,
Escitalopram oder *Sertralin* eine günstigere Nutzen-Risiko-Relation.

Fluvoxamin

Selektiver Serotoninwiederaufnahmehemmer (SSRI)

(E)-5-Methoxy-4'-(trifluormethyl)valerophenon-O-(2-aminoethyl)oxim

Fevarin (Mylan Healthcare)	**Fluvoxamin-neuraxpharm** (neuraxpharm)
Tbl. 50/ 100 mg (20, 50, 100 Tbl.)	**Fluvoxamin-ratiopharm** (ratiopharm
Fluvoxamin AL (Aliud)	

■ Pharmakodynamik
— Selektive 5-HT-Wiederaufnahmehemmung.
— Keine anticholinergen oder antihistaminergen Eigenschaften.

■ Pharmakokinetik
— $t_{1/2}$ = 21–43 h, T_{max} = 3–8 h.
— Metabolisierung durch CYP2D6 und CYP1A2, keine aktiven Metaboliten.
— Plasmakonzentration: 60–230 ng/ml[p].

■ Indikationen und Behandlungshinweise
— *Depressive Erkrankungen[z]*.
— *Zwangsstörungen[z]*.
— Hinweise auf Wirksamkeit bei → Panikstörung, → sozialer Phobie,
→ Binge-Eating-Störung.
— Erste Hinweise auf Wirksamkeit bei → Bulimie.
— Routineuntersuchungen ► 1.8.

■ Dosierung
— **Depression:** 100 mg/d vorzugsweise abends, im weiteren Verlauf ggf.
Dosissteigerung auf bis zu 300 mg/d[z]; ab einer Dosis von 150 mg/d Ver-
teilung auf 2–3 Einzeldosen.
— **Zwangsstörung:** Beginn mit 50 mg/d; Dosissteigerung auf 100–300 mg/d[z].
— Bei eingeschränkter Leber- bzw. Nierenfunktion Dosisanpassung.

- ■   **Nebenwirkungen, Risikopopulationen und Intoxikationen**

Häufig Schwindel, Kopfschmerzen, Schläfrigkeit, Schlafstörungen, Zwangsgähnen, Agitiertheit, Nervosität, Ängstlichkeit, Asthenie, Tremor, Appetitlosigkeit, Dyspepsie, Obstipation, Diarrhö, Mundtrockenheit, Nausea, Erbrechen, Palpitationen, Tachykardie, Schwitzen.

Gelegentlich Verwirrtheitszustände, Halluzinationen, orthostatische Hypotension, Arthralgien, Myalgien, Ataxie, EPS, Hautausschläge, Rash, Juckreiz,
Angioödem, sexuelle Funktionsstörungen, insbesondere Ejakulationsverzögerung (unter den SSRI wahrscheinlich geringste Rate).

Sonstige NW Selten Leberfunktionsstörungen, Krampfanfälle, Hyperprolaktinämie, Galaktorrhö, psychomotorische Unruhe/Akathisie, Photosensibilität;
selten Hyponatriämie, SIADH (▶ 1.5.12), dann v. a. bei älteren Patienten. **Alteration der Thrombozytenfunktion mit selten verlängerter Blutungszeit und/
oder Anzeichen einer Blutung** unter Antidepressiva mit (selektiver) Hemmung
der Serotoninwiederaufnahme: ▶ 1.5.4. Antidepressiva und Suizidalität ▶ 1.5.14.

Risikopopulationen **Herz:** Kein erhöhtes kardiovaskuläres Risiko (nur seltene
Einzelfallberichte mit direkten kardiovaskulären Komplikationen bei sehr hohen Dosen); wegen möglicher QTc-Zeit-Verlängerung jedoch engmaschige
EKG-Kontrollen bei kardialer Vorschädigung und keine Anwendung bei erhöhter Prädisposition für QTc-Zeit-Verlängerung (▶ 1.5.1 und ▶ 13.2). TdP
sind beschrieben. **Leber:** Bei Leberfunktionsstörungen aller Schweregrade
sollten schweregradabhängig eine Dosisanpassung sowie engmaschige Laborkontrollen erfolgen (Hepatotoxizität ▶ 1.5.5). **Niere:** Bei Nierenfunktionsstörungen Dosisreduktion und sorgfältige klinische Überwachung und Laborkontrollen empfohlen.

Intoxikationen ▶ *Citalopram*.

- ■   **Kontraindikationen**
- —   ▶ 1.6.

Relative Kontraindikationen
- —   Schwere Leber- und Nierenfunktionsstörungen, instabile Epilepsie,
  erhöhte Blutungsneigung.

- ■   **Interaktionen**
- —   Keine Kombination mit MAOH (frühestens 7 Tage nach Absetzen von *Fluvoxamin* ansetzen; *Fluvoxamin* kann 14 Tage nach Absetzen eines irreversiblen MAOH bzw. 2 Tage nach Absetzen von *Moclobemid* gegeben werden).
- —   Keine Kombination mit *Agomelatin* und *Tizanidin*.

- Vorsicht bei Kombination mit serotonergen AM, z. B. Triptanen, *Trypto-phan*, *Ondansetron*, TZA (besonders *Amitriptylin*), *Johanniskraut*-Prä-paraten, *Tramadol* oder *Linezolid* (Antibiotikum, schwacher, reversibler, nichtselektiver MAOH) (Risiko eines zentralen Serotoninsyndroms).
- Vorsicht bei Kombination mit *Terfenadin*, *Astemizol*, *Cisaprid* (erhöhte Plasmakonzentrationen mit erhöhtem Risiko für QTc-Zeit-Verlängerung).
- Vorsicht bei Kombination mit (Thiazid-)Diuretika und ACE-Hemmern (Hyponatriämierisiko; ▶ 1.5.12).
- Thrombozytenaggregationshemmung oder Antikoagulation: ▶ 1.5.4.
- *Fluvoxamin* hemmt CYP1A2, CYP2C9 und CYP2C19. Daher erhöhte Plasmakonzentrationen von AM, die **Substrate** von **CYP1A2**, **CYP2C9** oder **CYP2C19** sind (▶ **Anhang SUB**), insbesondere von *Clozapin* (!), *Amitriptylin*, *Clomipramin*, *Imipramin*, *Methadon*. Bei Kombination mit Substanzen mit geringer therapeutischer Breite unbedingte Kontrolle der Plasmaspiegel.
- Möglichst keine Kombination mit Tee, Kaffee.
- Keine pharmakokinetischen oder -dynamischen Interaktionen mit Alkohol bekannt.

- **Bewertung**

SSRI mit Zulassung auch für die Behandlung von Zwangsstörungen (in den USA nur bei Zwangsstörungen und sozialer Angststörung zugelassen). Unter den SSRI wahrscheinlich geringste Rate an sexuellen Funktionsstörungen; bei einigen Patienten sedierende Komponente (günstig bei ausgeprägten Ängsten oder komorbider Angststörung). Hohes pharmakokinetisches Interaktionsrisiko. Die pharmakokinetische Interaktion von *Fluvoxamin* mit *Clozapin* und *Clomipramin* wird in Einzelfällen therapeutisch genutzt.

Hypericum-Extrakt/Johanniskraut
Pflanzliches Antidepressivum
Hypericum-Präparate sind für die Indikation der mittelschweren Depression verschreibungspflichtig. Es werden nur die Präparate aufgelistet, bei denen zumindest in einer methodisch befriedigenden kontrollierten Studie die Wirksamkeit überprüft wurde:

Cesradyston (Cesra)	**Johanniskraut dura** (Mylan dura)
Esbericum (Schaper & Brümmer)	**Johanniskraut-ratiopharm** (ratiopharm)
Felis (HEXAL)	**Jo-Sabona forte** (MIT Gesundheit)
Hyperforat (Klein)	**Kira** (Niehaus)
Hypericum STADA (Stadavita)	**Laif** (Bayer Vital)
Jarsin (Cassella-med)	**Neuroplant** (Schwabe)
Johanniskraut 650 (1A Pharma)	**Psychotonin 300** (Steigerwald)
Johanniskraut AL (Aliud)	**Texx** (Krewel Meuselbach
Johanniskraut-CT (CT Arzneimittel)	

■ **Pharmakodynamik**

━ Wirkmechanismus von *Hypericum*-Extrakten beruht nach bisherigen Untersuchungen auf einer Wiederaufnahmehemmung von 5-HT, NA und DA, GABA und Glutamat (*Hyperforin*) und gleichzeitiger Steigerung der Sekretion von GABA, Aspartat und Glutamat, wobei der Hauptmechanismus die Modulation von Ionenkanälen zu sein scheint.

■ **Indikationen und Behandlungshinweise**

━ *Depressive Erkrankungen*[2].

━ Erste Hinweise auf Wirksamkeit zur → Rückfallprophylaxe der Depression, bei → somatoformen Störungen.

━ Routineuntersuchungen ► 1.8.

■ **Dosierung**

━ 600–900 mg/d (1 × 600 mg z. B. Neuroplant) *Johanniskraut*-Trockenextrakt. Die Dosis wird meist zu niedrig gewählt. Eine Einmalgabe von 900 mg/d scheint bezüglich der Wirksamkeit keine Nachteile gegenüber einer Aufteilung der Tagesgesamtdosis auf mehrere Einnahmezeitpunkte zu haben.

■ **Nebenwirkungen, Risikopopulationen und Intoxikationen**

Johanniskraut-Präparate können zur Photosensibilisierung führen; selten Magen-Darm-Beschwerden. Sonst meist sehr gute Verträglichkeit: s. allerdings Interaktionsrisiken.

Antidepressiva und Suizidalität ► 1.5.14.

Risikopopulationen Herz: Kein erhöhtes kardiovaskuläres Risiko. **Leber** und **Niere:** Keine Anwendungsbeschränkungen.

Intoxikationen Akzentuierte NW; große therapeutische Breite; bisher keine Berichte dauerhafter oder ernster Gesundheitsschäden nach Überdosierung.

■ **Interaktionen**

━ In Einzelfällen zentrales Serotoninsyndrom in Kombination mit SSRI, *Duloxetin* oder *Venlafaxin*.

━ Keine Kombination mit den Immunsuppressiva *Sirolimus* oder *Cyclosporin A*.

━ Die Kombination mit *Rivaroxaban* sollte vermieden werden, es sei denn, der Patient wird engmaschig auf Zeichen und Symptome einer Thrombose überwacht.

━ Vorsicht bei Kombination mit Kontrazeptiva. Bei Frauen im gebährfähigen Alter, die ethinylestradiolhaltige Kontrazeptiva einnehmen, kann es zu Durchbruchsblutungen und Verlust des kontrazeptiven Schutzes kommen.

- Der Inhaltsstoff *Hyperforin* ist ein **Induktor** von **CYP2C9**, **CYP2C19** und v. a. von **CYP3A4** (▶ **Anhang INT**) und auch des Effluxtransporters P-Glykoprotein. Dies kann zur Senkung der Wirkspiegel und zur Wirkabschwächung anderer AM führen, die **Substrate** von P-Glykoprotein (z. B. *Risperidon* oder *Paliperidon*) oder von **CYP2C9**, **CYPC19** oder **CYP3A4** (▶ **Anhang SUB**) sind.
- Nach Absetzen von *Johanniskraut*-Präparaten dauert die Deinduktion ca. 1 Woche. Dies kann zu einem Anstieg der Wirkspiegel führen, v. a. von **Substraten** von **CYP3A4** (▶ **Anhang SUB**).

🛑 **Cave**
Hypericum 3 Tage vor Gabe von SSRI, *Duloxetin* oder *Venlafaxin* absetzen.

■ **Bewertung**
Wirksam bei leichten bis mittelschweren depressiven Episoden. Eine Wirksamkeit bei schweren depressiven Episoden ist nicht hinreichend belegt. Von Vorteil ist eine geringe Rate an NW und die oftmals gute Akzeptanz bei Patienten. Das Interaktionsrisiko ist hoch. Zu beachten ist insbesondere, dass es zu Wirkungsabschwächungen von gleichzeitig verabreichten AM kommen kann, die Substrate von CYP3A4 sind. Patienten sollten über mögliche schwere Wechselwirkungen von *Johanniskraut*-Präparaten mit anderen Präparaten, wie z. B. oralen Kontrazeptiva, aufgeklärt werden. Bei der Verordnung von *Hypericum* sollte bedacht werden, dass es vom wissenschaftlichen Standpunkt noch **viele Unsicherheiten** zu Wirksamkeit, Dosierung, unterschiedlichen Wirkstärken und Zusammensetzung der verfügbaren Präparate gibt. Ein Einsatz sollte nur bei leichten bis mittelschweren depressiven Episoden und Patientenpräferenz erwogen werden.

Imipramin
Trizyklisches Antidepressivum
5-(3-Dimethylaminopropyl)-10,11-dihydro-5H-dibenz[b,f]azepin

Imipramin-neuraxpharm (neuraxpharm)	**Tofranil** (Dolorgiet)
Tbl. 10/ 25/ 100 mg	Tbl. 25 mg (20, 50, 100 Tbl.

■ **Pharmakodynamik**
- Etwa gleich starke Wiederaufnahmehemmung von NA und 5-HT.
- Anticholinerge, antihistaminerge und α_1-antagonistische Effekte.

- **Pharmakokinetik**
- Orale Bioverfügbarkeit ca. 22–77%; $t_{1/2} = 11$–25 h; $T_{max} = 2,2$ h.
- Metabolisierung durch CYP2D6, CYP1A2, CYP2C19 und CYP3A4; Hauptmetabolit ist *Desipramin* (pharmakologisch aktiv, starker, relativ spezifischer NA-Wiederaufnahmehemmer mit geringeren anticholinergen Eigenschaften als *Imipramin*).
- Plasmakonzentration (*Imipramin* plus *Desipramin*): 175–300 ng/ml[p].

- **Indikationen und Behandlungshinweise**
- *Depressive Syndrome unabhängig von ihrer nosologischen Einordnung[z].*
- *Langfristige Schmerzbehandlung im Rahmen eines therapeutischen Gesamtkonzepts[z].*
- Zur *Behandlung von Enuresis (ab einem Alter von 5 J. und Ausschluss organischer Ursachen) und Pavor nocturnus im Rahmen eines therapeutischen Gesamtkonzepts[z]* (▶ 5.5).
- Hinweise zur Wirksamkeit bei → Panikstörung, → GAS, → Bulimie, → Colon irritabile.
- Erste Hinweise zur Wirksamkeit bei → Kataplexie bei Narkolepsie.
- Routineuntersuchungen ▶ 1.8.

- **Dosierung**
- **Depression:** Beginn mit 2–3 × 25 mg, Erhaltungsdosis 50–150 mg/d verteilt auf 2–3 Einzeldosen, Tageshöchstdosis 300 mg/d[z].
- **Enuresis und Pavor nocturnus:** Beginn mit 10 mg, dann Erhaltungsdosis bei 5- bis 8-Jährigen 20 mg; bei 9- bis 14-Jährigen 20–50 mg; > 15 Jahre: 50–80 mg/d.
- **Kataplektische Symptomatik** im Rahmen einer Narkolepsie: 25–100 mg/d.

- **Nebenwirkungen, Risikopopulationen und Intoxikationen**

Häufig Benommenheit, Schwindel, Tremor, Hypotonie, orthostatische Dysregulation, Tachykardie, klinisch nicht relevante EKG-Veränderungen (T- und ST-Strecken-Veränderungen), Schwitzen, Hitzewallungen, Obstipation, Gewichtszunahme, Mundtrockenheit, verstopfte Nase, Akkommodationsstörungen, verschwommenes Sehen, passagerer Anstieg der Transaminasen.

Gelegentlich Müdigkeit, Schlafstörungen, Kopfschmerzen, innere Unruhe, Angst, Verwirrtheitszustände, Delir, Arrhythmien, Reizleitungsstörungen, Palpitationen, Übelkeit, Erbrechen, Appetitlosigkeit, Durstgefühl, Parästhesien, Miktionsstörungen, sexuelle Funktionsstörungen.

Sonstige NW Selten zerebrale Krampfanfälle, Blutbildveränderungen (Leuko-zytopenien, in Einzelfällen Eosinophilie, Thrombozytopenie, Agranulozytose), Harnverhalt, Verstärkung einer bestehenden Herzinsuffizienz, Blutdruckan-stieg, kardiale Dekompensation, Ileus, Galaktorrhö, klinisch relevante Leber-funktionsstörungen. Selten Aktivierung psychotischer Symptome, in Einzelfäl-len aggressives Verhalten. In Einzelfällen Hepatitis, Mydriasis, Glaukomanfäl-le. QTc-Zeit-Verlängerung möglich (▶ 1.5.1, ◼ Tab. 1.5). Selten Hyponatriämie, SIADH (▶ 1.5.12), dann v. a. bei älteren Patienten. **Alteration der Thrombo-zytenfunktion mit selten verlängerter Blutungszeit und/oder Anzeichen einer Blutung** unter Antidepressiva mit (selektiver) Hemmung der Serotonin-wiederaufnahme: ▶ 1.5.4. Antidepressiva und Suizidalität ▶ 1.5.14.

Risikopopulationen **Herz:** Ausgeprägte anticholinerge sowie α_1-antiadrenerge Wirkung, daher häufig Herzfrequenzanstieg, orthostatische Dysregulation, Depolariationsverzögerungen wegen natriumkanalblockierender Wirkung, QTc-Zeit-Verlängerung mit arrhythmogenem Potenzial, bei kardialer Vorschä-digung (insbesondere Erregungsleitungsstörungen, Blockbildern im EKG, jedoch auch bei klinisch-symptomatischer Herz-Kreislauf-Erkrankung und Herzinsuffizienz) kontraindiziert. **Leber und Niere:** Bei leichten bis mittel-gradigen Funktionsstörungen Laborkontrollen und Dosisanpassung, mög-lichst keine Anwendung bei schwerer Ausprägung (Hepatotoxizität ▶ 1.5.5).

Intoxikationen ▶ *Amitriptylin.*

- **Kontraindikationen**
- Harnverhalt, Engwinkelglaukom, Prostatahypertrophie mit Restharn-bildung, Delir, Pylorusstenose, paralytischer Ileus, Remissionsphase nach einem Myokardinfarkt, ▶ 1.6.

Relative Kontraindikationen
- Schwere Leber- und Nierenfunktionsbeeinträchtigung, erhöhte Krampf-bereitschaft, kardiale Vorschädigung (insbesondere Erregungsleitungs-störungen), Prostatahypertrophie ohne Restharnbildung, Blutbildungs-störungen, Nebennierenmarktumoren.

- **Interaktionen**
- Keine Kombination mit MAOH (unter stationären Bedingungen möglich, ▶ 1.11).
- Keine Kombination mit anticholinergen Substanzen, z. B. *Biperiden*, *Benztropin*, *Trihexiphenyl* oder *Metixen*.
- Vorsicht bei Kombination mit serotonergen AM, z. B. Triptanen, *Trypto-phan* oder *Ondansetron*, potenzielles Risiko eines zentralen Serotonin-

syndroms. QTc-Zeit-Verlängerung bekannt: Keine Kombination mit *Thioridazin* und *Pimozid*. Vorsicht mit anderen die QTc-Zeit verlängernden AM.

— Vorsicht bei Kombination mit AM, die Hypokaliämie/Hypomagnesiämie verursachen können (Risiko für Arrhythmien).

— Vorsicht bei Konsum von Alkohol oder Einnahme zentral dämpfend wirkender AM: mögliche Wirkverstärkung.

— Bei gleichzeitiger Thrombozytenaggregationshemmung oder Antikoagulation: ► 1.5.4.

— Bei Kombination mit Antikoagulanzien regelmäßige Kontrolle der Blutgerinnung.

— Vorsicht bei Kombination mit **CYP1A2-**, **CYP2D6-** oder **CYP3A4-Inhibitoren**, z. B. *Bupropion, Cimetidin, Fluoxetin, Fluvoxamin, Metoprolol, Paroxetin* oder *Propranolol*, ebenso bei Kombination mit **CYP3A4-Induktoren**, z. B. *Carbamazepin* (► **Anhang INT**), Kontrolle der Plasmaspiegel empfohlen.

— Bei Rauchern ist die Elimination beschleunigt durch Induktion von CYP1A2, nach einer Entwöhnung ist mit erhöhten Wirkspiegeln zu rechnen.

■ **Bewertung**

TZA mit deutlichen anticholinergen Eigenschaften (Vorsicht insbesondere bei älteren Patienten). TDM unter *Imipramin* gut untersucht. Häufig Gewichtszunahme; relativ hohes Interaktionsrisiko. Verträglichkeit und therapeutische Breite geringer als bei den neueren Antidepressiva.

Maprotilin
Tetrazyklisches Antidepressivum
N-Methyl-3-(9,10-dihydro-9,10-ethano-9-anthracenyl)propylamin

Ludiomil (Dolorgiet)   **Maprotilin-neuraxpharm** (neuraxpharm)
Tbl. 25/ 50/ 75 mg (20, 50, 100 Tbl.)   **Maprotilin-ratiopharm** (ratiopharm
Maprotilin-CT (AbZ-Pharma)

■ **Pharmakodynamik**

— Relativ selektive NA-Wiederaufnahmehemmung, außerdem antihistaminerge Wirkkomponente und α_1-Antagonismus. »Tetrazyklisches« Antidepressivum (strukturchemisch sehr enge Verwandtschaft zu TZA).

— Etwas geringere anticholinerge Wirksamkeit als TZA.

■ Pharmakokinetik

— Orale Bioverfügbarkeit 66–70%; $t_{1/2}$ = 20–58 h; T_{max} = 6–8 h.

— N-Demethylierung durch CYP2D6 und nachgeordnet CYP1A2 zum Hauptmetaboliten *N-Desmethylmaprotilin* (pharmakologisch aktiv).

— Plasmakonzentration: 75–130 ng/ml[(p)].

■ Indikationen und Behandlungshinweise

— *Depressive Erkrankungen[z]*.

— Hinweise auf Wirksamkeit bei → neuropathischen Schmerzen.

— Routineuntersuchungen ► 1.8.

■ Dosierung

— Beginn mit 3 × 25 mg oder 1 × 75 mg abends, Erhaltungsdosis 1 × 75 mg bis 2 × 75 mg (oder 3 × 50 mg)/d, auch höhere Dosen werden gut vertragen (dann jedoch erhöhtes Anfallsrisiko); max. 150 mg/d[z], stationär bis 225 mg/d[z] möglich.

— Bei älteren Patienten geringere Dosis.

■ Nebenwirkungen, Risikopopulationen und Intoxikationen

Sehr häufig   Müdigkeit, Schläfrigkeit, Unruhe, Benommenheit, Kopfschmerzen, Schwindel, Tremor, Myoklonien, Mundtrockenheit, Obstipation, Akkommodationsstörungen, Miktionsstörungen.

Häufig   Schlafstörungen, Albträume, Gedächtnis- und Konzentrationsstörungen, Angst, Übelkeit, Erbrechen, abdominelle Beschwerden, Appetitsteigerung, Gewichtszunahme, Sinustachykardie, Palpitationen, EKG-Veränderungen (T- und ST-Veränderungen), Synkopen, orthostatische Hypotonie, Dysarthrie, Muskelschwäche, Parästhesien, Hitzewallungen, Schwitzen, allergische Hauterscheinungen (Exanthem, Urtikaria), Photosensibilität, Petechien, sexuelle Funktionsstörungen.

Gelegentlich   Dosisabhängige zerebrale Krampfanfälle, Verwirrtheitszustände, Delir, Akathisie, Aggressivität, Ataxie, Fieber, Diarrhö, Arrhythmien, Blutdruckerhöhung, Erregungsleitungsstörungen, Ödeme, Glaukomanfälle, erhöhte Leberfunktionswerte.

Sonstige NW   Sehr selten dermale Vaskulitis, Erythema multiforme, Haarausfall, Purpura; Hyperprolaktinämie, Gynäkomastie, Galaktorrhö, Blutbildveränderungen, Hepatitis/Ikterus. Verlängerung der QTc-Zeit mit TdP möglich (► 1.5.1, ◘ Tab. 1.5). Sehr selten Hyponatriämie, SIADH (► 1.5.12), dann v. a. bei älteren Patienten. Antidepressiva und Suizidalität ► 1.5.14.

Risikopopulationen Herz: Ausgeprägte anticholinerge sowie α_1-antiadrenerge Wirkung, daher häufig Herzfrequenzanstieg, orthostatische Dysregulation; Depolariationsverzögerungen wegen natriumkanalblockierender Wirkung, QTc-Zeit-Verlängerung mit arrhythmogenem Potenzial; bei kardialer Vorschädigung (insbesondere Erregungsleitungsstörungen, Blockbildern im EKG, jedoch auch bei klinisch-symptomatischer Herz-Kreislauf-Erkrankung und Herzinsuffizienz) kontraindiziert. **Leber und Niere:** Bei leichten bis mittelgradigen Funktionsstörungen Laborkontrollen und Dosisanpassung, keine Anwendung bei schwerer Ausprägung (Hepatotoxizität ▶ 1.5.5).

Intoxikationen ▶ *Amitriptylin.*

■ **Kontraindikationen**
━ Schwere Leber- und Nierenfunktionsstörungen, Harnverhalt, medikamentös ungenügend kontrollierte Epilepsie, Engwinkelglaukom, Prostatahypertrophie mit Restharnbildung, Delir, Pylorusstenose, paralytischer Ileus, schwerwiegende unbehandelte Störungen der Blutdruckregulation, akuter Myokardinfarkt, bestehende Erregungsleitungsstörungen des Herzens, ▶ 1.6.

Relative Kontraindikationen
━ Leber- und Nierenfunktionsstörungen, Prostatahypertrophie ohne Restharnbildung, erhöhte Anfallsbereitschaft, kardiale Vorschädigung, Herz-Kreislauf-Schwäche, Blutbildungsstörungen.

■ **Interaktionen**
━ Keine Kombination mit MAOH.
━ Keine Kombination mit anticholinergen Substanzen, z. B. *Biperiden, Benztropin, Trihexiphenyl* oder *Metixen.*
━ Keine Kombination mit die QTc-Zeit verlängernden AM.
━ Vorsicht bei Kombination mit AM, die Hypokaliämie/Hypomagnesiämie verursachen können (Risiko für Arrhythmien).
━ Bei Kombination mit Antikoagulanzien regelmäßige Kontrolle der Blutgerinnung.
━ Vorsicht bei Kombination mit Antihypertonika, Sympathomimetika.
━ Vorsicht bei gleichzeitigem Konsum von Alkohol oder Einnahme anderer zentral dämpfend wirkender AM: mögliche Wirkverstärkung.
━ Vorsicht bei Kombination mit **CYP2D6-Inhibitoren**, z. B. *Bupropion, Fluoxetin, Paroxetin* oder *Propranolol* (▶ **Anhang INT**), Kontrolle des Plasmaspiegels, der stark ansteigen kann.

- **Bewertung**

Tetrazyklisches Antidepressivum mit sedierenden Eigenschaften (Vorteile bei depressiven Syndromen mit Schlafstörungen) und mäßig anticholinergen Eigenschaften (geringer als TZA). Ähnliches NW-Spektrum wie TZA, häufig Gewichtszunahme. Krampfanfälle dosisabhängig und häufiger als bei anderen Antidepressiva. Verträglichkeit und therapeutische Breite geringer als die von SSRI oder SNRI. Antidepressivum der **2. Wahl.**

Mianserin[1]
Tetrazyklisches Antidepressivum
1,2,3,4,10,14b-Hexahydro-2-methyldibenzo[c,f]pyrazino[1,2-a]azepin

Mianserin-CT (AbZ-Pharma)   **Mianserin-ratiopharm** (ratiopharm)
Mianserin Holsten (Holsten Pharma)   **Mianserin-TEVA** (TEVA)
Mianserin-neuraxpharm (neuraxpharm)
[1] Mianserin-Generika: Tbl. 10/ 30/ 60 mg

- **Dosierung**
- Beginn mit 3 × 10 mg oral, bei ambulanter Behandlung älterer Patienten kann mit einer niedrigeren Dosis begonnen werden, Erhaltungsdosis 60–90 mg/d oral, Hauptdosis abends.
- Plasmakonzentration: 15–70 ng/ml[(p)].

- **Bewertung**

Sedierendes Antidepressivum, zugelassen für die Behandlung depressiver Störungen, häufig Gewichtszunahme. Wegen möglicher Granulozytopenien werden von den Herstellern in den ersten Behandlungsmonaten wöchentliche Kontrollen des weißen Blutbildes empfohlen (Aufklärung über Agranulozytose bzw. Knochenmarkdepression!). Leukopenien in der Anamnese stellen eine Kontraindikation dar. Aufgrund der Ähnlichkeit zu *Mirtazapin*, aber deutlich stärkerer NW-Risiken, kann auf *Mianserin* in der psychiatrischen Pharmakotherapie **verzichtet** werden.

Milnacipran[1]
Selektiver Serotonin- und Noradrenalinwiederaufnahmehemmer (SNRI)
(1R,2S)-2-(aminomethyl)-N,N-diethyl-1-phenylcyclopropan-1-carboxamid
MILNAneurax (neuraxpharm)
Kps. 25/ 50 mg (28, 56 Kps.)
[1] Erste Zulassung in Österreich als Ixel.

- **Pharmakodynamik**
- *Milnacipran* ist ein Razemat, bestehend aus dem (1R,2S)- und dem (1S,2R)-Isomer im Verhältnis 1:1.
- Etwa gleich starke Hemmung der Serotonin- und Noradrenalin-Wiederaufnahme.
- Keine signifikante Affinität zu α_1-adrenergen, H_1-histaminergen, dopaminergen, serotonergen und muskarinischen cholinergen Rezeptoren.

- **Pharmakokinetik**
- Gute orale Bioverfügbarkeit (> 85%); $t_{1/2}$ = 5–8 h; T_{max} = 2 h.
- Metabolismus ohne Beteiligung des Cytochromsystems bevorzugt durch Glukuronidierung; überwiegend renale Elimination (90%).
- Plasmakonzentration: 100–150 ng/ml[(p)].

- **Indikationen und Behandlungshinweise**
- *Episoden einer Major Depression[z].*
- Hinweise auf Wirksamkeit bei → Fibromyalgiesyndrom (in den USA in dieser Indikation zugelassen).
- Bisher keine Absetzsymptome.
- Routineuntersuchungen ▶ 1.8.

- **Dosierung**
- 100 mg/d[z] in 2 Einzeldosen zu den Mahlzeiten (auch 150 mg werden als Erhaltungsdosis vertragen).

- **Nebenwirkungen, Risikopopulationen und Intoxikationen**

Häufig Schwindel, Übelkeit, Angstzustände, Schwitzen, Hitzewallungen, Dysurie, Benommenheit, Empfindungsstörungen, Tremor, Migräne, Kopfschmerzen, Schmerzen der Skelettmuskulatur, Agitiertheit, Hypertonie, Tachykardie, Palpitationen, Obstipation, sexuelle Funktionsstörungen (auch Hodenschmerzen).

Gelegentlich Zittern, Agitiertheit, Akathisie, Suizidgedanken, Manie, Wahnvorstellungen, Halluzinationen, Hypertonie, Hypotonie, Tachykardie, Palpitationen, Erbrechen, Obstipation, Mundtrockenheit, Urtikaria.

Sonstige NW Selten Krampfanfälle, Harnverhalt, Transaminasenanstieg, SIADH (▶ 1.5.12). In Einzelfällen Ekchymosen, zentrales Serotoninsyndrom, Hepatitis. **Alteration der Thrombozytenfunktion mit selten verlängerter Blutungszeit und/oder Anzeichen einer Blutung** unter Antidepressiva mit (selektiver) Hemmung der Serotoninwiederaufnahme ▶ 1.5.4. Antidepressiva und Suizidalität ▶ 1.5.14.

Risikopopulationen Herz: Keine Anwendung bei instabiler KHK sowie schwer einstellbarer arterieller Hypertonie. **Leber:** Bei überwiegend renaler Elimination kaum Einfluss von Leberfunktionsstörungen auf die Pharmakokinetik; Laborkontrollen empfohlen (Hepatotoxizität ▶ 1.5.5). **Niere:** Bei renaler Insuffizienz Clearance-Minderung (bei Einmalgaben schweregradabhängig um bis zu 2/3 des Ausgangswerts), daher Dosisreduktion; 25–50 mg/d.

Intoxikationen Akzentuierte NW; Bewusstseinsstörungen bis zum Koma, Hypertonie, Herzversagen.

- **Kontraindikationen**
- ▶ 1.6 und unkontrollierte Hypertonie, schwere oder instabile KHK.

Relative Kontraindikationen
- Prostatahypertrophie, Niereninsuffizienz, Bluthochdruck. Herz-Kreislauf-Erkrankungen, Engwinkelglaukom, erhöhte Anfallsbereitschaft.

- **Interaktionen**
- Keine Kombination mit MAOH.
- Keine Kombination mit serotonergen AM, z. B. Triptanen, *Tramadol*.
- Vorsicht bei Kombination mit α- und ß-Sympathomimetika, Kontrolle des Blutdrucks.
- Unter *Milanacipran* kann sich die QTc-Zeit dosisabhägig geringfügig verlängern.
- Bei gleichzeitiger Thrombozytenaggregationshemmung oder Antikoagulation: ▶ 1.5.4.
- *Milnacipran* wird nicht über das Cytochromsystem abgebaut und beeinflusst den Abbau anderer Pharmaka nicht.

- **Bewertung**
SNRI mit relativ geringem pharmakokinetischem Interaktionspotenzial bei überwiegend renaler Elimination. Positiv evaluiert auch bei Fibromyalgiesyndrom, in den USA in dieser Indikation zugelassen. Keine anticholinergen NW oder Gewichtszunahme. Monitoring von Blutdruck und Herfrequenz wird empfohlen. Antidepressive Wirksamkeit vergleichbar mit SSRI und TZA. Das aktive Enantiomer *Levomilnacipran* ist von der FDA zur Behandlung depressiver Episoden zugelassen worden.

Mirtazapin

Noradrenerg/spezifisch serotonerges Antidepressivum mit α_2-Adreno-
zeptor-antagonistischer Wirkung (NaSSA)

(RS)-1,2,3,4,10,14b-Hexahydro-2-methylpyrazino[2,1-a]pyrido[2,3-c][2]ben-
zazepin

Mirtagamma (AAA Pharma)	**Mirtazapin Heumann Heunet**
MirtaLich (Zentiva)	(Heunet Pharma)
Mirta TAD (TAD Pharma)	**Mirtazapin HEXAL** (HEXAL)
Mirtazapin 1A Pharma (1A Pharma)	**Mirtazapin-Hormosan** (Hormosan)
Mirtazapin AAA Pharma (AAA Pharma)	**Mirtazapin-neuraxpharm** (neuraxpharm)
Mirtazapin AbZ (AbZ-Pharma)	**Mirtazapin-ratiopharm** (ratiopharm)
Mirtazapin Actavis (PUREN Pharma)	**Mirtazapin Sandoz** (HEXAL)
Mirtazapin AL (ALIUD Pharma)	**Mirtazapin STADA** (STADApharm)
Mirtazapin Aurobindo (Aurobindo)	**Mirtazapin-TEVA** (TEVA)
Mirtazapin beta (betapharm)	**Mirtazelon** (Krewel Meuselbach)
Mirtazapin-biomo (biomo)	**Remergil SolTab** (MSD)
Mirtazapin Bluefish (Bluefish Pharma)	Tbl. 15 mg (6, 48 Schmelztbl.)
Mirtazapin-CT (AbZ-Pharma)	Tbl. 30/ 45 mg (18, 48, 96 Schmelztbl.)
Mirtazapin dura (Mylan dura)	Lsg. 15 mg/ml (66 ml Flasche
Mirtazapin Heumann (Heumann)	

- **Pharmakodynamik**
  - Zentral wirksamer präsynaptischer α_2-(schwächer auch α_1-)Antagonist, dadurch indirekte Verstärkung der noradrenergen und serotonergen Neurotransmission.
  - Postsynaptischer 5-HT$_2$- und 5-HT$_3$-Antagonismus führt zur vermehrten Stimulation von 5-HT$_1$-Rezeptoren.
  - Zusätzlich potente antihistaminerge Eigenschaften.
  - Keine anticholinerge Wirkung.

- **Pharmakokinetik**
  - Orale Bioverfügbarkeit ca. 50%; $t_{1/2}$ = 20–40 h (Steady State nach 3–4 Tagen); T_{max} = ca. 2 h.
  - Extensive Metabolisierung unter Beteiligung von CYP3A4, CYP1A2 und CYP2D6, demethyliertes Derivat ist pharmakologisch schwach aktiv und zeigt das gleiche pharmakokinetische Verhalten wie die Muttersubstanz.
  - Plasmakonzentration für Depressionsbehandlung: 30–80 ng/ml[p].

■ Indikationen und Behandlungshinweise

– *Depressive Erkrankungen*[z] (insbesondere mit Schlafstörungen).

– Hinweise auf Wirksamkeit bei → Schlafstörung ohne Depression, → Kopfschmerz u. a. chronischen Schmerzsyndromen, → sozialer Phobie, → PTBS, → depressiven Episoden bei Patienten mit KHK, → Post-stroke-Depression.

– Erste Hinweise auf Wirksamkeit bei → Fibromyalgiesyndrom, → klimakterischen Beschwerden, → Zwangsstörungen, → Depression bei Epilepsie.

– Aufgrund der antihistaminergen Wirkung mögliche Vorteile bei Pruritus und Urtikaria bei depressiven Syndromen im Rahmen dermatologischer Erkrankungen.

– Im Gegensatz zu TZA und SSRI kaum sexuelle Funktionsstörungen, über 5-HT$_3$-Antagonismus antiemetische Eigenschaften.

– Routineuntersuchungen ► 1.8.

■ Dosierung

– **Depression:** Initialdosis 15–30 mg/d, Erhaltungstherapie 30–45 mg/d[z]; Applikation vorzugsweise abends bzw. spätabends. Schmelztbl. bei Patientenpräferenz oder z. B. bei Schluckstörungen.

– **Schlafinduktion ohne Depression:** 7,5–15 mg abends (in dieser Indikation aber nicht zugelassen).

– **Schmerzsyndrome:** 30–45 mg/d.

■ Nebenwirkungen, Risikopopulationen und Intoxikationen

Sehr häufig Kopfschmerzen, Schläfrigkeit, Sedierung, Appetit- und Gewichtszunahme (dabei scheinbar keine Beeinflussung des Glukosemetabolismus wie bei den AAP), Mundtrockenheit.

Häufig Benommenheit, Erschöpfung, Lethargie, Schwindel, Tremor, anormale Träume, Verwirrtheit, Angst, orthostatische Hypotonie, periphere Ödeme, Arthralgien, Myalgien, Rückenschmerzen.

Gelegentlich Psychomotorische Unruhe, Schlaflosigkeit, RLS (ab 30 mg), Synkopen, orale Hypästhesie, Parästhesien.

Sonstige NW Selten akute Knochenmarkdepression (Eosinophilie, Granulozytopenie, Agranulozytose, aplastische Anämie und Thrombozytopenie). Selten Krampfanfälle, Aggression, Muskelzuckungen, Anstieg der Transaminasen, REM-Schlaf-Verhaltensstörung, Albträume. QTc-Zeit-Verlängerung möglich, insbesondere bei Überdosierung oder Intoxikation (► 1.5.1, ◻ Tab. 1.5). Sehr selten Hyponatriämie, SIADH (► 1.5.12). Einzelfallberichte über dosisabhängiges Auftreten von Somnambulismus. Antidepressiva und Suizidalität ► 1.5.14.

Risikopopulationen **Herz:** Gelegentlich Auftreten von orthostatischer Hypotonie (bei leichter Affinität zu peripheren α_1-Adrenozeptoren), sonst günstiges kardiovaskuläres Risikoprofil; gute Anwendungssicherheit auch bei instabiler KHK (akutes Koronarsyndrom). **Leber:** Deutlich reduzierte Clearance bei Leberschaden möglich (bis ca. 30% beschrieben), daher Dosisanpassung und regelmäßige Kontrollen erforderlich; bei schwerer Leberinsuffizienz kontraindiziert (Hepatotoxizität ▶ 1.5.5). **Niere:** Bei Niereninsuffizienz verlängerte Eliminations-HWZ mit Akkumulationsrisiko, daher Dosisanpassung.

Intoxikationen Akzentuierte NW; Somnolenz, Desorientiertheit, Verwirrtheit, Tachykardie, Blutdruckdysregulation; bisher keine Berichte dauerhafter oder ernster Gesundheitsschädigungen bei Monointoxikation.

- **Kontraindikationen**
  — ▶ 1.6.

Relative Kontraindikationen
— Schwere Leber- und Nierenfunktionsstörungen, erhöhte Anfallsbereitschaft. Vorsicht bei Harnverhalt und Engwinkelglaukom.

- **Interaktionen**
  — Keine Kombination mit MAOH (Abstand von 14 Tagen nach Absetzen von MAOH).
  — Vorsicht bei gleichzeitigem Konsum von Alkohol oder Einnahme anderer zentral dämpfend wirkender AM: mögliche Wirkverstärkung.
  — Vorsicht bei Kombination mit anderen serotonergen Substanzen (SSRI, SNRI, Triptane, *L-Tryptophan*, *Johanniskraut*-Präparate, *Linezolid*, *Lithiumsalze*, *Tramadol*) wegen des Risikos eines zentralen Serotoninsyndroms.
  — Bei Kombination mit *Carbamazepin* ist mit beschleunigtem Abbau von *Mirtazapin* zu rechnen; evtl. Dosiserhöhung von *Mirtazapin*.
  — QTc-Zeit-Verlängerungen können vorkommen: Keine Kombination mit *Thioridazin* und *Pimozid*. Vorsicht mit anderie QTc-Zeit verlängernden AM.
  — Vorsicht bei Kombination mit AM, die Hypokaliämie/Hypomagnesiämie verursachen können (Risiko für Arrhythmien).
  — INR-Erhöhung wurde in Kombination mit *Warfarin* beobachtet.
  — Vorsicht bei gleichzeitiger Gabe von *Fluvoxamin*, ggf. Dosisanpassung wegen steigender Plasmakonzentrationen von *Mirtazapin* durch Hemmung verschiedener CYP-Isoenzyme.
  — Bei gleichzeitiger Gabe von starken CYP3A4-Inhibitoren oder -Induktoren (▶ Anhang INT) Kontrolle des Plasmaspiegels und ggf. Dosisanpassung.

- **Bewertung**

Bewährtes Antidepressivum (NaSSA) mit anfänglich sedierenden Eigenschaften (Vorteile bei depressiven Syndromen mit Schlafstörungen); wichtige Alternative zu SSRI/SNRI. Wirksamkeitsvorteile gegenüber anderen Antidepressiva und geringfügig früherer Wirkungseintritt werden diskutiert. Geringes Interaktionspotenzial; für eine Kombination mit anderen Antidepressiva (z. B. SSRI, SNRI) bei unzureichender Response auf eine Monotherapie gut geeignet (▶ 1.11). Vorteil einer schlafinduzierenden Wirkung und selteneren sexuellen Funktionsstörungen, über 5-HT$_3$-Antagonismus antiemetische Eigenschaften. Nachteil einer häufigen Appetit- und Gewichtszunahme, insbesondere bei Frauen.

Moclobemid
Monoaminooxidasehemmer (MAOH)
4-Chlor-N-(2-morpholinoethyl)benzamid

Aurorix (MEDA Pharma)	**Moclobemid-ratiopharm** (ratiopharm)
Tbl. 150/ 300 mg (50, 100 Tbl.)	**Moclobemid Sandoz** (HEXAL)
Moclobemid 1A Pharma (1A-Pharma)	**Moclobemid STADA** (STADApharm)
Moclobemid AL (Aliud)	**Moclobemid-TEVA** (TEVA)
Moclobemid HEXAL (HEXAL)	**Moclobeta** (betapharm)
Moclobemid-neuraxpharm (neuraxpharm)	**Moclodura** (Mylan dura

---

- **Pharmakodynamik**
- Kurz wirksamer selektiver **reversibler** MAOH vom A-Typ.
- Abklingen der MAO-Hemmung nach Absetzen innerhalb von 24 h (bei irreversiblen MAOH innerhalb von 7–10 Tagen).
- Keine Wiederaufnahmehemmung biogener Amine, keine Interaktionen mit Rezeptoren für Neurotransmitter.

- **Pharmakokinetik**
- Bioverfügbarkeit 50–80%; $t_{1/2}$ = 2–7 h; nach Mehrfachdosierung im Laufe einer Woche Erhöhung auf 80% (vermutlich durch ein abbauhemmendes Zwischen- oder Endprodukt).
- Extensive und komplexe Metabolisierung bevorzugt durch CYP2C19, keine relevanten aktiven Metaboliten.
- Pharmakokinetisch bedingte Vorteile gegenüber irreversiblen nichtselektiven MAOH im Hinblick auf gefürchtete NW wie hypertensive Krisen nach Einnahme von tyraminhaltigen Nahrungsmitteln: Aufgrund des kompetitiven Hemmmechanismus ist eine Verdrängung von *Moclobemid* durch Tyramin aus der Bindung an die MAO-A möglich, die dadurch für

die Inaktivierung von biogenen Aminen – wie Tyramin selbst – frei wird; außerdem kann Tyramin z. T. noch über die MAO-B abgebaut werden. Vorteil: Tyraminarme Diät nicht mehr erforderlich, keine Karenzzeit bei Gabe von TZA oder operativen Eingriffen, erheblich kürzere Karenzzeit bei Gabe von SSRI.

— Plasmakonzentration: 300–1000 ng/ml[(p)].

- **Indikationen und Behandlungshinweise**
— *Depressive Syndrome[z]*.
— *Soziale Phobie[z]*.
— Hinweise auf Wirksamkeit bei → depressiven Störungen bei Demenz, → Fibromyalgiesyndrom (in der aktuellen Leitlinie wird *Moclobemid* bei FMS bei uneinheitlicher Studienlage nicht empfohlen).
— Erste Hinweise auf Wirksamkeit bei → atypischer Depression.
— Günstiges NW-Profil in Bezug auf sexuelle Funktionsstörungen.
— Bei Umstellung von anderen Antidepressiva auf *Moclobemid* Karenzzeiten beachten (▸ Interaktionen und ▸ 1.7). Absetzen vor Operationen wie ▸ *Tranylcypromin*.
— Routineuntersuchungen ▸ 1.8.

- **Dosierung**
— **Depression:** Tagesdosis 300–600 mg/d; initial 300–450 mg/d in 2–3 Einzeldosen, danach kann schnell auf 600 mg/d[z] gesteigert werden.
— **Soziale Phobie**: Beginn mit 300 mg/d; nach 3 Tagen 600 mg/d in 2 Einzeldosen.
— Keine Dosisanpassung bei älteren Patienten.

- **Nebenwirkungen, Risikopopulationen und Intoxikationen**
Sehr häufig Schlafstörungen, Schwindel, Kopfschmerzen, Mundtrockenheit, Übelkeit.

Häufig Agitiertheit, Angstzustände, Unruhe, Parästhesien, Hypotonie, Erbrechen, Durchfall, Verstopfung, Hautausschlag, Erregung.

Gelegentlich Verwirrtheitszustände, Sehstörungen, Geschmacksstörungen, Hitzegefühl, Ödeme ;Pruritus, Urtikaria, Asthenie.

Sonstige NW QTc-Zeit-Verlängerung möglich, insbesondere bei Überdosierung oder Intoxikation (▸ 1.5.1, ▢ Tab. 1.5). Selten erhöhte Leberenzymwerte. Unter therapeutischen *Moclobemid*-Dosierungen bei Tyraminmengen von 100–150 mg pro Mahlzeit keine klinisch relevanten Blutdruckanstiege, jedoch sollten Nahrungsmittel mit sehr hohem Tyramingehalt sicherheitshalber vermieden werden, da entsprechende unerwünschte Wirkungen niemals ganz ausgeschlosen werden können.Vorsicht nach wie vor z. B. bei bestimmten Käsesorten (100 g Cheddar enthalten 10–100 mg Tyramin, 100 g Stilton ca. 50 mg Tyramin). Antidepressiva und Suizidalität ► 1.5.14.

Risikopopulationen Herz: Blutdruckerhöhung möglich, daher engmaschige Überwachung und ggf. Dosisreduktion, insbesondere bei arterieller Hypertonie; kardiovaskuläres Risiko wächst mit Dosissteigerung. **Leber:** Bei Leberzirrhose Plasmaspiegelanstieg und verlängerte Eliminations-HWZ bis um das 3-Fache beschrieben, daher Dosisreduktion (halbe bis Dritteldosis je nach Schweregrad); Hepatotoxizität ► 1.5.5. **Niere:** Bei Nierenfunktionsstörungen aller Grade keine Anwendungsbeschränkungen, Dosisreduktion nicht erforderlich.

Intoxikationen Akzentuierte NW; zentrales Serotoninsyndrom (► 12.8.2); Verwirrtheit, Agitiertheit, Aggressivität, gastrointestinale Störungen.

- **Kontraindikationen**
- ► 1.6.

Relative Kontraindikationen
- Phäochromozytom, Thyreotoxikose. Instabile Herz-Kreislauf-Erkrankungen, arterielle Hypertonie, erhöhtes Risiko für eine QTc-Zeit-Verlängerung (z. B. angeborenes Long-QT-Syndrom, Bradykardie, Hypokaliämie).

- **Interaktionen**
- Keine Kombination mit *Bupropion, Dextromethorphan, Linezolid, Methylphenidat, Pethidin, Selegilin* serotonergen AM (z. B. SSRI, *Clomipramin, Duloxetin, Venlafaxin, Milnacipran, Tramadol, Tryptophan*) oder Triptanen.
- Bei Gabe von Antidepressiva **nach** MAOH Übergangszeiten beachten, sie sind bei *Moclobemid* deutlich geringer als bei *Tranylcypromin.* Bei Gabe von MAOH nach vorheriger Gabe eines anderen Antidepressivums ist bei vorheriger Gabe von *Clomipramin, Fluvoxamin, Paroxetin* und *Sertralin* eine Karenzzeit von mindestens 1–2 Wochen (je nach vorheriger Dosis), bei *Venlafaxin* von einer Woche, bei *Fluoxetin* von 5 Wochen einzuhalten.
- QTc-Zeit-Verlängerung möglich: Vorsicht bei Kombination mit anderen die QTc-Zeit verlängernden AM, bei Überdosierung, bei Kombination mit AM, die Hypokaliämie/Hypomagnesiämie verursachen können (Risiko für Arrhythmien).

— Moclobemid hemmt **CYP2C19** und **CYP2D6**, daher Vorsicht bei Kombinationen mit AM, die **Substrate** dieser Isoenzyme sind(► **Anhang SUB**), z. B. *Metoprolol* oder *Trimipramin*.

— Vorsicht bei Kombination mit *Cimetidin*, aufgrund der Erhöhung der Plasmakonzentration von *Moclobemid* sollte eine Dosisanpassung um die Hälfte bis ein Drittel erfolgen.

■ Bewertung

Kurz wirksamer, selektiver, **reversibler** MAOH mit im Vergleich zu TZA deutlich weniger vegetativen bzw. anticholinergen NW. Nicht sedierend, Vorteil des Fehlens sexueller Funktionsstörungen. Tyraminarme Diät nicht erforderlich, dennoch sollten Nahrungsmittel mit sehr hohem Tyramingehalt sicherheitshalber vermieden werden. Relativ hohes pharmakokinetisches Interaktionspotenzial im Vergleich zu neueren Antidepressiva.

Nortriptylin
Trizyklisches Antidepressivum
N-Methyl-3-(10,11-dihydro-5H-dibenzo[a,d]cyclohepten-5-yliden)propylamin
Nortrilen (Lundbeck)
Drg. 10 mg (20, 50 Drg.)
Drg. 25 mg (20, 50, 100 Drg.

■ Pharmakodynamik

— Stärkere Hemmung der NA- als der 5-HT-Wiederaufnahme.

— Anticholinerge und antihistaminerge Eigenschaften, α_1-antiadrenerge Wirkung.

■ Pharmakokinetik

— $t_{1/2}$ = ca. 30 h; T_{max} = 4–6 h.

— Metabolisierung bevorzugt über CYP2D6, Hauptmetabolit ist *10-Hydroxynortriptylin*.

— PM von CYP2D6 benötigen im Mittel nur die Hälfte der üblichen Tagesdosis, UM von CYP2D6 das 2-Fache (Stingl u. Brockmöller 2013).

— Plasmakonzentration: 70–170 ng/ml[P].

■ Indikationen und Behandlungshinweise

— *Depressive Zustandsbilder jeder Ätiologie*[z].

— Hinweise auf Wirksamkeit bei → Depression bei Parkinson-Erkrankung, → neuropathischen Schmerzen (auch in Kombination mit *Gabapentin*), → der Prophylaxe der Migräne.

— Routineuntersuchungen ► 1.8.

■ **Dosierung**
▬ In den ersten 3 Tagen mit 3 × 10 mg bis 3 × 25 mg beginnen, Erhaltungsdosis 100–150 mg, Höchstdosis 225 mg/d^z.
▬ Bei älteren Patienten niedrigere Dosierung.

■ **Nebenwirkungen, Risikopopulationen und Intoxikationen**

Sehr häufig Benommenheit, Müdigkeit, Kopfschmerzen, Schwindel, Mundtrockenheit, Obstipation, Übelkeit, Palpitationen, Tachykardie, Schwitzen, Tremor, Akkommodationsstörungen.

Häufig Innere Unruhe, Verwirrtheit, Gewichtszunahme, EKG-Veränderungen (Verlängerung der QTc-Zeit, QRS-Verbreiterung), kardiale Erregungsleitungsstörungen, AV-Block, Rechts- oder Linksschenkelblock, orthostatische Dysregulation, Ataxie, Geschmacksstörungen, Mydriasis, Parästhesien, Hautausschläge, Miktionsstörungen, sexuelle Funktionsstörungen.

Gelegentlich Krampfanfälle, Schlafstörungen, Schlaflosigkeit, Angst, Albträume, allergische Reaktionen (besonders der Haut), Leberfunktionsstörungen, gastrointestinale Beschwerden, Verstärkung einer bestehenden Herzinsuffizienz, Blutdruckanstieg, Synkopen, intraokuläre Druckerhöhung, Glaukomanfälle, Tinnitus, Harnverhalt, Galaktorrhö.

Sonstige NW Selten Erhöhung der alkalischen Phosphatase, meist passagerer Transaminasenanstieg, Knochenmarksdepression, Agranulozytose, Blutbildveränderungen (insbesondere Leukopenie), Eosinophilie, Thrombozytopenie, Ileus, Delir. QTc-Zeit-Verlängerung bekannt (▶ 1.5.1, ◘ Tab. 1.5), sehr selten sind TdP aufgetreten. Antidepressiva und Suizidalität ▶ 1.5.14.

Risikopopulationen **Herz:** Ausgeprägte anticholinerge sowie α_1-antiadrenerge Wirkung, daher häufig Herzfrequenzanstieg, orthostatische Dysregulation (jedoch weniger ausgeprägt als bei den übrigen TZA); Depolariationsverzögerungen wegen natriumkanalblockierender Wirkung, QTc-Zeit-Verlängerung mit arrhythmogenem Potenzial; bei kardialer Vorschädigung (insbesondere Erregungsleitungsstörungen, Blockbildern im EKG, jedoch auch bei klinisch-symptomatischer Herz-Kreislauf-Erkrankung und Herzinsuffizienz) kontraindiziert. **Leber** und **Niere:** Bei leichten bis mittelgradigen Funktionsstörungen Laborkontrollen und Dosisanpassung, keine Anwendung bei schwerer Ausprägung (Hepatotoxizität ▶ 1.5.5).

Intoxikationen ▶ *Amitriptylin*.

- **Kontraindikationen**
- Harnverhalt, Engwinkelglaukom, Prostatahypertrophie mit Restharnbildung, Delir, Pylorusstenose, paralytischer Ileus, ▶ 1.6.

Relative Kontraindikationen

- Schwere Leber- und Nierenerkrankung; erhöhte Anfallsbereitschaft; Prostatahypertrophie ohne Restharnbildung; Blutbildungsstörungen; Hyperthyreose; Hypokaliämie; Bradykardie; angeborenes Long-QT-Syndrom oder andere kardiale Vorschädigung (insbesondere Erregungsleitungsstörungen, Myokardinfarkt, KHK, Arrhythmien).

- **Interaktionen**
- Vorsicht bei gleichzeitigem Konsum von Alkohol oder Einnahme anderer zentral dämpfend wirkender AM: mögliche Wirkverstärkung.
- Keine Kombination mit MAOH.
- *Nortriptylin* kann die Wirksamkeit von Antihypertensiva vom *Guanethidin*- bzw. *Clonidin*-Typ abschwächen mit der Gefahr einer Rebound-Hypertension.
- Vorsicht bei Kombination mit anticholinerg wirksamen Medikamenten, z. B. *Biperiden*, *Benztropin*, *Metixen* oder *Trihexiphenyl*, wegen des Risikos eines Delirs.
- QTc-Zeit-Verlängerung bekannt: Keine Kombination mit *Thioridazin* und *Pimozid*. Vorsicht mit anderen die QTc-Zeit verlängernden AM.
- Vorsicht bei Kombination mit AM, die Hypokaliämie/Hypomagnesiämie verursachen können (Risiko für Arrhythmien). Elektrolytstörungen sollten vor Behandlungsbeginn korrigiert werden.
- Vorsicht bei Kombination mit **CYP2D6-Inhibitoren** (▶ **Anhang INT**). Kontrolle der Plasmaspiegel empfohlen.

- **Bewertung**

TZA ohne sedierende Eigenschaften, weniger anticholinerge Eigenschaften im Vergleich zu anderen TZA, geringeres Ausmaß an Kreislauf-NW. Bei Neigung zu orthostatischer Dysregulation ist im Fall der Wahl eines TZA *Nortriptylin* vorzuziehen. TDM unter *Nortriptylin* gut untersucht. Verträglichkeit und therapeutische Breite geringer als bei den neueren Antidepressiva.

Paroxetin

Selektiver Serotoninwiederaufnahmehemmer (SSRI)

(3S,4R)-4-(4-Fluorphenyl)-3-{[3,4-(methylendioxy)phenoxy]methyl}piperidin

Paroxat (HEXAL)

Paroxedura (Mylan dura)

Paroxetin 1A Pharma (1A Pharma)

Paroxetin AbZ (AbZ Pharma)

Paroxetin Actavis (PUREN Pharma)

Paroxetin AL (Aliud)

Paroxetin Aurobindo
(Aurobindo Pharma)

Paroxetin beta (betapharm)

Paroxetin-CT (AbZ-Pharma)

Paroxetin Heumann Heunet
(Heunet Pharma)

Paroxetin-Hormosan (Hormosan)

Paroxetin-neuraxpharm (neuraxpharm)

Paroxetin-ratiopharm (ratiopharm)

Paroxetin Sandoz (HEXAL)

Paroxetin STADA (STADApharm)

Seroxat (GlaxoSmithKline)

Tbl.[1] 20 mg (20, 50, 100 Tbl.)

Susp. 2 mg = 1 ml (150 ml)

[1] Paroxetin-Generika auch: Tbl. 10/ 30/ 40 mg ; Lsg. 33,1 mg/ml

---

■ **Pharmakodynamik**

▬ Selektive 5-HT-Wiederaufnahmehemmung; sehr schwache anticholinerge Potenz (unter den SSRI höchste Affinität für muskarinische Cholinorezeptoren; Wirkung aber etwa 15-mal schwächer ausgeprägt als bei *Amitriptylin*).

■ **Pharmakokinetik**

▬ Rasche Resorption; hoher First-pass-Metabolismus.

▬ $t_{1/2}$ = ca. 16 h (8–30 h) nach Einmalgabe, nach mehrmaliger Gabe 18–27 h.

▬ Metabolisierung zu einem instabilen Catechol-Intermediat unter Beteiligung von CYP3A4 und CYP2D6, keine biologisch aktiven Metaboliten.

▬ Plasmakonzentration: 20–65 ng/ml[(p)].

■ **Indikationen und Behandlungshinweise**

▬ *Episoden einer Major Depression[z].*

▬ *Panikstörung mit und ohne Agoraphobie[z].*

▬ *Soziale Angststörung/soziale Phobie[z].*

▬ *Generalisierte Angststörung[z].*

▬ *Zwangsstörung[z].*

▬ *Posttraumatische Belastungsstörung[z].*

▬ Hinweise auf Wirksamkeit bei → prämenstrueller dysphorischer Störung, → klimakterischen Beschwerden (in diesen Indikationen in den USA zugelassen; **Cave:** keine Kombination mit *Tamoxifen*), → Fibromyalgiesyndrom, → neuropathischen Schmerzen, → Depression bei KHK, → Depression bei Parkinson-Erkrankung, → Depression bei Diabetes mellitus, → Colon irritabile.

▬ Routineuntersuchungen ▶ 1.8.

- **Dosierung**
- **Depression:** morgens 20 mg (niedrigste wirksame Dosis und Erhaltungs-dosis). Dosiserhöhung auf bis zu 50 mg/d^z möglich.
- **Panikstörung:** Mit 10 mg/d beginnen, Dosissteigerung auf 40 mg/d (empfohlene Tagesdosis); max. 60 mg/d^z.
- **Generalisierte Angststörung, soziale Phobie und PTBS:** 20 mg/d; max. 50 mg/d^z.
- **Zwangsstörung:** Beginn mit 20 mg/d, dann 40 mg/d. Im Verlauf ggf. bis 60 mg/d^z.
- **Klimakterische Beschwerden** 10–25 mg/d; in den USA mit 7,5 mg/d 1 × täglich abends zugelassen.
- Bei älteren Patienten maximal 40 mg/d^z.

- **Nebenwirkungen, Risikopopulationen und Intoxikationen**

Sehr häufig   Übelkeit, sexuelle Funktionsstörungen.

Häufig   Kopfschmerzen, Konzentrationsschwierigkeiten, Zwangsgähnen, Schläfrigkeit, Schlaflosigkeit, Schwindel, Asthenie, Agitiertheit, ungewöhnliche Träume, Gähnen, verminderter Appetit, Obstipation, Diarrhö, Erbrechen, Gewichtszunahme, Cholesterinerhöhung, Mundtrockenheit, Akkommodationsstörungen, Schwitzen, Tremor.

Gelegentlich   Verwirrtheitszustände, vermehrte Blutungsneigung (▶ 1.5.4), EPS, Mydriasis, Sinus-Tachykardie, vorübergehender Blutdruckanstieg oder -abfall, orthostatische Hypotonie, Hautausschlag, Juckreiz, Harnverhalt und -inkontinenz.

Sonstige NW   Selten Hyperprolaktinämie, Galaktorrhö, Bradykardie, Krampfanfälle, RLS. Sehr selten gastrointestinale Blutungen, Thrombozytopenie, Erhöhung der Leberenzymwerte, Hepatitis. Erste Hinweise auf möglicherweise verminderte männliche Fertilität (▶ 1.5.9). Selten Hyponatriämie, SIADH (▶ 1.5.12), dann v. a. bei älteren Patienten. **Alteration der Thrombozytenfunktion mit selten verlängerter Blutungszeit und/oder Anzeichen einer Blutung** unter Antidepressiva mit (selektiver) Hemmung der Serotoninwiederaufnahme: ▶ 1.5.4. In Einzelfällen zentrales Serotoninsyndrom. Antidepressiva und Suizidalität ▶ 1.5.14.

Risikopopulationen   **Herz:** Kein erhöhtes kardiovaskuläres Risiko (nur seltene Einzelfallberichte mit direkten kardiovaskulären Komplikationen bei hohen Dosen); wegen möglicher QTc-Zeit-Verlängerung jedoch engmaschige EKG-Kontrollen bei kardialer Vorschädigung und keine Anwendung bei erhöhter Prädisposition für QTc-Zeit-Verlängerung (▶ 1.5.1 und ▶ 13.2). **Leber:** Bei

Leberfunktionsstörungen aller Schweregrade sollten schweregradabhängig eine Dosisanpassung sowie engmaschige Laborkontrollen erfolgen (Hepatotoxizität ► 1.5.5). **Niere:** Bei Nierenfunktionsstörungen Dosisreduktion und häufigere Laborkontrollen empfohlen.

Intoxikationen ► Citalopram.

- **Kontraindikationen**
— ► 1.6.

Relative Kontraindikationen
— Schwere Leber- und Nierenerkrankungen; erhöhte Anfallsbereitschaft; erhöhte Blutungsneigung; wegen geringer anticholinerger Eigenschaften nur sehr geringe Kontraindikationen für Prostatahypertrophie. Vorsicht bei Engwinkelglaukom oder Glaukom in der Vorgeschichte.

- **Interaktionen**
— Keine Kombination mit MAOH (MAOH frühestens 7 Tage nach Absetzen von *Paroxetin* ansetzen; *Paroxetin* kann 14 Tage nach Absetzen eines irreversiblen MAOH bzw. frühestens 24 h nach Absetzen von *Moclobemid* angesetzt werden). Keine Kombination mit *Linezolid* (Antibiotikum, schwacher, reversibler, nichtselektiver MAOH).
— Keine Kombination mit *Thioridazin*, *Pimozid*: aufgrund pharmakokinetischer Wechselwirkungen Anstieg der Plasmakonzentrationen von *Pimozid* und *Thioridazin* mit erhöhtem Risiko für QTc-Zeit-Verlängerung.
— Keine Kombination mit *Tamoxifen* (*Citalopram*, *Escitalopram*, *Venlafaxin* sind mit *Tamoxifen* kombinierbar). Alternativ kann anstelle von *Tamoxifen Anastrozol* eingesetzt werden, bei dem keine pharmakokinetischen Wechselwirkungen mit *Paroxetin* zu erwarten sind.
— Keine Kombination mit *Codein*, *Hydrocodon*, *Tramadol*, da *Paroxetin* CYP2D6 hemmt und damit die Bildung der pharmakologisch aktiven Metaboliten der Analgetika unterdrückt (Prodrug).
— Vorsicht bei Kombination mit serotonergen AM, z. B. Triptanen, *Tryptophan*, *Ondansetron*, TZA.
— Vorsicht bei Kombination mit (Thiazid-)Diuretika und ACE-Hemmern (Hyponatriämierisiko, ► 1.5.12).
— Vorsicht bei Kombination mit *Dextromethorphan* (zentrales Serotoninsyndrom).
— Keine pharmakokinetischen oder -dynamischen Interaktionen mit Alkohol, dennoch sollte auf gleichzeitigen Alkoholkonsum möglichst verzichtet werden.
— Bei gleichzeitiger Thrombozytenaggregationshemmung oder Antikoagulation: ► 1.5.4.

━ Wegen ausgeprägter Hemmung von CYP2D6 durch *Paroxetin* erhöhte Plasmakonzentrationen von AM möglich, die **Substrate** von **CYP2D6** sind (▶ **Anhang SUB**), z. B. *Donepezil, Metoprolol.*

━ Vorsicht bei Kombination mit TZA, nur unter TZA-Plasmaspiegelkontrolle.

❯ **Aufgrund der Inhibition von CYP2D6 durch** *Paroxetin* **und der daraus folgenden verminderten Metabolisierung von** *Tamoxifen* **(Prodrug) zu seinem aktiven Metaboliten** *Endoxifen* **darf** *Paroxetin* **nicht bei Frauen unter** *Tamoxifen*-**Behandlung gegeben werden; möglich sind dagegen** *Escitalopram* **oder** *Sertralin.*

■ **Bewertung**

SSRI mit sehr breitem Indikationsspektrum, in der Regel nicht sedierend, geringfügig sedierende Komponente kann bei (komorbiden) Angststörungen vorteilhaft sein. Im Vergleich zu anderen SSRI und neueren Antidepressiva (außer *Mirtazapin*) häufiger Gewichtszunahme; im Vergleich zu anderen SSRI erhöhte Rate an sexuellen Funktionsstörungen und Absetzsyndromen (▶ 1.5). Hohes pharmakokinetisches Interaktionspotenzial. Auch der risikoreiche Einsatz von *Paroxetin* in oder bei geplanter Schwangerschaft engt die Indikation ein (▶ Kap. 14). *Paroxetin* hat im Vergleich zu anderen SSRI eine **ungünstigere Nutzen-Risiko-Relation.**

Reboxetin
Selektiver Noradrenalinwiederaufnahmehemmer
(±)-2(R*)-2-[(αR*)-α-(2-Ethoxyphenoxy)benzyl]morpholin
Edronax (Pfizer)
Solvex(Merz Pharmaceuticals)
Tbl. 4 mg (20, 50, 100 Tbl.

■ **Pharmakodynamik**

━ Selektiver Hemmstoff der NA-Wiederaufnahme.

━ Kein direkter Effekt an β_1-adrenergen und muskarinischen Acetylcholinrezeptoren.

━ Vegetative NW meist als sympathomimetische Effekte durch NA-Wiederaufnahmehemmung möglich.

■ **Pharmakokinetik**

━ Orale Bioverfügbarkeit 60%; schnelle Resorption; T_{max} = 2 h; $t_{½}$ = 8–12 h; Steady State nach 5 Tagen.

— Bevorzugte Metabolisierung über CYP3A4, danach teilweise oder vollständige Glukuronidierung oder Sulfokonjugation. Keine pharmakologisch aktiven Metaboliten.

— Verlängerung der HWZ bei Leber- oder Niereninsuffizienz.

— Plasmakonzentration: 60–350 ng/ml[(p)].

◾ **Indikationen und Behandlungshinweise**

— Zur Behandlung *akuter depressiver Erkrankungen sowie in der Erhaltungstherapie*[z].

— Hinweise auf Wirksamkeit bei → Post-stroke-Depression.

— Erste Hinweise zur Wirksamkeit bei → Fibromyalgiesyndrom, → Panikstörung, → Depression bei Epilepsie.

— Routineuntersuchungen ▶ 1.8.

◾ **Dosierung**

— Initiale Dosis: 2 × 2 mg für 3 Tage, danach 2 × 4 mg/d als empfohlene Dosierung für Patienten bis 65 J. Unter hohen Dosen von 8 mg/d zu Beginn zeigen sich hohe NW- und Abbruchraten. Bei Nichtansprechen Steigerung auf 10 mg/d möglich, Höchstdosis: 12 mg/d[z].

— Bei älteren Patienten reduzierte Tagesdosis von 4 mg/d.

◾ **Nebenwirkungen, Risikopopulationen und Intoxikationen**

Sehr häufig Schlaflosigkeit, Benommenheit, Mundtrockenheit, Obstipation, Schwitzen.

Häufig Schwindel, Kopfschmerzen, Tachykardie, Palpitationen, Gefäßerweiterung, orthostatische Dysregulation, Hypertonie, Kältegefühl, Akkommodationsstörungen, Appetitverlust, Erbrechen, Hautausschlag, Miktionsbeschwerden, Harnwegsinfektionen, Dysurie und Harnverhalt, sexuelle Funktionsstörungen (▶ 8.2.6, Tab. 8.1).

Antidepressiva und Suizidalität ▶ 1.5.14.

Risikopopulationen **Herz:** Orthostatische Dysregulation, Herzfrequenzerhöhung; aus bisherigen Daten keine kardialen Repolarisationsstörungen (QTc-Zeit-Verlängerung) ableitbar. **Leber:** Bei Leberinsuffizienz kaum Änderung der Pharmakokinetik, jedoch werden bei höheren Grade regelmäßige Laborkontrollen empfohlen (Hepatotoxizität ▶ 1.5.5). **Niere:** Lineare Pharmakokinetik mit rascher renaler Elimination, deutlich reduzierte Clearance bei mittel- bis hochgradiger Niereninsuffizienz, daher Dosisanpassung (Initialdosis 2 mg).

Intoxikationen Akzentuierte NW; Verwirrtheit, epileptische Krampfanfälle; Blutdruckdysregulation.

> **Harnverhalt bei Männern: dann sofortiges Absetzen notwendig.**

- **Kontraindikationen**
- ▶ 1.6.

Relative Kontraindikationen
- Niereninsuffizienz; kardiale Vorschädigung; Prostatahypertrophie, Blasenentleerungsstörungen, Glaukom, erhöhte Anfallsbereitschaft. **Cave** Kombination mit Antihypertensiva und ergotaminhaltigen Präparaten.

- **Interaktionen**
- Keine Kombination mit Antihypertensiva und ergotaminhaltigen AM (Blutdruckerhöhung).
- Wirkverstärkung mit anderen adrenergen Substanzen, MAOH und SSRI.
- Keine pharmakokinetischen oder -dynamischen Interaktionen mit Alkohol bekannt, dennoch sollte auf gleichzeitigen Alkoholkonsum möglichst verzichtet werden.
- Vorsicht bei Kombination mit starken **CYP3A4-Inhibitoren** oder **-Induktoren** (▶ **Anhang INT**), Kontrolle der Plasmakonzentration und ggf. Anpassung der Dosis, da mit veränderten Serumspiegeln zu rechnen ist.

- **Bewertung**
Antidepressivum mit selektiver Hemmung der NA-Wiederaufnahme. Nicht sedierend, vonseiten des NW-Profils Vorteile bzgl. fehlender Gewichtszunahme sowie des im Vergleich zu SSRI selteneren Auftretens sexueller Funktionsstörungen. Allerdings dosisabhängige, relativ hohe NW-Rate; häufig Miktionsbeschwerden und Harnverhalt bei Männern. Im Vergleich zu SSRI geringeres Interaktionspotenzial. In einer vergleichenden Metaanalyse erwies sich *Reboxetin* als weniger wirksam und schlechter verträglich im Vergleich zu SSRI und neueren Antidepressiva. *Reboxetin* eignet sich möglicherweise besser als Kombinationstherapie bei unzureichender Besserung unter SSRI, SNRI oder *Mirtazapin* als für eine Monotherapie (▶ 1.11.1). Die Nutzenbewertung des IQWiG war negativ. *Reboxetin* ist in Deutschland nicht mehr zu Lasten der GKV verordnungsfähig, in der Schweiz ist die Indikation auf schwere depressive Episoden eingeengt.

Sertralin

Selektiver Serotoninwiederaufnahmehemmer (SSRI)

(1S,4S)-4-(3,4-Dichlorphenyl)-1,2,3,4-tetrahydro-N-methyl-1-naphthylamin

Sertralin-1A Pharma (1A Pharma)	**Sertralin Heumann** (Heumann Pharma)
Sertralin AAA Pharma (AAA Pharma)	**Sertralin Heumann Heunet** (Heunet
Sertralin AbZ (AbZ-Pharma)	Pharma)
Sertralin Actavis (PUREN Pharma)	**Sertralin-Hormosan** (Hormosan)
Sertralin AL (Aliud)	**Sertralin-neuraxpharm** (neuraxpharm)
Sertralin Aristo (Aristo)	**Sertralin-ratiopharm** (ratiopharm)
Sertralin Aurobindo (Aurobindo)	**Sertralin Sandoz** (HEXAL)
Sertralin basics (Ranbaxy/Basics GmbH)	**Sertralin STADA** (STADApharm)
Sertralin beta (betapharm)	**Sertralin-TEVA** (TEVA)
Sertralin biomo (biomo)	**Sertralin Winthrop** (Zentiva)
Sertralin Bluefish (Bluefish Pharma)	**Sertra TAD** (TADPharma)
Sertralin-CT (AbZ-Pharma)	**Zoloft** (Pfizer Pharma)
Sertralin dura (Mylan dura)	Tbl. 50, 100 mg (20, 50, 100 Tbl.)
Sertralin HEXAL (HEXAL)	Lsg. 20 mg/ml (60 ml

- **Pharmakodynamik**
- Selektive Hemmung der 5-HT-Wiederaufnahme.
- Affinität zu σ-Bindungsstellen (klinische Relevanz unklar) und schwacher Inhibitor der Dopaminaufnahme.
- Keine anticholinergen oder antihistaminergen Eigenschaften.

- **Pharmakokinetik**
- $t_{1/2}$ = 22–36 h; T_{max} = 4–8 h.
- Ausgeprägter Metabolismus bevorzugt durch CYP2B6 und CYP2C19 und geringfügig durch CYP2C9 und CYP2D6; Hauptmetabolit *N-Desmethylsertralin* ($t_{1/2}$ = ca. 60–100 h) 20-fach schwächer als Muttersubstanz.
- Plasmakonzentration: 10–50 ng/ml[(p)].

- **Indikationen und Behandlungshinweise**
- *Episoden einer Major Depression[z].*
- *Rezidivprophylaxe von Episoden einer Major Depression[z].*
- *Panikstörung mit oder ohne Agoraphobie[z].*
- *Zwangsstörung[z].*
- *Soziale Angststörung[z].*
- *Posttraumatische Belastungsstörung[z].*
- Hinweise auf Wirksamkeit bei → prämenstrueller dysphorischer Störung (in USA in dieser Indikation zugelassen), → depressiven Episoden bei Patienten mit KHK, → Depression bei Diabetes mellitus, → Post-stroke-

Depression, → depressiven Störungen bei Demenz, → klimakterischen Beschwerden → Binge-Eating-Störung.

— Erste Hinweise auf Wirksamkeit bei → GAS, → depressiven Störungen bei Alkoholabhängigkeit in Kombination mit *Naltrexon*, → Depression bei Epilepsie → Adipositas.

— Keine Prolaktinerhöhung.

— Routineuntersuchungen ► 1.8.

■ **Dosierung**

— **Depression** und **Zwangsstörung:** Beginn mit 50 mg/d in einer morgendlichen Einzeldosis (niedrigste wirksame Dosis und Erhaltungsdosis), ggf. Erhöhung der Tagesdosis um max. 50 mg je Woche bis max. 200 mg/d^z.

— **Panikstörung**, **PTBS** und **soziale Phobie:** Beginn mit 25 mg/d; Dosiserhöhung nach einer Woche auf 50 mg/d. Ggf. im Weiteren Erhöhung der Tagesdosis um max. 50 mg je Woche bis maximal 200 mg/d^z.

■ **Nebenwirkungen, Risikopopulationen und Intoxikationen**

Sehr häufig Schlaflosigkeit, Müdigkeit, Kopfschmerzen, Schwindel, Diarrhö, Übelkeit, Mundtrockenheit, Ejakulationsverzögerung.

Häufig Zwangsgähnen, Albträume, Bruxismus, Angst, Agitiertheit, Erbrechen, Obstipation, Dyspepsie, Flatulenz, Anorexie, verstärkter Appetit, Tremor, erhöhter Muskeltonus, Myalgien, Palpitationen, Hitzewallungen, Schwitzen, Tinnitus, Geschmacksveränderungen, Sehstörungen, Parästhesien, Erektionsstörungen, verminderte Libido.

Gelegentlich Krampfanfälle, Hyperkinesien, Hypästhesien, Sprachstörungen, Migräne, Apathie, Tachykardie, Hypertonie, Bronchospasmus, Dysphagie, Gewichtsabnahme oder -zunahme, Alopezie, Urtikaria, Miktionsstörungen, Sexualstörungen bei der Frau.

Sonstige NW Selten erhöhtes Serumcholesterin, Hypoglykämie, Erhöhung der Transaminasen, veränderte Leberfunktion, schwere Leberfunktionsstörungen, Hepatitis, Dermatitis, Harninkontinenz, Priapismus, Aggression, REM-Schlaf-Verhaltensstörung. Bei Überdosierung kann das QTc-Intervall verlängert sein.

In Einzelfällen Leukopenie, Thrombozytopenie, Hyponatriämie, SIADH (► 1.5.12), dann v. a. bei älteren Patienten. **Alteration der Thrombozytenfunktion mit selten verlängerter Blutungszeit und/oder Anzeichen einer Blutung** unter Antidepressiva mit (selektiver) Hemmung der Serotoninwiederaufnahme: ► 1.5.4. Antidepressiva und Suizidalität ► 1.5.14.

Risikopopulationen Herz: Kein erhöhtes kardiovaskuläres Risiko (nur seltene Einzelfallberichte mit direkten kardiovaskulären Komplikationen bei sehr hohen Dosen), nach aktueller Datenlage auch sicher bei KHK und nach akutem Koronarsyndrom; wegen möglicher QTc-Zeit-Verlängerung jedoch engmaschige EKG-Kontrollen bei kardialer Vorschädigung und keine Anwendung bei erhöhter Prädisposition für QTc-Zeit-Verlängerung (▶ 1.5.1 und ▶ 13.2). **Leber:** Bei Leberfunktionsstörungen aller Schweregrade sollten schweregradabhängig eine Dosisanpassung sowie engmaschige Laborkontrollen erfolgen (Hepatotoxizität ▶ 1.5.5). **Niere:** Kaum renale Elimination, Anwendung bei Nierenfunktionsstörungen bisher unproblematisch. In mehreren kontrollierten Studien neben guter antidepressiver Wirksamkeit bei Dialysepatienten Besserung der Hämodynamik bei dialyseinduzierter Hypotension, daher in dieser Konstellation Antidepressivum der Wahl.

Intoxikationen ▶ *Citalopram*.

▪ Kontraindikationen
— Schwere Leberfunktionsstörung, instabile Epilepsie, ▶ 1.6.

Relative Kontraindikationen
— Lebererkrankungen, kontrollierte Epilepsie. Erhöhte Blutungsneigung. Vorsicht bei Patienten mit Engwinkelglaukom oder Glaukom in der Vorgeschichte.

▪ Interaktionen
— Keine Kombination mit MAOH (MAOH frühestens 7 Tage nach Absetzen von *Sertralin* ansetzen; *Sertralin* kann 14 Tage nach Absetzen eines irreversiblen MAOH bzw. 2 Tage nach Absetzen von *Moclobemid* gegeben werden). Keine Kombination mit *Linezolid* (Antibiotikum, schwacher, reversibler, nichtselektiver MAOH).
— Keine Kombination mit *Pimozid* (erhöhte *Pimozid*-Spiegel, Ursache unbekannt).
— **Keine Kombination mit Lamotrigin.** *Sertralin* hemmt Glukuronosyltransferase UGT1A4. Sie ist Schlüsselenzym der Glukuronidierung von *Lamotrigin*. Dadurch werden potenziell alternative Stoffwechselwege benutzt (z. B. CYP2A6), worüber als toxisches Zwischenprodukt ein Arylepoxid entsteht. Dies könnte das Risiko für idiosynkratische Hautreaktionen erhöhen, da es auch in Keratinozyten entsteht. Unabhängig von möglichen pharmakokinetischen Wechselwirkungen haben beide Substanzen das Risiko für die Entstehung eines Lyell-Syndroms, sodass ein erhöhtes Risiko anzunehmen ist.

— Keine Kombination mit serotonergen Substanzen, z. B. Triptanen, *Tryptophan*, *Ondansetron*, TZA, *Johanniskraut*-Präparaten, *Tramadol*. Fallbericht über zentrales Serotoninsyndrom mit *Bupropion*.

— Vorsicht bei Kombination mit (Thiazid-)Diuretika und ACE-Hemmern (Hyponatriämierisiko, ▶ 1.5.12).

— Keine pharmakokinetischen oder -dynamischen Interaktionen mit Alkohol bekannt, dennoch sollte auf gleichzeitigen Alkoholkonsum möglichst verzichtet werden.

— Thrombozytenaggregationshemmung oder Antikoagulation: ▶ 1.5.4.

— Grapefruitsaft meiden (erhöhte*Sertralin*-Spiegel möglich). Die gleichzeitige Einnahme von CYP3A4-Inhibitoren sollte vermieden werden. Bei langsamen Metabolisierern von CYP2C19 sind Plasmaspiegel von *Sertralin* um 50% erhöht, möglichst keine Kombination mit starken CYP2C19-Inhibitoren.

■ **Bewertung**

Nichtsedierender SSRI mit breitem Indikationsspektrum und sehr guter Verträglichkeit, allerdings häufiger Diarrhö als NW als bei anderen SSRI. Wirksamkeitsvorteile gegenüber anderen Antidepressiva werden diskutiert. Es gibt im Vergleich zu anderen SSRI mehr Studien zur Rezidivprophylaxe. Keine Gewichtszunahme. Positiv mehrfach untersucht als Antidepressivum nach Myokardinfarkt.

Tianeptin

Trizyklisches Antidepressivum, Serotonin-Reuptake-Enhancement (SRE)

7-[(3-Chlor-6-methyl-6,11-dihydrodibenzo[c,f][1,2]thiazepin-11-yl)amino] heptansäure-S,S-dioxid

Tianeurax (neuraxpharm)

Tbl. 12,5 mg (20, 50, 100 Tbl.

■ **Pharmakodynamik**

— Der eigentliche pharmakodynamische Wirkmechanismus ist noch unklar.

— Senkung der extrazellulären 5-HT-Konzentration, vermutlich durch Verstärkung der 5-HT Wiederaufnahme (Serotonin-Reuptake-Enhancement).

— In präklinischen Studien auch neuroprotektive und neurotrophe Eigenschaften sowie modulierende Effekte auf die glutamaterge und dopaminerge Transmission.

— Einer neueren Studie nach Agonismus an μ- und (geringer) δ-Opioidrezeptoren.

— Keine anticholinergen und antihistaminergen Eigenschaften.

- **Pharmakokinetik**
  - Orale Bioverfügbarkeit 99%; T_{max} = 1–2 h; $t_{1/2}$ = 2,5–3 h, aktiver Metabolit (MC5): $t_{1/2}$ = 7–8 h, ältere Patienten: $t_{1/2}$ = 4–9 h.
  - Metabolisierung überwiegend durch β-Oxidation, in geringem Maß durch N-Demethylierung, ein aktiver Metabolit (MC5), ein inaktiver Metabolit (MC3).
  - Plasmakonzentration: 30–80 ng/ml[(p)].

- **Indikationen und Behandlungshinweise**
  - *Depressionen*[z].
  - Erste Hinweise auf Wirksamkeit bei → Colon irritabile, → PTBS → Asthma bronchiale.
  - In 2 RCT Wirksamkeit in der Behandlung depressiver Episoden, in aktiven Vergleichsstudien ähnliche antidepressive Wirksamkeit wie SSRI und andere TZA.
  - Gute kardiale Verträglichkeit; es konnte kein Einfluss auf Herzfrequenz, Blutdruck, ventrikuläre Funktion oder kardiale Erregungsleitung aufgezeigt werden.
  - **Vorsicht bei Abhängigkeitserkrankungen aktuell oder in der Vorgeschichte, Vorsicht im Fall einer selbstständigen Dosissteigerung.** Es liegen Berichte über Missbrauch und Abhängigkeitsentwicklungen vor, insbesondere bei weiblichen Patienten < 50 J. mit Abhängigkeitserkrankungen in der Vorgeschichte. Es finden sich Dosissteigerungen mit Einnahme des 2- bis 4-Fachen der zugelassenen Höchstdosis bis hin zur Einnahme des 13- bis 20-Fachen der zugelassen Höchstdosis. Auch Einzelfallberichte über die regelmäßige Einnahme von 360–400 Tbl. (5000 mg) täglich liegen vor.
  - Routineuntersuchungen ► 1.8.

- **Dosierung**
  - 12,5 mg 3 × täglich[z] vor oder während der Mahlzeiten.
  - Bei älteren Patienten : 2 × 12,5 mg.

- **Nebenwirkungen, Risikopopulationen und Intoxikationen**

Häufig Anorexie, Albträume, Schlaflosigkeit, Schläfrigkeit, Schwindel, Kopfschmerzen, Tremor, beeinträchtigtes Sehvermögen, Herzrasen, Herzklopfen, Extrasystolen, Brustschmerz, Hitzewallungen, Dyspnoe, trockener Mund, Darmträgheit, Bauchschmerzen, Übelkeit, Erbrechen, Dyspepsie, Diarrhö, Blähungen, Sodbrennen, Rückenschmerzen, Myalgie, Asthenie, Globusgefühl.

Sonstige NW Selten AM-Missbrauch und Abhängigkeit, besonders bei Patienten < 50 J. mit früherem Alkohol- oder Drogenmissbrauch. Selten makulopapularer oder erythematöser Ausschlag, Juckreiz, Nesselsucht. Einzelfälle von erhöhten Leberenzymwerten und Hepatitis. Antidepressiva und Suizidalität ▶ 1.5.14.

Risikopopulationen Herz: Keine Anwendungsbeschränkungen bei stabilen kardiovaskulären Vorerkrankungen. **Leber:** Bei Leberfunktionsstörungen keine relevante Änderung der Pharmakokinetik, daher keine Dosisanpassung erforderlich (Hepatotoxizität ▶ 1.5.5). **Niere:** Bei Niereninsuffizienz schwere-gradabhängig Dosisanpassung wegen Verlängerung der Eliminations-HWZ.

Intoxikationen Große therapeutische Breite, Fälle von Einnahmen sehr hoher Dosen (bis zu 5000 mg/d) über längere Zeiträume sind bekannt. Bei Über-dosierung Symptome wie Übelkeit, Erbrechen, Schwindel, Somnolenz.

- **Kontraindikationen**
- Gleichzeitige Behandlung mit nichtselektiven MAOH (*Tranylcypromin*).

Relative Kontraindikationen
- Zurückliegende Alkohol- oder Substanzabhängigkeit, unmittelbar bevor-stehender Eingriff mit Allgemeinanästhesie (wenn möglich 24–48 h vor Eingriff Beendigung der Behandlung), schwere Niereninsuffizienz (Dosis-anpassung).

- **Interaktionen**
- Von gleichzeitigem Konsum von Alkohol wird abgeraten; in einer Pro-bandenstudie wurde eine Verminderung der Resorption von *Tianeptin* festgestellt.
- Keine Kombination mit MAOH.
- Sehr geringes pharmakokinetisches Interaktionspotenzial, da der Meta-bolismus von *Tianeptin* vorwiegend durch β-Oxidation und nicht über das Cytochrom-P450-System erfolgt.

- **Bewertung**
Antidepressivum mit im Einzelnen noch ungeklärtem Wirkmechanismus, neueren Erkenntnissen nach auch Agonismus an Opioidrezeptoren. Hinweise auf vergleichbare Wirksamkeit zu SSRI und TZA, hinsichtlich des NW-Profils vergleichbar mit SSRI bei geringerer Rate sexueller Funktionsstörungen. Nicht sedierend, keine anticholinergen Eigenschaften. Kaum Metabolisierung über CYP450, sehr geringes Interaktionspotenzial, Dosisanpassung im Alter und bei Niereninsuffizienz. Nachteil der Notwendigkeit einer 3-mal täglichen Ein-nahme. Selten AM-Missbrauch und Abhängigkeit beschrieben, Vorsicht bei Abhängigkeitserkrankungen.

Tranylcypromin
Monoaminooxidasehemmer (MAOH)
(±)-trans-2-Phenylcyclopropylamin
Jatrosom (Aristo Pharma)
Tbl. 10, 20 mg (20, 50, 100 Tbl.)
Tranylcypromin-neuraxpharm (neuraxpharm

- **Pharmakodynamik**
- **Irreversibler** nichtselektiver MAOH; auch Wirkung auf multiple Transmittersysteme.
- Chemische Strukturähnlichkeit mit *Amphetamin*.
- Zwei stereoisomere Formen: *(+)-Tranylcypromin* (hauptsächlich Hemmung der MAO-B), *(−)-Tranylcypromin* (vornehmlich Beeinflussung der Wiederaufnahme und Freisetzung biogener Amine).

- **Pharmakokinetik**
- T_{max} = 0,5–3 h; $t_{½}$ = 1,5–3 h.
- Metabolisierung in der Leber mit Bildung von *p-Hydroxytranylcypromin* und *N-Acetyltranylcypromin*.
- Trotz kurzer HWZ erheblich längere biologische Wirkdauer, da *Tranylcypromin* als irreversibler MAOH mit dem Enzym in der Nähe des aktiven Zentrums eine kovalente Bindung eingeht, sodass das Abklingen der MAO-Inhibition von der Neusyntheserate des Enzyms abhängt. Daher ist die Messung von Plasmaspiegeln von *Tranylcypromin* nur bei wenigen Indikationen sinnvoll (z. B. Verdacht auf Intoxikation).

- **Indikationen und Behandlungshinweise**
- *Depressive Syndrome unabhängig ihrer nosologischen Zuordnung*[z].
- Hinweise zur Wirksamkeit bei → Zwangsstörung,→ sozialer Phobie.
- Tyraminarme Diät notwendig (Risiko von Blutdruckkrisen).
- Bei Umstellung von anderen Antidepressiva auf *Tranylcypromin* oder Gabe von Antidepressiva nach vorheriger Gabe von *Tranylcypromin* Karenzzeiten beachten (► Interaktionen sowie ► 1.7).
- Wirkungseintritt sehr unterschiedlich: dosisabhängig innerhalb weniger Tage bzw. erst nach 10–14 Tagen.
- MAOH sind nicht kardiotoxisch (s. aber Hypotonie und hypertensive Krisen unter ► Nebenwirkungen).
- In einer retrospektiven Studie zeigten Patienten unter fortgesetzter Behandlung mit *Moclobemid* oder *Tranylcypromin* perioperativ keine erhöhte Frequenz von hämodynamischen Komplikationen wie Hypertonie,

Tachy- oder Bradykardie oder intraoperative Hypotonie. Somit müsste eine Behandlung mit *Tranylcypromin* nicht zwangsläufig vor einer geplanten Operation beendet werden; es sollte eine Nutzen-Risiko-Abwägung einer Fortführung der Behandlung in Zusammenarbeit mit Anästhesisten und Chirurgen erfolgen.

— Routineuntersuchungen ▶ 1.8.

- **Dosierung**
— Beginn mit 10 mg/d in einer morgendlichen Einzeldosis, im Verlauf Dosissteigerung um 10 mg je Woche bis zum Erreichen einer Tagesdosis von 20–40 mg/d verteilt auf 1–3 Einnahmezeitpunkte.
— Unter stationären Bedingungen bei unzureichendem Ansprechen ggf. Dosiserhöhung bis zum Erreichen der maximalen Tagesdosis von 60 mg/d^z.
— Letzte Verordnung vorzugsweise nicht nach 15 Uhr, bei älteren Patients langsamere Dosissteigerung und Dosisanpassung.

- **Nebenwirkungen, Risikopopulationen und Intoxikationen**

Sehr häufig Hypotonie, orthostatische Dysregulation, Schlafstörungen.

Häufig Schwäche, Müdigkeit, Schwindel, Angstzustände, Agitiertheit, Unruhe, Mundtrockenheit, Palpitationen, Hypertonie, Gewichtszunahme oder -abnahme.

Gelegentlich Hypertensive Krisen.

Sonstige NW Selten Anämien, Leukopenie, Neutropenie, Agranulozytose, Thrombopenie, zerebrale Krampfanfälle, Leberfunktionsstörungen, Anstieg der Leberenzymaktivität, Ödeme, Akkomodationsstörungen, Obstipation, Diarrhö, Schwitzen. Muskelschmerzen, Gelenkschmerzen. Sehr selten Halluzinationen, Verwirrtheit, Hyperthermie, Haarausfall, SIADH (▶ 1.5.12). Antidepressiva und Suizidalität ▶ 1.5.14.

Risikopopulationen **Herz:** Besondere Gefährdung durch hypertensive Krisen im Behandlungsverlauf, v. a. bei Diätfehlern, aber auch hypotone Zustände (insbesondere bei Therapiebeginn) und orthostatische Dysregulation. Bei manifesten kardiovaskulären Erkrankungen kontraindiziert. **Leber:** Wegen Hepatotoxizität möglichst keine Anwendung bei Leberinsuffizienz, wenn unumgänglich bzw. bei leichten Formen: niedrige Dosierung, sehr langsames Einschleichen, engmaschige Laborkontrollen (Hepatotoxizität ▶ 1.5.5). **Niere:** Bei Niereninsuffizienz Dosisanpassung empfohlen.

Intoxikationen Akzentuierte NW; delirante Syndrome, auch zentrales Serotoninsyndrom (▶ 12.8.2); Bewusstseinsstörungen bis zum Koma, Hyperthermie; schwere Blutdruckdysregulation.

> **Hypertone Blutdruckkrisen überwiegend nach Einnahme stark aminhaltiger Nahrungsmittel (besonders Tyramin). Die Amine werden nach Anreicherung der MAOH in der Leber nicht metabolisiert und führen zu einer hypertensiven Reaktion; tyraminunabhängig können hypertensive Krisen besonders bei Vorliegen eines Phäochromozytoms und bei Thyreotoxikose auftreten.**

▪ Kontraindikationen

– Phäochromozytom, Karzinoid, vaskuläre Erkrankungen des Gehirns, Gefäßfehlbildungen wie Aneurysmen, schwere Formen von Hypertonie bzw. von Herz-Kreislauf-Erkrankungen, Leberfunktionsstörungen bzw. Lebererkrankungen, schwere Nierenfunktionsstörungen, Porphyrie, Diabetes insipidus, maligne Hyperthermie (auch in der Vorgeschichte), Delir, ▶ 1.6.

Relative Kontraindikationen

– Kardiale Vorschädigung (v. a. höhergradige Herzinsuffizienz); erniedrigter oder erhöhter Blutdruck, erhöhte zerebrale Anfallsbereitschaft, Diabetes, eingeschränkte Nierenfunktion.

> **Gleichzeitiger Genuss von tyraminhaltigen Lebensmitteln: Einhaltung einer tyraminarmen Diät erforderlich. Zu meiden sind: Käse (besonders reifer, alter Käse; Frischkäse ist erlaubt), Fischhalbkonserven wie z. B. Salzheringe, Hefeextrakte und -hydrolysate, Pilze, Soja und Sojaprodukte, Saubohnen, gealtertes Fleisch oder Fleischextrakte (Frischfleisch ist erlaubt), Sauerkraut, Salami, fermentierte Würste, Geflügelleber, saure Sahne oder Joghurt (große Portionen), verdorbene oder getrocknete Früchte wie verdorbene Bananen, Feigen oder Rosinen, sämtliche nichtfrische bzw. konservierte Lebensmittel; möglichst Alkoholkarenz (trotz geringen Tyramingehalts der meisten Alkoholika); besonders Biere, schwere Rot- und Süßweine.**

▪ Interaktionen

– Die Wirkung von Alkohol kann bei gleichzeitiger Einnahme verstärkt werden.

– Keine Kombination mit serotonergen AM, z. B. SSRI, *Buspiron*, *Clomipramin*, *Dextromethorphan*, *Duloxetin*, *Milnacipran*, *Naratriptan*, *Pethidin*, *Tryptophan*, *Tramadol*, *Sumatriptan*, *Venlafaxin*.

— Keine Kombination mit *Bupropion*, *Methylphenidat*, TZA und indirekten Sympathomimetika.
— Keine Kombination mit *Disulfiram*.
— Bei Gabe von **Antidepressiva nach *Tranylcypromin*** mindestens 2 Wochen Karenzzeit. Bei Gabe von ***Tranylcypromin* nach vorheriger Gabe eines anderen Antidepressivums** Karenzzeit mindestens $5 \times t_{1/2}$; im Falle von *Fluoxetin* 5 Wochen. Allgemeinnarkose: *Tranylcypromin* 2 Wochen vorher absetzen, ggf. auch Fortführung der Behandlung unter individueller Nutzen-Risiko-Abwägung in Zusammenarbeit mit Anästhesisten und Chirurgen.

■ **Bewertung**

Irreversibler, nichtselektiver MAOH mit in einigen Fällen guter antidepressiver Wirksamkeit bei unzureichender Response auf andere Antidepressiva, insbesondere in höheren Dosierungen (50–60 mg/d). Von einer Kombination mit TZA sollte jedoch auch bei Therapieresistenz Abstand genommen werden (▶ 1.11). Selten sexuelle Funktionsstörungen, in der Regel keine Gewichtszunahme, nicht sedierend. Nachteil eines relativ hohen Interaktions- (pharmakodynamisch) und NW-Potenzials, einer geringen therapeutischen Breite und der Notwendigkeit der Einhaltung einer tyraminarmen Diät (Risiko von Blutdruckkrisen). Ein Einsatz sollte daher stets unter Nutzen-Risiko-Abwägung erfolgen.

Trazodon

Serotoninwiederaufnahmehemmer und 5-HT$_{2A}$-Rezeptorantagonist

2-{3-[4-(3-Chlorphenyl)piperazin-1-yl]propyl}[1,2,4]triazolo[4,3-a]pyridin-3-on

Trazodon HEXAL (HEXAL)
Trazodon-neuraxpharm (neuraxpharm)
Tbl. 100 mg (20, 50, 100 Tbl.

■ **Pharmakodynamik**

— Schwache 5-HT-Wiederaufnahmehemmung (dosisabhängig, erst in höheren Dosierungen); antagonistisch an 5-HT$_{2A/2C}$-Rezeptoren. Durch postsynaptische Blockade der 5-HT$_{2A}$-Rezeptoren wird die 5-HT$_{1A}$-vermittelte serotonerge Neurotransmission verstärkt.
— Zusätzlich Antagonismus an H$_1$- und α$_1$-adrenergen sowie in geringerem Maße an α$_2$-adrenergen Rezeptoren.
— Keine anticholinergen Eigenschaften.

- **Pharmakokinetik**
- T_{max} = 1,1 h, $t_{\frac{1}{2}}$ = 5–8 h; Steady State nach 4 Tagen.
- Metabolisierung bevorzugt über CYP3A4 und nachgeordnet über CYP2D6; Elimination metabolisiert zu 70% renal, der restliche Anteil wird über die Faeces ausgeschieden.
- Plasmakonzentration: 700–1000 ng/ml.

- **Indikationen und Behandlungshinweise**
- *Depressive Erkrankungen*[z].
- Hinweise für Wirksamkeit bei → primärer Schlafstörung.
- Routineuntersuchungen ▶ 1.8.

- **Dosierung**
- **Depression:** Beginn mit 100 mg vorzugsweise abends, Erhaltungsdosis nach einer Woche 200–400 mg/d[z]. Einnahme jeweils nach dem Essen, bei Tagesdosen > 200 mg/d Dosisaufteilung. Unter stationären Bedingungen auch schnellere Aufdosierung möglich; Tageshöchstdosis hier 600 mg[z].
- **Schlafstörungen**: 25–150 mg/d (in dieser Indikation allein aber nicht zugelassen).
- Bei älteren Patienten 100–300 mg/d.
- Plasmakonzentration: 700–1000 ng/ml[(p)].

- **Nebenwirkungen, Risikopopulationen und Intoxikationen**

Häufig Schwindel, Kopfschmerzen, Müdigkeit, Schlafstörungen, Unruhe, Sedation, orthostatischer Blutdruckabfall, Herzrhythmusstörungen (Bradykardie, Tachykardie, ventrikuläre Rhythmusstörungen, insbesondere bei Patienten mit vorbestehenden Rhythmusstörungen), gastrointestinale Beschwerden, Mundtrockenheit.

Gelegentlich Zittern, Verwirrtheit, Sehstörungen, Blutdruckerhöhung, Obstipation, Gewichtszunahme oder -abnahme.

Sonstige NW Selten Priapismus. Sehr selten Blutbildveränderungen, Krampfanfälle, kollaptische Zustände, Leberfunktionsstörungen und Hepatitis. QTc-Zeit-Verlängerung möglich, insbesondere bei Überdosierung und Vorliegen weiterer Risikofaktoren (▶ 1.5.1, ◻ Tab. 1.5). Antidepressiva und Suizidalität ▶ 1.5.14.

Risikopopulationen Herz: Orthostatische Hypotonie möglich, keine anticholinergen Wirkungen; QTc-Zeit-Verlängerung schon kurzfristig nach Therapiebeginn möglich; Anwendung bei KHK nicht empfohlen. **Leber:** Wiederholt Berichte über Hepatotoxizität auch beim Gesunden, daher angemessene

Laborkontrollen; keine Anwendung bei höhergradigen Leberfunktionsstörungen (Hepatotoxizität ► 1.5.5). **Niere:** Bisher keine Berichte über Komplikationen bei Niereninsuffizienz, jedoch bisher keine Daten aus kontrollierten Untersuchungen; ggf. engmaschige Laborkontrollen (Harnetentionswerte).

Intoxikationen Akzentuierte NW; Somnolenz, Verwirrtheit, Krampfanfälle: EKG-Veränderungen (QTc-Zeit-Verlängerung), Herzrhythmusstörungen.

❯ **Priapismus wurde mehrfach beschrieben, daher Aufklärung über diese ernste Komplikation (sofort urologische Intervention; akuter Notfall!).**

- **Kontraindikationen**
- Karzinoid-Syndrom, hereditäre Galaktoseintoleranz, Laktasemangel oder Glukose-Galaktose-Malabsorption, ► 1.6.

Relative Kontraindikationen
- Herzrhythmusstörungen bzw. dekompensierte kardiovaskuläre Insuffizienz, angeborenes Long-QT-Syndrom, gleichzeitige Behandlung mit das QTc-Intervall verlängernden AM; Hypokaliämie, Bradykardie; Epilepsie, Leber- oder Niereninsuffizienz.

- **Interaktionen**
- Vorsicht bei gleichzeitigem Konsum von Alkohol oder Einnahme anderer zentral dämpfend wirkender AM: mögliche Wirkverstärkung.
- Keine Kombination mit MAOH.
- Risiko eines zentralen Serotoninsyndroms bei Kombination mit serotonergen AM, z. B. SSRI, *Tramadol*, *Tryptophan*.
- Verstärkung der blutdrucksenkenden Wirkung bei gleichzeitiger Einnahme von Phenothiazinen, wie z. B. *Fluphenazin*, *Levomepromazin*, *Perphenazin*. Abschwächung der blutdrucksenkenden Wirkung von *Clonidin* und *Methyldopa*.
- QTc-Zeit-Verlängerung beschrieben: Keine Kombination mit *Thioridazin* und *Pimozid*. Vorsicht mit anderen die QTc-Zeit verlängernden AM.
- Vorsicht bei Kombination mit AM, die Hypokaliämie/Hypomagnesiämie verursachen können (Risiko für Arrhythmien).
- Bei Kombination mit *Warfarin* oder anderen Antikoagulanzien INR regelmäßig kontrollieren.
- Anstieg der Plasmakonzentration von *Trazodon* bei Kombination mit **CYP3A4-Inhibitoren** (► **Anhang INT**). Abfall der Plasmakonzentration bei Kombination mit **CYP3A4-Induktoren** (► **Anhang INT**).
- Seltene Fälle von erhöhten *Trazodon*-Plasmaspiegeln und NW bei Kombination mit *Fluoxetin*.

■ Bewertung

Antidepressivum mit schwacher 5-HT-Wiederaufnahmehemmung und antagonistischer Wirkung an 5-HT$_{2A}$-, α_1-adrenergen und (schwach) H$_1$-Rezeptoren. Gute schlafinduzierende Wirkung, in der Regel keine Gewichtszunahme, keine sexuellen Funktionsstörungen, Vorteile bei depressiven Patienten mit Angstsymptomen. Gegenüber TZA geringere akute Toxizität bei Überdosierung, allerdings im Vergleich zu neueren Antidepressiva erhöhtes NW- und Interaktionsrisiko. Günstig in niedrigeren Dosierungen zur Behandlung von Schlafstörungen (auch in Kombination mit anderen Antidepressiva). In der für eine antidepressive Wirksamkeit notwendigen Dosis oftmals ausgeprägte Sedierung.

Trimipramin
Trizyklisches Antidepressivum
(RS)-5-(3-Dimethylamino-2-methylpropyl)-10,11-dihydro-5H-dibenz[b,f]azepin

Herphonal (Temmler Pharma)	**Trimipramin AL** (Aliud Pharma)
Stangyl (Sanofi-Aventis)	**Trimipramin Aristo** (Aristo)
Tbl.1 25/ 100 mg (20, 50, 100 Tbl.)	**Trimipramin-biomo** (biomo)
(Stangyl Tabs)	**Trimipramin-CT** (AbZ-Pharma)
Lsg. 40 mg/ml (30/ 90 ml)	**Trimipramin Heumann** (Heumann)
Triblet (IIP)	**Trimipramin-neuraxpharm** (neuraxpharm)
Trimant (IIP)	**Trimipramin-ratiopharm** (ratiopharm)
Trimidura (Mylan dura)	**Trimipramin Sandoz** (HEXAL)
Trimineurin (HEXAL)	**Trimipramin STADA** (STADApharm)
Trimipramin 1A Pharma (1A-Pharma)	**Trisif** (IIP)

[1] Trimipramin-Generika auch: Tbl. 75 mg.

■ Pharmakodynamik

– Stark sedierende Wirkung aufgrund der Histaminrezeptorblockade.
– Atypisches TZA mit nur schwach ausgeprägter Hemmung der NA- und 5-HT-Wiederaufnahme durch *Trimipramin* und seine Metaboliten, keine Down-Regulation adrenerger postsynaptischer Rezeptoren. DA-antagonistischer Effekt, Affinität zu 5-HT$_2$- > 5-HT$_1$-, D$_2$- > D$_1$-, α_1- > α_2-Rezeptoren.
– Starker H$_1$-Antagonismus, deutliche Affinität für mACh-Rezeptoren.

■ Pharmakokinetik

– Bioverfügbarkeit 40%; T$_{max}$ = ca. 2–3 h; t$_{1/2}$ = 23–24 h.
– Metabolisierung bevorzugt durch CYP2C19 und CYP2D6 und nachgeordnet durch CYP2C9 zu *N-Desmethyltrimipramin* und Hydroxmetaboliten.
– Plasmakonzentration: 150–300 ng/ml$^{(p)}$.

- **Indikationen und Behandlungshinweise**
- *Depressive Erkrankungen (Episoden einer Major Depression) mit den Leit-symptomen Schlafstörungen, Angst und innere Unruhe[z].*
- Hinweise auf Wirksamkeit bei → primärer Schlafstörung, → chronischen Schmerzzuständen, → Colon irritabile.
- Aufgrund der antihistaminergen Wirkung mögliche Vorteile bei Pruritus und Urtikaria bei depressiven Syndromen im Rahmen dermatologischer Erkrankungen.
- Im Gegensatz zu den meisten Antidepressiva keine REM-/Tiefschlaf-Suppression; sonst ähnliches Wirkungsspektrum wie *Amitriptylin*.
- Routineuntersuchungen ► 1.8.

- **Dosierung**
- **Depressive Störungen:** Einschleichender Beginn mit 25–50 mg/d, anschließend langsame Dosissteigerung. Bei mittelgradigen depressiven Zuständen 100–150 mg/d; bei schweren depressiven Episoden 300–400 mg/d (wegen starker Sedierung Hauptdosis spätabends), Tages-höchstdosis 400 mg/d[z].
- **Schlafstörungen** ohne begleitende depressive Symptomatik: Versuch mit 25–50 mg (in dieser Indikation allein aber nicht zugelassen).
- **Chronische Schmerzzustände:** Beginn mit 50 mg/d, danach durch langsame Dosissteigerung Erhöhung auf eine mittlere Tagesdosis bis zu 150 mg/d (in dieser Indikation allein aber nicht zugelassen).
- Bei älteren Patienten niedrigere Dosis.

- **Nebenwirkungen, Risikopopulationen und Intoxikationen**

Sehr häufig Müdigkeit (stärkere Sedierung als bei *Amitriptylin*), Benommenheit, Kopfschmerzen, Schwindel, Tremor, Tachykardie, orthostatische Dysregulation, Obstipation, Übelkeit, Gewichtszunahme, Mundtrockenheit, Schwitzen, Akkom-modationsstörungen, meist passagerer Anstieg der Leberenzymaktivität.

Häufig Innere Unruhe, Schlafstörungen, Hautausschläge, Durstgefühl, Mik-tionsstörungen, sexuelle Funktionsstörungen.

Gelegentlich Verwirrtheit, Blutbildveränderungen, Leberfunktionsstörun-gen, Hypoglykämie, SIADH (► 1.5.12), Ileus, Synkopen, Tinnitus, Parästhesien, Haarausfall, Harnverhalt, Galaktorrhö.

Sonstige NW Sehr selten Agranulozytose, Krampfanfälle, Glaukomanfälle. In Einzelfällen Herzrhythmus- und Reizleitungsstörungen, Verstärkung einer bestehenden Herzinsuffizienz, Verlängerung des QTc-Intervalls, TdP, cholesta-tische Hepatitis. Antidepressiva und Suizidalität ► 1.5.14.

Risikopopulationen **Herz:** Ausgeprägte anticholinerge sowie α_1-antiadrenerge Wirkung, daher häufig Herzfrequenzanstieg, orthostatische Dysregulation; Depolariationsverzögerungen wegen natriumkanalblockierender Wirkung, QTc-Zeit-Verlängerung mit arrhythmogenem Potenzial; bei kardialer Vorschädigung (insbesondere Erregungsleitungsstörungen, Blockbildern im EKG, jedoch auch bei klinisch-symptomatischer Herz-Kreislauf-Erkrankung und Herzinsuffizienz) kontraindiziert. **Leber** und **Niere:** Bei leichten bis mittelgradigen Funktionsstörungen Laborkontrollen und Dosisanpassung, möglichst keine Anwendung bei schwerer Ausprägung (Hepatotoxizität ► 1.5.5).

Intoxikationen ► *Amitriptylin*.

- **Kontraindikationen**
 — Harnverhalt, Prostatahyperplasie mit Restharnbildung, Engwinkelglaukom, akutes Delir; Pylorusstenose; paralytischer Ileus, ► 1.6.

Relative Kontraindikationen
 — Schwere Leber- und Nierenerkrankungen; erhöhte Anfallsbereitschaft; Prostatahyperplasie ohne Restharnbildung; kardiale Vorschädigung (insbesondere Erregungsleitungsstörungen); Hypokaliämie; Bradykardie; angeborenes Long-QT-Syndrom; Blutbildungsstörungen.

- **Interaktionen**
 — Keine Kombination mit MAOH (unter stationären Bedingungen möglich, ► 1.11).
 — Keine Kombination mit anticholinergen Substanzen, z. B. *Biperiden*, *Benztropin*, *Trihexiphenyl* oder *Metixen*.
 — Risiko eines zentralen Serotoninsyndroms bei Kombination mit serotonergen AM, z. B. SSRI, *Tramadol*, *Tryptophan*.
 — QTc-Zeit-Verlängerung beschrieben: Keine Kombination mit *Thioridazin* und *Pimozid*. Vorsicht mit anderen die QTc-Zeit verlängernden AM.
 — Vorsicht bei Kombination mit AM, die Hypokaliämie/Hypomagnesiämie verursachen können (Risiko für Arrhythmien).
 — Mögliche Abschwächung der Wirksamkeit von Anithypertensiva vom *Guanethidin*- bzw. *Clonidin*-Typ.
 — Vorsicht bei Kombination mit Antiepileptika wegen prokonvulsiver Eigenschaften von *Trimipramin*.
 — Vorsicht bei gleichzeitigem Konsum von Alkohol oder Einnahme anderer zentral dämpfend wirkender AM: mögliche Wirkverstärkung.
 — Vorsicht bei Kombinationen mit **Inhibitoren** von **CYP2C19** oder **CYP2D6**, z. B. *Fluvoxamin* oder *Bupropion* (► **Anhang INT**), Kontrolle der Plasmaspiegel empfohlen.

■ Bewertung

TZA mit stark sedierenden Eigenschaften bei fehlender REM-/Tiefschlafsuppression; auch bei chronischen Schlafstörungen einsetzbar. Sehr häufig orthostatische Dysregulation, Gewichtszunahme und meist passageres Ansteigen der Leberenzymaktivität. Verträglichkeit und therapeutische Breite geringer als bei den neueren Antidepressiva.

Venlafaxin

Selektiver Serotonin- und Noradrenalinwiederaufnahmehemmer (SNRI)
(±)-1-{α-[(Dimethylamino)methyl]-4-methoxybenzyl}cyclohexanol

Trevilor retard (Pfizer Pharma)	**Venlafaxin dura** (Mylan dura)
Kps.[1] 37,5 mg (7, 20, 50 Kps.) (retardiert)	**Venlafaxin Fair-Med** (Fair-Med Healthcare)
Kps.[1] 75/ 150 mg (14, 40, 100 Kps.)	**Venlafaxin Hennig** (Hennig)
(retardiert)	**Venlafaxin Heumann** (Heumann Pharma)
Lindalex (Aegis Pharmaceuticals)	**Venlafaxin HEXAL** (HEXAL)
Venlafaxin-1A Pharma (1A Pharma)	**Venlafaxin Hormosan** (Hormosan)
Venlafaxin AAA (AAA-Pharma)	**Venlafaxin-neuraxpharm** (neuraxpharm)
Venlafaxin AbZ (AbZ-Pharma)	**Venlafaxin-ratiopharm** (ratiopharm)
Venlafaxin Acis (acis Arzneimittel)	**Venlafaxin Sandoz** (HEXAL)
Venlafaxin-Actavis (PUREN)	**Venlafaxin STADA** (STADApharm)
Venlafaxin AL (Aliud Pharma)	**Venlafaxin Sun** (Sun Pharmaceuticals)
Venlafaxin Aristo (Aristo)	**Venlafaxin TAD** (TAD Pharma)
Venlafaxin Atid (DEXCEL Pharma)	**Venlafaxin Winthrop** (Winthrop)
Venlafaxin beta (betapharm)	**Venla TEVA** (TEVA)
Venlafaxin-biomo (biomo)	**Venla-Q** (Juta Pharma GmbH)
Venlafaxin Bluefish (Bluefish Pharma)	**Venlasan** (mibe)
Venlafaxin-CT (AbZ-Pharma)	

[1] Venlafaxin-Generika auch: Tbl. 37,5/ 50/ 75 mg; Tbl./Kps. 225 mg (retardiert)

■ Pharmakodynamik

— NA- und 5-HT-, außerdem schwache DA-Wiederaufnahmehemmung.

— In niedrigen Dosisbereichen bis 75 mg präferenziell 5-HT-, in höheren Dosisbereichen zusätzlich NA-Wiederaufnahmehemmung.

— **Keine** Affinität zu Acetylcholin-, Histamin- oder α_1-adrenergen Rezeptoren.

■ Pharmakokinetik

— Rasche Resorption, ausgeprägter First-pass-Metabolismus.

— T_{max} = 2–4 h; $t_{1/2}$ = 3–5 h (aktiver Metabolit *O-Desmethylvenlafaxin* 7–8 h); Retardpräparation: T_{max} = 8–9 h, $t_{1/2}$ = 14–18 h, (*O-Desmethylvenlafaxin* 10–17 h).

- Bildung des aktiven Metaboliten *O-Desmethylvenlafaxin* mit ähnlichem pharmakodynamischem Profil wie Muttersubstanz durch CYP2D6 und des inaktiven Metaboliten *N-Desmethylvenlafaxin* durch CYP2C19 und nachgeordnet durch CYP2C9 und CYP3A4.
- Plasmakonzentration (Summe *Venlafaxin* plus *O-Desmethylvenlafaxin*): 100–400 ng/ml[(p)].

▪ Indikationen und Behandlungshinweise

- *Episoden einer Major Depression[z] mit Rezidivprophylaxe von Episoden einer Major Depression[z].*
- *Generalisierte Angststörung[z].*
- *Panikstörung mit/ohne Agoraphobie[z].*
- *Soziale Angststörung[z].*
- Hinweise zur Wirksamkeit bei → PTBS, → Depression bei Parkinson-Erkrankung, → chronischen Schmerzsyndromen, → neuropathischen Schmerzen, → der Prophylaxe der Migräne (unter den Antidepressiva zurzeit beste Studienlage), → klimakterischen Beschwerden, →prämenstrueller dysphorischer Störung.
- Erste Hinweise zur Wirksamkeit bei → Zwangsstörung, → Fibromyalgiesyndrom.
- Der aktive Metabolit *O-Desmethylvenlafaxin* ist in USA zur Behandlung der Major Depression zugelassen.
- Routineuntersuchungen ► 1.8.

▪ Dosierung

- **Depression**: Empfohlene Start- und Erhaltungsdosis: 75 mg (Retardpräparation), ggf. Dosissteigerung auf max. 375 mg/d[z] mit Dosiserhöhungen im Abstand von 2 Wochen oder länger, ggf. auch schneller (max. alle 4 Tage). Bei mittelschwerer Depression waren auch 75 mg/d wirksam.
- **Panikstörung mit/ohne Agoraphobie:** Einschleichend über 4–7 Tage mit 37,5 mg/d beginnen (Retardpräparation); empfohlene Tagesdosis 75 mg/d (Retardpräparation[z]); ggf. Dosissteigerung auf 225 mg/d[z].
- **Soziale Angststörung** und **GAS**: Beginn mit 75 mg/d (Retardpräparation[z]); ggf. Dosiserhöhung bis auf 225 mg/d[z].
- Bei **klimakterischen Beschwerden:** 37,5 mg/d, dann 75 mg/d.
- Bei **Schmerzsyndromen:** 75–150 mg/d.
- Retardpräparation als Einmalgabe; die unretardierte Form auf 2–3 Tagesdosen verteilen.
- Bei älteren Patienten langsame Dosiserhöhung, sonst keine Dosisanpassung erforderlich, vorzugsweise Gabe der Retardpräparation.
- Eine Dosiserhöhung kann Therapieerfolg zeigen, wenn niedrigere, aber ausreichend hohe Dosierungen nicht erfolgreich waren.

■   **Nebenwirkungen, Risikopopulationen und Intoxikationen**
Sehr häufig Kopfschmerzen, Schwindelgefühl, Mundtrockenheit, Übelkeit, Schwitzen (einschließlich Nachtschweiß).

Häufig Asthenie, Nervosität, Zittern, Schwindel, Zwangsgähnen, Schlaflosigkeit, ungewöhnliche Träume, verminderter Appetit, Erbrechen, Obstipation, Gewichtsabnahme, erhöhte Muskelspannung, Parästhesien, Blutdruckanstieg, Vasodilatation, Palpitationen, Akkommodationsstörungen, Mydriasis, Sehstörungen, erhöhte Cholesterine, Miktionsstörungen, Dysurie, Pollakisurie, Libidoabnahme, Ejakulations- und Orgasmusstörungen, Anorgasmie, erektile Dysfunktion, Menorrhagie, Metrorrhagie.

Gelegentlich Apathie, Agitiertheit, Bruxismus, Diarrhö, Gewichtszunahme, Geschmacksveränderungen, orthostatische Hypotonie, Synkopen, Tachykardie, Myoklonien, Tinnitus, Hautausschlag, Lichtüberempfindlichkeitsreaktion, Ekchymose, gastrointestinale Blutungen, Harnverhalt, Orgasmusstörungen (bei der Frau).

Sonstige NW In Einzelfällen Hyponatriämie, SIADH (▶ 1.5.12), dann v. a. bei älteren Patienten; Blutbildveränderungen, Leberwertveränderungen, Herzrhythmusstörungen, Prolaktinerhöhungen (▶ 1.5.9), Aggression, REM-Schlaf-Verhaltensstörung. QTc-Zeit-Verlängerung möglich, insbesondere bei Überdosierung oder Intoxikation (▶ 1.5.1, ◻Tab. 1.5). Einzelfälle von stark erhöhtem Blutdruck, der eine sofortige Behandlung benötigte. *Venlafaxin* induziert nach einer Studie häufiger Manien als *Sertralin* oder *Bupropion*. Es gibt Hinweise, dass bei Intoxikation in suizidaler Absicht eine erhöhte Letalität im Vergleich zu SSRI (aber geringer als unter TZA) besteht; dabei ist zu berücksichtigen, dass Patienten unter *Venlafaxin* oft schon zu Behandlungsbeginn ein höheres Risikoprofil aufweisen. **Alteration der Thrombozytenfunktion mit selten verlängerter Blutungszeit und/oder Anzeichen einer Blutung** unter Antidepressiva mit (selektiver) Hemmung der Serotoninwiederaufnahme ▶ 1.5.4. Antidepressiva und Suizidalität ▶ 1.5.14.

Risikopopulationen Herz: Gelegentlich anhaltende Blutdruckerhöhungen insbesondere bei höheren Dosierungen, daher sollten insbesondere bei vorbestehender arterieller Hypertonie v. a. zu Therapiebeginn regelmäßige Blutdruckkontrollen erfolgen; Behandlung bei kardialen Vorerkrankungen unter entsprechender Vorsicht. **Leber:** Bei Leberinsuffizienz Clearance-Minderung; Dosisanpassung (Reduktion um bis zu 50%) und regelmäßiges Labormonitoring empfohlen (Hepatotoxizität ▶ 1.5.5). **Niere:** Reduzierte Clearance bei Nierenfunktionseinschränkung mit hoher interindividueller Variabilität. Dosisreduktion um 25–50%, in Einzelfällen mehr; aufgrund niedriger Plasmaproteinbindung auch Dosisanpassung bei Dialysepatienten (um 50%).

Intoxikationen ▶ *Duloxetin*.

- ■ **Kontraindikationen**
- ▬ ▶ 1.6.

Relative Kontraindikationen
- ▬ Schwere Leber- und Nierenfunktionsstörungen; erhöhte Anfallsbereitschaft; unbehandelte oder schlecht eingestellte arterielle Hypertonie, Patienten mit kardialen Risikofaktoren (insbesondere kardiale Insuffizienz, schwere Herzrhythmusstörungen). Vorsicht bei Patienten mit erhöhtem Augeninnendruck oder einem Risiko für ein akutes Engwinkelglaukom.

- ■ **Interaktionen**
- ▬ Keine Kombination mit MAOH (nach *Venlafaxin* Abstand von einer Woche zur Verordnung eines MAOH einhalten; nach Absetzen von *Tranylcypromin* Karenzzeit von 2 Wochen, bevor mit *Venlafaxin* begonnen wird; nach Absetzen von *Moclobemid* ist ein Wechsel auf *Venlafaxin* am übernächsten Tag möglich). Keine Kombination mit *Linezolid* (Antibiotikum, schwacher, reversibler, nichtselektiver MAOH).
- ▬ Vorsicht bei Kombination mit serotonergen AM, z. B. Triptanen, *Tryptophan*, *Ondansetron*, TZA, *Johanniskraut*-Präparaten, *Tramadol*.
- ▬ QTc-Zeit-Verlängerungen können vorkommen: Keine Kombination mit *Thioridazin* und *Pimozid*. Vorsicht mit anderen die QTc-Zeit verlängernden AM.
- ▬ Vorsicht bei Kombination mit AM, die eine Hypokaliämie/Hypomagnesiämie verursachen können (Risiko für Arrhythmien).
- ▬ Vorsicht bei Kombination mit (Thiazid-)Diuretika und ACE-Hemmern (Hyponatriämierisiko).
- ▬ Keine pharmakokinetischen oder -dynamischen Interaktionen mit Alkohol bekannt, dennoch sollte auf gleichzeitigen Alkoholkonsum möglichst verzichtet werden.
- ▬ Bei gleichzeitiger Thrombozytenaggregationshemmung oder Antikoagulation: ▶ 1.5.4.
- ▬ Vorsicht bei der Kombination mit **CYP2C19-Inhibitoren** (▶ **Anhang INT**), z. B. *Felbamat* oder *Fluconazol*, Plasmaspiegelkontrolle von *Venlafaxin* und seinem aktiven Metaboliten *O-Desmethylvenlafaxin* empfohlen.
- ▬ Bei Kombination mit CYP2D6-Inhibitoren (▶ Anhang INT), z. B. *Fluoxetin* oder *Melperon*, wird die Bildung des aktiven Metaboliten *O-Demethylvenlafaxin* gehemmt. Es ändert sich dabei nicht signifikant die Summe

aus *Venlafaxin* plus *O-Desmethylvenlafaxin* (aktive Fraktion), sodass in der Regel keine Dosisanpassung vorgenommen werden muss.

■ **Bewertung**

Nichtsedierendes Antidepressivum (SNRI) mit breitem Indikationsspektrum. In der Regel keine Gewichtszunahme, insgesamt gute Verträglichkeit. Wirksamkeitsvorteile gegenüber anderen Antidepressiva und geringfügig früherer Wirkungseintritt werden diskutiert. In einigen Fällen wirksam bei Versagen von SSRI, möglicherweise Vorteile bei schweren depressiven Episoden. Letalität bei Überdosierungen höher als unter SSRI. Dosisabhängig Blutdruckanstieg möglich, ausgeprägte Absetzeffekte möglich. Retardpräparation sollte wegen besserer Verträglichkeit bevorzugt werden.

Vortioxetin

Serotoninwiederaufnahmehemmung und direkte Modulation an 5-HT-Rezeptoren

Brintellix (Lundbeck)[1]

Filmtbl. 5/ 10/ 20 mg (14, 28, 56, 98 Filmtbl.)

Lsg. 20 mg/ml (15 ml)

[1] In D nicht mehr im Handel, aber weiterhin zugelassen. In anderen EU-Ländern verfügbar

---

■ **Pharmakodynamik**

— 5-HT-Wiederaufnahmehemmung mit zusätzlich Agonismus an 5-HT_{1A}-Rezeptoren, partiellem Agonismus an 5-HT_{1B}-Rezeptoren und Antagonismus an 5-HT_3-,. 5-HT_7- und 5-HT_{1D}-Rezeptoren; Modulation vorrangig der serotonergen, wahrscheinlich aber auch der noradrenergen, dopaminergen, histaminergen und cholinergen sowie der GABAergen und glutamatergen Neurotransmission.

— Keine Affinität zu Acetylcholin-, Histamin- oder α_1-adrenergen Rezeptoren.

■ **Pharmakokinetik**

— Langsame, aber gute Resorption; absolute Bioverfügbarkeit 75%, keine Wirkung von Nahrung auf die Pharmakokinetik. Plasmaproteinbindung 98–99%; T_{max} = 7–11 h, $t_{1/2}$ = 37–77 h, Steady-State nach 2 Wochen.

— Extensive Metabolisierung über die Leber unter Beteiligung insbesondere von CYP2D6, in geringerem Ausmaß von CYP3A4/5 und CYP2C9. Hauptmetabolit pharmakologisch inaktiv.

— Plasmakonzentration: 10–30 ng/ml[(p)].

- **Indikationen und Behandlungshinweise**
- *Episoden einer Major Depression[z].*
- Unter höheren Dosen zeigt sich eine erhöhte Wirksamkeit im Vergleich zu niedrigeren Dosen, sodass bei fehlender Wirksamkeit eine Dosissteigerung empfohlen wird.
- Routineuntersuchungen ▶ 1.8.

- **Dosierung**
- Start- und Erhaltungsdosis: 10 mg 1 × täglich, Dosissteigerung auf max. 20 mg/d[z].
- Niedrigste wirksame Dosis 5 mg/d.
- Ältere Patienten > 65 J. Beginn mit 5 mg/d, Erhaltungsdosis 10 mg/d.

- **Nebenwirkungen, Risikopopulationen und Intoxikationen**
Sehr häufig Übelkeit.

Häufig Appetitminderung, abnorme Träume, Schwindelgefühl, Diarrhö, Obstipation, Erbrechen, generalisierter Pruritus.

Gelegentlich Zähneknirschen, Hitzegefühl, nächtliche Schweißausbrüche.

Sonstige NW SIADH (▶ 1.5.12), dann v. a. bei älteren Patienten; **Alteration der Thrombozytenfunktion mit selten verlängerter Blutungszeit und/oder Anzeichen einer Blutung** unter Antidepressiva mit (selektiver) Hemmung der Serotoninwiederaufnahme ▶ 1.5.4. Antidepressiva und Suizidalität ▶ 1.5.14.

Risikopopulationen **Herz:** Bisher nur wenige Daten bei kardialer Vorschädigung, daher Anwendung unter entsprechender Vorsicht; in bisherigen Studien kein relevanter Einfluss auf die QTc-Zeit. **Leber:** Bei leichter bis mäßiger Leberinsuffizienz keine Dosisanpassung erforderlich; zur Anwendung bei schwerer Ausprägung existieren bisher keine ausreichenden Daten, sodass von der Anwendung in solchen Fällen abzuraten ist (Hepatotoxizität ▶ 1.5.5). **Niere:** Es existieren nur in begrenztem Umfang Daten, daher sollte die Anwendung mit Vorsicht erfolgen.

Intoxikationen Nur begrenzte Erfahrungen; akzentuierte NW; insbesondere Übelkeit, posturaler Schwindel, Diarrhö, abdominelle Beschwerden, generalisierter Pruritus, Somnolenz, Hitzegefühl.

- **Kontraindikationen**
- ▶ 1.6.

Relative Kontraindikationen
- Schwere Nierenfunktionsstörungen, schwere Leberfunktionsstörungen.

■ Interaktionen
- Keine Kombination mit MAOH (nach *Vortioxetin* Abstand von mindestens 2 Wochen zur Verordnung eines MAOH einhalten; nach Absetzen von *Tranylcypromin* Karenzzeit von 2 Wochen, bevor mit *Vortioxetin* begonnen wird; nach Absetzen von *Moclobemid* ist ein Wechsel auf *Vortioxetin* am übernächsten Tag möglich). Keine Kombination mit *Linezolid* (Antibiotikum, schwacher, reversibler, nichtselektiver MAOH).
- Vorsicht bei Kombination mit serotonergen AM, z. B. Triptanen, *Tryptophan*, *Ondansetron*, TZA, *Johanniskraut*-Präparaten, *Tramadol*.
- Vorsicht bei Kombination mit (Thiazid-)Diuretika und ACE-Hemmern (Hyponatriämierisiko, ▶ 1.5.12).
- Keine pharmakokinetischen oder -dynamischen Interaktionen mit Alkohol bekannt, dennoch sollte auf gleichzeitigen Alkoholkonsum möglichst verzichtet werden.
- Ggf. Dosisanpassung bei Komedikation mit **CYP2D6-Inhibitoren** (▶ **Anhang INT**), z. B. *Bupropion*, *Fluoxetin*, *Paroxetin*, oder **CYP3A4-Induktoren** (▶ **Anhang INT**), z. B. *Rifampicin*, *Carbamazepin*.
- Bei gleichzeitiger Thrombozytenaggregationshemmung oder Antikoagulation: ▶ 1.5.4.

■ Bewertung
Neues Antidepressivum, welches zusätzlich zu einer Serotoninwiederaufnahmehemmung auch weitere Rezeptorwirkungen aufweist. Günstiges NW-Profil (geringe Rate an sexuellen Funktionsstörungen, keine kardialen NW, keine Veränderungen der Herzfrequenz oder des Blutdrucks, keine Verlängerung des QT-Intervalls, keine Gewichtszunahme, keine Absetzeffekte). Ein Zusatznutzen wurde durch den G-BA nicht anerkannt.

Literatur

Aan het Rot M, Zarate CA Jr, Charney DS, Mathew SJ (2012) Ketamine for depression: where do we go from here? Biol Psychiatry 72(7): 537–547

Appleton KM, Sallis HM, Perry R et al (2015) Omega-3 fatty acids for depression in adults. Cochrane Database Syst Rev 11: CD004692

Arnow BA, Blasey C, Williams LM et al (2015) Depression subtypes in predicting antidepressant response: a report from the iSPOT-D Trial. Am J Psychiatry 172(8): 743–750

Benkert O (2009) StressDepression. Beck, München

Brunoni AR, Valiengo L, Baccaro A et al (2013) The sertraline vs. electrical current therapy for treating depression clinical study: results from a factorial, randomized, controlled trial. JAMA Psychiatry 70(4): 383–391

Cipriani A, Purgato M, Furukawa TA et al (2012) Citalopram versus other anti-depressive agentsfor depression. Cochrane Database Syst Rev 7: CD006534

Cooney GM, Dwan K, Greig CA et al (2013) Exercise for depression. Cochrane Database Syst Rev 9: CD004366

Cuijpers P, Sijbrandij M, Koole SL et al (2013) The efficacy of psychotherapy and pharmacotherapy in treating depressive and anxiety disorders: a meta-analysis of direct comparisons. World Psychiatry 12(2): 137–148

Cuijpers P, Sijbrandij M, Koole SL et al (2014) Adding psychotherapy to antidepressant medication in depression and anxiety disorders: a meta-analysis. World Psychiatry 13(1): 56–67

DGPPN, BÄK, KBV, AWMF, AkdÄ, BPtK, BApK, DAGSHG, DEGAM, DGPM, DGPs, DGRW (Hrsg) für die Leitliniengruppe Unipolare Depression (2015) S3-Leitlinie/Nationale VersorgungsLeitlinie Unipolare Depression – Langfassung, 2. Aufl. Version 2. *www.depression.versorgungsleitlinien.de* (Online-Zugriff: 10.03.2016)

Diener H-C, Weimar C (Hrsg) (2012) Leitlinien für Diagnostik und Therapie in der Neurologie. Herausgegeben von der Kommission »Leitlinien« der Deutschen Gesellschaft für Neurologie, Thieme, Stuttgart

Dold M, Aigner M, Lanzenberger R, Kasper S (2013) Antipsychotic augmentation of serotonin reuptake inhibitors in treatment-resistant obsessive-compulsive disorder: a meta-analysis of double-blind, randomized, placebo-controlled trials. Int J Neuropsychopharmacol 16(3): 557–574

Dougherty DD, Rezai AR, Carpenter LL et al (2015) A randomized sham-controlled trial of deep brain stimulation of the ventral capsule/ventral striatum for chronic treatment-resistant depression. Biol Psychiatry 78(4): 240–248

Driessen E, Hollon SD, Bockting CL et al (2015) Does publication bias inflate the apparent efficacy of psychological treatment for major depressive disorder? A systematic review and meta-analysis of US National Institutes of Health-funded trials. PLoS One 10(9): e0137864

Fava M, Memisoglu A, Thase ME et al (2016) Opioid modulation with buprenorphine/samidorphan as adjunctive treatment for inadequate response to antidepressants: a randomized double-blind placebo-controlled trial. Am J Psychiatry 173(5): 499-508

Feder A, Parides MK, Murrough JW et al (2014) Efficacy of intravenous ketamine for treatment of chronic posttraumatic stress disorder: a randomized clinical trial. JAMA Psychiatry 71(6): 681–698

Finnerup NB, Attal N, Haroutounian S et al (2015) Pharmacotherapy for neuropathic pain in adults: a systematic review and meta-analysis. Lancet Neurol 14(2): 162–173

Gartlehner G, Hansen RA, Morgan LC et al (2011) Comparative benefits and harms of second-generation antidepressants for treating major depressive disorder: an updated meta-analysis. Ann Intern Med 155(11): 772–875

Guidi J, Tomba E, Fava GA (1026) The sequential integration of pharmacotherapy and psychotherapy in the treatment of major depressive disorder: a meta-analysis of the sequential model and a critical review of the literature. Am J Psych 173(2): 128–137

Gustafsson H, Nordström A, Nordström P (2015) Depression and subsequent risk of Parkinson disease: a nationwide cohort study. Neurology 84(24): 2422–2429

Hackam DG, Mrkobrada M (2012) Selective serotonin reuptake inhibitors and brain hemorrhage: a meta-analysis. Neurology 79(18): 1862–1865

Hiemke C, Baumann P, Bergemann N et al (2011) AGNP consensus guidelines for therapeutic drug monitoring in psychiatry: update 2011. Pharmacopsychiatry 44(6): 195–235

Hollon SD, DeRubeis RJ, Fawcett J et al (2014) Effect of cognitive therapy with antidepressant medications vs antidepressants alone on the rate of recovery in major depressive disorder: a randomized clinical trial. JAMA Psychiatry 71(10): 1157–1164

Hoskins M, Pearce J, Bethell A et al (2015) Pharmacotherapy for post-traumatic stress disorder: systematic review and meta-analysis. Br J Psychiatry 206(2): 93–100

Jakubovski E, Varigonda AL, Freemantle N et al (2016) Systematic review and meta-analysis: dose-response relationship of selective serotonin reuptake inhibitors in major depressive disorder. Am J Psychiatry 173(2): 174–183

Jarrett RB, Minhajuddin A, Gershenfeld H et al (2013) Preventing depressive relapse and recurrence in higher-risk cognitive therapy responders: a randomized trial of continuation phase cognitive therapy, fluoxetine, or matched pill placebo. JAMA Psychiatry 70(11): 1152–1160

Katon W, Pedersen HS, Ribe AR et al (2015) Effect of depression and diabetes mellitus on the risk for dementia: a national population-based cohort study. JAMA Psychiatry 72(6): 612–619

Kiosses DN, Ravdin LD, Gross JJ et al (2015) Problem adaptation therapy for older adults with major depression and cognitive impairment: a randomized clinical trial. JAMA Psychiatry 72(1): 22–30

Koenen KC, Uddin M, Chang SC et al (2011) SLC6A4 methylation modifies the effect of the number of traumatic events on risk for posttraumatic stress disorder. Depress Anxiety 28(8): 639–647

Köhler O, Benros ME, Nordentoft M et al (2014) Effect of anti-inflammatory treatment on depression, depressive symptoms, and adverse effects: a systematic review and meta-analysis of randomized clinical trials. JAMA Psychiatry 71(12): 1381–1391

Kok RM, Nolen WA, Heeren TJ (2012) Efficacy of treatment in older depressed patients: a systematic review and meta-analysis of double-blind randomized controlled trials with antidepressants. J Affect Disord 141(2–3): 103–115

Kupfer DJ (1991) Long-term treatment of depression. J Clin Psychiatry 52(Suppl 5): 28–34

Kuyken W, Hayes R, Barrett B et al (2015) Effectiveness and cost-effectiveness of mindfulness-based cognitive therapy compared with maintenance antidepressant treatment in the prevention of depressive relapse or recurrence (PREVENT): a randomised controlled trial. Lancet 386(9988): 63–73

Lam RW, Levitt AJ, Levitan RD et al (2016) Efficacy of bright light treatment, fluoxetine, and the combination in patients with nonseasonal major depressive disorder: a randomized clinical trial. JAMA Psychiatry 73(1): 56–63

Lapidus KA, Levitch CF, Perez AM et al (2014) A randomized controlled trial of intranasal ketamine in major depressive disorder. Biol Psychiatry 76(12): 970–976

Mayo-Wilson E, Dias S, Mavranezouli I et al (2014) Psychological and pharmacological interventions for social anxiety disorder in adults: a systematic review and network meta-analysis. Lancet Psychiatry 1(5): 368–376

McAllister-Williams RH, Anderson IM et al (2016) Antidepressant augmentation with metyrapone for treatment-resistant depression (the ADD study): a double-blind, randomised, placebo-controlled trial. Lancet Psychiatry 3(2): 117–127

Mead GE, Hsieh CF, Lee R et al (2013) Selective serotonin reuptake inhibitors for stroke recovery: a systematic review and meta-analysis. Stroke 44(3): 844–850

Miller M, Swanson SA, Azrael D et al (2014) Antidepressant Dose, Age, and the Risk of Deliberate Self-harm. JAMA Intern Med 174(6): 899–909

Mortensen JK, Larsson H, Johnsen SP, Andersen G (2013) Post stroke use of selective serotonin reuptake inhibitors and clinical outcome among patients with ischemic stroke: a nationwide propensity score-matched follow-up study. Stroke 44(2): 420–442

Nagele P, Duma A, Kopec M et al (2015) Nitrous oxide for treatment-resistant major depression: a proof-of-concept trial. Biol Psychiatry 78(1): 10–18

Nelson JC, Delucchi KL, Schneider LS (2013) Moderators of outcome in late-life depression: a patient-level meta-analysis. Am J Psychiatry 170(6): 651–659

Ostad Haji E, Mann K, Dragicevic A et al (2013) Potential cost-effectiveness of therapeutic drug monitoring for depressed patients treated with citalopram. Ther Drug Monit 35(3) :396–401

Porsteinsson AP, Drye LT, Pollock BG et al; CitAD Research Group (2014) Effect of citalopram on agitation in Alzheimer disease: the CitAD randomized clinical trial. JAMA 311(7): 682–691

Sharma T, Guski LS, Freund N, Gøtzsche PC (2016) Suicidality and aggression during antidepressant treatment: systematic review and meta-analyses based on clinical study reports. BMJ 352: i65

Simpson HB, Foa EB, Liebowitz MR et al (2013) Cognitive-behavioral therapy vs risperidone for augmenting serotonin reuptake inhibitors in obsessive-compulsive disorder: a randomized clinical trial. JAMA Psychiatry 70(11): 1190–1199

Stewart JW, McGrath PJ, Blondeau C et al (2014) Combination antidepressant therapy for major depressive disorder: Speed and probability of remission. J Psychiatr Res 57: 7–14

Stingl JC, Brockmöller J (2013) Personalisierte Pharmakotherapie. Evidenzbasierte Leitlinien und klinische Anwendung pharmakogenetischer Diagnostik. Bundesgesundheitsblatt Gesundheitsforschung Gesundheitsschutz 56(11): 1509–1521

Tadić A, Wachtlin D, Berger M et al (2016) Randomized controlled study of early medication change for non-improvers to antidepressant therapy in major depression – The EMC trial. Eur Neuropsychopharmacol 26(4): 705–716

Voican CS, Corruble E, Naveau S, Perlemuter G (2014) Antidepressant-Induced Liver Injury: A Review for Clinicians. Am J Psychiatry 171(4): 404–415

von Wolff A, Hölzel LP, Westphal A et al (2013) Selective serotonin reuptake inhibitors and tricyclic antidepressants in the acute treatment of chronic depression and dysthymia: a systematic review and meta-analysis. J Affect Disord 144(1–2): 7–15

Wang YP, Chen YT, Tsai CF et al (2014) Short-term use of serotonin reuptake inhibitors and risk of upper gastrointestinal bleeding. Am J Psychiatry 171(1): 54–61

Watts BV, Schnurr PP, Mayo L et al (2013) Meta-analysis of the efficacy of treatments for posttraumatic stress disorder. J Clin Psychiatry 74(6): e541–550

Wenzel-Seifert K, Wittmann M, Haen E (2011) QTc prolongation by psychotropic drugs and the risk of Torsades de Pointes. Dtsch Arztebl Int 108(41): 687–693

WHO (World Health Organization and United Nations High Commissioner for Refugees) (2013) Assessment and Management of Conditions Specifically Related to Stress: mhGAP Intervention Guide Module (version 1.0). Geneva

Zhou X, Ravindran AV, Qin B et al (2015) Comparative efficacy, acceptability, and tolerability of augmentation agents in treatment-resistant depression: systematic review and network meta-analysis. J Clin Psychiatry 76(4): e487–98

Medikamente zur Behandlung bipolarer Störungen

M. Paulzen, G. Gründer, O. Benkert

O. Benkert, H. Hippius (Hrsg.),
Kompendium der Psychiatrischen Pharmakotherapie,
DOI 10.1007/978-3-662-50333-1_2,
© Springer-Verlag Berlin Heidelberg 2017

2.1 Übersicht

Die Komplexität der Behandlung bipolarer Störungen ergibt sich daraus, dass im Krankheitsverlauf sehr unterschiedliche Symptomkonstellationen auftreten können (Depression, Hypomanie, Manie, gemischte Episode, Rapid Cycling), was oft zu einer polypharmazeutischen Therapie führt. So muss mehr als bei der Behandlung jeder einzelnen Episode der langfristige Verlauf und dessen besondere polare Natur berücksichtigt werden.

Im **DSM-5** werden »bipolare und verwandte Störungen« von den depressiven Störungen getrennt betrachtet. »Bipolare und verwandte Störungen« umfassen die Bipolar-I- und Bipolar-II-Störung, die zyklothyme Störung, substanz-/medikamenteninduzierte bipolare und verwandte Störungen, bipolare und verwandte Störungen aufgrund eines anderen medizinischen Krankheitsfaktors sowie »andere« und »nicht näher bezeichnete« bipolare und verwandte Störungen. Die Therapie der schizoaffektiven Psychose wird in ▶ Kap. 3 abgehandelt.

Nach einer Übersicht und der Darstellung der Wirkmechanismen der hier behandelten AM zur Behandlung bipolarer Störungen sowie der Darstellung allgemeiner Therapieprinzipien wird auf der Grundlage von DSM-5 und den pharmakotherapeutisch unterschiedlich zu adressierenden Symptomkonstellationen zwischen einer Therapie akuter Krankheitsphasen ▶ 2.4 und der Erhaltungstherapie und Rezidivprophylaxe ▶ 2.5 unterschieden. Soweit möglich, werden v. a. im Rahmen der Therapie akuter Krankheitsphasen manische und hypomane Episode, Episoden einer Major Depression, gemischte Episoden einer bipolaren Störung, Rapid Cycling sowie substanz-/medikamenteninduzierte bipolare und verwandte Störungen und weitere Formen einzeln abgehandelt. Mangels empirischer Evidenz in der Erhaltungstherapie und Rezidivprophylaxe einiger der vorgenannten Subtypen erfolgt die Darstellung einer pharmakotherapeutischen Erhaltungstherapie und Rezidivprophylaxe diagnoseübergreifend.

Für die pharmakotherapeutische Akutbehandlung zyklothymer Störungen gibt es gegenwärtig keine ausreichende Evidenz, sodass eine Darstellung unterbleibt.

Diagnosen bipolarer und verwandter Störungen

Bipolare Störung – DSM-5 grenzt die bipolare Störung **Typ I**, bei der mindestens eine manische Episode diagnostiziert worden sein muss, von der bipolaren Störung **Typ II**, bei der neben depressiven nur hypomane Episoden vorkommen dürfen, ab. Hierzu müssen die Kriterien für mindestens eine manische Episode erfüllt sein (sog. A-Kriterium), und das Auftreten der manischen Episode(n) und der Episode(n) einer Major Depression können nicht besser durch eine andere Störung erklärt werden (sog. B-Kriterium). In der ICD-10 ist die bipolare Störung durch mindestens zwei affektive Episoden mit mindestens einer Hypomanie oder Manie charakterisiert.

Manische Episode, syn. Manie – Gekennzeichnet durch situationsinadäquat gehobene Stimmung, Erregung, Hyperaktivität, Rededrang und Größenideen von mindestens einer Woche Dauer. Bei schweren Ausprägungsformen können Wahn und Halluzinationen hinzutreten (Manie mit psychotischen Symptomen). Eine Zunahme zielgerichteter Aktivität bzw. Energie ist, neben einer gehobenen, expansiven bzw. gereizten Stimmung, ein obligatorisches Symptom für (hypo)manische Episoden nach DSM-5.

Hypomane Episode, syn. Hypomanie – Leichtere Ausprägungsform der Manie, Symptomdauer über mindestens vier aufeinanderfolgende Tage. Wahn und Halluzinationen werden nicht beobachtet.

Episode einer Major Depression, syn. bipolare Depression – Phänomenologisch nicht von der unipolaren Depression zu unterscheiden. Allerdings sprechen das gehäufte Auftreten von atypischer Symptomatik mit Hypersomnie und Gewichtszunahme, ein früher Beginn und Therapieresistenz eher für einen bipolaren Verlauf.

Zyklothyme Störung – Über einen Zeitraum von mindestens 2 Jahren liegen sowohl hypomane als auch depressive Perioden vor, ohne dass jemals die Kriterien für eine Manie, Hypomanie oder depressive Episode voll erfüllt sind.

Neben der Diagnose einer bipolaren und verwandten Störung sind im DSM-5 Zusatzkodierungen vorgesehen, die zur genaueren Beschreibung dienen. Diese sind durch ein »Mit« anzufügen:

Zusatzkodierungen bei bipolaren Störungen

Mit Angst – Vorliegen von Angstsymptomen als prominentes Merkmal.

Mit gemischten Merkmalen – Die Bezeichnung »mit gemischten Merkmalen« kann für eine aktuelle manische, hypomane oder depressive Episode bei Bipolar-I- und Bipolar-II-Störungen angewandt werden. Depressive und manische Symptome werden gleichzeitig bzw. in raschem Wechsel beobachtet. Es können bei entsprechenden manischen oder hypomanen Episoden verschiedene Symptome (mindestens 3) vorliegen wie eine ausgeprägte Dysphorie oder depressive Verstimmung, ein vermindertes Interesse oder

Freude, eine psychomotorische Verlangsamung, Müdigkeit oder Energieverlust oder wiederkehrende Gedanken an den Tod. Bei einer entsprechenden depressiven Episode liegen (mindestens 3) Symptome vor wie gehobene, expansive Stimmung, übersteigertes Selbstwertgefühl, vermehrtes Redebedürfnis, gesteigerte Energie, vermehrte Beschäftigung, vermindertes Schlafbedürfnis.

Mit Rapid Cycling – Vorhandensein von mindestens 4 Episoden veränderter Stimmung in den letzten 12 Monaten, welche die Kriterien für eine manische Episode, eine hypomane Episode oder eine Episode einer Major Depression erfüllen.

Mit psychotischen Merkmalen – Wahnvorstellungen oder Halluzinationen sind irgendwann in der Episode vorhanden, getrennt wird zwischen stimmungskongruenten und stimmungsinkongruenten psychotischen Symptomen.

Weiterhin gibt es die Zusatzkodierungen »mit melancholischen Merkmalen«, »mit atypischen Merkmalen« und »mit saisonalem Muster«.

Risiken der bipolaren Störungen Bipolare Störungen verursachen gemäß dem *Global Burden of Disease* einen höheren Verlust an gesunden Lebensjahren als alle Formen von Krebs oder neurologischen Erkrankungen wie Epilepsie oder Alzheimer-Erkrankung. Dies liegt wahrscheinlich darin begründet, dass es in der Regel zu einem frühen Beginn und sehr häufig zu einer Chronifizierung über die Lebensspanne kommt (Merikangas et al. 2011). Eine schwedische Kohortenstudie konnte zeigen, dass Patienten mit bipolarer Störung im Mittel 9,0 (Frauen) bzw. 8,5 (Männer) Jahre früher sterben als Menschen ohne die Erkrankung (Crump et al. 2013). Das Suizidrisiko war bei Frauen 10-fach und bei Männern 8-fach erhöht.

Therapie bei bipolaren Störungen Die ICD-10 grenzt die manische Episode von der bipolaren Störung ab, wenn es sich um eine einzelne manische Episode handelt. Tritt im Krankheitsverlauf mindestens eine weitere affektive (depressive, gemischte, hypomane oder manische) Episode auf, so ist eine bipolare Störung zu diagnostizieren. Auch Patienten, die ausschließlich unter manischen Episoden leiden, werden als bipolar klassifiziert. Die Behandlung der einzelnen manischen bzw. manischen/hypomanen Episoden im Rahmen einer bipolaren Störung ist identisch.

Nach DSM-5 sind antidepressivainduzierte Manien bzw. Hypomanien den bipolaren Störungen zuzurechnen, auch wenn diese Zuordnung wissenschaftlich noch nicht gesichert ist. Hierdurch ist die Diagnosestellung einer bipolaren Störung bei früher stattgehabter depressiver Episode möglich – vorausgesetzt, die Dauer der hypomanen Episode geht in voller Ausprägung über die physiologische Wirkung des Antidepressivums (nach dessen Absetzen) hinaus.

Bei der Therapie bipolarer Störungen sind Substanzklassen, die für alle Phasen der Störung gleichermaßen geeignet erscheinen (»**Stimmungs-**

stabilisierer«), von solchen zu unterscheiden, die sich nur für spezifische Syndrome eignen (»**Interventionsmedikamente**«). Während Stimmungsstabilisierer die Basis jeder Therapie und Prophylaxe bipolarer Störungen darstellen, sind die meisten AAP, Antidepressiva oder BZD primär als Interventionsmedikamente zu betrachten. Es hat sich herausgestellt, dass auch einige AAP eine rezidivprophylaktische Wirkung haben, wodurch ihr Zulassungsstatus zur Behandlung bipolarer Störungen verändert wurde. Sie erfüllen damit ebenfalls die Kriterien für stimmungsstabilisierende Psychopharmaka. Dadurch wird die Abgrenzung der beiden Gruppen unscharf.

- **Zugelassene Arzneimittel bei bipolaren Störungen**
Stimmungsstabilisierer und AAP stellen die Grundlage der Therapie dar. Sie sollen über die gesamte Dauer der Pharmakotherapie der bipolaren Störung verabreicht werden, unabhängig von der akut bestehenden Symptomatik.

- **Lithium**: Klassische Referenzsubstanz zur Behandlung bipolarer Störungen. *Lithium* war der erste Stimmungsstabilisierer. Es ist wahrscheinlich weniger wirksam bei Vorliegen zahlreicher Vorphasen, bei gemischten Episoden und bei Rapid Cycling. *Lithium* hat sowohl eine stimmungsstabilisierende Wirksamkeit als auch einen spezifischen suizidprophylaktischen Effekt.

- **Antikonvulsiva:** *Valproat* (und *Carbamazepin*) sind AM mit guter antimanischer Wirksamkeit, beide sind auch rezidivprophylaktisch wirksam, wobei *Carbamazepin* nur zur Prophylaxe manisch-depressiver Phasen bei *Lithium*-Versagen oder einer *Lithium*-Kontraindikation zugelassen ist. *Lamotrigin* wirkt rezidivprophylaktisch bei der bipolaren Depression und auch bei Rapid Cycling. Eine rezidivprophylaktische Wirkung bei manischen Episoden ist nicht belegt. Daher ist *Lamotrigin* nicht für die Akuttherapie manischer oder depressiver Episoden indiziert.

- **AAP:** *Aripiprazol, Asenapin, Olanzapin, Quetiapin* und *Risperidon* haben antimanische Wirksamkeit und sind zur Behandlung mäßiger bis schwerer manischer Episoden zugelassen. *Ziprasidon* ist bei bipolaren Störungen nur zur Behandlung von manischen oder gemischten Episoden bis zu einem mäßigen Schweregrad zugelassen. *Loxapin* ist zur Kontrolle von leichter bis mittelschwerer Agitiertheit bei erwachsenen Patienten mit bipolarer Störung zugelassen, wobei die Anwendung nur in einem Krankenhausumfeld und unter Aufsicht von medizinischem Fachpersonal erfolgen darf.
  - Für die **Rezidivprophylaxe der manischen Episode** haben *Aripiprazol, Olanzapin* und *Quetiapin* eine Zulassung. Für die **Rezidivprophylaxe der depressiven Episode** hat nur *Quetiapin* eine Zulassung. Die Zulassungen bei der Rezidivprophylaxe gelten nur dann, wenn die manische oder depressive Episode auf das jeweilige AAP angesprochen hat (◻ Tab. 2.1).

◻ Tab. 2.1 Zulassungsstatus bei bipolaren Störungen

Wirkstoff	Akutbehandlung	Rezidivprophylaxe (Prävention)
Stimmungsstabilisierer		
Carbamazepin	Nein	Ja, nur bei Versagen von *Lithium*, bei schnellen Phasenwechseln unter *Lithium* oder bei KI gegen *Lithium*
Lamotrigin	Nein	Ja, nur überwiegend depressive Episoden bei Bipolar-I-Störung
Lithium	Ja (Manie)	Ja, auch bei schizoaffektiven Störungen[a] und Episoden einer Major Depression
Valproat – retardierte Form	Ja (Manie), bei Versagen von *Lithium* oder bei KI gegen *Lithium*	Weiterführende Behandlung nach einer manischen Episode[b]
Atypische Antipsychotika (AAP)[c]		
Aripiprazol	Ja, mäßige bis schwere manische Episoden	Ja[b], bei überwiegend manischen Episoden
Asenapin	Ja, mäßige bis schwere manische Episoden	Nein
Loxapin	Ja, leichte bis mittelschwere Agitiertheit bei bipolarer Störung[d]	Nein
Olanzapin	Ja, mäßige bis schwere manische Episoden	Ja[b]
Quetiapin	Ja, mäßige bis schwere manische Episoden und schwere depressive Episoden (bipolare Depression)	Ja[b]
Risperidon	Ja, mäßige bis schwere manische Episoden	Nein
Ziprasidon	Ja, manische und gemischte Episoden bis zu einem mäßigen Schweregrad	Nein

[a] Nur Quilonum retard. [b] Nur wenn das AAP bzw. der Stimmungsstabilisierer in der Akutbehandlung wirksam war (die rezidivprophylaktische Wirksamkeit wurde nur bei Patienten untersucht, die in der Indexepisode auf die Substanz angesprochen haben). [c] Zur Zulassung von *Lurasidon* ▶ 3.15, Präparat. [d] Die Behandlung darf nur in einem Krankenhausumfeld erfolgen. Ein kurzwirksames β-Sympathomimetikum für die Behandlung von möglichen schwerwiegenden respiratorischen Nebenwirkungen (Bronchospasmus) muss vorhanden sein.
KI Kontraindikationen. *FI* Fachinformation.

— *Olanzapin* und *Quetiapin* sind auch bei **gemischten Episoden** und beim **Rapid Cycling** wirksam. AAP sind wegen der besseren Verträglichkeit KAP vorzuziehen, allerdings sind die metabolischen Risiken bei den meisten AAP (bis auf *Aripiprazol* und *Ziprasidon*) hoch.

■ **KAP** haben eine gute antimanische Wirksamkeit. Unter KAP kommt es häufiger als unter Plazebo zur Entwicklung depressiver Syndrome; deshalb sollten sie bei bipolaren Störungen nur dann gegeben werden, wenn für AAP eine Kontraindikation besteht.

■ **Antidepressiva** sind in der Regel Mittel der 1. Wahl bei der Rezidivprophylaxe unipolarer Depressionen (▶ 1.10.3). Einige Antidepressiva können bei bipolaren Störungen **Manien induzieren** (insbesondere TZA und *Venlafaxin*). Nach dem gegenwärtigen Kenntnisstand können sie auch das **Risiko für die Entwicklung eines Rapid Cycling erhöhen**. Daher muss die Indikation für die Anwendung eines Antidepressivums bei **bipolarer Depression** eng gestellt werden. Dies gilt insbesondere für TZA.

— Selektive Serotoninwiederaufnahmehemmer (SSRI) und *Bupropion* haben, auch im Vergleich zu *Venlafaxin*, ein geringeres Risiko, eine Manie oder Hypomanie (wahrscheinlich auch Rapid Cycling) zu induzieren.

— Antidepressiva sollten bei bipolaren Depressionen nur unter dem Schutz eines Stimmungsstabilisierers verordnet werden. Eine Alternative ist bei der bipolaren Depression *Quetiapin*, das auch bei Monotherapie eine antidepressive Wirkung hat.

■ **BZD:** Geeignet als Interventionsmedikamente in der Therapie manischer und depressiver Syndrome.

2.2   Wirkmechanismen

Lithium und Antikonvulsiva entfalten die unterschiedlichsten zentralnervösen (und peripheren) Wirkungen. Es ist unbekannt, welche der folgenden Effekte ihre Wirksamkeit bei bipolaren Störungen ausmachen.

■ **Wirkungen auf Signaltransduktionssysteme:** Einer der wesentlichen Wirkmechanismen von *Lithium* bei affektiven Störungen scheint dessen Wirkungen auf Second-messenger-Systeme mit dem zentralen Angriffspunkt des Inositolphosphatstoffwechselwegs zu sein. Die Phospholipase C katalysiert nach Aktivierung durch Neurotransmitter die Bildung der intrazellulären *second messengers* Inositoltriphosphat und Diacylglycerol. Während Diacylglycerol die Proteinkinase C (PKC) aktiviert, reguliert Inositoltriphosphat wesentlich die intrazelluläre Kalziumfreisetzung aus dem endoplasmatischen Retikulum. Kalzium wiederum reguliert neben einer Vielzahl von Zellfunktionen Synthese und Freisetzung von Monoamin-Neurotransmittern. Bei bipolaren Störungen wurden die intrazellulären Kalziumkonzentrationen erhöht gefunden. *Lithium* hemmt die Inositolmonophosphatase, wodurch es zu einer Verarmung an freiem Inositol kommt. Inositol steht nun nicht mehr in ausreichenden Konzentrationen zur Bildung von Phosphatidylinositol zur Verfügung, aus dem wiederum Phosphatidylinositoldiphosphat (PIP_2) nicht mehr in genügender Menge entsteht. PIP_2 jedoch ist das Substrat der Phospholipase C, die damit nicht mehr über ausreichend Substrat verfügt. Neueren Untersuchungen zufolge stellt die intrazelluläre Depletion von Inositol einen gemeinsamen Wirkmechanismus nicht nur von *Lithium*, sondern auch von *Carbamazepin* und *Valproat* dar. Andere durch *Lithium* beeinflusste Second-messenger- und Transduktionssysteme sind die Adenylylzyklase, G-Proteine (für die eine Hyperaktivität bei bipolaren Störungen postuliert wurde) und die PKC. Eine Hemmung der PKC ist sowohl für *Lithium* als auch für *Valproat* beschrieben. Als relevanter Mechanismus wird für *Lithium*, *Carbamazepin*, *Lamotrigin* und *Valproat* auch eine Hemmung des Arachidonsäure-Umsatzes diskutiert.

— **Lithiuminduzierte Neurogenese:** Möglicherweise fördert *Lithium* aktiv die Neurogenese, unter *Lithium*-Therapie zeigt sich MR-tomographisch ein Anstieg von N-Acetylaspartat (NAA) als Marker neuronaler Intaktheit.

— **Neuroprotektive Wirkungen:** Die Synthese des antiapoptotischen Proteins Bcl-2 (*B cell lymphoma protein 2*), eines Zelluntergänge verhindernden Eiweißes, kann sowohl durch *Lithium* als auch durch *Valproat* direkt oder über den ERK-MAP-Kinase-Signalweg hochreguliert werden.

— **Wirkungen auf neuronale Ionenkanäle:** Die meisten Antikonvulsiva (*Valproat*, *Carbamazepin*, *Lamotrigin*) führen zu einer Inaktivierung spannungsabhängiger Natriumkanäle und damit zu einer Reduktion des Natriumeinstroms sowie wahrscheinlich auch zu einer Veränderung des Kalium- und Kalziumeinstroms; dies hat eine Reduktion neuronaler Entladungsfrequenzen zur Folge. In Analogie zur **Kindling-Hypothese** epileptischer Erkrankungen, nach der ein epileptischer Anfall weitere Anfälle begünstigen kann (*kindling*), vermutet man, dass Antikonvulsiva auch bei bipolaren Störungen, bei denen es bei fehlender Behandlung zu einer Zunahme von Frequenz und Schwere der Krankheitsepisoden kommen kann, ihre Wirkung über eine Verminderung der zentralen Erregbarkeit entfalten.

— **Wirkungen auf inhibitorische und exzitatorische Transmittersysteme:** Viele Antikonvulsiva und *Lithium* verstärken auf unterschiedlichste Weise die (inhibitorische) GABAerge Neurotransmission. *Valproat* hemmt den GABA-Katabolismus, erhöht die GABA-Freisetzung und vermindert den GABA-Turnover. Die Antikonvulsiva sollen auf der anderen Seite die Freisetzung des (exzitatorischen) Glutamats hemmen.

- **Wirkungen auf die serotonerge Neurotransmission:** *Lithium* verstärkt die serotonerge Neurotransmission auf den verschiedensten Ebenen. Es verstärkt die Synthese durch eine Erhöhung der Tryptophanaufnahme in serotonerge Neurone, führt zu einer verstärkten Serotoninfreisetzung und vermindert dessen Katabolismus. Die Wirkungen auf die Dichte von $5-HT_{2A}$- und $5-HT_{2C}$-Rezeptoren sind hirnregional unterschiedlich, in den meisten Studien wird jedoch eine Abnahme der Dichte dieser Rezeptoren gezeigt. Auch *Olanzapin* und *Quetiapin* führen zu einer verminderten Verfügbarkeit von $5-HT_{2A}$-Rezeptoren.
- **Wirkungen auf die Genexpression:** *Lithium* ist ein potenter Induktor der *fos*-Expression. Außerdem beeinflusst *Lithium* die Expression von verschiedenen G-Proteinen und Adenylzyklasen sowie Peptidhormonen und ihren Rezeptoren.
- **Beeinflussung zirkadianer Rhythmen:** *Lithium* bremst zirkadiane Oszillatoren in einer Vielzahl von Spezies. Chronische Behandlung verlängert zahlreiche zirkadiane Rhythmen unter frei laufenden Bedingungen. Da bei – insbesondere bipolaren – Störungen eine **Phasenverschiebung** (*phase advance*) biologischer Rhythmen vermutet wird, soll *Lithium* seine Wirkung z. T. über diese Phasenverlängerung endogener Rhythmen entfalten.
- Ein genetischer Polymorphismus in der Promotorregion des **Gens für die Glykogen-Synthase-Kinase-3-β** (GSK3-β) scheint das Ansprechen auf eine *Lithium*-Augmentation ebenso zu beeinflussen wie dessen rezidivprophylaktische Wirkung. *Lithium* und *Valproat*, nicht aber *Carbamazepin*, haben inhibitorische Effekte auf die GSK3-β, deren Überexpression zu einer vermehrten Apoptose führt. Hinweise, wonach *Lithium* durch eine Inhibition von GSK3-β in Zusammenhang mit der Entwicklung demenzieller Syndrome (GSK3-β scheint in der Pathogenese der Demenz eine Rolle zu spielen) in Verbindung steht, zeigten sich jüngst nicht. Vielmehr waren mit *Lithium* behandelte Patienten mit bipolarer Störung signifikant seltener dement (Gerhard et al. 2015).
- Eine aktuelle genomweite Assoziationsstudie (Hou et al. 2016) zeigt einen Zusammenhang zwischen 4 SNPs (*single nucleotide polymorphisms*) auf Chromosom 21 und dem Ansprechen auf eine Lithiumtherapie. Inwieweit hierdurch zukünftig ein verbessertes Ansprechen auf eine Lithiumtherapie prädizierbar sein wird, bleibt abzuwarten.

Neue Wirkansätze
- Für *Tamoxifen*, einen relativ selektiven Inhibitor der PKC, konnte in einer RCT eine antimanische Wirksamkeit gezeigt werden. Eine neue Metaana-

lyse präklinischer Daten zeigt keinen einheitlich positiven Effekt (Armani et al. 2014).

▬ *Allopurinol* zeigte in einer Metaanalyse von insgesamt 186 Patienten beim Einsatz als Add-on ein moderates, aber signifikant verbessertes Ansprechen bei der Behandlung manischer Episoden, die Ergebnisse bleiben aber widersprüchlich. *Ketamin* zeigte bei bipolarer Depression schnell auftretende und robuste antidepressive Wirkungen und stellt eine mögliche Therapieoption bei bipolarer Depression dar (Naughton et al. 2014). (s. auch ▶ Kap. 7 und ▶ 1.4.2, Ketamin). Allerdings scheinen andere Modulatoren des glutamatergen Systems wie *Memantin* oder das Nukleosid *Cytidin* keine robusten antidepressiven Effekte zu haben. Zuletzt zeigte ein Cochrane-Review für alle 3 Modulatoren des glutamatergen Systems, insbesondere auch für *Ketamin*, keine lang anhaltenden antidepressiven Effekte bei einer bipolaren Depression (McCloud et al. 2015).

▬ *Armodafinil*, das (R)-Enantiomer von *Modafinil* (▶ 5.2.2), zeigte in einer Tagesdosierung von 150 mg eine Verbesserung depressiver Symptome bei bipolarer Depression. Zwischenzeitlich schien der Effekt auch bei unipolar depressiven sowie bipolar depressiven Patienten metaanalytisch robust bestätigbar (Goss et al. 2013), eine neue klinische Studie konnte diesen Effekt nicht mehr zeigen (Frye et al. 2015).

▬ *Cariprazin* ist in den USA zur Behandlung von Schizophrenien und bipolaren Störungen (Manien und gemischte Episoden) zugelassen (▶ 3.2).

2.3 Allgemeine Therapieprinzipien

▬ Ähnlich wie bei der Therapie unipolarer Depressionen sollte auch die Pharmakotherapie bipolarer Störungen in einen **Gesamtbehandlungsplan** eingebettet sein (▶ 1.3). Entsprechend der Behandlungsphase ist folgende Gewichtung der Therapieschwerpunkte sinnvoll:
  ▬ In der Akutphase wird – v. a. bei manischen Syndromen mit geringer oder fehlender Krankheitseinsicht – die Pharmakotherapie im Vordergrund stehen.
  ▬ Wichtig sind die Sicherstellung einer ausgewogenen Schlaf-Wach-Regulation und die Gewährleistung einer ausreichenden Schlafhygiene.
  ▬ Im weiteren Behandlungsverlauf – Erhaltungstherapie und Rezidivprophylaxe – nehmen psycho- und soziotherapeutische Maßnahmen an Bedeutung zu (▶ 2.6).
  ▬ Das Therapieziel ist die vollständige Remission. Verbleibende Residualsymptome sind ein Zeichen für ein erhöhtes Rezidivrisiko.

— Bei bipolaren Störungen ist die möglichst frühzeitige **Vermittlung eines Krankheitskonzepts** von großer Bedeutung. Dabei erscheinen die folgenden Aspekte wichtig:
   — Dem Patienten sollte vermittelt werden, dass er an einer Störung leidet, bei der die Behandlung der aktuellen Episode ganz wesentlich den weiteren Krankheitsverlauf bestimmen kann.
   — Er muss darauf hingewiesen werden, dass die Behandlung mit einem TZA das Risiko in sich birgt, eine Manie oder sogar ein Rapid Cycling zu induzieren; SSRI und *Bupropion* haben ein geringeres Risiko, eine Manie oder Hypomanie zu induzieren. Der Patient sollte ein Verständnis dafür bekommen, dass es nach heutigem Kenntnisstand langfristig günstiger sein kann, bei leichter Depression auf ein Antidepressivum zunächst zu verzichten, auch wenn der akute Behandlungsverlauf u. U. verlängert wird. Bei leichter Depression können eine Verhaltenstherapie und/oder die Gabe eines Stimmungsstabilisierers ausreichend sein.
   — Die Anwendung von *Valproat*, *Carbamazepin* und *Lamotrigin* zur **Akuttherapie der bipolaren Depression** kann aufgrund der Zulassung, genauso wie *Lithium*, nur *off label* erfolgen.
   — In einer Untersuchung wurde darauf hingewiesen, dass die unterschiedlichen Aussagen bezüglich einer Induktion einer Manie durch Antidepressiva möglicherweise mit dem Studienausschluss von Patienten mit **Substanzmissbrauch** in Zusammenhang stehen könnten. Bei dieser Gruppe fand sich eine 5-mal höhere Manieinduktion bei der bipolaren Störung unter Antidepressiva. Dabei war das Risiko für einen *switch* in eine Manie für TZA höher als für SSRI. Am geringsten war dieses Risiko für *Bupropion*.
   — Patienten mit **schweren manischen Syndromen** sind in vielen Fällen nicht einwilligungsfähig bzw. müssen gemäß den gültigen rechtlichen Vorgaben des Betreuungsrechts oder der Landesunterbringungsgesetze behandelt werden. Sollte es zu einer medikamentösen Behandlung unter diesen Bedingungen kommen, ist in jedem Fall ein zugelassenes AM zu wählen.
   — Eine **unzureichende Adhärenz** ist häufig Grund für eine Non-Response (Überprüfung durch Messung der Wirkstoffspiegel).
   — Einer aktuellen Metaanalyse zufolge leiden Patienten mit bipolarer Störung überzufällig häufig an chronischen Schmerzsyndromen und Migräne. Die Behandlung derartiger Schmerzen sollte daher in das Gesamtkonzept integriert werden, um krankheitsfördernde Einflussfaktoren zu minimieren (Stubbs et al. 2015).
   — Suizidalität und suizidales Verhalten treten offenbar signifikant häufiger bei Patienten mit bipolarer Störung und Tabakabhängigkeit auf, sodass auch das Vorliegen komorbider Suchterkrankungen wesentlich

in ein therapeutisches Gesamtkonzept einbezogen werden sollte (Ducasse et al. 2015).

2.4 Therapie akuter Krankheitsphasen bipolarer Störungen

2.4.1 Manische und hypomane Episoden

Bei der Behandlung einer akuten manischen oder hypomanen Episode spielt die symptomorientierte Pharmakotherapie meist die zentrale Rolle. Auswahlkriterien für die angewandten Substanzen sind spezifische Vorerfahrungen und der Wunsch des Patienten, die unterschiedlichen Nebenwirkungsprofile, der Bedarf nach einem Pharmakon mit sedierenden oder nichtsedierenden Eigenschaften und die Eignung eines Antimanikums zur anschließenden Fortführung als Phasenprophylaktikum. Patienten mit bipolarer Störung sollen besonders empfindlich mit extrapyramidalmotorischen Nebenwirkungen auf Antipsychotika reagieren.

Die Behandlung einer manischen Episode im Rahmen einer bipolaren Störung folgt den Prinzipien der Behandlung der einzelnen manischen Episode. Allerdings ergeben sich durch die Einordnung als bipolare Störung neue Konsequenzen für die Rezidivprophylaxe (s. unten). Bipolare Störungen, bei denen lediglich manische Episoden auftreten (rezidivierende manische Episoden), sind nicht systematisch untersucht.

Lithium

- **Lithiumsalze** sind seit Jahrzehnten bewährte (und zugelassene) Substanzen zur Behandlung manischer Syndrome. Ein frühzeitiger Therapiebeginn scheint auch nach neueren Erkenntnissen hinsichtlich der Response-Wahrscheinlichkeit vorteilhaft zu sein (Kessing et al. 2014).
- *Lithium*-**Monotherapie** ist wegen der Wirklatenz (bis zu mehreren Wochen) und fehlender Sedierung häufig nur bei leichten bis mittelschweren Manien ohne psychotische Merkmale möglich.
- Bei **schweren manischen Episoden** ist die Behandlung mit einem AAP der Monotherapie mit *Lithium* vorzuziehen. Mehrere neuere Studien belegen, dass eine Kombination von *Lithium* mit einem AAP der Monotherapie mit *Lithium* überlegen ist.
- Die Wirkung von *Lithium* bei gereizter Manie und bei sehr vielen affektiven Phasen in der Anamnese wird heute infrage gestellt.
- Bei **Manien mit psychotischen Merkmalen** sind AAP Mittel der 1. Wahl; es gibt Hinweise, dass eine Kombination von *Lithium* mit einem Antipsychotikum eine bessere Wirksamkeit aufweist als eine Monotherapie.

▬ Wenn eine Therapie von Beginn an mit einem Stimmungsstabilisierer plus einem KAP durchgeführt wird, sollte das Antipsychotikum in der Regel nach Abklingen der Manie ausschleichend abgesetzt werden (s. unten, KAP und AAP im Vergleich); dies gilt nicht für AAP.

Lithium bei schizoaffektiven Störungen ▶ 3.4.3

Atypische Antipsychotika

AAP (*Aripiprazol, Asenapin, Olanzapin, Quetiapin, Risperidon, Ziprasidon* – Details ▶ 3,15, Präparate). nehmen bei der Behandlung der Manie einen immer größeren Raum ein. In der *S3-Leitlinie Bipolare Störungen* haben alle zugelassenen AAP den gleichen Empfehlungsgrad »B« (einfache Empfehlung) (DGBS e. V. u. DGPPN e. V. 2012).

Eine Metaanalyse zu unterschiedlichen Behandlungsstrategien bei akuter Manie bevorzugt den Einsatz von (atypischen) Antipsychotika gegenüber Stimmungsstabilisierern. *Risperidon, Olanzapin* und *Haloperidol* **zeigten die besten Ergebnisse hinsichtlich Effektivität und Verträglichkeit** (Cipriani et al. 2011). Eine neue Metaanalyse (Yildiz et al. 2015) kommt zu dem Ergebnis, dass 12 Substanzen eine antimanische Wirksamkeit haben; dabei liegt die antimanische Wirksamkeit von *Risperidon* vor *Haloperidol* und *Olanzapin.*

▬ Für **Amisulprid** liegt zur Behandlung der Manie kein Wirksamkeitsnachweis vor.

▬ *Aripiprazol* ist für mäßige bis schwere manische Episoden und Prävention einer neuen manischen Phase zugelassen.

▬ *Asenapin* ist nur für die Behandlung mäßiger bis schwerer manischer Episoden einer Bipolar-I-Störung zugelassen.

▬ Es liegen keine kontrollierten Studien zur Anwendung von *Clozapin* bei manischen Episoden vor. Mehrere prospektive offene Studien weisen jedoch darauf hin, dass *Clozapin* auch bei sonst therapieresistenten Patienten mit manischen Syndromen eine Wirkung haben kann (auch bei erfolgloser Elektrokrampftherapie). Wegen der kontrollierten Anwendung (▶ 3.15, Präparat) muss die Behandlung mit *Clozapin* jedoch auf Patienten beschränkt bleiben, bei denen alle anderen Therapiemöglichkeiten ausgeschöpft wurden.

▬ *Loxapin* kann zur Kontrolle von leichter bis mittelschwerer Agitiertheit bei bipolarer Störung im Krankenhausumfeld unter Bereithaltung eines β-Sympathomimetikums angewendet werden. Die Patienten sollten unmittelbar nach Therapie der akuten Agitationssymptome eine reguläre Behandlung erhalten.

▬ *Olanzapin* ist für mäßig schwere bis schwere manische Episoden und Phasenprophylaxe zugelassen.

- *Paliperidon* zeigte sich in Dosierungen zwischen 3 und 12 mg/d gegenüber Plazebo nach 3 Wochen signifikant wirksamer. Gegenüber *Quetiapin* fand sich nach 12 Wochen kein signifikanter Unterschied. *Paliperidon* ist nicht bei der Manie zugelassen.
- Die Wirksamkeit von **Quetiapin** bei manischen Syndromen ist sowohl in der Monotherapie als auch in Kombination mit Stimmungsstabilisierern (*Lithium*, *Valproat*) belegt; *Quetiapin* ist in dieser Indikation zugelassen.
  - *Quetiapin* ist zusätzlich zur Akutbehandlung und Rezidivprophylaxe schwerer depressiver Episoden bei bipolarer Störung zugelassen (▶ 2.4.2).
  - Der Vorteil von *Quetiapin* besteht darin, sowohl bei der Manie als auch bei der Major Depression wirksam zu sein (▶ 1.4.2, Antipsychotika).
- **Risperidon** ist zugelassen bei mäßig schweren bis schweren manischen Episoden.
- **Ziprasidon** ist bei bipolaren Störungen nur zur Behandlung von manischen oder gemischten Episoden bis zu einem mäßigen Schweregrad zugelassen.

Konventionelle und atypische Antipsychotika im Vergleich

- Wenn möglich, sollte – trotz aktueller Hinweise auf eine gute Wirksamkeit von *Haloperidol* bei Manie – auf KAP zur Behandlung manischer Syndrome so weit wie möglich verzichtet werden, weil
  - Patienten, die in akuten manischen Episoden KAP erhielten, auch 6 Monate später noch signifikant häufiger mit Antipsychotika behandelt wurden, als Patienten, die in der Akutphase keine Antipsychotika erhielten,
  - das Risiko für die Entwicklung von Spätdyskinesien bei Patienten mit affektiven Störungen wahrscheinlich höher ist als bei Patienten mit schizophrenen Störungen,
  - durch Antipsychotika induzierte extrapyramidalmotorische Störungen (EPS) gerade zu Beginn der Behandlung die Einnahme gefährden,
  - KAP nicht vor depressiven Syndromen schützen, sondern deren Entstehung in einigen Fällen sogar begünstigen.
- Wenn KAP gegeben werden, sollten Dosierungen, wie sie in der Therapie schizophrener Störungen üblich sind, gewählt werden.

Antipsychotika bei schizoaffektiven Störungen ▶ 3.4.3

Kombinationstherapie bei der manischen Episode

- Es sollte zunächst eine Monotherapie mit einem AAP begonnen und bei unzureichendem Ansprechen eine Kombinationstherapie erwogen werden.
- Kombinationstherapien auf der Basis von *Aripiprazol*, *Risperidon*, *Olanzapin* und *Quetiapin* mit *Lithium* oder *Valproat* scheinen bezüglich

Therapieansprechen und Remissionsraten einer vorher bestehenden, nicht ausreichend wirksamen Monotherapie mit *Lithium* oder *Valproat* gegenüber überlegen zu sein.

— Eine Langzeitbehandlung sollte bei den Patienten, die in der Akutbehandlung nur auf eine Kombinationstherapie ansprachen, auch mit der Kombination fortgesetzt werden. Daten existieren bislang nur für *Aripiprazol*, *Quetiapin* und *Ziprasidon*, wobei *Ziprasidon* nicht zur Prävention von Episoden bipolarer Störungen zugelassen ist.

Antikonvulsiva

— **Carbamazepin** ist in der Indikation Manie nicht zugelassen, hat nach der *S3-Leitlinie Bipolare Störungen* wahrscheinlich eine dem *Lithium* vergleichbare antimanische Wirksamkeit. Eine Metaanalyse zeigte eine gute antimanische Wirksamkeit, die derjenigen von *Valproat* überlegen scheint (Cipriani et al. 2011).

— Die antimanische Wirksamkeit von **Lamotrigin** ist nicht ausreichend belegt. Auch eine Metaanalyse zeigte keine Wirksamkeit bei der Behandlung akuter Manien (Cipriani et al. 2011). Es besteht keine Zulassung für die Akuttherapie. *Lamotrigin* scheint bei gemischten Episoden wirksam zu sein.

— Die retardierte Form von **Valproat** ist zur Behandlung von manischen Episoden bei einer bipolaren Störung, wenn *Lithium* kontraindiziert ist oder nicht vertragen wird, zugelassen. Die weiterführende Behandlung nach einer manischen Episode kann bei Patienten in Erwägung gezogen werden, die auf *Valproat* bei der Behandlung der akuten Manie angesprochen haben.

  — Metaanalytische Daten zeigen eine *Lithium* und *Haloperidol* gegenüber unterlegene antimanische Wirksamkeit von *Valproat* (aber bessere Verträglichkeit). Gegenüber *Lithium* besteht der Vorteil des schnelleren Wirkungseintritts. *Valproat* soll bei gereizter Manie besser wirksam sein als *Lithium*.

  — Bei i.v.-Verabreichung (1200–1800 mg/d) soll *Valproat* einen besonders schnellen Wirkeintritt (1–3 Tage) bei sehr guter Verträglichkeit haben. Allerdings ist nur die orale Gabe von retardiertem *Valproat* für die Behandlung der Manie zugelassen.

  — In einer RCT bei Manien zeigte *Olanzapin* eine vergleichbare Wirksamkeit wie *Valproat*, jedoch eine schlechtere Verträglichkeit. In einer anderen RCT war *Olanzapin Valproat* überlegen.

Andere Antikonvulsiva Für *Gabapentin*, *Levetiracetam*, *Oxcarbazepin* (das 10-Keto-Analogon von *Carbamazepin*), *Tiagabin*, *Topiramat* (▶ 9.3, Präparat) und *Zonisamid* liegen zwar in unterschiedlichem Umfang positive Einzelberichte, Fallserien und kleine Studien zur Wirksamkeit bei manischen Episoden

---

Box 1

Behandlung der manischen und hypomanen Episode – Bewertung

- Eine **klassische (euphorische) Manie** kann mit *Lithium*, *Valproat* (zugelassen sind nur Retardpräparate) oder einigen AAP behandelt werden. Vorteile der AAP sind die im Vergleich zu *Lithium* bessere Handhabbarkeit, der schnellere Wirkungseintritt und die i. Allg. bessere Verträglichkeit.
- Bei **gereizten Manien** sollte AAP der Vorzug gegeben werden. Alternativ kann auch retardiertes *Valproat* erwogen werden.
- Bei **schweren manischen Syndromen**, insbesondere mit psychotischen Symptomen, muss oft auf eine Kombinationstherapie zurückgegriffen werden. Am besten evaluiert sind Kombinationen von *Valproat* mit einem **AAP** oder *Lithium* zusammen mit einem AAP. Mehrere Studien belegen, dass diese Kombinationen wirksamer sind als *Valproat*, *Lithium* oder ein AAP allein.
- *Carbamazepin* kann im Einzelfall eine Alternative zu *Lithium* oder *Valproat* sein.

---

vor, für keine der Substanzen ist die Wirksamkeit jedoch belegt. Dies gilt auch für *Pregabalin*, welches in einer kleineren offenen Studie Hinweise für eine gute Wirksamkeit und Verträglichkeit sowohl bei der Akutbehandlung als auch bei der Langzeitbehandlung bipolarer Störungen zeigte. Ergebnisse einer Metaanalyse weisen darauf hin, dass *Topiramat* und *Gabapentin* bei der Behandlung akuter Manien unwirksam sind (Cipriani et al. 2011). Keine der Substanzen ist für die Manie zugelassen.

Benzodiazepine

- BZD eignen sich in der Regel nicht zur Monotherapie der manischen Episode. Sie können aber vorübergehend als Interventionsmedikament eingesetzt werden.
- Die am besten untersuchte Substanz ist *Lorazepam*. Die Dosierungen sind teilweise sehr hoch (*Lorazepam* im Einzelfall > 20 mg/d). Im Rahmen des STEP-BD (*Systematic Treatment Enhancement Program for Bipolar Disorder*) zeigte sich eine höhere Rezidivrate bei Patienten, die im Rahmen einer Bipolar-I- oder Bipolar-II-Störung mit BZD behandelt wurden.
- Risiko der Kombination von *Olanzapin* i.m. und einem parenteralen BZD ▶ 12.3.

Andere Therapieverfahren zur Behandlung manischer Episoden

- Offene Studien dokumentieren die mögliche Wirksamkeit von **Schilddrüsenhormonen** (*Thyroxin, T4,* z. B. Euthyrox) (▶ 1.11.4) bei lithiumresistenten Patienten.

━ Bei therapieresistenten manischen Syndromen kann auch eine **Elektro-**
krampftherapie (EKT) erwogen werden.

Zur Erhaltungstherapie und Rezidivprophylaxe der manischen Episode ▶ 2.5.

2.4.2 Major Depression (im Rahmen einer bipolaren Störung)

Für die Zuordnung eines depressiven Syndroms ohne frühere Manie/Hypoma-
nie zur Gruppe der uni-oder bipolaren Störung gibt es immer noch keine eindeutigen Merkmale. Es sprechen einige Untersuchungen dafür, das Syndrom
der atypischen Depression (meist mit unspezifischen Symptomen wie Anspannung, Ängsten, Verzweiflung sowie einer Mischung aus somatisch-depressiven
Symptomen), das zunächst noch weiterhin im Rahmen der unipolaren Depression besprochen wird (▶ 1.4.1), eher als bipolare Störung einzuordnen. Auch
psychiatrische Komorbiditäten unterscheiden sich: bipolare Störungen sind
häufiger mit Angststörungen, Zwangsstörungen und einem erhöhten Risiko
für die Entwicklung einer Substanzabhängigkeit assoziiert. Abgrenzungen zur
atypischen Depression, Borderline-Persönlichkeitsstörung und ADHS können
schwierig sein.

Die Nichtwirksamkeit eines Antidepressivums bei der Behandlung einer
depressiven Episode kann ein Hinweis auf das Vorliegen einer bipolaren
Depression und damit einer bipolaren Störung sein (Li et al. 2012).

Ziel einer pharmakologischen Behandlung einer Episode einer Major
Depression im Sinne einer bipolaren Depression ist zunächst die Akuttherapie,
die im Verlauf von der Rezidivprophylaxe abgegrenzt werden muss. Dabei geht
es in der Akuttherapie um eine relevante Reduktion der depressiven Symptomatik. Nach den Empfehlungen der *S3-Leitlinie Bipolare Störungen* stellt
bei einer mittelgradig depressiven Episode einer bipolaren Depression die
depressionsspezifische pharmakotherapeutische Behandlung eine wesentliche
Option dar, bei einer schweren depressiven Episode einer bipolaren Depression
sollte pharmakotherapeutisch behandelt werden. Die Kriterien für diese
Option bei mittelschweren Depressionen werden in ▶ Box 2 und ▶ Box 3 zusammenfassend bewertet.

Die Pharmakotherapie der Episode einer Major Depression (und die Notwendigkeit ihrer Abgrenzung von der Therapie der unipolaren Depression) hat
eine besondere Stellung im Rahmen der Depressionsbehandlung.

> **Box 2**
>
> ### Antidepressiva bei Major Depression
>
> - Unter Antidepressiva besteht das Risiko behandlungsinduzierter affektiver Umschwünge (*treatment emergent affective switches*, TEAS).
> - Es ist relativ gut belegt, dass eine antidepressive Pharmakotherapie mit TZA bei Patienten mit einer bipolaren Störung nicht nur das Risiko erhöht, eine Manie oder Hypomanie zu induzieren, sondern auch zu einer Zunahme der Phasenfrequenz bis hin zum Rapid Cycling führen kann (*cycling acceleration*). Das Risiko, ein Umkippen in die Manie (*switch*) zu induzieren, ist bei den neueren Antidepressiva geringer. Es scheint aber substanzspezifisch unterschiedlich zu sein.
> - Die Anzahl antidepressiver Therapieversuche, nicht aber die absolute Dauer einer vorangehenden antidepressiven Therapie, scheint den Behandlungserfolg negativ zu beeinflussen (Post et al. 2012).
> - Bei leichten depressiven Störungen sind Antidepressiva nicht indiziert.
> - Bei mittelschweren und schweren depressiven Episoden, insbesondere solchen mit Suizidalität, kann jedoch nicht auf die Gabe eines Antidepressivums verzichtet werden. Ergänzend ► Box 3.
> - Der mögliche Einsatz von Antidepressiva bei Bipolar-I- und Bipolar-II-Patienten sollte für jeden Patienten individuell entschieden werden. Bei klinischen Hinweisen auf Manie/Hypomanie, bei Mischzuständen, gesteigerter motorischer Aktivität oder hoher Episodenfrequenz/Rapid Cycling sollten Antidepressiva sehr zurückhaltend verordnet werden.
> - **Antidepressiva sollten nur** als Bestandteil einer Gesamtbehandlungsstrategie, d. h. **bei gleichzeitigem Einsatz eines Stimmungsstabilisierers** (oder eines AAP), gegeben werden (Viktorin et al. 2014). Hierdurch kann das Switch-Risiko minimiert werden.
> - Die Wirksamkeit einer antidepressiven Pharmakotherapie bei depressiven Episoden im Rahmen einer bipolaren Störung scheint begrenzt zu sein.

Empfehlungen der *International Society for Bipolar Disorders* (ISBD) zum Umgang mit Antidepressiva bei bipolaren Störungen (Pacchiarotti et al. 2013)

- Akutbehandlung:
  - Eine zusätzliche Behandlung mit einem Antidepressivum bei einer akuten depressiven Phase einer Bipolar-I- oder Bipolar-II-Störung kann bei vorangegangenen erfolgreichen Behandlungen erfolgen.
  - Die zusätzliche Gabe eines Antidepressivums bei einer akuten depressiven Phase einer Bipolar-I- oder Bipolar-II-Störung sollte dann vermieden werden, wenn begleitend zwei oder mehr Symptome einer Manie bei psychomotorischer Unruhe bzw. bei Rapid Cycling vorliegen.

- Erhaltungstherapie/Rezidivprophylaxe:
  - Die Erhaltungstherapie/Rezidivprophylaxe mit einem Antidepressivum sollte dann erwogen werden, wenn es bei einem Patienten nach Beendigung einer Antidepressivatherapie zu einem Rückfall in eine depressive Episode kommt.
  - Bei einer Bipolar-I-Störung sollte auf eine Monotherapie mit einem Antidepressivum verzichtet werden.
  - Auf eine Monotherapie mit einem Antidepressivum sollte sowohl bei einer Bipolar-I- als auch Bipolar-II-Störung verzichtet werden, wenn zwei oder mehr manische Begleitsymptome auftreten.
- Phasenwechsel in Richtung Hypomanie, Mischzuständen und Rapid Cycling:
  - Bei Beginn einer Antidepressivatherapie sollte ein engmaschiges Monitoring hinsichtlich Zeichen einer Hypomanie, Manie oder gesteigerter motorischer Unruhe erfolgen, dann sollte eine Antidepressivatherapie beendet werden.
  - Sollte es im Vorfeld unter Antidepressivatherapie zu Manien, Hypomanien oder Mischzuständen gekommen sein, sollte auf eine Antidepressivatherapie verzichtet werden.
  - Bei ausgeprägter Instabilität der Stimmung (bei hoher Phasenanzahl) oder bei Rapid Cycling im Vorfeld sollte auf den Einsatz von Antidepressiva verzichtet werden.
- Mischzustände:
  - Bei manischen oder depressiven Phasen mit affektiven Mischzuständen sollte auf Antidepressiva verzichtet werden.
  - Bei Vorliegen von vornehmlich Mischzuständen sollte auf Antidepressiva verzichtet werden.
  - Bei Übergang in einen Mischzustand sollten Antidepressiva abgesetzt werden.
- Substanzklassen: Die Anwendung von selektiven Serotonin-Noradrenalin-Wiederaufnahmehemmern (SSNRI), Tri- und Tetrazyklika sollte nur dann infrage kommen, wenn andere Substanzen unwirksam waren. Die Anwendung sollte dann aber nur unter engem Monitoring erfolgen.

- Viele RCT belegen eine Überlegenheit von Antidepressiva gegenüber Plazebo bei bipolaren Depressionen.
- In einer der **STEP-BD-Studien** wurden ca. 360 Patienten mit einer bipolaren Störung zusätzlich zu einer fortlaufenden Therapie mit *Lithium*, *Carbamazepin*, *Valproat* oder einem anderen Stimmungsstabilisierer entweder mit einem Antidepressivum (*Bupropion* oder *Paroxetin*) oder mit Plazebo behandelt (Parikh et al. 2010). In beiden Behandlungsarmen erreichten lediglich etwa 25% der Patienten eine 8 Wochen anhaltende Euthymie. Auch die Switch-Rate war in beiden Gruppen gleich groß. Die

Autoren schließen, dass bei fortlaufender Therapie mit einem Stimmungsstabilisierer die zusätzliche Gabe eines Antidepressivums keinen zusätzlichen Nutzen habe, aber auch keine (Switch-)Risiken (hier für *Bupropion* oder *Paroxetin*) berge.

- Bei **leichten Depressionen** sollte auf eine Antidepressiva-Monotherapie verzichtet werden, um das Risiko der Induktion einer manischen Episode oder eines Rapid Cycling zu minimieren. Zunächst sollte versucht werden, leichte depressive Episoden mit Verhaltenstherapie und mit einem Stimmungsstabilisierer (*Lithium*) zu behandeln. *Lithium* hat einen eigenständigen antidepressiven Effekt. Die alleinige Gabe scheint möglich, ist aber gemäß Zulassung *off label*.

- Bei **mittelschweren oder schweren Depressionen und bei Patients mit Suizidalität** in der Indexepisode oder in der Anamnese ist ein Antidepressivum auch bei bipolaren Depressionen indiziert.

- **Depressive Episoden mit psychotischen Merkmalen** erfordern in der Regel die Behandlung mit Antidepressiva, ggf. auch mit AAP (▶ 3.4.6).

- Die vorliegenden Daten deuten darauf hin, dass das Risiko, durch die Therapie mit einem Antidepressivum ein **Umkippen in eine Manie** zu provozieren, **mit SSRI geringer** als mit TZA ist. TZA sollten daher bei bipolarer Depression nicht angewandt werden. SSRI haben ein geringeres Risiko, eine Manie oder Hypomanie zu induzieren. Auch unter *Venlafaxin* scheint das Risiko für ein Umkippen in eine Manie erhöht zu sein, während unter *Bupropion* das Risiko geringer erscheint als unter *Venlafaxin*. Zu *Agomelatin*, *Mirtazapin* und *Reboxetin* liegen für eine Beurteilung bisher zu wenige Daten vor, ebenso zu *Duloxetin* und den anderen Antidepressiva. Ähnlich wie bei der Therapie der unipolaren Depression ist der MAOH *Tranylcypromin* auch bei einem Teil der Patients mit bipolarer Depression, die auf andere Antidepressiva nicht angesprochen haben, wirksam. Allerdings ist das Risiko der Induktion einer Manie/Hypomanie erhöht.

- Wenn eine Therapie bei bipolarer Depression mit einem **Antidepressivum** notwendig ist, sollte dieses in der Regel unter **Schutz eines Stimmungsstabilisierers** (*Lithium* oder Antikonvulsivum) **oder eines AAP** unter Berücksichtigung des jeweiligen Zulassungsstatus erfolgen. Einige Autoren empfehlen, nach dem Abklingen der depressiven Episode das Antidepressivum ausschleichend abzusetzen, um die mit einer antidepressiven Therapie verbundenen Risiken zu reduzieren. Andere Untersuchungen deuten darauf hin, dass sich die Rezidivraten mit zunehmender Dauer der Antidepressivatherapie diskret verringert (Ghaemi et al. 2010).

- Ob eine **Erhaltungstherapie** mit einem Antidepressivum bei der bipolaren Depression, ähnlich wie bei der unipolaren Depression, eine rezidivprophylaktische Wirkung haben kann und damit einer Chronifizierung vorbeugt, ist nach wie vor nicht systematisch untersucht (Pacchiarotti et al. 2013).

▬ Eine Studie bei Patienten mit einer Major Depression im Rahmen einer Bipolar-II-Störung zeigte vergleichbar gute Ergebnisse einer Rezidivprophylaxe für eine Monotherapie mit *Venlafaxin* oder mit *Lithium* bei einem verbesserten Ansprechen der Depressivität auf die *Venlafaxin*-Gabe (Amsterdam et al. 2015).

▬ Die vorübergehende zusätzliche Verabreichung von BZD ist in der Regel risikolos möglich.

> **Der Einsatz von Antidepressiva bei bipolaren Depressionen ist grundsätzlich vorsichtig abzuwägen, und das unterschiedliche Risiko der einzelnen Substanzen ist bei der Therapieentscheidung zu berücksichtigen. Dies gilt auch für die Langzeittherapie. Auf jeden Fall ist die gleichzeitige Gabe eines Stimmungsstabilisierers oder eines AAP dringend anzuraten.**

Lithium

▬ *Lithium* eignet sich als Basis einer Pharmakotherapie bei einer bipolaren Depression aufgrund seiner rezidivprophylaktischen Wirkung. Eine antidepressive Wirksamkeit konnte in einer Reihe von Studien nachgewiesen werden, eine Zulassung ist aber zur Behandlung der akuten Depression laut Fachinformation nur bei »bestimmtem akuten Depressionen, z. B. bei Therapieresistenz oder Unverträglichkeit von Antidepressiva« gegeben. Der *S3-Leitlinie Bipolare Störungen* zufolge kann *Lithium* als alleinige Medikation nicht zur Akutbehandlung einer bipolaren Depression empfohlen werden.

▬ Die suizidprophylaktische Wirkung von *Lithium* spricht jedoch auch für den Einsatz bei der bipolaren Depression aller Schweregrade in Kombination mit einer Psychotherapie (▶ Box 3).

Atypische Antipsychotika

▬ Es liegen für *Aripiprazol*, *Olanzapin* und *Quetiapin* RCT bei der bipolaren Depression vor, die eine Wirksamkeit belegen. Dabei scheint die Wirksamkeit von *Quetiapin* (BOLDER-I- und BOLDER-II-Studie) bei bipolarer Depression besser belegt zu sein als jene von *Olanzapin*. Für *Aripiprazol* konnte eine Wirksamkeit bei der bipolaren Depression in zwei gepoolten Studienanalysen nur für die schwere, nicht dagegen für die leichte Depression gezeigt werden. Eine Wirksamkeit zeigte sich auch nur bei einer Dosis von 5–10 mg/d, nicht bei > 10 mg/d. Zugelassen ist nur *Quetiapin* (◻ Tab. 2.1).

- Bei der Kombinationsbehandlung von *Aripiprazol* mit *Lithium* oder *Valproat* bei manischen bzw. gemischten Episoden einer bipolaren Störung zeigte sich nur hinsichtlich der manischen Episoden ein rückfallverhindernder Effekt. Die Häufigkeit gemischter Episoden konnte durch die zusätzliche Behandlung mit *Aripiprazol* jedoch nicht gesenkt werden (Yatham et al. 2013).
- Die fixe Kombination von *Olanzapin* und *Fluoxetin* (in den USA als Symbyax zugelassen) war der Monotherapie mit *Olanzapin* signifikant überlegen, ohne dass unter der Kombinationsbehandlung ein erhöhtes Risiko für ein Umkippen in eine Manie bestand.
- In zahlreichen Fallberichten konnte die Wirksamkeit von *Clozapin* auch bei bipolarer Depression gezeigt werden. Wegen der Anwendungsbeschränkung der Substanz (▶ 3.15, Präparat) muss der Gebrauch von *Clozapin* in dieser Indikation, für die auch keine Zulassung besteht, dem Ausnahmefall vorbehalten sein.
- *Quetiapin* ist zur Behandlung schwerer depressiver Episoden im Rahmen bipolarer Störungen zugelassen. In der EMBOLDEN-I-Studie zeigte sich zuletzt wiederholt eine Dosis von 300 mg/d als effektiv. Eine Dosis von 600 mg/d war nicht überlegen. *Quetiapin* zeigte sich einer *Lithium*-Monotherapie bei bipolarer Depression signifikant überlegen.
- Eine Übersichtsarbeit vergleicht *Lithium* und *Quetiapin* bei der Behandlung bipolarer Störungen und kommt zur Einschätzung einer vergleichbaren Effektivität bei der Behandlung manischer Episoden sowie eines möglichen Vorteils von *Quetiapin* sowohl bei der Akutbehandlung bipolarer Depressionen sowie in der Erhaltungstherapie bei vornehmlich depressiven Episoden. Der Median der Tagesdosierung von *Quetiapin* lag bei 300 mg (Ketter et al. 2016).
- Insgesamt zeigen zunehmende Verschreibungszahlen für AAP, dass deren Einsatz bei der Behandlung bipolarer Störungen einen immer größeren Raum einnimmt, und sie die klassischen Stimmungsstabilisierer zahlenmäßig mittlerweile überholt haben.

Augmentationstherapie mit *Quetiapin* bei der depressiven Episode als *add-on* zu Antidepressiva (»Zusatztherapie«) ▶ 1.4.2.

Antikonvulsiva
- Kleinere Studien legen eine antidepressive Wirksamkeit von *Carbamazepin* bei bipolarer Depression nahe. Allerdings fehlen Vergleichsstudien gegen Antidepressiva.
- *Valproat* zeigte sich in einer Metaanalyse von 142 Patienten mit akuter bipolarer Depression in der Reduktion depressiver Symptome wirksam, hat aber in dieser Indikation keine Zulassung.

Box 3

Behandlung der Major Depression im Rahmen einer bipolaren Störung – Bewertung

- Eine **leichte depressive Episode** sollte mit KVT möglichst in Kombination mit einem Stimmungsstabilisierer (*Lithium*) behandelt werden. Auch *Quetiapin* ist wirksam. Die Anwendung von *Lithium* und *Quetiapin* ist bei der leichten Depression *off label*.
- Bei **mittelschweren und schweren depressiven Syndromen**, insbesondere solchen mit Suizidalität, kann in der **Akutbehandlung** auf die Gabe eines Antidepressivums nicht verzichtet werden. Dann sollte zunächst auf einen SSRI bzw. – falls vorhanden – auf eine bereits bei einer Vorepisode wirksames Antidepressivum zurückgegriffen werden; TZA und *Venlafaxin* sind möglichst zu vermeiden. Bupropion scheint zwar gut verträglich hinsichtlich TEAS, die Wirksamkeit bleibt aber fraglich.
- Eine Monotherapie mit einem Antidepressivum im Rahmen einer Episode einer Major Depression sollte möglichst vermieden werden. Der Einsatz von Antidepressiva sollte allerdings möglichst **immer** vermieden werden, wenn die depressive Episode von mehr als zwei Symptomen einer manischen Episode begleitet wird oder eine erhebliche psychomotorische Unruhe vorliegt. Auch bei anderen affektiven Mischzuständen sollten Antidepressiva nicht verordnet werden.
- Es ist unklar, wann die antidepressive Therapie beendet werden soll, um das Risiko, eine Manie oder ein Rapid Cycling zu induzieren, zu minimieren. Hierbei sollte es zu einer Abwägung individueller Gesichtspunkte kommen. Für die Behandlung mit SSRI oder *Bupropion* scheint kein erhöhtes Risiko für ein Umkippen in eine Manie zu bestehen; allerdings bleibt nach wie vor die Bewertung ihrer Wirksamkeit bei bipolarer Depression schwierig.
- Gemäß Zulassungsstatus erfolgt der Einsatz von *Lithium off label* (▶ 2.13, Präparat). *Quetiapin* ist (bei schweren depressiven Episoden) zugelassen (▶ 3.15, Präparat). Auch die Kombination *Olanzapin* plus *Fluoxetin* ist positiv geprüft worden (aber in D, A und CH nicht zugelassen).
- *Quetiapin* ist für die Akuttherapie mit einer Tagesdosierung von bis zu 300 mg für die schwere depressive Episode bei der bipolaren Depression zugelassen. Die gute Wirksamkeit in der Akut- und Erhaltungstherapie sprechen für *Quetiapin* als Mittel der 1. Wahl bei schweren depressiven Symdromen im Rahmen bipolarer Störungen. Die relativ häufigen und starken metabolischen NW erlauben den Einsatz aber nicht bei jedem Patienten.
- Als Off-label-Indikation kann bei der schweren bipolaren Depression bei Therapieversagen *Lamotrigin* versucht werden.
- Es gibt keine evidenzbasierten Hinweise dafür, dass *Valproat* zur alleinigen Behandlung der bipolaren Depression ausreichend ist.

- *Lamotrigin* ist im Rahmen der **akuten Behandlung** der bipolaren Depression nach einer Metaanalyse nur bei der schweren bipolaren Depression Plazebo deutlich überlegen (nicht aber bei leichtem Schweregrad). Von diesen Ergebnissen unberührt bleibt die robuste rezidivprophylaktische Wirkung von *Lamotrigin* (s. unten).
- Obwohl *Lamotrigin* den Plasmaspiegel von *Quetiapin* senkt (▶ 2.13, Präparat, Interaktionen), zeigte die aktuelle CEQUEL-Studie positive Effekte einer Add-on-Behandlung von *Lamotrigin* bei bipolarer Depression (Geddes et al. 2016).
- BZD eignen sich nicht zur Monotherapie, aber als Adjuvans bei depressiven Syndromen.

Andere Therapieverfahren zur Behandlung depressiver Syndrome
- Viele der für die Behandlung der Therapieresistenz der **unipolaren** Depression geltenden Maßnahmen (▶ 1.11) gelten grundsätzlich auch für die Behandlung der Therapieresistenz der **bipolaren** Depression. Es ist aber zu berücksichtigen, dass sie hier oftmals schlechter evaluiert sind. Außerdem sind die erhöhten Risiken (z. B. Umkippen in eine Manie) bei bestimmten Verfahren (z. B. MAOH, TZA) zu bedenken.

Zur Erhaltungstherapie und Rezidivprophylaxe der Major Depression bei bipolarer Störung ▶ 2.5.

2.4.3   Episode »mit gemischten Merkmalen« bei bipolarer Störung

Eine Episode »mit gemischten Merkmalen« bei bipolarer Störung liegt dann vor, wenn der Patient eine manische, hypomane oder gemischte Episode in der Vorgeschichte hat und gegenwärtig entweder eine Mischung oder einen raschen Wechsel von manischen, hypomanen oder depressiven Symptomen aufweist. Es handelt sich um komplexe, instabile und fluktuierende klinische Syndrome, die mit mehr Komorbidität und einem erhöhten Suizidrisiko einhergehen. Es wird häufiger darauf hingewiesen, dass eher die Mischzustände als die sicher abgrenzbaren polaren affektiven Syndrome das Krankheitsbild der bipolaren Störung charakterisieren. Nach DSM-5 ist die bisherige gemischte Episode als Zusatzkodierung für bipolare und verwandte Störungen angegeben. Die Bezeichnung »mit gemischten Merkmalen« kann damit für eine aktuelle manische, hypomane oder depressive Episode bei Bipolar-I- und -II-Störungen angewandt werden.
- Behandlungsempfehlungen basieren auf Post-hoc-Analysen von Studien an gemischten Patientenkollektiven, offenen Studien und Fallserien; kontrollierte Studien fehlen weitgehend.

Episode »mit gemischten Merkmalen« bei bipolarer Störung – Bewertung
Es fehlen prospektive, kontrollierte Studien. Die vorhandenen Daten sprechen für eine Wirksamkeit von AAP (vornehmlich *Olanzapin*, *Aripiprazol* und *Ziprasidon*) sowie *Valproat* bei dominierenden manischen und *Lamotrigin* bei dominierenden depressiven Symptomen. Zugelassen ist bisher nur *Ziprasidon*.

- Die Behandlung erfolgt nach den gleichen Grundsätzen wie bei einer manischen Episode, d. h., Mittel der Wahl ist die Gabe eines AAP oder eines Stimmungsstabilisierers (*Valproat*, *Lamotrigin* und *Carbamazepin* zeigen bessere Behandlungserfolge als *Lithium*).
- *Olanzapin* zeigte eine gute Wirksamkeit bei manischen Symptomen einer gemischten Episode. Eine aktuelle Post-hoc-Analyse scheint dies auch bei Episoden »mit gemischten Merkmalen« nach DSM-5 zu bestätigen (Tohen et al. 2014).
- *Aripiprazol* zeigte sich in einer Untersuchung an Patienten mit einer gemischten Episode gegenüber Plazebo überlegen sowohl für depressive als auch für manische Symptome.
- Je nach prädominanter Symptomatik kann auch eine Kombinationstherapie aus den genannten Substanzgruppen sinnvoll sein.
- Bei der Pharmakotherapie von Episoden »mit gemischten Merkmalen« erscheint v. a. *Lamotrigin* bei dominierenden depressiven Symptomen, *Valproat* bei vornehmlich manischen Symptomen wirksam. Die **Kombination von Antikonvulsiva und AAP** ist besonders wirksam. Eine Übersichtsarbeit (Fountoulakis et al. 2012) empfiehlt den Einsatz von AAP; die Kombination aus AAP und Stimmungsstabilisierer wird sowohl in der Akutbehandlung als auch in der Rezidivprophylaxe favorisiert.
- *Ziprasidon* ist zur Behandlung von gemischten Episoden bis zu einem mäßigen Schweregrad bei bipolaren Störungen zugelassen.
- *Lithium* scheint bei akuten Phasen allein nicht besonders wirksam zu sein.
- Auf Antidepressiva sollte weitgehend verzichtet werden, da diese die Stimmungslabilität eher erhöhen.

Zur Erhaltungstherapie und Rezidivprophylaxe der Episode »mit gemischten Merkmalen« bei bipolarer Störung ▶ 2.5.

- **Episode »mit Rapid Cycling« bei bipolarer Störung**
Rapid Cycling wird diagnostiziert, wenn mindestens 4 Episoden einer bipolaren Störung in einem 12-Monats-Zeitraum auftreten. Nach DSM-5 sind die Episo-

den entweder durch partielle oder vollständige Remission für mindestens 2 Monate oder ein Kippen (*switch*) in eine Episode entgegengesetzter Polarität gekennzeichnet. Eine Differenzierung zwischen **Akutbehandlung** und **Rezidivprophylaxe**, wie bei den anderen Syndromen, erfolgt beim Rapid Cycling nicht. Ein Rapid Cycling soll bei bis zu 25% aller Patienten mit einer bipolaren Störung vorkommen, bei Frauen häufiger als bei Männern. Oft ist v. a. zu Behandlungsbeginn ein Rapid Cycling mit schnellen Stimmungswechseln schwer abzugrenzen von einer emotional-instabilen Persönlichkeitsstörung vom Borderline-Typ, wenn bei dieser affektive Labilität im Vordergrund steht.

- Die Wirksamkeit von *Lithium* bei Vorliegen eines Rapid Cycling scheint, besonders hinsichtlich der Verhütung depressiver Episoden, über die Zeit nachzulassen. Eine kürzlich erschienene Studie zeigte im Vergleich von *Venlafaxin* und *Lithium* kein erhöhtes Therapieversagen oder eine erhöhte Rückfallrate unter einer Monotherapie mit einem der beiden AM (Lorenzo-Luaces et al. 2016).
- *Lamotrigin* war in einer 6-monatigen RCT bei Rapid Cycling Plazebo überlegen, die Patienten erreichten signifikant mehr Tage mit euthymer Stimmungslage als die mit Plazebo behandelten Patienten. Eine Add-on-Behandlung mit *Lamotrigin* bei Patienten mit Rapid Cycling, die nur unzureichend auf *Lithium* oder *Valproat* angesprochen hatte, konnte hingegen keine Überlegenheit gegenüber Plazebo zeigen.
- *Quetiapin* war in einer RCT bei depressiven Episoden im Rahmen eines Rapid Cycling Plazebo überlegen und in einer offenen Studie auch einer Monotherapie mit *Valproat*; bei manischen Episoden fand sich allerdings eine Überlegenheit für *Valproat*.
- *Olanzapin* war (allerdings nur in einer Post-hoc-Analyse) bei Rapid Cycling in der Wirksamkeit vergleichbar mit *Valproat*. Allerdings lässt sich hieraus nur sehr eingeschränkt eine Wirksamkeit von *Olanzapin* beim Rapid Cycling ableiten, da die Wirksamkeit beim Rapid Cycling für *Valproat* nur in offenen Studien gezeigt werden konnte und *Valproat Lithium* in einer prospektiven Studie bei Rapid Cycling nicht überlegen war.
- Wichtigste Therapiemaßnahme bei Rapid Cycling ist der vollständige **Verzicht auf die Gabe von Antidepressiva**. Es ist relativ gut belegt, dass Antidepressiva ein Rapid Cycling triggern können. Dies wurde in der STEP-BD-Studie an 1742 Patienten mit bipolaren Störungen bestätigt, von denen 720 Patienten mit Antidepressiva behandelt worden waren. Die mit Antidepressiva behandelten Patienten zeigten in der naturalistischen Follow-up-Untersuchung über ein Jahr ein 4-fach erhöhtes Risiko, ein Rapid Cycling zu entwickeln im Vergleich zu den Patienten mit bipolaren Störungen, die keine Antidepressiva erhielten. Ist der Einsatz eines Antidepressivums dennoch bei therapierefraktärer depressiver Episode notwendig, sollte dieses nach Eintreten einer Besserung wieder ausschleichend abgesetzt

> **Box 5**
>
> **Behandlung von Episoden »mit Rapid Cycling« bei bipolarer Störung – Bewertung**
> — Ein Rapid Cycling kann meist nur durch eine Kombinationstherapie erfolgreich behandelt werden. Allerdings fehlen hierzu prospektive Studien. Hinweise für eine Wirksamkeit liegen derzeit für *Lamotrigin*, dann für *Quetiapin* und *Olanzapin* und schließlich, eher eingeschränkt, für *Valproat* vor.
> — Haben die depressiven Episoden Behandlungspriorität, sollte zunächst *Lamotrigin* gewählt werden. *Lamotrigin* kann mit *Olanzapin* oder *Quetiapin* kombiniert werden. Die Interaktionen zwischen Lamotrigin und Quetiapin sind zu beachten (▶ 2.13, Präparat).
> — Auf Antidepressiva sollte verzichtet werden.

werden. Belegt ist dies auch durch eine aktuelle Neuauswertung aus der STEP-BD Studie, wonach eine fortgeführte Behandlung mit einem Antidepressivum zu einem verschlechterten Outcome insbesondere hinsichtlich des Auftretens depressiver Episoden führte (El-Mallakh et al. 2015).
— Ein Therapieversuch mit einem der beschriebenen AM sollte mindestens über 2 Monate erfolgen, um die Wirksamkeit beurteilen zu können.
— Bei Therapieresistenz wird auch die Kombination zweier (ggf. dreier) Stimmungsstabilisierer, wobei einer besonders wirksam hinsichtlich der Verhinderung manischer, ein anderer besonders wirksam hinsichtlich depressiver Episoden sein sollte, empfohlen. Auf Interaktionen ist dann besonders zu achten.

Zur Erhaltungstherapie und Rezidivprophylaxe bei Episoden »mit Rapid Cycling« bei bipolarer Störung ▶ 2.5.

2.4.4 Episode »mit psychotischen Merkmalen« bei bipolarer Störung

Zur Akutbehandlung psychotischer Störungen ▶ 3.4.1.

2.4.5 Substanz-/medikamenteninduzierte bipolare Störungen

Das Risiko, durch Antidepressiva (insbesondere *Venlafaxin* oder TZA) TEAS (▶ Box 2), zu induzieren, scheint bei gleichzeitiger Gabe eines Stimmungsstabilisators deutlich besser kontrollierbar zu sein (Viktorin et al. 2014). Zur möglichen Induktion bipolarer Störungen durch Antidepressiva ▶ 2.4.2; darüber hinaus fehlen Übersichten.

2.5 Erhaltungstherapie und Rezidivprophylaxe bipolarer Störungen

Auch bei der bipolaren Störung kann nach der Akutphase eine Phase der Erhaltungstherapie (zur Verhinderung eines Rückfalls) von einer Rezidivprophylaxe (zur Vermeidung eines Rezidivs) abgegrenzt werden. Beim Absetzen einer Pharmakotherapie unmittelbar nach Abklingen der akuten Krankheitssymptome ist das Rückfallrisiko erhöht (und mit der Dauer der Beschwerdefreiheit sinkt nach Abklingen der akuten Krankheitssymptome das Risiko). Weiterhin ist bekannt, dass eine Erholung von der akuten Krankheitsepisode – d. h. eine mindestens 8-wöchige Beschwerdefreiheit – nach einem manischen Syndrom im Mittel nach 20 Wochen, nach einer depressiven Episode nach 40 Wochen und nach einer gemischten Episode sogar erst nach 50 Wochen eintritt. Daraus folgt, dass nach einer Episode einer bipolaren Störung eine **mindestens 12-monatige Erhaltungstherapie** durchgeführt werden sollte.

Box 6

Kriterien zur Rezidivprophylaxe bei bipolaren Störungen

Schon nach einer **ersten manischen Episode** muss eine langfristige Rezidivprophylaxe **erwogen** werden, weil

- das Lebenszeitrezidivrisiko mit etwa 95% außerordentlich hoch ist.
- einzelne Studien darauf hindeuten, dass zumindest im Falle von *Lithium* dessen akute und rezidivprophylaktische Wirksamkeit bei spätem Einsatz, d. h. bereits nach drei Krankheitsepisoden, eher vermindert ist.

Gegen eine langfristige Rezidivprophylaxe schon nach einer ersten manischen Episode spricht allerdings, dass

- die mittlere Dauer der Remission nach der ersten Krankheitsepisode etwa 4 Jahre betragen soll (und statistisch erst dann eine zweite Episode erwartet werden kann).
- die meisten Patienten nach einer ersten Krankheitsepisode eine medikamentöse Rezidivprophylaxe innerhalb weniger Monate – und dann meist relativ abrupt – absetzen. Zumindest im Falle von *Lithium* wird dann vermutet, dass ein abruptes Absetzen das Rückfallrisiko erhöht (allerdings gibt es auch eine Studie mit gegensätzlichem Befund).
- Eine langfristige Rezidivprophylaxe wird nach einer **zweiten Krankheitsepisode** in den meisten Fällen **unumgänglich** sein.

◼ **Tab. 2.2** Empfehlungen der *World Federation of Societies of Biological Psychiatry* (WFSBP) zur Rezidivprophylaxe bipolarer Störungen (nach Grunze et al. 2013)a

Empfehlungs-grad der WFSBP	Arzneimittel/Einzelsubstanzen
1	*Lithium, Lamotrigin, Aripiprazol, Quetiapin*
2	*Olanzapin, Risperidon*
3	*Valproat, Paliperidon, Ziprasidon,* Antidepressiva als Gruppe
4	*Carbamazepin, Gabapentin, Oxcarbazepin, Amisulprid, Asenapin, Clozapin*

a Es wurden für verschiedene AM individuelle Empfehlungsgrade zur Rezidiv-prophylaxe bei bipolaren Störungen definiert. Die Empfehlungsgrade reichen von 1–5 mit der Abstufung 1: Evidenzgrad A mit gutem Nutzen-Risiko-Verhältnis; 2: Evidenzgrad A mit moderatem Nutzen-Risiko-Verhältnis; 3: Evidenzgrad B; 4: Evidenzgrad C; 5: Evidenzgrad D. Die Evidenzgrade A–F beziehen sich auf zugrunde liegende klinische Untersuchungen (A: Evidenz aus kontrollierten Studien; B: limitierte Evidenz aus kontrollierten Studien; C: Evidenz aus unkon-trollierten Studien [C1], Case-Reports [C2] oder Expertenmeinungen [C3]; D: inkonsistente Ergebnisse; E: negative Ergebnisse; F: ohne Evidenz).

Übersicht zur medikamentösen Rezidivprophylaxe ◼ Tab. 2.2 und ▶ Box 7. Rezidivprophylaxe bei Major Depression als rezidivierende Episode ▶ 1.10.3.

Lithium

— Eine große Metaanalyse unterstreicht die herausragende Stellung von *Lithium* sowohl in der Prävention manischer als auch depressiver Episoden (Miura et al. 2014).

— Ein voller rezidivprophylaktischer Effekt ist manchmal erst nach Mona-ten (bis Jahren) feststellbar.

— Die prophylaktische Wirksamkeit ist besonders gut, wenn bisher weniger als drei Episoden der bipolaren Störung aufgetreten sind.

— In einer Studie über 12 Monate hat sich bezüglich der Prophylaxe **depres-siver** Episoden für *Lithium* gegenüber *Olanzapin* kein Unterschied (bei relativ geringer Wirksamkeit) ergeben, gegenüber **manischen** Episoden aber ein signifikanter Vorteil für *Olanzapin*.

Box 7

Rezidivprophylaxe bipolarer Störungen – Bewertung

- *Lithium* ist gegenüber *Valproat* zu bevorzugen. *Valproat* ist nur zur Weiterbehandlung nach einer manischen Phase zugelassen. Aufgrund seines hohen teratogenen Potenzials und des Risikos für Entwicklungsstörungen bei Kindern, die im Mutterleib *Valproat* ausgesetzt sind, darf *Valproat* nicht bei Frauen im gebärfähigen Alter und schwangeren Frauen angewendet werden, es sei denn, dass alternative Behandlungen nicht wirksam sind oder nicht vertragen werden. Frauen im gebärfähigen Alter müssen während der Behandlung wirksame Verhütungsmethoden anwenden.
- Bei unbefriedigendem Ansprechen von Stimmungsstabilisierern und/oder AAP in der Rezidivprophylaxe sind auch weitere Kombinationsversuche mit *Valproat* gerechtfertigt (*off label*).
- *Aripiprazol*, *Olanzapin* oder *Quetiapin* können gegeben werden, wenn **manische Episoden** verhütet werden sollen. Allerdings beschränkt sich die Zulassung auf Patienten, die schon akut (in der Manie) auf das Präparat angesprochen haben.
- *Quetiapin* ist zur Prävention depressiver Episoden bei bipolarer Depression zugelassen.
- *Inwieweit sich eine alleinige Rezidivprophylaxe mit einem AAP bewährt, hängt von weiteren Studien zur Evidenz und zum NW-Risiko bei bipolaren Störungen ab.*
- *Lamotrigin* ist für die Prophylaxe depressiver Episoden im Rahmen einer bipolaren Störung wirksam und zugelassen.
- *Lithium* ist alleine schon aufgrund der suizidprotektiven Wirkung (Suizidrate bei Patienten mit bipolaren Störungen 10- bis 15-fach erhöht) mit in die Therapieentscheidung einzubeziehen.
- Bei unzureichender Wirkung von Stimmungsstabilisierern kann eine Kombination mit einem AAP entsprechend der Zulassung (◘ Tab. 2.1) und unter Berücksichtigung des NW-Profils begonnen werden. Die Kombination von *Quetiapin* mit *Lithium* oder mit *Valproat* scheint einer Monotherapie mit *Lithium* oder *Valproat* überlegen.
- Die Weiterverordnung eines Antidepressivums sollte individuell bewertet und abhängig von dem Schweregrad vorausgegangener Episoden gemacht werden.

- Die BALANCE-Studie zur Rezidivprophylaxe bipolarer Störungen zeigte die Überlegenheit einer *Lithium*-Monotherapie gegenüber einer Monotherapie mit *Valproat*. Auch war die Kombinationstherapie *Lithium* plus *Valproat* einer *Valproat*-Monotherapie überlegen, nicht aber einer *Lithium*-Monotherapie.

Absetzen von *Lithium*

- Nach Absetzen einer *Lithium*-Prophylaxe ist das Rückfallrisiko wahrscheinlich höher als im naturalistischen Verlauf; mit jeder Phase nimmt möglicherweise die Phasenhäufigkeit weiter zu, evtl. Einmündung in Rapid Cycling.
- Es konnte gezeigt werden, dass eine abrupte Reduktion des *Lithium*-Spiegels um mehr als 0,2 mmol/l mit einem erhöhten Rückfallrisiko assoziiert ist.
- Eine Studie an schwangeren Patientinnen mit bipolarer Störung zeigte, dass ein Absetzen von Stimmungsstabilisierern (*Lithium* oder Antikonvulsiva) das Rückfallrisiko verdoppelte und die Zeit bis zu einem Rezidiv 4-fach kürzer war als bei Weiterführung der Medikation.

- Wenn eine *Lithium*-Prophylaxe doch abgesetzt wird, sollte dies, wenn irgend möglich, langsam über viele Monate erfolgen (s. aber Problem der Schwangerschaft unter bestehender *Lithium*-Prophylaxe ▶ Kap. 14).
- Nach Absetzen von *Lithium* geht, wenn es im Rahmen einer erneuten Episode einer bipolaren Störung wieder angesetzt wird, möglicherweise seine Effektivität verloren.

Antikonvulsiva

- *Valproat* in retardierter Form ist für die Weiterbehandlung nach einer manischen Episode einer bipolaren Störung zugelassen, wenn die akute Phase auf die Behandlung angesprochen hat. Studien belegen die phasenprophylaktische Wirksamkeit von *Valproat*. Auch ist *Valproat* besser verträglich als *Lithium*, aber in der Wirksamkeit nach aktuellen Studien (s. oben, *Lithium*) *Lithium* unterlegen (Cipriani et al. 2013).
- *Lamotrigin* ist für die Prophylaxe depressiver Syndrome im Rahmen einer bipolaren Störung zugelassen und ist als Monotherapie bei Verläufen indiziert, die wesentlich durch depressive Episoden gekennzeichnet sind. Die antimanische Wirksamkeit ist nicht ausreichend belegt. Wenn manische Syndrome den Krankheitsverlauf wesentlich kennzeichnen, sollte daher eine Substanz mit nachgewiesener antimanischer Wirksamkeit (◘ Tab. 2.1) gewählt werden. *Lamotrigin* scheint positive Effekte auch als Add-on-Therapie bei bestehender *Lithium*-Therapie zu haben. Eine Vergleichsstudie zwischen *Lithium* und *Lamotrigin* zeigte hinsichtlich der rezidivprophylaktischen Wirkung keinen Unterschied, *Lamotrigin* war insgesamt besser verträglich.
- Bei *Lithium*-Non-Respondern oder Kontraindikationen gegen *Lithium* ist **Carbamazepin** eine Alternative für die Rezidivprophylaxe (nur in dieser Indikation zugelassen). Die rezidivprophylaktische Wirksamkeit von *Carbamazepin* ist relativ schlecht belegt.

Kombinationen von verschiedenen Antikonvulsiva oder mit Lithium

- Bei fehlender oder nicht ausreichender Wirkung von *Lithium* kann mit *Valproat*, *Carbamazepin* oder *Lamotrigin* **kombiniert** werden. Wenn eine Zweifachkombination nicht ausreichend wirksam ist, kann das jeweils andere Antikonvulsivum oder gleich eine Dreifachkombination versucht werden. Diese Strategien sind nicht evaluiert.
- Eine Metaanalyse konnte zeigen, dass eine *Valproat*-Monotherapie weniger geeignet scheint, einen Rückfall im Rahmen einer bipolaren Störung zu verhindern, als eine Kombinationstherapie aus *Valproat* plus *Lithium* (Cipriani et al. 2013). *Valproat* ist aber nicht zur Rezidivprophylaxe zugelassen.
- Die Kombination aus *Lamotrigin* plus *Valproat* war in einer RCT der alleinigen *Lamotrigin*-Gabe bei der Rezidivprophylaxe bipolarer Störungen hinsichtlich des Wiederauftretens einer depressiven Episode nicht überlegen. Jedoch zeigte sich unter der Kombinationsbehandlung eine größere Abnahme der Depressivität (Bowden et al. 2012).
- Bei Kombination mehrerer Antikonvulsiva sind schwerwiegende Interaktionen (insbesondere mit *Lamotrigin*) unbedingt zu beachten. Eine Alternative stellt heute eher die Behandlung mit einem AAP allein dar, ggf. auch in Kombination mit einem Antikonvulsivum.

Atypische Antipsychotika

- Bezüglich der Prävention manischer Episoden fand sich, v. a. bei Patienten mit wenigen Vorepisoden, ein signifikanter Vorteil für *Olanzapin* gegenüber *Lithium*.
- *Aripiprazol*, *Olanzapin* und *Quetiapin* sind für die Prävention von überwiegend **manischen Episoden** zugelassen, wenn deren manische Episoden auf die Behandlung mit dem Präparat ansprachen.
- Langzeitdaten über 2 Jahre belegen, dass *Aripiprazol* die Zeit bis zu einem Rezidiv in die Manie signifikant gegenüber Plazebo verlängert (McIntyre et al. 2011).
- *Quetiapin* ist für die Prävention von **depressiven Episoden** zugelassen, wenn deren depressive Episoden auf die Behandlung mit *Quetiapin* ansprachen. Mangels ausreichender Evidenz wird seitens der S3-Leitlinie derzeit ein Einsatz als Monotherapie in der Phasenprophylaxe nicht empfohlen.
- Es gibt Hinweise, dass die Risiken bei der Gabe von Antipsychotika in Bezug auf die Entwicklung von Akathisien und akuten EPS bei bipolaren Störungen (im Vergleich zur Schizophrenie) erhöht sind (generelle Risiken ► 3.6).

Kombination von Stimmungsstabilisierern mit atypischen Antipsychotika

- Solche Kombinationen werden häufig genutzt, sind aber durch Studien bislang nicht gut belegt.
- In einer offenen Studie war die Kombination aus *Quetiapin* (400–800 mg) mit einer *Lithium*- oder *Valproat*-Basistherapie einer Monotherapie mit *Lithium* oder *Valproat* hinsichtlich einer Rezidivprophylaxe deutlich überlegen.
- Die Kombination eines Stimmungsstabilisierers mit *Quetiapin* hatte positive Auswirkungen auf die Länge symptomfreier Intervalle, losgelöst von der Polarität (Manie/Depression) der Indexepisode.
- Eine Studie zum Add-on-Einsatz von *Ziprasidon* zu einer bestehenden stimmungsstabilisierenden Medikation bei bipolarer Depression zeigte keinen positiven Effekt.
- Durch die Kombination von *Aripiprazol* mit Stimmungsstabilisierern lässt sich ein additiver Effekt erreichen. Das Risiko eines manischen Rezidivs wurde um 65% gegenüber Plazebo reduziert.

Antidepressiva

- Antidepressiva können auch in der Erhaltungstherapie eingesetzt werden, wenn von früheren Episoden ein positives Ansprechen bekannt ist oder es nach Absetzen des Antidepressivums zu einem Rückfall kommt. Die Studienergebnisse dazu sind aber inkonsistent.
- Entscheidet man sich für die Gabe von Antidepressiva, sollte dies immer unter dem Schutz eines Stimmungsstabilisierers oder eines AAP erfolgen.
- Eine Langzeitbehandlung mit Antidepressiva ergab in einer Vergleichsstudie zwischen Bipolar-I- und Bipolar-II-Störungen hinsichtlich depressiver Symptome keinen Unterschied (Vöhringer et al. 2015).

Rezidivprophylaxe bei schizoaffektiver Störung ▶ 3.4.3.

2.6   Stimmungsstabilisierer und Psychotherapie

Wie bei der Therapie unipolarer Depressionen (▶ 1.3) sollte auch die Pharmakotherapie bipolarer Störungen in einen **Gesamtbehandlungsplan** eingebettet sein. Die pharmakologischen und psycho- bzw. soziotherapeutischen Behandlungsverfahren müssen integriert und entsprechend der Behandlungsphase gewichtet werden. Psychotherapie und Soziotherapie haben dabei einen adjuvanten und stützenden Charakter. Psychoedukation spielt besonders für die Adhärenz (▶ 3.3) in der Phasenprophylaxe eine entscheidende Rolle. Grundsätzlich sollte eine effiziente Psychotherapie phasenübergreifend gestaltet

---

Box 8

Kombination Stimmungsstabilisierer und Psychotherapie bei bipolaren Störungen – Bewertung

- Psychoedukation (z. B. Therapieadhärenz, Schlafregulation, Selbstbeobachtung von Stimmung und Aktivitäten, Verhalten gegenüber Drogen und Alkohol, Stressbewältigung) sollte neben der Pharmakotherapie bei der bipolaren Störung gezielt in Akuttherapie und Phasenprophylaxe eingesetzt werden.
- Psycho- und soziotherapeutische Maßnahmen haben bei bipolaren Störungen grundsätzlich, auch in der Rezidivprophylaxe, stützenden Charakter. Die Basis der Therapie bildet die Pharmakotherapie, deren Wirkung durch eine adjuvante Psychotherapie verbessert und optimiert werden kann.
- Eine leichte depressive Episode kann mit KVT möglichst in Kombination mit einem Stimmungsstabilisierer (*Lithium*) behandelt werden (▶ Box 3).

---

werden. Sie sollte je nach Zustand der Betroffenen fokussiert eher auf aktuelle affektive und assoziierte Symptome und deren Bewältigung oder eher auf die rezidivprophylaktischen Aspekte ausgestaltet sein. Empirische Befunde zu psychotherapeutischen Interventionen sind nur in geringem Ausmaß vorhanden. Innerhalb vorhandener Studien sind die Patientenzahlen oft klein und die Untersuchungszeiträume meist kurz. Zusätzlich erschweren die heterogenen Stichproben, die heterogenen Episoden und unterschiedliche Phasenhäufigkeiten die Schlussfolgerungen.

- **KVT** hat sich sowohl als Einzel-, wie auch als Gruppentherapie bewährt. Varianten der KVT gibt es als »familienfokussierte Psychotherapie« und als »psychoedukative Therapie«. Zentrale Elemente einer adjuvanten Psychotherapie bei bipolaren Störungen sind: **Psychoedukation** über Krankheit und Medikation, angeleitete Selbstbeobachtung von Stimmungsschwankungen und deren alltäglicher Auslöser, Strukturierung und Planung des Tages-, Lebens- und Schlaf-Wach-Rhythmus, eine stabile, unterstützende Therapiebeziehung.
- **Psychotherapie in Kombination mit einem Stimmungsstabilisierer** verbessert die Therapieadhärenz, die Lebenszufriedenheit, das Funktionsniveau, die Beziehungsqualität und reduziert Zeiten mit deutlicher (depressiver) Symptomatik, die Stimmungsvariabilität und schließlich die Fehlzeiten durch Krankenhausaufenthalte.

2.7   Nebenwirkungen und Risiken

Wegen der großen Heterogenität der AM werden die NW und Risiken unter den einzelnen Präparaten (▶ 2.13) besprochen.

Als relevante, jedoch seltene **kardiale NW unter Lithiumsalzen** können v. a. Bradyarrhythmien als Folge von (reversibler) Sinusknotendysfunktion oder Verzögerungen der Reizleitung bzw. AV- und Schenkelblockbilder auftreten. Bei toxischen *Lithium*-Konzentrationen wurden Häufigkeiten von 6–30% beschrieben. Zur Frage des Auftretens von klinisch potenziell relevanten Repolarisationsstörungen ist die Literatur uneinheitlich. *Lithium* scheint die QTc-Zeit konzentrationsabhängig zu verlängern mit der daraus ableitbaren möglichen Folge des Auslösens von TdP-Tachykardien. Zum tatsächlichen TdP-Risiko gibt es jedoch keine verlässlichen Zahlen. Damit besteht derzeit eine Unsicherheit über die Häufigkeit der notwendigen EKG-Kontrollen unter einer *Lithium*-Therapie. In jedem Fall sollten insbesondere in der Eindosierungsphase regelmäßige EKG-Kontrollen erfolgen; das potenziell erhöhte Risiko bei Einsatz weiterer die QTc-Zeit verlängernder AM muss beachtet werden, ebenso die Anwendung bei Vorliegen weiterer Risikofaktoren für TdP (▶ 3.6.3).

Eine aktuelle Übersichtsarbeit beschreibt als wesentliche unerwünschte Wirkungen einer *Lithium*-Behandlung reduzierte Urin-Konzentrationsfähigkeit, Hypothyreose, Hyperparathyreoidismus sowie Gewichtszunahme. Das Risiko eines terminalen Nierenversagens unter einer *Lithium*-Therapie kann insgesamt aber als niedrig angesehen werden (McKnight et al. 2012; Shine et al. 2015). Eine Übersichtsarbeit zu den negativen Langzeiteffekten einer *Lithium*-Therapie zeigte, dass insbesondere höhere Serumkonzentrationen langfristig mit einer verschlechterten **Nierenfunktion** sowie einer Hypothyreose und Hyperkalzämie verbunden sind (Shine et al. 2015). Insgesamt bleiben die Befunde zu renalen Langzeitfolgen einer *Lithium*-Behandlung uneinheitlich.

2014 hat der europäische Ausschuss für Risikobewertung im Bereich der Pharmakovigilanz (PRAC) *Lithium*-Präparate vermarktende pharmazeutische Unternehmen aufgefordert, Hinweise für die Gefahr des vermehrten Auftretens von Nierentumoren als Spätkomplikation einer Langzeittherapie mit *Lithium*-Präparaten zu recherchieren. Eine kürzlich erschienene populationsbasierte Studie aus Dänemark konnte jedoch keinen Zusammenhang zwischen einer *Lithium*-Therapie und einer erhöhten Rate an renalen Tumoren oder Tumoren des oberen Harntraktes zeigen (Kessing et al. 2015).

Es liegen Daten vor, die darauf hinweisen, dass das **Allel HLA-A*3101** bei Personen mit europäischer Abstammung sowie bei Japanern mit einem erhöhten Risiko von *Carbamazepin*-**induzierten** unerwünschten AM-Wirkungen der Haut assoziiert ist. Das Risiko *Carbamazepin*-induzierter Hautreaktionen kann hierdurch von 5,0% bei der Allgemeinbevölkerung auf 26,0% bei Patienten europäischer Abstammung steigen. Dennoch liegen derzeit keine ausreichenden Daten für die Empfehlung einer Untersuchung auf das Vorliegen des Allels HLA-A*3101 vor Beginn einer Behandlung mit *Carbamazepin* vor (Grover u. Kukreti 2014). Möglicherweise besteht die HLA-Assoziation häufiger bei allgemeinen Hautveränderungen als beim Auftreten eines Stevens-Johnson-Syndroms (SJS) oder einer toxischen epidermalen Nekrolyse (TEN). Zudem wurde nachgewiesen, dass das Vorhandensein des Allels **HLA-B*1502** bei Personen, die von Han-Chinesen oder Thailändern abstammen, vermehrt mit dem Risiko des Auftretens schwerer Hautreaktionen, und zwar des Stevens-Johnson-Syndroms, verbunden ist. Die Prävalenz von Trägern des HLA-B*1502-Allels beträgt bei Han-Chinesen und Thailändern etwa 10%. Daher sollten diese Personen gemäß FI vor Beginn einer Therapie mit *Carbamazepin* auf dieses Allel hin genetisch untersucht werden.

Suizidrisiko unter Antikonvulsiva

Nachdem die FDA vor einigen Jahren bereits vor einem stark erhöhten Risiko für Suizidgedanken und suizidales Verhalten bei der Behandlung mit Antikonvulsiva im Vergleich zu Plazebo warnte, konnte dies zwischenzeitlich entschärft werden. Eine Metaanalyse an 48.000 Patienten mit bipolarer Störung konnte sogar eine Abnahme des Suizidrisikos unter Antikonvulsiva nach Behandlungsbeginn zeigen. Das Suizidrisiko unter Antikonvulsiva war nicht höher als unter *Lithium*. Trotz Relativierung des Risikos durch Metaanalysen wurden die Warnhinweise nach Vorgabe der FDA in die Beipackzettel der Antikonvulsiva aufgenommen. In einer Kohortenstudie in den USA zeigte sich eine erhöhte Rate suizidaler Handlungen unter Antikonvulsivatherapie. Es zeigte sich für *Clonazepam*, *Lamotrigin*, *Phenobarbital* und *Valproat* kurz nach Behandlungsbeginn ein erhöhtes Suizidrisiko.

Zwischenzeitlich wurden *Lamotrigin*, *Gabapentin*, *Pregabalin* und *Oxcarbazepin* zu einer Gruppe neuerer Antikonvulsiva mit »niedrigem Potenzial, depressive Zustände zu erzeugen« (*low potential of causing depression*), *Levetiracetam*, *Tiagabin*, *Topiramat* oder *Vigabatrin* als neuere Antikonvulsiva zu einer Gruppe mit »*high potential of causing depression*« zusammengefasst.

In einer Beobachtungsstudie an 199 Patienten über 30 Jahre für den Einsatz von *Carbamazepin*, *Lamotrigin* und *Valproat* konnte keine erhöhte Suizidrate bei Patienten mit Bipolar-I-Störung festgestellt werden (Leon et al. 2012). Ähnlich wie bei der Frage einer Induktion suizidaler Gedanken unter SSRI (▶ 1.5.14) kann erst in prospektiven Studien erkannt werden, in welchem Verhältnis der positive suizidverhütende Effekt durch Antikonvulsiva bei bipolaren Störungen zu einem möglichen höheren Suizidrisiko unter Antikonvulsiva steht. Unabhängig von der teils widersprüchlichen Datenlage ist beim Einsatz von Antikonvulsiva sorgfältig auf das Suizidrisiko zu achten.

NW der AAP ▶ 3.6; AM-induzierte sexuelle Funktionsstörungen ▶ 8.2.6.

2.8   Kontraindikationen

Wichtige Kontraindikationen für Stimmungsstabilisierer

— Bekannte Überempfindlichkeit gegen die entsprechende chemische Substanzklasse oder gegen andere Inhaltsstoffe der Präparate.
— Akute Alkohol-, Schlafmittel-, Analgetika-, Psychopharmakaintoxikationen.
— Schwere Störungen des Elektrolythaushalts und M. Addison: *Lithium*.
— Schwere Herz-Kreislauf-Erkrankungen: *Lithium*.
— Vorbestehende Knochenmarkschädigung bei *Carbamazepin*. Vorsicht mit *Valproat*. *Carbamazepin* darf wegen der potenziellen Knochenmarkstoxizität nicht mit *Clozapin* kombiniert werden. Bei Gerinnungsstörungen Vorsicht mit *Valproat*.
— Schwerere Nierenfunktionsstörungen bzw. Einschränkung der glomerulären Filtrationsrate bei *Lithium*. Vorsicht mit *Valproat* und *Lamotrigin*.
— Schwere Leberschädigung bei *Carbamazepin* und besonders bei *Valproat*. Vorsicht mit *Lamotrigin*.
— Pankreatitis bei *Valproat*.
— Akute intermittierende Porphyrie bei *Carbamazepin* und *Valproat*.
— Vorsicht, wenn (allergische) Hautveränderungen in der Anamnese bekannt sind.

Kontraindikationen für die AAP ► 3.7; Hinweise zu Schwangerschaft und Stillzeit ► Kap. 14; zur Fahrtüchtigkeit ► Kap. 15.

2.9   Interaktionen

► 2.13, jeweiliges Präparat.

2.10   Routineuntersuchungen

— Unter *Lithium* und Antikonvulsiva sind spezifische Routineuntersuchungen notwendig; für Antidepressiva ► 1.8, Tab. 1.6; für AAP ► 3.9, Tab. 3.6.
— Eine Übersicht über die empfohlenen Kontrollen gibt ▣ Tab. 2.3. Darüber hinaus empfehlen sich Kontrollen, wann immer ein Parameter pathologisch ausfällt.
— Unter der Therapie mit *Lithium* sind regelmäßige Kontrollen der **Schilddrüsen-, Nebenschilddrüsen- und der Nierenfunktion** notwendig (▣ Tab. 2.3). Die glomeruläre Filtrationsrate (GFR) wird in der Regel über die Bestimmung der Kreatinin-Clearance gemessen. Bei zweifelhaften

Befunden kann die GFR mittels Isotopen-Clearance (DTPA) näherungsweise bestimmt werden (▶ 2.13, Präparat).

— Wegen der unter *Lithium* möglichen **EKG-Veränderungen** (Vorsicht ist
geboten bei gleichzeitiger Gabe von AM, die das QTc-Intervall verlängern
können) sollte vor und unter der Therapie ein EKG abgeleitet werden.
Eine erste Kontrolle empfiehlt sich, wenn die Therapie stabil eingestellt
ist, d. h. in der Regel nach 2–4 Wochen. Ein EKG unter *Lamotrigin* und
Valproat ist optional (s. auch ▶ 2.7).

— Die Kenntnis des **EEG** vor Beginn der Therapie gehörte vor Einführung
der bildgebenden Verfahren zur Routinediagnostik in der Psychiatrie.
Heute ist diese Ausgangsuntersuchung optional. Vor der Einstellung mit
Lithium sollte ein EEG aber zur Routine gehören. Auch Kontrolluntersuchungen sind empfehlenswert. Bei neurotoxischen Kombinationen sind
ggf. häufigere Kontrollen nötig.

— Das mögliche Auftreten von Blutbildveränderungen v. a. unter *Carbamazepin*, aber auch unter *Valproat*, macht die regelmäßige Kontrolle des
Blutbildes notwendig.

— Wegen möglicher Gerinnungsstörungen sind unter *Valproat* Kontrollen
des **Gerinnungsstatus** notwendig.

— Wegen der möglichen Hepatotoxizität (*Carbamazepin*, *Lamotrigin*,
Valproat) bzw. Pankreastoxizität (*Valproat*) sind unter diesen Substanzen
Kontrollen der **Leberenzyme** bzw. bei *Valproat* auch der **Pankreas-
enzyme** notwendig. Allerdings empfehlen einige Hersteller v. a. zu
Therapiebeginn sehr kurze Kontrollintervalle, die in der Praxis oft nicht
eingehalten werden (◻ Tab. 2.3).

❯ Unter einer Therapie mit *Lithium* gehört die Bestimmung von
Plasmakonzentrationen zu den zwingend notwendigen Routineuntersuchungen.

2.11   Dosierung und Plasmakonzentration

Generelle Dosierungsempfehlungen sind wegen der Heterogenität der AM
nicht möglich. Hinweise zu den Wirkstoffspiegeln finden sich bei dem jeweiligen Präparat.

— Für *Lithium*, *Carbamazepin* und *Valproat* sind therapeutische Plasmakonzentrationen etabliert (▶ 2.13, Präparate); die Dosierung dieser
Substanzen sollte sich daher nach der angestrebten Plasmakonzentration
richten.

— Regelmäßige **Kontrollen** der Plasmakonzentrationen (12 ± 0,5 h nach der
letzten und **vor der morgendlichen Einnahme**) sind unter der Therapie

Tab. 2.3 Empfehlungen für Routineuntersuchungen unter Stimmungsstabilisierern

Präparate	Vorher	Monate							Vierteljährlich	Jährlich
		1	2	3	4	5	6			
Carbamazepin										
Plasmakonzentration	–	XX[f]	X[f]	X[f]	X[f]	X[f]	X[f]	X[a,f]	–
Blutbild	X	XXXX	X	X	X	X	X	X[a]	–
Kreatinin	X	X	–	X	–	–	–	–	X
Elektrolyte	X	X	X	X	–	–	X	–	X
Leberenzyme	X	XXXX	X	X	X	X	X	X[a]	–
EKG[g]	X	X	–	–	–	–	–	–	(X)
EEG	X	–	–	–	–	–	–	–	–
RR, Puls	X	X	–	X	–	–	X	–	X[a]
Lamotrigin										
Plasmakonzentration	–	Sinnvoll im Einzelfall, v. a. bei Verdacht auf mangelhafte Adhärenz, unzureichendem Ansprechen oder möglichen Wechselwirkungen mit anderen AM								X
Blutbild	X	X	–	–	–	–	–	–	X
Elektrolyte	X	X	–	–	–	–	–	–	X

Kreatinin	X	X	—	—	—	—	—	—	—	—	X
Leberenzyme	X	X	—	—	—	—	X	X	—	—	X
EKG[g]	(X)	(X)	—	—	—	—	—	—	—	—	(X)
EEG	(X)	—	—	—	—	—	—	—	—	—	—
Lithium											
Plasmakonzentration	—	XXXX	X[c]	X[c]	X[c]	X[c]	X[c]	X[c]	X[c]	—	X
Kreatinin	X	XXXX	X	X	X	X	X	X	X	X	—
24-h-Urinvolumen, GFR (z. B. Kreatinin-Clearance)	X	—	—	—	—	—	X	X	—	—	X[d]
Serumelektrolyte mit Kalzium	X	X	—	X	—	—	—	X	X	X	—
T3, T4, TSH, ggf. TRH-Test, Parathormon	X	—	—	—	—	—	—	—	—	—	X
EKG[g]	X	X	—	—	—	—	—	—	—	—	X
EEG	(X)	—	—	—	—	—	—	—	—	—	—
RR, Puls	X	X	X	X	—	X	X	X	X	X[a]	—
Körpergewicht, Halsumfang	X	—	X	X	—	X	X	X	X	X[a]	—
Valproat											
Plasmakonzentration	—	X[f]	—	X[f]	—	—	—	X[f]	—	—	X

▢ Tab. 2.3 (Fortsetzung)

Präparate	Vorher	Monate						Vierteljährlich	Jährlich
		1	2	3	4	5	6		
Blutbild	X	X	XX[e]	X[e]	X[e]	X[e]	X[e]	X[a]	–
Kreatinin	X	X	XX[e]	X[e]	X[e]	X[e]	X[e]	X[a]	–
Leberenzyme, Bilirubin, Amylase, Lipase, PTT, Quick, Fibrinogen, Faktor VIII	X	X	XX[e]	X[e]	X[e]	X[e]	X[e]	X[a]	–
EKG[g]	(X)	(X)	–	–	–	–	–	–	(X)
EEG	(X)	–	–	–	–	–	–	–	–

X Anzahl der notwendigen Routinekontrollen, *(X)* Untersuchung optional.
[a] Bei langfristig stabilen Patienten sind halbjährliche Kontrollen ausreichend. [b] Bei potenziell neurotoxischen Kombinationen, z. B. mit Antipsychotika, sind ggf. auch häufiger Kontrollen ratsam; bei langfristig stabil eingestellten Patienten sind auch deutlich längere Kontrollintervalle möglich. [c] Unter bestimmten Umständen (z. B. Fieber, Durchfälle) sind häufigere Kontrollen ratsam. [d] Bei älteren Patienten sind häufigere Kontrollen ratsam. [e] Diese Kontrollen sind laut Hersteller nur erforderlich, wenn die 4-Wochen-Kontrolle pathologische Werte aufgewiesen hat. [f] Zusätzlich sinnvoll bei Unwirksamkeit. [g] Bei Patienten, die mit anderen AM, die das QTc-Intervall verlängern können, behandelt werden, sind häufigere Kontrollen nötig. *GFR* glomeruläre Filtrationsrate, *T3* Trijodthyronin, *T4* Tetrajodthyronin, *TSH* Thyreotropin, *TRH* Thyreotropin-Releasing-Hormon, *PTT* partielle Thromboplastinzeit.

mit *Lithium*, *Carbamazepin* oder *Valproat* auch wegen der relativ geringen therapeutischen Breite dieser Substanzen notwendig. Diese müssen
in der Phase der Neueinstellung häufiger erfolgen, bis sich ein stabiles
Gleichgewicht eingestellt hat.

- Für die **Rezidivprophylaxe** mit *Lithium* reichen oft 0,5–0,8 mmol/l, für
die **Lithium-Augmentation** können 0,4 mmol/l ausreichend sein. Die
Plasmakonzentrationen für die **antimanische** Wirkung unterscheiden
sich nicht im höheren und jüngeren Lebensalter (0,9–1,2 mmol/l) (sonstige Plasmawerte ▸ 2.13, Präparat).

> **Durch eine CYP3A4-Enzyminduktion unter *Carbamazepin* können
> die Plasmakonzentrationen dieser und anderer, gleichzeitig ver-
> abreichter Substanzen noch Wochen, nachdem sich zunächst ein
> Gleichgewicht eingestellt hatte, wieder abfallen. Besonders wichtig
> sind in diesem Zusammenhang die Proteaseinhibitoren, Immun-
> modulatoren oder Zytostatika.**

- Während *Carbamazepin* und mehr noch *Lamotrigin* sehr langsam aufdosiert werden müssen, können *Lithium* und v. a. *Valproat* bei Bedarf –
insbesondere bei manischen Syndromen – gleich von Beginn an in der
Zieldosis verabreicht werden. Nach i.v.-Gabe (aber *off label*), gelegentlich
aber auch nach oraler Gabe von *Valproat*, können therapeutische Plasmakonzentrationen schon am 2. Behandlungstag gemessen werden.
- Gerade bei der kombinierten Verabreichung von Antikonvulsiva sind Interaktionen zwischen den Substanzen zu beachten, die zur Dosisanpassung zwingen und deren Nichtbeachtung zu lebensbedrohlichen Komplikationen führen kann (z. B. kompetitive Hemmung des *Lamotrigin*-
Metabolismus durch *Valproat* mit Zunahme der Häufigkeit von Hautaus-
schlägen).
- Eine Untersuchung gibt Hinweise darauf, dass es nach wiederholter Anti-
depressivaexposition bei depressiven Episoden (Bipolar II) zum Verlust
der antidepressiven Wirkung (Tachyphylaxie) kommt. Bei Behandlung
einer depressiven Episode mit *Sertralin* zeigte sich eine negative Korrelation zwischen der Anzahl vorher eingesetzter Antidepressiva und einer
Response auf *Sertralin*. Je mehr Therapieversuche im Vorfeld stattfanden,
desto geringer die Response.

2.12 Stimmungsstabilisierer im höheren Lebensalter

Bei der Behandlung mit Stimmungsstabilisierern im höheren Lebensalter sind
wegen möglicher reduzierter Metabolisierung und verminderter renaler Elimination ggf. niedrige Dosierungen und längere Aufdosierungszeiten notwendig.

Folgende Besonderheiten sind **zusätzlich** zu den beschriebenen NW und Kontraindikationen zu beachten:

Carbamazepin
- Wegen schlechter Verträglichkeit im Alter nicht zu empfehlen.
- Aufgrund möglicher körperlicher Komorbidität ist verstärkt das NW-Spektrum der Medikation zu beachten; sie treten oft schon bei Spiegeln im therapeutischen Bereich auf.
- Vor allem kognitive Störungen, Schwindel, Gangunsicherheit, Sehstörungen und Sedierung sind im Alter häufig.

Lamotrigin
- Bei eingeschränkter Leber- oder Nierenfunktion sollte niedriger dosiert werden. Die Behandlung im höheren Lebensalter unterscheidet sich sonst nicht von der Behandlung jüngerer Patienten.

Lithium
- Die HWZ beträgt durchschnittlich 24 h und kann auf 30–36 h bei großen individuellen Unterschieden im höheren Alter verlängert sein; deshalb sind die Dosen zumindest anfangs zu halbieren.
- *Lithium* ist bei eingeschränkter Nierenfunktion schwieriger handhabbar, es müssen der *Lithium*-Spiegel, die GFR sowie Elektrolyte engmaschiger kontrolliert werden. Insbesondere eine Exsikkose durch unzureichende Flüssigkeitsaufnahme kann zu einer *Lithium*-Intoxikation führen.
- Bei älteren Menschen treten häufiger extrapyramidalmotorische und neurotoxische Symptome auf.
- Die **Plasmakonzentrationen** für eine Rezidivprophylaxe oder Augmentationsbehandlung sind im höheren Lebensalter wahrscheinlich etwas niedriger anzusetzen. Sie sollten in der Regel einen Wert von 0,6 mmol/l nicht überschreiten.
- Die Plasmakonzentrationen für die antimanische Wirkung unterscheiden sich jedoch nicht im höheren und jüngeren Lebensalter (0,9–1,2 mmol/l).
- Im höheren Lebensalter sind folgende Kontraindikationen besonders zu beachten: schwere Nierenfunktionsstörungen, schwere Herz- und Kreislauf-Erkrankungen, Störungen des Natriumhaushalts.

Valproat
- *Valproat* sollte bevorzugt werden, wenn gegen *Lithium* Kontraindikationen bestehen.
- Im höheren Lebensalter können unter *Valproat* verstärkt NW wie eine Enzephalopathie, eine Thrombozytopenie oder eine Leberschädigung auftreten.

2.13 Präparate

Bei Generika wird in der Regel auf die Angabe der Packungsgröße·und der Darreichungsformen verzichtet; diese müssen ggf. der Fachinformation entnommen werden. Es wurden nur die Präparate berücksichtigt, die auch für die Behandlung einer Indikation dieses Kapitels eine Zulassung erhalten haben. Es wird auf die weiterführende und ergänzende Darstellung der NW in ► 2.7, der Kontraindikationen in ► 2.8 und der Besonderheiten im Alter und bei internistischen Erkrankungen (► 2.12 und ► Kap. 13) hingewiesen. Schwangerschaftsrisiken ► Kap. 14.

Carbamazepin
Stimmungsstabilisierer, Antikonvulsivum, Dibenzoazepin-Derivat
5H-Dibenz[b,f]azepin-5-carboxamid

Carbaflux (Hennig)
Carbamazepin-1A-Pharma
(1A-Pharma)
Carbamazepin Aristo (Aristo)
Carbamazepin Desitin (Desitin)
Carbamazepin Heumann (Heumann)
Carbamazepin-HEXAL (HEXAL)
Carbamazepin-neuraxpharm
(neuraxpharm)
Carbamazepin-ratiopharm
(ratiopharm)
Carbamazepin Sandoz (Sandoz)
Carbamazepin TEVA (TEVA)

Tegretal (Novartis Pharma)
Tbl. 200 mg (50, 200 Tbl.)
Suspension 100 mg/5 ml, Suspension zum Einnehmen (250 ml)
Retardtbl. 200 mg (100, 200 Tbl.), 400/ 600 mg (50, 200 Tbl.) **Tegretal retard**
Timonil (Desitin)
Tbl. 200 mg (50, 100, 200 Tbl.)
Tbl. 400 mg (50, 100 Tbl.)
Saft 20 mg/ml, Suspension zum Einnehmen (250 ml)
Retardtbl. 150/ 200/ 400 mg (50, 100, 200 Tbl.), 300/ 600 mg (80, 160 Tbl.) **Timonil retar**

■ Pharmakodynamik
— Antikonvulsivum, dessen antimanischer und rezidivprophylaktischer Wirkungsmechanismus nicht sicher definiert ist.

■ Pharmakokinetik
— Langsame, fast vollständige Resorption; Bioverfügbarkeit > 70%; der Zeitpunkt des Plasmakonzentrationsmaximums ist abhängig von der galenischen Zubereitung: Suspension 2–4 h, Tablette ca. 8 h, Retardtablette ca. 16 h. Die Plasmakonzentrationen nach Gabe von Retardtabletten sind niedriger als bei nichtretardierten Tabletten. Die höchsten Konzentrationen werden nach Gabe der Suspension beobachtet.
— HWZ nach Einmalgabe ca. 36 h (Bereich: 29–41 h), bei Dauertherapie durch Enzyminduktion kürzer, 10–20 h; $t_{1/2}$ des wirksamen Metaboliten *Carbamazepin-10,11-epoxid* 5–8 h.

— Metabolisierung bevorzugt durch CYP3A4. Der aktive Metabolit wird durch Epoxidhydrolase abgebaut. *Carbamazepin* induziert die Enzyme CYP3A4 und CYP2B6 und moderat auch CYP1A2, CYP2C9 und CYP2C19 und ebenso Glukuronosyltransferasen (UGT) und Epoxidhydrolase (ein maximaler Effekt ist für die Induktion und Deinduktion nach Absetzen innerhalb von 3 Wochen zu erwarten).

— Antimanische und rezidivprophylaktische Plasmakonzentrationen sind nicht durch Studien validiert; angestrebt werden sollten Konzentrationen, wie sie in der Epileptologie Anwendung finden; sie sollten insbesondere zur Vermeidung von unerwünschten Arzneimittelwirkungen kontrolliert werden. Plasmakonzentration: 4–12 mg/l[(p)].

▪ Indikationen und Behandlungshinweise

— *Rezidivprophylaxe bipolarer affektiver Störungen*[z], wenn *Lithium* nicht oder nicht ausreichend wirksam ist bzw. wenn Patienten unter *Lithium* schnelle Phasenwechsel erlebten oder wenn Kontraindikationen gegen *Lithium* bestehen. Die rezidivprophylaktische Wirksamkeit von *Carbamazepin* ist durch Studien relativ schlecht belegt.

— Verhütung zerebraler Krampfanfälle im *Alkoholentzugssyndrom*[z] (nur unter stationären Bedingungen), ▶ 7.2.1.

— Eine antimanische Wirkung ist nachgewiesen; für diese Indikation besteht aber keine Zulassung.

— Routineuntersuchungen: Unter einer Langzeitbehandlung mit *Carbamazepin*, zur frühzeitigen Erkennung von hepato- und hämatotoxischen NW (◻ Tab. 2.3).

— Das **Allel HLA-A*3101** ist mit einem erhöhten Risiko von *Carbamazepin*-induzierten unerwünschten AM-Wirkungen der Haut assoziiert. Dennoch liegen derzeit keine ausreichenden Daten für die grundsätzliche Empfehlung einer Untersuchung auf das Vorliegen des Allels HLA-A*3101 vor Beginn einer Behandlung mit *Carbamazepin* vor.

— Patienten Han-chinesischer oder thailändischer Abstammung sollten vor einer Behandlung auf die Genvariante **HLA-B*1502** hin untersucht werden. Dieses Allel ist ein starker Prädiktor für das Risiko des Auftretens des Stevens-Johnson-Syndroms bei einer Behandlung mit *Carbamazepin* (auch ▶ 2.7).

❯ **Aufklärung über Frühsymptome einer Knochenmarkschädigung (Fieber, Halsschmerzen, Mundulzera, Hämatome) und einer Leberfunktionsstörung (Abgeschlagenheit, Appetitlosigkeit, Übelkeit, Gelbfärbung der Haut); bei Leukozytenzahl < 4000/mm³ Kontrolle Differenzialblutbild (einschließlich Thrombozytenzahl).**

- Vor Behandlungsbeginn Ausschluss von Herzrhythmus- bzw. Überleitungsstörungen durch EKG.
- Regelmäßige Kontrollen der Plasmakonzentration notwendig (12 ± 0,5 h nach der letzten und vor der morgendlichen Einnahme); Plasmakonzentration kann noch Wochen nach Behandlungsbeginn abfallen (Enzyminduktion).
- ▶ 14.4; vor Behandlungsbeginn sollte ein Schwangerschaftstest durchgeführt werden.
- Routineuntersuchungen: ◩ Tab. 2.3.

■ Dosierung

- Einschleichend aufdosieren, da NW v. a. initial bei hohen Anfangsdosen und rascher Dosissteigerung auftreten.
- **Rezidivprophylaxe bipolarer Störungen:** Beginn mit 200–400 mg/d; Dosissteigerung i. Allg. um 200 mg/d; Maximaldosis: Timonil, Tegretal, Tegretal retard 800 mg/d^z; Timonil retard 900 mg/d^z. Dosierung je nach Plasmakonzentration; Verteilung auf 3–4 Einnahmen täglich, bei Retardpräparaten sind 1–2 Gaben ausreichend.
- **Alkoholentzugssyndrom** (Anfallsverhütung während der stationären Behandlung): Durchschnittliche Tagesdosis: 600 mg/d; max. 1200 mg/d (in 2 Einzelgaben)^z.

■ Nebenwirkungen, Risikopopulationen und Intoxikationen

Sie treten bei alleiniger Verabreichung von *Carbamazepin* (Monotherapie) seltener als bei gleichzeitiger Gabe anderer Antikonvulsiva (Kombinationstherapie) auf. Ein Großteil der NW kann dosisabhängig, insbesondere bei Behandlungsbeginn, auftreten und verschwindet meist nach 8–14 Tagen oder nach vorübergehender Dosisreduktion. Daher einschleichend dosieren.

Sehr häufig Schwindel, Somnolenz, Sedierung, Ataxie, Veränderungen von Leberfunktionswerten, Leukopenie.

Häufig Kopfschmerzen, Doppelbilder, allergische Hautreaktionen mit/ohne Fieber, Eosinophilie, Thrombozytopenie, Appetitlosigkeit, Mundtrockenheit, Nausea, Hyponatriämie, Ödeme.

Gelegentlich Verwirrtheitszustände, unwillkürliche Bewegungsstörungen.

Sonstige NW Selten Halluzinationen, Leukozytose, Agranulozytose, Bradykardie, Herzrhythmusstörungen, Leberversagen, aseptische Meningitis mit Myoklonus, erhöhte Prolaktinspiegel, Geschmacksstörungen. Es wurde in einigen Studien unter langfristiger Gabe von *Carbamazepin* eine **verminderte**

Knochendichte festgestellt. Bei Risikopatienten (über lange Perioden immobilisiert, keine Sonnenexposition, geringe Kalziumaufnahme) sollte eine Vitamin-D-Substitution erwogen werden.

Risikopopulationen Herz: Übliches Risikoprofil trizyklischer Substanzen (v. a. anticholinerge Wirkung, Erregungsleitungsstörungen, EKG-Veränderungen mit QTc-Zeit-Verlängerung, ventrikuläre Rhythmusstörungen), kardiovaskuläre Effekte jedoch seltener und geringer ausgeprägt als unter TZA und trizyklischen Antipsychotika. Anwendung bei kardialer Vorschädigung nur unter engmaschigen EKG-Kontrollen; nicht selten sind Hyponatriämien, daher Vorsicht und entsprechende Kontrollen bei Herzinsuffizienz und Diuretikatherapie. **Leber:** Dosisanpassung bzw. Verlängerung der Dosierungsintervalle sowie Laborkontrollen einschließlich Plasmaspiegelbestimmung bei hepatischer Vorschädigung; kontraindiziert bei schwerer Leberinsuffizienz; gelegentlich Berichte von Hepatitis und Cholestase beim Lebergesunden; häufig Transaminasenanstieg unter Behandlung, v. a. bei Therapiebeginn. Entsprechendes sorgfältiges Monitoring ist indiziert. **Niere:** Bei renaler Funktionseinschränkung Dosisreduktion und engmaschige Laborkontrollen mit Plasmaspiegelbestimmung, v. a. auch der Serumelektrolyte (insbesondere Natrium); selten Berichte von akutem Nierenversagen unter Therapie.

Intoxikationen Akzentuierte NW, Bewusstseinsstörungen, zerebelläre Symptomatik (Ataxie, Nystagmus), Herzrhythmusstörungen, EKG-Blockbilder, hypotensive und hypertensive Kreislaufdysregulation, Herz-/Kreislaufstillstand.

> ❯ **Die sehr selten auftretende exfoliative Dermatitis bei Stevens-Johnson-Syndrom bzw. Lyell-Syndrom ist lebensbedrohlich (sofort absetzen!). Keine Kombination von *Carbamazepin* mit anderen potenziell knochenmarkstoxischen Substanzen (*Clozapin*).**

- ■ **Kontraindikationen**
- ▬ Reizleitungsstörungen, insbesondere AV-Block, bekannte Knochenmarkschäden, akute intermittierende Porphyrie. Genetisch gesicherte Träger der Allele HLA-A*3101 und HLA-B*1502 dürfen nicht mit *Carbamazepin* behandelt werden (s. oben, ▶ Behandlungshinweise).

Relative Kontraindikationen
- ▬ Schwere Leber- und Niereninsuffizienz, kardiale Vorschädigung.

- ■ **Interaktionen**
- ▬ Keine Kombination mit potenziell knochenmarkstoxischen Substanzen (*Clozapin*) und TZA (Strukturähnlichkeit mit *Carbamazepin*).

- Keine Kombination mit MAOH.
- Keine Kombination mit *Voriconazol*.
- Die gleichzeitige Gabe von SSRI kann zu einem zentralen Serotoninsyndrom führen.
- Vorsicht bei Kombination mit AM, die eine Hyponatriämie induzieren können, z. B. SSRI, *Venlafaxin*, Diuretika (SIADH!).
- Vorsicht bei Kombination mit zentral dämpfenden Psychopharmaka und bei Alkoholkonsum (verminderte motorische Koordination und Beeinträchtigung des Reaktionsvermögens).
- Die gleichzeitige Anwendung von *Levetiracetam* kann die Toxizität von *Carbamazepin* erhöhen.
- Besonders bedeutsam sind die CYP3A4-induzierenden Effekte von *Carbamazepin*. Dadurch kann es zu einem beschleunigten Abbau von Medikamenten kommen, die **Substrate** von **CYP3A4** sind (z. B. *Quetiapin*, *Midazolam* oder *Aripiprazol*, *Ciclosporin*) mit dem Risiko einer Wirkabschwächung (▶ **Anhang SUB**).
- Nach Absetzen von *Carbamazepin* kann es durch **Nachlassen der Induktion** von CYP3A4 zu einem Anstieg der Plasmakonzentrationen von Präparaten kommen, die **Substrate** von **CYP3A4** sind (▶ **Anhang SUB**). Dies kann zu vermehrten NW bis hin zur Toxizität führen.
- Vorsicht bei Kombination mit **CYP3A4-Inhibitoren**, wie z. B. *Erythromycin* oder *Ritonavir*, wegen des Anstiegs der *Carbamazepin*-Plasmakonzentration (▶ **Anhang INT**).
- Bei Kombination mit *Paliperidon* und wahrscheinlich auch mit *Risperidon* kann es durch Induktion des Effluxtransporters P-Glykoprotein zu einer verminderten Bioverfügbarkeit der beiden Antipsychotika kommen.

- **Bewertung**

Antikonvulsivum mit antimanischer Wirkung; die rezidivprophylaktische Wirkung bei bipolarer Störung ist relativ schlecht belegt; als Antimanikum nicht zugelassen, jedoch zur Rezidivprophylaxe, wenn *Lithium* versagt hat, unter *Lithium* rasche Phasenwechsel auftreten oder eine Behandlung mit *Lithium* nicht möglich ist. Bei manischen Syndromen ist die Wirksamkeit von *Valproat*, die zudem akut besser handhabbar ist, besser belegt. *Carbamazepin* hat gegenüber *Lithium* wahrscheinlich Vorteile bei der Akutbehandlung schizoaffektiver Störungen. Jedoch ist bei Kombination mit einem AAP die Möglichkeit der pharmakokinetischen Interaktion bedeutsam; möglichst kein *Quetiapin* und kein *Aripiprazol* in der Kombinationsbehandlung. Eine Kombination mit *Clozapin* ist kontraindiziert.

Lamotrigin

Stimmungsstabilisierer, Antikonvulsivum

3,5-Diamino-6-(2,3-dichlorphenyl)-1,2,4-triazin

Lamictal (GlaxoSmithKline)
Tbl. 2 mg (30 Tbl) 5 mg (42 Tbl.), 25 mg
(42 Tbl.), 50 mg (42, 98, 2 × 98 Tbl.)
100/ 200 mg (2 × 98 Tbl.)
Lamotrigin-1A Pharma (1A Pharma)
Lamotrigin AAA Pharma (AAA Pharma)
Lamotrigin AbZ (AbZ Pharma)
Lamotrigin acis (acis Arzneimittel)
Lamotrigin Actavis (Actavis)
Lamotrigin AL (Aliud)
Lamotrigin Aristo (Aristo Pharma)
Lamotrigin Atid (DEXCEL)
Lamotrigin Aurobindo (Aurobindo)
Lamotrigin Axcount (axcount)

Lamotrigin beta (betapharm)
Lamotrigin biomo (biomo)
Lamotrigin-CT (CT Arzneimittel)
Lamotrigin Desitin (Desitin)
Lamotrigin dura (Mylan dura)
Lamotrigin Heumann (Heumann)
Lamotrigin Hexal (HEXAL)
Lamotrigin-Hormosan (Hormosan)
Lamotrigin-neuraxpharm (neuraxpharm)
Lamotrigin ratiopharm (ratiopharm)
Lamotrigin Sandoz (Sandoz)
Lamotrigin STADA (STADA)
Lamotrigin TEVA (TEVA)
Lamotrigin Winthrop (Zentiva

■ **Pharmakodynamik**

━ Antikonvulsivum, dessen Wirkungsmechanismus bei bipolaren Störungen nicht sicher definiert ist. Wahrscheinlich ist die Interaktion mit spannungsgesteuerten Natriumkanälen von Bedeutung.

■ **Pharmakokinetik**

━ Rasche, fast vollständige Resorption; max. Plasmakonzentrationen werden nach ca. 2,5 h gemessen.

━ HWZ nach Einmalgabe ungefähr 33 h (Bereich 14–103 h); da *Lamotrigin* seinen eigenen Metabolismus induziert, kann bei Mehrfachgabe die HWZ um bis zu 25% sinken. Gleichzeitige Verabreichung von Enzyminduktoren (z. B. *Carbamazepin*, *Phenytoin*) verkürzt die HWZ auf etwa 14 h; bei gleichzeitiger Gabe von *Valproat* steigt die HWZ auf ca. 70 h (Hemmung des *Lamotrigin*-Metabolismus durch *Valproat*).

━ Metabolisierung durch Glukuronidkonjugation (UGT1A4 und UGT3B7).

━ **Plasmakonzentrationen** von *Lamotrigin* werden bei unzureichendem Ansprechen oder zu erwartenden pharmakokinetischen Wechselwirkungen empfohlen. Dosierung nach individueller Wirksamkeit und Verträglichkeit. Antimanische und rezidivprophylaktische Plasmakonzentrationen sind nicht evaluiert, als therapeutischer Referenzbereich gelten Plasmakonzentrationen zwischen 1–6 mg/l[p]. Bei therapieresistenter Depression (unipolar und bipolar) werden für *Lamotrigin* Plasmakonzentrationen von mindestens 3,25 mg/l empfohlen.

■ Indikationen und Behandlungshinweise

- Prävention depressiver Episoden bei Patienten mit Bipolar-I-Störung und überwiegend depressiven Episoden[z].
- Hinweise auf Wirksamkeit bei schweren (nicht bei leichten) depressiven Episoden bei bipolarer Depression (*off label*) (▶ 2.4.2, dort auch ▶ Box 2).
- Die antimanische Wirksamkeit von *Lamotrigin* ist nicht ausreichend belegt.
- Vor Behandlungsbeginn sollte ein Schwangerschaftstest durchgeführt werden.
- Routineuntersuchungen: ◻ Tab. 2.3.

■ Dosierung

- Die Dosissteigerung sollte sehr langsam erfolgen, um das Risiko von Hautreaktionen zu minimieren.
- Beginn mit einer Einmaldosis von 25 mg/d in den ersten 14 Tagen; Dosissteigerung auf 50 mg/d in einer Einmaldosis für weitere 14 Tage; weitere Dosissteigerung bis zum Erreichen des gewünschten Therapie-effekts in Schritten von 50–100 mg alle 1–2 Wochen möglich; Erhaltungs-dosis 100–200 mg/d, auch verteilt auf 2 Einzelgaben, Maximaldosis 400 mg/d[z].
- Werden gleichzeitig **enzyminduzierende Pharmaka** (z. B. *Carbamaze-pin*) verabreicht, kann die Dosissteigerung in der Regel schneller erfolgen. Beginn mit 50 mg/d für die ersten 14 Tage, Steigerung auf 100 mg/d für weitere 14 Tage.

■ Nebenwirkungen, Risikopopulationen und Intoxikationen

Sehr häufig Kopfschmerzen, Somnolenz, Aggressivität, Übelkeit, Erbrechen, Hautausschlag, Doppeltsehen, verschwommenes Sehen.

Häufig Müdigkeit, Schlaflosigkeit, Schwindel, Nystagmus, Reizbarkeit, Tremor, Ataxie, Arthralgie, Schmerzen, gastrointestinale Beschwerden. Bei Therapie mit *Lamotrigin* kommt es relativ häufig (bei ca. 10% der Patienten), v. a. zu Beginn der Behandlung, zu Hautreaktionen. Die Häufigkeit von Haut-reaktionen nimmt zu, wenn hohe Anfangsdosierungen gegeben werden bzw. die Aufdosierung zu rasch erfolgt. Bei Kombination mit *Valproat* muss die *Lamotrigin*-Dosis zu Beginn besonders niedrig gewählt und sehr langsam auf-dosiert werden (s. oben, ▶ Pharmakokinetik und ▶ Dosierung). Wenn *Lamotri-gin* in einer nicht zugelassenen Indikation gegeben wird, sollte der Patient über die Möglichkeit von auch potenziell lebensbedrohlichen Hautreaktionen be-sonders aufgeklärt werden.

Sonstige NW Selten Stevens-Johnson-Syndrom, Nystagmus, Konjunktivitis. Sehr selten Verwirrtheit, Halluzinationen, toxische epidermale Nekrolyse. Als sehr seltene NW ebenfalls bekannt sind Blutbildveränderungen einschließlich Neutropenie, Leukopenie bis hin zur Agranulozytose.

Risikopopulationen **Herz:** Keine erhöhte Komplikationsrate bei kardiovaskulären Vorerkrankungen. **Leber:** Sorgfältige Kontrollen der Leberfunktion bei Hepatopathien; bei mäßiger Leberinsuffizienz Dosisreduktion um 50%, bei schwerer Ausprägung um 75%, keine Abweichung der Pharmakokinetik bei leichter Leberinsuffizienz. **Niere:** Bei Niereninsuffizienz Laborkontrollen und Dosisanpassung empfohlen.

Intoxikationen Akzentuierte NW, Bewusstseinsstörungen bis zum Koma, zerebelläre Symptomatik (Ataxie, Nystagmus).

> ❯ **Selten werden auch schwere, lebensbedrohliche allergische Haut- und Schleimhautreaktionen beobachtet (Quincke-Ödem, Stevens-Johnson-Syndrom, Lyell-Syndrom). Diese Erkrankungen sind in wenigen Fällen auch tödlich verlaufen. Den Hautreaktionen können andere systemische Manifestationen einer Überempfindlichkeitsreaktion (Fieber, Lymphadenopathie) vorausgehen. Der Patient sollte vor Behandlungsbeginn über diese Frühsymptome aufgeklärt werden. Unter sehr langsamer Aufdosierung, besonders zu Beginn, sind dann die Hautreaktionen sehr selten.**

- **Kontraindikationen**
Relative Kontraindikationen
— Schwere Leber- und Nierenfunktionsstörungen.

- **Interaktionen**
— Kombination unter Kontrolle der Plasmaspiegel: *Carbamazepin, Ethinylestradiol, Phenobarbital, Phenytoin, Primidon, Rifampicin* (beschleunigte Metabolisierung von *Lamotrigin*).
— Bei Kombination mit ***Valproat*** vorsichtig und unter Kontrolle beider Plasmaspiegel dosieren (vermehrt NW), da *Valproat* den Abbau von *Lamotrigin* hemmt. Ggf. *Lamotrigin*-Dosis um 50% senken. Auch bei Reduktion von *Valproat* muss der *Lamotrigin*-Spiegel kontrolliert werden.
— ***Sertralin*** hemmt das Schlüsselenzym der Glukuronidierung von *Lamotrigin* (UGT1A4), dadurch werden potenziell alternative Stoffwechselwege benutzt (z. B. CYP2A6), worüber als toxisches Zwischenprodukt ein Arylepoxid entsteht, welches das Risiko für idiosynkratische Hautreaktionen erhöhen könnte, da es auch in Keratinozyten entsteht. Eine Kombination sollte daher vermieden werden.

- Bei Kombination von *Lamotrigin* mit **Quetiapin** wurden im Mittel um 58% niedrigere Plasmaspiegel von *Quetiapin* als ohne *Lamotrigin* gemessen, wahrscheinlich durch Induktion der Glukuronidierung. Daher nach einer Woche Kontrolle der Plasmaspiegel und ggf. Dosisanpassung, auch nach Absetzen von *Quetiapin*.
- Es sollten keine Kontrazeptiva eingesetzt werden, die **Ethinylestradiol** enthalten, da *Ethinylestradiol* eine Glukuronosyltransferase induziert und damit die Wirkspiegel von *Lamotrigin* absinken. Nach der Aufdosierung können höhere Erhaltungsdosen (bis zum 2-Fachen) von *Lamotrigin* erforderlich sein. Während der pillenfreien Woche wurde eine 2-fache Zunahme der *Lamotrigin*-Spiegel beobachtet. Interaktionen anderer Östrogenpräparate mit *Lamotrigin* sind bisher nicht untersucht.
- Wenn auf orale Kontrazeptiva, die *Ethinylestradiol* enthalten, nicht verzichtet werden kann, wird eine kontinuierliche Einnahme (**keine pillenfreie Woche**) empfohlen mit Anpassung der *Lamotrigin*-Dosis unter Kontrolle der Plasmaspiegel, um einen **stabilen *Lamotrigin*-Plasmaspiegel zu gewährleisten**. In einer Beobachtungsstudie traten bei 30% der Patientinnen Durchbruchsblutungen auf.
- Nach derzeitigem Kenntnisstand ist eine monotherapeutische Kontrazeption mit einem Gestagen (*Levonorgestrel*, *Norethisteron* oder *Etonorgestrel*) zu bevorzugen.
- *Lamotrigin* beschleunigte in einer Studie mäßig die *Levonorgestrel*-Metabolisierung (Einfluss auf die Ovulationsaktivität in den Ovarien nicht bekannt), sodass eine **Verminderung der kontrazeptiven Wirksamkeit nicht ausgeschlossen** werden kann.

🛑 **Cave**
Frauen, die einen kontrazeptiven Schutz benötigen, sollten wegen der zu erwartenden komplexen pharmakokinetischen Interaktionen kein *Lamotrigin* erhalten.

■ **Bewertung**

Lamotrigin ist für die Rezidivprophylaxe depressiver Episoden bei bipolaren Störungen wertvoll. Es scheint auch bei gemischten Episoden wirksam zu sein, eine Wirksamkeit bei Rapid Cycling scheint fraglich. Sollten beim Rapid Cycling depressive Episoden im Vordergrund stehen, sollte zunächst aber dennoch *Lamotrigin* gewählt werden. Bei der bipolaren Depression ist *Lamotrigin* in der Akutbehandlung nur bei schwerem Ausprägungsgrad der Depression wirksam (aber nicht zugelassen), nicht bei der leichten Depression. Ein augmentativer Effekt von *Lamotrigin* bei unipolarer Depression scheint nicht zu bestehen. *Lamotrigin* sollte sehr langsam aufdosiert werden.

Lithiumsalze

Stimmungsstabilisierer, Antimanika

Lithiumaspartat
Lithium-Aspartat (Köhler-Pharma)
Tbl. (100 Tbl.) Menge des Salzes pro Tbl. 500 mg,
Lithiumgehalt (pro Tbl. 3,2 mmol)

Lithiumcarbonat
Hypnorex retard (Sanofi-Aventis)
Tbl. (50, 100 Tbl.) Menge des Salzes pro Tbl.
400 mg, Lithiumgehalt pro Tbl. 10,8 mmol
Lithium Apogepha (Apogepha)
Tbl. (50, 100 Tbl.) Menge des Salzes pro Tbl.
295 mg, Lithiumgehalt pro Tbl. 8 mmol
Quilonum retard (GlaxoSmithKline)
Tbl. (50, 100 Tbl.) Menge des Salzes pro Tbl.
450 mg, Lithiumgehalt pro Tbl. 12,2 mmol

Lithiumsulfat
Lithiofor (Vifor Pharma)
Tbl. (50, 100 Tbl.) Menge des
Salzes pro Tbl. 660 mg, Lithium-
gehalt pro Tbl. 12 mmo

- **Pharmakodynamik**
- Wirkung auf Signaltransduktionssysteme und Neurotransmitterrezeptoren (▶ 2.2).

- **Pharmakokinetik**
- Nahezu vollständige enterale Resorption; T_{max} = 4–4,5 h (*Lithium-
  carbonat*); keine Metabolisierung; ausschließlich renale Ausscheidung;
  Eliminations-HWZ von der Präparationsform abhängig.
- HWZ 14–30 h, beim älteren Menschen 30–36 h und beim Jugendlichen
  etwa 18 h (durchschnittlich 24 h).
- Plasmakonzentration: Bei einer Einmaldosis von 1 Retardtablette
  (12 mmol) ist im Steady State ein Plasmaspiegel (Talspiegel) von
  0,2–0,8 mmol/l zu erwarten. Die Konzentrationen schwanken v. a. in
  Abhängigkeit von Alter und Nierenfunktion.

- **Indikationen und Behandlungshinweise**
- *Akutbehandlung manischer Syndrome[z].*
- *Behandlung bestimmter akuter Depressionen, z. B. bei Therapieresistenz
  oder Unverträglichkeit von Antidepressiva, bei Verdacht auf Umschlag in
  eine Manie, gegebenenfalls in Kombination mit Antidepressiva[z].*
- *Rezidivprophylaxe bipolarer affektiver Störung (auch im Rahmen schizo-
  affektiver Psychosen, nur Quilonum retard) und Episoden einer Major
  Depression[z]* (▶ 1.10.3).

Box 9

Lithium-Plasmakonzentrationen

- Der *Lithium*-Serumspiegel ist etwa eine Woche nach Beginn der *Lithium*-Therapie zu bestimmen. Die Bestimmung der *Lithium*-Serumspiegel sollte möglichst genau 12 h nach der letzten Einnahme erfolgen. Die Bestimmung wird am Morgen vor der weiteren Tablettengabe durchgeführt.
- Plasmakonzentration für **antimanische** Wirkung: 0,9–1,2 mmol/lp (auch im höheren Lebensalter). 1,5 mmol/l dürfen nicht überschritten werden.
- Plasmakonzentration für **rezidivprophylaktische** Wirkung: 0,5–0,8 mmol/lp. Die Konzentration von 0,5 mmol/l sollte nach einer neuen Studie möglichst nicht unterschritten werden.
- Bei unzureichendem Ansprechen individuelle Erhöhung auch längerfristig möglich.
- Bei älteren Patienten können niedrigere Dosen bzw. Plasmakonzentrationen notwendig sein, wenn eine erhöhte Empfindlichkeit gegenüber neurotoxischen Wirkungen bekannt ist.
- Plasmakonzentration für *Lithium*-Augmentation: Anzustreben sind 0,4–0,8 mmol/l; im höheren Lebensalter sind evtl. 0,4 mmol/l ausreichend.

- *Lithium-Augmentation bei therapieresistenten Depressionen[z]* (▶ 1.11.4).
- Akutbehandlung schizomanischer Syndrome im Rahmen schizoaffektiver Störungen ▶ 3.4.3.
- Anfallsweise auftretender oder chronischer Cluster-Kopfschmerz (Bing-Horton-Syndrom).
- Geringe therapeutische Breite, keine Toleranzentwicklung.
- Routineuntersuchungen: ▶ 2.10.

🛑 **Cave**

Nach plötzlichem Absetzen von Lithiumsalzen treten manische Syndrome wahrscheinlich häufiger auf als im naturalistischen Verlauf (Absetzmanie).

Hinweis auf teratogenes Risiko ▶ 14.3; vor Behandlungsbeginn ist ein Schwangerschaftstest durchzuführen.

■ **Dosierung**

- *Lithium* sollte in Retardform mit der Hauptdosis abends verabreicht werden. Einige Autoren, aber auch die Fachinformationen, empfehlen die abendliche Einmalgabe, damit nebenwirkungsträchtige Konzentrationsspitzen vom Patienten »verschlafen« werden.
- Die tägliche Tabletteneinnahme richtet sich nach der *Lithium*-Plasmakonzentration, die im Steady State kontrolliert wird. Steady-State-Bedin-

gungen sind nach einer Woche erreicht. Grundsätzlich: Verdopplung der Dosis führt zur Verdopplung der *Lithium*-Konzentration im Plasma (linearer Verlauf).

— Rasche Aufdosierung notwendig; sollte wegen möglicher initialer NW nur unter stationären Bedingungen erfolgen. Kontrolle der *Lithium*-Konzentration im Plasma in kurzen Intervallen von 2–3 Tagen.

— *Lithium*-**Augmentation:** Unter Kontrolle der Plasmakonzentrationen (▶ Box 9).

⟩ **Die Zeitabstände für die Blutentnahmen für *Lithium* (pünktlich 12 ± 0,5 h nach letzter Tabletteneinnahme, morgens vor Einnahme der Medikamente) sind der ◻ Tab. 2.3 zu entnehmen. Wenn die Tagesdosis als Einmalgabe vor dem Schlafengehen eingenommen wird, ist zu beachten, dass der 12-h-Wert um etwa 20% über dem Talspiegel (24 h nach Einnahme) liegt. Der Messwert muss dann mit dem Faktor 0,8 zur Berechnung des Talspiegels multipliziert werden.**

■ ■ **Vorgehen für die einzelnen Präparate**

— **Bei manischen Syndromen:**
  — Schnelle Aufdosierung wird in der Regel von manischen Patienten gut toleriert.

— **Zur Rezidivprophylaxe:**
  — Wenn nach einer Woche die *Lithium*-Plasmakonzentration > 0,8 mmol/l liegt, wird die Dosis um ½–1 Tbl. reduziert; wenn die *Lithium*-Plasmakonzentration < 0,6 mmol/l liegt, wird die Medikation um ½–1 Tbl. erhöht.
  — *Lithiumaspartat* (Lithium-Aspartat): Beginn mit 3 Tbl./d, danach 6–12 Tbl. auf 2–3 Einnahmen verteilt unter Kontrolle der *Lithium*-Plasmakonzentrationen. Verlässliche Dosierungsempfehlungen sind schwierig, da pharmakokinetische Ergebnisse zu diesem Präparat nur eingeschränkt vorliegen.
  — *Lithiumcarbonat* (Hypnorex retard, Lithium Apogepha, Quilonum retard): Beginn mit 2 × 1 Tbl./d, bei älteren Patienten mit 2 × ½ Tbl./d. Quilonum retard: Beginn mit 1,5 Tbl./d (morgens ½, abends 1), bei älteren Patienten mit 2 × ½ Tbl./d. Dosierungsanpassung entsprechend *Lithium*-Plasmakonzentrationen wie oben beschrieben.
  — *Lithiumsulfat* (Lithiofor): Beginn ½ Tbl., ab 3. Tag: 2 × ½ Tbl., ab 5. Tag 1½ Tbl./d; verteilt auf 2 Einnahmen; danach 2 × 1 Tbl./d.

■ **Nebenwirkungen und Risikopopulationen**

Zahlreiche Patienten nehmen langfristig Lithiumsalze ohne unerwünschte Wirkungen ein. Relativ häufig treten jedoch zu Beginn einer *Lithium*-Behand-

◘ Tab. 2.4 Nebenwirkungen bei Behandlung mit *Lithium*

Organsystem	Nebenwirkungen	Therapie/Bemerkungen
Neurologisch/ psychiatrisch	Feinschlägiger Tremor (-*h*-)	β-Rezeptorenblocker (z. B. *Propranolol* 3 × 10–40 mg)
	Kognitive Störungen (-*h*-)	Als besonders störend empfunden, jedoch empirisch kein sicherer Hinweis auf langfristige Auswirkungen auf kognitive Funktionen
	Müdigkeit (-*s*-)	Initial
	Muskelschwäche (-*s*-)	Initial, gelegentlich aber Funktionsstörung der peripheren Nerven (verminderte Leitungsgeschwindigkeiten und Amplituden der Aktionspotenziale)
Renal	Polyurie, Polydipsie (-*h*-)	Initial
	Nach langjähriger Behandlung Nierenfunktionsstörungen bis hin zum Nierenversagen möglich (verminderte Konzentrationsleistung, renaler Diabetes insipidus) (-*s*-)	Bei Absetzen von *Lithium* in aller Regel reversibel; unklar, ob histologische Veränderungen auftreten; Frauen sind häufiger betroffen als Männer, höhere Lithiumkonzentrationen sind wahrscheinlich mit schlechterem Outcome verbunden
	Glomerulonephritis (Minimal-change-Typ) (-*s*-)	Äußerst selten; nur wenige Fälle in der Literatur
Elektrolyt-/ Wasserhaushalt	Gewichtszunahme (-*h*-)	Kalorienarme Diät bei normaler Kochsalzzufuhr
	Gesichts- und Knöchelödeme (-*s*-)	
Haut	Alopezie, Follikuliditen, Pruritus, Exazerbationen von Psoriasis (-*s*-)	Ggf. absetzen
Gastrointestinal	Diarrhöen, Übelkeit, Völlegefühl, Appetitverlust (-*h*-)	Initial

◘ Tab. 2.4 (Fortsetzung)

Organsystem	Nebenwirkungen	Therapie/Bemerkungen
Endokrinium	Struma, TSH-Anstieg (-h-)	Substitution mit Schilddrüsenhormonen
	Hypothyreose (-s-)	Mitbehandlung durch Endokrinologen
	Hyperparathyreoidismus (-s-)	Mitbehandlung durch Endokrinologen
	Beeinflussung des Kohlenhydratstoffwechsels (-s-)	Senkung oder Erhöhungen der Blutglukosekonzentration beschrieben
Kardiovaskulär	Repolarisationsveränderungen im EKG (-s-)	Risiko der konzentrationsabhängigen QTc-Zeit-Veränderung, ► 2.7; insbesondere in der Eindosierungsphase regelmäßig EKG
	Arrhythmien (Bradykardien) (-s-)	Sehr selten, eher bei vorbestehenden Herzerkrankungen
Hämatologisch	Leukozytosen (-h-)	Reversibel, in der Regel unproblematisch

(-h-) häufig, (-s-) selten, *TSH* Thyreotropin.

lung NW auf, die später wieder spontan verschwinden. Initiale NW sollten nicht zu einem Behandlungsabbruch führen, deshalb ist die vorherige Aufklärung des Patienten von besonderer Bedeutung.

Häufigste Gründe für das Absetzen der Lithiumsalze durch den Patienten sind subjektiv erlebte **kognitive Störungen**, **Gewichtszunahme**, **Tremor** und **Polyurie**.

Bei **Tremor** sollte, falls der Patient nicht schon primär darauf eingestellt wurde, zunächst auf ein Retardpräparat umgestellt werden; zur Koffeinkarenz sollte angehalten werden. Ein zentralgängiger β-Rezeptorenblocker (z. B. *Propranolol*) kann versucht werden. Ggf. muss die *Lithium*-Dosis reduziert werden.

Bei Kombination mit Antipsychotika oder Antidepressiva wurde über das Auftreten von **malignen neuroleptischen Syndromen, Delirien** bzw. von **zentralen Serotoninsyndromen** berichtet. Die kausale Rolle von *Lithium* im Rahmen dieser Kombinationstherapien ist jedoch unklar.

Box 10

Klinische Symptome einer Lithium-Intoxikation (▶ 12.8.2)
- Übelkeit, Erbrechen, Durchfall
- Grobschlägiger Händetremor
- Abgeschlagenheit, psychomotorische Verlangsamung, Vigilanzminderung
- Schwindel, Dysarthrie, Ataxie
- **Später:** Rigor, Hyperreflexie, Faszikulationen, zerebrale Krampfanfälle, Schock; Bewusstseinstrübung bis zum Koma; Herz-Kreislauf-Stillstand

---

Einzellfallbeschreibungen eines Brugada-Syndroms (plötzliche Bewusstlosigkeit, Herzstillstand, Herzrhythmusstörungen), das bei Disposition unter *Lithium*-Therapie »demaskiert« wird.

Eine Übersicht über mögliche NW von Lithiumsalzen gibt ◻ Tab. 2.4.

Risikopopulationen **Herz:** ▶ 2.7. **Leber:** Wegen ausschließlich renaler Elimination keine Komplikationen bei Leberfunktionsstörungen zu erwarten. **Niere:** s. unten.

❯ **Zusätzlich sollte vor Beginn einer Therapie mit *Lithium* die Nierenfunktion nach dem folgenden Schema kontrolliert werden:**
- **Bestimmung der Kreatinin-Clearance im 24-h-Sammelurin, alternativ:** *estimated GFR* **(eGFR), Ermittlung mittels MDRD (*Modification of Diet in Renal Disease*-Formel), falls Kreatinin-Clearance < 70 ml/min: Kontrollbestimmung der GFR mit Isotopen-Clearance (z. B. ^{99m}Tc-DTPA),**
  - **Falls GFR < 60 ml/min: Konsultation eines Nephrologen, Erwägen therapeutischer Alternativen,**
  - **Falls GFR < 30 ml/min: *Lithium*-Behandlung strikt kontraindiziert.**

▪ **Lithium-Intoxikation**

❯ **Bei *Lithium*-Plasmakonzentrationen > 1,2 mmol/l kann es zu Intoxikationserscheinungen kommen. Da die Schwelle für Intoxikationszeichen individuell verschieden ist, können im Einzelfall erste Symptome einer *Lithium*-Intoxikation auch bei niedrigeren *Lithium*-Plasmakonzentrationen auftreten (schon bei therapeutischen Plasmakonzentrationen möglich).**

▪▪ **Ursachen einer Lithium-Intoxikation**
- Überdosierung (akzidentell oder suizidal).
- Kalium- oder Kochsalzmangel (z. B. natriumarme Diät, Diuretika [▶ Interaktionen], starkes Schwitzen, Diarrhö, sonstige Flüssigkeitsverluste).

- Nierenfunktionsstörungen mit Elektrolytverschiebungen.
- Verminderung der renalen *Lithium*-Clearance durch nichtsteroidale Antiphlogistika oder ACE-Hemmer.

■■ Maßnahmen bei einer Lithium-Intoxikation (Allgemeine Gesichtspunkte ▶ 12.8.2)

Primäre Detoxifikation durch Magenspülung (keine Adsorption an Aktivkohle, Laxation und induziertes Erbrechen nicht notwendig wegen der entsprechenden *Lithium*-Eigenwirkung). Sekundäre Detoxifikation durch großzügige Infusion isotoner Kochsalzlösung (unter Beachtung der kardialen Situation und des Elektrolythaushalts); ggf. Clearance-Steigerung durch *Acetazolamid* (Diamox), Hämodialyse bzw. Hämofiltration. Symptomatische Therapie (antikonvulsiv, antiarrhythmisch etc.).

■ Kontraindikationen

- Schwere Nierenfunktionsstörungen (z. B. bei Glomerulonephritis, Pyelonephritis), Störungen des Natriumhaushalts, M. Addison.

Relative Kontraindikationen

- Krankheiten, die zu Nierenfunktionsstörungen führen können, z. B. Hypertonie bzw. Arteriosklerose, kardiale Vorschädigung, Gicht. Weiterhin: stark reduzierter Ernährungs- und Kräftezustand, zerebrale Anfallsbereitschaft, Parkinson-Erkrankung, Myasthenia gravis, Hypothyreose, Psoriasis vulgaris.
- Vor **Narkosen oder Operationen** *Lithium* 2–3 Tage vorher absetzen. Eine **EKT** ist unter *Lithium*-Therapie möglich, ein erhöhtes NW-Risiko ist jedoch zu beachten (verstärkte Gedächtnisstörungen). Wenn *Lithium* unter EKT weiter gegeben wird, sollte auf zusätzliche Psychopharmaka verzichtet werden.

■ Interaktionen

Bei der Behandlung mit *Lithium* sind mögliche Interaktionen mit anderen Medikamenten zu beachten (◘ Tab. 2.5). Grundsätzlich Vorsicht bei Kombination mit zentral dämpfenden Psychopharmaka und Alkohol.

■ Bewertung

Besonders wirksam zur Akutbehandlung des manischen Syndroms (bei schweren, auch psychotischen Manien sind aber AAP oder eine Kombination mit AAP indiziert) und zur Rezidivprophylaxe bipolarer Störungen. Bei wenigen Vorphasen ist *Lithium* zur Rezidivprophylaxe zu bevorzugen; insgesamt scheint *Lithium* in der Rezidivprophylaxe *Valproat* überlegen zu sein. *Valproat* ist aber besser verträglich als *Lithium*.

◘ Tab. 2.5 Interaktionen *Lithium*

Komedikation[a]	Art der Interaktion
Psychopharmaka	
Antidepressiva: MAOH	Fraglich vermehrte *Lithium*-NW; jedoch evtl. bessere antidepressive Wirkung durch *Lithium*-Zugabe
SSRI	Vermehrte *Lithium*-NW bis zur Neurotoxizität möglich mit allen SSRI, auch *Duloxetin* und *Venlafaxin* **Cave:** zentrales Serotoninsyndrom. Jedoch evtl. bessere antidepressive Wirkung durch Lithium-Augmentation
TZA	Evtl. verstärkter Tremor; evtl. bessere antidepressive Wirksamkeit durch *Lithium*-Augmentation
Andere Antidepressiva	Kein Hinweis auf Interaktion mit *Mirtazapin* oder *Reboxetin*
Antipsychotika	Vermehrte *Lithium*- und/oder Antipsychotika-NW, z. B. auch EPS, in Einzelfällen bis hin zur Neurotoxizität (EEG-Veränderungen, Delir, Krampfanfälle); evtl. erhöhtes Risiko für malignes neuroleptisches Syndrom unter *Lithium*-Zugabe, in sehr seltenen Einzelfällen irreversible Bewegungsstörungen mit persistierenden EEG-Veränderungen beschrieben
Carbamazepin	Vermehrte NW von *Lithium* und/oder *Carbamazepin* bis hin zur Neurotoxizität möglich, ggf. auch bei therapeutischen Plasmakonzentrationen
Phenytoin	Vermehrte NW von *Lithium* und/oder *Phenytoin* bis hin zur Neurotoxizität möglich, ggf. auch bei therapeutischen Plasmakonzentrationen
Andere Pharmaka	
ACE-Hemmer und Sartane	Erhöhte *Lithium*-Plasmakonzentration, dadurch vermehrte *Lithium*-NW. **Cave:** Nephrotoxizität; wöchentliche Lithium-Plasmakonzentrationskontrollen in den ersten 8 Wochen, ggf. *Lithium*-Dosis senken, Kontrolle der *Lithium*-Plasmakonzentration auch nach Absetzen
Acetazolamid	Vermehrte *Lithium*-Ausscheidung mit erniedrigten *Lithium*-Plasmakonzentration

◼ **Tab. 2.5** (Fortsetzung)

Komedikation[a]	Art der Interaktion
Antibiotika: *Ampicillin*, Tetrazykline, Aminoglykoside, *Metronidazol*	Evtl. erhöhte *Lithium*-Plasmakonzentration, dadurch vermehrte *Lithium*-NW bis hin zur Intoxikation möglich **Cave:** Nephrotoxizität; häufigere *Lithium*-Plasmakonzentrationskontrollen notwendig
Nichtsteroidale Antiphlogistika, insbesondere Cox-2-Hemmer	**Cave:** Intoxikationsrisiko durch verminderte renale *Lithium*-Clearance; berichtet für *Rofecoxib* und *Celecoxib*; häufigere Plasmakonzentrationskontrollen notwendig; bisher keine Interaktionen mit *ASS* berichtet
Clonidin	Abschwächung der blutdrucksenkenden Wirkung von *Clonidin* möglich
Digoxin	Herzglykosidwirkung evtl. verstärkt, Gefahr von Rhythmusstörungen evtl. begünstigt; Abschwächung der antimanischen Wirkung von *Lithium* möglich
Diuretika, v. a. Thiaziddiuretika (z. B. *Hydrochlorothiazid*), aber auch kaliumsparende Diuretika (*Amilorid*, *Triamteren*)	**Cave:** Intoxikationsrisiko durch verminderte renale *Lithium*-Clearance; Schleifendiuretika (z. B. *Furosemid*, *Etacrynsäure*) erhöhen *Lithium*-Plasmakonzentration in geringerem Ausmaß. Thiaziddiuretika können sinnvoll sein bei nephrogenem Diabetes insipidus (Verminderung von Polyurie und Polydipsie), sie zeigen einen paradoxen antidiuretischen Effekt, der möglicherweise zur Wasserretention und *Lithium*-Intoxikation führt
Kaliumiodid	Verstärkte thyreostatische Wirkung
Kalziumantagonisten vom Typ *Diltiazem* und *Verapamil*	Evtl. verstärkte Neurotoxizität
Ketamin	Vermehrte *Lithium*-NW
Methyldopa	Evtl. erhöhte *Lithium*-Plasmakonzentration, dadurch vermehrte *Lithium*-NW bis hin zur Intoxikation, in Ausnahmefällen auch bei therapeutischer Plasmakonzentration
Methylxanthine (*Theophyllin*, *Koffein*)	Senkung der *Lithium*-Plasmakonzentration durch erhöhte renale *Lithium*-Clearance

◨ **Tab. 2.5** (Fortsetzung)	
Komedikation[a]	**Art der Interaktion**
Muskelrelaxanzien (*Pancuronium, Suxamethonium*)	Verlängerte neuromuskuläre Blockade (in Einzelfällen um mehrere Stunden); *Lithium* präoperativ absetzen
Natriumbicarbonat	Vermehrte *Lithium*-Ausscheidung mit niedrigerer Plasmakonzentration
Sympathomimetika	Abschwächung der blutdrucksteigernden Wirkung der Sympathomimetika möglich
Thyreostatika	Verstärkte thyreostatische Wirkung
Alkohol (Ethanol)	Verstärkte kognitive Beeinträchtigung und psychomotorische Verlangsamung, Beeinträchtigung des Reaktionsvermögens

[a] Vorsicht mit AM, die das QTc-Intervall verlängern können (*Lithium* hat T-Wellen-abflachenden Effekt).

Lithium hat bei der schizoaffektiven Störung wahrscheinlich eine geringere Wirksamkeit als bei der bipolaren Störung, insbesondere bei affektiv rein depressiven Verläufen und bei im Vordergrund stehender psychotischer Symptomatik. In der Rezidivprophylaxe haben wahrscheinlich *Lithium* und *Carbamazepin* vergleichbare Effekte bei schizoaffektiven Störungen, jedoch ist *Lithium Carbamazepin* unterlegen bei affektiv rein depressiven Verläufen und bei im Vordergrund stehender psychotischer Symptomatik.

Lithium hat sich zur Augmentation bei der therapieresistenten Depression bewährt und ist eine Option im Rahmen der Rezidivprophylaxe einer rezidivierenden unipolaren Depression (nach Antidepressiva) (▶ 1.10.3, ▶ 1.11.4).

Valproat
Stimmungsstabilisierer, Antikonvulsivum
2-Propylpentansäure
Wenn nicht anders angegeben, beziehen sich die Konzentrationsangaben für die folgenden Präparate auf die Salze der *Valproinsäure*. Die Menge an *Valproat* pro Tablette bzw. Kapsel ist etwas geringer. In den USA ist die äquimolare Mischung aus *Valproinsäure* und *Natriumvalproat* als Divalproex erhältlich. Ergenyl und Orfiril unterscheiden sich hinsichtlich der

quantitativen Zusammensetzung von *Natriumvalproat* (in Orfiril) und
Valproinsäure (Kombination in Ergenyl).

Ergenyl chrono (Sanofi-Aventis)	**Valproat Aristo** (Aristo)
Tbl. 300/ 500 mg (50, 100, 200 Retardtbl.)	**Valproat beta** (betapharm)
Ergenyl chronosphere (Sanofi-Aventis)	**Valproat chrono-CT** (CT Arzneimittel)
Stck. 100/ 250/ 500/ 750/ 1000 mg	**Valproat chrono Winthrop** (Zentiva)
Retardgranulat (50, 100, 200 Btl.)	**Valproat Heumann** (Heumann)
Orfiril long (Desitin)	**Valproat neuraxpharm** (neuraxpharm)
Kps. 150/ 300 mg (50, 100, 200 Retardkps.)	**Valproat Sandoz** (Sandoz)
Stck. 500/ 1000 mg Retardminitbl.	**Valproat STADA** (STADA)
(50, 100, 200 Btl.)	**Valpro TAD** (TAD)
Valhel (IIP)	**Valproat Hexal** (HEXAL)
Valproat 1A Pharma (1A Pharma)	**Valproat ratiopharm** (ratiopharm
Valproat AbZ Retardtabletten	
(AbZ Pharma)	

- **Pharmakodynamik**
- Antikonvulsivum, dessen antimanischer und rezidivprophylaktischer
  Wirkmechanismus nicht sicher definiert ist.

- **Pharmakokinetik**
- Schnelle, fast vollständige Resorption; das Plasmakonzentrationsmaximum wird nach Einnahme einer Retardtablette/-kapsel innerhalb von
  6–8 h erreicht. Steady-State nach 3–4 Tagen.
- Metabolisierung im Wesentlichen durch Glukuronosyltransferasen
  UGT1A3, UGT1A6 und UGT2B7, daneben durch CYP2A6, CYP2B6,
  CYP2C9, CYP2C19 und β-Oxidation.
- Bindung zu 90–95% an Plasmaproteine, v. a. Albumin; bei höheren
  Dosierungen nimmt die freie Fraktion zu.
- HWZ bei Retardpräparaten 11–17 h, weitgehend unverändert bei
  Langzeittherapie; Zunahme bei Lebererkrankungen.
- Kontrollen der **Plasmakonzentration** sind v. a. zu Therapiebeginn und
  bei mangelnder Wirksamkeit sinnvoll (12 ± 0,5 h nach der letzten und
  vor der morgendlichen Einnahme). Plasmakonzentration (wie in der
  Epilepsiebehandlung): 50–100 mg/l[(p)].

- **Indikationen und Behandlungshinweise**
- *Manische Episoden bei einer bipolaren Störung, wenn Lithium kontraindiziert ist oder nicht vertragen wird[z].*
- *Weiterführende Behandlung nach einer manischen Episode bei Patienten,
  die auf Natriumvalproat bei der Behandlung der akuten Manie angespro-*

chen haben[z] (**nur** Ergenyl chrono, Ergenyl chronosphere und Orfiril
long). Weder unretardiertes *Valproat* noch Präparate zur i.v.-Gabe sind
für die Behandlung bipolarer Störungen zugelassen, finden aber gelegentlich Off-label-Anwendung. Retardierte Präparate sind besser verträglich.

- Euphorische und gereizte Manien können mit *Valproat* behandelt
  werden. Vor allem bei häufigen Vorphasen ist *Valproat* zur Rezidiv-
  prophylaxe zu bevorzugen.
- *Valproat* ist zur Vorbeugung von Migräneanfällen bei Erwachsenen ver-
  ordnungsfähig, wenn eine Behandlung mit anderen dafür zugelassenen
  AM nicht erfolgreich war oder nicht angewendet werden darf (*off label*).
- Routineuntersuchungen und -hinweise: ◘ Tab. 2.3. Aufklärung über
  Frühsymptome möglicher Organschädigungen (Knochenmark-
  schädigung: Fieber, Halsschmerzen, Mundulzera, Hämatome; Hepatitis,
  Pankreatitis: Müdigkeit, Appetitlosigkeit, Erbrechen, Bauchschmerzen).
  Vor Behandlungsbeginn ggf. Schwangerschaftstest. Bei einer Langzeit-
  behandlung mit *Valproat* müssen frühzeitig Störungen von Leber,
  Bauchspeicheldrüse, Knochenmark und Gerinnung erkannt werden
  (◘ Tab. 2.3). Regelmäßige Plasmaspiegelbestimmungen empfohlen.

- **Dosierung**
- Die initial empfohlene Dosis beträgt 750 mg/d. In klinischen Studien
  zeigte eine Anfangsdosis von 20 mg *Natriumvalproat*/kg KG ebenfalls ein
  akzeptables Sicherheitsprofil. Verteilung der Gabe auf 1–2 Einzeldosen;
  Erhaltungsdosis bei Erwachsenen in der Regel 1200–2000 mg/d, je nach
  Plasmakonzentration (s. oben, Pharmakokinetik). Maximaldosis: Orfiril
  long 2500 mg/d[z], Ergenyl chrono und Ergenyl chronosphere 2000 mg/d[z].
- Um einen raschen antimanischen Effekt innerhalb von 2–3 Tagen zu
  erzielen, wird empfohlen, von Beginn an mit einer Tagesdosis von
  20 mg/kg KG zu behandeln (*loading*); in der Akutphase der Manie
  wurden Plasmakonzentrationen bis 120 mg/l gut vertragen. Ein noch
  rascherer antimanischer Effekt lässt sich möglicherweise durch die i.v.-
  Gabe von *Valproat* erreichen; hierzu liegen bisher aber erst Einzelfallberichte vor. Auch bei i.v.-Verabreichung kann von Beginn an die Zieldosis
  gegeben werden. **Cave:** i.v.-Gabe erfolgt in dieser Indikation *off label*.

- **Nebenwirkungen, Risikopopulationen und Intoxikationen**
- ■ **Zentralnervöse Nebenwirkungen**
Häufig Schläfrigkeit, Tremor, Parästhesien.

Gelegentlich Kopfschmerzen, Reizbarkeit, Hyperaktivität, Verwirrtheit, Stupor
bis hin zum transienten Koma, Spastizität, Ataxie.

Selten Chronische Enzephalopathien mit neurologischer Symptomatik.

▪▪ Störungen der Leberfunktion, Stoffwechsel- und Ernährungsstörungen
Sehr häufig Hyperammonämie.

Häufig Gewichtszunahme oder -abnahme, Diarrhö, Übelkeit.

Gelegentlich Schwerwiegende (bis tödlich verlaufende) Leberfunktionsstörungen, Hypersalivation.

Selten Schädigung der Bauchspeicheldrüse, teilweise mit tödlichem Verlauf, nach Absetzen reversibles Fanconi-Syndrom.

▪▪ Blutbildveränderungen, Störungen des Immunsystems
Häufig Thrombozytopenie, Leukozytopenie.

Gelegentlich Periphere Ödeme, Blutungen.

Selten Beeinträchtigung der Knochenmarkfunktion einschließlich Aplasie der roten Zelllinie, Agranulozytose, makrozytäre Anämie, Makrozytose, Lupus erythematodes, Erythema multiforme.

▪▪ Störungen der Geschlechtsorgane
Selten Dysmenorrhö, polyzystische Ovarien.

Sonstige NW Dosisabhängig häufig: vorübergehender Haarausfall. Einzelfälle von Stevens-Johnson-Syndrom, Lyell-Syndrom und reversibler Hypothermie. Es wurde in einigen Studien unter langfristiger Gabe von *Valproat* eine verminderte Knochendichte festgestellt.

Risikopopulationen **Herz:** Keine erhöhte Komplikationsrate bei kardiovaskulären Vorerkrankungen. **Leber:** Bei mittelgradigen bis schweren Leberfunktionsstörungen sowie symptomatischen Hepatopathien kontraindiziert; bei entsprechender Eigen- oder Familienanamnese erhöhte Vorsicht; Hepatotoxizität auch beim Gesunden möglich (Häufigkeit des akuten Leberversagens ca. 1:10.000); grundsätzlich sorgfältige Überwachung laborchemischer Leber- und Gerinnungsparameter sowie des Plasmaspiegels. **Niere:** ggf. Dosisanpassung, jedoch bisher keine Komplikationen bei Nierenfunktionsstörungen bekannt.

Intoxikationen Akzentuierte NW, Bewusstseinsstörungen bis zum Koma, Bradykardie, Hypotension, Kreislaufdepression, Ateminsuffizienz, Gerinnungsstörungen.

> **Bei gleichzeitiger Einnahme von valproathaltigen Präparaten und Antikoagulanzien oder Antiaggreganzien kann es zu erhöhter Blutungsneigung kommen. Deshalb werden bei gleichzeitiger Anwendung regelmäßige Kontrollen der Blutgerinnungswerte empfohlen. Bei Risikopatienten (über lange Perioden immobilisiert, keine Sonnenexposition, geringe Kalziumaufnahme) sollte eine Vitamin-D-Substitution erwogen werden.**

■ **Kontraindikationen**

▬ Mittel- bis schwergradige Leberinsuffizienz, auch in der Familienanamnese, hepatische Porphyrie, Blutgerinnungsstörungen. *Valproat* darf nicht bei Frauen im gebärfähigen Alter und bei schwangeren Frauen angewendet werden – es sei denn, dass alternative Behandlungen nicht wirksam sind oder nicht vertragen werden. Frauen im gebärfähigen Alter müssen während der Behandlung wirksame Verhütungsmethoden anwenden.

Relative Kontraindikationen

▬ Knochenmarkschädigungen, metabolische Erkrankungen, insbesondere angeborene Enzymopathien, Niereninsuffizienz und Hypoproteinämie, Lupus erythematodes.

■ **Interaktionen**

▬ Bei Kombination mit anderen Antikonvulsiva kommt es häufig zur Sedierung. Vorsicht auch bei Kombination mit anderen zentral dämpfenden Psychopharmaka und Alkohol.

▬ In Kombination mit *Amitriptylin*, *Desipramin* oder *Nortriptylin* vermehrte NW möglich, erhöhtes Risiko von Krampfanfällen. Möglicherweise ist durch Einflussnahme von *Valproat* auf den Metabolismus der TZA über CYP2C9 und CYP2C19 mit Erhöhung der Wirkstoffspiegel der TZA (häufigere Kontrolle der Plasmakonzentrationen der TZA) zu rechnen.

▬ Bei gleichzeitiger Einnahme von valproathaltigen AM und Antikoagulanzien oder Antiaggreganzien erhöhte Blutungsneigung (regelmäßige Kontrollen der Blutgerinnungswerte empfohlen). **Cave:** *Acetylsalicylsäure*.

▬ Bei Kombination mit *Lamotrigin* vorsichtig und unter Kontrolle der Plasmaspiegel dosieren (vermehrt NW), da *Valproat* die Glukuronidierung und damit den Abbau von *Lamotrigin* hemmt. Andererseits induziert *Lamotrigin* Glukuronosyltransferasen und beschleunigt damit die Metabolisierung von *Valproat* (Abfall der Spiegel um ca. 25%).

▬ Bei Kombination mit *Olanzapin* kann es sowohl zu einem Abfall als auch einem Anstieg der Plasmakonzentration von *Olanzapin* kommen, da *Valproat* Glukuronosyltransferasen (UGT) hemmt und langfristig UGT und CYP1A2 induziert. Die induzierenden Effekte sind bei Rauchern und Nichtrauchern unterschiedlich. Die Kombination sollte daher nur unter wiederholter Kontrolle der Plasmakonzentrationen von *Olanzapin* und *Valproat* angewandt werden.

- Bei Kombination mit den enzyminduzierenden Substanzen wie *Carbamazepin*, *Imipenem*, *Mefloquin*, *Meropenem*, *Panipenem*, *Phenytoin*, *Primidon*, *Rifampicin* Plasmaspiegelkontrolle, da die Spiegel von *Valproat* absinken können.

- **Bewertung**

Antikonvulsivum mit antimanischer und rezidivprophylaktischer Wirkung, jedoch nur noch in der Indikation einer manischen Episode bzw. zur Weiterbehandlung nach einer manischen Episode, wenn diese gut auf *Valproat* angesprochen hat, zugelassen. In der Regel besser verträglich als *Lithium*. Eine früher angenommene bessere Wirksamkeit zur Rezidivprophylaxe gegenüber *Lithium*, v. a. bei häufigen Krankheitsphasen, ist nach neuen Studien nicht mehr anzunehmen. Relativ hohes NW- und Interaktionsrisiko. Es liegen keine ausreichenden Erfahrungen mit *Valproat* bei schizoaffektiven Störungen vor.

Literatur

Amsterdam JD, Lorenzo-Luaces L, Soeller I et al (2015) Safety and effectiveness of continuation antidepressant versus mood stabilizer monotherapy for relapse-prevention of bipolar II depression: a randomized, double-blind, parallel-group, prospective study. J Affect Disord 185: 31–37

Armani F, Andersen ML, Galduróz JC (2014) Tamoxifen use for the management of mania: a review of current preclinical evidence. Psychopharmacology (Berl) 231(4): 639–649

Bowden CL, Singh V, Weisler R (2012) Lamotrigine vs. lamotrigine plus divalproex in randomized, placebo-controlled maintenance treatment for bipolar depression. Acta Psychiatr Scand 126(5): 342–350

Cipriani A, Barbui C, Salanti G et al (2011) Comparative efficacy and acceptability of antimanic drugs in acute mania: a multiple-treatments meta-analysis. Lancet 378(9799): 1306–1315

Cipriani A, Reid K, Young AH et al (2013) Valproic acid, valproate and divalproex in the maintenance treatment of bipolar disorder. Cochrane Database Syst Rev 10: CD003196

Crump C, Sundquist K, Winkleby MA et al (2013) Comorbidities and mortality in bipolar disorder: a Swedish national cohort study. JAMA Psychiatry 70(9): 931–939

DGBS e.V., DGPPN e.V. (2012) S3-Leitlinie zur Diagnostik und Therapie Bipolarer Störungen. Langversion 1.0, Mai 2012

Ducasse D, Jaussent I, Guillaume S et al (2015) Increased risk of suicide attempt in bipolar patients with severe tobacco dependence. J Affect Disord 183: 113–118

El-Mallakh RS, Vöhringer PA, Ostacher MM et al (2015) Antidepressants worsen rapid-cycling course in bipolar depression: a STEP-BD randomized clinical trial. J Affect Disord 184: 318–321

Fountoulakis KN, Kasper S, Andreassen O et al (2012) Efficacy of pharmacotherapy in bipolar disorder: a report by the WPA section on pharmacopsychiatry. Eur Arch Psychiatry Clin Neurosci 262(Suppl 1): 1–48

Frye MA, Amchin J, Bauer M et al (2015) Randomized, placebo-controlled, adjunctive study of armodafinil for bipolar I depression: implications of novel drug design and heterogeneity of concurrent bipolar maintenance treatments. Int J Bipolar Disord 3(1): 34

Geddes JR, Gardiner A, Rendell J et al (2016) Comparative evaluation of quetiapine plus lamotrigine combination versus quetiapine monotherapy (and folic acid versus placebo) in bipolar depression (CEQUEL): a 2 × 2 factorial randomised trial. Lancet Psychiatry 3(1): 31–39

Gerhard T, Devanand DP, Huang C et al (2015) Lithium treatment and risk for dementia in adults with bipolar disorder: population-based cohort study. Br J Psychiatry 207(1): 46–51

Ghaemi SN, Ostacher MM, El-Mallakh RS et al (2010) Antidepressant discontinuation in bipolar depression: a Systematic Treatment Enhancement Program for Bipolar Disorder (STEP-BD) randomized clinical trial of long-term effectiveness and safety. J Clin Psychiatry 71(4): 372–380

Goss AJ, Kaser M, Costafreda SG et al (2013) Modafinil augmentation therapy in unipolar and bipolar depression: a systematic review and meta-analysis of randomized controlled trials. J Clin Psychiatry 74(11): 1101–1107

Grover S, Kukreti R (2014) HLA alleles and hypersensitivity to carbamazepine: an updated systematic review with meta-analysis. Pharmacogenet Genomics 24(2): 94–112

Grunze H, Vieta E, Goodwin GM et al (2013) The World Federation of Societies of Biological Psychiatry (WFSBP) guidelines for the biological treatment of bipolar disorders: update 2012 on the long-term treatment of bipolar disorder. World J Biol Psychiatry 14(3): 154–219

Hou L, Heilbronner U, Degenhardt F et al (2016) Genetic variants associated with response to lithium treatment in bipolar disorder: a genome-wide association study. Lancet pii: S0140–6736(16)00143-4

Kessing LV, Vradi E, Andersen PK (2014) Starting lithium prophylaxis early v. late in bipolar disorder. Br J Psychiatry 205(3): 214–220

Kessing LV, Gerds TA, Feldt-Rasmussen B et al (2015) Lithium and renal and upper urinary tract tumors – results from a nationwide population-based study. Bipolar Disord 17(8): 805–813

Ketter TA, Miller S, Dell'Osso B, Wang PW (2016) Treatment of bipolar disorder: review of evidence regarding quetiapine and lithium. J Affect Disord 191: 256–273

Leon AC, Solomon DA, Li C et al (2012) Antiepileptic drugs for bipolar disorder and the risk of suicidal behavior: a 30-year observational study. Am J Psychiatry 169(3): 285–291

Li CT, Bai YM, Huang YL et al (2012) Association between antidepressant resistance in unipolar depression and subsequent bipolar disorder: cohort study. Br J Psychiatry 200(1): 45–51

Lorenzo-Luaces L, Amsterdam JD, Soeller I, DeRubeis RJ (2016) Rapid versus non-rapid cycling bipolar II depression: response to venlafaxine and lithium and hypomanic risk. Acta Psychiatr Scand 133(6): 459–469

McCloud TL, Caddy C, Jochim J et al (2015) Ketamine and other glutamate receptor modulators for depression in bipolar disorder in adults. Cochrane Database Syst Rev 9: CD011611

McIntyre RS, McElroy SL, Eudicone JM et al (2011) A 52-week, double-blind evaluation of the metabolic effects of aripiprazole and lithium in bipolar I disorder. Prim Care Companion CNS Disord 13(6)

McKnight RF, Adida M, Budge K (2012) Lithium toxicity profile: a systematic review and meta-analysis. Lancet 379(9817): 721–728

Merikangas KR, Jin R, He JP et al (2011) Prevalence and correlates of bipolar spectrum disorder in the world mental health survey initiative. Arch Gen Psychiatry 68(3): 241–251

Miura T, Noma H, Furukawa TA et al (2014) Comparative efficacy and tolerability of pharmacological treatments in the maintenance treatment of bipolar disorder: a systematic review and network meta-analysis. Lancet Psychiatry 1(5): 351–359

Naughton M, Clarke G, O'Leary OF et al (2014) A review of ketamine in affective disorders: current evidence of clinical efficacy, limitations of use and pre-clinical evidence on proposed mechanisms of action. J Affect Disord 156: 24–35

Pacchiarotti I, Bond DJ, Baldessarini RJ et al (2013) The International Society for Bipolar Disorders (ISBD) task force report on antidepressant use in bipolar disorders. Am J Psychiatry 170(11): 1249–1262

Parikh SV, LeBlanc SR, Ovanessian MM (2010) Advancing bipolar disorder: key lessons from the Systematic Treatment Enhancement Program for Bipolar Disorder (STEP-BD). Can J Psychiatry 55(3): 136–143

Post RM, Leverich GS, Altshuler LL et al (2012) Relationship of prior antidepressant exposure to long-term prospective outcome in bipolar I disorder outpatients. J Clin Psychiatry. 73(7): 924–930

Shine B, McKnight RF, Leaver L, Geddes JR (2015) Long-term effects of lithium on renal, thyroid, and parathyroid function: a retrospective analysis of laboratory data. Lancet 386(9992): 461–468

Stubbs B, Eggermont L, Mitchell AJ et al (2015) The prevalence of pain in bipolar disorder: a systematic review and large-scale meta-analysis. Acta Psychiatr Scand 131(2): 75–88

Tohen M, McIntyre RS, Kanba S et al (2014) Efficacy of olanzapine in the treatment of bipolar mania with mixed features defined by DSM-5. J Affect Disord 168: 136–141

Viktorin A, Lichtenstein P, Thase ME et al (2014) The risk of switch to mania in patients with bipolar disorder during treatment with an antidepressant alone and in combination with a mood stabilizer. Am J Psychiatry. doi: 10.1176/appi.ajp.2014.13111501

Vöhringer PA, Ostacher MJ, El-Mallakh RS et al (2015) Antidepressants in type II versus type I bipolar depression: a randomized discontinuation trial. J Clin Psychopharmacol 35(5): 605–508

Yatham LN, Fountoulakis KN, Rahman Z et al (2013) Efficacy of aripiprazole versus placebo as adjuncts to lithium or valproate in relapse prevention of manic or mixed episodes in bipolar I patients stratified by index manic or mixed episode. J Affect Disord 147(1–3): 365–372

Yildiz A, Nikodem M, Vieta E et al (2015) A network meta-analysis on comparative efficacy and all-cause discontinuation of antimanic treatments in acute bipolar mania. Psychol Med. 45(2): 299–317

Antipsychotika

M. J. Müller, O. Benkert

O. Benkert, H. Hippius (Hrsg.),
Kompendium der Psychiatrischen Pharmakotherapie,
DOI 10.1007/978-3-662-50333-1_3,
© Springer-Verlag Berlin Heidelberg 2017

3.1 Übersicht

Antipsychotika sind eine chemisch heterogene Gruppe von Pharmaka mit antipsychotischem Wirksamkeitsschwerpunkt und unterschiedlichem NW-Profil. Der häufig synonym verwendete Begriff »Neuroleptikum« wird international weitgehend durch den Begriff »Antipsychotikum« ersetzt. Dieser weist auf die klinisch bedeutsame therapeutische Wirkung bei psychotischen Symptomen, Syndromen und Störungen, insbesondere Schizophrenien, hin.

Eine Einteilung der Substanzen ist historisch bedingt und nach verschiedenen Gesichtspunkten möglich, z. B. der chemischen Struktur (▶ 3.1.1), den dosisabhängig auftretenden antipsychotischen Wirkungen (»neuroleptische Potenz«) und NW, insbesondere extrapyramidalmotorischen Störungen (EPS) (▶ 3.1.2), oder den »atypischen« Eigenschaften (▶ 3.1.3).

3.1.1 Einteilung nach der chemischen Struktur

Die chemische Substanzklasse eines Antipsychotikums ist v. a. beim Auftreten von allergischen Reaktionen oder anderen Unverträglichkeiten sowie bei Therapieversagen von klinischer Bedeutung. Bestimmte NW treten substanzklassenabhängig häufiger auf (z. B. Blutbildschäden bei trizyklischen Substanzen; höheres Risiko für Krampfanfälle bei Phenothiazinen mit aliphatischer Seitenkette als bei piperazinsubstituierten Phenothiazinen, Thioxanthenen und Butyrophenonen). Die im Handel befindlichen Antipsychotika lassen sich in folgende chemische Gruppen aufteilen:

- Phenothiazine mit aliphatischer, Piperidyl- oder Piperazinyl-Seitenkette, Azaphenothiazine,
- Thioxanthene (mit aliphatischer oder Piperazinyl-Seitenkette), Dibenzodiazepine, Dibenzothiazepine, Dibenzothiepine, Dibenzoxepinpyrrole (nur *Asenapin*), Thienobenzodiazepine,

- Butyrophenone,
- Dichlorphenyl-Piperazinyl-Chinolinon, Diphenylbutylpiperidine, Benzisoxazol(-Piperidine), Benzisothiazylpiperazine, Phenylindol (-Piperidine),
- substituierte Benzamide.

3.1.2   Einteilung nach der antipsychotischen Wirksamkeit (»neuroleptische Potenz«)

Die neuroleptische Potenz ist ein unscharfer, historisch begründeter Begriff, mit dessen Hilfe unter Berücksichtigung präklinischer und klinischer Daten (Blockade D_2-artiger Dopaminrezeptoren, antipsychotische Wirksamkeit bezogen auf die verwendete Dosis) Antipsychotika auf einer Dimension mit *Chlorpromazin* (CPZ; zurzeit in Deutschland nicht im Handel verfügbar) als Bezugspunkt angeordnet werden. Bei den konventionellen Antipsychotika (KAP) korreliert die neuroleptische Potenz mit dem Ausmaß der D_2-Blockade (◘ Tab. 3.1).

- **Hochpotent:** In niedriger bis mittlerer Dosierung gute antipsychotische Wirkung ohne Sedierung.
- **Mittelpotent:** Dosisabhängig gute antipsychotische Wirkung mit mäßiger Sedierung.
- **Niederpotent:** In niedriger bis mittlerer Dosierung geringe antipsychotische Wirkung bei deutlicher bis ausgeprägter Sedierung.

Die Einteilung der Antipsychotika in hoch-, mittel- und niederpotent ist vereinfachend und kann auf atypische Antipsychotika (AAP) nicht uneingeschränkt übertragen werden. Stattdessen können zum Vergleich der dosisabhängigen antipsychotischen Wirksamkeit (Positivsymptome) z. B. sog. Chlorpromazin- oder andere Dosisäquivalenzeinheiten Anwendung finden (◘ Tab. 3.2).

- Ein Zusammenhang zwischen neuroleptischer Potenz und EPS gilt nur für niedrige Dosen von KAP:
  - Hochpotente Antipsychotika haben eine höhere dosisabhängige Wahrscheinlichkeit von EPS, niederpotente eine niedrigere dosisabhängige Wahrscheinlichkeit von EPS.
  - Ausprägung und Intensität von antipsychotikainduzierten EPS hängen auch von Dispositionsfaktoren ab.
- Bei Anwendung hoher Dosen verwischen sich die Grenzen der Einteilung; dann zeigen hochpotente Antipsychotika zunehmend sedierende Wirkungen, und bei niederpotenten Antipsychotika nimmt der antipsychotische Effekt zu.

◻ Tab. 3.1 Rezeptorwirkungsprofile von Antipsychotika

Antipsychotikum	Chemische Klasse	Trizyklisch	Klinische Einteilung	D_1	D_2	D_3	5-HT_2	M_1	α_1	H_1
Amisulprid	Benzamid	–	AAP	0	+++	+++	0	0	0	0
Aripiprazol[a, b]	Phenylpiperazinylchinolin	–	AAP	0	+++	+++	++	0	+	+
Asenapin	Dibenzooxepinpyrrol	–	AAP	+	+	++	++	0	+	+
Benperidol	Butyrophenon	–	KAP, HP	0	+++	++	++	0	+	0
Bromperidol	Butyrophenon	–	KAP, HP	+	+++	++	0	0	+	0
Chlorprothixen	Thioxanthen	+	KAP, NP	++	+	+	++	+	+	+++
Clozapin[b]	Dibenzodiazepin	+	AAP	++	+	++	+++	+++	+	+++
Flupentixol	Thioxanthen	+	KAP, HP	++	+++	+++	++	0	+	+
Fluphenazin	Phenothiazin	+	KAP, HP	++	+++	+++	++	0	++	++
Fluspirilen	Diphenylbutylpiperidin	–	KAP, HP	+	+++	++	+	0	0	0
Haloperidol[b]	Butyrophenon	–	KAP, HP	++	+++	++	+	0	++	0
Levomepromazin	Phenothiazin	+	KAP, NP	0	+	+	+	++	++	++
Loxapin	Dibenzoxazepin	+	KAP, MP	0	+++	+	+++	++	+++	+++
Lurasidon[d]	Benzoisothiazol	–	AAP	+	+++	++	+++	0	++	0
Melperon[b]	Butyrophenon	–	KAP, NP (A)	0	+	+	++	0	+	+
Olanzapin[b]	Thienobenzazepin	+	AAP	++	+++	++	+++	++	++	+++
Paliperidon[c]	Benzisoxazol	–	AAP	0	+++	+	+++	0	+	+

◘ **Tab. 3.1** (Fortsetzung)

Antipsychotikum	Chemische Klasse	Trizyklisch	Klinische Einteilung	D_1	D_2	D_3	5-HT_2	M_1	α_1	H_1
Perazin	Phenothiazin	+	KAP, MP	0	++	++	++	+	++	+++
Perphenazin	Phenothiazin	+	KAP, HP	0	+++	+++	++	0	++	++
Pimozid[b]	Diphenylbutylpiperidin	–	KAP, HP	0	+++	+++	++	0	0	0
Pipamperon	Butyrophenon	–	KAP, NP (A)	0	+	+	++	0	+	0
Prothipendyl	Phenothiazin	+	KAP, NP	?	+	?	?	?	?	?
Quetiapin	Dibenzothiazepin	+	AAP	+	+	+	+	0	+	++
Risperidon[b]	Benzisoxazol	–	AAP	++	+++	++	+++	0	+++	+
Sertindol	Indol	–	AAP	++	+++	+	+++	0	++	0
Sulpirid	Benzamid	–	KAP, MP (A)	0	+	+++	0	0	0	0
Thioridazin	Phenothiazin	+	KAP, NP	+	++	+	++	+++	+++	+
Ziprasidon[b]	Benzisothiazin	–	AAP	+	++	++	+++	0	+	++
Zuclopenthixol	Thioxanthen	+	KAP, MP/HP	++	+++	++	0	+++	+++	+++

Die Daten sind aus In-vitro-Rezeptoraffinitäten der Antipsychotika zusammengestellt und spiegeln daher nicht direkt die klinischen Wirkungen (in vivo) wider. Antipsychotika wirken primär als Antagonisten, d. h. blockierend an Neurotransmitterrezeptoren. Daneben werden durch höhere Konzentrationen Enzyme und Ionenkanäle gehemmt.

[a] Partieller D_2/D_3-Agonist und 5-HT_{1A}-Agonist; [b] D_4-Antagonist; [c] *9-OH-Risperidon*; [d] 5-HT_7-Antagonist und partieller 5-HT_{1A}-Agonist. *KAP* konventionelle Antipsychotika, *AAP* atypische Antipsychotika, *HP* hochpotent, *MP* mittelpotent, *NP* niederpotent, *(A)* KAP mit ausgeprägt atypischen Eigenschaften.

◻ **Tab. 3.2** Dosisabhängige antipsychotische Wirksamkeit und EPS-Risiko

KAP	Antipsychotische Äquivalenzdosis [mg][a]	EPS-Risiko	AAP	Antipsychotische Äquivalenzdosis [mg][a]	EPS-Risiko
Benperidol	1	+++	Risperidon	1–2 (2)[d]	+
Haloperidol	2 (4)[d]	+++	Asenapin	1–2,5 (3)[d]	+
Fluphenazin	2	+++	Paliperidon	2–5 (7,5)[d]	+
Flupentixol	2	++	Sertindol	3–5[c] (10)[d]	(+)
Perphenazin	5–10	++	Olanzapin	3–8 (10)[d]	(+)
Chlorpromazin (CPZ)[b]	100	+	Aripiprazol	4–6 (12)[d]	0/(+)
Perazin	100	+	Lurasidon	10–20[c] (40)[d]	+
Chlorprothixen	150–300	(+)	Ziprasidon	10–60 (40)[d]	(+)
Levomepromazin	150–300	(+)	Amisulprid	50–100	+
			Quetiapin	50–200 (150)[d]	0/(+)
			Clozapin	100–150 (300?)[d]	0

[a] CPZ = 100; [b] Vergleichssubstanz (zur Schizophrenietherapie heute entbehrlich); [c] noch fehlende Äquivalenzstudien, berechnet aus empfohlener Dosierung; [d] in Klammern minimale effektive Dosis (nach Leucht et al. 2014).
0 (Plazeboniveau), (+), +, ++, +++: Grad des EPS-Risikos (dosisabhängig).
Akathisien können unter allen Antipsychotika auftreten.
Die Empfehlungen für die Dosierung in der Akuttherapie schizophrener Psychosen mit 300–1000 CPZ-Einheiten und für die Erhaltungstherapie mit 300–600 CPZ-Einheiten differieren zwischen verschiedenen Autoren z. T. erheblich und sind lediglich Orientierungshilfen (s. Dosierung ▶ 3.15, Präparate).
EPS extrapyramidalmotorische Störungen, KAP konventionelle Antipsychotika, AAP atypische Antipsychotika.

3.1.3　Einteilung nach den »atypischen« Eigenschaften

Es wird unterschieden zwischen
- konventionellen Antipsychotika (KAP, syn. typische, herkömmliche oder klassische Antipsychotika, *first-generation antipsychotics*, FGA) und
- atypischen Antipsychotika (AAP; syn. Atypika, neuere oder Antipsychotika der 2. Generation, *novel antipsychotics*, *second-generation antipsychotics*, SGA). Der Begriff AAP wird hier trotz Einschränkungen (s. unten) beibehalten, da zum einen *Clozapin* als Prototyp der AAP schon sehr lange verfügbar ist und daher konsequenterweise als FGA bezeichnet werden müsste. Zum anderen ist das geringe bis sehr geringe EPS-Risiko bei gleichzeitig antipsychotischer Wirksamkeit ein gemeinsames Merkmal der AAP, das eine Abgrenzung zu den meisten (hochpotenten) KAP auch klinisch ermöglicht.

Unter AAP wurden anfänglich Antipsychotika subsumiert, die im Vergleich mit KAP folgende Charakteristika aufweisen sollten:
- weniger EPS und Spätdyskinesien,
- bessere antipsychotische Wirksamkeit,
- bessere Wirksamkeit bei Therapieresistenz,
- geringere Prolaktinerhöhungen,
- bessere Wirksamkeit bei Negativsymptomatik.

Das zurzeit einzige AAP, das alle Forderungen weitgehend erfüllt, ist *Clozapin*. Die Übergänge zwischen »typisch« und »atypisch« sind fließend und die Unterschiede innerhalb der Gruppe der AAP beträchtlich:
- Einige KAP weisen ein nur geringes EPS-Risiko auf (z. B. *Melperon*, *Pipamperon*), sind aber auch in höherer Dosierung kaum geeignet, Positivsymptome zu behandeln.
- Andererseits können auch unter AAP, v. a. in höheren Dosen, EPS auftreten; Akathisien treten unter allen AAP einschließlich *Clozapin* auf.
- Ein malignes neuroleptisches Syndrom kann unter allen Antipsychotika auftreten.
- Langzeitbeobachtungen zum Auftreten von Spätdyskinesien unter AAP sind noch unvollständig, vorliegende Daten unterstreichen jedoch das geringere, aber vorhandene Risiko für AAP.
- Eine differenzielle Wirksamkeit einzelner AAP bei Therapieresistenz ist bisher außer für *Clozapin* nicht hinreichend nachgewiesen.
- Auch KAP (z. B. *Haloperidol*, *Flupentixol*) können gegen Negativsymptome wirksam sein. In einer Metaanalyse (150 RCT) wurde keine generelle Überlegenheit von AAP bei Negativsymptomatik belegt.

- Vor allem innerhalb der Gruppe der AAP zeigen sich in aktuellen Metaanalysen geringe Vorteile einzelner AAP (*Clozapin*, *Olanzapin*, *Risperidon*, *Amisulprid*) gegenüber KAP (*Haloperidol*) und anderen AAP bei der klinischen Behandlung schizophrener Störungen sowohl bezüglich der Positiv- als auch der Negativsymptomatik (Leucht et al. 2013).
- Größere Unterschiede als bei der Wirksamkeit bestehen bezüglich der NW zwischen KAP und AAP (EPS) sowie innerhalb der Gruppe der AAP (v. a. Gewichtszunahme, Prolaktinanstieg, Sedierung, QTc-Zeit-Verlängerung).
- Die Ursachen für das Fehlen oder ein seltenes Auftreten von EPS bei AAP (»Atypie«) sind nicht vollständig geklärt; eine Blockade von D_4- und/oder $5\text{-}HT_{2A/C}$-Rezeptoren wird diskutiert. Außerdem könnte die Interaktion mit Subtypen von mACh-Rezeptoren eine Rolle spielen. Regionalspezifisch wird ein Dopaminrezeptorantagonismus überwiegend begrenzt auf mesolimbische Neurone für *Clozapin*, *Olanzapin* und *Quetiapin* diskutiert.

3.2 Wirkmechanismen

Der eigentliche Wirkmechanismus der Antipsychotika ist weiterhin unbekannt. Man kennt zwar verschiedene Wirkungsebenen (durch Verhaltensexperimente beim Tier, Rezeptorblockaden in vitro und in vivo sowie bildgebende Verfahren [PET]), ihre Bedeutung für die Ursache der antipsychotischen Wirksamkeit ist jedoch weiterhin nicht gesichert. Weiteres ▶ 3.15, jeweiliges Präparat unter »Pharmakodynamik«.

- Ein wesentlicher Mechanismus der Antipsychotika ist die Dämpfung der dopaminergen Überaktivität; allen Antipsychotika ist auch die Blockade D_2-artiger Dopaminrezeptoren gemeinsam. D_2-artige Rezeptoren ($D_{2/3/4}$) erniedrigen die intrazelluläre Konzentration von cAMP, D_1-artige ($D_{1/5}$) erhöhen sie. Dabei zeigen sich unterschiedliche Affinitäten zu den Dopaminrezeptorsubtypen D_{1-5}. Mit einer höheren Affinität an D1- als an D2- und an $5\text{-}HT_2$-Rezeptoren soll die Substanz AF35700 als AAP wirksam sein.
- Es gibt drei wichtige **dopaminerge Neuronensysteme** mit unterschiedlicher Verteilung der Dopaminrezeptorsubtypen im ZNS:
  - nigrostriatales System: verantwortlich für Kontrolle der Motorik, damit auch für EPS,
  - mesolimbisches/mesokortikales System: vermutlich Hauptangriffsort und verantwortlich für die antipsychotische Wirkung,
  - tuberoinfundibuläres System: vermittelt die neuroendokrinologischen NW, insbesondere Prolaktinanstieg.

▬ Die Bedeutung eines zusätzlichen **5-HT$_{2A}$-Antagonismus** für einen günstigen Effekt auf Negativsymptome wird für die meisten AAP (außer *Amisulprid*), aber auch für neuere Substanzen diskutiert (*Asenapin, Iloperidon, Lurasidon*), ist aber als notwendiger Mechanismus umstritten (s. auch bei *Amisulprid*).

▬ Der inverse **5-HT$_{2A}$-Agonist** *Pimavanserin* (USA: Nuplazid) erhielt von der FDA den Status als »*breakthrough therapy*« für die Prüfung einer Zulassung zur Behandlung von Psychosen bei Parkinson-Erkrankung. Die Substanz könnte auch als *add-on* und zur Wirkungsbeschleunigung und -verbesserung mit AAP (z. B. *Risperidon*) in niedriger Dosis positive Effekte zeigen. Ein **selektiver 5-HT$_{2A}$-Antagonist** (ITI-007) mit etwa 60-fach höherer Affinität am 5-HT$_{2A}$-Rezeptor als am Dopamin-D$_2$-Rezeptor (zudem Wirkung als präsynaptischer Partialagonist) ist ebenso wie ein 5-HT$_{2A}$/σ$_2$-Rezeptorantagonist (MIN-101) in Erprobung.

▬ Einige Antipsychotika blockieren zusätzlich 5-HT$_{2(A,B,C)}$-, α$_1$-, α$_2$-, H$_1$- und muskarinische Acetylcholin(mACh)-Rezeptoren (M$_{1-5}$). Für *Iloperidon* (5-HT$_2$-/D$_2$-Rezeptorantagonist, ausgeprägter α$_{2C}$-Rezeptorantagonismus; in USA zugelassen als Fanapt; geplant auch als Depot-Formulierung) wurden QTc-Zeit-Verlängerungen ähnlich wie für *Ziprasidon* berichtet. Als »**Dopamin-/Serotonin-Systemstabilisierer**« mit komplexer Wirkung (u .a. Partialagonist an Dopamin-D$_{2/3/4}$- und 5-HT$_{1A/2A}$-Rezeptoren, Affinität zu 5-HT$_7$- und Histamin-H$_1$-Rezeptoren, Wirkung auch an Dopamin-D$_{1/5}$-, 5-HT$_6$, 5-HT$_3$, α$_{1B}$-Rezeptoren und am Serotonintransporter, keine Wirkung an 5-HT$_{1B/2C}$-, α$_2$- und mACh-Rezeptoren) ist RP5063 in Erprobung (Phase III).

▬ Einige Antipsychotika binden auch an **serotonergen 5-HT$_6$-** (*Asenapin, Clozapin, Olanzapin, Sertindol, Ziprasidon*, aber auch *Chlorpromazin, Chlorprothixen, Fluphenazin*) und **5-HT$_7$-Rezeptoren** (*Clozapin, Pimozid, Quetiapin, Risperidon, Sertindol, Ziprasidon, Lurasidon, Amisulprid*). Als weitgehend selektiver 5-HT$_6$-Antagonist ist AVN-211 in Erprobung.

▬ Der Wirkmechanismus von *Aripiprazol* und weiteren neueren AAP (*Cariprazin, Brexpiprazol*) besteht in einer **partiellen dopaminagonistischen Wirkung an D$_2$-artigen Rezeptoren** (»Dopamin-Systemstabilisierer«) sowie einer partiell agonistischen Wirkung am serotonergen 5-HT$_{1A}$-Rezeptor, bei z. T. zusätzlicher antagonistischer Wirkung an 5-HT$_{2A}$- und 5-HT$_{2C}$-Rezeptoren (*Aripiprazol*). *Brexpiprazol* (FDA-Zulassung als Rexulti bei Schizophrenie und als *add-on* bei Depressionen) ist strukturell und pharmakodynamisch ähnlich wie *Aripiprazol*; mit langer HWZ (90 h). *Cariprazin* (FDA-Zulassung als Vraylar für Schizophrenie und Bipolar-I-Störungen) ist ein **partieller Dopamin-D$_3$-** und in geringerem Ausmaß **-D$_2$-Rezeptoragonist** (zudem serotonerger 5-HT$_{1A}$-

Rezeptoragonist, 5-HT$_{2A}$-Rezeptorantagonist sowie Histamin-H$_1$-Rezeptorantagonist) mit sehr langer HWZ (2–4 d, aktiver Metabolit bis 3 Wochen).

Neue pharmakologische Ansätze

- **Selektive Agonisten am 5-HT$_{2C}$-Rezeptor** (*Vabicaserin*; mit unwesentlicher Wirkung an 5-HT$_{2A}$- und 5-HT$_{2B}$-Rezeptoren; keine Gewichtszunahme, NW: v. a. gastrointestinale Symptome, Kopfschmerz) könnten positive Effekte bei schizophrenen Störungen aufweisen, indem die mesolimbische DA-Ausschüttung reduziert wird. 5-HT$_{2C}$-Agonisten werden derzeit auch zur Behandlung von sexuellen Funktionsstörungen und Adipositas erprobt (*Lorcaserin* zur Appetitregulation, Agonist mit geringer Affinität an 5-HT$_{2B}$-Rezeptoren und sehr hoher Affinität zu 5-HT$_{2C}$-Rezeptoren, Partialagonist an 5-HT$_{2A}$-Rezeptoren mit geringer Affinität; NW: v. a. Kopfschmerz, Übelkeit).

- **Glutamaterge Dysfunktion**: Eine dopaminerg-glutamaterge Imbalance wird als Erklärungsansatz für Schizophrenien herangezogen, da *Ketamin* und *Phencyclidin* (PCP) als Antagonisten am glutamatergen N-Methyl-D-Aspartat(NMDA)-Rezeptor schizophrenieähnliche Symptome einschließlich kognitiver Defizite und Negativsymptome induzieren können. Entsprechend einer Metaanalyse bestehen Hinweise auf eine Besserung von Negativsymptomen und kognitiven Defiziten unter glutamatergen Modulatoren (z. B. *Glycin, D-Serin, D-Cycloserin, Sarkosin*). Vielversprechend in Bezug auf antipsychotische Wirksamkeit und Verträglichkeit sind D-Aminosäureoxidase-Inhibitoren (DAOI), mGlu$_2$-Rezeptoraktivatoren und insbesondere selektive **mGlu$_{2/3}$-Rezeptoragonisten**. Sie entfalten ihre Wirkungen wahrscheinlich über die Reduktion der präsynaptischen Glutamatfreisetzung und können die Wirkung von PCP aufheben.
  - Eine Serie von Untersuchungen zur therapeutischen Wirksamkeit von NMDA-Glycin-Agonisten (*Glycin, D-Serin, Sarkosin*, besser als *D-Cycloserin*) und eine Metaanalyse zeigte Verbesserungen der Negativsymptomatik und kognitiver Defizite bei Patienten mit Schizophrenie. Die Permeabilität der direkten Glycinagonisten durch die Blut-Hirn-Schranke ist jedoch limitiert. Ähnliche Wirkungen könnten selektive Inhibitoren des Typ-1-Glycintransporters (GLY-T$_1$) entfalten (Verbesserung der synaptischen Verfügbarkeit von *Glycin* und verbesserte NMDA-Transmission).
  - Dysregulationen und Veränderungen der Genexpression ionotroper Glutamatrezeptoren umfassen nach neuen Befunden neben glutamatergen NMDA- und AMPA-Rezeptoren (Glu$_{R1-4}$) auch Kainatrezeptoren (Glu$_{R5}$). AAP, wie z. B. *Clozapin* und *Olanzapin*, beeinflussen

im Gegensatz zu *Haloperidol* bei längerfristiger Gabe frontale und hippokampale, nicht jedoch striatale Glutamatrezeptoren (v. a. AMPA-Rezeptoren). Stimulatoren von AMPA-Rezeptoren (u. a. *Piracetam*, Benzothiazide, Biarylpropylsulfonamide, AMPAkine) könnten neuroprotektive Wirkungen entfalten und zur Behandlung kognitiver Störungen bei verschiedenen neuropsychiatrischen Störungen geeignet sein. Ein **AMPA-Rezeptormodulator** ist in Erprobung.

- Weitere Modulatoren der NMDA-Rezeptor-Aktivität zeigten in einzelnen RCT positive Ergebnisse: *Nitroprussid* (wahrscheinlich NMDA-Rezeptor-Aktivierung; Freisetzung von NO und cGMP; das Antihypertensivum ist nicht mehr auf dem deutschen Markt) führte bei einmaliger Infusion zu rascher (< 4 h) Symptombesserung bei Schizophrenie; *Natriumbenzoat* (Konservierungsmittel, D-Aminosäureoxidase-Inhibitor, Aktivierung des NMDA-Rezeptors) war als *add-on* zur Behandlung von neurokognitiven Defiziten bei chronischer Schizophrenie wirksam.

- Für eine Kombination des NMDA-Antagonisten *Memantin* (10 mg/d) mit *Clozapin* bei therapierefraktärer Schizophrenie fand sich in einer RCT eine Verbesserung der Positiv- und Negativsymptomatik, in einer weiteren RCT zeigte sich eine Reduktion primärer Negativsymptomatik bei einer Kombinationstherapie von *Memantin* (10 mg/d) mit *Risperidon* (6 mg/d).

- Die reduzierte Dichte **nikotinischer α_7-Rezeptoren** und **muskarinischer M_1-Rezeptoren** sowie eine erhöhte Dichte von **GABA$_A$-Rezeptoren** (v. a. temporaler Kortex) bei Patienten mit Schizophrenie könnten Ansatzpunkte für pharmakologische Strategien bilden (selektive α_7-Rezeptoragonisten [ABT-126, AQW051], ein α_7-Partialagonist [Encenicline] und ein allosterischer α_7-nACh-Rezeptormodulator [AVL-3288] sind in Erprobung). *N-Desmethylclozapin* ist ein potenter M_1-Agonist, während die Muttersubstanz M_1-antagonistische Wirkungen hat.

- Die **Phospholipidmembran-Hypothese** postuliert Störungen des Phospholipidmetabolismus bei schizophrenen Erkrankungen. Die Gabe von *Omega-3-Fettsäuren* konnte in klinischen Studien bei manifester Schizophrenie nicht überzeugen; eine Arbeit zeigte allerdings eine Wirksamkeit (12 Wochen 1–2 g/d) zur Verhinderung des Manifestationsrisikos bei präpsychotischen Syndromen (Alter 13–25 J.). Eine Add-on-Therapie von mehrfach ungesättigten Fettsäuren (PUFA > 3 g/d) zu einer *Clozapin*-Therapie bei Therapieresistenz könnte vielversprechend sein.

- Zur Kombination von Antipsychotika mit **antiinflammatorischen Substanzen** liegen widersprüchliche Daten vor. Eine Metaanalyse zeigte eine kleine Verbesserung der Positivsymptome nur unter *ASS*-Komedikation (1000 mg/d, 3–4 Monate, Magenschutz) bei guter Verträglichkeit, keine Effekte hingegen für *Celecoxib*; eine andere aktuelle Übersichtsarbeit zu den Effekten antiinflammatorischer Substanzen konnte positive Effekte bezüglich der Gesamtsymptomschwere darüber hinaus für Östrogene (nur Frauen, nur begrenzte Einnahme für max. 2 Monate) und **N-Acetyl-cystein** (erhöht die *Glutathion*-Konzentration) als Add-on-Therapie belegen.

- In Erprobung befindlich waren **Neurokinin-3(NK$_3$)-Rezeptorantagonisten** (*Talnetant*, *Osanetant*); erste klinische Studien zeigten geringe NW (v. a. kaum EPS und Gewichtszunahme) und günstige, aber geringe Effekte auf kognitive Symptome; die weitere Entwicklung wurde unterbrochen, da die Substanzen in die hypothalamische Regulation v. a. des Reproduktionssystems eingreifen.

- Weitere Neuropeptide werden bezüglich ihrer Wirkung auf schizophrene Symptome untersucht; vielversprechend könnte **Oxytozin** (*Syntocinon*) sein, eine RCT (einmalige intranasale Applikation) ergab schwache, aber positive Akuteffekte auf sozialkognitive Fähigkeiten.

- Weitere Studien untersuchen den Einfluss der **Katechol-O-Methyl-Transferase(COMT)-Hemmer** *Tolcapon* (Tasmar) und *Entacapon* (Comtess) auf kognitive Symptome bei Schizophrenien (beide Substanzen sind zugelassen bei Parkinson-Erkrankung), insbesondere in Verbindung mit genetischer Charakterisierung (Val(158)Met-Polymorphismus).

- Die Ergebnisse zur kognitionsverbessernden Wirkung von *Modafinil* (▶ Kap. 5) bei schizophrenen Störungen sind ebenso wie der Einsatz von *Erythropoietin* als *add-on* widersprüchlich.

- Einen neuen experimentellen Ansatz in der Behandlung von Schizophrenien und anderen neurokognitiven Störungen könnten **Phosphodiesterase (PDE)-Inhibitoren** darstellen. Derzeit sind selektive Inhibitoren in Erprobung. Grundlagen der Wirkung im ZNS und damit verbundene prokognitive Effekte könnten in einer verbesserten glutamatergen Transmission bei verzögerter Degradation von cAMP und cGMP liegen.

- Weitere Mechanismen, die bei der aktuellen Antipsychotika-Entwicklung Berücksichtigung finden, sind σ-Rezeptormodulatoren, Cholezystokininrezeptorantagonisten, Neurotensinagonisten, GABAerge Modulatoren, ein Histamin-H$_3$-Rezeptorantagonist/inverser Agonist (*Irdabisant*), ein Natriumkanal(VGSC)-Modulator (NW-3509) sowie Cannabinoidrezeptormodulatoren.

- Zur Reduktion der unter *Olanzapin* auftretenden Gewichtszunahme ist eine Kombination von *Olanzapin* mit dem **opioidergen μ-Rezeptorantagonisten** *Samidorphan* in Erprobung.

3.3   Allgemeine Therapieprinzipien

- Vor Beginn einer Antipsychotikatherapie sollte, wenn immer möglich, eine differenzierte Diagnostik erfolgen, u. a. zum Ausschluss von organisch bedingten oder substanzinduzierten Störungen, aber auch zur Feststellung der Zielsymptomatik und möglicher komorbider Störungen, die einer gesonderten Behandlung bedürfen oder die Auswahl eines bestimmten Antipsychotikums begründen können (Hasan et al. 2013) (s. unten).
- Bei der Auswahl zur Behandlung der individuellen **Zielsymptomatik** sind pharmakodynamische (Wirkprofil) und pharmakokinetische Eigenschaften (Wirkungseintritt und -dauer, Interaktionen) zu berücksichtigen. Zudem erfolgt die **Auswahl eines Antipsychotikums** allgemein nach:
  - früherem Ansprechen,
  - Patientenpräferenz (ggf. Patientenverfügung),
  - NW-Profil,
  - erwarteter Compliance oder (besser) Adhärenz.

Adhärenz –Unter Adhärenz (engl. *adherence*) wird das Ausmaß der Übereinstimmung des Verhaltens von Patient und Behandler mit dem gemeinsam vereinbarten Vorgehen verstanden. Der Begriff Adhärenz sollte in der Medizin den Begriff der Compliance, der eher einseitig die patientenbezogene »Behandlungstreue« und das »Befolgen« von Empfehlungen impliziert, ablösen.

- In allen Krankheitsphasen schizophrener Störungen sollte der **Gesamtbehandlungsplan** mit medikamentöser Therapie und psychosozialen Therapiemaßnahmen (▶ 3.5) bei unterschiedlicher Schwerpunktsetzung berücksichtigt werden:
  - In der Akutphase liegt der Schwerpunkt auf der Medikation.
  - In der Stabilisierungsphase und der Phase der Rezidivprophylaxe (Langzeittherapie) gewinnen psychosoziale Maßnahmen in Kombination mit einer verträglichen Antipsychotikabehandlung zunehmend an Bedeutung.
  - Die **Therapiemöglichkeiten** sollten von Beginn an unter Berücksichtigung der Schwere und Art der aktuellen Symptomatik mit dem Patienten besprochen werden. Im Vordergrund stehen:
    - Herstellung einer tragfähigen und kontinuierlichen Arzt-Patienten-Beziehung, der **therapeutischen Allianz**,
    - Therapiemotivation,
    - Vermittlung eines Krankheitskonzepts,
    - Förderung und Festigung der Therapie-Adhärenz,
    - Psychoedukation unter Einbeziehen von Bezugspersonen bzw. Familienangehörigen,
    - Verbesserung der Lebensqualität des Patienten.

— Möglichst **frühzeitiger Behandlungsbeginn** v. a. bei einer schweren psychotischen Episode (auch an mögliche Eigen- oder Fremdgefährdung denken!). Mehrere Studien zeigen, dass die Wahrscheinlichkeit des Ansprechens auf eine Medikation abnimmt und die Prognose für den Patienten ungünstiger wird, wenn eine akute schizophrene Psychose – insbesondere bei einer Ersterkrankung – längere Zeit (> 1 Monat; Tang et al. 2014) unbehandelt bleibt. Beim therapeutischen Vorgehen ist neben der Akuität und Zielsymptomatik auch zu berücksichtigen, ob es sich um eine Ersterkrankung oder um ein Rezidiv handelt.

— Wegen höherem NW- und Interaktionsrisiko ist prinzipiell eine Antipsychotika-Monotherapie anzustreben. Der Stellenwert von **Kombinationstherapien** (▶ 3.13.3) ist trotz der häufigen klinischen Verwendung derzeit durch Studien noch nicht geklärt (Borlido et al. 2016).

— Nach Therapiebeginn ist frühzeitig (ggf. nach 1–2 Wochen) und dann regelmäßig eine **Nutzen-Risiko-Bewertung** der Antipsychotika und auch anderer Therapiestrategien vorzunehmen. Gleichwohl sind Antipsychotika-Effekte teilweise auch noch nach Monaten nachweisbar (v. a. bei *Clozapin*).

— Die aktuelle individualisierte Psychopharmakotherapie mit Antipsychotika erfolgt häufig nebenwirkungsgeleitet und ist durch nur geringe Fortschritte bei der Wirksamkeit durch Neuzulassungen geprägt.

3.4   Indikationen

Antipsychotika sind nosologieübergreifend wirksam. Die primäre Indikation der Antipsychotika erfolgt nach Zielsymptomen und -syndromen. Hauptindikationen stellen schizophrene sowie schizotype und wahnhafte Störungen und zunehmend für AAP auch affektive Störungen (derzeit insbesondere bipolare Störungen, ▶ Kap. 2) dar.

Viele Antipsychotika (insbesondere niederpotente) zeigen darüber hinaus eine unspezifische Wirkung bei psychomotorischer Unruhe und Anspannung.

Es ist derzeit mit wenigen Ausnahmen nicht möglich, aus den pharmakodynamischen und pharmakokinetischen Wirkungen der verschiedenen Antipsychotika klinisch relevante Schlüsse zur Differenzialindikation abzuleiten.

Gesicherte Wirksamkeit von Antipsychotika bei psychiatrischen Indikationen

— Schizophrene Störungen
— Schizoaffektive Störungen
— Andere organische Psychosen (z. B. Alkoholpsychosen)

- Bipolare Störungen (mittelschwere bis schwere manische Episode einer bipolaren Störung, bipolare Depression, Rezidivprophylaxe ► Kap. 2)
- Tief greifende Entwicklungsstörungen
- Bestimmte neuropsychiatrische Erkrankungen (z. B. Tic-Störungen, L-Dopa-induzierte Psychosen)
- Demenzassoziierte schwere Verhaltensstörungen ► 6.4.10 (allerdings in der Regel keine Zulassung in dieser Indikation)
- Depressionen mit psychotischen Symptomen (in Kombination mit Antidepressiva)
- Augmentationstherapie bei unipolarer Depression ► 1.11.4
- Augmentationstherapie bei therapierefraktären Angst- und Zwangsstörungen
- Syndromorientierte Therapie bei Persönlichkeitsstörungen
- Schmerzsyndrome
- Schlafstörungen
- Unruhe und Erregungszustände, auch im Rahmen von Notfallsituationen

Zulassungsstatus einzelner Antipsychotika ► 3.15, Präparate.

DSM-5 beschreibt im Kapitel »Schizophrenie-Spektrum und andere psychotische Störungen« Schizophrenie, schizoaffektive Störung und andere psychotische Störungen (wahnhafte Störung, kurze psychotische Störung, schizophreniforme Störung, Katatonie) sowie die schizotype Persönlichkeitsstörung. Das DSM-5 hat im Bereich der schizophrenen Störungen Änderungen vorgenommen: die wichtigsten sind der weitgehende Verzicht auf die unreliablen und wenig validen Einteilungen in Subtypen der Schizophrenie zugunsten einer zunehmend dimensionalen Sichtweise, die vergrößerte Eigenständigkeit kataToner Störungen sowie eine Revision der Diagnose schizoaffektiver Störungen. Für die klinische Psychopharmakotherapie bringt das DSM-5, das weiterhin – mangels biologischer Marker – an der deskriptiv-phänomenologischen Klassifikation festhält, derzeit eher geringe Änderungen. Die aktuellen Empfehlungen (Deutschland) müssen sich zudem an der *S3-Leitlinie Schizophrenie* (DGPPN 2006) orientieren, deren Revision und Überführung in eine kombinierte S3-Leitlinie/Nationale Versorgungsleitlinie (NVL) für das Jahr 2016 erwartet wird (Hasan et al. 2013).

3.4.1   Schizophrenie

Die Schizophrenie ist eine neuronal-zerebrale Entwicklungsstörung mit frühem Beginn (prä-/perinatal), die sich häufig erst im späteren Verlauf zeigt. Bei schizophrenen Störungen kommt es bis zur klinischen Erstmanifestation in der Regel über Jahre zu zunehmend charakteristischen Störungen.

Die initialen **Vorstadien schizophrener Störungen** lassen sich unterteilen (Klosterkötter 2013):

- **Unspezifisches Vorstadium** (früh): Häufig bereits motorische, soziale, affektive und kognitive Auffälligkeiten in Kindheit und Jugend. Uncharakteristische und oft diskrete Störungen von Antrieb, Affekt, Denken, Sprechen und Wahrnehmen, Anzeichen erhöhter Reizbarkeit, Anspannung und geringer Belastbarkeit. Am häufigsten stehen Depressivität und Negativsymptome (etwa 80%) am Beginn schizophrener Störungen, die zunächst unspezifischen Symptome treten durchschnittlich etwa 5 Jahre vor den ersten Positivsymptomen auf. Die Symptome können in der Regel erst retrospektiv als Schizophrenieprodrom gewertet werden.

- **Prodromalstadium** mit erhöhtem Risiko für den Übergang in eine schizophrene Störung (spät): Die Forschung zu Vorstadien und Risikofaktoren schizophrener Störungen mit dem Ziel der Früherkennung und Frühintervention konnte Hochrisikokonstellationen ermitteln. Es sind »psychosenahe Prodrome«, d. h. kurze vorübergehende psychotische Symptomepisoden (*brief limited intermittent psychotic symptoms*, BLIPS) mit kurz anhaltenden Positivsymptomen und spontaner Remission oder mehrfach auftretende attenuierte psychotische Symptome (APS). Das Persistieren mindestens eines Positivsymptoms für mehr als eine Woche wird als Übergangsstadium zur schizophrenen Störung angesehen (Frühpsychose, *early psychosis*).

Das Risiko für den **Übergang** eines psychosenahen Prodroms in eine Schizophrenie wird mit 30–80% angegeben; gleichwohl ist das Risiko »falsch-positiver« Vorhersagen mit etwa 30–60% ebenfalls sehr hoch. Zwischen psychosenahen Prodromen und der klinischen Erstmanifestation einer schizophrenen Störung liegen in der Regel 1–3 Jahre, die Erstdiagnose liegt bei Männern häufig zwischen 20 und 25 J., bei Frauen zwischen 25 und 30 J., bei Frauen ist zudem ein zweiter Häufigkeitsgipfel ab dem 45. Lj. zu beobachten.

Die Kombination von Risikofaktoren (familiäre/genetische Disposition verbunden mit Leistungsknick, ausgeprägte ungewöhnliche Denkinhalte und ausgeprägtes Misstrauen/paranoide Gedanken, schwere soziale Beeinträchtigungen, Substanzmissbrauch) innerhalb der Gruppe von Hochrisikoprobanden im Prodromalstadium hat prädiktive Bedeutung und kann eine Frühintervention begründen.

Im **Verlauf** kommt es bei etwa 20–30% der schizophrenen Patienten wahrscheinlich auch ohne Therapie zu keinem erneuten Rezidiv und weitgehender Erholung (Remission und Recovery, s. unten); bei mindestens einem Drittel der Patienten erfolgen jedoch weitere Episoden, die sich jeweils durch erneute Prodromalstadien mit unterschiedlichen Prädiktoren ankündigen und sich im

Anschluss zumindest partiell wieder zurückbilden können (Teilremission). Ein weiteres Drittel der Patienten zeigt einen rasch chronifizierenden Verlauf mit einem zumindest über Jahre hinweg zunehmenden oder weitgehend stabil wirkenden Restzustand, v. a. mit ausgeprägter Negativsymptomatik, aber auch mit persistierenden Positivsymptomen und kognitiven Defiziten.

Die syndromale **Unterteilung der Schizophrenien** erfolgt **nach ICD-10** in kategoriale Unterformen und Verlaufsbilder. Bei den Unterformen nach ICD-10 treten in wechselnder Prägnanz Positiv- und Negativsymptomatik in den Vordergrund. Daneben können katatone Symptome, Depressivität und Suizidalität sowie kognitive Störungen das klinische Bild beherrschen.

- **Paranoide Schizophrenie** (F20.0): Häufigster Subtyp, im Vordergrund stehen Positivsymptome.
- **Hebephrene Schizophrenie** (F20.1): Affektive Veränderungen stehen im Vordergrund, früher Beginn und rasche Entwicklung von Negativsymptomen und desorganisiertem Verhalten.
- **Katatone Schizophrenie** (F20.2): Psychomotorische Störungen (Erregung, Stupor, Negativismus, Mutismus, Bewegungsstereotypien, Haltungsverharren) stehen im Vordergrund. Vorübergehende isolierte katatone Symptome können bei jedem anderen Schizophreniesubtyp und bei hirnorganischen sowie affektiven Störungen auftreten. Im DSM-5 wird die Katatonie als eigene Störungsentität geführt; bei anderen Störungen lässt sich zusätzlich »mit Bewegungsstörungen« kodieren (»*specifier*«).
- **Undifferenzierte Schizophrenie** (F20.3): Verschiedene Positiv- und Negativsymptome liegen meist weniger prägnant vor, eine Zuordnung zu einer einzelnen anderen Unterform ist nicht möglich.
- **Postschizophrene Depression** (F20.4): Depressive Episode, die im Anschluss an eine schizophrene Erkrankung auftritt; schizophrene Positiv- und v. a. Negativsymptome sind noch vorhanden, beherrschen aber nicht das klinische Bild.
- **Schizophrenes Residuum** (F20.5): Chronisches Stadium mit v. a. anhaltenden Negativsymptomen.
- **Schizophrenia simplex** (F20.6): Unsichere Diagnose, primäre Negativsymptomatik und kognitive Defizite mit schleichend progredientem Verlauf.

Gleichwohl orientiert sich die Therapie vorrangig u. a. an der bestehenden Symptomatik bzw. an Zielsyndromen. Einige Unterformen weisen eine syndromale Überlappung auf und sind im Zeitverlauf bei Langzeituntersuchungen häufig nicht stabil. Im DSM-5 wurden die Subtypen daher zugunsten einer dimensionalen Beschreibung verlassen. Für ICD-11 wird ein ähnliches Vorgehen erwartet.

Zieldimensionen für die Behandlung schizophrener Störungen

- **Positivsymptomatik:** Wahn, Halluzinationen, inkohärentes Denken, bizarres Verhalten. Auch maniforme Symptome können im Zusammenhang meist mit Positivsymptomen auftreten.

- **Negativsymptomatik:** Affektverflachung, sprachliche Verarmung, Antriebsstörung, sozialer Rückzug. Die Negativsymptome treten besonders prodromal und im Langzeitverlauf in den Vordergrund und können ohne wesentliche Positivsymptomatik bestehen (**primäre Negativsymptomatik**). In der Akutphase werden sie häufig von Positivsymptomen überlagert, mitbedingt oder verstärkt, im Langzeitverlauf bestehen oft Überschneidungen mit depressiver Symptomatik, EPS und psychosozialen Auswirkungen der Erkrankung (**sekundäre Negativsymptomatik**).

- Weitere Dimensionen sind **kognitive Störungen** (Störungen im Bereich von Aufmerksamkeit, Gedächtnis und Informationsverarbeitung) und eine **depressive Symptomatik** (depressive Verstimmung, Hoffnungslosigkeit, Suizidalität), die oft schwer von der Negativsymptomatik abzugrenzen ist (insbesondere Anhedonie).

- **Katatone Symptome** (Stupor, Mutismus, psychomotorische Erregung oder Hemmung, Haltungsstereotypien, Negativismus, Rigidität und Flexibilitas cerea, Echophänomene, Befehlsautomatismen, verbale Perseverationen) können bei schizophrenen Psychosen und bei affektiven oder organisch bedingten Störungen auftreten.

- Während **akuter Exazerbationen** schizophrener Störungen stehen v. a. Positivsymptome im Vordergrund, während im weiteren Verlauf kognitive Defizite, Negativsymptome und Depressivität häufig das klinische Bild dominieren.

- Im **DSM-5** wird empfohlen, dass 8 **Kerndimensionen schizophrener Störungen** (Halluzinationen, Wahn, formale Denkstörungen, motorische/psychomotorische Auffälligkeiten, Negativsymptome, kognitive Defizite, Depressivität, maniforme Symptome) auf 5-stufigen Skalen bewertet werden (0 – nicht vorhanden, 1 – unsicher vorhanden, 2 – leicht, 3 – mittelgradig, 4 – schwer).

Phasenabhängige Pharmakotherapie schizophrener Störungen

Abhängig von der Krankheitsphase können bei der Behandlung schizophrener Störungen verschiedene Ziele und Strategien unterschieden werden (▶ 3.5, psychosoziale Interventionen):

Prävention und Frühintervention

- Klassische Präventionsansätze (primär/sekundär/tertiär) sind auf schizophrene Störungen nicht gut anwendbar; stattdessen werden aktuell ein auf Risikofaktoren basierendes Präventionskonzept bevorzugt und verschiedene Präventionsmaßnahmen vorgeschlagen: **universell** (bezogen auf ganze Bevölkerungsgruppen ohne erkennbares Risiko), **selektiv** (medizinisch unauffällige Personen mit signifikant erhöhtem Erkrankungsrisiko) und **indiziert** (erkennbare Vorzeichen oder Frühsymptome, biologische Marker mit erhöhtem Risiko für die Manifestation).

- **Universelle Prävention:** Die Reduktion der Inzidenz schizophrener Störungen zu einem möglichst frühen Zeitpunkt müsste bereits prä- oder perinatal (Schwangerschafts- und Geburtsbetreuung), zumindest aber in der frühen Kindheit erfolgen; sie lässt sich derzeit am ehesten in Form von protektiven psychosozialen Maßnahmen realisieren. Pharmakologische Interventionen sind hierfür nicht evaluiert.
- **Selektive Prävention:** Bei psychosefernen Prodromi liegt der Schwerpunkt auf kognitiven und verhaltensbezogenen psychosozialen und psychotherapeutischen Maßnahmen, Antipsychotika sind hierfür nicht indiziert, der Einsatz von neuroprotektiven Substanzen (*Glycin*, *Lithium*) in niedriger Dosierung wird in Studien derzeit erprobt.
- **Indizierte Prävention:** Zur Verhinderung des Übergangs in eine schizophrene Störung bei Vorliegen psychosenaher Prodromalsymptome (APS/BLIPS, Hochrisikopopulation, s. oben), u. U. auch zur konsequenten Frühtherapie bei Beginn der Erstmanifestation einer schizophrenen Störung (*early psychosis*), liegen erste Untersuchungen vor (Klosterkötter 2013). Diese zeigen eine Reduktion der Übergangswahrscheinlichkeit in eine manifeste schizophrene Störung unter Behandlung mit *Olanzapin* (5–15 mg), *Risperidon* (1–2 mg) sowie mit *Amisulprid* oder *Aripiprazol* in niedriger Dosierung und nach aktuellen Daten auch mit mehrfach ungesättigten *Omega-3-Fettsäuren* (1,2 g); allerdings sind die Studienergebnisse noch unsicher, sodass eine generelle pharmakologische Behandlung auch bei Vorliegen attenuierter oder kurz dauernder psychotischer Symptome noch nicht generell empfohlen werden kann. Die Risiken in Bezug auf Stigmatisierung durch Diagnosestellung und auch bezüglich der nicht unerheblichen NW einer frühen Gabe antipsychotischer Medikation müssen berücksichtigt werden. Auch ist eine Identifikation jener Patienten, die von einer frühen antipsychotischen Intervention profitieren, immer noch schwierig.

- Erste positive Befunde liegen für **kognitiv-verhaltenstherapeutische Maßnahmen** vor, die daher derzeit als alleinige Therapie zur Prävention einer psychotischen Manifestation zunächst empfohlen werden, bevor Antipsychotika zum Einsatz kommen.
- Die Gabe von **Antidepressiva** bei unspezifischen Prodromalstadien mit ängstlich-depressiver Symptomatik war in Einzelfällen erfolgreich, eine generelle Empfehlung kann derzeit nicht gegeben werden.

Erstmanifestation (*first-episode psychosis*)

▬ Bei gesicherter Diagnose einer schizophrenen Psychose ist der Einsatz eines Antipsychotikums indiziert. Die Dauer der unbehandelten Psychose wirkt sich nach aktuellem Wissensstand negativ auf die weitere Behandlung aus (Tang et al. 2014). Allerdings kann im Einzelfall eine kurze Phase zur psychiatrischen Diagnosesicherung und weiteren Diagnostik (z. B. Bildgebung, Labor, EKG) einvernehmlich mit dem Patienten ggf. unter Gabe eines BZD vorgeschaltet werden, bis das individuell geeignete Antipsychotikum angesetzt wird (s. unten).

▬ Die Phase nach der Erstmanifestation scheint besonders bedeutsam für den weiteren, v. a. funktionellen Verlauf zu sein. Während in den ersten 2–3 J. nach Remission einer ersten Episode die kontinuierliche Antipsychotikagabe gegenüber einer Absetz-/Bedarfsmedikationsstrategie Vorteile aufweist (Zipursky et al. 2014), scheint nach einer randomisierten 7-Jahres-Katamnese die längerfristige Remission und Recovery bei kontinuierlicher Antipsychotikagabe nach erster Episode ungünstiger zu sein (Wunderink et al. 2013). Diese Befunde haben Fragen zur Notwendigkeit, Art und Dauer einer längerfristigen Antipsychotikatherapie erneut aufgeworfen.

▬ Neben einer **möglichst niedrigen Antipsychotika-Anfangsdosis** bei Ersterkrankungen scheint auch eine möglichst **niedrige Gesamtdosis von Antipsychotika im Zeitverlauf** wichtig für eine möglichst günstige Langzeitprognose zu sein.

Akuttherapie, Erhaltungstherapie und Langzeittherapie (mit Rezidivprophylaxe)

▬ Bei der Behandlung manifester schizophrener Störungen ist häufig zwischen der **Akuttherapie**, einer sich anschließenden **Erhaltungstherapie** (1–3 J.) und in der Regel einer Langzeittherapie zu unterscheiden (Harrow u. Jobe 2013).

▬ Nach **Ersterkrankung** wird derzeit eine mindestens 6- bis 12-monatige Antipsychotikabehandlung empfohlen; bei **Mehrfacherkrankten** finden sich keine übereinstimmenden Empfehlungen, die deutsche *S3-Leitlinie Schizophrenie* empfiehlt 2–5 Jahre (Hasan et al. 2013).

▬ In der **Akuttherapie** schizophrener Störungen liegt der Schwerpunkt häufig auf der Medikation; die Akuttherapie dient vorwiegend der Symptomkontrolle und der Reduktion von Eigen- oder Fremdgefährdung. Hierzu zählt die konsequente Behandlung im Rahmen akuter Exazerbationen mit häufig vorwiegender Positivsymptomatik (oft im stationären Setting).

  ▬ Die sich anschließende **Erhaltungstherapie** dient der Stabilisierung in einer postakuten Übergangszeit mit häufig weiterhin bestehender, aber weniger beeinträchtigender Symptomatik mit dem Ziel der vollständigen, auch funktionellen, Remission.

- In der **Langzeittherapie** sind die Verhinderung von Rezidiven (**Rezidivprophylaxe**) und Chronifizierung zur Reduktion der Morbidität und Mortalität der Patienten mit schizophrener Störung ein Schwerpunkt der pharmakologischen Therapie. In der Erhaltungs- und Langzeittherapie gewinnen psychosoziale Maßnahmen in Kombination mit einer verträglichen Antipsychotikabehandlung an Bedeutung. Ziele sind eine ambulante Therapie zur Verhinderung erneuter Rezidive und Wiedergewinn möglichst großer Normalität und Lebensqualität (Remission und Recovery).

Therapieziele bei schizophrenen Störungen

- Besserung, Ansprechen (**Response**): Häufig ist das erste Ziel in der Akutphase die Besserung von Verhaltensauffälligkeiten, die mit ausgeprägten Denk- und Wahrnehmungsstörungen (Wahn/Halluzinationen) einhergehen und nicht selten mit Eigen- und/oder Fremdgefährdung korrespondieren. Gängige Response-Kriterien sind Besserung von Positiv- und Negativsymptomen um mindestens 20–40%.

- Stabiler Symptomrückgang, Verbesserung psychosozialer Funktionen und der Lebensqualität (**Remission**): Insbesondere in der Stabilisierungsphase ist die Remission ein erstes Ziel; als Kriterien wurde vorgeschlagen, dass zentrale Symptome zumindest 6 Monate lang unter einem Schwellenwert liegen (z. B. 8 definierte Symptomgruppen der PANSS mit höchstens »milder« Ausprägung), das Verhalten nicht mehr wesentlich beeinflussen und damit unter einer Grenze sind, die eine erneute Klassifikation als schizophrene Störung nicht rechtfertigen würden.

- Ultimatives Therapieziel, insbesondere in der Langzeittherapie, ist die individuelle, möglichst gute Wiederherstellung der funktionalen und sozialen Autonomie und der Integration in ein möglichst »normales« Leben (**Recovery**). Recovery wird derzeit operational als ein Stadium von mindestens 2 Jahren sozialer und beruflicher Reintegration und relativer Symptomarmut (z. B. alle PANSS-Symptome mit höchstens »milder« Ausprägung) definiert, hinzu kommen subjektiv bedeutsame Indikatoren wie Lebensqualität und Autonomie.

- Bei 10–40% der Patienten finden sich unzureichende Symptomremissionen. Die Begriffe Non-Response – Therapieresistenz – Therapieversagen u. a. werden fließend und uneinheitlich verwendet. Stattdessen sollten Begriffe der unvollständigen Besserung/Genesung (*incomplete remission/recovery*) verwendet werden, solange die Therapieziele nicht erreicht sind (zur pharmakologischen Therapieresistenz ▶ 3.13).

▬ Im Gegensatz zu Untersuchungen in der Akut- und Erhaltungsphase (< 3 J. nach Exazerbation) sind die wenigen Studien zur Langzeittherapie schizophrener Störungen mit Antipsychotika inkonsistent. Zunehmend werden »Dauermedikationen« über mehrere Jahre kritisch gesehen, möglicherweise sind die gegenüber Unbehandelten gehäuften Rezidive, die nach Absetzen von Antipsychotika auftreten, die mehrere Jahre eingenommen wurden, zumindest bei einer Untergruppe von Patienten ein Resultat der Dauermedikation (u. a. Supersensitivität von Dopaminrezeptoren, verstärkte »Vulnerabilität«) (Harrow u. Jobe 2013). Psychotherapeutische Maßnahmen und niedrig dosierte, neuere AAP mit geringerer dopaminblockierender Langzeitwirkung könnten daher für die Langzeittherapie der Schizophrenie immer bedeutender werden.

Akuttherapie (mit ausgeprägten Positivsymptomen)

▬ Es gibt viele Studien, in denen eine gleich gute Wirksamkeit von AAP und KAP bei einem geringeren EPS-Risiko für AAP gefunden wurde. Daher wird sowohl bei Erstmanifestation als auch bei Rezidiven der vorrangige Einsatz von AAP empfohlen. Bei Patienten, die nach Absetzen eines Antipsychotikums bei früherem Ansprechen und guter Verträglichkeit ein Rezidiv erleiden, soll das früher wirksame Antipsychotikum gegeben werden.

▬ Bei **Erstmanifestation** wird empfohlen, wenn möglich (d. h., wenn keine akute Gefährdung besteht), eine diagnostische Beobachtungsphase von 24–48 h ohne spezifisch antipsychotische Medikation durchzuführen (*S3-Leitlinie Schizophrenie*) (ggf. Gabe von BZD bei Anspannung, Angst, Schlafstörungen, s. aber Warnhinweis bei Kombination von *Clozapin/Olanzapin* mit BZD, ▶ 3.13.3 und ▶ 3.15, jeweilige Präparate).

▬ Bei Ersterkrankungen wird aufgrund der besseren Ansprechwahrscheinlichkeit zu Beginn ein AAP in niedriger Dosis und auch mit niedrigerer Zieldosis empfohlen, ohne dass hierfür empirische Daten vorliegen.

▬ Bei Patienten mit **Rezidiv** soll die Behandlung unverzüglich nach klinischer Untersuchung, ggf. nach Vorliegen von Labor- oder EKG-Ergebnissen, eingeleitet werden. Bei Rezidiven kann bei Nichtansprechen auf ein AAP auch ein (hochpotentes) KAP (z. B. *Haloperidol, Perphenazin*) gegeben werden. In Einzelfällen kann ein besserer Therapieerfolg durch vorübergehende Kombination eines AAP mit einem KAP erreicht werden (▶ 3.13.3). Im weiteren Behandlungsverlauf sollte wegen des ansonsten erhöhten EPS-Risikos im Regelfall versucht werden, zu einer Monotherapie mit einem AAP zurückzukehren.

▬ Nach Metaanalysen haben (außer *Clozapin*) die AAP *Olanzapin*, *Risperidon* und *Amisulprid* mit aller Vorsicht die relativ **höchsten Wirksamkeitswahrscheinlichkeiten** (Leucht et al. 2013), sodass bei Fehlen weiterer

Entscheidungskriterien (Kontraindikationen, Verträglichkeitsprofil, Patientenpräferenz, früheres Ansprechen usw.) **in der Akutphase** der bevorzugte Einsatz dieser etablierten AAP rational erscheint.

- Bei **Non-Response** sollte neben der Adhärenz-Überprüfung auch die erneute Evaluation von möglichen Komorbiditäten (v. a. Suchterkrankungen, Cannabis-Abusus) und psychosozialen Stressoren durchgeführt werden.

- Zum **Einsatz eines konventionellen oder atypischen Antipsychotikums:** Es wird beobachtet, dass einige Patienten nur unter der Gabe eines hochpotenten KAP respondieren, andere Patienten nur auf AAP ansprechen. Zu der Frage, in welcher Reihenfolge die AAP gewählt werden, gibt es bislang keine Daten, auch nicht zu der Zahl der Behandlungsversuche mit AAP oder zur Frage des Zeitpunkts, an dem ein Versuch mit KAP durchgeführt werden sollte. Bei KAP liegt insbesondere für *Haloperidol*, *Flupentixol*, *Fluphenazin* und *Perazin* qualitativ hochwertige Wirksamkeitsevidenz vor. Es lässt sich im Hinblick auf die Wirksamkeit ein Versuch mit möglichst niedrig dosierten KAP, insbesondere *Perphenazin*, rechtfertigen (Hasan et al. 2013).

- Zum Einsatz von *Clozapin* bei Patienten mit **unzureichender Response** ▶ 3.13.3. In der Metaanalyse von Leucht et al. (2013) zeigte *Clozapin* im Vergleich mit allen anderen AAP und KAP die höchste Wirksamkeit. Auch in anderen Studien – nicht jedoch in einer aktuellen Metaanalyse (Samara et al. 2016) wurde die Überlegenheit von *Clozapin* bei Nichtansprechen auf ein anderes AAP (*Olanzapin*, *Quetiapin*, *Risperidon*) belegt.

- Kommt es im Rahmen der akuten Symptomatik zu ausgeprägten **psychomotorischen Erregungszuständen** bzw. zu **aggressiv-impulsivem Verhalten** mit drohender Eigen- oder Fremdgefährdung, können auch hochpotente KAP (ggf. i.m.-Applikation und rasches Aufdosieren) mit einer passageren Zusatzmedikation von BZD oder *Promethazin* angezeigt sein (▶ 3.2). Ziel einer solchen Kombinationstherapie ist eine sehr schnelle Verminderung der Erregung und Anspannung (*rapid tranquilization*) und ein rasches Erreichen einer möglichst sicheren Response. Nach Abklingen der Akutsymptomatik ist ein vorsichtiges Umsetzen (▶ 3.13.2) auf ein AAP empfehlenswert.

- Rasche Aufdosierung, Kombinationstherapie mit BZD, sichere Applikationsformen (Tropfen, Lösungen, Schmelztabletten) und insbesondere **kurz wirksame i.m.-Formulierungen** von AAP (derzeit für *Olanzapin*, *Ziprasidon* und *Aripiprazol* verfügbar) sind als alternative Behandlungsstrategien ebenso wie das **Inhalativum** *Loxapin* in solchen Situationen zunächst zu erwägen (Utzerath et al. 2015).

Box 1

Stufenplan der Akuttherapie
(mit ausgeprägter Positivsymptomatik)

— **Stufe 1:** AAP oder KAP nach individueller Nutzen-Risiko-Abwägung; insbesondere bei Ersterkrankungen Beginn möglichst mit einem AAP nach individueller Nutzenabwägung und in möglichst niedriger Dosis. Dauer mindestens 4–8 Wochen bei vorrangiger Positivsymptomatik und eingetretener Partial-Response.

— **Stufe 2:** Versuch mit einem different wirkenden AAP, ggf. einem KAP. Dauer mindestens 4–8 Wochen bei vorrangiger Positivsymptomatik und erkennbarer Partial-Response. Eine Monotherapie ist grundsätzlich anzustreben. Eine der Monotherapie-Behandlungen sollte mit *Amisulprid, Risperidon, Olanzapin* oder einem hochpotenten KAP erfolgen (Osser et al. 2013). Bei nicht ausreichendem Ansprechen kann auch eine Kombination von Antipsychotika (s. unten, ▸ 3.13) unter Berücksichtigung von NW- und Interaktionsrisiko, insbesondere bei rezidivierenden Störungen, klinisch sinnvoll sein und insbesondere bei fehlender Verträglichkeit oder Ablehnung von *Clozapin* durch den Patienten der Stufe 3 und 4 vorausgehen (Kristensen et al. 2013).

— **Stufe 3:** Versuch mit *Clozapin*. Ein Versuch mit *Clozapin* kann dann vorgezogen werden, wenn frühere Behandlungen mit AAP oder KAP zu ausgeprägten EPS geführt haben bzw. wenn bereits tardive Dyskinesien vorliegen. Auch wird diskutiert, ob *Clozapin* dann früher gegeben werden sollte, wenn anhaltende Suizidalität oder Hyponatriämie bei Polydipsie deutlich im Vordergrund stehen.

— **Stufe 4:** Bei Unverträglichkeit oder Ablehnung von *Clozapin* ▸ **Stufe 2**. Bei fehlender oder teilweiser Response auf *Clozapin* ist zunächst eine plasmaspiegelkontrollierte Aufdosierung bis über 350–420 ng/ml angeraten; bei Partialresponse ist eine Kombination von *Clozapin* mit anderen Antipsychotika (v. a. *Amisulprid, Risperidon*) oder weiteren Substanzen (v. a. *Lamotrigin*, s. unten, ▸ 3.13) für 4–6 Wochen oder EKT unter Berücksichtigung von NW- und Interaktionsrisiko zu erwägen.

Bei Nichtansprechen auf zwei vorherige adäquate Therapieversuche mit zwei unterschiedlichen Antipsychotika handelt es sich um eine medikamentöse Therapieresistenz (s. *S3-Leitlinie Schizophrenie*) (▸ 3.13).

Therapie von Negativsymptomen

— Die Unterscheidung von primärer und sekundärer Negativsymptomatik ist klinisch nicht sicher möglich. Mit einer Besserung von Positivsymptomen in Akutphasen schizophrener Störungen geht häufig auch eine Besserung der Negativsymptomatik einher; dies trifft für die Behandlung mit AAP und KAP zu.

- Eine Metaanalyse (168 RCT; Fusar-Poli et al. 2015) zur Behandlung von Negativsymptomen zeigte im Plazebovergleich statistisch signifikante, jedoch keine klinisch als relevant zu erachtenden, mittleren Verbesserungen für AAP, Komedikation mit Antidepressiva oder glutamatergen Substanzen und psychotherapeutischen Interventionen, hingegen nicht für KAP und Stimulationsverfahren (u. a. rTMS). Eine weitere Metaanalyse belegte einen deutlich schweregradabhängigen Effekt gegenüber Plazebo für *Olanzapin*, *Risperidon* und *Amisulprid* auch bei Patienten mit prädominanter Negativsymptomatik (größte Änderungen bei schwerer Ausgangssymptomatik) (Furukawa et al. 2015).

- AAP sind gegenüber KAP wegen des geringeren EPS-Risikos zu bevorzugen. Die Ergebnisse einiger RCT machen die bessere Wirksamkeit einiger AAP (v. a. *Clozapin*, *Amisulprid*, *Olanzapin*, *Risperidon*) – v. a. bei Ersterkrankungen – und die bessere subjektive Tolerabilität sehr wahrscheinlich (Metaanalyse: Leucht et al. 2013). Allerdings ist auf das NW-Risiko (v. a. metabolisches Syndrom) zu achten.

- Für *Clozapin* finden sich Hinweise auf eine gute Wirksamkeit auch gegen Negativsymptome, eine generelle Überlegenheit gegenüber anderen AAP bei dieser Zielsymptomatik ist gegenwärtig jedoch nicht sicher zu belegen.

- Die **Kombination eines AAP mit einem Antidepressivum** (SSRI, *Mirtazapin*) kann bei persistierenden Negativsymptomen als Behandlungsversuch empfohlen werden, nach neueren Metaanalysen war eine positive Wirkung einer SSRI-Komedikation nur bei chronisch (langzeitig) erkrankten Patienten mit schizophrener Störung nachweisbar. Ein Risiko zur Induktion psychotischer Symptome durch neuere Antidepressiva wurde in Metaanalysen nicht gefunden.

- Eine RCT hat bei Patienten mit chronischer Schizophrenie eine signifikante Besserung der Negativsymptomatik nach 12 Wochen zusätzlicher Gabe des Acetylcholinesterase-Inhibitors *Donepezil* (5–10 mg/d) (► 6.11, Präparat) bei einer stabilen AAP-Basistherapie mit *Risperidon* ergeben, eine Metaanalyse von cholinergen (AChE-Inhibitoren) oder glutamatergen Substanzen (z. B. *Glycin*) als Add-on-Therapie zeigte insgesamt geringe positive Effekte auf Negativsymptome, kognitive Defizite und Positivsymptome (diesbezüglich waren 5-HT$_{1A}$-Agonisten wie *Buspiron* oder *Mianserin* schwach wirksam).

Therapie von depressiver Symptomatik und Suizidalität

- Antipsychotika wirken auch bei depressiver Symptomatik und Suizidalität im Rahmen einer schizophrenen Erkrankung; es wurden für die meisten AAP im Gegensatz zu KAP (*Haloperidol*) günstige Effekte beschrieben. Eine prinzipielle Überlegenheit von AAP lässt sich derzeit aber nicht belegen, *Quetiapin* ist bei Patienten mit Schizophrenie und gleichzeitig erfüllten Kriterien einer Major Depression (z. B. postschizophrene Depression) wirksam.

━ Bei Versagen psychosozialer und psychotherapeutischer Interventionen (supportive Ansätze, Stressbewältigungsverfahren; KVT) sollte eine Dosisanpassung bzw. Umstellung des Antipsychotikums bei depressiven Syndromen erwogen werden.

━ Bei Erstmanifestation einer schizophrenen Störung nach Gabe eines AAP für 2–4 Wochen und anhaltender signifikanter Depressivität wird die **zusätzliche Gabe eines Antidepressivums** (bevorzugt SSRI) empfohlen. Auch nach weitgehender Remission der Positivsymptomatik und Weiterbestehen oder Neuauftreten eines depressiven Syndroms wird nach Optimierung der Antipsychotikatherapie die vorsichtige zusätzliche Gabe von Antidepressiva für mindestens 6–8 Wochen (*S3-Leitlinie Schizophrenie*: 9 Wochen) empfohlen. Prinzipiell scheinen neuere Antidepressiva (z. B. SSRI, *Mirtazapin*) in Kombination mit AAP hierfür geeignet zu sein, die Datenlage lässt jedoch keine sicheren Schlüsse zu.

━ Die zusätzliche Gabe von **Antidepressiva** bei schizophrenen Patienten mit depressiven Symptomen während gleichzeitig bestehender **florider Positivsymptomatik** ist allerdings nicht zu empfehlen.

━ Für *Clozapin* liegen mehrere Studien vor, die für eine überlegene **antisuizidale Wirkung** (auch gegenüber *Olanzapin*) sprechen. Bei ausgeprägter Suizidalität, auch unabhängig von depressiven Symptomen, kann oftmals auf eine vorübergehende **sedierende Begleitmedikation** mit einem BZD (*Lorazepam* oder *Diazepam*) nicht verzichtet werden (▶ 12.6).

Therapie und Prävention einer erneuten depressiven Episode bei bipolarer Störung (*Quetiapin*) (bipolare Depression/Antipsychotika ▶ 2.4.2), Augmentationstherapie bei therapierefraktärer unipolarer Depression (Zulassung für *Quetiapin*, positive Datenlage auch für *Aripiprazol*, *Olanzapin* und *Risperidon*; insgesamt geringe Effektstärke und relativ hohes NW-Risiko) ▶ 1.11.4

Therapie kognitiver Störungen

━ Obwohl 80% der schizophrenen Patienten kognitive Beeinträchtigungen haben, gibt es keine sicher kognitionsverbessernden AM. In Metaanalysen wurde ein moderater Effekt auf die Verbesserung insbesondere sozialkognitiver Defizite bei schizophrenen Störungen durch Training (u. a. computergestützt) gezeigt. Gleichwohl bleibt die Datenlage bezüglich einer nachhaltigen alltagsrelevanten Wirksamkeit von kognitiven Trainings, die über Trainingseffekte hinausgeht, widersprüchlich.

━ AAP sind bei kognitiven Störungen zu bevorzugen; eine spezifische Therapieempfehlung kann jedoch nicht gegeben werden. Gegenüber KAP (zumeist *Haloperidol* in höherer Dosierung) liegen Studien zur

Überlegenheit von AAP mit Hinweisen auf Verbesserungen von Gedächtnisleistungen, Konzentration und Exekutivfunktionen vor. Klinisch verwertbare Unterschiede zwischen verschiedenen AAP (einschließlich *Clozapin*) finden sich jedoch derzeit nicht.

— In einer Metaanalyse wurde ein geringer positiver Effekt von AChE-Inhibitoren als Add-on-Therapie bei kognitiven Defiziten im Rahmen schizophrener Störungen bestätigt. Vermieden werden sollten TZA und Anticholinergika.

Therapie katatoner Symptome

Katatone Symptome sind im Verlauf schizophrener Störungen häufig (etwa 30–40%) und können das klinische Bild dominieren. Katatonien können aber auch als von Schizophrenien unabhängiges Syndrom v. a. bei affektiven Störungen sowie organisch bedingten Störungen auftreten (zu Katatonie im DSM-5 ▶ 3.4.5). Zudem werden Überschneidungen zwischen febrilen Katatonien und dem malignen neuroleptischen Syndrom angenommen.

Im Vordergrund stehen motorische Symptome. Die Initialbehandlung sollte durch – u. U. hochdosierte – BZD (*Lorazepam*, *Diazepam*) oder EKT erfolgen und eine differenzierte Diagnose und Therapie der Grunderkrankung ermöglichen.

— Bei katatonen Symptomen im Rahmen schizophrener und bipolarer Störungen ist eine Wirksamkeit von KAP und AAP nicht sicher nachgewiesen, offene Studien und Fallberichte belegen jedoch positive Effekte von *Olanzapin*, *Quetiapin*, *Aripiprazol* (i.m.), *Clozapin*, *Amisulprid*, *Risperidon* und *Asenapin* sowie auch von *Haloperidol* und anderen KAP (in Kombination mit BZD). Auch wegen der möglichen Überschneidung zwischen Katatonie und malignem neuroleptischem Syndrom sind AAP (v. a. *Clozapin*, *Quetiapin*) zu bevorzugen.

— Ein Fallbericht zeigte dramatische Besserungen nach einer Kombination von *Olanzapin* und *Amantadin* (NMDA-Antagonismus) nach vorheriger Unwirksamkeit von *Lorazepam*.

— EKT ist i. Allg. bei Schizophrenien nur bei der lebensbedrohlichen (febrilen) Katatonie (DD: malignes neuroleptisches Syndrom) als *first-line treatment* indiziert, und auch hier sollten vorher kurzfristig Antipsychotika und *Lorazepam* versucht werden.

— Bei Hinweisen auf das Vorliegen einer **Anti-NMDA-Rezeptor-Enzephalitis** (▶ 12.4.3) (spezifischer Nachweis: Anti-NR1A-IgG in Serum und Liquor) im Zusammenhang mit einer katatonen Symptomatik (häufig dann in Kombination mit neurologischen Symptomen; junge Frauen scheinen häufiger betroffen zu sein) ist der Einsatz von hochdosierten Glukokortikoiden gerechtfertigt, bei spezifischem Antikörpernachweis die Gabe von Immunglobulinen.

> **Box 2**
>
> *Lorazepam* **und andere Benzodiazepine bei Katatonie**
> - Bei Stupor und Mutismus oder starker psychomotorischer Hemmung (katatoniformen Zuständen) ist *Lorazepam* zunächst in einmaliger Dosis von 2–2,5 mg indiziert (auch als langsame i.v.-Gabe möglich).
> - Nach Ansprechen (psychomotorische und affektive Lockerung) kann bei schizophrenen Störungen frühzeitig ein BZD (*Lorazepam, Oxazepam, Diazepam, Clonazepam*) mit einem Antipsychotikum kombiniert werden.
> - Ein in Fallserien dokumentiertes effektives Behandlungsprotokoll umfasst die initiale i.m.-Injektion von *Lorazepam* (2 mg), ggf. Wiederholung nach 2 h bei fehlender Besserung, dann ggf. *Diazepam* als kontinuierliche Infusion (10 mg/500ml 0,9% NaCl; 1,25 mg/h) bis zur Remission der katatonen Symptome.
> - Vor dieser Medikation sind differenzialdiagnostisch insbesondere ein malignes neuroleptisches Syndrom (▶ 3.6.1) und andere organische Ursachen, wenn möglich, auszuschließen.

Therapie komorbider psychiatrischer Störungen bei Patienten mit Schizophrenie
Komorbide Abhängigkeitserkrankungen und Substanzkonsum

Nach neueren Studien liegt bei einem Großteil der Patienten mit Schizophrenie (insbesondere bei jüngeren Männern) zusätzlich ein Substanzabusus oder eine Abhängigkeitserkrankung (Doppeldiagnose) vor. Das Risiko für eine komorbide Abhängigkeitserkrankung ist bei schizophrenen Patienten etwa 5-fach gegenüber der Allgemeinbevölkerung erhöht. Am häufigsten werden Tabak und Koffein konsumiert, bei 20–50% der Patienten besteht zusätzlich Alkoholmissbrauch oder -abhängigkeit, außerdem mit zunehmender Tendenz Cannabismissbrauch oder -abhängigkeit, seltener auch BZD-, Kokain- oder Opioidabhängigkeit (auch als Polytoxikomanie).

- Der Zusammenhang zwischen Substanzkonsum und schizophrenen Psychosen (▶ 7.2.7, Cannabisabhängigkeit) ist weiterhin nicht vollständig geklärt. Nach dem aktuellen Kenntnisstand können u. a. **Kokain und Cannabinoide akute vorübergehende psychotische Zustände** oder akute Psychosen bei bestehender Vulnerabilität hervorrufen (Morgan et al. 2016). Bei vorbestehenden schizophrenen Psychosen erhöht Cannabiskonsum das Risiko für eine Exazerbation mit prolongierter Dauer auch nach Absetzen von Cannabis. Der hochfrequente Konsum von Cannabisprodukten mit sehr hohem Gehalt an *Δ-9-Tetrahydrocannabinol* (THC) im Verhältnis zu Cannabidiolen könnte auch schizophrene Psychosen »de novo« verursachen. Es gibt Hinweise, dass geringer Cannabiskonsum (Cannabidiole) auch positive kognitive Effekte entfalten kann (möglicherweise »Selbsttherapie« von Negativsymptomen von manchen Patienten).

— Patienten mit **Doppeldiagnose (Schizophrenie und Abhängigkeitserkrankung)** zeigen neben einer meist frühen Manifestation insbesondere stärker ausgeprägte Positivsymptome, schwierigere Verläufe (längere unbehandelte Perioden, größere psychosoziale Beeinträchtigungen, schlechteres Ansprechen auf Antipsychotika, geringere Therapie-Adhärenz, häufigere und längere Krankenhausaufenthalte, erhöhte Aggressivität, Depressivität und Suizidalität) und dadurch eine häufig ungünstigere Prognose.

Therapieempfehlungen bei komorbiden Abhängigkeitserkrankungen

— Generell sind bei Patienten mit Schizophrenie und komorbider Abhängigkeitserkrankung **AAP** (ggf. Umstellung auf *Clozapin*) **zu bevorzugen**, da sie auch unabhängig von ihrem Einfluss auf die Psychopathologie zu einer verbesserten Adhärenz und zu reduziertem Substanzgebrauch (v. a. Alkohol) bei diesen Patienten beitragen können.

— Eindeutige empirische Daten zur Überlegenheit von AAP gegenüber KAP oder eines bestimmten AAP bezüglich Abstinenz oder Rückfallrisikoreduktion der komorbiden Substanzabhängigkeit fehlen mit wenigen Ausnahmen. Daher ist insbesondere auf die Verträglichkeit des Antipsychotikums zu achten (Kelly et al. 2012).

— Bei Vorliegen einer Doppeldiagnose sind mit dem Ziel der Erhöhung von Therapiemotivation, Adhärenz und der längerfristigen Einbindung der Patienten und ihrer Bezugspersonen **integrative Therapieprogramme**, die beide Störungsbilder berücksichtigen, von besonderer Bedeutung:
  — Motivationsförderung für die Therapie (z. B. *motivational interviewing*),
  — Psychoedukation,
  — KVT (einzeln oder in Gruppen) mit Kontingenzmanagement,
  — Familieninterventionen,
  — sozialrehabilitative Interventionen.

— Bei **Tabakabhängigkeit** (▶ 7.2.8 und ▶ 7.4, jeweilige Präparate) und deren Behandlung ist der pharmakokinetische Einfluss auf die meisten Antipsychotika (in der Regel beschleunigter Metabolismus durch Induktion des CYP-Systems durch Rauchen) bei der Dosierung zu beachten, v. a. auch bei plötzlicher Tabakkarenz oder -abstinenz (*Clozapin*!). Für die Behandlung der Tabakabhängigkeit bei schizophrenen Patienten unter stabiler Behandlung liegen positive Studienergebnisse für AAP, insbesondere *Aripiprazol*, die zusätzliche Gabe von *Bupropion* (150 mg/d in Kombination mit VT) und auch für Nikotinpflaster vor. Ein Einsatz von *Vareniclin* bei der Raucherentwöhnung von Patienten mit psychischer Komorbidität ist derzeit nicht zu empfehlen, Fallberichte schildern Exazerbationen vorbestehender schizophrener Psychosen, Stimmungs- schwankungen und eine Häufung kardiovaskulärer Ereignisse.

- Bei **komorbider Alkoholabhängigkeit** muss eine Entzugsbehandlung (▶ 7.2.1) erwogen werden; die Behandlungsprinzipien orientieren sich an Wirksamkeit, Verträglichkeit, Steuerbarkeit und Interaktionsrisiken (**Cave:** Kombination von *Carbamazepin* und *Clozapin*).
- Zur Wirksamkeit bei der Alkoholrückfallprophylaxe liegt für *Naltrexon* (▶ 7.4, Präparat) in Kombination mit stabiler Antipsychotika-Medikation und psychotherapeutischen Maßnahmen eine kontrollierte Studie vor. *Disulfiram* (▶ 7.4, Präparat) kann bei bestehenden schizophrenen Psycho- sen nicht empfohlen werden. Zu *Acamprosat* und *Topiramat* bei Schizo- phrenien und gleichzeitig bestehender Alkoholabhängigkeit liegen positi- ve Einzelfallberichte vor.
- Bei **primärer Alkoholabhängigkeit** kann der Einsatz von Antipsychotika nach einer aktuellen Metaanalyse nicht empfohlen werden. Zur Behand- lung gleichzeitig bestehender Alkoholabhängigkeit bei psychotischen Störungen liegen nach derzeitigem Kenntnisstand (Kelly et al. 2012) posi- tive Ergebnisse (reduziertes Craving, verlängerte Abstinenz) insbesondere für *Clozapin* vor. Hinweise für eine günstige Wirkung auf beide Störungen zeigten sich auch für andere APP sowie für *Flupentixoldecanoat* (Depot).
- Für die Behandlung einer gleichzeitig zur Schizophrenie bestehenden **Cannabisabhängigkeit** (▶ 7.2.7) werden häufig ebenfalls AAP eingesetzt, eine empirisch fundierte Empfehlung besteht derzeit jedoch nur für *Clozapin* (Kelly et al. 2012).
- Bei komorbider **Kokainabhängigkeit** (▶ 7.2.4) liegen derzeit weitgehend konsistent positive Studienergebnisse lediglich für *Olanzapin* (5–20 mg/d; bzgl. Craving und Rückfallrisiko) sowie aus kleinen Studien einzelne günstige Ergebnisse zu *Risperidon*, *Flupentixoldecanoat* und TZA (*Desipramin*, 100–150 mg/d) vor.
- Bei komorbider **Opioidabhängigkeit** (▶ 7.2.3) werden zur Schizo- phreniebehandlung ebenfalls AAP empfohlen, Fallberichte zur günstigen Wirkung insbesondere von *Clozapin* in Kombination mit *Methadon* liegen vor.
- *Naloxon* und *Nalmefen* (▶ 7.4, Präparate, Pharmakodynamik) wurden in offenen Studien zur Augmentation von Antipsychotika v. a. gegen persistierende Positivsymptome erfolgreich eingesetzt.

Komorbide Angst- und Zwangsstörungen

- Häufig finden sich bei Patienten mit Schizophrenie zusätzlich Symptome von Angst- und Zwangsstörungen, die vor Beginn und nach Abklingen produktiv-psychotischer Episoden nachweisbar sein können. Die Abgrenzung einer komorbiden Angst- oder Zwangsstörung von der schizophrenen Kernsymptomatik ist häufig nicht eindeutig möglich. Bei 20–30% der schizophrenen Patienten besteht auch während florider oder residualer psychotischer Episoden eine ausgeprägte Angst- oder Zwangssymptomatik.

- Die Behandlung von komorbiden Zwangssymptomen erfolgt syndromorientiert mit Verhaltenstherapie und ggf. einem SSRI in Kombination mit einen Antipsychotikum im Rahmen eines Gesamtbehandlungsplans.
- Unter Antipsychotika können sowohl **Angst- und Zwangssymptome** als auch affektive Störungen als unerwünschte Wirkung auftreten (▶ 3.6.1).
- Ausgeprägte soziale Ängste (soziale Phobie) sind bei Schizophrenien recht häufig, persistierend und mit einer schlechteren Lebensqualität und Behandlungsprognose assoziiert. Neben AAP sind v. a. psychotherapeutische Maßnahmen Erfolg versprechend, ggf. sollte eine medikamentöse anxiolytische Therapie erwogen werden (▶ 4.4.2).

> **Es ist an pharmakokinetische Wechselwirkungen zwischen Antipsychotika und SSRI (v. a. mit *Fluoxetin*, *Fluvoxamin*, *Paroxetin*; ▶ 1.13, jeweiliges Präparat) sowie mögliche NW (Übelkeit, Unruhe, auch QTc-Zeit-Verlängerung) zu denken.**

Andere komorbide Syndrome

Sehr häufig treten im Verlauf schizophrener Störungen akut behandlungsbedürftige unspezifische psychopathologische Symptome auf. Die Therapie entspricht dem Vorgehen bei der psychiatrischen Notfallsituation (▶ Kap. 12).

- Falls **Aggressivität, psychomotorische Unruhe und akute Suizidalität oder Angst** im Vordergrund stehen, bedarfsorientierte Sedierung durch zusätzliche Gabe von:
  - BZD, z. B. *Lorazepam* (sicher und wirksam in Kombination mit den meisten Antipsychotika, Einschränkungen gelten dann für *Clozapin*, ▶ 3.8),
  - *Pipamperon* oder *Melperon* (Interaktionsrisiko höher) (bei beiden fehlende bzw. geringe anticholinerge Komponente),
  - AAP: *Aripiprazol, Olanzapin, Ziprasidon* als i.m.-Applikation; *Olanzapin* und *Risperidon* (oral).
  - KAP: *Haloperidol* (v. a. in Verbindung mit *Promethazin*) i.m., *Zuclopenthixolacetat* i.m. und *Zuclopenthixol* (oral), *Loxapin* inhalativ (Utzerath et al. 2015).
  - Bei ausgeprägten **Schlafstörungen** im Rahmen schizophrener Störungen kann zunächst ein AAP mit sedierender Wirkung eingesetzt werden (v. a. *Olanzapin, Quetiapin*, ggf. *Clozapin*); zusätzlich auch *Pipamperon, Prothipendyl* oder *Melperon*; oft ist aber der Einsatz eines BZD-Hypnotikums unerlässlich (▶ Kap. 5).

- **Unterschiede im Wirkungs- und Nebenwirkungsprofil von Antipsychotika bei der Therapie schizophrener Störungen**

Wirksamkeit

▬ In einer Metaanalyse (Leucht et al. 2013) und einem systematischen Review von 91 vorliegenden Metaanalysen wird eine geringfügige Überlegenheit bei der Wirksamkeit für *Clozapin* und in noch geringerem Maße für *Olanzapin*, *Risperidon* und *Amisulprid* gegenüber KAP und anderen neueren AAP bezüglich der **Positiv- und Negativsymptomatik** konstatiert. Ansonsten fanden sich zwischen KAP (meist *Haloperidol*) und verschiedenen AAP zumeist keine generellen, bedeutsamen Unterschiede der Wirksamkeit.

▬ Eine Metaanalyse belegt einen signifikanten Vorteil von AAP bei der **Rezidivprophylaxe** (1 Jahr) gegenüber KAP (*Haloperidol*) (NNT = 17) (Kishimoto et al. 2013a). Zum anderen können **Depotformulierungen** (s. unten) das Relapse-Risiko (mindestens 12 Monate) gegenüber einer oralen Medikation deutlich reduzieren (NNT = 10) (Leucht et al. 2011).

▬ Bei **Therapieresistenz** ist für *Clozapin* eine Überlegenheit gegenüber KAP (*Haloperidol*) belegt. Gegenüber anderen AAP konnte eine Überlegenheit von *Clozapin* in einer Metaanalyse (Samara et al. 2016) nicht belegt werden, auch wenn einzelne Studien dafür sprechen.

▬ Die vorliegenden Studien können für nahezu alle AAP eine gegenüber KAP überlegene **antidepressive Wirkung** im Rahmen der Behandlung schizophrener Störungen **nicht bestätigen**; andererseits zeigen AAP zur Augmentation bei therapierefraktären depressiven Störungen (*Quetiapin* auch mit Zulassung zur Augmentationsbehandlung schwerer Depressionen) positive Ergebnisse; hierzu fehlen v. a. noch Langzeitstudien.

▬ Für die Behandlung **kognitiver Störungen** im Rahmen schizophrener Störungen können bislang keine differenziellen Therapieempfehlungen abgegeben werden, auch wenn Hinweise für Vorteile von AAP gegenüber KAP vorliegen (s. oben).

▬ *Clozapin* kann bei **anhaltender Suizidalität** im Rahmen schizophrener Störungen die Häufigkeit von suizidalen Handlungen reduzieren (FDA-Zulassung in dieser Indikation).

▬ **Psychomotorische Erregtheit und aggressives Verhalten** können auch unabhängig von der Diagnose Schizophrenie auftreten, eine vergleichbare Wirksamkeit von KAP (*Haloperidol*) und einigen AAP kann nach den vorliegenden Studien angenommen werden (▶ 12.4).

▬ Neben den gut evaluierten Wirkprofilen von Antipsychotika zur Behandlung schizophrener Störungen zeigen AAP auch Wirkungen auf andere psychopathologische Syndrome, u. a. bei therapieresistenten depressiven, bipolaren Störungen, Angst- und Zwangsstörungen und Persönlichkeitsstörungen.

Nebenwirkungen

- Ein geringeres EPS-Risiko (v. a. tardive Dyskinesien) für AAP ist belegt – auch unter Berücksichtigung der Dosierung von KAP (meist *Haloperidol*). Dagegen kommt es unter den meisten AAP (nicht unter *Aripiprazol*, *Lurasidon* und *Ziprasidon*) im Vergleich zu KAP vermehrt zu metabolischen Störungen.
- Der direkte Vergleich von AAP bezüglich des EPS-Risikos ergab in einer Metaanalyse (Häufigkeit der zusätzlichen Gabe von Anticholinergika) für *Risperidon* das relativ höchste Risiko, im indirekten Vergleich lag das EPS-Risiko innerhalb der AAP für *Zotepin*, *Lurasidon* und *Risperidon/Paliperidon* signifikant über Plazeboniveau (Leucht et al. 2013).
- In Metaanalysen zum direkten und indirekten Vergleich von AAP bezüglich ihres metabolischen Risikos zeigten sich für *Clozapin* und *Olanzapin* sowie für *Zotepin* die höchsten Risiken für Gewichtszunahme, Glukose- und Blutfettanstiege (Leucht et al. 2013).

Individualisierte Therapie

- Der aktuelle Stand zum Vergleich von AAP und KAP und zum Vergleich der AAP untereinander belegt, dass die AAP eine heterogene Gruppe bezogen auf Wirksamkeit und Verträglichkeit, aber auch im Hinblick auf die Vollständigkeit der vorliegenden Daten, darstellen. Es ist daher anzustreben, im Rahmen eines individuellen Behandlungsplans Nutzen und Risiken individuell abzuwägen.

3.4.2 Schizotype Störungen, wahnhafte Störungen, akute vorübergehende psychotische Störungen, induzierte wahnhafte Störungen

- Die Behandlung misstrauisch-wahnhafter Patienten erfordert viel Erfahrung und Geduld und sollte immer im Rahmen eines **Gesamtbehandlungsplans**, der v. a. auf die soziale Integration Rücksicht nimmt, erfolgen. Bei wahnhaften Störungen, insbesondere im Alter, sind medizinische Faktoren sorgfältig auszuschließen. Oft fällt die Differenzialdiagnose schwer, z. B. bei chronischen taktilen Halluzinosen (Dermatozoenwahn). Teilweise bedingt durch die geringe Prävalenz fehlen kontrollierte therapeutische Studien weitgehend.
- Bei behandlungsbedürftigen psychotischen Symptomen im Rahmen schizotyper Störungen (ICD-10: F21; DSM-5: schizotype Persönlichkeitsstörung) sollten AAP in der niedrigsten wirksamen Dosis gewählt werden (▶ Kap. 11).

- Bei **persistierenden wahnhaften** oder halluzinatorischen **Störungen** ist der Versuch mit einem niedrig dosierten Antipsychotikum angeraten. Insbesondere bei **Liebeswahn** (Erotomanie), hypochondrisch-körperbezogenen Wahninhalten oder Halluzinationen kann aufgrund von klinischen Einzelfallberichten *Risperidon* in niedriger Dosierung empfohlen werden. Einzelfälle mit **Eifersuchtswahn** und zwanghafter Komponente wurden erfolgreich mit **SSRI** behandelt. Aber langjährig bestehende chronische Wahnstörungen, auch Querulantenwahn, sind häufig therapierefraktär (s. auch alkoholassoziierte psychische Störungen ▶ 7.2.1).
- Bei Langzeitbehandlung wahnhafter Störungen können auch Depot-Antipsychotika, bevorzugt AAP (*Risperidon* bzw. *Paliperidon*), zum Einsatz kommen. Antidepressiva und prophylaktische Gaben von *Lithium* oder *Carbamazepin* wurden v. a. bei Affektdominanz bzw. phasenhafter Symptomverdichtung erfolgreich eingesetzt.
- **Akute vorübergehende psychotische Störungen** erfordern initial die Gabe von Antipsychotika, in seltenen Fällen auch in höheren Dosen. Produktiv-psychotische Symptome sprechen in der Regel sehr gut und rasch an, AAP sind zu bevorzugen. Zusätzlich sind vorübergehend BZD bei Angst und Erregung sehr hilfreich. Supportive Psychotherapie ist in den meisten Fällen auch längerfristig indiziert. Bei diagnostischer Einordnung als Prodromalstadium einer schizophrenen Störung (s. oben) ist neben niedrig dosierten **AAP** die Gabe von *Omega-3-Fettsäuren* (mehrfach ungesättigte Fettsäuren, PUFA) auch für 2–3 Jahre empfehlenswert.
- Bei **induzierten wahnhaften Störungen** ist vor Gabe eines Antipsychotikums zunächst die getrennte adäquate Therapie des wahninduzierenden Patienten anzustreben. Sistiert der induzierte Wahn nach etwa 2 Wochen nicht, sollte ein niedrigdosiertes AAP (z. B. *Risperidon*) erwogen werden. Psycho- und soziotherapeutische Maßnahmen sind Schwerpunkt der Behandlung, um den Rückfällen vorzubeugen.

3.4.3 Schizoaffektive Störung

Unter schizoaffektiven Störungen werden Störungen zusammengefasst, bei denen gleichzeitig oder abwechselnd Symptome einer Schizophrenie und einer affektiven Störung auftreten. Nach ICD-10 wird eine schizoaffektive Störung klassifiziert, wenn sowohl eindeutig schizophrene als auch eindeutig affektive Symptome gleichzeitig oder nur durch wenige Tage getrennt und während der gleichen Krankheitsepisode vorhanden sind. Das DSM-5 hat sich der am Verlauf orientierten Klassifikation schizoaffektiver Störungen wieder angeschlossen (mindestens eine ununterbrochene Episode einer affektiven Störung mit gleichzeitigem Vorliegen von Kernsymptomen einer Schizophrenie, im Verlauf

Vorhandensein von schizophrenen Kernsymptomen für mindestens 2 Wochen ohne Vorliegen einer affektiven Störung, Überwiegen der affektiven Störung während der aktiven und residualen Krankheitsphasen).

Die Validität der Diagnose wird aber besonders aufgrund genetischer Untersuchungen weiterhin infrage gestellt. Psychotische, manische und depressive Syndrome kommen sowohl bei Schizophrenie als auch bei der bipolaren Störung vor. Die Störungen neigen zu häufigen Rezidiven und stehen prognostisch zwischen Schizophrenien und affektiven Störungen, insbesondere bipolaren Störungen.

Für die klinische Beurteilung und Behandlung hat es sich als pragmatisch erwiesen, neben den Subtypen (bipolarer Typ/depressiver Typ) die akuten Syndrome im Sinne eines Überwiegens schizophrener oder affektiver Symptome (maniform/depressiv/gemischt) zu beurteilen.

Akuttherapie der schizoaffektiven Störung

- Für *Paliperidon* liegen positive Ergebnisse aus einer RCT und eine Zulassung (orale Form) vor; *Olanzapin* und *Risperidon* sind bei manischer, depressiver oder gemischter Symptomatik im Rahmen akuter schizoaffektiver Psychosen wirksam.

- Auch *Ziprasidon* und *Aripiprazol* waren Plazebo bei dieser Indikation überlegen (AAP bei bipolaren Störungen ▸ 2.4.2). Offene Studien legen auch eine Wirksamkeit von *Clozapin* und *Quetiapin* bei Patienten mit schizoaffektiver Psychose, insbesondere bei manischer Symptomatik und in Kombination mit Stimmungsstabilisierern (*Clozapin* und *Lamotrigin* oder *Lithium*), nahe.

- Bei Patienten mit akuter **maniformer Symptomatik** einer schizoaffektiven Störung (bipolarer Typ) sind *Lithium* und KAP vergleichbar wirksam. Bei stark erregten Patienten weist die Kombination von *Lithium*-Basistherapie mit Antipsychotika in der Akutphase eine bessere Wirksamkeit auf als eine Monotherapie.

- Bei **depressivem Affekt** im Rahmen schizoaffektiver Störungen kann die Kombination eines Antipsychotikums mit einem Antidepressivum (SSRI) empfohlen werden. Allerdings ist die Datenbasis, die für diese Kombinationstherapie spricht, sehr schmal. In den USA wird für die Akutphase eine Antipsychotika-Monotherapie vorgezogen; ein Antidepressivum sollte ggf. erst nach Abklingen der Akutphase gegeben werden. Bei Monotherapie sind AAP vorzuziehen. Das frühe Ansetzen von Stimmungsstabilisierern kann durch Studien derzeit nicht befriedigend belegt werden. Fallbeobachtungen mit *Lamotrigin* (Monotherapie) in höherer Dosierung (400 mg) zeigten positive Effekte.

Rezidivprophylaxe bei schizoaffektiver Störung

- Es sind sehr wenige kontrollierte Studien mit kleinen Fallzahlen zur **Rezidivprophylaxe** veröffentlicht.
- *Lithium* hat bei der schizoaffektiven Störung wahrscheinlich eine geringere Wirksamkeit als bei der bipolaren affektiven Störung, insbesondere bei affektiv rein depressiven Verläufen und bei im Vordergrund stehender psychotischer Symptomatik.
- *Carbamazepin* hat wahrscheinlich einen Vorteil bei affektiv rein depressiven Verläufen und bei im Vordergrund stehender psychotischer Symptomatik im Rahmen schizoaffektiver Störungen.

Rezidivprophylaxe bei unipolarer Depression ▶ 1.10.3; *Lithium*-Augmentation bei therapieresistenter Depression ▶ 1.11.4

3.4.4 Substanz-/medikamenteninduzierte psychotische Störung

Während in der ICD-10 substanzinduzierte oder substanzassoziierte psychotische Störungen bei den betreffenden Substanzen kodiert werden (z. B. Alkoholabhängigkeit mit alkoholinduzierter psychotischer Störung) hat das DSM-5 phänomenologisch ähnliche Störungen als substanz- oder medikationsinduzierte psychotische Störungen in das Kapitel »Schizophrenie-Spektrum und andere psychotische Störungen« übernommen. Hilfreich sind die Abgrenzungskriterien der substanzinduzierten Störungen gegenüber Schizophrenien (DSM-5):

- Vorliegen von Halluzinationen und/oder Wahnerleben.
- Die psychotischen Symptome traten eindeutig während oder kurz nach Intoxikation oder Entzug (Drogen) oder nach Einnahme einer Substanz (Medikament) auf.
- Die entsprechende Substanz/Medikation ist eindeutig in der Lage, psychotische Symptome zu erzeugen.
- Die psychotische Symptomatik lässt sich nicht besser durch eine substanzunabhängige Störung (z. B. Schizophrenie) erklären, z. B. wenn die Symptome bereits vor Subtanzeinnahme vorhanden waren, wenn die Symptome auch nach einer Intoxikation oder nach einem Entzug substanziell (z. B. > 1 Monat) weiter bestehen oder bei weiteren Hinweisen auf eine substanzunabhängige Störung (rezidivierende Symptome auch ohne Subtanzeinnahme).
- **Alkoholhalluzinose**: Bei Akuität vorübergehend Gabe eines Antipsychotikums (▶ 7.2.1).
- **Drogeninduzierte Psychose**: Psychotische Symptome werden als direkte Einwirkung einer Droge angesehen. Bei akuten Störungen sind vorüber-

gehend Antipsychotika indiziert. Durch Abstinenz von der verursachenden Droge sollte die Störung i. Allg. sistieren. *Olanzapin* hat in dieser Indikation in Dosierungen von 2,5–10 mg eine vergleichbare Wirkung wie *Haloperidol*, bei geringerer EPS-Rate, erbracht.

▬ Bei **psychomotorischer Erregung** im Rahmen akuter Intoxikationen mit psychotropen Substanzen sind Antipsychotika indiziert (▶ 12.4 und ▶ 12.8, Drogenitoxikationen).

Delirante Syndrome ▶ 12.4.3; Alkoholintoxikation ▶ 7.2.1. Cannabisabhängigkeit bei Schizophrenie ▶ 3.4.1, Induktion von Psychosen ▶ 7.2.7

3.4.5 Katatonie

Katatone Zustände sind gekennzeichnet durch ausgeprägte psychomotorische Störungen, die eine reduzierte motorische Aktivität, eine deutlich verminderte Beteiligung im Gespräch und bei Untersuchungen oder exzessive und sonderbare Bewegungen umfassen. Nach klinischen Einteilungen werden Zustände reduzierter Motorik (Stupor, Katalepsie, Mutismus, Negativismus), exzessiver motorischer Erregung (Raptus, Bewegungsstürme, maximale Anspannung) und vegetative Symptome (u. a. Hyperhidrosis, Hyperthermie, Rigor, Exsikkose) beschrieben. Die vegetative Entgleisung in Form einer febrilen oder »perniziösen« Katatonie ist potenziell lebensbedrohlich und stellt einen psychiatrischen Notfall dar (▶ 12.5.2).

▬ Im DSM-5 wird die Katatonie unter Schizophrenie-Spektrum-Störungen eingeordnet (mindestens 3 der folgenden Symptome dominieren: Stupor, Katalepsie, Flexibilitas cerea, Mutismus, Negativismus, Haltungsverharren, Manierismen, stereotype Bewegungen, Agitiertheit und Anspannung, Grimassieren, Echolalie, Echopraxie) und in 3 verschiedene Gruppen differenziert.

  ▬ **Katatonie in Verbindung mit einer anderen psychischen Störung**
  (z. B. bei Schizophrenie, bipolarer Störung, substanzbedingten Störungen usw.): Zusatzkodierung bei Auftreten von katatonen Symptomen im Verlauf, DD: v. a. malignes neuroleptisches Syndrom, medikamentös bedingte Katatonie.

  ▬ **Katatonie aufgrund eines anderen medizinischen Krankheitsfaktors**
  (v. a. neurologische und internistische Erkrankungen): Es müssen klare Befunde für die Verursachung vorliegen (z. B. Infektionen, metabolische Entgleisung), zugrundeliegende psychische Störungen und Delir müssen ausgeschlossen werden.

  ▬ **Nicht** näher bezeichnete **Katatonie:** Diese Kategorie soll verwendet werden, wenn bei schweren katatonen Zuständen keine Differenzialdiagnose möglich ist oder Informationen (z. B. im Notfall) fehlen oder wenn das Syndrom unvollständig ist (< 3 typische Symptome).

3.4.6   Weitere Einsatzgebiete für Antipsychotika

Affektive Störungen
Manische Episode im Rahmen einer bipolaren Störung

Stimmungsstabilisierer und Antipsychotika sind indiziert (▶ 2.4.1).

Major Depression (im Rahmen einer bipolaren Störung)

— *Quetiapin* ist zur Behandlung von schweren depressiven Episoden bei bipolaren Störungen (Monotherapie) zugelassen. In den USA (nicht in Europa) ist *Lurasidon* zur Behandlung von Depressionen bei bipolaren Störungen (Monotherapie und *add-on* mit Stimmungsstabilisierern) zugelassen.

— Erhöhtes Risiko unter Antipsychotika bei bipolaren Störungen für EPS ▶ 3.6.1, metabolisches Syndrom ▶ 3.6.2 und kardiovaskuläre Erkrankungen ▶ 3.6.3.

AAP bei der bipolaren Depression ▶ 2.4.2; AAP zur Phasenprophylaxe der bipolaren Störung ▶ 2.4.2

Major Depression mit psychotischen Merkmalen (wahnhafte Depression)

— Entsprechend einer Metaanalyse ist die **Kombination aus Antidepressivum und Antipsychotikum** (bevorzugt AAP) der Monotherapie (Antidepressivum oder Antipsychotikum) überlegen (Farahani u. Correll 2012) und entspricht auch den Leitlinienempfehlungen. Die möglichen NW des AAP sind zu berücksichtigen. Insbesondere bei psychotischer Depression mit signifikanter Suizidalität sollte ein (sedierendes) Antidepressivum mit einem AAP kombiniert werden. Die Kombination sollte auch etwa 3–6 Monate nach Sistieren der psychotischen Symptomatik fortgesetzt werden.

— **Antidepressiva als Monotherapie** (v. a. SSRI) können nicht empfohlen werden; sie sind allenfalls bei Unverträglichkeit oder Kontraindikationen für ein Antipsychotikum erwägenswert, für *Nortriptylin*, *Trimipramin* sowie *Fluvoxamin* liegen auch Befunde zur Wirksamkeit in Monotherapie vor.

— Bei sehr schweren, wahnhaften oder therapierefraktären Depressionen scheint die EKT einer Pharmakotherapie insbesondere in Bezug auf einen frühen Wirkungseintritt und bei Nichtansprechen auf Psychopharmaka überlegen zu sein. Die hohe Rezidivrate v. a. bei Patienten mit wahnhafter Depression im höheren Lebensalter ist dabei zu berücksichtigen.

Zwangsstörung

- Bei Therapieresistenz mit zwei verschiedenen SSRI über die optimale Behandlungsdosis und -dauer und einer Verhaltenstherapie können zusätzlich AAP indiziert sein (► 1.4.7).

Angststörungen und posttraumatische Belastungsstörung

- Einzelhinweise auf positive Effekte von AAP als *add-on* zu Antidepressiva bei der **posttraumatischen Belastungsstörung** (PTBS) konnten in kontrollierten Studien nicht bestätigt werden; die Empfehlung von AAP bei PTBS wird auf die Behandlung psychotischer Symptome beschränkt (*Risperidon*).
- In ähnlicher Weise wurden positive Effekte von AAP als Therapie bei der **generalisierten Angststörung** (GAS) (v. a. für *Quetiapin*, *Risperidon* und *Olanzapin*) in Metaanalysen nicht bestätigt; in Monotherapie ergaben sich für *Quetiapin* (100–400 mg) positive Effekte (*off label*).
- Eine anxiolytische Wirkung wurde für einige KAP (z. B. *Flupentixol* in niedriger Dosis, *Fluphenazin*, *Pimozid*, *Fluspirilen*) beschrieben, es besteht jedoch weder für AAP noch für KAP eine Zulassung.

Antidepressiva bei Angststörungen ► 1.4.6; Anxiolytika bei Angststörungen ► 4.4.2

Demenzerkrankungen und Verhaltensstörung bei NCD (BPSD)

Im DSM-5 werden Demenzerkrankungen entsprechend ihrer Ätiologie und ihres Schweregrades (leicht/schwer) im Kapitel »Neurokognitive Störungen (NCD)« mit Delirsyndromen und anderen Störungen beschrieben. Als NCD werden Erkrankungen bezeichnet, bei denen das primäre klinische Defizit aus kognitiven Funktionseinbußen besteht. Weiterhin können bei NCD klinisch relevante Verhaltensstörungen auftreten (► Kap. 6).

Indikation für Antipsychotika bei Patienten mit leichter oder schwerer NCD sind – wenn überhaupt – demenzassoziierte Verhaltensauffälligkeiten (► 6.4.10). Da demenzielle Erkrankungen in ihrem Verlauf häufig mit psychomotorischer Unruhe (DD: Akathisie), nächtlicher Desorientierung und Verwirrtheit, aggressivem und desorganisiertem Verhalten und paranoidem Erleben assoziiert sind, können Antipsychotika dann zumindest zeitweise und vorübergehend indiziert sein (Risikofaktoren für EPS ► 3.6.1). Es stellte sich aber in den letzten Jahren unter der Gabe aller Antipsychotika bei älteren Menschen mit einer demenziellen Erkrankung und psychotischen Syndromen ein erhöhtes Mortalitätsrisiko heraus (Maust et al. 2015). Eine Cochrane-Metaanalyse hat gezeigt, dass bei den meisten Patienten mit NCD und demenz-assoziierten Verhaltensstörungen Antipsychotika ohne Nachteile wieder (innerhalb von 6 Wochen bis 6 Monaten) abgesetzt werden können.

– Nach Absetzen von *Risperidon* (< 1 mg) hatten Patienten, die erfolgreich bei initial schwerer Agitiertheit und Psychosesymptomen 4 Monate lang therapiert wurden, ein deutlich erhöhtes Rezidivrisiko in den folgenden Monaten. Gleichwohl sind zeitlich begrenzte Verordnungen, regelmäßige Absetzversuche und eine geringstmögliche effektive Dosis anzuraten.

– *Risperidon* ist unter Berücksichtigung der Anwendungsbeschränkungen entsprechend der Zulassung für die Behandlung **schwerer »psychotischer« Syndrome mit Gefährdung** bei demenziellen Erkrankungen **vorzuziehen,** für *Aripiprazol* und *Olanzapin* in niedriger Dosierung ergaben sich geringfügige signifikante Vorteile gegenüber Plazebo.

Box 3

Risiko unter Antipsychotika bei leichter oder schwerer NCD (Demenz)

– Für ältere Patienten (vorwiegend > 80 J.) mit NCD, insbesondere in Verbindung mit vaskulären Risikofaktoren, wurde unter Behandlung mit Antipsychotika ein erhöhtes Morbiditäts- und Mortalitätsrisiko (zerebrovaskuläre und kardiale Ereignisse, Pneumonien) gefunden (Gareri et al. 2014). Es ist von einem Klasseneffekt und einer Dosisabhängigkeit auszugehen.

– Wenn möglich, sollte eine Verordnung vermieden werden. Auf der anderen Seite gibt es bei aggressivem Verhalten oder Wahn bei demenziellen Erkrankungen kaum eine Alternative. *Risperidon* ist unter Berücksichtigung der bestehenden Zulassungsbedingungen zurzeit Mittel der Wahl.

– Die Indikationsstellung für Antipsychotika bei dieser Patientengruppe muss daher strikt erfolgen. Neben der Optimierung von nichtpharmakologischen Maßnahmen sollten Antidementiva und zur kurzfristigen Sedierung auch BZD erwogen werden.

– Bei Unruhe, Agitiertheit, Aggressivität und Schlafstörungen kann als Antipsychotikum nach Abwägung im Einzelfall auch *Melperon* (wegen CYP 2D6-Hemmung nicht mit *Risperidon* zu kombinieren) oder *Pipamperon* zum Einsatz kommen (für *Pipamperon* und *Prothipendyl* wird auf die fehlende Zulassung bei demenziellen Erkrankungen verwiesen).

– Es sollte eine möglichst niedrige Dosierung gewählt werden, die initiale Verordnung ist auf Tage bis maximal 6 Wochen zu beschränken, die Notwendigkeit einer Weiterverordnung ist regelmäßig zu überprüfen, Absetzversuche sollten – auch wiederholt – vorgenommen werden. Bei sehr schwerer initialer Symptomatik erscheint eine Weiterverordnung von *Risperidon* auch für längere Zeiträume im Einzelfall gerechtfertigt.

– Die Aufklärung (informiertes Einverständnis) und sorgfältige Dokumentation der Behandlung mit Antipsychotika ist erforderlich.

Bei **Schlafstörungen** und psychomotorischer Erregung im Rahmen einer Demenz sind bei unzureichender Wirkung von Hypnotika niederpotente Antipsychotika mit möglichst geringer anticholinerger Komponente in Ausnahmefällen zu bevorzugen (▶ Box 3).

— Auf Depot-Antipsychotika ist möglichst zu verzichten (verzögerte Resorption, langsame Elimination, nach Absetzen lang überdauernde NW möglich).

— Hochpotente KAP sind bei Patienten mit demenziellen Erkrankungen unter Berücksichtigung der veränderten Pharmakokinetik und der erhöhten Empfindlichkeit älterer Menschen für Sedierung, Parkinsonoid, anticholinerge Wirkungen und Orthostase allenfalls in niedriger Dosis (*Bromperidol* oder *Haloperidol* 0,5–1,5 mg/d, z. B. als einmalige Gabe zur Nacht) vertretbar.

Antidementiva bei demenzassoziierten Verhaltensauffälligkeiten ▶ 6.4.10

> ❯ **Patienten mit einer NCD aufgrund einer Lewy-Körper-Demenz zeigen häufig eine Hypersensitivität gegenüber Antipsychotika. Dramatische Verschlechterungen des klinischen Gesamtzustands sind beschrieben. Auf Antipsychotika sollte, wenn möglich, verzichtet werden. Psychotische Symptome respondieren nicht selten auf Acetylcholinesterasehemmer. Erscheint eine Antipsychotikatherapie dennoch unverzichtbar, sind niedrigste Dosen von *Quetiapin* oder *Clozapin* am ehesten vertretbar.**

Tief greifende Entwicklungsstörungen und Autismus-Spektrum-Störung

Bei schweren impulsiv-aggressiven und gefährdenden oder schwer behindernden repetitiv-motorischen Störungen können Psychopharmaka hilfreich sein. Bei Kindern und Jugendlichen mit schwerer Symptomatik bei tief greifenden Entwicklungsstörungen werden vorwiegend *Aripiprazol* (ab 15 J.) und *Risperidon* (ab 5 J.) angewandt. Die autistischen Störungen werden entsprechend DSM-5 nun in ▶ 10.3.5 besprochen.

Persönlichkeitsstörungen

AAP bei Borderline-Persönlichkeitsstörung und anderen Persönlichkeitsstörungen ▶ 11.3

Schmerzsyndrome

— Antipsychotika spielen in der Schmerztherapie eine untergeordnete Rolle, eine Cochrane-Metaanalyse ergab bei unbefriedigender Datenlage eine positive Wirksamkeitsbilanz für den Einsatz von Antipsychotika als *add-on* bei akuten und chronischen Schmerzsyndromen.

- In Kombination mit Opioiden kann die Opioiddosis in der Regel ohne Wirkungsverlust verringert werden, außerdem wird das Ausmaß opioid-induzierter NW wie Übelkeit (mit Erbrechen) reduziert.
- Spezifische Diagnosen, zu denen die Datenbasis etwas breiter ist, sind diabetische Neuropathie und postherpetische Neuralgie, wobei jedoch häufig auch die Kombination mit Antidepressiva versucht wurde, sodass spezifische Antipsychotika-Effekte nicht sicher belegt sind. Alternativen sind *Gabapentin*, *Pregabalin* und Antidepressiva.

Pregabalin ► 4.12, Präparat; Antidepressiva bei Schmerzsyndromen ► 1.4.10

Neurologische Erkrankungen

- **Dyskinesien** unterschiedlicher Genese:
  - Das substituierte Benzamid *Tiaprid* (Antagonist an D_2-artigen Rezeptoren) kann bei Spätdyskinesien zur symptomatischen Besserung eingesetzt werden (Tiapridex, 300–600 mg, Höchstdosis 1200 mg/d).
  - *Tetrabenazin* (Nitoman, Dosis 12,5–75 mg, Höchstdosis 200 mg/d), ein selektiver Inhibitor des präsynaptischen vesikulären Monoamintransports, ist zur Behandlung hyperkinetischer Bewegungsstörungen bei Chorea Huntington und für mittelschwere bis schwere Spätdyskinesien, die auf andere Therapiemaßnahmen (Dosisreduktion, Wechsel auf AAP, Wechsel des AAP) nicht angesprochen haben, zugelassen. *Tetrabenazin* bewirkt eine Entleerung der präsynaptischen Monoaminspeichervesikel und kann zu Depressionen führen (sehr häufig), weitere NW (häufig) sind parkinsonoide Symptome, Erregung, Verwirrung, Angstgefühl, Schlaflosigkeit, Benommenheit. Bei Langzeiteinnahme kommt es nicht selten zu Prolaktinerhöhungen (Dopamindefizit). Kontraindikationen sind prolaktinabhängige Tumoren, Phäochromozytom, depressive Verstimmungszustände und die gleichzeitige Anwendung eines MAOH.
- **Paranoide Psychose bei Parkinson-Erkrankung:** Nicht selten exazerbieren psychotische Symptome im Rahmen von Infektionen oder einer Exsikkose; dann steht die Behandlung der Ursachen im Vordergrund. Bei psychotischen Symptomen, die unter dopaminagonistischer Therapie auftreten, ist zunächst eine Optimierung der Antiparkinson-Medikation empfohlen. Bei persistierenden psychotischen Symptomen ist *Clozapin* in niedriger Dosis indiziert (12,5–100 mg; Beginn 6,25 mg/d); die NW und die kontrollierte Anwendung (v. a. Sedierung, erhöhtes Agranulozytoserisiko) sind zu beachten. Alternativ kann *Quetiapin* (25–100 mg; Beginn 12,5–25 mg/d) erwogen werden, auch wenn die Wirksamkeit in dieser Anwendung weniger gut belegt ist. Auch liegen positive Befunde für *Ziprasidon* (oral 20–40 mg, i.m. 10–20 mg/d) vor. Auf eine mögliche Ver-

schlechterung der Parkinson-Symptomatik ist in jedem Fall zu achten. Eine Alternative können Actetylcholinesterasehemmer sein: in Einzelfällen konnten insbesondere optische Halluzinationen bei Parkinson-Erkrankung auch ohne Vorliegen einer Demenz gebessert werden. Bei Patienten mit leichter bis mittelschwerer Demenz und Parkinson-Erkrankung ist *Rivastigmin* (▶ 6.11, Präparat) zugelassen.

- **Chorea Huntington**: Antipsychotika (Einzelfallberichte für *Aripiprazol* und *Clozapin*) sind bei Bewegungsstörungen, psychotischen Symptomen und Aggression wirksam. Zur Behandlung der choreatischen Bewegungsstörungen sind *Tiaprid* und *Tetrabenazin* zugelassen.

EPS unter Antipsychotika ▶ 3.6.1; Tic-Störungen ▶ 10.3.4

3.5   Antipsychotika, Psychotherapie und psychosoziale Interventionen bei schizophrenen Störungen

Jedes Psychopharmakon sollte im Rahmen eines **Gesamtbehandlungsplans** verordnet werden. Bei Schizophrenien sind neben der Antipsychotikatherapie auch psychoedukative, familientherapeutische und kognitiv-verhaltenstherapeutische Ansätze evaluiert. In Prodromal- und Frühstadien schizophrener Störungen sind verhaltenstherapeutische Maßnahmen bevorzugt zur Prävention einer ersten oder verstärkten Krankheitsmanifestation einzusetzen.

Alle modernen Therapieansätze sind individuell und personenzentriert: Berücksichtigung individueller Vulnerabilitäten und Stressoren, Kompetenzen und Ressourcen (Resilienz, Coping-Strategien, protektive Faktoren), partnerschaftliche Beteiligung des Patienten soweit wie möglich bei der Therapie, Förderung der Therapie-Adhärenz mit der Unterstützung subjektiver Therapieziele und -bewertungen. Nach Wunsch des Patienten und den Möglichkeiten sollten Bezugspersonen und Angehörige in den Gesamtbehandlungsplan möglichst frühzeitig mit einbezogen werden.

Psychotherapeutische, psychoedukative und weitere psychosoziale Interventionen, einschließlich der Angehörigen- und Familieninterventionen, sollten ebenso wie physio-, ergo- und sozialtherapeutische Maßnahmen möglichst bereits während der Akuttherapie beginnen und während der Erhaltungs- und Stabilisierungstherapie, z. B. im Rahmen integriert tagesklinischer oder ambulanter Therapie, bis in die ambulante Langzeittherapie fortgeführt werden. In allen Therapiephasen muss daher auf die Möglichkeit einer **erhöhten Suizidalität** geachtet werden.

Es liegen positive Befunde psychotherapeutischer Maßnahmen, insbesondere der Verhaltenstherapie, aber auch psychodynamischer Psychotherapien (mentalisierungsbasierte Psychotherapie) und systemischer Psychotherapie, vor, die unabhängig von Medikamenteneffekten bei der Behandlung von Positivsymptomen (Wahn, Halluzinationen), sozialen Ängsten, Depressivität und Negativsymptomen nachweisbar sind.

Kognitive Verhaltenstherapie (KVT)

- Ein Schwerpunkt der KVT bei schizophrenen Störungen liegt in der Krankheitsbewältigung und der Integration z. B. von Halluzinationen und Wahngedanken in ein »verstehbares« Krankheitsmodell. Eingebettet in die KVT sind z. B. Training emotionaler und sozialer Kompetenzen, metakognitives Training sowie Selbstkontrollansätze zur Früherkennung und Vermeidung von Unter- und Überforderung (»Stress«).
- KVT ist in Kombination mit einer Antipsychotikatherapie längerfristig (1–2 J.) in Bezug auf Positiv- und Negativsymptome, Rezidivprophylaxe und Lebensqualität nach aktuellen Metaanalysen schwach wirksam (Jauhar et al. 2014). Einsatzschwerpunkte sind residuale Positivsymptome, soziale Ängste, Depressivität und Negativsymptome. KVT scheint im Einzelsetting und bei längerer Anwendung (> 20 Sitzungen) bei Patienten mit schizophrenen Störungen wirksam zu sein, in Metaanalysen zeigten sich – in Kombination mit einer adäquaten antipsychotischen Medikation – höchstens geringe bis moderate zusätzliche Effekte bezüglich der Positivsymptomatik, der Negativsymptomatik, lebenspraktischer Fertigkeiten, der Stimmung und sozialer Ängste. Die Langzeitergebnisse sind insgesamt noch uneinheitlich.

Psychoedukation und Familieninterventionen

- Psychoedukation wird – oft abhängig von der Therapiephase – zumeist in Gruppen mit Patienten und/oder mit Angehörigen durchgeführt und umfasst sowohl störungs-, ressourcen- und therapiebezogene Informationen wie auch zunehmend psychotherapeutische Elemente (Situationsanalysen, Rollenspiele, Beispiele und Übungen der sozialen und interaktionellen Kompetenz und Kommunikation).
- Zentrale Bedeutung bei der Psychoedukation haben die Einübung der frühen Selbsterkennung von Symptomen oder Symptomverschlechterungen und der Aufbau von Coping- und Kontrollstrategien. Symptome, die eine Exazerbation bei Schizophrenien ankündigen können, sollten als **Frühwarnzeichen** mit den Patienten besprochen werden: Schlafstörungen, Gereiztheit, depressive Verstimmungen, Aggressivität, Misstrauen, Angst, affektive Labilität, reduzierte Belastbarkeit, Beziehungsideen, sozialer Rückzug. Konsequenzen vereinbaren und frühzeitige Interventionsmöglichkeiten organisieren (z. B. Vorstellung beim Psychiater, Dosissteigerung der Medikation).

— Die individualisierte Anwendung strukturierter und manualisierter Psychoedukationsverfahren mit Begleitmaterialien für Patienten und Angehörige hat sich als Standard etabliert.

— Psychoedukation, insbesondere bei längerer Durchführung (mindestens 10–12 Wochen) und dem Einsatz verhaltenstherapeutischer Module (z. B. Problemlösung, soziale Fertigkeiten) sowie – wenn möglich – unter Einbeziehen von Angehörigen, kann nachweislich stationäre Behandlungsdauern reduzieren, das Rezidivrisiko zumindest im 1- bis 2-Jahres-Zeitraum reduzieren und die Behandlungszufriedenheit sowie die Lebensqualität der Patienten verbessern.

— Familieninterventionen: Das Einbeziehen von Angehörigen sowohl in Psychoedukationsgruppen als auch in die Therapie hat sich in den meisten Studien als effektiv erwiesen, insbesondere im Frühverlauf.

Vulnerabilitäts-Stress-Modell

— Die Vermittlung eines individuellen Störungs- und Therapiemodells erfolgt meist auf dem Boden eines allgemeinen Vulnerabilitäts-Stress-Modells. Innerhalb dieses Modells wird die Interaktion von Einflüssen auf den Ebenen der Biologie, der Umwelt und des Verhaltens auf die Entstehung und Aufrechterhaltung von schizophrenen Störungen angenommen. Verletzlichkeiten und Anfälligkeiten (»Vulnerabilität«), die aus möglichen erblichen Veranlagungen, anderen organischen Dispositionen und lebensgeschichtlichen Ereignissen resultieren, können unter Belastung (»Stress«) zu einer Psychose führen, wenn eine kritische Grenze überschritten wurde. Nach dem Vulnerabilitäts-Stress-Modell besteht eine erhöhte Rezidivwahrscheinlichkeit durch ungünstige Umweltbedingungen, die mit der biologisch-genetischen Prädisposition von Patienten mit einer schizophrenen Störung interagieren. Ungünstige Umweltbedingungen sind v. a. belastende Lebensereignisse (*life events*) und chronische Belastungsfaktoren.

— Aus dem Vulnerabilitäts-Stress-Modell können mit dem Patienten verschiedene therapeutische Ansätze abgeleitet werden, wobei eine Kombination von medikamentösen und psychosozialen Therapien heute als Standard der Schizophrenietherapie gilt.

— Nach dem Vulnerabilitäts-Stress-Modell besteht eine erhöhte Rezidivwahrscheinlichkeit auch durch ein belastendes, überstimulierendes oder feindseliges soziales Umfeld einschließlich sog. »**high expressed emotions (HEE)**« in Familien oder Beziehungen. HEE äußern sich in vermehrter Kritik oder in übergroßer emotionaler Anteilnahme und treten nicht selten nach Erstmanifestation einer schizophrenen Störung bei einem Familienmitglied auf. HEE stehen in ungünstigem Zusammenhang mit Krankheitsverlauf und Rezidivhäufigkeit.

- Eine positive, von gegenseitigem Interesse, Respekt und adäquater Zurückhaltung geprägte Familienatmosphäre und ein entsprechender Interaktionsstil führen hingegen zu einer besseren sozialen Integration und geringeren Rezidivrate bei durchschnittlich niedrigeren Antipsychotikadosen.

Integriertes psychologisches Therapieprogramm (IPT) und kognitives Training

- Das IPT ist ein Therapieprogramm für Patienten mit schizophrenen Störungen mit 5–7 Modulen (kognitive Differenzierung, soziale Wahrnehmung, verbale Kommunikation, soziale Fertigkeiten, interpersonelles Problemlösen, Emotionen, Wohnen/Arbeit/Freizeit).
- In einer Metaanalyse (36 Studien, > 1500 Patienten) werden positive Effekte des IPT auf Negativsymptome und kognitive, sozialkognitive sowie psychosoziale Funktionen bei einer mittleren Nachbeobachtungszeit von 8 Monaten berichtet. Bessere alltagsrelevante Ergebnisse zeigen sich bei kompletter Durchführung der o. g. ersten fünf Module des IPT.
- **Kognitive Trainings** (u. a. computergestützt) haben moderate positive Effekte v. a. auf sozial-kognitive Defizite bei Patienten schizophrenen Störungen. Die Ergebnisse zu längerfristigen alltagsrelevanten Effekten sind widersprüchlich.

Training sozialer Fertigkeiten und emotionaler Kompetenz

- Die Trainings dienen der Verbesserung sozialer Kompetenz und zur Aneignung lebenspraktischer Fertigkeiten mit Übungen im realen Umfeld. Das Erlernen der Vermeidung von Unter- und Überstimulation ist von besonderer Bedeutung für eine möglichst selbstständige Belastungsregulation. Unterstimulation kann die Wahrscheinlichkeit für eine Negativsymptomatik, Überstimulation kann das Risiko für Positivsymptome erhöhen.
- Zur Verbesserung protektiver Faktoren und zur Reduktion der Verletzlichkeiten werden in einem klar strukturierten, modularen Training (Symptome, Medikamente, Freizeitaktivitäten, Selbstversorgung, Umgang mit Geld, Freundschaft/Verabredungen) zwischenmenschliche Fähigkeiten (z. B. Smalltalk), Selbst- und Fremdwahrnehmung sozialer Situationen, Selbstbehauptung in sozialen Interaktionen und interpersonelles Problemlösen eingeübt und in der Gruppe reflektiert (Social-skills-Training, meist 8–12 Sitzungen im Abstand von 1–4 Wochen); im späteren Verlauf kommen In-vivo-Übungen, Hausaufgaben, Rollenspiele und Booster-Sitzungen hinzu.
- Kontrollierte Studien konnten positive Effekte des Trainings sozialer Fertigkeiten auf sozialkommunikative Fertigkeiten auch im Alltag belegen,

allerdings ohne klare Belege der Reduktion von Rezidiven. Zukünftig werden auch Trainingsprogramme zur Verbesserung der affektiven Selbstwahrnehmung und der emotionalen Kompetenz, die derzeit v. a. bei anderen Störungen eingesetzt werden, einen höheren Stellenwert bei der Behandlung schizophrener Störungen erreichen.

Weitere Therapiemaßnahmen

- **Bewegungstherapie**, insbesondere körperliche Aktivität und Sport, sind wirksam bei der Symptomreduktion und Rezidivprophylaxe sowie insbesondere bei der Verbesserung medikamenteninduzierter NW und fördern damit auch die Therapie-Adhärenz.
- **Ergotheraphie** ist förderlich und gut akzeptiert (sog. Kreativtherapien). Für die Musiktherapie wurden – abhängig von der Häufigkeit und der Qualifikation der Therapie – günstige Effekte, v. a. auf Negativsymptome, Depressivität und soziale Funktionen berichtet.
- **Sozialtherapie**: Stufenweise Belastungserprobung im Alltag; Arbeitstraining; Berufsfindung z. B. mit Maßnahmen zur Umschulung; Tätigkeit in beschützter Werkstätte; u. U. betreutes Wohnen. Als effektiv hat sich insbesondere das sog. »*supported employment*« bei der Reintegration in Arbeitsverhältnisse erwiesen.

- **Psychotherapeutische und psychosoziale Interventionen in verschiedenen Therapiephasen**

Prävention

- Bei Personen mit erhöhtem Psychoserisiko (BLIPS, APS) sind kognitiv-verhaltenstherapeutische Ansätze zunächst zur Prävention schizophrener Episoden zu erwägen.

Akuttherapie

- Strukturierende, klare, eher direktive, stützende Psychotherapie (»supportive« Therapie).
- Vermittlung eines verständlichen und für den Patienten akzeptablen Krankheitsmodells, das auch den Einsatz einer medikamentösen Behandlung bei psychischen Beschwerden erklären kann (Psychoedukation), da der notwendige und sinnvolle Einsatz einer Pharmakotherapie zur Schizophreniebehandlung für viele Patienten nicht von vornherein verständlich ist. Dies ist besonders dann unerlässlich, wenn eine längerfristige Behandlung mit Antipsychotika notwendig ist, um die Therapiemotivation und -adhärenz des Patienten zu erhöhen und Rezidive zu vermeiden.
- Physiotherapie und Ergotherapie als aktivierende und supportive Behandlungsformen zur Förderung des positiven Körpererlebens und der

Stärkung von Kreativität, Eigeninitiative, Selbstvertrauen und Selbstwirksamkeit.
- Milieutherapeutischer Ansatz mit dem Ziel, durch das Setting (u. a. Einrichtung) und sinnvolle, lebensnahe Aktivitäten möglichst früh Selbstbewusstsein, Selbstfürsorge, Unabhängigkeit und Verantwortungsgefühl der Patienten wiederherzustellen bzw. zu entwickeln.

Erhaltungstherapie und Stabilisierung

- Fortführung der Psychoedukation des Patienten und ggf. der Angehörigen über Art und Verlauf der Erkrankung (s. oben, Familienintervention, Vulnerabilitäts-Stress-Modell), Bedeutung der Medikamenten- und Therapie-Adhärenz (Nutzen einer Erhaltungstherapie, Umgang mit NW, insbesondere Gewichtsmanagement), Selbstbeobachtung und Selbsteinschätzung von Symptomen, Erkennen von Frühwarnzeichen (Prodromi).
- Orientierung an aktuellen konkreten Problemen mit rationaler Lösungsstrategie.
- Psychoedukative Angehörigengruppen mit Vermittlung eines Krankheitsmodells führen zu veränderter Zuordnung von Verhaltensauffälligkeiten (Wahrnehmung und Wertung der Symptome nicht mehr als willentliche Entgleisung) und einer Entspannung des Familienklimas.

Langzeittherapie: Rezidivprophylaxe/Symptomsuppression

- In der Langzeittherapie gewinnen – zusätzlich zur stabilen medikamentösen Therapie – neben psychoedukativen Maßnahmen und physio-, ergo- und sozialtherapeutischen Interventionen spezifische Psychotherapien mit dem Schwerpunkt KVT zunehmend an Bedeutung.
- Die Reintegration (»Teilhabe«) von Patienten mit schizophrener Störung in ein möglichst normales Leben wird zum Hauptziel. Selbstbestimmung und Ressourcenaktivierung (»Empowerment«) sowie zufriedenstellende Lebensqualität und Recovery als wichtigste therapeutische Ziele der – wenn möglich, ambulanten – Langzeittherapie erfordern in der Regel multimodale Behandlungspläne (»*case management*«) und ein multiprofessionelles, »gemeindenahes« Setting (»integrierte Versorgung«) mit regelmäßiger Supervision.
- Die sozialen Bereiche Familie/Beziehungen, Wohnen und Arbeiten spielen eine maßgebliche Rolle bei der psychosozialen Langzeitprognose von Patienten mit schizophrenen Störungen. Demzufolge sind bedarfsgerechte sozialtherapeutische Maßnahmen (u. a. stufenweise Wiedereingliederung, Soziotherapie nach § 37a SGB V, unterstützte Arbeitsplätze, betreutes Wohnen, Tagesstätten, Werkstätten), ggf. auch rehabilitative Maßnahmen von besonderer Bedeutung.

3.6 Nebenwirkungen und Risiken

Allgemeines Nebenwirkungsrisiko Bei der Therapie mit Antipsychotika ist mit dem Auftreten von deutlichen NW zu rechnen. Die Lebensqualität unter Antipsychotikabehandlung (KAP und AAP) wird von bis zu zwei Dritteln der Patienten als mäßig oder gering eingestuft. Die Patienten leiden längerfristig unter Gewichtszunahme, Depressivität, kognitiven Störungen, Schlafstörungen und sexueller Dysfunktion am meisten, bei KAP spielen EPS eine herausragende Rolle. Allen EPS ist gemeinsam, dass sie durch psychische Anspannung verstärkt werden und im Schlaf sistieren. Frauen zeigen ein erhöhtes Risiko für metabolische NW wie z. B. Gewichtszunahme, Diabetes und spezifische kardiovaskuläre Risiken, möglicherweise auch für prolaktinassoziierte Störungen bis hin zu Osteoporose und einem erhöhten Malignomrisiko.

Mortalitätsrisiko

— Die Lebenserwartung von Patienten mit Schizophrenie ist, unabhängig von der Behandlung gegenüber der Allgemeinbevölkerung, deutlich reduziert. Das generelle Mortalitätsrisiko ist dementsprechend bei Patienten mit Schizophrenie (3,8-fach), depressiven (3,2-fach) und bipolaren Störungen (3-fach) deutlich erhöht, v. a. durch Suizide, unnatürliche andere Todesursachen und kardio- und zerebrovaskuläre Ereignisse (etwa 1,5- bis 2-fach). Hauptursachen für die erhöhte Mortalität bei Patienten mit Schizophrenie scheinen in der fehlenden Prävention und Behandlung von KHK und Typ-2-Diabetes zu liegen (Lederbogen et al. 2015).

— Der Einfluss von Antipsychotika auf die erhöhte Mortalität bei Schizophrenie ist derzeit noch nicht abschließend zu beurteilen. Die **kardiovaskuläre und zerebrovaskuläre Mortalität** ist bei Patienten (v. a. in Risikogruppen), die Antipsychotika über längere Zeiträume (> 4–6 Monate) eingenommen haben, erhöht. Nach einer großen Kohortenstudie zeigte sich unter Behandlung mit KAP (*Haloperidol* und *Thioridazin*) und noch etwas verstärkt unter AAP (*Clozapin, Olanzapin, Quetiapin, Risperidon*) dosisabhängig ein erhöhtes kardiales Mortalitätsrisiko (zwischen etwa 1,5- bei niedriger und 2,5-fach bei hoher Dosis). Das Risiko für einen **plötzlichen Herztod** ist unter Antipsychotika wahrscheinlich generell erhöht, insgesamt sind diese Ereignisse jedoch selten (etwa 3‰/Jahr). Im Vergleich zu Antidepressivabehandlungen scheint die Langzeiteinnahme von AAP (*Quetiapin, Aripiprazol, Risperidon, Olanzapin* und *Clozapin* sowie Kombinationen; KAP wurden nicht untersucht) auch bei Patienten < 65 J. und ohne Demenz mit einem deutlich erhöhten kardio- und zerebrovaskulären Risiko einherzugehen (Correll et al. 2015).

— Zum anderen ergaben sich aber sowohl in naturalistischen Vergleichen als auch bei der Auswertung von Studienpopulationen insgesamt bei

Erwachsenen geringere Mortalitätsraten für schizophrene Patienten bei regelmäßiger Einnahme von Antipsychotika (7–11 J.) im Vergleich zur Nichteinnahme bzw. Plazeboeinnahme. Eine finnische Studie bei über 66.000 Patienten ergab eine geringere Mortalität (bezüglich aller Todesursachen) bei regelmäßiger, indizierter Einnahme von Antipsychotika mit dem günstigsten Ergebnis für *Clozapin* (Reduktion der Suizidalität) und einen umgekehrt U-förmigen Zusammenhang zwischen Dosis und Mortalität (höchste Mortalität bei keiner und hochdosierter Antipsychotikaeinnahme; Torniainen et al. 2015).

- Ebenfalls basierend auf einer finnischen Kohorte (n > 2500) wird ein etwa 2-fach erhöhtes Mortalitätsrisiko für die **Kombination von Antipsychotika mit BZD** (Suizide und andere Todesursachen) diskutiert, während für die Kombination mehrerer Antipsychotika und für die zusätzliche Gabe von Antidepressiva keine Mortalitätserhöhung gefunden wurde (Tiihonen et al. 2015).

- Den positiven Ergebnissen zur Mortalitätsreduktion von *Clozapin* (u. a. Reduktion des Suizidrisikos) steht das NW-Profil von *Clozapin* mit erhöhtem Risiko v. a. für Agranulozytose, Myokarditis, Ileus und die Entwicklung eines metabolischen Syndroms mit Ketoazidose entgegen.

- In Metaanalysen waren signifikant erhöhte **Thromboembolierisiken** (tiefe Beinvenenthrombosen, Lungenembolien) mit der Einnahme von Antipsychotika assoziiert (Risiko: AAP > niederpotente KAP > hochpotente KAP). Als Ursachen werden neben Sedierung und Gewichtszunahme auch eine gesteigerte und aktivierte Thrombozytenaggregation durch Antipsychotika sowie krankheitsbedingte Faktoren diskutiert. Des Weiteren fanden sich unter Antipsychotika erhöhte Risiken für **Hüftfrakturen** (≥ 65 J. Risiko bei hoch- und niederpotenten KAP > AAP > Kontrollen), das ebenfalls auf Sedierung und Orthostase (Sturzneigung) sowie EPS (KAP) zurückgeführt wird. Unter anhaltender Prolaktinerhöhung (v. a. durch hochpotente KAP, *Risperidon*, *Paliperidon*, *Amisulprid*) erhöht sich ebenfalls das Osteoporoserisiko.

- Das **Mortalitätsrisiko** scheint insgesamt recht eindeutig durch Antipsychotikabehandlung **bei hochdosierter Langzeittherapie sowie bei** älteren Patienten, **insbesondere bei Patienten mit demenziellen Erkrankungen, erhöht** zu sein, die Ergebnisse bezüglich verschiedener Substanzen (und bezüglich KAP vs. AAP) sind nicht einheitlich. Ein erhöhtes Risiko scheint insbesondere in der Anfangsphase der Behandlung zu bestehen und auch für andere Substanzen (z. B. *Valproat*) nachweisbar zu sein.

> **Es muss derzeit von einer erhöhten Mortalität unter Antipsychotika bezüglich bestimmter kardiovaskulärer Ereignisse (plötzlicher Herztod, ca. 2-faches Risiko, ▶ 3.6.3) und bei Patienten mit demenziellen Erkrankungen im hohen Lebensalter ausgegangen werden.**

Strukturelle und funktionelle Gehirnparameter

— Die bei Schizophrenien deutlich gegenüber Gesunden erhöhte Abnahme des Gehirngesamtvolumens (etwa 0,5% pro Jahr bei Schizophrenien und 0,2% pro Jahr bei Gesunden) ist bereits früh im Krankheitsverlauf messbar, betrifft v. a. den frontalen und temporalen Kortex, korreliert mit geringem Ansprechen auf Therapie und lässt sich durch Antipsychotika nicht entscheidend aufhalten.

— Nach einzelnen Studien mit dem Ergebnis eines positiven Einflusses v. a. von AAP auf morphologische und strukturelle Gehirnparameter zeigen neuere Daten (MRT-Volumetrie im Längsschnitt) und Metaanalysen eine deutlich verstärkte Hirnvolumenreduktion (weiße und graue Substanz) bei Patienten mit schizophrener Störung, die – auch nach Kontrolle von Krankheitsschwere und Komorbidität – mit der Intensität (Dauer, Dosis) einer Antipsychotikabehandlung korreliert (Andreasen et al. 2013). Der Einfluss der kombinierten Dauer und Dosis (Intensität) der Antipsychotikatherapie hatte einen vergleichbar ungünstigen Zusammenhang mit den MRT-Parametern wie die Dauer (nicht die Schwere) einer Exazerbation.

— AAP und KAP waren in dieser Studie vergleichbar, in anderen morphometrischen und funktionellen Studien ergaben sich hirnregionale Unterschiede und Vorteile für eine AAP-Behandlung, sodass keine abschließende Wertung möglich ist.

— Der Zusammenhang zwischen morphometrischen ZNS-Auffälligkeiten bei Patienten mit Schizophrenie (v. a. »*cortical thinning*«), Funktionsstörungen und dem Einfluss von Antipsychotika ist komplex. Strukturelle kortikale Defizite im Vergleich zu Gesunden wurden bei Patienten mit Schizophrenie (ähnlich wie bei Patienten mit bipolarer Störung) ebenso gefunden wie Korrelationen zwischen diesen kortikalen Volumenreduktionen (v. a. frontale und temporale Regionen) und neuropsychologischen Defiziten (v. a. Exekutivfunktionen und psychomotorische Geschwindigkeit) (Knöchel et al. 2016). Allerdings zeigte sich wiederholt auch ein Zusammenhang zwischen unter Antipsychotika (u. a. *Clozapin*) aufgetretener oder verstärkter kortikaler Volumenreduktion (v. a. präfrontal/frontal) und gleichzeitig **verbesserter** kognitiver, auch präfrontaler, Aktivität und Leistung (Lesh et al. 2015).

— Aus den morphometrischen Längsschnittstudien lässt sich derzeit zumindest ableiten, dass prolongierte Exazerbationen ebenso wie längere und hochdosierte Antipsychotikagaben zu vermeiden sind. Die Datenlage (auch zu differenziellen Effekten verschiedener Antipsychotika) ist jedoch unsicher und der Einfluss von Antipsychotika weiterhin nicht unabhängig vom Krankheitsverlauf und weiteren individuellen Faktoren interpretierbar.

> **Die Forschungsergebnisse sprechen aktuell für eine möglichst rasche Symptomkontrolle mit möglichst kurzer und minimal effektiver Dosis von Antipsychotika. Die längerfristige Verabreichung von Antipsychotika (»Dauermedikation«) wird auch durch neue Studien infrage gestellt; andererseits sind das Risiko für Rückfälle und die damit verbundenen Gefährdungen im Einzelfall abzuwägen.**

Adhärenz Bis zu 80% der schizophrenen Patienten unter Antipsychotika nehmen im Verlauf die Medikation nicht wie vorgesehen ein. Das Problem fehlender Therapie-Adhärenz ist von größter klinischer Bedeutung und erklärt oft die Diskrepanz zwischen Ergebnissen kontrollierter Studien und klinischer Realität. Vier Komponenten beeinflussen die Adhärenz wesentlich: die individuellen Variablen des Patienten, des Arztes, der Umgebung und der Medikation. Einer tragfähigen Arzt-Patienten-Angehörigen-Beziehung (therapeutische Allianz) sowie der individuell optimierten Antipsychotikatherapie mit größtmöglicher Beteiligung des Patienten bei allen Entscheidungen ohne dessen Überforderung kommt daher eine zentrale Rolle zu.

Subjektiv als beeinträchtigend erlebte NW sind eine wichtige Ursache für die niedrige Adhärenz bei der Einnahme von Antipsychotika. AAP mit geringerem EPS-Risiko können die Lebensqualität erhöhen. Neuere Studien zeigen jedoch, dass ein fehlendes Ansprechen (v. a. bezüglich Positivsymptomen, Feinseligkeit und Depressivität) starke Prädiktoren von Non-Adhärenz bei Antipsychotikatherapien sind.

- Die Adhärenz ist durch Vermittlung eines **Krankheits- und Therapiekonzepts** zu festigen. Es ist eine Aufgabe der Psychoedukation, die Bedeutung der Medikation, Aufklärung über den Umgang mit Antipsychotika und NW (insbesondere Gewichtszunahme) dem Patienten näher zu bringen. Wenn möglich: Einbeziehen von Angehörigen oder sonstigen Bezugspersonen. Unterstützung des Patienten auch im Rahmen psycho- und soziotherapeutischer Maßnahmen einschließlich der Vermittlung komplementärer Therapieeinrichtungen.
- Bei **Non-Adhärenz:** Gespräch mit dem Patienten über dessen Gründe für die Nichteinnahme mit gleichzeitiger erneuter Informationsvermittlung über die Nutzen-Risiko-Abwägung. Falls EPS Ursache der Non-Adhärenz sind: Umsetzversuch auf AAP.
- Bei persistierender Non-Adhärenz unter stationären Bedingungen: Vereinfachung und Umverteilung der Medikation, orale Medikation als Tropfen, Lösung, Schmelztabletten o. ä., i.m.-Gaben in kurz wirksamer Form.
- In der ambulanten Weiterbehandlung können i.m.-Depotinjektionen in größeren Zeitabständen (▶ 3.11) sowie die Unterstützung durch psychosoziale Betreuung und Medikamentendienste die Adhärenz fördern und

möglicherweise das Rezidivrisiko senken (Kishimoto et al. 2013b). Als AAP sind *Risperidon*, *Paliperidon*, *Olanzapin* und *Aripiprazol* in lang wirksamen Formulierungen (i.m.-Injektionen im Abstand von 2 bzw. bis zu 4 Wochen; *Paliperidon* ggf. auch als 3-Monats-Depot) verfügbar und können – v. a. bei geringer Adhärenz – empfohlen werden (*Olanzapin*-Depot unter Einhalten besonderer Vorsichtsmaßnahmen).

- Ist die Sedierung ein Grund für die Non-Adhärenz und können Dosisanpassung und Umverteilung keine Abhilfe schaffen, muss mittelfristig auf ein nichtsedierendes Antipsychotikum umgesetzt werden.
- Bei Gewichtszunahme: Diätberatung, Kostumstellung, physiotherapeutische und verhaltenstherapeutische Maßnahmen; ggf. Umsetzen auf ein AAP mit geringer oder fehlender Gewichtszunahme (▶ 3.6.2, Box 4).
- Bei sexuellen Funktionsstörungen: Genaue Exploration und Untersuchung, ob Antipsychotika die Ursache der Störung sind, ggf. Umsetzen auf ein Antipsychotikum ohne PRL(Prolaktin)-Erhöhung (▶ Kap. 8).
- Grundsätzlich ist bei NW vor dem Umsetzen zunächst die Dosis, ggf. unter Berücksichtigung der Plasmaspiegel, zu überprüfen, dann sorgfältiges Abwägen der bisher erreichten Therapieziele und der unerwünschten Wirkungen.

3.6.1 Unerwünschte neurologische und zentralnervöse Wirkungen

Extrapyramidalmotorische Störungen

AAP verursachen im Vergleich zu KAP deutlich weniger EPS. Unter *Clozapin*, *Quetiapin* und *Sertindol* ist auch bei höheren Dosierungen keine signifikante Zunahme von EPS zu erwarten. Insbesondere unter *Amisulprid* und *Risperidon* kann es zu dosisabhängigen EPS-Zunahmen kommen. Bei bipolaren Störungen besteht unter Antipsychotika ein höheres Risiko für Akathisien und EPS als bei schizophrenen Störungen.

Frühdyskinesie, akute Dystonie

- **Wahrscheinlichkeit:** 2–25%.
- **Typischer Beginn:** 1. Woche.
- **Risikofaktoren:** v. a. hochpotente KAP, junge Männer, plötzliche Dosiserhöhung, parenterale Applikation, EPS in der Anamnese.
- **Symptome:** Hyperkinetisch, dyskinetisch oder dyston: krampfartiges Herausstrecken der Zunge, Blickkrämpfe (okulogyre Krise), Opisthotonus, Trismus, Hyperkinesien der mimischen Muskulatur, choreoathetotische und torticollisartige Bewegungen, lebensbedrohliche laryngeale Dystonie mit Dyspnoe.

- **Therapie:** Anticholinergika p.o., bei laryngealen und pharyngealen Spasmen: sofortige i.v.-Injektion von *Biperiden* (2,5–5 mg), danach Umsetzen auf oral, niedrigst mögliche Dosis, Absetzen sobald als möglich, keine prophylaktische Gabe (weitere Anticholinergika zur Behandlung von antipsychotikainduzierten EPS: *Benzatropin* (Cogentinol, 1–3 × 0,5–2 mg/d), *Trihexyphenidyl* (Artane, 3–4 × 1–4 mg/d).

NW der Anticholinergika: Euphorie, Sedierung, Insomnie, Schwindel, vegetative NW. **Cave:** zentrales anticholinerges Syndrom (▶ 12.8.2).

Parkinsonoid
- **Wahrscheinlichkeit:** 15–30%.
- **Typischer Beginn:** 1.–10. Woche.
- **Risikofaktoren:** v. a. hochpotente KAP, weibliches Geschlecht (2:1), plötzliche Steigerung oder Reduktion der Dosis, EPS in der Anamnese.
- **Symptome:** Einschränkung der Feinmotorik, Verlust der Mitbewegungen bis zur Akinese, Hypo- und Amimie, kleinschrittiger Gang, Rigor, seltener Tremor, Salbengesicht und Hypersalivation, später (selten): Rabbit-Syndrom mit Tremor (5/s) der Lippen.
- Ein auftretender Tremor im Rahmen eines Parkinsonoids muss differenzialdiagnostisch gegenüber einem essentiellen Tremor (ohne erkennbare neurologische Grunderkrankung, familiär gehäuft, unkontrollierbarer Aktionstremor, mittelschlägig, 5–8/s; Frequenz nimmt mit dem Alter meist ab, die Amplitude zu; betrifft häufig Extremitäten, Kopf und Stimmbänder; Besserung durch kleinere Alkoholmengen ist typisch; Therapie: *Propranolol*, *Gabapentin*, *Lamotrigin*, *Topiramat*, *Clonazepam*, *Baclofen*, auch lokale Injektionen von *Botulinumtoxin A*; bei Therapieresistenz gute Erfolgschancen mit tiefer Hirnstimulation im Ncl. ventralis intermedius des Thalamus) und seltener gegenüber einer Asterixis (»*flapping tremor*«, negativer Myoklonus, grobschlägiger Tremor v. a. bei hepatischer Enzephalopathie, M. Wilson, auch in einem Einzelfall unter *Clozapin* beschrieben).
- **Therapie:** Dosisreduktion oder Umsetzen des Antipsychotikums oder Anticholinergika, keine prophylaktische Gabe (vor Auftreten von EPS), Erhaltungsdosis von *Biperiden* 4–12 mg/d, aber niedrigst mögliche Dosis (weitere Anticholinergika zur Behandlung von antipsychotikainduzierten EPS: *Benzatropin* [Cogentinol, 1–3 × 0,5–2 mg/d], *Trihexyphenidyl* [Artane, 3–4 × 1–4 mg/d]).

NW der Anticholinergika: Euphorie, Sedierung, Insomnie, Schwindel, vegetative NW. **Cave:** zentrales anticholinerges Syndrom (▶ 12.8.2).

Akathisie, Tasikinese

- **Wahrscheinlichkeit:** 20–25%.
- **Typischer Beginn:** 1.–7. Woche.
- **Risikofaktoren:** Alle Antipsychotika, auch AAP, dosisabhängig (rasche Dosissteigerung), EPS in der Anamnese (dispositionelle Faktoren).
- **Symptome:** Als quälend erlebte Sitz-, aber auch Stehunruhe (Tasikinese), dabei außer motorischen Auffälligkeiten Reizbarkeit, Angst, Konzentrationsstörungen, DD: Restless-legs-Syndrom (dabei im Gegensatz zur Akathisie Auftreten v. a. im Liegen).
- **Therapie:** Dosisreduktion, Umsetzen des Antipsychotikums, derzeit sprechen die beste Evidenz und klinische Erfahrungen für niedrig dosierte 5-HT_{2A}-Rezeptorantagonisten (*Mirtazapin*, *Mianserin*, *Trazodon*) oder β-Rezeptorenblocker (*Propranolol* 30–120 mg/d), mit Rücksicht auf das NW- und Interaktionsprofil ist *Mirtazapin* (7,5–15 mg/d) zu empfehlen. Wirksamkeitsevidenz liegt auch für *Vitamin B_6* (1200 mg/d) vor; schwächere Evidenz für BZD und Anticholinergika (niedrigstmögliche Dosis, schwächere Wirkung als bei Dystonien und Parkinsonoid).
- Insgesamt schlechtes Ansprechen der Akathisie auf Medikation; bei Restless-legs-Syndrom (▶ 5.4).

Spätdyskinesien

- **Wahrscheinlichkeit:** 15–20%, 3–5%/Jahr KAP, 0,5%/Jahr AAP.
- **Typischer Beginn:** 3 Monate bis mehrere Jahre.
- **Risikofaktoren:** v. a. KAP, Dauer und Dosis der Antipsychotikatherapie, hohes Alter, weibliches Geschlecht, affektive Störung, zerebrale Vorschädigung, Diabetes.
- **Symptome:** Verzögert auftretende hyperkinetische Dauersyndrome, intensive, abnorme, unwillkürliche, oft stereotype Bewegungen in der Zungen-, Mund- und Gesichts-, auch der distalen Muskulatur; Verschlechterung durch affektive Anspannung, nicht im Schlaf; DD: Absetzdyskinesien (nach 1–4 Wochen für wenige Monate), spontane orofaziale Dyskinesien. Potenziell irreversibel, auch nach Absetzen des Antipsychotikums (30–50%); auch unter AAP gibt es Spätdyskinesien (unter Clozapin extrem selten).
- **Therapie:** Umstellversuch auf *Clozapin*, evtl. zusätzliche Gabe von *Tiaprid*, *Tetrabenazin*; positive Ergebnisse liegen für *Piracetam* (4800 mg), *Levetiracetam* (500–3000 mg) und *Vitamin B_6* (1200 mg) als Add-on-Therapie vor; Prophylaxe: möglichst niedrige Antipsychotikadosis, Berücksichtigung der Risikofaktoren, regelmäßige klinische Untersuchungen auf Beginn der Symptomatik; *Vitamin* E und *Galantamin* waren nicht generell wirksam; bei schweren generalisierten Dystonien war die tiefe Hirnstimulation Erfolg versprechend (bisher nur kleine Fallzahl).

Malignes neuroleptisches Syndrom

- **Wahrscheinlichkeit:** 0,02–0,5% (unterschiedlicher Schweregrad).
- **Typischer Beginn:** 1.–2. Woche.
- **Risikofaktoren:** Alle Antipsychotika, *Lithium*-Komedikation, junge Männer.
- **Symptome:** Trias: Rigor, quantitative Bewusstseinsstörung, Bewusstseins- und autonome Funktionsstörung (Fieber, Tachykardie, labiler RR, Tachypnoe, Hyperhidrosis, Harninkontinenz), CK-Erhöhung, Leukozytose, auch Transaminasenanstieg, Entwicklung in 1–3 Tagen; renale Komplikationen gefährlich, Letalität bis 20% (erhöht bei höherem Lebensalter, sehr hohem Fieber und hirnorganischen Vorschädigungen; wahrscheinlich geringer unter AAP).
- **Therapie:** Absetzen der Antipsychotika, Kühlung, (parenterale) Flüssigkeitszufuhr; Intensivüberwachung; Prinzip der Weiterbehandlung und Notfalltherapie (▶ 12.8.2); unter Behandlung Besserung innerhalb von 5–15 Tagen.

Generalisierte tonisch-klonische Krampfanfälle

- Bei ca. 7% der mit KAP behandelten Patienten können plasmaspiegelabhängig Allgemeinveränderungen im EEG registriert werden, welche jedoch nur selten therapeutische Konsequenzen haben. Eine Untersuchung mit allerdings kleinen Fallzahlen ergab deutlich häufigere, dosisunabhängige EEG-Auffälligkeiten (Allgemeinveränderungen, Spike-wave-Komplexe) unter *Clozapin* und *Olanzapin* (> 35%) als unter *Risperidon* (28%) und KAP (*Fluphenazin* 22%, *Perphenazin* 14%, *Haloperidol* 7%), insgesamt bei 3% schwere EEG-Auffälligkeiten (Steinert et al. 2011).
- Die Rate an zerebralen Krampfanfällen liegt, wenn alle Antipsychotika berücksichtigt werden, deutlich < 1%. Risikofaktoren: zerebrale Anfälle in der Vorgeschichte, zerebrale Vorschädigung, Behandlungsbeginn mit hohen Dosen, schneller Dosisanstieg.
- Krampfanfälle kommen häufiger unter TZA (z. B. *Olanzapin*, *Quetiapin*) v. a. mit aliphatischer Seitenkette (u. a. *Zotepin*, *Chlorpromazin*, *Levomepromazin*, *Promethazin*) und unter *Clozapin* vor (etwa 1%, bei höheren Dosen bis zu 10%).
- Das relative Risiko für Krampfanfälle ist nach den vorliegenden Daten für *Clozapin* etwa 10-fach, für *Olanzapin* etwa 2,5-fach und für *Quetiapin* etwa 2-fach erhöht (Steinert et al. 2011).
- Unter **Melperon keine negative Beeinflussung der Anfallsbereitschaft** (▶ 3.13.2, Tab. 3.8; ▶ 3.15, Präparat).
- Treten unter Antipsychotikatherapie Krampfanfälle auf und ist eine Dosisreduktion und/oder Umstellung unzumutbar (insbesondere unter *Clozapin*-Therapie), hat sich eine Komedikation mit einem Antikonvul-

sivum (insbesondere *Valproat*, auch *Lamotrigin*, *Gabapentin*, *Pregabalin*) unter Plasmaspiegelkontrollen als effektiv erwiesen. Es muss an das erhöhte Risiko für Blutbildschäden bei Kombination von *Clozapin* mit *Carbamazepin* gedacht werden. Es gibt Hinweise, dass auch unter der Kombination von *Clozapin* mit *Valproat* das Risiko für Neutropenie und Agranulozytose erhöht sein könnte (▶ 3.15, Präparat).

- Die Assoziationsstudien zeigen ein erhöhtes Risiko für Epilepsien (2- bis 5-fach) bei Patienten mit Schizophrenie und umgekehrt. Die sorgfältige Erhebung der Anfallsanamnese vor Beginn einer Antipsychotikatherapie ist daher wichtig; das EEG hat dagegen eher geringe diagnostische Bedeutung zur Vorhersage und Verlaufsbeurteilung.
- Bei Patienten mit erhöhtem Risiko für zerebrale Krampfanfälle sind *Clozapin*, *Olanzapin* und niederpotente KAP und insbesondere rasche Dosiserhöhungen und sehr hohe Dosierungen zu vermeiden.

Zerebrovaskuläre Ereignisse

- Schizophrene Patienten zeigen ein gegenüber der Gesamtbevölkerung erhöhtes Risiko für kardiovaskuläre und zerebrovaskuläre Ereignisse.
- Das Risiko für zerebrovaskuläre Ereignisse (Schlaganfall, TIA) für Antipsychotika bei Patienten mit schizophrener Störung ist gegenüber Plazebo etwa 2-fach erhöht; bei Patienten mit Demenzerkrankungen ist das Risiko besonders erhöht (etwa 2-faches Risiko als bei Patienten ohne Demenz).
- Dabei ist das Schlaganfallrisiko für APP im Vergleich zu KAP nicht erhöht (Hsieh et al. 2013). Es liegen jedoch widersprüchliche Ergebnisse zum relativen Risiko von KAP und AAP für zerebrovaskuläre Risiken vor.
- Das höchste Risiko besteht in den ersten Behandlungswochen und bei Patienten mit bereits hohem Schlaganfallrisiko, höherem Lebensalter, insbesondere bei Patienten mit Demenz und bei höheren Dosierungen.
- Möglicherweise sind Antipsychotika mit höherer Affinität zu Acetylcholin-M_1-Rezeptoren und adrenergen α_2-Rezeptoren mit einem höheren Schlaganfallrisiko assoziiert (z. B. *Risperidon*, *Quetiapin*, *Olanzapin*, *Clozapin*) (Wu et al. 2013). Die Studienergebnisse sind uneinheitlich (Lopez et al. 2013).
- Auf Risikofaktoren und Frühzeichen zerebrovaskulärer Störungen ist daher vor Gabe eines Antipsychotikums zu achten, das Nutzen-Risiko-Verhältnis ist sorgfältig abzuwägen und engmaschig zu überprüfen; die Indikation muss besonders eng gestellt werden.
- Bei erhöhtem Schlaganfallrisiko können KAP in niedriger Dosierung bei entsprechender Verträglichkeit erwogen werden, bei Patienten mit Demenz ist ein Ersatz von AAP durch KAP allerdings nicht anzuraten.

Risiken unter Antipsychotika bei älteren Patienten ▶ 3.14

Delirante Syndrome

Vor allem in den ersten Behandlungstagen bei schneller Aufdosierung kann es zu deliranten Syndromen kommen (trizyklische Antipsychotika haben ein erhöhtes Risiko, v. a. *Clozapin* und *Perazin*; unter hochpotenten KAP vernachlässigbares Risiko).

> ❗ **Cave**
> **Äußerste Vorsicht bei Kombination verschiedener Medikamente mit anticholinerger Komponente; besser vermeiden (▶ 12.8.2, zentrales anticholinerges Syndrom).**

Depressive Syndrome

Einige KAP werden als medikamentöse Ursache für eine Depression bei Patienten mit Schizophrenie diskutiert; depressive Symptome und Syndrome sind jedoch während des gesamten Verlaufs schizophrener Störungen häufig.

Zwangssymptome

Es gibt Berichte über ein vermehrtes Auftreten von Zwangssymptomen bei schizophrenen Patienten unter AAP (v. a. *Clozapin*, auch *Olanzapin*, *Risperidon*, *Quetiapin*), wobei v. a. eine ausgeprägte 5-HT_2-rezeptorblockierende Wirkung als beteiligter Mechanismus angenommen wird. Dosisreduktion, psychotherapeutische Maßnahmen und die Gabe eines SSRI (▶ 1.4.7) können im Einzelfall bei AAP-induzierten Zwangssymptomen hilfreich sein; in einer Fallserie war die zusätzliche Gabe von *Aripiprazol* (mittlere Dosis 23 mg/d) bei *Clozapin*-induzierten Zwangssymptomen wirksam. Die Zwänge zeigen sich auch persistierend.

Sedierung, Müdigkeit und Konzentrationsminderung

Sedierung, Müdigkeit und Konzentrationsminderung treten oft nur vorübergehend auf, häufiger unter niederpotenten konventionellen und anticholinerg bzw. antihistaminerg wirksamen Antipsychotika.

- Die Sedierung ist unter *Clozapin*, *Oanzapin* und initial unter *Quetiapin* besonders stark ausgeprägt, unter *Amisulprid*, *Aripiprazol*, *Paliperidon* und *Sertindol* fehlt sie weitgehend, geringe Sedierung meist unter *Risperidon*, *Lurasidon* und *Haloperidol*.

Malignes neuroleptisches Syndrom und zentrales anticholinerges Syndrom ▶ 12.8.2

3.6.2 **Metabolische Wirkungen**

Gewichtszunahme, pathologische Glukosetoleranz, Diabetes mellitus und Hyperlipidämie (metabolisches Syndrom)

— Gewichtszunahme unter Antipsychotika ist häufig (◘ Tab. 3.3); nach heute vorliegenden Erkenntnissen sind bei Behandlung mit *Clozapin* und *Olanzapin* etwa 10–40% der Patienten von deutlichen Gewichtszunahmen (> 10% des Ausgangsgewichts) betroffen, nach etwa einem Jahr zeigt sich häufig ein Plateau der Gewichtszunahme.

— Es wurden Assoziationen zwischen Gewichtszunahme unter AAP bei jugendlichen Patienten und dem Vorliegen bestimmter Polymorphismen im Bereich des Melanocortin-4-Rezeptor-Gens (MC4R) gefunden, der mit Risikogenen für Adipositas und Diabetes mellitus Typ 2 in der Allgemeinbevölkerung überlappt. Eine genetische Disposition ist für die teilweise exzessiven Gewichtszunahmen unter einigen AAP wahrscheinlich.

— Die deutlichste Gewichtszunahme unter Antipsychotika wurde bei Ersterkrankten (*first episode psychosis*) gefunden; es gibt Hinweise, dass metabolische Veränderungen durch Antipsychotika möglicherweise bei älteren Patienten weniger stark ausgeprägt sind.

— Eine **Dosisabhängigkeit** der Gewichtszunahme ist für die meisten Antipsychotika **nicht sicher belegbar**, unter Langzeitbehandlung haben jedoch über 50% der Patienten Übergewicht mit einem Body-Mass-Index (BMI) ≥ 30 kg/m^2 (► 9.2.5). Eine 5%ige Gewichtszunahme ist mit einer Verdopplung des Risikos für Glukoseintoleranz verbunden.

— Es kann, über die Gewichtszunahme hinaus, noch zu weiteren Stoffwechselstörungen kommen, die als **metabolisches Syndrom** zusammengefasst werden. Dann müssen drei der folgenden Kriterien erfüllt sein: Abdominelle Adipositas (Bauchumfang bei Männern > 102 cm, bei Frauen > 88 cm), Nüchternglukose > 110 mg/dl, Triglyzeride > 150 mg/dl, HDL-Cholesterin erniedrigt (Männer < 40 mg/dl, Frauen < 50 mg/dl), Hypertonie (> 130/85 mmHg). Das metabolische Syndrom stellt ein hohes Risiko für Herz-Kreislauf-Erkrankungen dar.

— Die Gewichtszunahme unter Antipsychotika hat darüber hinaus gravierende Konsequenzen in Bezug auf Lebensqualität und Therapie-Adhärenz sowie die Erhöhung des Risikos für Diabetes und Karzinome (Kolon, Endometrium).

— Eine vorbestehende arterielle Hypertonie und erhöhte Ausgangswerte des BMI sind nach einer Studie Risikofaktoren für die Entwicklung eines Diabetes mellitus unter AAP.

— **Pathologische Glukosetoleranz** und **Hyperglykämien** werden besonders unter *Clozapin* und *Olanzapin*, aber auch unter *Quetiapin* und *Risperidon* gesehen und können auch unabhängig von einer Gewichtszunahme auftreten. Für *Aripiprazol* und *Ziprasidon* sowie für *Lurasidon* besteht nach derzeitigem Kenntnisstand ein geringeres Risiko bei Erwachsenen.

— Die Möglichkeit der Neumanifestation eines Diabetes, ggf. mit fatalen Komplikationen (**Ketoazidose**), bei schizophrenen Patienten unter Behandlung mit Antipsychotika ist zu beachten (v. a. bei *Clozapin*). Regelmäßige Kontrollen des Blutzuckerspiegels, der Glukosetoleranz und des HbA_{1c} ► 3.9 und ► 3.9, Tab. 3.6.

— **Hyperlipidämien** kommen besonders unter *Clozapin* und *Olanzapin*, aber auch unter *Quetiapin* und *Risperidon* vor. Mehrere Fälle von Hypertriglyzeridämien (> 600 mg/dl) wurden unter Behandlung mit *Olanzapin* oder *Quetiapin* berichtet. Unter *Aripiprazol* besteht bei **Erwachsenen kein erhöhtes Risiko für die Entwicklung von Hyperlipidämien**. Regelmäßige Bestimmung der Blutfette ► 3.9 und ► 3.9, Tab. 3.6.

— Insgesamt besteht für schizophrene Patienten ein erhöhtes Risiko für die Entwicklung eines metabolischen Syndroms, insbesondere für die Entwicklung eines Diabetes, auch unabhängig von der Behandlung. Dies wird v. a. mit ungünstigen Lifestyle-Faktoren (Ernährung, körperliche Aktivität, Rauchen) in Verbindung gebracht; auch genetische Faktoren scheinen eine Rolle zu spielen.

— Die Behandlung mit Antipsychotika kann dieses Risiko weiter erhöhen, für *Clozapin* und *Olanzapin* ist ein deutlich erhöhtes Risiko für die Entwicklung metabolischer Syndrome gesichert. Studien belegen ein besonders hohes Risiko für junge, ersterkrankte Patienten mit Schizophrenie, ein metabolisches Syndrom unter Antipsychotika zu entwickeln. Für *Ziprasidon* und insbesondere für *Aripiprazol* ist das Risiko für die pharmakogene Entwicklung metabolischer Syndrome möglicherweise am geringsten, für *Lurasidon* werden ähnlich günstige Wirkungen erwartet. Allerdings zeigt eine neuere randomisierte Studie (1-Jahres-Follow-up) ähnlich hohe Risiken für die Entwicklung eines metabolischen Syndroms für *Aripiprazol* (37%) wie für *Olanzapin* (47%) und *Haloperidol* (42%), wohingegen die Abbruchrate unter *Aripiprazol* (52%) höher war (*Olanzapin* 33%, *Haloperidol* 37%) (Parabiaghi et al. 2015). Weitere naturalistische Studien sind erforderlich.

— Das Risiko für die Entwicklung von metabolischen Syndromen ist nach einer aktuellen Studie auch nach Adjustierung von Lifestyle-Faktoren bei **Kombinationstherapien** von Antipsychotika erhöht, der Gewichtszunahme kommt bei der Entwicklung von metabolischen Syndromen eine zentrale Bedeutung zu.

◻ Tab. 3.3 Gewichtszunahme unter Antipsychotika

Antipsychotikum bzw. Plazebo	Mittlere Gewichtszunahme in 2–3 Monaten	Risiko für Gewichtszunahme
Plazebo	0–0,5 kg	0
Aripiprazol[a], Ziprasidon, Lurasidon	0–0,5 kg	(+)
Amisulprid, Asenapin, Fluphenazin, Haloperidol	0,5–1,5 kg	+
Paliperidon[b], Quetiapin, Risperidon, Sertindol	1,5–3,0 kg	++
Clozapin, Olanzapin, Zotepin, Thioridazin	3,0–5,0 kg	+++

Daten (u. a. Leucht et al. 2013) v. a. für eine Behandlungsdauer von 2–3 Monaten. [a] Bei Kindern und Jugendlichen signifikante Gewichtszunahme, jedoch geringer als bei anderen AAP. [b] 9–12 mg/d; bei 3–6 mg/d ähnlich wie Plazebo.
0 kein wesentlich erhöhtes Risiko, (+) in der Regel geringfügig, + leicht erhöhtes Risiko, ++ deutlich erhöhtes Risiko, +++ stark erhöhtes Risiko für Gewichtszunahme.

Therapie der Gewichtszunahme und metabolischer Risiken unter Antipsychotika

- Als Anhaltspunkte für eine signifikante Gewichtszunahme gilt eine Erhöhung > 7% des Körpergewichts unter Antipsychotikatherapie (3–12 Monate) (5 kg bei 75 kg) und ein BMI > 25 kg/m² (Übergewicht) bzw. > 30 kg/m² als diagnostischer Hinweis auf das Vorliegen einer Adipositas (WHO).
- Eine innerhalb der ersten Wochen auftretende Gewichtszunahme ist zumindest für *Olanzapin* prädiktiv für die weitere Gewichtszunahme.
- Diätetische Maßnahmen und allgemeine Maßnahmen zur Gewichtsreduktion (körperliche Aktivität, Sportprogramme, Verhaltensmodifikation) sind Erfolg versprechend (Fink et al. 2015). Der Prävention – durch Auswahl des geeigneten Antipsychotikums und regelmäßige Gewichtskontrollen – kommt eine besondere Bedeutung zu. Verhaltenstherapeutisch orientierte Maßnahmen sind sowohl zur Prävention als auch zur Therapie von Gewichtszunahmen unter Antipsychotika geeignet.
- Bei intolerablen Gewichtszunahmen, die sich unter Dosisoptimierung, diätetischen sowie verhaltensorientierten Maßnahmen nicht zurückbilden, muss eine Umstellung auf ein Antipsychotikum mit geringerem

Risiko für Gewichtszunahmen oder eine medikamentöse Begleittherapie erwogen werden. Die verfügbaren medikamentösen Begleittherapien sind wahrscheinlich nicht in der Lage, größere Gewichtszunahmen komplett umzukehren.

- Die bisher untersuchten Strategien zur Gewichtsreduktion (Verhaltens- und Ernährungsänderung, körperliche Aktivität, Umsetzen von Antipsychotika oder zusätzliche Medikation) erreichen im Mittel Gewichtsabnahmen von max. 3 kg nach etwa 3–12 Monaten; Langzeitstudien fehlen weitgehend. Der – wenn auch geringe – Effekt auf das Gewicht ist in der Regel von positiven Effekten auf Lipid- und Glukosestoffwechsel begleitet und damit klinisch bedeutsam. Beim Absetzen der Gewichtsreduktionsmaßnahmen besteht ein hohes Risiko für eine erneute Gewichtszunahme.

- Als AAP mit geringerem Risiko für Gewichtszunahmen sind v. a. *Aripiprazol*, *Lurasidon* und *Ziprasidon* zu empfehlen. *Aripiprazol* wurde bei Übergewicht auch als Zusatztherapie einer bestehenden *Clozapin*-Therapie erfolgreich eingesetzt. Ebenso konnte die Gewichtszunahme bei einer *Olanzapin*-Basistherapie mit 15 mg *Aripiprazol* reduziert werden (bei Erwachsenen).

- Die Umstellung von *Olanzapin*, *Risperidon* oder *Quetiapin* auf *Aripiprazol* zeigte hingegen zwar positive Effekte auf Gewicht, Nicht-HDL-Cholesterin und Triglyzeride, aber auch eine erhöhte Abbruchrate. Das Antidiabetikum *Metformin* (z. B. Glucophage 750–3000 mg/d) erwies sich in mehreren kontrollierten Studien als wirksam zur Gewichtsreduktion bei AAP-induzierter Gewichtszunahme (v. a. unter *Clozapin* und *Olanzapin*), insbesondere in Kombination mit Änderungen des Ernährungsverhaltens und erhöhter körperlicher Aktivität. Auf die möglichen NW (v. a. gastrointestinale und Nierenfunktionsstörungen, Gefahr der Laktatazidose) ist zu achten (Off-label-Indikation, Nutzen-Risiko-Abwägung!). *Metformin* ist nach aktuellen Übersichtsarbeiten am meisten Erfolg versprechend zur Therapie einer bereits eingetretenen Gewichtszunahme unter AAP (jedoch nicht sicher, um Gewichtszunahmen zu verhindern) (Jarskog et al. 2013). Ein etwa 1,7-fach erhöhtes Demenzrisiko bei Langzeiteinnahme (> 7 Jahre) von *Metformin* ist jedoch ebenfalls beschrieben worden, sodass vor der Gabe von *Metformin* zumindest ein Umstellungsversuch und ein nichtmedikamentöser Ansatz versucht werden sollte. Bei isolierten Hyperlipidämien kann der Einsatz von Statinen gerechtfertigt sein.

- *Topiramat* (100–250 mg/d) als Zusatztherapie mit *Olanzapin* führte auch in RCT zu einer signifikanten Gewichtsabnahme sowie zu einer Prävention von *Olanzapin*-induzierten Gewichtszunahmen; ähnliche Effekte traten auch bei Zusatztherapie mit *Clozapin* auf, allerdings wurden auch

> **Box 4**
>
> **Vorgehen bei antipsychotikainduzierter Gewichtszunahme – Empfehlung**
>
> — Dosisreduktion (in wenigen Fällen hilfreich und/oder möglich), Diät und Ernährungsberatung, Verhaltensmodifikation (sportliche und häusliche Aktivitäten, geregelter Schlaf usw.), regelmäßige Kontrollen von Gewicht und Taillenumfang.
>
> — Umstellung bei Gewichtszunahme von > 5% auf ein Antipsychotikum mit geringem Risiko für Gewichtszunahmen (v. a. *Aripiprazol*, *Ziprasidon*, *Lurasidon*, *Paliperidon* in niedriger Dosierung). Bei jeder Umstellung ist das erhöhte Risiko einer Exazerbation der schizophrenen Störung zu bedenken (Nutzen-Risiko-Abwägung).
>
> — Bei ausbleibendem Erfolg (subjektiv intolerable Gewichtszunahmen, anhaltende Erhöhung von > 7% des Ausgangsgewichts, BMI > 25–30 kg/m^2): zusätzlich Begleitmedikation (s. oben) zur Gewichtsreduktion unter Beachtung möglicher Neben- und Wechselwirkungen.

Einzelfälle mit einer Exazerbation psychotischer Symptome unter *Topiramat* beschrieben. In 8 RCT (Mahmood et al. 2013) konnte die Wirksamkeit von *Topiramat* zur Prävention und Reduktion von Gewichtszunahme unter der Therapie mit AAP bestätigt werden (Dosierung ▶ 9.2.4 und ▶ 9.2.5). Plasmaspiegel von *Clozapin*, *Olanzapin*, *Risperidon* und *Quetiapin* werden durch *Topiramat* offensichtlich nicht beeinflusst.

— In einzelnen Studien konnten die H$_2$-Rezeptorantagonisten *Nizatidin* (300–600 mg/d) und *Ranitidin* (300–600 mg/d) (nicht *Famotidin*) sowie das Antidepressivum *Reboxetin* (4 mg/d) (nicht *Fluoxetin* 20–60 mg/d) sowie *Amantadin* (100–300 mg/d) die durch *Olanzapin* bedingte Gewichtszunahme reduzieren. Die *Clozapin*-induzierte Gewichtszunahme war durch *Fluvoxamin* zu reduzieren.

— Positive Effekte für unter *Olanzapin* oder *Risperidon* aufgetretene Gewichtszunahmen wurden für den Progesteron-/Glukokortikoid-Rezeptorantagonisten *Mifepriston* (RU-486) berichtet. Im Tierversuch war das Retinoid-Analogon *AM-80* zur Gewichtsreduktion nach *Olanzapin*-Gabe vielversprechend.

— In Einzelfällen hat die zusätzliche Gabe von *Orlistat* (▶ 9.3, Präparat) zu einer Reduktion der antipsychotikaassoziierten Gewichtszunahme geführt.

— Die unter **Olanzapin** häufig auftretende Gewichtszunahme war in einer RCT unter der Therapie mit **Schmelztabletten** (z. B. Zyprexa Velotab) im Vergleich zu herkömmlichen Tabletten nicht geringer.

— Zur Gewichtszunahme unter Psychopharmaka s. auch ▶ 9.2.5.

Endokrine Begleitwirkungen und sexuelle Funktionsstörungen

- Unter KAP, *Amisulprid* und *Sulpirid* sowie *Risperidon* und *Paliperidon* kommt es häufig zu einem deutlichen und dosisabhängigen Anstieg der PRL-Sekretion (bei Frauen stärker als bei Männern).

- Unter *Clozapin*, *Aripiprazol* und *Quetiapin* und wahrscheinlich auch unter *Asenapin* sind PRL-Erhöhungen nicht zu erwarten (Leucht et al. 2013), unter *Olanzapin* und *Ziprasidon* geringfügig und in der Regel transient (◗ Tab. 3.4).

- Klinische Folgen **hoher PRL-Spiegel** können neben sexuellen Funktionsstörungen bei Frauen Amenorrhö und Galaktorrhö, bei Männern Gynäkomastie sein. Zusammenhang mit sexuellen Funktionsstörungen ▶ 8.2.6, Tab. 8.2. Langzeitig erhöhte PRL-Spiegel werden für die Entstehung oder Verstärkung von Osteopenie bzw. Osteoporose verantwortlich gemacht, möglicherweise verursacht durch einen sekundären Hypogonadismus aufgrund der PRL-Erhöhung (bei Männern) und durch direkte Einflüsse von PRL auf den Knochenstoffwechsel. Insgesamt sind die Zusammenhänge komplex, und die Datenlage ist weiterhin unsicher.

- Unter *Aripiprazol* kommt es durch die partiell dopaminagonistische Wirkung in der Regel zur Normalisierung oder Abnahme der PRL-Spiegel, insbesondere bei Vorbehandlung mit anderen Antipsychotika. Bei symptomatischen PRL-Erhöhungen und unzumutbarer Dosisreduktion oder Umstellung kann ein vorsichtiger Therapieversuch mit Dopaminagonisten, wie z. B. *Bromocriptin* (Pravidel), erwogen werden.

- Brustkrebsrisiko und Risiko eines Hypophysenadenoms sind nach den vorliegenden Daten unter Antipsychotika nicht erhöht. Etwa ein Drittel der Mammatumoren ist allerdings prolaktinsensitiv.

- Der kausale Einfluss von antipsychotikainduzierten PRL-Erhöhungen auf sexuelle Funktionen ist weiterhin unklar.

- *Aripiprazol* kann auch als Zusatzmedikation Prolaktinanstiege reduzieren, die unter anderen Antipsychotika auftreten.

- Unter Antipsychotika mit ausgeprägter PRL-Erhöhung wird die Wirkung von *Gonadorelin* (GnRH-Analoga, z. B. bei hypothalamisch bedingter Amenorrhö, Hypogonadismus) abgeschwächt.

- Das Risiko für das Auftreten von **Priapismus** ist unter einigen Antipsychotika erhöht (▶ 8.2.6).

- Sehr selten: Syndrom der inadäquaten ADH-Sekretion (SIADH, ▶ 1.5.12).

Sexuelle Funktionsstörungen unter Antipsychotika ▶ 8.2.6

◘ **Tab. 3.4** Prolaktinerhöhung unter atypischen Antipsychotika und *Haloperidol*	
Antipsychotikum	**Ausprägungsgrad**
Aripiprazol, Clozapin, Quetiapin	0
Asenapin, Olanzapin, Ziprasidon	(+)
Lurasidon, Haloperidol, Sertindol	+
Amisulprid, Paliperidon, Risperidon	++

0 in Ausnahmefällen, (+) in der Regel geringfügig, aber transient auch deutlich, + häufig deutliche Erhöhung, ++ in der Regel ausgeprägte Erhöhung. Ergebnisse u. a. nach Leucht et al. (2013).

3.6.3   **Kardiale Nebenwirkungen**

Die unter Antipsychotika erhöhte kardiovaskuläre Mortalität ist zum einen auf die ungünstige Beeinflussung kardialer Risikofaktoren (insbesondere metabolisches Syndrom) und zum anderen auf direkte kardiale Wirkungen vieler Antipsychotika zurückzuführen.

▬ Vor allem unter TZA, aber auch unter *Fluspirilen*, *Haloperidol* und *Pimozid* und den AAP *Ziprasidon* und *Sertindol* kann es zu kardialen NW kommen; eine mögliche Verstärkung durch Interaktionen ist zu beachten.

▬ Das Risiko für einen plötzlichen Herztod ist unter Antipsychotikatherapie insgesamt selten, gegenüber der Normalpopulation jedoch etwa 2-fach erhöht (► 3.6, Einleitung/Mortalitätsrisiko). *Omega-3-Fettsäuren* können das Risiko möglicherweise senken.

▬ EKG-Veränderungen: QTc-Zeit-Verlängerung (◘ Tab. 3.5), Abflachung der T-Welle und ST-Strecken-Senkung.

QTc-Zeit-Verlängerung

▬ Eine Vielzahl von Medikamenten, darunter Antipsychotika und auch Antidepressiva, können die myokardiale Erregungsrückbildung beeinträchtigen und eine Verlängerung des QT-Intervalls bewirken; dies kann zu einer pathologisch verlängerten frequenzkorrigierten QTc-Zeit führen (QTc = QT/√RR nach der Formel von Bazett, im Gegensatz zur unkorrigierten QT-Zeit besser vergleichbar, jedoch nur im Herzfrequenzbereich von 60–100/min, bei einer Herzfrequenz > 80/min liefert die Formel nach Fridericia genauere Schätzungen: QTc = QT/3√RR; jeweils QT-Zeit in ms, RR-Abstand in s).

▬ **Medikamenteninduzierte QTc-Zeit-Verlängerungen** um > 60 ms erhöhen das Risiko für Arrhythmien deutlich.

— **Auffällig** sind QTc-Werte > 440 ms für Männer und > 450 ms für Frauen, übereinstimmend in der Literatur wird ein Grenzwert von 450 ms angenommen (Gareri et al. 2014). Eine Dosisabhängigkeit der QTc-Zeit-Verlängerung ist für viele Antipsychotika nachgewiesen. Die Erhöhung der QTc-Zeit ist per se nicht als Risiko zu werten, ab QTc > 500 ms steigt jedoch das **Risiko für ventrikuläre Arrhythmien** (v. a. TdP, TdP) und plötzlichen Herztod deutlich an; besonders dann, wenn andere kardiale Risikofaktoren hinzukommen.

— Eine einheitliche Bewertung des Risikos für QTc-Zeit-Verlängerungen, TdP, Kammerflimmern und plötzlichen Herztod unter Antipsychotika ist v. a. wegen der komplexen physiologischen Zusammenhänge mit mehreren Einflussfaktoren sowie der unvollständigen und inkonsistenten Datenlage nicht eindeutig möglich. Häufig sind Dosisabhängigkeit, Komorbidität und Komedikation sowie weitere Einflussfaktoren (v. a. Kaliumkonzentrationen im Serum) nicht eindeutig identifizierbar (Hasnain u. Vieweg 2014).

— Das Ausmaß von QT-Verlängerungen durch Antipsychotika hängt mit dem Ausmaß der Blockade repolarisierender Kaliumströme am Myokard (*human ether-a-go-go-related gene* [hERG, KCNH2]-kodierte Kaliumkanäle [I_{Kr}], die wesentlich an der Repolarisierung des Myokards beteiligt sind) zusammen, auch wenn beim arrhythmogenen Risiko von Pharmaka verschiedene Faktoren berücksichtigt werden müssen (Plasmakonzentration, Pharmakokinetik, Interaktion mit anderen Ionenkanälen, Elektrolytkonzentration etc.).

— Besonders für **Thioridazin** und **Pimozid** sind relevante QTc-Zeit-Verlängerungen und TdP unter klinisch üblicher Dosierung gesichert.

— Für **Haloperidol** sind die Daten nicht abschließend verwertbar, einerseits sind sowohl QTc-Zeit-Verlängerungen als auch TdP (häufiger, aber nicht ausschließlich, bei hohen Dosierungen und parenteraler Gabe) und Fälle von plötzlichem Herztod beschrieben; andererseits führt der sehr häufige Einsatz wahrscheinlich zu einer Überschätzung des berichteten Risikos. Aufgrund der vorliegenden Daten ist bei psychiatrischen Indikationen von einer hochdosierten und v. a. von der i.v.-Applikation von *Haloperidol* (und *Benperidol*) abzuraten. Dies gilt umso mehr, da derzeit keine belastbare Evidenz existiert, dass eine i.v.-Gabe (ebenso wie die hochdosierte orale oder i.m.-Gabe) von *Haloperidol* Wirksamkeitsvorteile mit sich bringt und der Hersteller für die i.v.-Applikation die Haftung zurückgenommen hat (▶ Kap. 12).

— Als weitere **Risikofaktoren** für die Entwicklung von QTc-Zeit-Verlängerung und ventrikulären Rhythmusstörungen kommen genetische Disposition (Long-QT-Syndrom; hERG-Varianten), weibliches Geschlecht, Hypokaliämie, Hypomagnesiämie und Hypokalzämie, Bradykardie, Herzinsuffizienz und linksventrikuläre Hypertrophie, höheres Lebensalter etc. hinzu.

— In Einzelfällen, v. a. unter **Clozapin**: Myokarditiden, Polyserositis.

◘ **Tab. 3.5** Mittlere QTc-Zeit-Verlängerungen unter Antipsychotika (Monotherapie)[a, b]

Antipsychotikum	QTc-Zeit-Verlängerung
Thioridazin[c], *Pimozid*[c], *Sertindol, Haloperidol* (i.v.-Applikation, hohe Dosis), *Melperon*[d], *Ziprasidon*	Hoch (> 20 ms)
Chlorpromazin, Levomepromazin, Quetiapin, Sulpirid	Mittel (10–20 ms)
Haloperidol (orale Gabe, niedrige Dosis), *Benperidol, Bromperidol, Perphenazin, Fluphenazin, Flupentixol, Zuclopenthixol, Promethazin, Pipamperon*[e], *Prothipendyl, Chlorprothixen, Olanzapin, Risperidon, Asenapin*[f], *Paliperidon*[f], *Amisulprid*[g], *Clozapin, Aripiprazol*[f], *Lurasidon*[f]	Gering (< 10 ms)

Die Daten sind aus verschiedenen Quellen zusammengestellt und basieren teilweise auf sehr kleinen Stichproben (Übersichten: Wenzel-Seifert et al. 2011; Leucht et al. 2013; Gareri et al. 2014). Das Präparat mit dem jeweils höchsten Risiko steht jeweils am Anfang.
[a] Das hier abgebildete Risiko einer QTc-Zeit-Verlängerung stimmt nicht zwingend mit dem kardiovaskulären Risikoprofil überein, in das zusätzlich u. a. mögliche anticholinerge, chinidinartige, orthostatische oder blutdrucksteigernde Wirkungen eingehen. [b] Für die meisten Antipsychotika (v. a. *Haloperidol, Clozapin, Olanzapin*) sind in Einzelfällen deutlich höhere QTc-Zeit-Verlängerungen beschrieben. [c] Auch bei niedrigen Dosierungen sind TdP beschrieben. [d] Es liegt nur eine ältere Studie (Dosis ≥ 240 mg, n = 23) vor mit einer mittleren QTc-Zeit-Verlängerung von 30 ms. [e] Nach aktueller Einschätzung potenzielles Risiko für TdP. [f] Nach vorliegenden Metaanalysen (Leucht et al. 2013) keine mittlere Verlängerung des QTc-Intervalls. [g] Signale für erhöhtes Risiko für QTc-Zeit-Verlängerung und TdP, v. a. bei Überdosierung, vorhanden.

❶ **Cave**
QTc-Zeit-Verlängerungen sind v. a. für *Pimozid, Sertindol, Thioridazin* und *Ziprasidon* beschrieben. Ebenso wurden besonders für diese Antipsychotika und *Haloperidol* (v. a. in höherer Dosis und bei parenteraler Gabe) TdP und/oder Fälle von plötzlichem Herztod berichtet. Mögliche additive Effekte von Pharmaka auf die QTc-Zeit-Verlängerung und pharmakokinetische Interaktionen bei Kombination mit CYP-Inhibitoren sind von großer Bedeutung (▶ 3.15, jeweiliges Präparat/Interaktionen).

Box 5

EKG- und Kaliumkontrollen unter allen Antipsychotika

— Sorgfältige Beachtung der Komedikation, regelmäßige EKG-Kontrollen (und Elektrolytkontrollen, v. a. Kalium) vor Beginn und während einer Behandlung mit Antipsychotika und bei Patienten, die ein erhöhtes Risiko für QTc-Zeit-Verlängerungen und TdP aufweisen, Bestimmung der Serumkaliumkonzentration, ggf. Korrektur einer Hypokaliämie, Anstreben der minimalen therapeutisch wirksamen Dosis (**QTc-Zeit-Verlängerungen sind dosisabhängig!**) und eine medikamentöse Umstellung bei auftretenden Pathologika (QTc > 480 ms, medikamenteninduzierte Verlängerung > 60 ms) könnten zu einer Senkung der erhöhten kardiovaskulären Mortalität schizophrener Patienten beitragen (Routineuntersuchungen, ▶ 3.9, Tab. 3.6).

— Bei Vorliegen oder Auftreten kardialer Symptome ist immer eine kardiologische Abklärung notwendig (insbesondere auch DD Myokarditis bei *Clozapin*).

⚠ **Cave**
Neuere Befunde zeigen, dass neben anderen Antidepressiva (v. a. TZA) auch SSRI (z. B. *Citalopram und Escitalopram*) dosisabhängig QTc-Zeit-Verlängerungen und ventrikuläre Rhythmusstörungen bei disponierten Patienten verursachen können (▶ 1.5.1). Dies ist insbesondere bei der häufigen Kombination von Antipsychotika mit Antidepressiva zu beachten. Häufigere EKG-Kontrollen sind insbesondere bei der Kombination mit Antidepressiva indiziert.

⚠ **Cave**
Unter der Gabe von *Haloperidol*, meist bei hochdosierter oder i.v.-Verabreichung, sind Fallberichten zufolge TdP und plötzlicher Herztod aufgetreten. Nach derzeitigem Kenntnisstand besteht für *Haloperidol* – bei oraler Gabe in niedriger bis mittlerer Dosis – kein gegenüber den meisten anderen Antipsychotika deutlich erhöhtes kardiologisches Risiko. In den USA ist *Haloperidol* nicht für die i.v.-Applikation zugelassen. Aktuell wird auch in Europa parenteral ausschließlich die i.m.-Applikation empfohlen.

3.6.4 Vegetative Nebenwirkungen

— **Vegetative NW** (über die kardialen NW hinaus) kommen unter Antipsychotika bei Phenothiazinen am häufigsten vor (bis zu 10%), treten bevorzugt zu Beginn der Therapie auf und zeigen dann i. Allg. eine Adaptation. Diese NW sind bei älteren Patienten problematischer als bei jüngeren. Bei stark ausgeprägten anticholinergen Effekten (z. B. Miktionsstörungen, Harnverhalt, ausgeprägte Obstipation; in Einzelfällen bis zum Ileus mit Septikämie und Peritonitis, besonderes Risiko unter *Clozapin*) kann therapeutisches Eingreifen erforderlich werden. Nach Ab- bzw. Umsetzversuch des Antipsychotikums: Therapie wie ▸ 1.5.2, Vegetative Nebenwirkungen. Bei schwerer Obstipation (nach Ausschluss eines Ileus) sind Therapieversuche mit *Lactulose* (5–10 g/d, nicht bei Ileus) oder *Macrogol* (Movicol 1–3 Beutel/d), ggf. *Natriumpicosulfat* (Laxoberal 5–10 mg/d) bei Versagen nichtmedikamentöser Maßnahmen (ballaststoffreiche Ernährung, körperliche Aktivität) empfehlenswert. Eine weitere seltene, aber gefährliche anticholinerge NW ist das Auftreten von Glaukomanfällen bei entsprechender Prädisposition.

- Unter Therapie mit Antipsychotika (insbesondere *Clozapin*) kann auch eine **Enuresis** (v. a. nachts) auftreten, die bei Persistenz mit *Desmopressin* (Minirin ▸ 5.5) behandelt werden kann. **Cave:** ältere Patienten

- Hypotonie und **orthostatische Dysregulation** mit kompensatorischer Tachykardie (selten: Bradykardie) können unter allen vorwiegend niederpotenten KAP und auch AAP auftreten (α_1-Rezeptorblockade) und ein besonderes Risiko für Stürze bei älteren Patienten darstellen. Kreislaufregulationsstörungen erfordern eine Dosisanpassung oder einen Präparatewechsel. Alternativ kann bei Tachykardie ein β-Rezeptorenblocker (z. B. niedrige Dosen von *Bisoprolol*), bei orthostatischer Hypotonie, falls Hydrotherapie (Kneipp-Güsse) nicht ausreichend wirksam ist, *Etilefrin* (z. B. Effortil; 20–60 mg/d) gegeben werden. Auch bei asympathotoner Kreislaufreaktion kann *Etilefrin*) indiziert sein.

- **Nasale Hyperreaktivität** (vasomotorische Rhinitis) kommt gehäuft unter Behandlung mit *Sertindol* vor, nasale Obstruktionen können auch bei anderen Antipsychotika v. a. mit α-Rezeptor-blockierender oder anticholinerger Wirkung auftreten.

- **Temperatursteigerung** (v. a. unter *Clozapin*: ca. 5% der Patienten, häufig passager in der 1.–3. Behandlungswoche, CRP-Anstieg; DD: malignes neuroleptisches Syndrom), sonst durch hypothalamische Beeinflussung häufiger **erniedrigte Temperatur** unter Antipsychotika. Der Verlust der Temperaturkontrolle wird auch als eine Ursache für plötzliche Todesfälle unter hohen Dosen angenommen.

- Häufigste vegetative NW unter *Clozapin*: **Hypersalivation** (bei ca. 25% der Patienten), i. Allg. folgenlos, falls Therapie notwendig, Versuch mit *Amisulprid*, *Sulpirid* oder *Pirenzepin* (Gastrozepin 50 mg/d, Anticholinergikum mit relativ selektivem Antagonismus an M_1- und M_4-Rezeptoren); neuere Studien zeigen positive Effekte (8–16 Wochen) für einmalige Injektionen mit *Botulinumtoxin Typ B* und für Anticholinergika (*Glyco-*

pyrrolat). Unter trizyklischen Antipsychotika (mit anticholinerger Wirkung) kommt eher Mundtrockenheit vor.

— Bei älteren Patienten tritt die **ambulant erworbene Pneumonie** (*community-acquired pneumonia*, CAP) unter KAP (u. a. *Haloperidol*) und insbesondere manchen AAP (u. a. *Clozapin*, *Olanzapin*) häufiger auf. Das Pneumonierisiko war in der ersten Behandlungswoche und unter hoher Dosis am größten. Mögliche Ursachen sind u. a. Dysphagie und beeinträchtigter Hustenreflex (EPS), verminderter Speichelfluss und reduzierter oropharyngealer Bolustransport (anticholinerge Effekte), Sedierung (H_1-Rezeptorantagonismus), Ösophagusmotilitätsstörungen (EPS, Aspiration) und reduzierte Infektabwehr.

3.6.5 Veränderungen des hämatopoetischen Systems

— Leukozytosen oder Leukopenien v. a. bei trizyklischen Antipsychotika und zu Behandlungsbeginn; Eosinophilie mit konsekutiver Monozytose in der 2.–4. Woche: in der Regel keine Änderung der Therapie nötig.

— Hämolytische Anämie, Thrombozytopenie und Panzytopenien: sehr selten (vereinzelt unter *Clozapin*).

— **Thromboembolien**: Durch verschiedene Studien wird der Verdacht erhärtet, dass thromboembolische Ereignisse gehäuft unter Antipsychotika auftreten (▶ 3.6, Mortalität).

— Das Thromboembolierisiko ist besonders hoch bei Neubeginn einer antipsychotischen Behandlung und bei niederpotenten KAP sowie einigen AAP. Sowohl unter KAP (u. a. erhöhtes Risiko für u. a. *Thioridazin*, *Zuclopenthixol* und – deutlich geringer – für hochpotente KAP) als auch unter AAP (gehäuft bei *Clozapin* und *Olanzapin*, aber auch bei *Risperidon*, *Quetiapin* und *Sertindol*) **können jedoch gehäuft thromboembolische Ereignisse auftreten (tiefe Beinvenenthrombosen und Lungenembolien)**. Die präzisen Mechanismen sind unklar, neben Sedierung und metabolischen Effekten werden eine erhöhte Thrombozytenaggregation sowie die Thrombozytenaktivierung unter Antipsychotika diskutiert. Für *Clozapin* und *Olanzapin* wurde gegenüber *Haloperidol* jedoch auch eine reduzierte (!) Thrombozytenaggregrationsneigung gefunden.

— Auf ein potenziell erhöhtes Thromboembolierisiko bei Patienten mit schizophrener Störung und unter Antipsychotikatherapie muss gleichwohl geachtet werden; insbesondere bei Immobilisierung (z. B. im Rahmen von Fixierungen, bei Stupor und Katatonie, postoperativ) oder bei weiteren Thromboserisikofaktoren ist das übliche klinische Vorgehen zur Thromboseprophylaxe niederschwellig indiziert.

Box 6

Agranulozytoserisiko unter Antipsychotika

Agranulozytose (unter *Clozapin* in 1–2% der Fälle; Einzelfälle unter *Olanzapin*, *Quetiapin*, *Melperon* und anderen Antipsychotika) mit meist dosisunabhängiger toxischer oder allergischer Genese. Risikofaktoren für Agranulozytosen unter *Clozapin*: weibliches Geschlecht, höheres Lebensalter, Auftreten v. a. in der 4.–18. Behandlungswoche.

- **Vorgehen:** sofortiges Absetzen der Medikation (dann reversibel); internistische, ggf. intensivmedizinische Therapie.
- Falls **unter trizyklischen Antipsychotika** Agranulozytosen auftreten: Umsetzen auf ein hochpotentes Butyrophenon oder ein (nichttrizyklisches) AAP, bei dem bisher kein erhöhtes Agranulozytoserisiko angegeben ist, z. B. *Aripiprazol, Amisulprid, Ziprasidon*, auch *Risperidon*, unter engmaschigen Blutbildkontrollen. Für *Olanzapin, Risperidon* und *Quetiapin* sind Einzelfälle mit Leukopenien beschrieben, die zum Absetzen zwangen. In einem Fall kam es bei Kombination von *Clozapin* und *Risperidon* zur Agranulozytose.
- In Einzelfällen kam es nach Reexposition (*Clozapin, Olanzapin*) nicht zu einer erneuten Agranulozytose, generell ist jedoch davon abzuraten. Die Kombination mit *Lithium* (unklarer Wirkmechanismus, nicht sicher dosisabhängig, wahrscheinlich ab 0,4–0,5 mmol/l wirksam bei Neutropenie) oder Granulozyten-koloniestimulierendem Faktor (G-CSF, Filgrastim) kann im Einzelfall bei Neutropenien unter *Clozapin* erfolgversprechend sein (Nielsen et al. 2011; Meyer et al. 2015).
- Patienten müssen angewiesen werden, beim Auftreten von **Symptomen** wie Fieber, Halsschmerzen, Infektionen der Mundschleimhaut keinen Selbstbehandlungsversuch durchzuführen, sondern den Arzt aufzusuchen.

3.6.6   Sonstige Nebenwirkungen

Leber-Gallengang-System

- Isolierte und in der Regel transiente Leberenzymerhöhungen (AST, ALT, γGT, in der Regel < 3-fache Norm) sind unter KAP und AAP häufig (etwa 20%), v. a. unter trizyklischen Substanzen, aber auch unter Butyrophenonen. In der 2.–4. Woche sind auch Anstiege der alkalischen Phosphatase möglich. Unter *Clozapin, Risperidon* und *Quetiapin* wurden häufigere Erhöhungen der Leberenzyme gefunden.
- Bei klinisch asymptomatischem **Transaminasenanstieg** (unter dem 3-Fachen der Norm) kann zunächst der Verlauf abgewartet werden (Kontrollen, seltener Absetzgrund).
- Selten Cholestase, falls Ikterus: sofortiges Absetzen des Antipsychotikums.

- Unter *Clozapin* in Einzelfällen: nekrotisierende Hepatitis. Auch unter *Olanzapin* und *Quetiapin* sowie unter KAP (*Phenothiazine, Haloperidol*) sind Fälle von toxischer Hepatitis und Leberversagen – insbesondere bei toxischen Konzentrationen – beschrieben worden.

Allergische Reaktionen

- Generalisierte Arzneimittelexantheme, **Photosensibilisierung** mit erhöhtem Sonnenbrandrisiko, Pigmentablagerungen (Haut, Linse, Herz) v. a. unter Phenothiazinen; unter *Thioridazin* (ab 800 mg/d) und *Chlorpromazin* (ab 300 mg/d) ist eine **Retinitis pigmentosa** mit Nachtblindheit zu Beginn, transienten Ringskotomen und Visusminderung beschrieben worden (sehr selten).
- Seltene schwere allergische Reaktionen: angioneurotisches Ödem, nichtthrombozytopenische Purpura, exfoliative Dermatitis und Stevens-Johnson-Syndrom.

Intraoperatives Floppy-Iris-Syndrom

- Für die Behandlung mit *Risperidon* und *Paliperidon* wurde in einem Rote-Hand-Brief (2013) über das erhöhte Risiko eines intraoperativen Floppy-Iris-Syndroms (IFIS) während Kataraktoperationen informiert (erhöhte Komplikationsrate, einschließlich Ruptur der hinteren Linsenkapsel und Glaskörperverlust).
- Das IFIS-Risiko ist unter Pharmaka mit ausgeprägtem Antagonismus an adrenergen α_{1A}-Rezeptoren erhöht. Neben direkten antagonistischen Wirkungen am α_1-Rezeptor (reduzierte Pupillendilatation, geringere Irismobilität) induziert die Behandlung mit α_{1A}-Blockern ultrastrukturelle Veränderungen im Irisstroma, die zum Vollbild des IFIS führen.
- Es muss angenommen werden, dass andere Pharmaka mit ausgeprägter α_1-antagonistischer Wirkung (z. B. einige TZA, Phenothiazin-KAP, AAP) ebenfalls das IFIS-Risiko erhöhen.
- Als Konsequenz muss im Hinblick auf geplante Kataraktoperationen spezifisch u. a. die Einnahme von *Risperidon* oder *Paliperidon* erfragt werden, und das Absetzen/Umsetzen sollte erwogen werden. Der potenzielle Nutzen des Absetzens ist jedoch nicht bekannt und muss gegen das Risiko einer Unterbrechung der antipsychotischen Therapie abgewogen werden.
- Bei der Durchführung von Kataraktoperationen ist entsprechende Vorsicht geboten; falls der Verdacht auf ein IFIS besteht, sind während der Operation u. U. entsprechende Maßnahmen zu treffen, um einen Irisprolaps während der Operation zu verhindern.

Myalgien und Rhabdomyolysen

- Unter KAP und AAP, insbesondere *Olanzapin* (auch bei *Quetiapin* und *Amisulprid*, Einzelfälle unter *Clozapin* und sehr selten bei *Aripiprazol*), können unter normaler Dosierung, möglicherweise gehäuft bei Kombinationsbehandlungen und insbesondere bei Überdosierungen, Erhöhungen der Kreatinphosphokinase (CK-MM) und in Einzelfällen auch Rhabdomyolysen, häufig mit Myalgien, auftreten.
- Trotz stark erhöhter CK-Werte (> 1000 U/l), die über die nicht selten bei Patienten mit schizophrenen Störungen beobachtbaren Erhöhungen im Rahmen von Muskelanspannung, akuten Dystonien und katatonen Symptomen hinausgehen, sind Rhabdomyolysen (mit Myoglobinurie) eher selten; diese sind dann jedoch wegen des drohenden Nierenversagens sehr ernst zu nehmen.
- Rhabdomyolysen entstehen beim Untergang beschädigter Muskelzellen mit systemischer Freisetzung toxischer Abbauprodukte; die häufigsten Ursachen sind akute Verletzungen oder Traumata, hohe muskuläre Beanspruchung, Medikamente, Drogen und Infektionen.
- Es wurden noch keine Rhabdomolysen unter Behandlung mit *Risperidon*, *Ziprasidon*, *Paliperidon*, *Asenapin* und *Lurasidon* beschrieben.
- Auf CK-Erhöhungen, die auch nach i.m.-Injektionen, Immobilität, Fixierungen, Stürzen oder generalisierten Krampfanfällen und auch nach EKT-Anwendungen auftreten, ist ebenfalls zu achten. In Einzelfällen wurden mit Antipsychotika assoziierte CK-Erhöhungen zusammen mit Polydipsie und Hyponatriämie berichtet.
- Der Pathomechanismus einer CK-Erhöhung unter Antipsychotika ohne Vollbild eines malignen neuroleptischen Syndroms (▶ 12.8.2) ist derzeit noch unklar, wird aber mit peripheren serotonergen Wirkungen (vermittelt möglicherweise über eine 5-HT_{2A}-Rezeptorblockade und eine dadurch reduzierte Glukoseaufnahme in die Skelettmuskelzelle) auf die Muskelzellmembranpermeabilität in Verbindung gebracht. Als zentraler Mechanismus wird weiterhin die Dopamin-blockierende Wirkung von Antipsychotika im nigrostriatalen System gesehen.
- **Malignes neuroleptisches Syndrom** (CK-Erhöhung, Muskelrigidität, Hyperthermie, vegetative Instabilität und kognitive Störungen i. S. eines Delirs) und **zentrales Serotoninsyndrom** (CK-Erhöhung möglich, Hyperthermie, vegetative Entgleisung mit Hyperhidrosis, Schüttelfrost, Tachykardie, Hypertension, Übelkeit, Erbrechen und Diarrhö, maniforme Agitiertheit, Verwirrtheit, Halluzinationen, Myokloni und Hyperreflexie, im Verlauf quantitative Bewusstseinsstörung bis zum Koma) sind trotz der partiellen Symptomüberschneidung – wenn möglich – abzugrenzen.

> **Eine generelle CK-Messung unter AAP-Therapie ist nach dem der-
> zeitigen Stand nicht zwingend, bei Auftreten von Myalgien und
> Verdacht auf Rhabdomyolyse oder ein malignes neuroleptisches
> Syndrom (▶ 12.8.2) jedoch neben Verlaufsbestimmungen von
> Myoglobin und Kreatinin immer erforderlich. Bei deutlich erhöhten
> CK-Konzentrationen sollte eine Umstellung erfolgen; eine Reexposi-
> tion mit demselben Antipsychotikum ist zu vermeiden.**

Nierenfunktionsstörungen

In einer großen Kohortenstudie (Hwang et al. 2014) wurde für neu angesetzte
AAP bei Patienten > 65 J. auch ein leicht erhöhtes Risiko (relatives Risiko 1,78,
absolute Risikoerhöhung 0,4%) für akute Nierenfunktionsstörungen gefunden;
die Zusammenhänge sind unklar (u. U. weitere beteiligte Faktoren wie Hypotension, Delir).

3.7   Kontraindikationen

Wichtige Kontraindikationen für Antipsychotika

- Bekannte Überempfindlichkeit gegen die entsprechende chemische
  Substanzklasse oder auch gegen andere Inhaltsstoffe der AM
- Akute Intoxikationen mit Alkohol, Schlafmitteln, Analgetika und Psycho-
  pharmaka (Ausnahmen: notfalltherapeutische Maßnahmen, ▶ Kap. 12)
- Schwere Bewusstseinsstörungen (insbesondere Koma, ▶ Kap. 12)
- Leukopenie und andere Erkrankungen des hämatopoetischen Systems
  (*Clozapin*, aber auch andere trizyklische Antipsychotika)
- Störungen der Harnentleerung, Engwinkelglaukom, Prostatahyperplasie und
  Myasthenia gravis (Antipsychotika mit anticholinerger Begleitwirkung)
- Phäochromozytom und prolaktinabhängige Tumoren (Antipsychotika mit
  Erhöhung des PRL-Spiegels)
- **Parkinson-Erkrankung** und andere Stammganglienerkrankungen
  (v. a. Antipsychotika mit hoher EPS-Wahrscheinlichkeit)
- Epilepsie bzw. zerebrale Krampfanfälle in der Anamnese (*Clozapin* in
  hoher Dosis und andere Antipsychotika; in der Regel Behandlung mit Anti-
  konvulsiva notwendig)
- Hirnorganische Vorschädigungen
- Schwere Leber- und Nierenfunktionsstörungen (in der Regel Dosisanpassung,
  Kontrollen, ▶ Kap. 13).
- Kardiale Vorschädigung (Antipsychotika mit kardiovaskulären NW, ▶ Kap. 13)
- Anamnestisch bekanntes malignes neuroleptisches Syndrom (alle Anti-
  psychotika)

Hinweise zu Schwangerschaft und Stillzeit ▸ Kap. 14; Hinweise zur Fahrtüchtigkeit ▸ Kap. 15

3.8   Interaktionen

3.8.1   Pharmakodynamische Interaktionen

— Kombinationen von anticholinerg wirksamen Antipsychotika mit Anticholinergika oder anticholinerg wirksamen Antidepressiva können zu Erregungszuständen bis hin zum Delir führen – besonders bei älteren Menschen – und sollten vermieden werden.
— Kombinationen mit einem Dopaminagonisten führen zur wechselseitigen Wirkungsabschwächung, Kombinationen mit Dopaminantagonisten zur gegenseitigen Wirkungsverstärkung.
— Kombinationen von Antipsychotika mit Sympathomimetika können zu hypertensiven Krisen führen.
— Kombinationen von Antipsychotika mit α_1-antagonistischer Wirkung können die Wirkung von Antihypertensiva verstärken (*Prazosin, Doxazosin, Terazosin*) oder vermindern (*Clonidin*).
— Trizyklische Antipsychotika sollen nicht mit Antiarrhythmika vom Chinidintyp verordnet werden.
— Vorsicht bei Kombinationen von Antipsychotika mit anderen potenziell die QTc-Zeit verlängernden AM.
— Die Kombination von Antipsychotika mit *Lithium* kann EPS und andere NW verstärken.
— Kombination von Antipsychotika mit BZD ▸ 3.13.4.
— Eine Kombination von *Clozapin* mit BZD (orale Verabreichung) stellt keine absolute Kontraindikation dar, sie sollte jedoch sorgfältig abgewogen werden. Klinisch dringliche Situationen wie ein malignes neuroleptisches Syndrom, katatone Zustandsbilder oder extreme Agitiertheit lassen eine solche Kombinationstherapie vertretbar erscheinen.

3.8.2   Pharmakokinetische Interaktionen

— Bei Kombinationen von Antipsychotika mit SSRI und anderen Antidepressiva (u. a. *Bupropion, Duloxetin*) ist unbedingt das unterschiedliche Interaktionspotenzial der Substanzen zu beachten (▸ Kap. 16).
— Kombinationen von Antipsychotika mit Antibiotika (z. B. *Clozapin* und *Ciprofloxacin*) können zu schwerwiegenden unerwünschten Arzneimittelwirkungen führen.

> ❗ **Cave**
> Ein AAP, das die QTc-Zeit verlängert (z. B. *Sertindol*, *Ziprasidon*), darf nicht mit einem zweiten AAP oder einem anderen AM kombiniert werden, das ebenfalls die QTc-Zeit verlängert, da ein additiver Effekt zu erwarten ist.

> ❗ **Cave**
> Kardiovaskuläre Synkopen und/oder Atemstillstand bei gleichzeitiger *Clozapin*- und BZD-Einnahme sind beschrieben (i.v.-Applikation von BZD unbedingt vermeiden!).

- Die gleichzeitige Gabe von *Olanzapin* i.m. und einem parenteralen BZD kann zu schweren Komplikationen führen und wird nicht empfohlen.
- Antipsychotika und Alkohol (besonders in größeren Mengen) sollten nicht kombiniert werden (Gefahr der wechselseitigen Wirkungsverstärkung bis hin zum Koma).
- Rauchen (▶ Kap. 16).
- Antipsychotika werden nach oraler Einnahme in der Regel gut absorbiert, der First-pass-Metabolismus ist für eine große interindividuelle Variabilität verantwortlich. Ausnahmen sind *Amisulprid* und *Sulpirid*, ihre Bioverfügbarkeit beträgt weniger als 50% und sie werden zu über 90% unverändert ausgeschieden. *Paliperidon*, der 9-Hydroxy-Metabolit von *Risperidon*, zeigt ebenfalls geringere Bioverfügbarkeit und wird hauptsächlich renal eliminiert.
- Nach i.m.-Gabe kommt es zu einer schnelleren Absorption mit höherer Bioverfügbarkeit (Erhöhung um das 4- bis 10-Fache) als nach oraler Einnahme.
- Viele Antipsychotika sind lipophil und weisen eine hohe Plasmaeiweißbindung auf. Sie sind plazentagängig und nicht dialysierbar. Ausnahmen sind *Amisulprid* und *Sulpirid*. Sie sind im Blut nur zu einem geringen Anteil an Plasmaeiweiße gebunden (< 20%) und dialysierbar.
- Bei **Depot-Antipsychotika** wird der Steady State zumeist in 2–3 Monaten (d. h. nach etwa 4 Injektionsintervallen) erreicht; nach Absetzen sind Plasmaspiegel noch für 9–24 Wochen nachweisbar (bei *Paliperidon* PP3M bis 18 Monate nach Absetzen).
- T_{max} für Antipsychotika ist sehr variabel; nach Depotgabe wird T_{max} erst nach Tagen erreicht, abhängig von Veresterung und Depotgalenik; Ausnahmen sind: *Fluphenazindecanoat*, *Fluspirilen* und *Zuclopenthixolacetat* (▶ 3.11, Tab. 3.7).
- Eine initial rasche Freisetzung der Wirkstoffe aus Fettsäureestern (Hydrolyse) kann zu deutlich ansteigenden Konzentrationen mit entsprechenden NW (v. a. EPS) in den ersten Tagen nach Injektion führen (»Early-peak-Phänomen«).

— Für $t_{1/2}$ gilt bei Antipsychotika in der Regel: oral = 15–35 h (Ausnahmen: *Benperidol* 5 h, *Quetiapin* 7 h, *Pimozid* 55 h); da bei Depotpräparaten dieser Parameter im Wesentlichen von der Freisetzung aus dem öligen Medium abhängig ist, ergeben sich große Unterschiede zwischen den verschiedenen Depot-Antipsychotika. Das Injektionsintervall sollte nach der Freisetzungs-HWZ gewählt werden (▶ 3.11, Tab. 3.7).

— Umrechnungsvorschlag von oral auf Depot für *Haloperidol* ▶ 3.15, Präparat.

— Zur Verstoffwechselung von Antipsychotika durch Cytochrom-P450-Enzyme: ▶ Anhang INT und ▶ Anhang SUB.

— Für **Generika** wird eine vergleichbare Äquipotenz wie für die Originalpräparate gefordert (Resorption, Bioverfügbarkeit und Metabolisierung, zulässige Schwankungsbreite 80–125% bei gleicher Dosis). Bei Umstellung von einem Generikum auf ein anderes können die Schwankungen deutlich größer sein. Es besteht möglicherweise ein Rückfallrisiko wegen geringerer Plasmaspiegel. Ebenso müssen die psychologischen Aspekte einer Umstellung beachtet werden (u. a. andere Namen, Farbe, Größe).

3.9   Routineuntersuchungen und -hinweise

— Unter allen Antipsychotika sind Routineuntersuchungen empfehlenswert.

— Eine Übersicht der empfohlenen Kontrollen gibt ▫ Tab. 3.6. Darüber hinaus empfehlen sich im Einzelfall Kontrollen, wann immer ein untersuchter Parameter pathologisch ausfällt, oder bei bestimmten Risikokonstellationen.

— Wegen des möglichen Auftretens von **Blutbildveränderungen** unter trizyklischen KAP und AAP (*Clozapin, Olanzapin, Quetiapin*) sind routinemäßige Untersuchungen des Blutbilds zur Verhütung der klinischen Manifestation einer Agranulozytose notwendig (bislang nicht oder sehr selten unter Monotherapie mit hochpotenten Butyrophenonen, Diphenylbutylpiperidinen und Benzamiden); zu den AAP *Paliperidon, Aripiprazol, Asenapin* liegt noch keine breite Erfahrungsbasis vor.

— Kreislaufsituation (Hypotonie, orthostatische Dysregulation): Insbesondere unter α_1-antagonistischen Antipsychotika sind regelmäßige **RR- und Pulsmessungen** erforderlich.

— Möglichst vor Beginn einer Behandlung mit Antipsychotika oder vor Beginn einer Kombinationsbehandlung mit einem potenziell die QTc-Zeit verlängernden AM (z. B. SSRI) sollten die **Serumelektrolyte** (v. a. Kalium, Natrium) bestimmt und ggf. korrigiert, ein **EKG** abgeleitet und die **QTc-Zeit** bestimmt werden (▶ 3.6.3). Dann regelmäßige Kontrollen.

- **Nieren- und Leberfunktion** sollten regelmäßig geprüft werden; die Leberenzyme häufiger unter trizyklischen Antipsychotika (einschließlich *Clozapin, Olanzapin, Quetiapin*).

- Vor und während der Antipsychotikabehandlung von Patienten mit bestehender pathologischer Glukosetoleranz oder einem erhöhten Risiko für die Entwicklung eines **Diabetes** sollten **Blutzuckermessungen** (ggf. im Tagesprofil), ggf. Glukosetoleranztest und **HbA$_{1c}$-Bestimmungen** durchgeführt werden (insbesondere bei *Clozapin* und *Olanzapin*, ◨ Tab. 3.6).

- Vor einer Antipsychotikabehandlung werden des Weiteren Untersuchungen der **Blutfette** (nüchtern, Triglyzeride, LDL- und HDL-Cholesterin) empfohlen; während einer Behandlung sollten in Anbetracht des Risikos für kardiovaskuläre Störungen halbjährliche, bei Risikopatienten und unter Behandlung mit *Clozapin* und *Olanzapin* häufigere Kontrollen stattfinden.

- Bei AM, die zu PRL-Erhöhungen führen, sollte bei Jugendlichen der **PRL-Spiegel** regelmäßig kontrolliert werden, bei Erwachsenen im Falle des Auftretens von entsprechenden NW oder bei Risikopatienten.

- Die Kenntnis des EEG vor Beginn der Therapie gehörte vor Einführung der bildgebenden Verfahren zur Routinediagnostik in der Psychiatrie. Abgesehen von wissenschaftlichen Fragestellungen beschränkt sich die Bedeutung des EEG im Rahmen der Antipsychotikabehandlung heute auf Verlaufsuntersuchungen bei anfallsgefährdeten Patienten und zur Abklärung des Anfalls- und Toxizitätsrisikos v. a. unter *Clozapin* (s. oben).

- Vor Beginn einer Behandlung ist ggf. der Ausschluss einer **Schwangerschaft** wichtig, entsprechende Kontrazeptionsmaßnahmen sind ggf. zu besprechen (▶ Kap. 14).

- Die Aufklärung hat bei der Antipsychotikatherapie einen besonderen Stellenwert. Sie wird dadurch erschwert, dass der Patient in der Akutphase nicht durch ein überforderndes **Aufklärungsgespräch** verunsichert werden soll; in diesen Fällen empfiehlt sich ein gestuftes Vorgehen. Zum Aufklärungsmodus wegen möglicher **Spätdyskinesien** gibt es zurzeit keine einheitliche Vorgehensweise. Die **Darlegung der Nutzen-Risiko-Abschätzung** sollte spätestens nach Einleitung der Stabilisierungsphase erfolgt sein. Die ersten Anzeichen einer tardiven Dyskinesie sollte der Patient kennen. Auf eine mögliche **eingeschränkte Fahrtüchtigkeit** (▶ Kap. 15) und die Gefahren durch zusätzliche Einnahme von Alkohol und sedierenden Medikamenten muss der Patient frühzeitig hingewiesen werden.

Tab. 3.6 Empfehlungen für Routineuntersuchungen unter Antipsychotika

Untersuchung	Vorher	Monate						Monatlich	Viertel-jährlich	Halb-jährlich
		1	2	3	4	5	6			
Blutbild										
Trizyklische AP[a] (I)	X	X	X	X	X	X	X	–	X	–
Clozapin, Thioridazin	X	XXXX	XXXX	XXXX	XXXX	XX	X	X	–	–
Andere AP	X	X	–	X	–	–	X	–	X[c]	–
Blutzucker[b], Blutfette										
Clozapin, Olanzapin	X	X[m]	–	X	–	–	X	–	X	–
Quetiapin, Risperidon	X	X[m]	–	X	–	–	X[m]	–	–	X
Andere AP	X	–	–	X	–	–	X[m]	–	–	X[d]
Kreatinin	X	X	–	X	–	–	X	–	–	X
Leberenzyme										
Trizyklische AP[a] (I)	X	X	X	X	–	–	X	–	X	–
Andere AP	X	X	–	X	–	–	X	–	X[c]	–
EKG (QTc)[e], Elektrolyte										
Clozapin[f,n]	X	XX	–	X	–	–	X	–	X	–
Thioridazin, Pimozid	X	XX	X	X	X	X	X	X	–	–
Sertindol[g]	X	X	–	X	–	–	X	–	X	–

Andere AP[h]	X	X	X	-	X	-	-	X	-	X[i]
EEG[k]										
Clozapin	X	-	X	-	X	-	-	X	X	X[d]
RR, Puls	X	X	X	-	X	-	X	X	X	-
Körpergewicht (BMI)[l], Taillenumfang	X	X	X	X	X	-	-	X	X	-

X Anzahl der notwendigen Routinekontrollen; bei einmaliger Messempfehlung im 1. Monat kann die Messung zwischen der 4.und 6. Woche erfolgen; *AP* Antipsychotika.

a Achtung (!): Die AAP *Olanzapin, Quetiapin* und *Zotepin* sind strukturchemisch ebenfalls Trizyklika. b Ggf. auch Blutzuckertagesprofil, Glukosetoleranztest und HbA$_{1c}$, insbesondere bei *Clozapin* und *Olanzapin*. c Bei unauffälligen Konstellationen bzw. stabilen Patienten können halbjährliche Kontrollen ausreichen. d Bei unauffälligen Konstellationen bzw. langfristig stabilen Patienten können jährliche Kontrollen ausreichen. e Absolutwerte von > 440 ms (Männer) > 450 ms (Frauen) sowie medikamenteninduzierte Zunahmen > 60 ms sind auffällig. f Unter *Clozapin* sind toxisch-allergische Myokarditiden beschrieben; daher empfehlen sich unter *Clozapin* zusätzliche EKG-Kontrollen bei Auftreten von kardialen Symptomen und Fieber bzw. nach 14 Tagen Behandlungsdauer. g Unter *Sertindol* sind EKG-Kontrollen vor Beginn der Therapie, nach Erreichen des Steady State (3 Wochen) oder bei einer Dosis von 16 mg, nach 3 Monaten und danach in 3-monatigen Intervallen, vor und nach jeder Dosiserhöhung während der Erhaltungstherapie, nach jeder zusätzlichen Gabe oder Erhöhung der Dosis einer Begleitmedikation, die zu einer Erhöhung der *Sertindol*-Konzentration führen könnte, empfohlen (bevorzugt morgens). h Bei Vorliegen kardialer Symptome oder einer signifikanten QTc-Zeit-Verlängerung ist eine kardiologische Abklärung notwendig; durch sie wird auch die Häufigkeit von EKG-Untersuchungen im Verlauf festgelegt. i Kontrolle bei allen Patienten > 60 J. empfehlenswert sowie bei kardialen Risiken, ggf. auch häufiger; bei *Ziprasidon, Perazin, Fluspirilen* und hochpotenten Butyrophenonen sowie bei aufgetretenen QTc-Zeit-Verlängerungen und bei Kombinationstherapien mit anderen potenziell die QTc-Zeit verlängernden Substanzen sind häufigere EKG-Kontrollen empfohlen. k Häufigere EKG-Kontrollen auch bei zerebraler Vorschädigung, erhöhter Anfallsbereitschaft und ggf. bei sehr hohen Dosierungen (Kombinationen) vor und während einer AP-Behandlung sowie bei unklaren Bewusstseinsveränderungen (DD: nichtkonvulsiver Status). l Messungen des Taillenumfangs werden empfohlen; zusätzlich monatliche Gewichtskontrollen durch den Patienten selbst. m Nur BZ, bei Auffälligkeiten und b, ggf. Therapie und monatliche Kontrollen; bei Vorliegen eines metabolischen Syndroms monatliche BZ-Kontrollen und b. n Bei *Clozapin*-Neueinstellung: vorher EKG, CRP und Troponin I/T, RR, Puls, Temperatur empfohlen; dann für 4 Wochen wöchentlich CRP, Troponin I/T, alle 2 Tage RR, Puls, Temperatur (ausführlich ▶ 3.15, Präparat).

Die Empfehlungen entsprechen der S3-*Leitlinie Schizophrenie* der DGPPN (2006), gehen teilweise jedoch darüber hinaus.

3.10   Dosierung und Plasmakonzentration

3.10.1 Dosierung

- Antipsychotika haben eine relativ große therapeutische Breite.
- Generelle Dosierungsempfehlungen sind wegen der Heterogenität der Substanzen nicht möglich, aufgrund der Dosisabhängigkeit einiger NW (u. a. QTc-Zeit-Verlängerung, Prolaktinanstieg und EPS) sind möglichst niedrige individuell wirksame Dosierungen anzustreben.
- Die Messung der Plasmakonzentration zur Erhöhung der therapeutischen Effizienz sollte bei anhaltender Non-Response oder unerwarteten NW durchgeführt werden.
- Prinzipiell sollte bei Patienten > 65 J. und bei eingeschränkter Nieren- und/oder Leberfunktion aufgrund der veränderten Pharmakokinetik und Pharmakodynamik besonders vorsichtig aufdosiert werden. Bei demenziellen Erkrankungen ist eine hochdosierte oder längere Verordnung mit Antipsychotika und auch BZD zu vermeiden (▶ 3.14 und ▶ 3.6, Mortalitätsrisiko).
- Aufgrund der unterschiedlichen Vorgehensweisen in den Behandlungsphasen schizophrener Störungen werden die Dosierungsempfehlungen in zwei Abschnitte unterteilt:

Akuttherapie

- Bei **Ersterkrankungen** mit relativ niedriger Dosis beginnen, da sowohl ein besseres Ansprechen als auch eine größere Sensibilität für NW zu erwarten ist.
- Bei akuter, schwerer Symptomatik im Rahmen von Rezidiven unverzüglich mit relativ hoher Dosis beginnen bzw. rasch aufdosieren; eine langsame, schrittweise Erhöhung der Dosis (einschleichende Dosierung) ist nur bei Antipsychotika mit anticholinerger bzw. adrenolytischer Begleitwirkung oder ausgeprägter Sedierung notwendig (zum generellen Einsatz von AAP in der Akutphase ▶ 3.4.1).
- Der antipsychotische Effekt ist individuell unterschiedlich und liegt häufig innerhalb eines breiteren Dosisbereichs. Das Auftreten von NW kann durch eine individuell möglichst niedrige Dosis häufig verhindert werden. Bei leichter bis mäßig schwerer Symptomatik ist daher eine Dosissteigerung, die sich neben der Wirksamkeit auch an auftretenden NW orientiert, zu empfehlen.
- Höhere Dosen verringern aufgrund des möglichen Auftretens von NW, insbesondere EPS bei KAP, die Therapie-Adhärenz. Deshalb sind häufig niedrigere Dosen, ggf. in Kombination mit niederpotenten Antipsychotika oder BZD, falls Sedierung und schnellere Desaktualisierung der

psychotischen Symptomatik notwendig sind, am Therapiebeginn vorzuziehen.

▬ KAP und AAP sollten in der Akuttherapie bei vorherrschender Positivsymptomatik in der Regel innerhalb von maximal einer Woche in den Zieldosisbereich aufdosiert werden.

▬ *Clozapin* eignet sich unter den AAP in der Regel nicht zur Akuttherapie, da die therapeutische Dosis erst nach längerer Zeit erreicht werden kann und ein primärer Einsatz wegen des Agranulozytoserisikos nicht indiziert ist.

Erhaltungstherapie und Langzeitmedikation

▬ Die Dosisfindung während der Stabilisierungsphase erfolgt unter Einbeziehung verschiedener Informationen bezüglich der Besserung der Symptomatik nach klinisch-psychopathologischem Befund, aus Sicht des Patienten, der Angehörigen und ggf. des Pflegepersonals oder Betreuers.

▬ Die Medikation, unter der eine stabile Besserung aufgetreten ist, sollte in der **wirksamen Dosis** mit dem Ziel einer Remission beibehalten werden. Eine zu früh vorgenommene Dosisreduktion führt in der Mehrzahl der Fälle zu einem Rückfall.

▬ Die **intermittierende Antipsychotikagabe** (Frühintervention bei zunehmender Symptomatik) ist bei Ersterkrankungen und Rezidiven gegenüber einer stabilen Erhaltungstherapie in Bezug auf das Rezidivrisiko während der ersten 1–3 Jahre unterlegen. Entsprechende Studien zeigten allerdings, dass von einem erheblichen Teil von Patienten mit Ersterkrankung oder Rezidiv eine Erhaltungstherapie abgelehnt wird und dass zumindest eine Dosisreduktion bei einem Großteil der Patienten nicht mit einem erhöhten Rezidivrisiko einhergehen muss. Hinzu kommen Ergebnisse aus einer 7-Jahres-Studie, die nach 3 Jahren erhöhte Rezidivraten bei Patienten unter **langjähriger kontinuierlicher Behandlung** fanden (Wunderink et al. 2013; ► 3.4.1, Erstmanifestation).

▬ Bei Erstbehandlungen sind in der Regel geringere Antipsychotikadosen auch in der Erhaltungs- und Langzeittherapie notwendig. Zum Aufbau eines Krankheits- und Therapiemodells sind intensive begleitende psychosoziale Interventionen bei dieser Patientengruppe häufig besonders wichtig.

▬ Bei eingetretener Remission sollte das Antipsychotikum zunächst möglichst mit unveränderter, niedrigstmöglicher effektiver Dosierung mit dem Ziel einer anhaltenden Rezidivfreiheit und psychosozialen Reintegration (Recovery ► 3.4.1) beibehalten werden.

▬ Depot-Antipsychotika (KAP und AAP) können die Adhärenz verbessern und das Rezidivrisiko minimieren (Kishimoto et al. 2013b).

Indikation zur Langzeitmedikation ► 3.12; Dosierungsempfehlungen für Antipsychotika bei anderen Indikationen s. entsprechende Kapitel

3.10.2 Plasmakonzentration

- Nach oraler Applikation wurden für Phenothiazine und Butyrophenone Plasmaspiegel mit sehr großen interindividuellen Schwankungen (um den Faktor 10–30) gefunden; bei i.m.-Gabe sind diese Varianzen deutlich geringer (Faktor 2–3). Bei Thioxanthenen und Benzamiden scheinen die Plasmakonzentrationen geringeren interindividuellen Unterschieden zu unterliegen (Faktor 2–5). Die *Risperidon*-Plasmakonzentrationen unter Depotbehandlung zeigen geringere Schwankungen im Tagesverlauf als die dosisäquivalente orale Medikation.
- Falls bei gesicherter Therapie-Adhärenz der Therapieerfolg ungenügend ist, kann die Dosisanpassung durch Einstellung eines »optimalen« therapeutischen Plasmaspiegels erfolgen (▶ 16.5).
- Ist die Plasmakonzentration optimal eingestellt, bringt eine weitere Dosiserhöhung bei ungenügender Response i. Allg. keine Verbesserung. In Einzelfällen wird ein Ansprechen aber erst unter sehr hohen Dosen beobachtet.
- Erste Befunde belegen für *Clozapin*, dass es einen individuell optimalen Plasmakonzentration gibt, der vom empfohlenen Bereich abweichen kann. Untersuchungen zum rezidivprophylaktischen Effekt der Plasmaspiegel-kontrolle haben für *Clozapin* nachgewiesen, dass das Risiko eines Rezidivs vorliegt, wenn die *Clozapin*-Spiegel um mehr als 40% vom optimalen individuellen Wert abfallen. Ähnliches wurde für *Olanzapin* beobachtet.
- Zu berücksichtigen ist allerdings, dass nicht für jedes Antipsychotikum nachweisbare Zusammenhänge zwischen Dosis, Plasmakonzentration und klinischer Wirkung bzw. NW bestehen. Dies kann u. a. daran liegen, dass wirksame AM-konzentrationen am Zielort (z. B. spezifische Neurone, Kardiomyozyten) deutlich von Plasmakonzentrationen abweichen können.

3.10.3 Applikationsformen

- Die Applikationsform von Antipsychotika spielt bei der Pharmakokinetik, aber insbesondere auch bei der Praktikabilität, Akzeptanz und Adhärenz eine große Rolle.
- Injektionen und Infusionen haben in der Regel die geringste Akzpetanz, daher sollte auch in psychiatrischen Akut- und Notfallsituationen möglichst zunächst eine leicht applizierbare orale Medikation (Lösung, Schmelztablelte) erwogen werden.
- Vergleichsuntersuchungen verschiedener akut wirksamer Applikationsmethoden liegen für Antipsychotika kaum vor; bezüglich Wirkungsein-

tritt, Wirkungsdauer und Wirkstärke lassen sich keine eindeutigen Unterschiede zwischen i.v.-, i.m.- (und s.c.-)Injektionen und oraler Applikation belegen (z. B. für *Haloperidol*).

— Während parenterale Applikationsformen (v. a. i.v-Applikation) für die Akutbehandlung zunehmend vom Markt verschwinden oder nur in geringem Umfang zugelassen sind, besteht ein zunehmendes Angebot an verschiedenen zugelassenen oralen Applikationsformen (Tablette, Dragee, Sublingualtablette, Schmelztablette, Tropfen. Lösungen) und i.m.-Depot-Formulierungen (auch für AAP; ▶ 3.11) sowie derzeit eine inhalative Formulierung (*Loxapin*) für den Akuteinsatz.

— Insbesondere in der Palliativmedizin werden s.c.-Applikationen von Antipsychotika (v. a. *Haloperidol*, *Levomepromazin*, *Olanzapin*) mit hoher Sicherheit, vergleichbarer Wirkung und Pharmakokinetik wie bei i.v.-Gabe, sowie vorteilhafter Verträglichkeit und Akzeptanz eingesetzt (jedoch *off-label*).

— Parenterale Gaben (i.v., i.m., s.c.) sind bezüglich der Verabreichung bei lege artis durchgeführter Applikation sicher, entsprechende applikations-bedingte Risiken sind zu beachten (v. a. Thrombophlebitis bei i.v.-Injektionen, Hämatome, Hautirritationen und Spritzenabszesse bei i.m.-und in geringerem Umfang bei s.c.-Injektionen).

3.11 Depotmedikation

— Zur Applikationserleichterung bei Patienten, die nicht in der Lage sind, regelmäßig orale Antipsychotika einzunehmen, gibt es Depotpräparate als Langzeitmedikation mit Injektionsintervallen von 1–4 Wochen. Für *Paliperidon* ist eine 3-Monats-Depotpräparation verfügbar.

— Depotpräparate zeigen eine geringere Steuerbarkeit (v. a. bei Auftreten von NW) und sind damit in der Regel nicht für eine Akutbehandlung geeignet. Auch vermitteln Depotinjektionen im Gegensatz zur oralen Medikation dem Patienten möglicherweise häufiger das Gefühl, nicht aktiv an der Therapieentscheidung und -durchführung mitwirken zu können. Allerdings sind bei Mehrfacherkrankten frühe Um-stellungsversuche auf ein atypisches Depot-Antipsychotikum viel-versprechend.

— Depot-Antipsychotika senken nach Metaanalysen das Rezidivrisiko im Vergleich zur oralen Einnahme, wenn naturalistische Studien (z. B. »Mirror-image-Studien«) herangezogen werden (Kishimoto et al. 2014), nicht aber in RCT (Kishimoto et al. 2013b; Kane et al. 2013).

— Allerdings gibt es auch Hinweise, dass eine individualisierte orale Anti-psychotikatherapie (unterschiedliche KAP und AAP) gegenüber einer

Depot-Behandlung (*Risperidon*-Depot) bei eher besserer Verträglichkeit bezüglich des Relapse-Risikos nicht unterlegen sein muss.

— Weitere Vorteile der Depotmedikation: Gewährleistung ausreichender Dosierungen, regelmäßige Kontaktaufnahmen und Erleichterung der Überwachung der Therapie-Adhärenz.

— Relevante Unterschiede zwischen den einzelnen, derzeit verfügbaren KAP-Depotpräparaten beruhen weniger auf deren Wirkstärke als auf deren Pharmakokinetik. Eine Übersicht gibt ◻ Tab. 3.7.

— Für AAP sind derzeit vier Depotpräparate im Handel: *Risperidon* (Risperdal Consta), *Paliperidonpalmitat* (Xeplion, Trevicta), *Olanzapin-pamoat* (Zypadhera) und *Aripiprazol* (Abilify Maintena). Weitere Depotformulierungen werden derzeit erprobt (u. a. *Risperidon* für 4-wöchige Injektionsintervalle und subkutane Injektion; *Aripiprazol-Lauroxil* als Prodrug für 4- bis 6-wöchige Injektionsintervalle). Die Langzeitbehandlung insbesondere mit AAP-Depotpräparaten erscheint empfehlenswert.

— Auch bei Depotpräparaten ist eine sorgfältige, individuelle Dosis-anpassung nötig.

— Auf eine korrekte Hautdesinfektion und Applikationstechnik mit 5–8 cm langer Nadel und Verschieben der Haut vor Injektion (sonst Verlust von bis zu 1/3 der Dosis durch den Stichkanal) ist sorgfältig zu achten. Für die Applikation der *Risperidon*- und *Paliperidon*-Depotpräparate (gluteal, deltoid) und des *Olanzapin*-Depots (nur gluteal) werden spezielle Injektionssysteme mitgeliefert.

— Wenn bei Depotbehandlung oder retardierten oralen Formulierungen die **Plasmakonzentrationen (Talspiegel)** kontrolliert werden, sollte die **Blutentnahme** unmittelbar vor der nächsten Injektion bzw. Retard-Tabletteneinnahme erfolgen.

3.12 Behandlungsdauer

Die Angaben zu Behandlungsdauer und Optimierung beziehen sich im Wesentlichen auf die Therapie schizophrener Störungen (*S3-Leitlinie Schizophrenie*; Hasan et al. 2013); die Vorgehensweise bei anderen Indikationen von Antipsychotika findet sich in den jeweiligen Kapiteln. Zudem fehlen weitgehend Studien zu optimalen Vorgehensweisen bezüglich Dauer und Dosierung der Antipsychotika insbesondere im Langzeitverlauf verschiedener psychischer Störungen (▶ 3.10.1, Erhaltungstherapie und Langzeitmedikation).

◻ Tab. 3.7 Übersicht über Depotpräparate

Depotpräparat	Wirkungsdauer	Dosierung	T_{max}	$t_{1/2}$
Konventionelle Antipsychotika				
Flupentixoldecanoat	2–4 Wochen	10–100 mg	5–7 Tage	14–20 Tage
Flupheanzindecanoat	2–4 Wochen	12,5–100 mg	1–3 Tage	7–14 Tage
Fluspirilen	1 Woche	2–10 mg	ca. 2 Tage	ca. 7 Tage
Haloperidoldecanoat	2–4 Wochen	20–450 mg	3–9 Tage	14–28 Tage
Perphenazinenanthat	2 Wochen	25–300 mg	1–7 Tage	7–14 Tage
Zuclopenthixolacetat	2–3 Tage	50–150 mg	1–2 Tage	1–2 Tage
Zuclopenthixoldecanoat	2–4 Wochen	50–400 mg	4–7 Tage	7–21 Tage
Atypische Antipsychotika				
Aripiprazol (Abilify Maintena)	4 Wochen	160–400 mg	5–7 Tage	30–47 Tage (dosisabhängig)
Olanzapinpamoat (Zypadhera)	2 Wochen 4 Wochen	150–210 mg 300–405 mg	2–4 Tage	ca. 30 Tage
Risperidon (Risperdal-Consta)	2 Wochen	12,5–50 mg	4–5 Wochen	ca. 26 Tage[a]
Paliperidonpalmitat (Xeplion) (Trevicta)	4 Wochen 3 Monate	25–150 mg 175–525 mg	13–17 Tage 23–34 Tage	25–49 Tage 2–4 Monate

[a] Die für *Risperidon* angegebene $t_{1/2}$ ist eine apparente $t_{1/2}$, die durch die Freisetzung des Wirkstoffs aus dem Depot bestimmt wird.

> ### Box 7
>
> **Medikationsdauer – Empfehlungen**
>
> — Antipsychotikatherapie für mindestens etwa 1 Jahr nach der **ersten Akutphase**; dabei sollte eine minimal effektive Dosis angestrebt werden. Die empfohlene Behandlungsdauer wird häufig durch eine Reihe von Randbedingungen wie Motivation, psychosoziale Situation und Versorgungssituation beeinflusst, die bei der individuellen Behandlung berücksichtigt werden müssen. Bei anhaltenden psychosozialen Belastungen sind eher längere Behandlungszeiten auch nach Erstmanifestation zu empfehlen.
>
> — Bei **Erstmanifestation** kann bei stabiler Remission und vorliegenden Gründen gegen die Fortführung einer Langzeitmedikation (z. B. mangelnde Akzeptanz) nach schrittweiser Dosisreduktion der Versuch einer Intervalltherapie mit gezielter Frühintervention bei Auftreten von Prodromen eines drohenden Rezidivs unternommen werden. Wichtige Voraussetzung ist die Einbettung in eine psychoedukative Maßnahme mit Aufspüren der eigenen Frühwarnzeichen sowie der Aufbau eines individuellen Krisennetzes.
>
> — Bei **Mehrfachmanifestation** ist einer kontinuierlichen Gabe eines Antipsychotikums zunächst der Vorzug vor intermittierenden Behandlungsstrategien zu geben. Nach einem ersten Rezidiv sollte nach der *S3-Leitlinie Schizophrenie* eine Antipsychotikatherapie für 2–5 Jahre, nach **mehrmaligen Episoden** auch eine längere Behandlungsdauer erwogen werden, internationale Leitlinien lassen diese Frage derzeit offen (Hasan et al. 2013). Eine regelmäßige Evaluation mit dem Patienten (»Nutzen-Risiko-Abwägung«) ist angeraten.
>
> — Nach **Symptomremission** kann die antipsychotische Dosis in der Langzeitbehandlung über längere Zeiträume schrittweise reduziert und auf eine niedrigere Erhaltungsdosis eingestellt werden. Dies gilt für AAP und KAP. Bei KAP sollte die Dosis in der Langzeittherapie zwischen 300 und 600 Chlorpromazin-Äquivalenz-Einheiten (CPZ), in Einzelfällen ggf. auch niedriger liegen, um ein Auftreten extrapyramidaler NW zu minimieren.
>
> — Die Fortführung der Behandlung möglicher psychiatrischer Komorbiditäten ist ebenfalls zu beachten.
>
> Angaben entsprechend *S3-Leitlinie Schizophrenie*.

3.12.1 Wirkungseintritt

— Die Wirklatenz zeigt eine große Bandbreite von Stunden bis zu mehreren Wochen. Bei Antipsychotika-Respondern mit akuter Symptomatik zeichnet sich in der Regel innerhalb der ersten beiden Behandlungswochen eine merkliche und innerhalb von 4–8 Wochen (ggf. nach Dosiserhöhung) eine deutliche Besserung ab. Bei chronifizierten Störungen und ausgeprägter Negativsymptomatik kann der Wirkeintritt auch deutlich verzögert sein, ebenso finden sich in aktuellen Studien mit Ersterkrankten (*first episode psychosis*) auch mittlere Response-Latenzen von 8–16 Wochen.

- Ein frühes, zumindest teilweises Ansprechen (erkennbare Partial-Response, z. B. Symptomreduktion von mindestens 20% bei Verwendung einer Rating-Skala und subjektive Besserung aus Sicht des Patienten) ist häufig prädiktiv für eine spätere Response und Remission.
- Aus Kurzzeitstudien ist belegt, dass ein Ausbleiben einer Partial-Response in den ersten 2 Wochen mit einer geringeren Wahrscheinlichkeit für ein späteres Ansprechen (nach 4–8 Wochen) einhergeht, wenn die Antipsychotikatherapie (Dosis, Präparat) nicht verändert wird (wahrscheinlich ähnlich wie bei den Antidepressiva ► 1.10.4) (Samara et al. 2015).
- Aus Studien mit Ersterkrankten und längeren Beobachtungszeiträumen liegen jedoch auch Befunde vor, die eine Prädiktion des Outcome nach ½–1 Jahr erst auf Grundlage des Ansprechens nach mindestens 6–8 Wochen wahrscheinlich machen (z. B. Schennach et al. 2013).
- Wenn das Antipsychotikum (möglichst innerhalb einer Woche) in den Zieldosisbereich aufdosiert wurde und danach nur eine unzureichende Wirkung – aber eine merkliche Besserung – gesehen wird, sollte nach 2(–4) Wochen und Ausschluss einer fehlenden Adhärenz oder pharmakokinetischen Ursache (Metabolisierung) eine weitere Erhöhung der Zieldosis erfolgen. Wenn auch nach erfolgter Dosiserhöhung innerhalb von ca. 2(–4) Wochen keine Response erfolgte, sollte auf ein anderes AAP umgesetzt werden (bevor eine Kombination erwogen wird). Bei Ersterkrankten kann aufgrund der aktuellen Studienlage – zumindest bei beginnendem Ansprechen – auch ein längeres Zuwarten (> 8 Wochen) ohne Präparatewechsel erwogen werden.
- Es ist eher unwahrscheinlich, dass bei initialer Non-Response auf ein Antipsychotikum mit adäquater Dosierung durch eine noch weitere Dosiserhöhung eine Response erreicht werden kann; in einer RCT wurde dies für *Quetiapin* (600 vs. 1200 mg/d) gezeigt. In Einzelfällen sind allerdings durch Dosiserhöhungen bei bestehender Partial-Respsonse sowohl für KAP als auch für AAP deutliche Zustandsbesserungen beschrieben worden. Auch zeigten Daten bei ersterkrankten schizophrenen Patienten, dass bei etwa 10% der Patienten ein Ansprechen (auf *Haloperidol* oder *Risperidon*) erst nach einer Therapiedauer von über 8 Wochen erfolgte.
- Für *Clozapin* sollte eine längere Behandlungsdauer abgewartet werden, bevor von einer Non-Response ausgegangen werden kann (bis zu 6 Monate).

Box 8

Indikation für eine Langzeitmedikation über 3–5 Jahre

- Vor dem Hintergrund des aktuellen wissenschaftlichen Standes, der einerseits ungünstige Langzeiteffekte von Antipsychotika auf Hirnmorphologie und -funktion nahelegt und andererseits keine klare Überlegenheit einer Langzeit(dauer)medikation mit Antipsychotika gegenüber einer sog. Intervalltherapie etwa ab dem 3. Jahr nach Erstmanifestation zeigen kann, ist die Indikation für eine »Langzeittherapie« oder gar »Dauertherapie« individuell und kritisch zu prüfen.
- In regelmäßigen Abständen ist die Verträglichkeit und die niedrigstmögliche effektive Dosis des Antipsychotikums zu prüfen; wahrscheinlich sind AAP für eine Langzeittherapie deutlich besser geeignet.
- Psychoedukation unter Einbeziehen von Bezugspersonen (v. a. Familie), psychosoziale Maßnahmen (Unterstützung bei Arbeit, Wohnen etc.) und individuelle Verhaltenstherapie sind bei der Rezidivprophylaxe immer mit zu berücksichtigen.
- Dennoch wird es weiterhin Indikationen für eine Langzeitmedikation mit Antipsychotika geben:
  - Bei floriden Psychosen, die bei Absetzen der Medikation exazerbierten.
  - Zur Rezidivprophylaxe bei häufigen Episoden, insbesondere wenn Eigen- oder Fremdgefährdung im Rahmen von Exazerbationen bekannt sind.
  - Bei Schizophrenien mit überwiegender, ausgeprägter Negativsymptomatik (Indikation für AAP).
  - Bei chronischen Schizophrenien mit ausgeprägten Residualzuständen.
- Stets sind Risiken und Nutzen individuell abzuwägen und alle zusätzlichen Behandlungsoptionen zu prüfen.

3.12.2 Indikation für eine Langzeitmedikation

- Durch Langzeitmedikation mit Antipsychotika kann bei einigen Patienten
  - die Rezidivhäufigkeit und die Wahrscheinlichkeit des Auftretens von Residualzuständen herabgesetzt und
  - die Anzahl stationärer Klinikaufenthalte reduziert und damit ambulant eine optimale Sozialtherapie und Rehabilitation ermöglicht werden.
- Wenn in der Akutphase mit Erfolg ein KAP verordnet wurde, ist die vorsichtige Umstellung auf ein AAP wegen der Reduktion des Risikos für Spätdyskinesien empfehlenswert.
- Antipsychotika mit langer HWZ sind im Hinblick auf die Therapie-Adhärenz des Patienten zur oralen Langzeitmedikation besonders

geeignet, da dann die Einnahme nur einmal täglich nötig ist. Zur Anti-
psychotika-Depotmedikation ▶ 3.11.

— Bei Langzeittherapie mit KAP sollte **keine prophylaktische Anticholiner-
gikagabe** erfolgen: Falls diese zu Beginn notwendig war, ist die Indikation immer wieder zu überprüfen.

— Ein wesentliches Problem der Langzeittherapie unter KAP ist das Auftreten von potenziell irreversiblen **Spätdyskinesien** (▶ 3.6.1). Deshalb ist
eine regelmäßige Untersuchung zur Früherkennung von Spätdyskinesien
(häufiger Beginn im Zungenbereich) angezeigt.

— Routineuntersuchungen (◻ Tab. 3.6) sind auch in der Langzeitbehandlung
bei allen Antipsychotika wichtig. Die Häufigkeit der Untersuchungen
muss auf den Einzelfall individuell abgestimmt sein und bei Änderungen
des psychopathologischen oder somatischen Befundes ebenso wie bei
Veränderungen psychosozialer Faktoren angepasst werden; eine regelmäßige psychiatrische Untersuchung (zumindest im Abstand von 3 Monaten auch bei stabilen Patienten) ist hierfür die wichtigste Grundlage.

— Die Rezidivprophylaxe bei schizophrenen Störungen schließt neben einer
Antipsychotikatherapie auch immer entsprechende psychosoziale Maßnahmen ein (▶ 3.5).

3.12.3 Dosisreduktion und Absetzversuch

Innerhalb von 9–12 Monaten nach Absetzen der Antipsychotika erleiden
ca. 70% der Patienten mit Schizophrenie ein akutes Rezidiv, im Gegensatz zu
15–30% unter Beibehaltung der Therapie mit Antipsychotika. Zumindest
10–20% der Patienten sind nach Erstmanifestation, aber auch ohne Medikation
rezidivfrei.

— In einer Studie kommt es zu einer eher höheren Rezidivrate nach etwa
3 Jahren seit Erstmanifestation unter kontinuierlicher Antipsychotikabehandlung vs. einer Strategie mit früher Dosisreduktion und Unterbre-
chen der Medikation (Wunderink et al. 2013). Die Ergebnisse sind repli-
kationsbedürftig und setzen zunächst eine Diskussion in Gang, ohne die
bestehenden Empfehlungen schon nachhaltig verändern zu können.

— Viele Patienten wünschen im Verlauf einer Langzeittherapie eine Dosisreduktion, auch als »Zeichen« der Stabilisierung und Besserung. Zunächst
ist es wichtig, die Hintergründe des Dosisreduktionswunsches festzustellen
(NW oder stabile Wirkung) und mit dem Patienten zu besprechen (Psychoedukation). Das Risiko eines häufig um Wochen bis Monate nach Dosisreduktion oder Absetzen verzögerten Rezidivs muss beachtet werden.

— Es scheint keine generell empfehlenswerte »minimal effektive Dosis« für
Antipsychotika zu geben; selbst intraindividuell können sich pharmako-

---

Box 9

Vor einem Absetzversuch sollte bei allen Antipsychotika geklärt sein:

- Wie wahrscheinlich ist ein Rezidiv (erhöhte Wahrscheinlichkeit bei häufigen früheren Rezidiven, niedrigem prämorbidem psychosozialem Funktionsniveau)?
- Sind Frühsymptome (Frühwarnzeichen) einer Exazerbation bekannt, oder beginnt eine Episode abrupt und ohne Frühwarnzeichen? Wie war es bei früheren Episoden? Wird der Patient frühe Anzeichen einer Symptomverschlechterung erkennen?
- Wie wahrscheinlich ist es, dass der Patient bei einem psychotischen Rezidiv Hilfe aufsucht?
- Wie schwierig wird es sein, eine Exazerbation zu behandeln?
- Welche Auswirkungen hätte eine Exazerbation (z. B. Suizidversuch in der Anamnese bei imperativen Stimmen)?
- Besteht ein hinreichend umfassender Gesamtbehandlungsplan, d. h., können nichtpharmakologische Maßnahmen ggf. intensiviert werden?

---

dynamische und pharmakokinetische Verhältnisse so ändern, dass Dosisänderungen notwendig werden. In der klinischen Praxis ist daher eher von einer »individuell minimal effektiven Dosis« auszugehen, die während der Akut- und Erhaltungstherapie gefunden und ggf. angepasst werden sollte.

- Falls ein Absetzen erwogen wird, ist auch wegen möglicher Absetzeffekte ein langsames Ausschleichen mit engmaschiger Kontrolle der Psychopathologie zu empfehlen.
- Ein Vorgehen mit langsamem, aber vollständigem Ausschleichen der Antipsychotika nach Abklingen der akuten psychotischen Symptomatik und erneutem frühzeitigem Beginn einer Antipsychotikabehandlung bei Auftreten von Anzeichen einer Exazerbation hat sich sowohl für Patienten mit Erstmanifestation als auch bei Rezidiven im Vergleich zu einer dauerhaften Antipsychotikatherapie im Frühverlauf (< 2–3 J.) seither als unterlegen herausgestellt und war für einen größeren Anteil von Patienten mit einer höheren Rezidivrate assoziiert.

> **Das Antipsychotikum soll niemals abrupt abgesetzt werden, sonst erhöht sich das Rückfallrisiko. Ein sehr langsames Ausschleichen (ähnlich wie bei *Lithium*) ist zu empfehlen, z. B. Dosisreduktion von 20–25% innerhalb von 3 Monaten und schrittweise Dosisreduktionen von < 20% pro Reduktionsschritt.**

Box 10

Gründe für Non-Response und Therapieresistenz unter Antipsychotika
- Non-Adhärenz
- Unzureichende Dosis oder Therapiedauer
- Absorptionsstörung
- Pharmakodynamische Gründe für individuelles Nichtansprechen
- Pharmakokinetische Besonderheiten (z. B. beschleunigter Metabolismus durch Rauchen, Komedikation, pharmakogenetische Auffälligkeit wie *ultra-rapid metabolizer*)
- Gleichzeitige Drogeneinnahme oder andere psychiatrische Komorbidität
- Wirkungsabschwächung durch hohen Kaffeekonsum
- Falsche Diagnose

3.13 Non-Response, Therapieresistenz und Therapieversagen

Eine einheitliche Definition von Partial-Response, Non-Response, Therapieresistenz oder Therapieversagen bei der Behandlung mit Antipsychotika gibt es nicht.

- Von klinischer **Non-Response** (Nichtansprechen) auf ein Antipsychotikum sollte dann gesprochen werden, wenn ein Patient nach etwa 6 Wochen Dauer einer ausreichend dosierten Behandlung mit einem Antipsychotikum nicht oder ungenügend respondiert hat. Die empfohlenen Antipsychotika-Dosierungen beziehen sich dabei in der Regel auf Positivsymptome.
- Es gibt 20–30% Non-Responder auf das erste Antipsychotikum (alle Patienten, unabhängig von der Anzahl der Vorepisoden und der Erkrankungsdauer); bei Patienten mit schizophrener Ersterkrankung sind es etwa 5–20%.
- In der *S3-Leitlinie Schizophrenie* wird **medikamentöse Behandlungsresistenz** definiert als fehlende oder unbefriedigende Verbesserung der Zielsymptomatik trotz Behandlung in empfohlener Dosierung und Dauer jeweils zwischen 6 und 8 Wochen mit mindestens zwei Antipsychotika, wobei eines ein AAP sein sollte und die Therapie-Adhärenz, ggf. mittels Plasmaspiegelkontrollen, gesichert sein sollte.
- Ein **definitives Therapieversagen** (d. h. keine weitgehende Remission der psychotischen Symptomatik im langfristigen Therapieverlauf trotz mehrerer adäquater Therapieversuche) wird bei etwa 3–5% der Patienten mit schizophrener Störung angenommen.

Box 11

Behandlungsoptimierung bei Non-Response oder Therapieresistenz unter Antipsychotika
- Therapie-Adhärenz ggf. verbessern oder sicherstellen
- Plasmakonzentration ggf. überprüfen
- Antipsychotika-Dosierung überprüfen; sowohl zu niedrige als auch exzessiv hohe Dosen können die Ursache für eine geringere Wirksamkeit sein
- Bei atypischen und fluktuierenden Verläufen die diagnostische Einordnung überprüfen
- Komorbiditäten entsprechend behandeln, insbesondere Substanzmissbrauch, Alkoholabhängigkeit, depressive Syndrome und Zwangssymptome
- Körperliche Erkrankungen abklären und ggf. interdisziplinär behandeln
- Ausgeprägte NW gefährden häufig den Behandlungserfolg, unter Antipsychotika aufgetretene NW, insbesondere EPS, ggf. adäquat therapieren
- Wechsel (▶ 3.13.2) oder Kombination des Antipsychotikums (▶ 3.13.3) oder Augmentationsstrategien (▶ 3.13.4)

3.13.1 Behandlungsoptimierung

- Folgende Strategien (▶ Box 11) sollten ausgelotet werden, bevor von einer Non-Response oder Therapieresistenz ausgegangen wird (s. oben).
- Bevor eine Polypharmazie begonnen wird, wird vorgeschlagen mindestens **zwei Monotherapie-Behandlungen** mit unterschiedlich wirkenden Antipsychotika (▶ 3.4.1, entsprechend Box 1) und dann ein Therapieangebot mit *Clozapin* folgen zu lassen (Kristensen et al. 2013).
- Die **Hochdosistherapie** mit hochpotenten KAP (z. B. *Haloperidol* bis 100 mg/d) führt nur in seltenen Einzelfällen zur Durchbrechung der Therapieresistenz, wohingegen das Risiko für extrem belastende NW unverhältnismäßig ansteigt. Auch für AAP (v. a. *Olanzapin*, *Ziprasidon*) wurde in Einzelfällen von Besserungen unter hohen Dosen berichtet, eine RCT konnte allerdings keinen Vorteil einer Hochdosistherapie von *Quetiapin* (1200 mg) gegenüber einer Standarddosis (600 mg) bei Therapieresistenz finden.
- Folgende Erhöhungen der Tagesdosis können im Einzelfall sinnvoll sein (unabhängig von der zugelassenen Maximaldosis): *Olanzapin* bis 40 mg, *Risperidon* bis 12 mg, *Quetiapin* bis 1800 mg, *Amisulprid* bis 1200 mg, *Ziprasidon* bis 160 mg und *Zotepin* bis 450 mg.
- Bei *Clozapin* (zugelassen bis 900 mg/d) können **Hochdosistherapien** im Einzelfall unter Plasmaspiegelkontrolle (> 350 ng/ml) und kontinuierlichem engmaschigem klinischem Monitoring (inkl. EEG, EKG/QTc.

metabolische Effekte, Ratingskalen; **Cave:** Kardiomyopathie, Myokarditis, Anfallsbereitschaft) erwogen werden (Nielsen et al. 2011).
- **Psychosoziale Stressoren**, die ungünstigen Einfluss auf den Behandlungsverlauf nehmen können, sind zu evaluieren, und entsprechende Maßnahmen, einschließlich spezifischer psychotherapeutischer Interventionen, sind empfehlenswert.

> ❯ Kommt es nach Anwendung des Stufenplans zur Akuttherapie (▶ 3.4.1, Box 1) und dieser Vorschläge zur Behandlungsoptimierung nur zu einem unzureichenden Therapieerfolg, so können die Strategien der folgenden Abschnitte alternativ angewandt werden. Es besteht bei Therapieresistenz derzeit kein überzeugender und geprüfter Therapiealgorithmus bei schizophrenen Patienten (Osser et al. 2013).

3.13.2 Wechsel und Umstellen des Antipsychotikums

- Trotz Einführung der AAP wird bei einem größeren Anteil der Patienten noch keine befriedigende Wirkung gesehen, und auch die Adhärenz hat sich nicht wesentlich verbessert; dadurch wird der Arzt gefordert, Antipsychotika mit verschiedenen Wirkmechanismen nacheinander und manchmal auch in Kombination überlappend zu verordnen.
- Ein Wechsel von einem Antipsychotikum auf ein anderes oder auch ein Umsetzen auf eine andere Darreichungsform ist zu erwägen bei
  - unzureichender therapeutischer Wirkung bzw. Therapieresistenz,
  - störenden NW oder Eintreten von (relativen) Kontraindikationen,
  - vorhandenen oder möglichen störenden Interaktionen,
  - unzureichender Adhärenz oder auf Wunsch des Patienten z. B. bei eingeschränkter Lebensqualität.
- In Abhängigkeit vom zuerst eingesetzten Antipsychotikum sollte eine Umsetzung möglichst rational und vorsichtig überlappend erfolgen; eine Antipsychotika-Monotherapie ist zurzeit anzustreben (zur Wirksamkeit von Kombinationstherapien ▶ 3.13.3).
- Wenn mit einem KAP keine ausreichende Remission erfolgte, sollte eine Umstellung auf ein AAP nach Wirkungs- und NW-Spektrum erfolgen.
- Wenn mit einem AAP zunächst erfolglos therapiert wurde, sollte ein **Umsetzen auf ein anderes AAP** erfolgen (▶ 3.4.1, Box 1); dabei kann auch ein **Behandlungsversuch mit einem KAP** durchgeführt werden. Auch hierbei sollte man sich an Wirkungs- und NW-Spektren der Antipsychotika orientieren und die Therapie auf den Einzelfall abstimmen.

- Zumindest ein Behandlungsversuch von 4–8 Wochen sollte mit *Amisul-prid*, *Risperidon*, *Olanzapin* (Leucht et al. 2013) oder einem KAP erfolgt sein (Osser et al. 2013).
- *Clozapin* ist bei vorherigem Therapieversagen (mindestens zwei erfolglose Therapieversuche) am vielversprechendsten und möglicherweise auch gegenüber anderen AAP bei vorheriger Therapieresistenz überlegen. Eine Netzwerk-Metaanalyse konnte allerdings eine Überlegenheit von *Clozapin* gegenüber *Olanzapin* und *Risperidon* bei Therapieresistenz auf der Basis der vorhandenen Daten und bestehenden methodischen Einschränkungen (z. B. fragliche Kriterien für Therapieresistenz, unterschiedlicher Einschluss von Patienten in *Clozapin*- und Nicht-*Clozapin*-Studien) (Kane u. Correll 2016) nicht nachweisen (Samara et al. 2016).

> ❯ **Ein Umsetzen unter einer schon bestehenden partiell wirksamen Antipsychotikatherapie ist mit dem Risiko einer Exazerbation verbunden.**

Umstellungsvorgehen

- In der Akuttherapie sollte ein **überlappendes Umsetzen** zweier Antipsychotika durch sukzessives Auf- bzw. Abdosieren über ca. 2 Wochen erfolgen, insbesondere wenn die neu angesetzte Substanz anticholinerge oder blutdrucksenkende Eigenschaften (z. B. bei *Clozapin*, *Olanzapin*, *Risperidon*, *Paliperidon*) aufweist oder Interaktionen zu erwarten sind (*cross-titration*). Die Umstellung auf Trevicta erfolgt auf der Basis der Xeplion-Dosis (▶ 3.15, Präparate, *Paliperidon*).
- Wird ein hochpotentes KAP oder eine atypische Substanz mit selektivem D_2-Antagonismus neu angesetzt, kann die **Aufdosierung rasch** innerhalb von wenigen Tagen vorgenommen werden (z. B. *Haloperidol*, *Amisulprid*). Auch für die meisten anderen Antipsychotika ist ein rasches Aufdosieren ohne wesentliche Erhöhung der Risiken erprobt oder untersucht (z. B. auch *Clozapin*-Aufdosierung auf etwa 400 mg/d in 4–7 d).
- Ein Umsetzen in der Stabilisierungsphase sollte sehr behutsam über Wochen erfolgen. Bei neu hinzugetretenen NW, Interaktionen, Kontraindikationen etc. und bei akuten Exazerbationen muss ggf. akut gehandelt werden. Soll im Rahmen einer Langzeitmedikation ein Umsetzen bei bisher befriedigender therapeutischer Wirkung erfolgen, sollten lange Zeiträume (über Monate) eingeplant werden (v. a. unter *Clozapin*).
- Als bezüglich der Wirksamkeit sicherste Variante des überlappenden Umsetzens kann bei allen Antipsychotika die »Plateautitration« angesehen werden: Beibehalten des vorbestehenden Antipsychotikums über mindestens 2 Wochen nach Erreichen der Zieldosis des neuen Antipsychotikums, dann erst langsames Ausschleichen der Vormedikation, ggf.

über mehrere Wochen. Für *Aripiprazol* sollte diese Variante der Umstellung immer bevorzugt werden.

- Anhaltspunkte für die Auswahl von Antipsychotika für Umsetzungs- und Kombinationsstrategien nach ihrem Wirkungs- und NW-Spektrum ◻ Tab. 3.8.

- Bei **pharmakologischer Therapieresistenz** (d. h. anhaltender Non-Response nach Behandlung mit mindestens zwei unterschiedlichen Antipsychotika, darunter mindestens einem AAP) stellt das **Umsetzen auf *Clozapin*** unter individueller Nutzen-Risiko-Abwägung auch weiterhin die Maßnahme der 1. Wahl dar (30–60% Erfolgsquote nach etwa 6 Wochen bei primären Non-Respondern). Auch aktuelle Studiendaten haben die überlegene Wirksamkeit von *Clozapin* in dieser Indikation bestätigt; bei Non-Response gegenüber *Clozapin* scheint eine Umstellung z. B. auf *Risperidon* in der Regel nicht erfolgreich zu sein.

- *Clozapin* scheint zusätzlich therapeutische Wirkungen bezüglich Suizidalität, Feindseligkeit, Aggressivität und Rauchverhalten zu besitzen (► 3.4.1, Box 1).

- Eine Empfehlung zum primären Einsatz eines spezifischen AAP außer *Clozapin* bei Therapieresistenz ist aus den vorliegenden Daten nicht abzuleiten (► 3.4.1).

- Beim **Wechsel von *Clozapin* auf ein neueres AAP** muss bei vielen Patienten mit Verschlechterungen gerechnet werden. Bei der Umstellung unter *Clozapin* stabilisierter Patienten auf *Olanzapin* erlitten in einer kleinen Fallbeobachtungsserie ca. 50% der Patienten einen Rückfall. Möglicherweise kann eine zu schnelle Reduktion der *Clozapin*-Dosis einen Rückfall triggern. Daher sollte – wenn möglich – bei diesen Patienten das Umsetzen sehr langsam über mehrere Monate vorgenommen werden.

3.13.3 Kombination von Antipsychotika

- Trotz der weltweit großen Häufigkeit von antipsychotischer Kombinationstherapie (etwa 20–40%, v. a. bei höherem Schweregrad und vollstationärer Behandlung) ist derzeit unklar, ob die höheren NW- und Interaktionsrisiken einer Polypharmazie (allerdings ohne Erhöhung der Mortalität) den frühzeitigen Einsatz von Antipsychotikakombinationen rechtfertigen (Gallego et al. 2012).

- Positive Wirkungen von Kombinationen von Antipsychotika mit unterschiedlichem oder gar ähnlichem Wirkungsspektrum werden beschrieben; systematische Studien konnten hingegen bisher nur wenige und allenfalls schwach positive Effekte solcher Kombinationen belegen (vorwiegend mit *Clozapin*; Metaanalyse: Taylor et al. 2012).

> ◘ **Tab. 3.8** Anhaltspunkte für die Auswahl eines Antipsychotikums (Mono-therapie) bei Therapieresistenz, Nebenwirkungen und pharmakokinetischen Interaktionen

Problem	Prinzipiell besonders geeignet	Prinzipiell ungeeignet
Therapieresistenz	*Clozapin*, danach *Olanzapin*, *Risperidon*, u. U. *Amisulprid*, *Aripiprazol*	Bereits früher unwirksame oder ähnlich wirkende AP, abhängig vom Behandlungs-verlauf
Persistierende Negativsymptomatik	*Amisulprid*, *Clozapin*, *Olanzapin*, *Quetiapin*, wahrscheinlich auch andere AAP	KAP in höheren Dosen
Ausgeprägte EPS unter KAP, Parkinson-Erkrankung	AAP, v. a. *Clozapin*, *Quetiapin*	Hochpotente KAP
Spätdyskinesien unter KAP	*Clozapin*, *Quetiapin*	Hochpotente KAP
Deutliches Über-gewicht, Gewichts-zunahme unter AP	*Aripiprazol*, *Ziprasidon*, *Lurasidon*, ggf. *Amisulprid* (◘ Tab. 3.3)	*Clozapin*, *Olanzapin* (◘ Tab. 3.3)
Sedierung, Müdig-keit unter AP	*Amisulprid*, *Aripiprazol*, *Ziprasi-don*, hochpotente KAP	*Clozapin*, *Quetiapin*, nieder-potente KAP
Sexuelle Funktions-störungen mit PRL-Erhöhungen unter KAP	*Aripiprazol*, *Clozapin*, *Olanzapin*, *Quetiapin*	KAP, *Amisulprid*, *Risperidon*
Krampfanfälle in der Vorgeschichte, bekannte Epilepsie	Risiko für Erniedrigung der Krampfschwelle bei allen AP; daher suffiziente antikonvulsive Therapie bei bekannter Epilepsie, geringes Risiko für *Risperidon*, Butyrophenone, *Melperon*	Phenothiazine, *Clozapin*, *Olanzapin*, *Quetiapin*
Anticholinerge NW von AP oder anderen Pharmaka	*Amisulprid*, *Aripiprazol*, *Melperon*, *Paliperidon*, *Pipamperon*, *Quetia-pin*, *Risperidon*, *Ziprasidon*	*Clozapin*, *Levomepromazin*

Tab. 3.8 (Fortsetzung)		
Problem	**Prinzipiell besonders geeignet**	**Prinzipiell ungeeignet**
Pharmakokinetische Interaktionen (CYP450) mit anderen Pharmaka	*Amisulprid*, u. U. *Paliperidon*	AP mit extensivem hepatischem Stoffwechsel und deren Kombinationen

AP Antipsychotika, *AAP* atypische AP, *KAP* konventionelle AP, *EPS* extrapyramidal-motorische Störungen, *PRL* Prolaktin, *NW* Nebenwirkungen.

— Es ist derzeit unklar, ob bestimmte Kombinationen von Antipsychotika differenzielle Vorteile aufweisen könnten, die häufige Kombination von KAP mit einem AAP summiert und erhöht eher – ebenso wie die Kombination zweier KAP oder ähnlich wirkender AAP – das NW-Risiko.

— Pharmakodynamisch handelt es sich bei Antipsychotika-Kombinationstherapien wahrscheinlich entweder um eine Intensivierung der Dopamin-D_2-Rezeptor-Besetzung durch hoch-D_2-affine Antipsychotika (z. B. *Aripriprazol*, *Risperidon*), manchmal mit zumindest partieller Verstärkung der D_2-Rezeptor-Blockade (*Amisulprid*, *Risperidon*, KAP, entsprechend einer »Dosiserhöhung« durch Erhöhung der CPZ-Äquivalente) oder um eine »Verbreiterung« des Wirkmechanismenspektrums (z. B. *Amisulprid + Quetiapin*).

— Gleichwohl sind Kombinationen von Antipsychotika (auch ohne *Clozapin*) in Anbetracht der wenigen, nicht unproblematischen Alternativen (v. a. *Clozapin*, EKT) bei der Behandlung schwer kranker Patienten mit Schizophrenie klinisch durchaus nachvollziehbar. Eine Kohortenstudie fand zumindest keine erhöhte Mortalität bei der Kombination von zwei oder mehreren Antipsychotika (im Gegensatz zur Kombination mit einem BZD) (Tiihonen et al. 2015).

❯ **Bei allen Kombinations- und Augmentationsbehandlungen von Antipsychotika sind mögliche Komplikationen und auftretende NW und Wechselwirkungen besonders sorgfältig zu prüfen und regelmäßig zu überwachen. Eine Monotherapie hat in der Regel ein geringeres NW- und Interaktionspotenzial.**

Kombination zweier konventioneller Antipsychotika

- Die Kombination zweier hochpotenter KAP erscheint am wenigsten rational, Wirksamkeitsunterschiede sind nicht sicher belegt, hinzu kommt ein erhöhtes EPS-Risiko wie bei einer Dosiserhöhung unter Monotherapie.
- Weit verbreitet ist die Kombination von hochpotenten und nieder- oder mittelpotenten KAP meist mit dem Ziel, antipsychotische und sedierende, antiaggressive oder schlafffördernde Wirkungen effektiv zu kombinieren. Die klinische Erfahrung zeigt durchaus die Wirksamkeit solcher Strategien, v. a. wenn niederpotente KAP mit geringem EPS-Risiko und geringer anticholinerger Wirkung (z. B. *Pipamperon*, *Melperon*) mit einem hochpotenten Antipsychotikum kombiniert werden (z. B. *Fluphenazin*, *Haloperidol*). Für die stationäre Akutbehandlung schizophrener Psychosen (▶ 12.3) besteht in diesen Fällen die wirksame, gut verträgliche und steuerbare Alternative einer kurzzeitigen (!) Kombination eines Antipsychotikums mit einem BZD.
- Zur Augmentation eines antipsychotischen Effekts sind die Kombinationen von hoch- und niederpotenten KAP in der Regel nicht geeignet (mögliche Ausnahmen sind vorübergehende Kombinationen mit den mittelpotenten Antipsychotika *Perazin* und *Zuclopenthixol*), da sich bei Dosissteigerung des niederpotenten Antipsychotikums auch das EPS-Risiko erhöht und unerwünschte Sedierung häufiger wird.

Kombination eines konventionellen und eines atypischen Antipsychotikums (außer Clozapin)

- Die Strategie kann geeignet sein, um die antipsychotische Wirkung eines hochpotenten KAP (v. a. D_2-Blockade) durch ein breiteres Wirkprofil zu ergänzen. Daher sind AAP z. B. mit ausgeprägter $5\text{-}HT_2$-Blockade für Kombinationen mit hochpotenten KAP theoretisch sinnvoller als Antipsychotika mit nahezu selektiver D_2-Blockade (*Amisulprid*).
- Für *Risperidon*, *Olanzapin* und *Quetiapin* liegen Fallserien vor, die unter Zugabe des AAP – meist in niedriger Dosis – zu bestehender Therapie mit einem KAP bei etwa 2/3 der Patienten eine globale klinische Verbesserung bei guter Verträglichkeit nahe legen. Unter Zugabe von *Risperidon* (1–2 mg) konnte die Dosis der KAP um etwa 1/3 reduziert werden.
- Eine Addition eines KAP zu einer bestehenden Medikation mit einem AAP kann vorübergehend klinisch sinnvoll sein. Hochpotente KAP können die Akutwirksamkeit gegen Positivsymptome verstärken, niederpotente KAP bei nichtsedierenden Antipsychotika eine vorübergehende sinnvolle Ergänzung darstellen.
- Von einem Langzeiteinsatz konventioneller, insbesondere hochpotenter Antipsychotika in Kombination mit AAP muss jedoch abgeraten werden,

auch wegen des möglichen Verlusts der atypischen Eigenschaften in dieser Kombination, v. a. dem Risiko für PRL-Erhöhungen, EPS (tardive Dyskinesien) und kognitiv-affektiven NW.

Kombination von Clozapin mit einem konventionellen oder atypischen Antipsychotikum

- Metaanalysen belegen geringe, aber nachweisbare Vorteile einer Augmentation von *Clozapin* mit verschiedenen Antipsychotika bei inkompletter Response, v. a. bezüglich einer Verbesserung von Positivsymptomen (Taylor et al. 2012). Bei restriktiver Auswahl von Studien ist die Interpretation der aktuellen Datenlage pessimistischer (kein Unterschied zu Plazebo: Sommer et al. 2012).
- Eine Antwort auf die Frage, welches Antipsychotikum zur Augmentation einer *Clozapin*-Therapie am besten geeignet ist, kann daher derzeit nicht gegeben werden. Es liegen Empfehlungen für *Sulpirid*, *Amisulprid* oder *Aripiprazol* (Porcelli et al. 2012) sowie für *Risperidon* (Osser et al. 2013) und andere Antipsychotika (Nielsen et al. 2011, 2013) bei zumindest partieller *Clozapin*-Resistenz vor, eindeutige Evidenz diesbezüglich besteht jedoch nicht.
- Die Kombination von *Sulpirid* oder *Amisulprid* mit *Clozapin* scheint bezüglich der Positiv- wie auch der Negativsymptome vorteilhaft zu sein, während die adjunkte Therapie mit *Aripiprazol* Negativsymptome und metabolische Auswirkungen der *Clozapin*-Therapie bessern könnte. Im Vergleich zu einer *Haloperidol*-Augmentation zeigte *Aripiprazol* bei *Clozapin*-Resistenz keine Wirksamkeitsvorteile, *Aripiprazol* war jedoch deutlich verträglicher.

> **Unter Kombination von *Risperidon* und *Clozapin* wurden jeweils Einzelfälle mit kardialer Arrhythmie und Agranulozytose berichtet. Eine erhöhte Aufmerksamkeit für NW und entsprechende Kontrollen sind unter allen Kombinationstherapien erforderlich.**

- Trotz ähnlicher Rezeptorbindungsprofile wurden auch für die Kombination von *Clozapin* mit *Olanzapin* oder *Quetiapin* und *Ziprasidon* in Fallserien und einzelnen RCT positive Effekte bei Therapieresistenz oder zur Behandlung von ausgeprägter Negativsymptomatik berichtet. Bei diesen Kombinationen muss auf die Verstärkung von NW, insbesondere sedierender, metabolischer und kardialer Effekte, besonders geachtet werden.

Kombination zweier atypischer Antipsychotika (nicht Clozapin)

- Zu diesen möglichen Kombinationen sind nur wenige kontrollierte Daten verfügbar. Offene Studien und Einzelfallberichte zu Wirkungsverbesserung unter Kombination von *Olanzapin* und *Risperidon* sowie von *Risperidon* und *Quetiapin* (in niedriger Dosis) bei schizophrenen Patienten mit maniformer Erregung liegen vor.

— Unter Berücksichtigung von Wirkungs- und NW-Profilen erscheint in Einzelfällen eine Kombination von *Amisulprid* mit *Quetiapin* bzw. *Olanzapin* rational, für die Kombination eines anderen AAP mit *Amisulprid* liegen auch in begrenztem Umfang positive Ergebnisse vor.

— Die zusätzliche Gabe von *Aripiprazol* zur Behandlung mit einem anderen APP kann PRL-Werte normalisieren und metabolische Auswirkungen verbessern, eine Wirkungsverstärkung wurde zumindest mit *Quetiapin* oder *Risperidon* nicht gefunden.

3.13.4 Augmentationsstrategien

Bei unzureichendem Ansprechen von Antipsychotika-Monotherapien einschließlich einer ausreichend hoch dosierten *Clozapin*-Therapie können alternativ zu Kombinationen von Antipsychotika folgende – wissenschaftlich wenig abgesicherte – Strategien angewendet werden:

Kombination von Antipsychotika mit Benzodiazepinen

— Die Kombination ist nach klinischen Eindrücken bei Agititiertheit und Aggressivität, seltener bei typischer Positiv- oder Negativsymptomatik im Rahmen schizophrener Störungen hilfreich.

— Eine Metaanalyse ergab im Wesentlichen keinen positiven Effekt der Kombination von Antipsychotika mit BZD außer einem kurzzeitigen Einsatz (wenige Tage, besser ausschließlich bei Bedarf) im Notfall für akut agitierte, sehr gespannte und hochaggressive Patienten. Eine mittel- oder längerfristige Kombination ist nicht zu empfehlen (Dold et al. 2013).

— **Cave:** Die Kombination von *Clozapin* mit BZD (▶ 4.6, Einleitung) und von parenteralem *Olanzapin* mit einem BZD sollte vermieden werden (erhöhte Gefahr der Atemdepression). Mortalitätsrisiko für die **Kombination von Antipsychotika mit BZD** ▶ 3.6. Risiken bei chronischer Einnahme von BZD (▶ 4.6).

Kombination von Antipsychotika mit Antidepressiva

— Verschiedene Antidepressiva (v. a. SSRI, *Trazodon*, *Mirtazapin*) können als Add-on-Therapie bei Patienten mit chronischer Schizophrenie Negativsymptome mit mittelgradiger Effektstärke bessern.

— Bei Patienten mit ausgeprägter Negativsymptomatik oder Zwangssymptomen sind Kombinationen eines AAP v. a. mit einem SSRI Erfolg versprechend. Auf mögliche NW, insbesondere EPS, und auf eine potenzielle

Verschlechterung von Positivsymptomen unter Antidepressiva bei akuten Schizophrenien ist zu achten.

- Die Datenlage zur Verbesserung der Negativsymptomatik bei Kombination von *Clozapin*, *Risperidon* oder anderen Antipsychotika mit *Mirtazapin* (30 mg/d) ist weiterhin unklar (Sommer et al. 2012). Auf Gewichtszunahmen und Blutbildveränderungen (Kombination mit *Clozapin*) unter *Mirtazapin* ist zu achten.
- Die Kombination von Antipsychotika mit *Reboxetin* kann bei unter Antipsychotika auftretender Gewichtszunahme (v. a. *Clozapin*, *Olanzapin*) hilfreich sein.
- Die Gesamtmortalität für Patienten mit Schizophrenie scheint unter Kombination von Antipsychotika mit Antidepressiva nicht erhöht, die suizidbedingte Mortalität signifikant reduziert zu sein (Tiihonen et al. 2015).

Augmentationsstrategien mit AAP bei Antidepressiva-Basistherapie ► 3.13.4; Einsatz von AAP bei Negativsymptomatik und depressiver Symptomatik/ Suizidalität ► 3.4.1

Kombination von Antipsychotika mit Stimmungsstabilisierern

- Kombinationen von AAP und Stimmungsstabilisierern werden klinisch häufig eingesetzt; entsprechende Studien fehlen jedoch weitgehend.
- Die Kombination eines Antipsychotikums (nicht *Clozapin*) mit *Carbamazepin* kann bei Schizophrenien mit Erregungszuständen, maniformen oder paranoiden Symptomen und auch bei aggressiven Impulsdurchbrüchen versucht werden.

🚫 *Cave*
Carbamazepin sollte nicht mit *Clozapin* kombiniert werden (erhöhtes Agranulozytoserisiko).

- Die Datenlage für Kombinationen eines Antipsychotikums mit *Valproat* ist nicht konsistent: Während Einzelfallberichte und klinische Beobachtungen eine positive Wirkung bei etwa 1/3 der Patienten vermuten lassen, ergaben kontrollierte Studien keine eindeutigen Vorteile dieser Kombination. Diese Kombination kann v. a. bei schwerer Symptomatik dann sinnvoll sein, wenn aggressive und impulsive Verhaltensweisen die Antipsychotika-Response verhindern.
- Kombinationen von *Clozapin* und *Valproat* werden meist gut vertragen und haben sich bei der Anfallsprophylaxe sowie zur Behandlung von depressiven und affektiven Syndromen, die nicht auf *Clozapin* ansprechen, bewährt (Porcelli et al. 2012) (► 3.15, Präparat).

- Die Kombination von *Clozapin* mit *Lamotrigin* erweist sich nach Meta-
  analysen v. a. bei therapierefraktären Patienten unter *Clozapin* als fraglich
  effektive Augmentationsstrategie zur Verbesserung von Positiv- und
  Negativsymptomen. *Lamotrigin* scheint bei Zugabe zu anderen Anti-
  psychotika diese wirkungsverstärkenden Effekte nicht zu haben.
- Für den Glutamatantagonisten *Topiramat* (100–300 mg/d) liegen positive
  Ergebnisse aus RCT zur Augmentation einer AAP-Therapie (*Clozapin,
  Olanzapin, Risperidon, Quetiapin*) bezüglich Negativsymptomatik,
  Gewichtsreduktion und bei Therapieresistenz vor. *Topiramat* kann aller-
  dings u. a. psychotische Symptome verstärken, in Verbindung mit
  Clozapin sind zudem Sedierung und Verwirrtheit häufig. Die Kombina-
  tion kann nicht generell empfohlen werden (Sommer et al. 2012).
- Kombinationen von Antipsychotika mit *Lithium* bei behandlungsresis-
  tenten schizophrenen Verläufen sollten wegen fehlender Evidenz nur in
  Ausnahmefällen erwogen werden.

> **Unter der Kombination von *Lamotrigin* und *Clozapin* kann
> es im Einzelfall zu erhöhten *Clozapin*-Plasmaspiegeln kommen.
> Daher Kontrolle der Plasmakonzentration von *Clozapin*.**

3.13.5 Hirnstimulationsverfahren

Elektrokrampftherapie

- Die **Elektrokrampftherapie** hat eine primäre Indikation im Bereich
  schizophrener Störungen derzeit allenfalls bei febriler (perniziöser)
  Katatonie; bei nichtfebrilen katatonen Zuständen wird vor einem EKT-
  Einsatz ein Versuch mit BZD (*Lorazepam*, auch hochdosiert) empfohlen.
- EKT sollte nur bei Nichtansprechen, Unverträglichkeit oder Ablehnung
  einer *Clozapin*-Therapie angewandt werden. Die Kombination von
  Antipsychotika mit EKT, insbesondere die Kombination von *Clozapin*
  mit EKT, kann in Einzelfällen Erfolg versprechend sein (▶ 3.4.1, Box 1,
  Stufe 4). Metaanalysen belegen die Überlegenheit einer Kombination von
  EKT mit Antipsychotika (KAP, z. B. *Flupenthixol*, und AAP, z. B.
  Clozapin) gegenüber den Monotherapien.
- Bei schizophrenen Störungen wird überwiegend bitemporal und bevor-
  zugt mit einer etwa 2- bis 4-fachen Krampfschwellendosis stimuliert. Die
  notwendigen Stimulationssitzungen werden mit 6–20 (2–3 Sitzungen pro
  Woche) angegeben, raschere Effekte finden sich bei kurzer Krankheits-
  dauer, akuten Exazerbationen und katatonen Symptomen.
- *Clozapin* und *Olanzapin* gelten als prokonvulsiv, während unter
  Quetiapin eine Reduktion der Anfallsdauer gefunden wurde.

- Auch bei schizophrenen Störungen sind hohe Rezidivraten nach erfolgreicher Index-EKT-Serie bekannt, ggf. ist eine Erhaltungs-EKT zu erwägen.
- Es liegen bisher keine kontrollierten Studien zur Wirksamkeit der **Kombination von Antipsychotika mit EKT bei Therapieresistenz** vor; der Einsatz der EKT außerhalb der febrilen Katatonie stellt bei Schizophrenien daher derzeit eine Ultima Ratio unter Beachtung der notwendigen Voraussetzungen dar.
- Allerdings gibt es Studien und Fallberichte, die eine Kombination von *Clozapin* und EKT günstig erscheinen lassen; ebenso liegen positive Ergebnisse aus einer offenen Studie für eine Kombination von EKT mit *Flupenthixol* und ein positiver Einzelfallbericht für die Kombination von EKT und *Aripiprazol* bei Patienten mit therapierefraktärer chronischer Schizophrenie vor. Eine systematische Analyse konnte zeigen, dass die Kombination von EKT insbesondere mit AAP wirksam ist und die Verträglichkeit der EKT nicht negativ beeinflusst.

Andere Hirnstimulationsverfahren

- Die **repetitive transkranielle Magnetstimulation** (rTMS) ist möglicherweise eine Add-on-Option bei schizophrenen Störungen, die Datenlage ist jedoch noch inkomplett (bzgl. Stimulationsorten und -parametern). Insbesondere bei persistierenden Negativsymptomen sind leicht- bis mittelgradige Zusatzeffekte durch Stimulation (10 Hz, mindestens 15–20 Behandlungen, 110% der motorischen Schwelle) v. a. über dem linken DLPFC erwartbar.
- Die Nachhaltigkeit der Effekte sowie Wirkungen auf Positivsymptome (v. a. akustische Halluzinationen; 1 Hz, links temporoparietal) bedarf weiterer Untersuchungen; ebenso werden alternative Stimulationsverfahren auch bei schizophrenen Störungen intensiv untersucht.

3.14   Antipsychotika im höheren Lebensalter

Die interindividuelle Variabilität physiologischer Prozesse nimmt in der Regel mit zunehmendem Lebensalter zu, entscheidender als das »chronologische Alter« ist das »biologische« Alter. Gleichwohl lassen sich einige altersabhängige Veränderungen durchgängig feststellen (z. B. reduzierte Nierenfunktion, erhöhte Rezeptorsensibilität), die eine Dosis- und ggf. Präparateanpassung auch bei Antipsychotika erfordern (**allgemeine Gesichtspunkte ▶ 13.1**).

- Insbesondere kardiovaskuläre Komorbidität im höheren Lebensalter gibt Anlass zu besonderer Vorsicht beim Einsatz von Antipsychotika mit erhöhtem Risiko für QTc-Zeit-Verlängerung, Herzrhythmusstörungen und orthostatische Hypotonie; zu speziellen Vorsichtsmaßnahmen und evtl. Dosisanpassungen ► 13.2.

- Es ist zu beachten, dass niederpotente Antipsychotika (einschließlich *Promethazin* und *Metoclopramid*) ebenfalls EPS induzieren können und zusätzlich häufig ausgeprägte anticholinerge oder antihistaminische Wirkungen aufweisen; kurz wirksame BZD, Non-BZD, ggf. Phytotherapeutika, *Melperon*, *Pipamperon* und *Prothipendyl* (auf Interaktionen und QTc-Zeit-Verlängerung achten) sind zur vorübergehenden Sedierung und Schlafförderung bei älteren Patienten anderen Antipsychotika vorzuziehen. Auf das erhöhte Sturzrisiko ist immer zu achten.
- Viele Antipsychotika sind nicht bei älteren Patienten (> 65 J.) systematisch untersucht; gleichwohl besteht für die meisten Antipsychotika keine Zulassungsbeschränkung für ältere Patienten; eine explizite Zulassung für die Behandlung von schweren psychotischen Störungen und Verhaltensstörungen (mit Gefährdung) bei Patienten mit Demenz besteht derzeit nur für *Risperidon*.
- Einige AAP (*Amisulprid*, *Aripiprazol*, *Asenapin*, *Loxapin*, *Paliperidon*, *Quetiapin*, wahrscheinlich auch *Lurasidon*) sind – aufgrund fehlender Zulassungsdaten – für Patienten mit Schizophrenie im höheren Lebensalter nicht zugelassen bzw. es bestehen Anwendungsbeschränkungen; eine Off-label-Verordnung zur Fortsetzung einer bestehenden, gut verträglichen und klinisch effektiven Therapie ist jedoch in Einzelfällen zu rechtfertigen und entsprechend zu dokumentieren. Ein vorsichtiges und ausschleichendes Absetzen oder Umsetzen auf besser verträgliche (und ggf. zugelassene) Medikamente ist gleichwohl zu erwägen.
- Für *Clozapin* und die neueren AAP liegen jedoch pharmakokinetische Studien und Wirksamkeitsprüfungen auch bei älteren Patienten (u. a. mit Demenz) vor (*Aripiprazol*, *Amisulprid*, *Olanzapin*, *Paliperidon*, *Quetiapin*, *Risperidon*). Nutzen und Risiken einer Antipsychotika-Verordnung sind im höheren Lebensalter und insbesondere bei Patienten mit erhöhtem Risiko für kardiovaskuläre und zerebrovaskuläre Komplikationen besonders sorgfältig und regelmäßig zu überprüfen (► 3.4.6, Demenzerkrankungen; ► 13.1 und ► 13.2).

> **Es besteht ein erhöhtes Risiko für zerebrovaskuläre und kardiale Ereignisse für alle Antipsychotika bei demenziellen Erkrankungen (► 3.4.6, Box 3).**

- Eine Untersuchung bei Pflegeheimbewohnern mit Demenzerkrankungen zeigte, dass in den meisten Fällen das Absetzen von Antipsychotika ohne negative Konsequenzen möglich war. Ein Einsatz von Antipsychotika (bei anderen Indikationen als zur Behandlung schizophrener Störungen) länger als 4–6 Wochen sollte vermieden werden. Darüber hinaus ergeben

Hinweise, dass Antipsychotika nicht selten, v. a. bei Pflegeheimbe-
wohnern, ohne strikte Indikationsstellung verabreicht werden.
— Von einer längerfristigen Gabe (*Risperidon*) profitieren offensichtlich nur
Patienten mit ausgeprägten psychotischen Symptomen und Agitiertheit
im Rahmen von Demenzerkrankungen (erhöhte Mortalität); auch bei
Patienten mit initial schwerer Symptomausprägung sollte regelmäßig ein
Auslassversuch und ggf. eine Dosisanpassung (Reduktion) erfolgen.

3.15   Präparate

Bei Generika wird in der Regel auf die Angabe der Packungsgröße und der Darreichungsformen verzichtet; diese müssen ggf. der Fachinformation entnommen werden. Es wird auf die weiterführende und ergänzende Darstellung der NW in ▶ 3.6 und
Kontraindikationen in ▶ 3.7 sowie auf die Besonderheiten im höheren Lebensalter und
bei internistischen Erkrankungen (▶ 3.14 und ▶ Kap. 13) hingewiesen. Schwangerschaftsrisiken ▶ Kap. 14.

Amisulprid
Benzamid
4-Amino-N-[(1-ethyl-2-pyrrolidinyl)methyl]-5-(ethylsulfonyl)-o-anisamid

Amisulid[1] (Temmler)

Amisulprid 1A (1A Pharma)

Amisulprid AAA (AAA Pharma)

Amisulprid AL (Aliud)

Amisulprid biomo (biomo)

Amisulprid dura (Mylan dura)

Amisulprid HEXAL (HEXAL)

Amisulprid-Hormosan (Hormosan)

Amisulprid-Lich (Winthrop
Arzneimittel)

Amisulprid Mylan (Mylan dura)

Amisulprid-neuraxpharm (neuraxpharm)

Amisulprid-ratiopharm (ratiopharm)

Amisulprid Sandoz (Sandoz
Pharmaceuticals)

Amisulprid STADA (STADApharm)

Solian (Sanofi-Synthelabo)

Tbl.[2] 100 mg (20, 50, 100 Tbl.); 200 mg
(50, 100 Tbl.)

Filmtbl. 400 mg (20, 50, 100 Tbl.)

Lsg. 100 mg/ml (60 ml)

[1] Nur 400 mg. [2] Amisulprid-Generika auch: 50 mg.

■ Pharmakodynamik
— Selektive Blockade von D_2-artigen Rezeptoren ($D_2 = D_3 > D_4$) mit überwiegender Anreicherung im mesolimbischen und tuberoinfundibulären,
weniger im nigrostriatalen System. Keine nachweisbare Affinität zu D_1-
und nichtdopaminergen Rezeptoren.
— Wirkung bei Negativsymptomatik und Depression unter niedriger Dosierung vermutlich durch Blockade präsynaptischer Dopaminrezeptoren

mit Steigerung der dopaminergen Transmission; eine 5-HT$_7$-antagostische Wirkung wird als Ursache für einen antidepressiven Effekt diskutiert.

- **Pharmakokinetik**
- T_{max} = ca. 2 h mit biphasischem Verlauf bei Dosen > 100 mg; $t_{1/2}$ = 12–20 h; Bioverfügbarkeit 33–45%. Eine kohlenhydratreiche Mahlzeit senkt die Bioverfügbarkeit signifikant. Bei älteren Patienten ist die Elimination nur unwesentlich vermindert (ca. 10%), allerdings kann sie bei eingeschränkter Nierenfunktion deutlich verlangsamt sein.
- Keine pharmakologisch aktiven Metaboliten bei linearer Pharmakokinetik. Der Hauptanteil der Substanz wird unverändert renal ausgeschieden, daher Dosisreduktion bei verminderter Kreatinin-Clearance.
- Plasmakonzentration: 100–320 ng/ml[p].

- **Indikationen und Behandlungshinweise**
- *Akute und chronische schizophrene Störungen[z].*
- *Auch bei primärer Negativsymptomatik mit Affektverflachung, emotionalem und sozialem Rückzug[z] wirksam.*
- Hinweise auf Wirksamkeit bei → Dysthymie und → Double Depression.
- Routineuntersuchungen ◘ Tab. 3.6.

- **Dosierung**
- **Akutsymptomatik/Positivsymptomatik:** 400–800 mg/d (max. 400 mg/d als Einmalgabe, gleich zu Beginn möglich), max. 1200 mg/d[z] (Einzelfälle, nicht generell empfohlen).
- **Primäre Negativsymptomatik:** 50–300 mg/d[z].
- **Rezidivprophylaxe:** Mindestens 400 mg/d.
- Bei Patienten mit eingeschränkter Nierenfunktion und einer Kreatinin-Clearance zwischen 30 und 60 ml/min Dosis halbieren; bei Kreatinin-Clearance zwischen 10 und 30 ml/min Dosis auf 1/3 reduzieren.

- **Nebenwirkungen, Risikopopulationen und Intoxikationen**

In niedriger Dosierung geringe NW-Rate, Akathisie, EPS bei über 400 mg/d möglich, aber in Frequenz und Intensität gering ausgeprägt.

Sehr häufig Dosisabhängig und in der Regel gering ausgeprägt EPS, vermehrter Speichelfluss, Akathisie, Dyskinesien (sehr gering bis 300 mg).

Häufig Schläfrigkeit, Schlaflosigkeit, Schwindel, Angst, Agitiertheit, akute Dystonien, Hypotension, Verstopfung, Übelkeit, Erbrechen, Gewichtszunahme, Mundtrockenheit, Prolaktinanstieg u. U. mit Galaktorrhö, Amenorrhö, Zyklusstörungen, Gynäkomastie, Brustschmerzen, Brustvergrößerung, Prolaktinome, erektile Dysfunktion.

Gelegentlich Krampfanfälle, Spätdyskinesien, Bradykardien, Hyperglykämie, Transaminasenanstieg, allergische Reaktionen.

Sonstige NW Selten oder in Einzelfällen malignes neuroleptisches Syndrom, dosisabhängige QTc-Zeit-Verlängerung, ventrikuläre Arrhythmien, venöse Thromboembolien, tiefe Venenthrombose, möglicherweise Leukopenie, Neutropenie und Agranulozytose, akute Absetzsymptome wie Übelkeit, Erbrechen und Schlaflosigkeit, Urtikaria, Angioödem.

Risikopopulationen **Herz:** Dosisabhängige QTc-Zeit-Verlängerung und TdP möglich, v. a. bei Überdosierung; sonst kein wesentliches Risiko bei kardiovaskulären Vorerkrankungen; keine anticholinergen Effekte, kaum orthostatische Dysregulation. **Leber:** Kaum hepatische Metabolisierung, daher bei Leberfunktionsstörungen keine Dosisanpassung notwendig. **Niere:** Vorwiegend renale Elimination, daher engmaschige Kontrollen der Nierenfunktion und Dosisreduktion (schweregradabhängig um 50–70%) bei Nierenfunktionsstörungen; bei schwerer Ausprägung nicht empfohlen.

Intoxikationen Akzentuierte NW, Sedierung, Hypotension, QTc-Zeit-Verlängerung mit TdP-Tachykardien möglich (Berling u. Isbister 2015).

- **Kontraindikationen**
- Nierenerkrankungen mit einer Kreatinin-Clearance < 10 ml/min, prolaktinabhängige Tumoren.

Relative Kontraindikationen
- Schwere organische Hirnerkrankungen, Parkinson-Erkrankung. Keine Empfehlung zum Einsatz bei Patienten > 65 J. Risiko unter Antipsychotika bei älteren Patienten mit Demenz ▶ 3.4.6, Box 3.

- **Interaktionen**
- Keine Kombination mit *L-Dopa*.
- Keine Kombination mit AM, die schwerwiegende Herzrhythmusstörungen auslösen können (z. B. *Amiodaron*, *Chinidin*, *Disopyramid*, *Flecainid*, *Methadon*, *Mexiletin*, *Pimozid*, *Propafenon*, *Sotalol*, *Thioridazin*).
- Vorsicht bei Kombination mit zentral sedierenden AM, einschließlich Alkohol.
- Dosisabhängige QTc-Zeit-Verlängerung und TdP möglich. Vorsicht bei Kombinationen mit anderen AM, die die QTc-Zeit verlängern oder AM, die zu Hypokaliämie führen können (Diuretika, Abführmittel, *Amphotericin*, z. B. Glukokortikoide [Tetracosactide], TZA, Lithiumsalze, Antihistaminika [*Astemizol*, *Terfenadin*] oder bestimmte Antimalariamittel, z. B. *Mefloquin*).

━ Vorsicht bei Kombination mit Bradykardie-induzierenden AM (z. B. β-Rezeptorenblocker, *Diltiazem, Verapamil, Clonidin, Guanfacin,* Digitalisglykoside).

■ **Bewertung**

AAP mit gut belegter Wirksamkeit, auch bei Negativsymptomatik; geringes Risiko für Sedierung und EPS, rasche Aufdosierung möglich. Keine hepatische Metabolisierung und dadurch kein pharmakokinetisches Interaktionsrisiko (Kombinationsmöglichkeiten auch mit *Clozapin* und *Olanzapin*). Signale für erhöhtes Risiko für QTc-Zeit-Verlängerung und TdP, v. a. unter Überdosierung. Nur geringe Gewichtszunahme (▶ 3.6.2).

❯ **Insbesondere ist ein möglicher Zusammenhang zwischen Prolaktinerhöhungen und sexuellen Funktionsstörungen, Osteoporose sowie einer Erhöhung des thromboembolischen Risikos unter Langzeittherapie mit anderen prolaktinerhöhenden Medikamenten zu beachten.**

Aripiprazol

Dopamin-Partialagonist, Phenylpiperazinylchinolinon

7-[4-[4-(2,3-Dichorphenyl)piperazin-1-yl]butoxy]-1,2,3,4-tetrahydrochinolin-2-on

Aripi HEXAL (HEXAL)
Aripipan (TAD)
Aripiprazol 1A (1A Pharma)
Aripiprazol AbZ (AbZ Pharma)
Aripiprazol AL (Aliud)
Aripiprazol aurobindo (Aurobindo Pharma)
Aripiprazol beta (betapharm)
Aripiprazol biomo (biomo)
Aripiprazol Glenmark (Glenmark Arzneimittel)
Aripiprazol Heumann (Heumann Pharma)
Aripiprazol HEXAL (HEXAL)
Aripiprazol-Hormosan (Hormosan)
Aripiprazol-neuraxpharm (neuraxpharm)
Aripiprazol-ratiopharm (ratiopharm)
Arpoya (Heumann)
Abilify (Lundbeck/Otsuka)
Tbl.[1] 5 mg (49 Tbl.)/ 10/ 15 mg (14, 49, 98 Tbl.)/ 30 mg (49 Tbl.)
Schmelztbl. 10/ 15 mg (49 Tbl.)
Lösung 150 ml (1 ml = 1 mg *Aripiprazol*)
Durchstechflasche 9,75 mg (1,3 ml) (Injektionslösung, nur i.m.)

Depotpräparat
Abilify Maintena (Lundbeck/Otsuka)
Durchstechflasche 300/400 mg Pulver und Lösungsmittel zur Herstellung einer Depot-Injektionssuspension (nur i.m.)
1 ml Suspension enthält 200 mg *Aripiprazol*

[1] Aripiprazol-Generika auch: 20 mg.

- **Pharmakodynamik**
- Hochaffiner partieller Agonist an D_2- und D_3-Rezeptoren und damit keine Hochregulierung dieser Rezeptoren; partieller Agonismus an 5-HT_{1A}-Rezeptoren und reiner Antagonismus an 5-HT_{2A}-Rezeptoren.
- Mäßige Affinität zu D_4-Rezeptoren, 5-HT_{2C}- und 5-HT_7-Rezeptoren, α-Adrenozeptoren und H_1-Rezeptoren. Keine nennenswerte Affinität zu Acetylcholinrezeptoren.

- **Pharmakokinetik**
- Oral: T_{max} = 3–5h; $t_{1/2}$ = 60–80 h; Depot: T_{max} = 5–7 d; $t_{1/2}$ = 30–47 d (300/400 mg).
- Steady State nach ca. 14 Tagen, beim Depotpräparat sind nach 28 Tagen therapeutische Plasmakonzentrationen erreicht. Orale Bioverfügbarkeit etwa 87%.
- Extensive hepatische Metabolisierung über CYP3A4 und geringfügig über CYP2D6.
- Hauptmetabolit *Dehydroaripiprazol* mit Affinität zu D_2-artigen Rezeptoren (Plasmakonzentration entspricht 40% der Muttersubstanz). Eliminations-HWZ für *Dehydroaripiprazol* 94 h; die Clearance für *Aripiprazol* scheint in höherem Alter reduziert.
- Plasmakonzentration: 100–500 ng/ml[(p)] für *Aripiprazol* bzw. 150–500 ng/ml[(p)] für *Aripiprazol* plus *Dehydroaripiprazol*.

- **Indikationen und Behandlungshinweise**
Oral
- *Schizophrenie ab 15 Jahre[z].*
- *Mäßige bis schwere manische Episoden der Bipolar-I-Störung[z] ab 13 J. und Prävention manischer Episoden (bei Patienten, die überwiegend manische Episoden hatten und auf Aripiprazol ansprachen)[z].*
- Hinweise für Wirkung bei der → Add-on-Therapie bei der unipolaren Depression ▶ 1.11.4 (s. aber ▶ 2.4.2, bipolare Depression), → autistischen Störung (▶ 3.4.6), → Alzheimer-Erkrankung mit Psychose (5–10 mg/d) (s. aber auch Risiko unter Antipsychotika bei Demenz ▶ 3.4.6). Erste Hinweise auf Wirksamkeit bei → Trichotillomanie (5 mg, Wirkungsbeginn nach 2 Wochen).
- Routineuntersuchungen ◘ Tab. 3.6.

Parenteral, akut
- *Schnelle Kontrolle von Agitiertheit und Verhaltensstörungen bei Patienten mit Schizophrenie oder bei Patienten mit manischen Episoden der Bipolar-I-Störung[z].*

— *Zur kurzzeitigen Anwendung, wenn eine orale Behandlung nicht angebracht ist[z].*

— *Aripiprazol* ist als Zusatztherapie bei Gewichtszunahme unter *Clozapin* oder *Olanzapin* effektiv, ebenso wie bei Prolaktinerhöhung unter *Amisulprid* oder *Risperidon.*

Parenteral, Depot (Abilify Maintena)

— *Erhaltungstherapie von Schizophrenie bei Erwachsenen, die stabil mit oralem Aripiprazol eingestellt wurden[z].*

▪ Dosierung

Oral

— **Schizophrenie:** Bei Erwachsenen Anfangsdosis 10–15 mg/d, Erhaltungsdosis in der Regel 15 mg/d. Dosierungsbereich: 10–30 mg/d[z]. In Einzelfällen auch Beginn mit 5 mg, möglicherweise geringeres Risiko für Unruhe und Agitiertheit. Dosierungen > 15 mg führen in der Regel nicht zu besserer Wirkung. Bei Jugendlichen Beginn mit 2 mg/d für 2 Tage, dann 5 mg/d für 2 Tage, empfohlene Dosis 10 mg/d (max. 30 mg/d).

— **Manische Episoden bei Bipolar-I-Störung:** Anfangs- und Erhaltungsdosis 15 mg/d. Bei Kindern/Jugendlichen Zieldosis 10 mg/d.

— Bei Umstellung Beibehaltung der Vormedikation über 2 Wochen nach Erreichung der Zieldosis von *Aripiprazol*, danach langsames Ausschleichen der Vormedikation, ggf. über mehrere Wochen.

— Bei Off-label-Augmentation bei unipolarer oder bipolarer Depression: 2,5–5 mg/d (▶ 1.11.4 und ▶ 2.4.2).

Parenteral, akut

— Anfangsdosis 9,75 mg (1,3 ml) als einmalige i.m.-Injektion. Wirksamer Dosisbereich von 5,25–15 mg Injektionslösung. Zweite Injektion 2 h nach der ersten, max. 3 Injektionen innerhalb von 24 h (Höchstdosis insgesamt 30 mg/d).

Parenteral, Depot

— Bei Patienten, die vorher nie *Aripiprazol* eingenommen haben, muss vor Beginn der Behandlung eine Verträglichkeit von oralem *Aripiprazol* gegeben sein.

— Die empfohlene Anfangs- und Erhaltungsdosis für Abilify Maintena beträgt 400 mg, einmal monatlich als einmalige i.m.-Injektion (Gluteal- oder Deltamuskel); nicht früher als 26 Tage nach der letzten Injektion.

— Nach der ersten Injektion sollte die Behandlung mit 10–20 mg oralem *Aripiprazol* für 14 aufeinanderfolgende Tage fortgesetzt werden.

— Bei NW unter einer Dosis von 400 mg ist eine Dosisreduzierung auf 300 mg möglich.

■ **Nebenwirkungen, Risikopopulationen und Intoxikationen**

Am häufigsten Akathisie und Übelkeit (> 3%).

Häufig Kopfschmerzen, Schwindel, Abgeschlagenheit, Sedierung, Ruhelosigkeit, Schlaflosigkeit, Angstgefühl, EPS (neben Akathisie auch Tremor), Dyspepsie, Erbrechen, Übelkeit, Verstopfung, Hypersalivation, verschwommenes Sehen.

Gelegentlich Depression, Hypersexualität, Tachykardie, orthostatische Hypotonie, Diplopie, Prolaktinerhöhung.

Sonstige NW Selten oder in Einzelfällen Krampfanfälle, Sprachstörungen, Dysphagie, malignes neuroleptisches Syndrom, Suizidalität, Spätdyskinesien, Blutbildungsstörungen (Leuko-, Thrombo-, Neutropenie), Hyperglykämie, Hyponatriämie, Gewichtszunahme, Gewichtsverlust, geringe QTc-Zeit-Verlängerung und TdP (eine Fallbeschreibung bei 2,5 mg), Bradykardie, Synkopen, Hypertonie, zerebrovaskuläre Ereignisse, thromboembolische Ereignisse, Alopezie, Hyperhidrosis, Rhabdomyolyse und Myalgien, periphere Ödeme, Priapismus, pathologische Spielsucht, Pankreatitis, Durchfall, Ikterus, Transaminasenanstieg, Harninkontinenz und Harnverhalt, Dystonien (Laryngospasmus), Brustschmerzen, gestörte Thermoregulation.

Bei der Add-on-Therapie jüngerer depressiver Patienten (18–24 J., *off label*) mit *Aripiprazol* wird in den ersten beiden Monaten auf ein erhöhtes Suizidrisiko – wie auch bei den meisten Antidepressiva – hingewiesen.

Depressivität und Suizidalität, Agitation, Hypersexualität, es wurden auch Fälle mit einer Verschlechterung der psychotischen Symptomatik berichtet und auf den partiell dopaminagonistischen Wirkmechanismus der Substanz zurückgeführt. Zunehmend wird über Impulskontrollstörungen, v. a. **pathologisches Spielen**, unter *Aripiprazol* als Folge des partiellen DA-Agonismus berichtet (auch unter DA-Agonisten). Als seltene NW wurde ein Fall von hartnäckigem Singultus beschrieben, der erst nach Absetzen sistierte.

■■ **Parenteral, akut**

Unter *Aripiprazol* i.m. besonders auf Hypotonie achten (RR, Puls, Atemfrequenz, Bewusstseinszustand).

■■ **Parenteral, Depot**

Häufigste NW (≥ 5% der Patienten): Gewichtszunahme (9,0%), Akathisie (7,9%), Schlaflosigkeit (5,8%), und Schmerzen an der Injektionsstelle (5,1%).

Häufig Gewichtszunahme oder -abnahme, diabetische Stoffwechsellage, Agitiertheit, Angst, Unruhe, Schlaflosigkeit, EPS, Sedierung, Somnolenz, Schwindel, Kopfschmerz, Mundtrockenheit, Muskelsteifigkeit, Erektionsstörungen, Schmerzen an der Injektionsstelle, Verhärtung der Injektionsstelle, Ermüdung, CK-Erhöhung.

Weitere NW des Depotpräparats sind der FI zu entnehmen.

Risikopopulationen (oral und parenteral) Herz: Geringste Affinität zu α_1-, H_1- und mACh-Rezeptoren innerhalb der AAP; entsprechend günstiges kardiovaskuläres Risikoprofil; keine QTc-Zeit-Verlängerung (z. T. Hinweise für Verkürzung der QTc-Zeit), dennoch Vorsicht und regelmäßige Kontrollen bei kardialen Vorerkrankungen. **Leber:** Bei leichter bis mäßiger Leberinsuffizienz keine Dosisanpassung erforderlich, Vorsicht bei schwerer Leberinsuffizienz, besonders bei hohen Dosen. **Niere:** Bisher keine Berichte über renale Komplikationen bzw. Anwendungsbeschränkungen bei Niereninsuffizienz, jedoch keine systematischen Daten; regelmäßige klinische und laborchemische Kontrollen (v. a. Retentionswerte) empfohlen.

Intoxikationen (akut und parenteral) Akzentuierte NW, Somnolenz, Blutdruckerhöhung, Tachykardie, Dyspepsie. Bisher keine Berichte über fatale Ausgänge bei Monointoxikationen.

- **Kontraindikationen**

Relative Kontraindikationen

▬ Krampfanfälle in der Vorgeschichte, erhöhte Anfallsbereitschaft; keine Empfehlung bei Patienten > 65 J. Risiko unter Antipsychotika bei älteren Patienten mit Demenz ▶ 3.4.6, Box 3.

❯ **Bei gleichzeitiger Gabe von *Aripiprazol* i.m. und einem parenteralen BZD kann es zu exzessiver Sedierung, kardiorespiratorischer Depression und Blutdruckabfall kommen.**

- **Interaktionen**

▬ Vorsicht bei der Kombination mit anderen zentral wirksamen Substanzen und mit Alkohol.

▬ Keine bedeutsame Verlängerung des QTc-Intervalls im Vergleich zu den anderen Antipsychotika (s. oben, ▶ Risikopopulationen).

▬ Ein durch *Haloperidol*, *Risperidon*, *Paliperidon* oder andere AP (Ausnahme *Amisulprid*) induzierter Anstieg der Prolaktinspiegel kann im Einzelfall durch *Aripiprazol* gesenkt werden.

▬ Vorsicht bei Kombination mit **CYP3A4-** (z. B. *Ketoconazol*) oder **CYP2D6-Inhibitoren** (z. B. *Chinidin*, *Fluoxetin* oder *Paroxetin*): Dosis verringern (bis

50%). Bei Verabreichung von **CYP3A4-Induktoren** (z. B. *Carbamazepin*, *Efavirenz*, *Johanniskraut*-Präparate, *Nevirapin*, *Phenytoin*, *Primidon*, *Rifabutin*, *Rifampicin*): Dosis erhöhen (bis zur Verdopplung) (▶ **Anhang INT**).

- Keine Plasmaspiegelveränderungen von *Aripiprazol* bei Kombination mit *Lamotrigin*, *Lithium* oder *Valproat*.

- **Bewertung**

AAP mit partialagonistischem Wirkmechanismus an D_2/D_3- und 5-HT_{1A}-Rezeptoren. Wirksam sowohl bei Schizophrenie als auch bei akuter Manie und zur Rezidivprophylaxe manischer Störungen. Zumeist keine Prolaktinerhöhung. Im Vergleich zu anderen AAP geringe Sedierung; relativ geringes Risiko für EPS, kardiale und metabolische NW; allenfalls gelegentliche Gewichtszunahme. Relativ hohes Risiko für Akathisien und psychomotorische Hyperaktivität. Im Vergleich zu *Clozapin*, *Olanzapin*, *Risperidon* und *Amisulprid* nach Metaanalysen etwas geringere Wirksamkeit. Bedeutung auch in der Kombinationstherapie mit anderen AAP zur Augmentation und v. a. zur Reduktion von Gewichtszunahme und Prolaktinanstieg.

Asenapin

Dibenzoxepinpyrrol; tetrazyklisches Antipsychotikum

(3aS,12bS)-5-Chlor-2,3,3a,12b-tetrahydro-2-methyl-1H-dibenz[2,3:6,7] oxepino[4,5-c]pyrrol

Sycrest (Lundbeck)

Sublingualtbl. 5/ 10 mg (60 Tbl.)

- **Pharmakodynamik**
- Hochaffiner Antagonist an 5-HT_{2A}- und 5-HT_{2C}-Rezeptoren sowie Antagonist an D_2- und D_3-Rezeptoren (Affinität $5\text{-HT}_{2A}/D_2 = 20$).
- Antagonismus auch an D_1- und D_4-Rezeptoren, α-Adrenozeptoren und Histamin-H_1- und H_2-Rezeptoren sowie an 5-HT_{1B}-, 5-HT_{2B}-, 5-HT_5-, 5-HT_6- und 5-HT_7-Rezeptoren; in vivo partieller Agonismus an 5-HT_{1A}-Rezeptoren.
- Keine nennenswerte Affinität zu Acetylcholinrezeptoren und ß-adrenergen Rezeptoren.

- **Pharmakokinetik**
- $T_{max} = 1$ h; $t_{1/2} = 13\text{--}39$ h; Steady State nach ca. 4–5 Tagen.
- Hepatische Metabolisierung v. a. über CYP1A2 und UGT1A4 (Glukuronidierung), in geringerem Umfang über CYP3A4 und CYP2D6; Metabolit *N-Desmethylasenapin* wahrscheinlich ohne klinische Bedeutung.

— Orale Bioverfügbarkeit etwa 35% (sublingual, wenn Tablette geschluckt wird nur < 2%); reduziert, wenn innerhalb von 2–5 min nach Einnahme getrunken oder gegessen wird.

— Plasmakonzentration: 2–5 ng/ml[(p)].

■ Indikationen und Behandlungshinweise

— *Mäßige bis schwere manische Episoden bei Bipolar-I-Störung bei Erwachsenen[z]*.

— Routineuntersuchungen ◘ Tab. 3.6.

■ Dosierung

— Empfohlene Initialdosis 2 × 10 mg/d sublingual; bei NW auf 2 × 5 mg/d reduzieren.

— Die Sublingualtabletten sollen unter die Zunge gelegt werden bis zur vollständigen Auflösung (erfolgt innerhalb weniger Sekunden) und dürfen nicht gekaut oder geschluckt werden. Essen und Trinken innerhalb von 10 min nach Einnahme vermeiden.

■ Nebenwirkungen, Risikopopulationen und Intoxikationen

Sehr häufig Angst, Somnolenz.

Häufig Appetit-und Gewichtszunahme, Akathisie, Dystonie, Muskelrigidität, Dykinesien, Parkinsonoid, Sedierung, Ermüdung, Schwindel, Geschmackstörungen, orale Hypästhesie, Transaminasenerhöhung.

Gelegentlich Hyperglykämie, Synkopen, Dysarthrie, Krampfanfälle, QTc-Zeit-Verlängerung, Schenkelblock, Hypotonie, Orthostase, geschwollene Zunge, sexuelle Funktionsstörungen, Amenorrhö, EPS, Sinusbradykardie und -tachykardie, Dysphagie, Glossodynie, orale Parästhesie.

Sonstige NW Selten oder in Einzelfällen Neutropenie, Akkommodationsstörungen, malignes neuroleptisches Syndrom, Rhabdomyolose, Lungenembolie, Gynäkomastie, Galaktorrhö, Schlafwandeln.

Risikopopulationen Herz: Wegen möglicher orthostatischer Hypotonie Vorsicht bei Herzinsuffizienz, dann v. a. niedrige Einstiegsdosen und langsame Aufdosierung; keine Anwendung bei instabilen Herz-Kreislauf-Erkrankungen. **Leber:** Keine Dosisanpassung bei leichter Leberfunktionseinschränkung, ggf. jedoch bei mäßiger Ausprägung, keine Anwendung bei schwerer Ausprägung. **Niere:** Bei leichter bis mäßiger Niereninsuffizienz keine Dosisanpassung erforderlich, jedoch bisher keine Erfahrungen bei stark eingeschränkter Nierenfunktion (Kreatinin-Clearance < 15 ml/min).

Intoxikationen Akzentuierte NW, delirante Symptomatik mit Verwirrtheit, Agitation, Sedierung, EPS, EKG-Veränderungen (Bradykardie, Reizleitungsstörungen).

▪ Kontraindikationen

▬ Schwere Leberinsuffizienz, keine Empfehlung bei Patienten > 65 J., bekannte QTc-Zeit-Verlängerung, angeborenes Long-QT-Intervall.

Relative Kontraindikationen

▬ Herz-Kreislauf-Erkrankungen.
▬ Keine Zulassung bei Patienten mit Demenzerkrankung. Risiko unter Antipsychotika bei älteren Patienten mit Demenz ▶ 3.4.6, Box 3.

▪ Interaktionen

▬ Vorsicht bei Kombination mit zentral sedierenden AM und mit Alkohol. Die Kombination mit BZD ist möglich.
▬ Verstärkung der Wirkung einiger Antihypertonika.
▬ Geringe QTc-Zeit-Verlängerung und mögliche TdP wurden unter *Asenapin* beobachtet; Vorsicht bei Kombination mit anderen die QTc-Zeit verlängernden AM (Vergleich Antipsychotika ▶ 3.6.3).
▬ Bei gleichzeitiger Verabreichung von **CYP1A2-Inhibitoren** (z. B. *Fluvoxamin*, *Ciprofloxacin*) sollte die Dosis verringert werden (▶ **Anhang INT**). Bei Rauchern ist möglicherweise eine Dosissenkung notwendig wegen Induktion von CYP1A2.

▪ Bewertung

Antipsychotikum zur sublingualen Applikation mit hoher Affinität v. a. zu $5\text{-}HT_2$-Rezeptoren, in Europa ohne Zulassung für die Behandlung schizophrener Störungen. Relativ geringes Risiko für EPS (entspricht *Olanzapin*) und Gewichtszunahme (geringer als *Risperidon* trotz H_1-Rezeptorblockade) und ein geringes Risiko für Prolaktinanstieg. Wahrscheinlich metabolische Vorteile. Geringe QTc-Zeit-Verlängerung muss aber beachtet werden. *Asenapin* bei bipolarer Störung ▶2.4, Atypische Antipsychotika, ▶ 2.1, Tab. 2.1.

Benperidol

Butyrophenon

1-[1-[3-(p-Fluorbenzoyl)propyl]-4-piperidyl]-2-benzimidazolinon

Benperidol-neuraxpharm	Glianimon (Bayer Vital)
(neuraxpharm)	Tbl. 2 mg (20, 50 Tbl.), 5/ 10 mg (50 Tbl.)
Tbl. 2/ 4/ 10 mg	Trpffl. 2 mg = 20 Trpf. = 1 ml (30 ml)
Lsg. 30/ 100 ml (2 mg = 1 ml)	Pipettenfl. 100 ml
Amp. 2 mg/2 ml	Amp. 2 mg/2 ml (5 Amp.)

- **Pharmakodynamik**
- Antagonist mit hoher Affinität zu D_2- und mittelstarker Affinität zu D_3-Rezeptoren; Blockade von 5-HT_2-Rezeptoren; geringe Wirkung auf α_1- und H_1-Rezeptoren.
- Keine anticholinergen Effekte.

- **Pharmakokinetik**
- T_{max} = ca. 1 h (Tropfen) bzw. 3 h (Tabletten); $t_{1/2}$ = 4–6 h, Bioverfügbarkeit ca. 40–50%.
- Reduziertes *Benperidol* als Metabolit klinisch vermutlich ohne Bedeutung. Die am Metabolismus beteiligten Enyzme sind unbekannt, wahrscheinlich ähnliche wie bei *Haloperidol* (CYP3A4 und CYP2D6).
- Plasmakonzentration: 1–10 ng/ml[p].

- **Indikationen und Behandlungshinweise**
- *Akute psychotische Syndrome mit Wahn, Halluzinationen, Denkstörungen und Ich-Störungen[z]; katatone Syndrome[z]; delirante und andere exogen psychotische Syndrome[z].*
- *Symptomsuppression und Rezidivprophylaxe bei chronisch verlaufenden endogenen und exogenen Psychosen[z].*
- *Maniforme Syndrome[z].*
- *Psychomotorische Erregungszustände[z].*
- Sedierung bei psychomotorischen Erregungszuständen, wenn ein hochpotentes KAP mit starkem D_2-Rezeptorantagonismus indiziert ist.
- Routineuntersuchungen ☐ Tab. 3.6.

- **Dosierung**
Oral
- Anfangs- und Erhaltungsdosis 1–6 mg/d, max. 40 mg/d[z]; bei älteren Patienten niedrigere Dosis (Beginn mit 0,3–3 mg/d). 2–4 Einzeldosen, Hauptdosis zur Nacht.

Parenteral
- i.v. (**Cave:** ▶ Risikopopulationen, Herz) oder i.m. 1–3 × pro Tag 0,5–4 mg (1/4–2 Amp.); Beginn mit 1–3 mg/d; max. 40 mg/24 h[z].

- **Nebenwirkungen, Risikopopulationen und Intoxikationen**
Sehr häufig Dosisabhängig EPS (*Benperidol* wird meist in schweren Akutphasen eingesetzt, daher oft hohe Dosierung): Frühdyskinesien, Parkinson-Syndrom und Akathisie, Müdigkeit insbesondere bei höherer Dosierung (Sedierung ist in Notfallsituationen meist erwünscht), nach langfristiger hochdosierter Anwendung Spätdyskinesien.

Häufig Initial orthostatische Hypotonie und Tachykardie, QTc-Zeit-Verlängerung und/oder ventrikuläre Arrhythmien, Gewichtszunahme, Hyperglykämie, Diabetes, Menstruationsstörungen, Galaktorrhö, Brustvergrößerung, Verminderung von Libido und Potenz (durch Hyperprolaktinämie).

Gelegentlich Kopfschmerzen, Schwindel, Lethargie, depressive Verstimmungen (insbesondere bei Langzeitanwendung), Erregungszustände, delirante Symptomatik, Leukopenie, passagere Erhöhung der Leberenzymaktivität, allergische Hautreaktionen.

Sonstige NW Selten oder in Einzelfällen malignes neuroleptisches Syndrom, cholestatische Hepatose.

Risikopopulationen **Herz:** Gelegentlich orthostatische Hypotonie (v. a. bei hohen Dosierungen und schneller Aufdosierung), keine klinisch relevanten anticholinergen Eigenschaften; nicht selten Repolarisationsstörungen mit QTc-Zeit-Verlängerung (kann bereits unmittelbar nach Therapiebeginn auftreten), daher sollte wie bei *Haloperidol* keine i.v.-Verabreichung ohne EKG-Monitoring erfolgen; Anwendung bei kardiovaskulären Vorerkrankungen unter Berücksichtigung des individuellen Risikoprofils und engmaschigen Kreislauf- und EKG-Kontrollen; geringeres Risiko als bei Phenothiazinen. **Leber:** Bei schweren Leberfunktionsstörungen bzw. persistierenden Laborwertveränderungen Dosisanpassung und regelmäßige Laborkontrollen empfohlen. **Niere:** Sorgfältige Kontrollen der Nierenfunktion (bzw. Retentionsparameter) und ggf. Dosisanpassung bei Niereninsuffizienz.

Intoxikationen Akzentuierte NW, Bewusstseinsstörungen bis zum Koma, delirante Symptomatik mit Verwirrtheit, epileptische Anfälle, zentrale Temperaturregulationsstörungen, schwere EPS, Hypo- und Hypertension, Kreislaufregulationsstörungen, evtl. QTc-Zeit-Verlängerung und ventrikuläre Tachyarrhythmien (TdP), respiratorische Insuffizienz; insgesamt große therapeutische Breite, selten anticholinerge NW.

- ▪ **Kontraindikationen**
- ▬ Parkinson-Erkrankung, malignes neuroleptisches Syndrom in der Anamnese.

Relative Kontraindikationen
- ▬ Leberinsuffizienz, kardiale Vorschädigung inkl. Long-QT-Syndrom, prolaktinabhängige Tumoren, Erkrankungen des hämatopoetischen Systems, hirnorganische Erkrankungen, Epilepsie (Senkung der Krampfschwelle möglich), Hyperthyreose. Risiko unter Antipsychotika bei älteren Patienten mit Demenz ▶ 3.4.6, Box 3.

- **Interaktionen**
- Vorsicht bei der Kombination mit anderen zentral wirksamen Substanzen und mit Alkohol.
- QTc-Zeit-Verlängerung wurde beobachtet. Vorsicht bei Kombination mit anderen die QTc-Zeit verlängernden AM (Vergleich Antipsychotika ▶ 3.6.3). Das Risiko für eine QTc-Zeit-Verlängerung ist mindestens so ausgeprägt wie für *Haloperidol*.
- Keine Kombination mit Polypeptid-Antibiotika (z. B. *Capreomycin*, *Colistin*, *Polymyxin B*) wegen möglicher Verstärkung der Atemdepression.
- In Kombination mit *Lithium* Gefahr neurotoxischer Symptome.
- In Kombination mit α_1-Adrenozeptorantagonisten Verstärkung der Wirkung von Antihypertensiva möglich.
- Erniedrigung der *Benperidol*-Plasmakonzentration durch *Carbamazepin*, *Phenobarbital*, *Phenytoin* oder *Rifampizin* möglich.

- **Bewertung**

Hochpotentes KAP. *Benperidol* hat von allen Antipsychotika die höchste Affinität zu D_2-Rezeptoren. **Cave:** hochdosierte Verabreichung, besonders i.v.

Bromperidol
Butyrophenon
1-[1-[3-(p-Fluorbenzoyl)propyl]-4-piperidyl]-2-benzimidazolinon
Impromen Kohlpharma (Kohlpharma)
Tbl. 5 mg (20, 50 Tbl.)
Impromen (Janssen-Cilag)
Trpf. 2 mg = 20 Trpf. = 1 ml (100 ml)

- **Dosierung**
- Erhaltungsdosis: 1–10 mg (durchschnittlich 4–6 mg) 1 × täglich, bei akuten Schizophrenien bis zu 50 mg^z in fraktionierten Einzeldosen.
- Hauptdosis zur Nacht; bei älteren Patienten ggf. niedrigere Dosis.

- **Bewertung**

Hochpotentes KAP. Möglicherweise etwas günstigeres Risikoprofil bzgl. QTc-Zeit-Verlängerung im Vergleich mit anderen hochpotenten Butyrophenonen. Wegen fehlender besserer Verträglichkeit gegenüber *Haloperidol* und hohem EPS-Risiko bei der Vielzahl neuer AAP in der psychiatrischen Pharmakotherapie in der Regel **verzichtbar**.

Chlorprothixen
Trizyklisches Antipsychotikum
(Z)-3-(2-Chlor-9H-thioxanthen-9-yliden)-N,N-dimethylpropan-1-amin

Chlorprothixen Holsten (Holsten)	**Truxal** (Lundbeck)
Filmtbl. 15/ 50 mg (20, 50, 100 Filmtbl.)	Drg. 15 mg (100 Drg.);
Chlorprothixen neuraxpharm (neuraxpharm)	Drg. 50 mg (50, 100 Drg.)
Filmtbl. 15/ 50/ 100 mg (20, 50, 100 Filmtbl.)	Saft 20 mg = 1 ml (100 ml Saft)

- **Pharmakodynamik**
- Antipsychotikum mit mittelstarker Affinität zu D_1-Rezeptoren und niedriger Affinität zu D_2- und D_3-Rezeptoren. Starke Blockade von 5-HT_2- und H_1-, aber auch von mACh(M_1)- und α_1-Rezeptoren.

- **Pharmakokinetik**
- T_{max} = 2–3 h; $t_{\frac{1}{2}}$ = 8–12 h; Bioverfügbarkeit: ca. 50% orale und parenterale Form enthalten zu fast 100% das wirksame *cis*-Isomer. Metabolisierung durch CYP2D6.
- Plasmakonzentration: 20–300 ng/ml[(p)].

- **Indikationen und Behandlungshinweise**
- *Psychomotorische Unruhe und Erregungszustände im Rahmen akuter psychotischer Syndrome und zur Behandlung von maniformen Syndromen[z].*
- Routineuntersuchungen ◼ Tab. 3.6.

- **Dosierung**
- Einschleichend bis zur Erhaltungsdosis von ambulant 30–200 mg/d[z] auf 1–3 Einzeldosen; in der Akutbehandlung (v. a. stationär) bis 400 mg/d[z], in Einzelfällen auch höhere Dosis

- **Nebenwirkungen, Risikopopulationen und Intoxikationen**
Im unteren Dosisbereich (15–30 mg/d) geringe NW (anticholinerg, adrenolytisch); im Vergleich zu *Haloperidol* weniger dosisabhängige EPS.

Sehr häufig Müdigkeit (häufig erwünscht), Benommenheit, Schwindelgefühl, orthostatische Dysregulation, Hypotonie, Tachykardie, Gewichtszunahme, Obstipation, Übelkeit, Miktionsstörungen, v. a. in höheren Dosen vegetative Symptome: Hypersalivation, Hypohidrosis, Mundtrockenheit, Verlängerung der Reaktionszeit, Sprechstörungen, Verwirrtheit bei zerebraler Vorschädigung.

Häufig Kopfschmerzen, Nervosität, Asthenie, Appetitsteigerung, Palpitationen, Störungen der Erregungsleitung, Libidoverminderung, Abgeschlagenheit, Agitiertheit, Frühdyskinesien, Dystonien, Verwirrtheit bei zerebraler Vorschädigung, Verdauungsstörungen, passagere Erhöhungen der Leberenzymaktivitäten, Akkommodationsstörungen, Sehstörungen, vermehrtes Schwitzen, Myalgie.

Gelegentlich Depressive Verstimmung (insbesondere bei Langzeittherapie), delirante Symptome – insbesondere unter Kombination mit anticholinerg wirkenden Substanzen, Appetitminderung und Gewichtsabnahme, Erbrechen, Diarrhö, Sodbrennen, Harnverhalt, Gefühl der verstopften Nase, Parkinson-Syndrom, Akathisie, Manifestation von Spätdyskinesien, Lethargie, zerebrale Krampfanfälle, Regulationsstörungen der Körpertemperatur sowie Sprach-, Gedächtnis- und Schlafstörungen, erektile Dysfunktion und Ejakulationsstörungen, Hitzewallungen, Pigmenteinlagerung in der Kornea und Linse, Erhöhung des Augeninnendrucks, Okulogyration, Dermatitis, Muskelrigidität, allergische Hautreaktionen (Hautrötung, Exanthem, allergische Reaktion auf Sonnenlicht und Juckreiz).

Sonstige NW Selten oder in Einzelfällen Überempfindlichkeitsreaktionen, Eosinophilie und Panzytopenie, Bein- und Beckenvenenthrombosen, Thromboembolien, Polyneuropathie, Senkung der Krampfschwelle, malignes neuroleptisches Syndrom, QTc-Zeit-Verlängerung, ventrikuläre Arrhythmien, Kammerflimmern, ventrikuläre Tachykardie, TdP, Herzstillstand und plötzlicher unerklärter Tod, Spätdyskinesien, Blutbildungsstörungen, Thrombosen, lebensbedrohliche Darmlähmung, kardiovaskuläre Komplikationen (insbesondere bei Patienten mit Herz-Kreislauf-Erkrankungen), Atemnot, Cholestase, Ikterus bzw. cholestatische Hepatose, Amenorrhö, Menstruationsbeschwerden, vereinzelt sexuelle Funktionsstörungen, Störungen des Zucker- und des Salz-/Wasserhaushalts, verminderte Glukosetoleranz, Hyperglykämie, Gynäkomastie, Hyperprolaktinämie, Galaktorrhö, Neutropenie, Thrombozytopenie, Agranulozytose.

Absetzsymptome Häufig Übelkeit, Erbrechen, Anorexie, Durchfall, Rhinorrhö, Schwitzen, Myalgie, Parästhesie, Schlaflosigkeit, Ruhelosigkeit, Angst und Agitiertheit. Auch Schwindel, wechselndes Wärme- und Kältegefühl und Tremor.

Risikopopulationen **Herz:** Ausgeprägte anticholinerge und α_1-antagonistische Eigenschaften, mögliche orthostatische Regulationsstörungen sowie Störungen der Erregungsleitung und Repolarisation mit QTc-Zeit-Verlängerung, TdP-Arrhythmien und plötzlichem Herztod sind beschrieben, daher keine Anwendung bei zusätzlichen Risikofaktoren für ventrikuläre Arrhythmien; auch Anwendung bei KHK wird nicht empfohlen. **Leber:** Bei leichten bis mittelgradigen Leberfunktionsstörungen Laborkontrollen und ggf. Dosisreduktion, keine Anwendung bei schwerer Leberinsuffizienz; mögliches Risiko der intrahepatischen Cholestase (Beginn meist innerhalb von 2–4 Wochen nach Therapiebeginn). **Niere:** Nur geringe renale Ausscheidung der unveränderten Substanz, daher kaum Einschränkung der Clearance bei Nierenfunktionsstörungen; zumindest bei leichter und mäßiger Ausprägung in der Regel keine Dosisanpassung erforderlich.

Intoxikationen Akzentuierte NW, zentrales anticholinerges Syndrom (▸ 12.8.2) mit deliranter Symptomatik, Bewusstseinsstörungen bis zum Koma, epileptische Anfälle, EPS, Hypo- und Hypertension, EKG-Veränderungen (PQ-, QTc-Zeit-Verlängerung, AV-Block I–III), Herzrhythmusstörungen inkl. QTc-Zeit-Verlängerungen mit TdP, Herzstillstand, ventrikuläre Arrhythmien, Kreislaufdepression, pulmonale Komplikationen bis zur respiratorischen Insuffizienz, Lungenödem, metabolische Azidose, Thermodysregulation, Nierenversagen.

- **Kontraindikationen**
Relative Kontraindikationen
- Leber- und Niereninsuffizienz, kardiale Vorschädigung, Long-QTc-Syndrom, signifikante Bradykardie, unbehandelte Hypokaliämie, schwere Hypotonie bzw. orthostatische Dysregulation, prolaktinabhängige Tumoren, Parkinson-Erkrankung, Hyperthyreose, Glaukom, Prostatahypertrophie, Harnverhalt, Krampfanfälle. Risiko unter Antipsychotika bei älteren Patienten mit Demenz ▸ 3.4.6, Box 3. **Cave:** gleichzeitiges Vorliegen von Depression und Psychose.

- **Interaktionen**
- Vorsicht bei Kombination mit zentral dämpfenden AM und Alkohol.
- Vorsicht bei Kombination mit Polypeptid-Antibiotika, erhöhtes Risiko für Atemdepression.
- Aufgrund der starken anticholinergen Komponente gibt es sehr viele pharmakodynamische Wechselwirkungen mit anderen antocholinerg wirksamen AM (erhöhtes Risiko v. a. bei älteren Patienten).
- QTc-Zeit-Verlängerung wurde beobachtet. Vorsicht bei Kombination mit anderen die QTc-Zeit verlängernden AM (Vergleich Antipsychotika ▸ 3.6.3).
- Bei Kombination mit Stimulanzien vom Amphetamin-Typ Abschwächung der Amphetaminwirkung.
- Dosisanpassung bei Kombination mit **CYP2D6-Inhibitoren**, z. B. *Paroxetin* oder *Fluoxetin* (▸ **Anhang INT**), ebenso bei Patienten mit genetisch bedingtem nicht aktivem CYP2D6.

- **Bewertung**

Niederpotentes KAP mit anticholinerger und adrenolytischer Komponente. Hohes NW- und Interaktionsrisiko. I. Allg. reicht die antipsychotische Potenz nicht aus, um akute Psychosen allein mit *Chlorprothixen* zu behandeln.

Clozapin

Trizyklisches Antipsychotikum
8-Chlor-11-(4-methylpiperazin-1-yl)-5H-dibenzo[b,e][1,4]diazepin

Clozapin 1A Pharma (1A Pharma)	**Clozapin-ratiopharm** (ratiopharm)
Clozapin AbZ (AbZ Pharma)	**Clozapin Sandoz** (Sandoz)
Clozapin beta (betapharm)	**Clozapin TAD** (TAD Pharma)
Clozapin biomo (biomo)	**Elcrit** (Pfizer Pharma)
Clozapin-CT (CT Arzneimittel)	**Leponex** (Novartis Pharma)
Clozapin dura (Mylan dura GmbH)	Tbl.[1] 25 (teilbar), 50/ 100 (teilbar) mg
Clozapin HEXAL (HEXAL)	(20, 50, 100 Tbl.)
Clozapin-neuraxpharm (neuraxpharm)	

[1] Clozapin-Generika auch: Tbl. 200 mg, Susp. 50 mg/ml

Die kontrollierte Anwendung von *Clozapin* mit **regelmäßigen Blutbildkontrollen** und entsprechender **Aufklärung des Patienten** (s. unten) ist in jedem Fall (auch bei niedrigen Dosierungen und nach > 4-wöchentlicher Unterbrechung der Medikation) unabhängig von der Wahl des *Clozapin*-Präparats zu empfehlen.

- **Pharmakodynamik**
- Antipsychotikum mit ausgeprägt initial dämpfender Wirkung und fehlenden EPS.
- Hohe Affinität zu H_1-, α_1-, $5\text{-}HT_{2A}$-, $5\text{-}HT_{2C}$-, mACh- (M_1 und M_4) und D_4-Rezeptoren.
- Niedrige Affinität zu D_1-, D_2-, D_3-, D_5-, $5\text{-}HT_{1A}$-, $5\text{-}HT_3$-, α_2- und mACh(M_2)-Rezeptoren.

- **Pharmakokinetik**
- Fast vollständige Resorption bei oraler Applikation; Bioverfügbarkeit: 50–60%.
- T_{max} = 2–4 h; $t_{1/2}$ = 8–16 h. Steady State nach 6–10 Tagen.
- Fast ausschließlich hepatische Verstoffwechslung (bevorzugt durch CYP1A2, daneben CYP2C19 und CYP3A4 und – von geringer Bedeutung – CYP2D6) mit 2 Hauptmetaboliten: *N-Desmethylclozapin* und *Clozapin-N-oxid*.
- Plasmakonzentration (nur *Clozapin*, ohne Metaboliten): 350–600 ng/ml[p]; auch ▶ 3.10.2.

- **Indikationen und Behandlungshinweise**
- *Therapieresistente Schizophrenie[z].*
- *Akute und chronische Formen schizophrener Psychosen[z]*, wenn:
  - vor Beginn der Behandlung ein normaler Leukozytenbefund vorliegt,
  - regelmäßige Blutbildkontrollen durchgeführt werden können (s. unten) und
  - der Patient auf mindestens zwei verschiedene Antipsychotika nicht anspricht oder diese nicht verträgt (insbesondere Spätdyskinesien und nichttolerierbare, therapierefraktäre andere EPS).
- In niedriger Dosis bei *Psychosen im Verlauf eines M. Parkinson[z]* nach Versagen der Standardtherapie (▶ 3.4.6).
- Wirksamkeit auch bei psychotischen Symptomen im Rahmen einer Lewy-Körper-Demenz (LKD) in niedriger Dosis, ▶ 6.4.4; s. aber besonders Risiko unter Antipsychotika bei Demenz ▶ 3.4.6, Box 3.
- Hinweise für → antisuizidale Wirksamkeit: *Clozapin* scheint eine genuin antisuizidale, möglicherweise auch antiaggressive Wirkung zu besitzen; auch im Vergleich zu *Olanzapin* wurde eine Reduktion der Suizidalität bei schizophrenen Patienten berichtet; auf das Intoxikationsrisiko ist jedoch bei suizidalen Patienten zu achten.
- Hinweise für Wirksamkeit u. a. auch → bei therapierefraktären affektiven Störungen und → schizoaffektiven Störungen, insbesondere vom bipolaren Subtyp.
- Bei schizophrenen Störungen mit Therapieresistenz besteht Überlegenheit gegenüber KAP (*Haloperidol*) und möglicherweise auch gegenüber anderen AAP (Samara et al. 2016; Kane u. Correll 2016).
- Ein Behandlungsversuch sollte mindestens 6–8 Wochen andauern; von einer Non-Response auf *Clozapin* sollte man erst nach 6 Monaten sprechen (mögliches Vorgehen ▶ 3.13.3).
- Sollte eine Indikation zum Umsetzen von *Clozapin* auf ein anderes AAP bestehen, ist – falls möglich – ein sehr langsames überlappendes Umsetzen (2–6 Monate) durchzuführen (▶ 3.13.2).
- Die Behandlung ist von einem in der Behandlung akuter und chronischer Formen schizophrener Psychosen erfahrenen Facharzt zu überwachen. Wer *Clozapin* verordnet, muss dem Hersteller die Kenntnisnahme der nötigen Untersuchungen mit Unterschrift bestätigen (s. oben).
- Routineuntersuchungen ◘ Tab. 3.6.

- **Dosierung**
- Einschleichender Beginn mit einer Testdosis von 12,5 mg/d, dann Steigerung um höchstens 25 mg/d. Wird *Clozapin* mehr als 2 Tage abgesetzt, empfiehlt es sich, wieder mit 12,5 mg zu beginnen.

- Erhaltungsdosis 100–400 mg/d in der Regel in mehreren Einzeldosen; Höchstdosis 600 mg, in Einzelfällen bis 900 mg/d^z.
- Bei Parkinson-Erkrankung Beginn mit 6,25–12,5 mg, Dosisbereich 25–37,5 mg, max. 100 mg^z.
- Bei älteren Patienten und LKD Beginn mit 6,25 mg/d (bis 25 mg, max. 50 mg).
- Wegen der initial häufig ausgeprägten Sedierung Beginn und Hauptdosis möglichst abends oder zur Nacht.
- Die Dosis ist individuell – möglichst mithilfe von Plasmaspiegel-bestimmungen – einzustellen, und die niedrigste wirksame Dosis ist zu verabreichen.

Eine Behandlung mit Clozapin setzt – nach Vorgaben der Hersteller – voraus:

- Vor Beginn Leukozyten > 3500/µl bei normalem Diff.-BB (Kontrolle darf nicht länger als 10 Tage zurückliegen).
- Gewährleistung von wöchentlichen Kontrollen der Leukozytenzahl in den ersten 18 Wochen, danach mindestens einmal im Monat; nach Absetzen von *Clozapin* Kontrolle über weitere 4 Wochen.
- Kein Ansprechen auf andere Antipsychotika (2 verschiedene, mindestens ein AAP).
- Unverträglichkeit anderer Antipsychotika.
- Diff.-BB: 2 × pro Woche kontrollieren, wenn:
  – Abfall der Leukozyten um mindestens 3000/µl (zwischen 2 Messungen oder innerhalb von 3 Wochen)
  – Leukozytenzahl 3000–3500/µl.
- *Clozapin* muss **abgesetzt** werden, wenn Leukozyten auf < 3000/µl und/oder neutrophile Granulozyten auf < 1500/µl absinken. Bei Eosinophilie > 3000/µl oder Thrombozytopenie < 50.000/µl ist ein Absetzen zu empfehlen.

■ Nebenwirkungen, Risikopopulationen und Intoxikationen

Clozapin wird im 1. Jahr der Anwendung am häufigsten abgesetzt, in etwa 20% der Fälle aus medizinischen Gründen (v. a. epileptische Anfälle, schwere Obstipation, Somnolenz und Neutropenien).

Dosisunabhängig Leukopenie, Granulozytopenie, Thrombopenie, Agranulozytose und Panzytopenie (selten). **Agranulozytoserisiko** ist höher als bei anderen Antipsychotika (1%), häufiger entwickelt sich eine Neutropenie (2,7%) Häufigkeitsgipfel in der 6.–14. Behandlungswoche; außerdem möglich: Eosinophilie, Thrombozytopenie, auch Leukozytose und Thrombozytose. Eosinophilie kann Vorbote einer Agranulozytose oder Zeichen einer Begleitpankreatitis sein (s. oben). Vor Behandlungsbeginn ist auf diese Gefahr der Agranulozytose, die dafür typischen Symptome und die notwendigen Untersuchungen hinzuweisen.

Clozapin senkt bei hohen Dosen und raschem Dosisanstieg – mehr als andere Antipsychotika – die **Krampfschwelle**, aber durch *Clozapin* induzierte Krampfanfälle, die bei ca. 1–2% der Patienten mit Dosen < 300 ng/ml vorkommen und für die es ein erhöhtes Risiko (3–4%) bei Dosen von 300–600 ng/ml oder Plasmaspiegeln > 600 ng/ml gibt, sind keine absolute Kontraindikation gegen die Beibehaltung der Medikation. *Clozapin* kann auf 50% gesenkt werden und ggf. eine Begleittherapie mit einem Antikonvulsivum (*Lamotrigin*, *Valproat*) begonnen werden.

Vor allem bei schnellem Dosisanstieg Gefahr eines (anticholinergen) **Delirs** (Therapie: Dosisreduktion oder Absetzen).

Hypersalivation tritt bei 30% der Patienten früh unter der Behandlung, besonders auch während des Schlafes, auf. Therapieversuche mit *Pirenzepin* 25–100 mg/d, *Sulpirid* 150–300 mg und *Amisulprid* 100–400 mg oder *Botulinumtoxin-Typ B*-Injektionen in die Gl. parotis, die Wirkung hielt über etwa 12 Wochen an (▶ 3.6.4). In Einzelfällen wurde – teilweise mit einer Sialorrhö assoziiert – eine *Clozapin*-induzierte Parotitis berichtet, immunologische und inflammatorische Ursachen werden diskutiert.

Sehr ernste, wenn auch seltene NW unter *Clozapin* sind **Myokarditis** und Perikarditis (wahrscheinlich sog. Hypersensitivitätsmyokarditis) mit oder ohne Eosinophilie und **Kardiomyopathie** mit sehr selten tödlichem Ausgang. Symptome einer Myokarditis sind u. a. unspezifische grippeähnliche Symptome, Fieber und/oder Symptome einer Herzinsuffizienz, neu aufgetretene Ruhetachykardie, Arrhythmie, Dyspnoe, klinische, laborchemische und EKG-Zeichen eines Herzinfarkts oder einer Perikarditis, Brustschmerzen. Am häufigsten treten Myokarditiden nach aktuellen Daten innerhalb von 3–4 Wochen nach Beginn einer *Clozapin*-Behandlung auf (auch bei niedrigen Dosierungen, auch bei Unterbrechungen von Behandlungen nach früherer komplikationslos vertragener *Clozapin*-Behandlung). Bei den systematisch nachuntersuchten Fällen mit Myokarditis kam es zu einem typischen Verlauf und der Evidenz für Risikofaktoren:

- Etwa 10–19 Tage nach Beginn der *Clozapin*-Therapie: unspezifische Symptome (grippeartige, gastrointestinale und Harnwegsbeschwerden), CRP-Anstieg > 10-fach der Norm (häufig beobachtbare Herzfrequenzanstiege von 10–20/min sind in dieser Phase unbedenklich).
- In den 1–5 Folgetagen: Herzfrequenzsteigerung von 20–30/min, Anstieg der Troponine I/T > 2-fach und CRP > 20-fach der oberen Grenzwerte.
- In vielen Fällen dann Nachweis von linksventrikulären Funktionsstörungen im EKG, klinische Zeichen (Herzgeräusche, Rasseln über der Lunge, Unwohlsein, Fieber, Husten, Brustschmerzen, Kurzatmigkeit, Diarrhö, Erbrechen, Halsschmerzen, Myalgien, Kopfschmerz, Hyperhidrosis, Harnentleerungsstörungen), teilweise EKG-Veränderungen (ST-Hebungen oder -Senkungen, infarktartige Veränderungen).

- Nach Absetzen von *Clozapin* und ggf. kardiologische Behandlung (ACE-Hemmer, ß-Rezeptorenblocker, ggf. Kortikoide), zu diesem Zeitpunkt kann innerhalb von 5–7 Tagen mit einer Besserung der kardialen Funktion gerechnet werden.
- Rasche Aufdosierung (> 25 mg/d), Komedikation mit *Valproat* während der Aufdosierung (Woche 1–4) und höheres Lebensalter waren mit höherem relativem Risiko für eine Myokarditis verbunden.

Monitoring zum Erkennen von Myokarditiden unter Clozapin

Auf Basis australischer Daten (dort höhere Inzidenz von Myokarditis unter *Clozapin*, > 1%) wurde ein zusätzliches Monitoring zur Erkennung von Myokarditiden bei Neueinstellung auf *Clozapin* empfohlen:

- Vor Beginn mit *Clozapin*: CRP, Troponin I oder T und EKG.
- In den ersten 28 Tagen: mindestens jeden 2. Tag Blutdruck, Puls, Temperatur, Atemfrequenz.
- Wöchentlich (Tage 7, 14, 21, 28): CRP, Troponin I oder T.
- Symptomerhebung und körperliche Untersuchung (s. oben) regelmäßig, mindestens einmal pro Woche.
- Absetzen von *Clozapin*, EKG und kardiologisches Konsil: bei Erhöhungen von Troponin I/T auf das > 2-Fache des oberen Grenzwerts oder CRP > 100mg/l.
- Verstärkte Kontrollen (CRP, Troponin I/T, Symptomerfassung, klinische Kontrollen täglich) unter Weiterführung von *Clozapin* (keine Dosiserhöhung) bis zur Normalisierung: Auftreten klinischer Symptome (leichtgradig) oder Herzfrequenz > 120/min oder Anstieg > 30/min oder CRP 50–100 mg/l oder Troponin I/T-Erhöhung ≤ 2-fache obere Normgrenze.

Das Monitoring sollte auch in Europa etabliert werden: Verzicht auf rasches Aufdosieren (Beginn mit 12,5 mg Testdosis, dann Steigerung von ≤ 25 mg/d), Verzicht auf *Valproat* während der Aufdosierung und Baseline- sowie regelmäßige Kontrolluntersuchungen (1- bis 2-mal täglich Vitalzeichen, Symptomevaluation, wöchentliche Troponin I/T- und CRP-Bestimmungen zusätzlich zu den ohnehin notwendigen Blutbildkontrollen und weiteren Labor- und EKG-Untersuchungen) lassen sich unproblematisch und ohne signifikant erhöhte Kosten integrieren. Die Echokardiographie vor Beginn mit *Clozapin* ist nicht in jedem Falle möglich (entsprechende Dokumentation), sollte jedoch erwogen werden (Erkennung von relevanten kardialen Funktionseinschränkungen vor Beginn mit *Clozapin*; ggf. valide Veränderungsmessung bei Auftreten von Symptomen und Laborabweichungen).

Gastrointestinale Hypomotilität und **Obstipation** (wahrscheinlich bedingt durch periphere anticholinerge und antiserotoninerge Effekte) sind häufige NW (15–60%). Risikofaktoren für Obstipation (Stuhlentleerungsfrequenz ≥ 4 Tage, häufig mit Konsistenzvermehrung und Beschwerden) sind neben

Medikationseffekten (oft dosisabhängig) interkurrente Erkrankungen, höheres Lebensalter und weibliches Geschlecht. Die Entwicklung eines **paralytischen Ileus** scheint unter *Clozapin* häufiger vorzukommen (6-fach erhöhtes Risiko). Engmaschige körperliche Untersuchungen (Peristaltik) und der adäquate Einsatz von Laxanzien unter *Clozapin*-Therapie sind daher angeraten (s. auch ▶ 3.6.4). Das Auftreten von Obstipation und potenziell letalem Ileus kann auch nach langjähriger Einnahme auftreten, zudem sind auch Fälle von akuter intestinaler Pseudoobstruktion (Ogilvie-Syndrom, wahrscheinlich durch Störung der parasympathischen Ganglien, Mortalität etwa 40% durch Darmischämie oder Perforation) unter *Clozapin* beschrieben. Rasche Erkennung und entsprechende Maßnahmen (z. B. *Neostigmin* i.v.) sind wichtig.

Metabolische Effekte (Gewichtszunahme, Glukosetoleranzstörungen, Hyperglykämien und diabetische Stoffwechsellage mit peripherer Insulinresistenz, Hyperlipidämien) und Entgleisungen des Glukosestoffwechsels (diabetische Ketoazidose, hyperglykämisches Koma) sind unter *Clozapin* (und *Olanzapin*) häufiger als unter Behandlung mit anderen AAP oder KAP (Leucht et al. 2013). Insbesondere Komplikationen (z. B. **diabetische Ketoazidose**) scheinen unter *Clozapin* häufiger als unter anderen AAP aufzutreten, vornehmlich im Frühverlauf der Behandlung (< 3 Monate, eher niedrigere Dosierung) und auch bei vorher fehlenden Hinweisen auf Diabetes mellitus. Die regelmäßige Kontrolle der metabolischen Standardparameter (Gewicht, Umfang, Nüchtern-Blutzucker, HbA_{1c}, Blutdruck, Lipide) und ist von größter Bedeutung, insbesondere bei Neueinstellung auf *Clozapin*.

Ein erhöhtes Risiko für **Pneumonien** (*community acquired pneumonia*) wurde für *Clozapin* (noch weiter erhöht bei Kombination mit *Valproat)*, aber auch für andere Antipsychotika (noch höheres Risiko für *Olanzapin*, *Haloperidol*) gefunden, die Ursachen sind noch unklar (Sialorrhö, Schluckstörungen, Aspiration, Sedierung, reduzierter Hustenreflex, Zwerchfellmotilitätsstörung, aber auch direkte immunsuppressive und inflammatorische Effekte). Zu beachten ist, dass bei klinisch relevanten **Pneumonien und anderen Infektionen** (u. a. mit Fieber, CRP-Erhöhung) – wahrscheinlich bedingt durch eine Cytokin-vermittelte Suppression von CYP1A2 – hohe bis toxische Plasmaspiegel von *Clozapin* mit entsprechenden NW unter Beibehaltung der Dosis auftreten können. Antibiotika, die CYP1A2 inhibieren (z. B. *Ciprofloxacin*) sind zu vermeiden, klinische Zeichen einer *Clozapin*-Überdosierung (u. a. Zunahme der Sedierung, Myoklonus, Sprechstörungen) zu beachten, engmaschige Plasmaspiegelmessungen werden empfohlen, ggf. deutliche Dosisreduktion (z. B. etwa halbe Dosis zur Halbierung der Plasmaspiegel) oder Aussetzen der *Clozapin*-Behandlung.

■ ■ **Nebenwirkungsmanagement und Absetzen von Clozapin**
Wegen der besonderen Stellung in der Behandlung schizophrener Störungen sollte *Clozapin* erst nach sorgfältiger Abwägung aller Vorteile und Risiken unter

◼ Tab. 3.9 Evidenzbasiertes Nebenwirkungsmanagement *Clozapin*[a]	
***Clozapin*-induzierte NW**	**Behandlungsoption**[b]
Epileptische Anfälle	*Lamotrigin, Gabapentin, Pregabalin*
Sedierung	*Modafinil*[c]*, Methylphenidat*[c]
Delir	*Physostigmin*
Zwangssymptome	KVT, SSRI, *Clomipramin*[d]
Sinustachykardie	Kardioselektive ß-Rezeptorenblocker
Orthostatische Hypotension	Wasser- und Elektrolytzufuhr, Kompressionsstrümpfe, *Fludrocortison*
Obstipation	Flüssigkeitszufuhr, faserreiche Kost, Laxanzien, ggf. (Teil-)Umstellung (*Aripiprazol, Amisulprid* ohne bekanntes erhöhtes Risiko)
Enuresis nocturna	*Desmopressin*
Hypersalivation	*Atropin*-Tropfen sublingual, *Ipratropium*-Spray sublingual, *Amisulprid, Pirenzepin, Amitriptylin*[d]*, Clonidin, Benztropin*[d]*, Botulinumtoxin, Diphenhydramin*

[a] Nach Nielsen et al. (2011, 2013); zunächst ist die Klärung alternativer Ursachen (z. B. Komedikation) und eine Dosisreduktion zu erwägen. [b] Für den Off-label-Einsatz ist immer die niedrigstmögliche Dosierung zu wählen. [c] Gefahr der Verstärkung psychotischer Symptome. [d] **Cave:** zentral-anticholinerge NW.

Berücksichtigung von Optionen zum Nebenwirkungsmanagement abgesetzt werden (◼ Tab. 3.9).

Bei **Neutropenien** (neutrophile Granulozyten < 1500/µl) und Agranulozytosen wird das Absetzen von *Clozapin* und ggf. eine Umstellung auf ein Butyrophenon (*Haloperidol, Benperidol*) oder ein nichttrizyklisches AAP mit geringem bekanntem Agranulozytoserisiko (*Aripiprazol, Risperidon*) empfohlen. Weitere Therapieempfehlung ▶ 3.6.5, Box 6

🚫 **Cave**

Bei begründetem Verdacht eines kardialen Risikos *Clozapin* absetzen! Vor Beginn einer Therapie mit *Clozapin* bei Patienten mit kardialem Risiko kardiologische Abklärung!

Sehr häufig Anfängliche Sedierung und Schläfrigkeit, Tachykardie, sodass in manchen Fällen vorübergehend Bettruhe indiziert ist, Schwindel, Obstipation, Hypersalivation (s. oben).

Häufig Müdigkeit, Kopfschmerzen, Krampfanfälle/Konvulsionen, myoklonische Zuckungen, Akathisie, Tremor, Rigor, Dysarthrie, EPS, EKG-Veränderungen, Hypertonie, orthostatische Hypotonie, Synkopen, Übelkeit, Erbrechen, Appetitlosigkeit, Gewichtszunahme, Leukopenie, Neutropenie, Eosinophilie, Leukozytose, erhöhte Leberenzymwerte, trockener Mund, verschwommenes Sehen, Harninkontinenz (u. U. Enuresis), Harnverhalt, Fieber, benigne Hyperthermie (Temperaturanstieg bis 39 °C, Auftreten typischerweise nach ca. 10 Tagen, meist ohne Therapie reversibel, selten Absetzgrund), Störungen der Schweiß- und Temperaturregulation.

Gelegentlich Malignes neuroleptisches Syndrom, Agranulozytose, Dysphemie.

Selten Anämie, Diabetes mellitus, verminderte Glukosetoleranz, Agitiertheit, Ruhelosigkeit, Konfusion, Delir, Kreislaufkollaps, Arrhythmie, Myokarditis, Perikarditis/Perikarderguss, Thromboembolie, Aspiration von aufgenommener Nahrung, Pneumonie und Infektionen der unteren Atemwege mit möglicherweise tödlichem Ausgang, Dysphagie, Pankreatitis, Hepatitis, Ikterus, CK-Erhöhung.

Sehr selten und Einzelfälle Thrombozytopenie, Thrombozythämie, hyperosmolares Koma, Ketoazidose, schwere Hyperglykämie, Hypercholesterinämie, Hypertriglyzeridämie, Spätdyskinesie, Symptome einer Zwangsstörung, Kardiomyopathie, Herzstillstand, Atemdepression/Atemstillstand, Darmverschluss/paralytischer Ileus/Koprostase, Vergrößerung der Ohrspeicheldrüse/Parotitis, fulminante Lebernekrose, Hautreaktionen, interstitielle Nephritis, Priapismus, unerklärlicher plötzlicher Tod, zentrales anticholinerges Syndrom (nach plötzlichem Absetzen), EEG-Veränderungen, Myokardinfarkt mit möglicherweise tödlichem Ausgang, Brustschmerzen/Angina pectoris, venöse Thromboembolie, verstopfte Nase Diarrhö, abdominale Beschwerden/Sodbrennen/Dyspepsie, Steatosis hepatis, Lebernekrose, Lebertoxizität, Leberfibrose, Leberzirrhose, Muskelschwäche, Muskelspasmen, Muskelschmerzen, Nierenversagen.

In Einzelfällen auch Absetzdyskinesien bei vorheriger Behandlung mit anderen Antipsychotika, ansonsten wirksam bei der Behandlung von Spätdyskinesien.

Unter *Clozapin* (und anderen AAP) können Zwangssymptome auftreten. In einem Einzelfall wurde nach Absetzen von *Clozapin* unter Beibehalten einer SSRI-Komedikation ein zentrales Serotoninsyndrom beschrieben.

Risikopopulationen Herz: s. unten, ▶ Nebenwirkungen. **Leber:** Bei leichter bis mittelgradiger Leberfunktionsstörung engmaschige klinische und Laborkontrollen (einschließlich Plasmaspiegel) sowie je nach Ausprägung Dosisredukti-on. Bei schwerer Leberinsuffizienz kontraindiziert; intrahepatische Cholestase sowie (nach Absetzen reversible) toxische Hepatitis auch beim Lebergesunden möglich. **Niere:** Bei leichter bis mittelgradiger Niereninsuffizienz Dosisanpas-sung und engmaschiges Labormonitoring (einschließlich Plasmaspiegel), bei schwerer Ausprägung kontraindiziert; wiederholt Berichte über Auftreten von interstitieller Nephritis unter Therapie.

Intoxikationen Akzentuierte NW, zentrales anticholinerges Syndrom (▶ 12.8.2) mit deliranter Symptomatik, Bewusstseinsstörungen bis zum Koma, epileptische Anfälle, Hypotension, EKG-Veränderungen (PQ-, QTc-Intervall-Verlängerung, AV-Block I–III), Herzrhythmusstörungen, Kreislaufdepression, pulmonale Komplikationen bis zur respiratorischen Insuffizienz, Lungen-ödem, metabolische Azidose.

■ Kontraindikationen

- Früher aufgetretene BB-Schädigung (z. B. *Clozapin*, andere Antipsycho-tika, sonstige AM, Ausnahme: Leukopenie durch Zytostatika). Eine Analyse von 53 Patienten, bei denen *Clozapin* wegen einer Leukopenie oder Neutropenie abgesetzt werden musste, zeigte, dass eine Reexposi-tion mit *Clozapin* bei 62% der Patienten nicht zu erneuten signifikanten BB-Veränderungen führte. Allerdings war das Risiko einer Agranulo-zytose bei *Clozapin*-Reexposition deutlich höher (17%) als bei der Erstexposition (0,8%) (Dunk et al 2006).
- Hämatologische Erkrankungen, insbesondere falls Leukozyten betroffen sind (Ausnahme: bei ethnisch bedingter benigner Neutropenie).
- Intoxikationen mit zentral wirksamen Substanzen, Bewusstseins-trübungen.
- Medikamentös ungenügend kontrollierte Epilepsie.
- Schwere kardiale Erkrankungen, schwere Erkrankungen der abführenden Gallenwege und der Niere, aktive und progressive Lebererkrankungen, Leberversagen, Darmatonie.

Relative Kontraindikationen

- Engwinkelglaukom, Prostatahypertrophie, Alter < 16 J. Möglichst keine Kombination mit anderen AM, die Blutbildungsstörungen hervorrufen (u. a. *Carbamazepin*, möglicherweise auch *Mirtazapin* und *Valproat*) oder die Krampfschwelle erniedrigen können. Risiko unter von Anti-psychotika bei älteren Patienten mit Demenz ▶ 3.4.6, Box 3.
- **Cave:** schlechter Allgemeinzustand, kardiale Vorschädigung, Vorliegen einer Lebererkrankung (regelmäßige Kontrollen!), bestehendes Anfalls-leiden, schwere Hirnleistungsstörung.

■ **Interaktionen**

▬ Vorsicht bei Kombination mit zentral dämpfenden Substanzen und Alkohol, besonders auch bei Kombination mit BZD.

🛇 **Cave**
Keine Kombination von *Clozapin* mit trizyklischen Depot-Antipsychotika. Kardiovaskuläre Synkopen und/oder Atemstillstand bei gleichzeitiger *Clozapin*-Einnahme und BZD-Gabe möglich (i.v.-Applikation von BZD unbedingt vermeiden!).

▬ Eine Kombination von *Clozapin* mit BZD stellt keine absolute Kontraindikation dar, sie sollte jedoch weiterhin sorgfältig abgewogen werden. Klinisch dringliche Situationen wie ein malignes neuroleptisches Syndrom, katatone Zustandsbilder oder extreme Agitiertheit lassen eine solche Kombinationstherapie vertretbar erscheinen.

▬ Möglichst keine Kombination mit AM, die Blutbildungsstörungen hervorrufen (u. a. *Carbamazepin*, möglicherweise auch *Mirtazapin* und *Valproat*) oder die Krampfschwelle erniedrigen können (z. B. *Bupropion*). Eine Analyse von 163 Patienten, die über 25 Jahre unter *Clozapin* eine Agranulozytose entwickelten, ergab, dass 40% ein weiteres AM mit Agranulozytoserisiko eingenommen hatten. Bei Patienten mit fatalem Ausgang waren es sogar 80% (Lahdelma u. Appelberg 2012).

▬ **Cave:** Gleichzeitige Gabe von anticholinerg wirksamen AM (z. B. *Biperiden*, *Perazin*).

▬ Mit *Diphenhydramin*, *Doxylamin* und *Promethazin* verstärkte Sedierung **und** anticholinerge NW.

▬ QTc-Zeit-Verlängerung wurde beobachtet. Vorsicht bei Kombination mit anderen die QTc-Zeit verlängernden AM (Vergleich Antipsychotika ► 3.6.3); dann häufigere EKG-Kontrollen empfohlen.

▬ Mit *Lithium* erhöhte »Neurotoxizität« möglich (Krampfanfall, Delir), erhöhtes Risiko für ein malignes neuroleptisches Syndrom.

▬ Vorsicht bei Kombination von *Clozapin* und *Lamotrigin*: Regelmäßige Plasmaspiegel- und Blutbildkontrollen; Hautreaktionen gezielt beobachten.

▬ Kombination mit **Inhibitoren** von **CYP1A2** wie *Ciprofloxacin* oder *Fluvoxamin* oder von **CYP2C19** wie *Omeprazol* (► **Anhang INT**) führt zu einem Anstieg der *Clozapin*-Konzentration, deshalb Plasmaspiegelkontrollen mit Dosisanpassung bei Kombinationen, unter denen mit veränderten Plasmaspiegeln gerechnet werden muss, ebenso bei Infektionen oder bei veränderten Rauchgewohnheiten. Die Kombination *Clozapin* und *Fluvoxamin* kann durch die Abflachung des Plasmaspiegelprofils von *Clozapin* bei Therapieresistenz gegenüber einer hochdosierten *Clozapin*-Monotherapie Vorteile haben.

- Rauchen und andere **Induktoren** von **CYP1A2** und/oder von CYP3A4 (z. B. *Hypericum*) beschleunigen den Abbau von *Clozapin* (▶ **Anhang INT**). Wiederauftreten der psychotischen Symptome möglich. Nach Raucherentwöhnung steigen die *Clozapin*-Spiegel an, und es ist mit NW bis hin zu einer Intoxikation zu rechnen, daher sollte bei Änderung der Rauchgewohnheiten die Plasmakonzentration von *Clozapin* kontrolliert und ggf. eine Dosisanpassung vorgenommen werden.
- Bei Kombinationen mit *Valproat* kann es zu einem moderaten Anstieg der Plasmakonzentration von *Clozapin* kommen. Bei Rauchern wird der induzierende Effekt des Rauchens durch *Valproat* verstärkt, sodass die Plasmakonzentrationen von *Clozapin* besonders stark abfallen (Rauchen alleine Abfall um ca. 20%, mit *Valproat* ca. 46%).
- Bei Infektionen kann es bei Anstieg von Entzündungsmediatoren zu einem deutlichen Anstieg der *Clozapin*-Spiegel kommen, der im Einzelfall toxische Konzentrationen erreichen kann.

🛑 **Cave**
Kombination mit *Fluvoxamin* führt bis zu einem 10-fachen Anstieg der *Clozapin*-Konzentration (*Fluoxetin* zu einem durchschnittlich 42%igen Anstieg).

❯ **Plasmaspiegelkontrollen von *Clozapin* und ggf. Dosisanpassung sind bei Kombinationen, ebenso bei Infektionen oder bei veränderten Rauchgewohnheiten, dringend angeraten.**

▪ **Bewertung**

Einziges AAP im engeren Sinn mit besonderer Bedeutung in der Psychopharmakologie bei Therapieresistenz schizophrener Störungen und bei nichttolerierbaren EPS. *Clozapin* ist in vielen Studien und auch nach aktuellen Metaanalysen bei Therapieresistenz anderer AAP und KAP überlegen, zudem einziges Antipsychotikum mit nachweislich suizidpräventivem und möglicherweise antiaggressivem Effekt. Eingeschränkte Verwendbarkeit wegen starker Risiken. Auf Agranulozytoserisiko, Gewichtszunahme, Dyslipidämie und Diabetesinduktion sowie Obstipation/Ileus und Myokarditis (v. a. bei Neueinstellung) unter *Clozapin* ist besonders zu achten (angemessene Kontrollen, ▶ 3.6.2).

Flupentixol

Trizyklisches Antipsychotikum

(E,Z)-4-[3-(2-Trifluormethyl-9-thioxanthenyliden)-propyl]-1-piperazinethanol

Fluanxol[1] (Bayer Vital)	**Depotpräparat** (nur i.m.)
Drg. 0,5 mg (50 Drg.);	*Flupentixoldecanoat*
1//2/ 5 mg (50, 100 Drg.)	**Fluanxol Depot** (Bayer Vital/Lundbeck)
Trpf.	Amp. 10 mg/0,5 ml (5 Amp.) (Fluanxol Depot 2%)
50 mg = 20 Trpf. = 1 ml	Amp. 20 mg/1 ml (1 und 5 Amp.; Injfl. 3/10 ml)
(10 ml)	(Fluanxol Depot 2%)
	Amp. 100 mg/1 ml (1,5 Amp.) (Fluanxol Depot 10%)
	Flupendura (Mylan dura)
	Amp. 20 mg/1 ml; 100 mg/1 ml
	Flupentixol-neuraxpharm (neuraxpharm)
	Amp. 20 mg/1 ml; 40 mg/2 ml; 100 mg/1 ml; 200
	mg/10 ml (Durchstechflasche)

[1] In A und CH auch als Deanxit (Lundbeck): *Flupentixol* (0,5 mg) in Kombination mit dem trizyklischen Antidepressivum *Melitracen* (10 mg)

- **Pharmakodynamik**
- Hochpotentes Antipsychotikum aus der Reihe der Thioxanthene mit etwa gleich starker Blockade von D_1-, D_2- und D_3-Rezeptoren sowie der 5-HT_{2A}-Rezeptoren. Pharmakologisch aktiv ist das *cis*-Isomer.
- Blockade von α_1-Rezeptoren, geringe Affinität zu H_1-Rezeptoren.
- Sehr geringe antagonistische Wirkung an mACh-Rezeptoren (M_1/M_2).

- **Pharmakokinetik**

Oral
- T_{max} = 3–6 h; $t_{\frac{1}{2}}$ = 20–40 h; Bioverfügbarkeit: 40–50%.
- Plasmakonzentration (*cis*-Isomer): 0,5–5 ng/ml[(p)].

Depotpräprarat
- T_{max} = ca. 7 Tage; $t_{\frac{1}{2}}$ = 2–3 Wochen.
- Metabolisierung bevorzugt über CYP2D6 (▶ Kap. 16). Keine pharmakologisch aktiven Metaboliten. 50% *cis*-, 50% *trans*-Isomer in Drg. und Trpf.; 100% *cis*-Isomer in Depotform.

- **Indikationen und Behandlungshinweise**
- *Akut- und Langzeitbehandlung schizophrener Psychosen*[z].
- Hinweise für günstige Beeinflussung auch der Negativsymptomatik bei der Behandlung von Schizophrenie; zur Problematik der Langzeitbehandlung mit KAP ▶ 3.12.

- In niedriger Dosis (0,5 mg Drg.) Hinweise zur günstigen Beeinflussung von → leichter bis mittelschwerer Depression und Angststörungen.
- Günstige Wirkungen wurden bei der symptomatischen Behandlung von Persönlichkeitsstörungen beschrieben.
- Von einer Phasenprophylaxe affektiver Psychosen ist entgegen früheren Empfehlungen abzuraten, ebenso von der routinemäßigen Verordnung von *Flupentixol* als primäres Anxiolytikum oder Antidepressivum.
- Routineuntersuchungen ◼ Tab. 3.6; zusätzlich (Empfehlung des Herstellers): vor Behandlung Blutbild/Differenzialblutbild und Thrombozytenzahl bestimmen, bei pathologischen Blutwerten darf keine Behandlung erfolgen. Nach Beginn der Behandlung sollten über einen Zeitraum von 4 Monaten wöchentlich Blutbildkontrollen (einschließlich des Differenzialblutbilds) vorgenommen werden.

Dosierung
Oral
- Abhängig vom psychopathologischen Zustandsbild; für die Akutbehandlung 10–60 mg/d[z], zur Langzeitbehandlung chronischer Schizophrenien 4–20 mg/d[z]; bei vorwiegender Negativsymptomatik sind ebenfalls niedrigere Dosierungen empfehlenswert. Bei älteren Patienten 2–15 mg/d.
- Bei Persönlichkeitsstörungen Versuch mit 1–3 mg/d, ggf. höhere Dosis.

Depotpräparat
- 10–60 mg i.m. (max. 100 mg) im Abstand von 2–4 Wochen[z], Erhaltungsdosis 20 mg i.m. alle 3 Wochen für gute Langzeitwirkung oft ausreichend.
- Durchschnittliche Dosierung 0,2–1 ml Injektionslösung 10% (20–100 mg) im Abstand von 2–4 Wochen.

Nebenwirkungen, Risikopopulationen und Intoxikationen
Sehr häufig Müdigkeit (insbesondere zu Beginn der Behandlung), EPS: Parkinsonoid, Akathisie, Frühdyskinesien (Zungen-Schlund-Krämpfe, Schiefhals, Kiefermuskelkrämpfe, Blickkrämpfe, Versteifung der Rückenmuskulatur), Hyperkinesie, Hypokinesie, weitere EPS (bei geringer Dosierung 0,5–1 mg gelegentlich), dosisabhängig orthostatische Dysregulation, Hypotonie (insbesondere zu Behandlungsbeginn und bei Patienten mit Phäochromozytom, zerebrovaskuläerer, renaler oder kardialer Insuffizienz), Tachykardie, Mundtrockenheit.

Häufig Übelkeit, Erbrechen, Obstipation, Diarrhö, Appetitverlust, Akkommodationsstörungen, vermehrter Tränenfluss, Gefühl der verstopften Nase, Erhöhung des Augeninnendrucks, Miktionsstörungen, Kopfschmerzen, Schwindel, Gewichtszunahme, Dystonie, Herzrasen, Dyspnoe, Dyspepsie,

Harnverhalt, Pruritus, Hyperhidrose, Myalgie, gesteigerter Appetit, Abnahme der Libido, abnormales Sehen, Asthenie.

Gelegentlich Zerebrale Krampfanfälle, Schlafstörungen, Erregung, Benommenheit, Unruhe, depressive Verstimmung, delirante Symptome (insbesondere unter Kombination mit anticholinerg wirksamen Substanzen), Regulationsstörungen der Körpertemperatur, passagere Leberfunktionsstörungen, Abflussstörungen der Galle, Photosensibilität, Pigment-, Korneaund Linseneinlagerungen, Lethargie, Hitzewallung, Unterleibschmerzen, Blähungen, Gelbsucht, Dermatitis, allergische Hautreaktionen, erektile Dysfunktion, Ausbleiben der Ejakulation (bei Depot: Reaktionen an der Einstichstelle).

Sonstige NW Selten oder in Einzelfällen malignes neuroleptisches Syndrom, Reaktivierung bzw. Verschlechterung psychotischer Prozesse, Spätdyskinesien, lebensbedrohlicher paralytischer Ileus, Thromboembolien, Störungen des Glukosestoffwechsels, Menstruationsstörungen, Galaktorrhö, Gynäkomastie. EKG-Veränderungen (Störungen der Erregungsausbreitung und -rückbildung, möglicherweise auch QTc-Zeit-Verlängerungen), Muskelstarre, vegetative Entgleisung mit Herzjagen und Bluthochdruck, Bewusstseinstrübung bis Koma, anaphylaktische Reaktion, Überempfindlichkeitsreaktion, Hyperprolaktinämie, Hyperglykämie, Agranulozytose, Leukopenie, Thrombozytopenie, Eosinophilie, Panzytopenie, ventrikuläre Arrhythmien – Kammerflimmern, Kammertachykardie, TdP – und plötzliche Todesfälle unklarer Genese.

Sehr selten Eosinophilie, Panzytopenie.

Risikopopulationen Herz: Ausgeprägte anticholinerge und α_1-antagonistische Eigenschaften, mögliche orthostatische Regulationsstörungen sowie Störungen der Erregungsleitung und Repolarisation mit QTc-Zeit-Verlängerung, TdP-Arrhythmien und plötzlichem Herztod sind beschrieben, daher keine Anwendung bei zusätzlichen Risikofaktoren für ventrikuläre Arrhythmien; Anwendung bei KHK wird nicht empfohlen. **Leber:** Bei leichten bis mittelgradigen Leberfunktionsstörungen Laborkontrollen und ggf. Dosisreduktion, keine Anwendung bei schwerer Leberinsuffizienz; mögliches Risiko der intrahepatischen Cholestase (Beginn meist innerhalb von 2–4 Wochen nach Therapiebeginn). **Niere:** Nur geringe renale Ausscheidung der unveränderten Substanz, daher kaum Einschränkung der Clearance bei Nierenfunktionsstörungen; zumindest bei leichter und mäßiger Ausprägung in der Regel keine Dosisanpassung erforderlich.

Intoxikationen Wie ▶ *Chlorprothixen*.

- **Kontraindikationen**

Relative Kontraindikationen

— Störungen des hämatopoetischen Systems; Leber- und Niereninsuffizienz, kardiale Vorschädigung; prolaktinabhängige Tumoren, schwere Hypertonie und Hypotonie, orthostatische Dysregulation; Parkinson-Erkrankung; chronische Atembeschwerden und Asthma; Glaukom, Harnverhalt, Prostatahypertrophie mit Restharnbildung; nur unter besonderer Vorsicht anwenden bei Patienten mit Hirnschäden und Krampfanfällen in der Anamnese, da Grand-mal-Anfälle auftreten können (bei Epilepsie nur zusammen mit einer Antikonvulsivabehandlung). Risiko unter Antipsychotika bei älteren Patienten mit Demenz ▶ 3.4.6, Box 3.

- **Interaktionen**

— Vorsicht bei Kombination mit Analgetika, Hypnotika, Sedativa, Antihistaminika oder anderen zentral dämpfenden Substanzen, Risiko verstärkter Sedierung bis hin zur Atemdepression.

— Vorsicht bei Kombination mit Polypeptid-Antibiotika, erhöhtes Risiko für Atemdepression.

— Bei Kombination mit Alkohol gegenseitige Verstärkung der vigilanzmindernden Wirkung.

— Vorsicht bei Kombination mit MAOH und TZA.

— Die Wirkung von Dopaminagonisten, z. B. *Bromocriptin*, *Amantadin* oder *L-Dopa* wird abgeschwächt, die von Dopaminantagonisten, z. B. *Metoclopramid* oder *Bromoprid* verstärkt.

— Die moderat anticholinergen Effekte von *Flupentixol* können bei Kombination mit anticholinergen Substanzen verstärkt werden.

— Bei der Behandlung einer Hypotonie sollte *Adrenalin* nicht zusammen mit *Flupentixol* verabreicht werden, da die Gabe von *Adrenalin* zu einem weiteren Blutdruckabfall führen kann (Adrenalinumkehr). Schwere Schockzustände können mit *Noradrenalin* behandelt werden.

— QTc-Zeit-Verlängerung wurde beobachtet. Vorsicht bei Kombination mit anderen die QTc-Zeit verlängernden AM (Vergleich Antipsychotika ▶ 3.6.3).

— Bei Kombination mit Lithiumsalzen erhöhtes Risiko für EPS; sehr selten schwere neurotoxische Symptome.

— Bei Kombination mit **Inhibitoren** von **CPY2D6**, z. B. *Paroxetin* (▶ **Anhang INT**) ist mit einem Anstieg der Wirkspiegel zu rechnen.

- **Bewertung**

Hochpotentes KAP zur Akut- und Langzeitbehandlung schizophrener Störungen. Studien belegen auch die Wirksamkeit gegen Negativsymptomatik, insbesondere in niedrigeren Dosierungen.

Fluphenazin

Trizyklisches Antipsychotikum

4-[3-(2-Trifluormethylphenothiazin-10-yl)propyl]-1-piperazinethanol

Lyogen (Lundbeck)
Tbl. 1/ 4 mg (20, 50 Tbl.)
Drg. 3/ 6 mg (20, 50 Drg.)
(Lyogen retard)
Trpf. 2,5 mg = 25 Trpf. = 1 ml
(30/100 ml Pipettenfl.)

Depotpräparate (nur i.m.)
Fluphenazindecanoat
Fluphenazin-neuraxpharm D (neuraxpharm)
Amp. 12,5/0,5 ml **und** 25 mg/1 ml; 50 mg/0,5 ml
und 100 mg/1 ml; 250mg/10ml
Lyogen Depot 50/-100 mg (Lundbeck)
In 0,5 bzw. 1 ml Amp. (1 und 5 Amp.)

- **Pharmakodynamik**
- In erster Linie Blockade von D_2-, $5\text{-}HT_2$-, α_1- und H_1-, kaum mACh-Rezeptoren.

- **Pharmakokinetik**
- T_{max} = 2 h; $t_{1/2}$ = 16 h (oral); beim Decanoat schneller Plasmaspiegelanstieg mit T_{max} = 8–36 h, raschem Abfall ab dem 2. Tag mit $t_{1/2}$ = 7–10 h (Freisetzungs-HWZ). Anstieg von $t_{1/2}$ bei Nachinjektionen.
- Metabolisierung bevorzugt über CYP2D6 (▶ Kap. 16).
- Bioverfügbarkeit bei i.m.-Gabe, im Vergleich zur oralen Gabe (20–50%), deutlich höher.
- Plasmakonzentration: 1–10 ng/ml[p].

- **Indikationen und Behandlungshinweise**
- *Akute und chronische Psychose[z].*
- *Katatone Syndrome[z].*
- *Psychomotorische Erregungszustände[z].*
- Depotpräparat zur *Langzeittherapie und Rezidivprophylaxe schizophrener Psychosen[z].* Zur Problematik der Langzeitbehandlung mit KAP ▶ 3.12.
- Routineuntersuchungen ▣ Tab. 3.6, der Hersteller empfiehlt regelmäßige Blutbildkontrollen.

- **Dosierung**

Oral
- Ambulant mit 2 × 0,25 mg beginnen, stationäre Erhaltungsdosis 10–20 mg verteilt auf 2–3 Einzeldosen, ambulante Erhaltungsdosis 2,5–10 mg/d, Höchstdosis 40 mg/d[z].

Parenteral (Depotpräparate)

- 12,5–100 mg alle 3 (2–4) Wochen. Alternativ: 25 mg alle 4 Wochen (keine längeren Intervalle!). Steigerung der Dosierung bis 100 mg alle 2 Wochen maximal möglich[z], dann jedoch EPS-Zunahme.

■ Nebenwirkungen, Risikopopulationen und Intoxikationen

Sehr häufig EPS (Frühdyskinesien, Parkinson-Syndrom, Akathisie, Dystonie), Hyperreflexie, Spätdyskinesien.

Häufig Zerebrale Anfälle, Kopfschmerzen, Müdigkeit und Sedierung, Unruhe, Schwindel, Erregung, Benommenheit, Depression (v. a. bei Langzeittherapie), Lethargie, verworrene Träume, delirante Symptome, Regulationsstörungen der Körpertemperatur, orthostatische Dysregulation, Tachykardie, Hypotonie, EKG-Veränderungen.

Gelegentlich Sprach-, Gedächtnis- und Schlafstörungen, Obstipation (u. U. bis zum Ileus), Übelkeit, Erbrechen, Diarrhö, Appetitverlust und Dyspepsie, Mundtrockenheit, Schwitzen, Salivation, Fieber, Akkommodationsstörungen, Gefühl der verstopften Nase, Erhöhung des Augeninnendrucks, Polyurie, Miktionsstörungen, passagere Erhöhung der Leberenzymaktivität, Blutbildungsstörungen (in Form von Leukopenie, Thrombopenie, Eosinophilie, Panzytopenie).

Sonstige NW Selten oder in Einzelfällen reversible zentrale Paresen, EEG- und Liquoreiweißveränderungen, malignes neuroleptisches Syndrom, Hypertension, QTc-Zeit-Verlängerung, ventrikuläre Arrhythmien, Herzstillstand, Agranulozytose, Thrombose, Photosensibilität, Allergien, Hirnödem, Retinopathia pigmentosa, Pigmentierungsstörungen, Lupus-erythematodes-ähnliche Syndrome, Ödeme, Gewichtszunahme, Störungen des Glukosestoffwechsels, gestörte ADH-Sekretion, Hyponatriämie, Gynäkomastie, sexuelle Funktionsstörungen, Galaktorrhö, Reaktivierung bzw. Verschlechterung von psychotischen Prozessen, Menstruationsstörungen. Sehr selten Hepatitiden, Ikterus.

Depotpräparate EPS, wegen Plasmaspiegelverlauf mit *early peak* unter Depotpräparat v. a. in den ersten beiden Tagen, häufig Akathisie, zusätzlich: allergische Hautreaktionen, Atembeschwerden, Asthma, Bronchopneumonie, Larynxödem, Pigmenteinlagerungen in Linse und Kornea, plötzliche Todesfälle (Einfluss von früheren Hirnschädigungen oder Krampfanfällen?).

Risikopopulationen **Herz:** Ausgeprägte anticholinerge und α_1-antagonistische Eigenschaften, mögliche orthostatische Regulationsstörungen sowie Störungen der Erregungsleitung und Repolarisation mit QTc-Zeit-Verlängerung,

TdP-Arrhythmien und plötzlichem Herztod sind beschrieben, daher keine Anwendung bei zusätzlichen Risikofaktoren für ventrikuläre Arrhythmien; auch Anwendung bei KHK wird nicht empfohlen. **Leber:** Bei leichten bis mittelgradigen Leberfunktionsstörungen Laborkontrollen und Dosisanpassung, keine Anwendung bei schwerer Leberinsuffizienz; mögliches Risiko der intrahepatischen Cholestase (Beginn meist innerhalb von 2–4 Wochen nach Therapiebeginn). **Niere:** Nur geringe renale Ausscheidung der unveränderten Substanz, daher kaum Einschränkung der Clearance bei Nierenfunktionsstörungen; zumindest bei leichter und mäßiger Ausprägung in der Regel keine Dosisanpassung erforderlich.

Intoxikationen Wie ► *Chlorprothixen* (ausgenommen akutes Nierenversagen).

- **Kontraindikationen**
- Schwere Blutzell- oder Knochenmarkschädigung, schwere Lebererkrankung, schwere Depression, prolaktinabhängige Tumoren.

Relative Kontraindikationen
- Leber- und Nierenerkrankungen, kardiale Vorschädigung (inkl. Long-QT-Syndrom), Parkinson-Erkrankung, chronische Atembeschwerden, Glaukom, Harnretention, Pylorusstenose, Prostatahypertrophie mit Restharnbildung; Patienten, die extremer Hitze oder organophosphathaltigen Insektiziden ausgesetzt sind. Vorsicht bei Patienten mit Phäochromozytom, Depressionen, Hypo-/Hypertension, Hypokaliämie, Somnolenz; Risiko unter Antipsychotika bei älteren Patienten mit Demenz ► 3.4.6, Box 3.
- ZNS-Schädigungen und Krampfanfälle in der Anamnese, da Grand-mal-Anfälle und plötzliche Todesfälle auftreten können (**Cave:** bei Epilepsie nur zusammen mit einer Antikonvulsivabehandlung).

- **Interaktionen**
- Vorsicht bei Kombination mit Analgetika, Hypnotika, Sedativa, Antihistaminika oder anderen zentral dämpfenden Substanzen einschließlich Alkohol, Risiko verstärkter Sedierung bis hin zur Atemdepression und Hypotension.
- Vorsicht bei Kombination mit Polypeptid-Antibiotika, erhöhtes Risiko für Atemdepression.
- Vorsicht bei Kombination mit anderen anticholinerg wirksamen AM: erhöhtes Risiko anticholinerger Effekte, z. B. pharmakogenes Delir.
- QTc-Zeit-Verlängerung wurde beobachtet. Vorsicht bei Kombination mit anderen die QTc-Zeit verlängernden AM.
- Tritt unter *Fluphenazin*-Therapie eine arterielle Hypotonie auf, sollte diese nicht mit *Adrenalin*, sondern *Noradrenalin* behandelt werden, da bei Adrenalinumkehr ein weiterer Blutdruckabfall auftreten kann.

— Vorsicht bei Kombination mit **CYP2D6-Inhibitoren**, z. B. mit *Fluoxetin* oder *Propranolol* (► **Anhang INT**) Anstieg der *Fluphenazin*-Plasmaspiegel, bei Kombination mit *Fluoxetin* (im Mittel um 65%).

■ **Bewertung**

Hochpotentes KAP zur Akut- und Langzeitbehandlung schizophrener Störungen.

Fluspirilen
Diphenylbutylpiperidin
8-[4,4-bis(4-Fluorphenyl)butyl]-1-phenyl-1,3,8-triazaspiro[4,5]decan-4-on

Depotpräparate (nur i.m.)	**Imap** (Janssen-Cilag)
Fluspi (HEXAL)	Amp. 2 mg/1 ml (1,5 Stechamp. zu 6 ml)
Fluspirilen beta (betapharm)	1,5 mg/0,75 ml (3, 5, 50 Amp.) **(Imap 1,5 mg)**

■ **Pharmakodynamik**
— Strukturverwandtschaft zu Butyrophenonen.
— In erster Linie Blockade von D_2- und D_3-Rezeptoren, weniger starke Affinität zu 5-HT_2-Rezeptoren.
— Schwache Blockade von H_1-Rezeptoren, kaum nachweisbar von α_1- und mACh-Rezeptoren.

■ **Pharmakokinetik**
— T_{max} = bis 48 h (sehr große interindividuelle Variabilität); $t_{½}$ = 7–10 Tage.
— Metabolisierung bevorzugt durch Dealkylierung, beteiligte Enzyme nicht bekannt.
— Plasmakonzentration: 0,1–2,2 ng/ml[p].

■ **Indikationen und Behandlungshinweise**
— *Akute und chronische schizophrene Psychosen*[z], falls wöchentliche Injektionsintervalle empfehlenswert und tolerabel. Zur Problematik der Langzeitbehandlung mit KAP ► 3.12.
— Routineuntersuchungen ◘ Tab. 3.6.

■ **Dosierung**
— Ambulanter Bereich: 2–6 mg alle 7 Tage (entsprechen 1–3 ml Injektionssuspension).
— Stationärer Bereich: 3–8 mg alle 7 Tage (entsprechen 1,5–4 ml Injektionssuspension).

- Eine wöchentliche Dosis von 12 mg *Fluspirilen* sollte nicht überschritten werden.
- Schizophrenien: Akutbehandlung 2–10 mg i.m. im Abstand von 7 Tagen; Erhaltungsdosis 3–8 mg i.m. alle 7 Tage[z].
- Die wöchentliche *Fluspirilen*-Dosis soll annähernd der täglichen oralen *Haloperiol*-Dosis entsprechen.

- **Nebenwirkungen, Risikopopulationen und Intoxikationen**

Dosisabhängig v. a. EPS und initiale Müdigkeit über 1–2 Tage (zumindest nach der 1. Injektion häufig).

Häufig Müdigkeit, Sedierung, Schwindel, psychomotorische Hyperaktivität, Schlafstörungen, Insomnie, Somnolenz, Übelkeit, Nausea, Depressionen, EPS, Dyskinesien, Hypokinesie, Akathisie, Parkinson-Syndrom, Tremor, Dystonie, Bradykinesie, muskuloskelettale Steifheit, Reaktion an der Injektionsstelle.

Gelegentlich Hypotension, Tachykardie, EKG-Veränderungen (Störungen der Erregungsausbreitung und -rückbildung), Hautausschlag, Gewichtszunahme. Aufgrund des PVP-Gehalts (Polyvidon) kann nicht ausgeschlossen werden, dass es nach häufiger oder länger dauernder Anwendung in sehr seltenen Fällen zu einer Speicherung von PVP im retikuloendothelialen System (RES) oder zu lokalen Ablagerungen und Fremdkörpergranulomen kommen kann, die zur Verwechslung mit Tumoren Anlass geben können.

Sonstige NW Selten oder in Einzelfällen passagere Leberwerterhöhung, Überempfindlichkeitsreaktion, Angioödem, allergische Dermatitis, Erythem, Galaktorrhö, Gynäkomastie, Menstruationsstörungen, Gallenabflussstörungen, paralytischer Ileus, Ikterus, Hypersensibilität, Lethargie, delirante Syndrome, depressive Verstimmung, Verschlechterung oder Reaktivierung psychotischer Symptome, malignes neuroleptisches Syndrom, Einlagerungen in Linse und Kornea, Pigmentstörungen, Sehstörungen.

Risikopopulationen Herz: Anwendung bei bekannten Herz-Kreislauf-Erkrankungen nur mit besonderer Vorsicht und unter regelmäßigen klinischen und EKG-Kontrollen; aufgrund von insbesondere zu Therapiebeginn auftretender Neigung zu orthostatischer Hypotension keine Anwendung bei entsprechender Prädisposition. **Leber:** Vorsicht und Laborkontrollen bei Anwendung bei Leberinsuffizienz, dann ggf. Dosisanpassung. **Niere:** Wenige Daten; aufgrund eines überwiegend hepatischen Metabolismus wenig Änderung der Clearance bei renalen Funktionsstörungen zu erwarten.

Intoxikationen Wie ▶ *Chlorprothixen*.

- **Kontraindikationen**
- Schwere Depressionen.

Relative Kontraindikationen
- Leukopenie, ausgeprägte arterielle Hypotonie bzw. orthostatische Dysregulation, schwere Lebererkrankungen, hirnorganische Erkrankungen und Epilepsie in der Vorgeschichte, Parkinson-Erkrankung, prolaktinabhängige Tumoren, aus der Vorgeschichte bekanntes malignes neuroleptisches Syndrom. Risiko unter Antipsychotika bei älteren Patienten mit Demenz ▶ 3.4.6, Box 3.
- Injektion in Gewebe mit verminderter Durchblutung (Sehnen-, Fettgewebe u. a.) und s.c.-Injektion vermeiden; bei Nierenfunktionsstörungen verlangsamte Ausscheidung von PVP beachten.

- **Interaktionen**
- Vorsicht bei Kombination mit Analgetika, Hypnotika, Sedativa, Antihistaminika oder anderen zentral dämpfenden Substanzen einschließlich Alkohol, Risiko verstärkter Sedierung bis hin zur Atemdepression.
- Vorsicht bei Kombination mit Polypeptid-Antibiotika, erhöhtes Risiko für Atemdepression.
- Die Wirkung von Dopaminagonisten, z. B. *Bromocriptin*, *Amantadin* oder *L-Dopa* wird abgeschwächt, die von Dopaminantagonisten, z. B. *Metoclopramid*, verstärkt.
- *Fluphenazindihydrochlorid* verstärkt die blutdrucksenkende Wirkung von Antihypertensiva.
- Vorsicht bei Kombination mit anderen die QTc-Zeit verlängernden AM oder mit AM, die zu Hypokaliämie führen können. Anwendung nur unter sorgfältiger Kontrolle.

- **Bewertung**
Konventionelles Depot-Antipsychotikum mit der Besonderheit einwöchiger Injektionsintervalle. Relativ hohes Risiko für EPS und QTc-Zeit-Verlängerung, keine besonderen Vorteile, daher für die Pharmakotherapie schizophrener Störungen **verzichtbar.**

Haloperidol

Butyrophenon

4-[4-(p-Chlorphenyl)-4-hydroxypiperidino]-4'-fluorbutyrophenon

Haldol-Janssen (Janssen-Cilag)
Tbl.[1] 1 (50 Tbl.)/ 2 (50, 100 Tbl.)/ 5
(50 Tbl.)/ 10 (20, 100 Tbl.)
Trpf. 2 mg = 20 Trpf. = 1 ml (30/ 100 ml)
10 mg = 20 Trpf. = 1 ml (100 ml)
(Haldol-Janssen forte)
Amp. 5 mg = 1 ml (5 Amp.) – **ausschließlich
zur i.m.-Injektion empfohle**n
Haloper-CT (ct-Arzneimittel)
Haloperidol 1A Pharma (1A Pharma)
Haloperidol-GRY (TEVA)
Haloperidol HEXAL (HEXAL)
Haloperidol-neuraxpharm/forte
(neuraxpharm)
Haloperidol-ratiopharm (ratiopharm)

Depotpräparate (nur i.m.)
Haloperidoldecanoat
Haldol-Janssen Decanoat
(Janssen-Cilag)
Amp. 50 mg/1 ml (1,5 Amp., 10 ml
Durchstechfl.); 150 mg/3 ml
(1,5 Amp.)
**Haloperidol-neuraxpharm
Decanoat** (neuraxpharm)
Amp. 50 mg/1 ml und 100 mg/1 ml,
Durchstechfl. 500 mg/10 ml

[1] Haloperidol-Generika auch: 4/ 12/ 20 mg Tbl.

■ Pharmakodynamik
– Hauptsächlich Blockade von D_2-, aber auch α_1-Rezeptoren, kaum messbare Blockade von D_1-, D_3-, mACh-, H_1- und 5-HT_2-Rezeptoren.

■ Pharmakokinetik

Oral
– T_{max} = 1,5–3,5 h; $t_{1/2}$ = 13–23 h; Bioverfügbarkeit: ca. 60%.
– Metabolisierung bevorzugt durch CYP3A4 und CYP2D6, Hauptmetabolit: reduziertes *Haloperidol* mit geringer antidopaminerger Aktivität.
– Plasmakonzentration: 1–10 ng/ml[p]

Depotpräparat
– T_{max} = 1–7 Tage mit $t_{1/2}$ = ca. 3 Wochen.
– Plasmakonzentration: 1–10 ng/ml[p], bei Negativsymptomatik Absenkung auf bis zu 2 ng/ml offenbar vorteilhaft.

■ Indikationen und Behandlungshinweise

Oral
– *Akute und chronische schizophrene Syndrome[z]*.
– *Organisch bedingte Psychosen[z]*.
– *Akute manische Syndrome[z]*.

▬ *Akute psychomotorische Erregungszustände[z]*, in der Akutpsychiatrie häufig unverzichtbar, ► 12.3.
▬ *Tic-Erkrankungen[z]* (► 10.3.4).
▬ Erbrechen[z].

Parenteral, i.m. akut
▬ *Akute Intervention oder wenn orale Therapie nicht möglich ist[z]*.
▬ *Bei akuten und chronischen schizophrenen Syndromen[z]*.
▬ *Psychomotorische Erregungszustände psychotischer Genese[z]*.

Parenteral, Depotpräparat
▬ *Erhaltungstherapie und Rezidivprophylaxe bei chronischen schizophrenen und maniformen Zuständen[z]*.
▬ Routineuntersuchungen ◘ Tab. 3.6.

▪ Dosierung
Oral
▬ 4–8 mg/d (Ausnahme stationär bis zu 40 mg auch über mehrere Wochen). Untersuchungsergebnisse legen im Regelfall eher niedrigere Dosen zur Behandlung der Positivsymptomatik nahe (4–8 mg/d); bei notwendiger Sedierung ist eine vorübergehende BZD-Begleitmedikation zu empfehlen.
▬ **Dyskinetische Syndrome und Tic-Störungen**: Niedrige Dosis.
▬ Ältere Patienten: Initial 0,5–1,5 mg, auch in der Erhaltungstherapie niedrige Dosierungen.

Parenteral, i.m. akut
▬ Akute Erregungszustände: 5–10 mg i.m. innerhalb der ersten 24 h, max. 60 mg parenteral oder 100 mg oral. Umrechnung von akut i.m. auf oral: 1- bis 1,5-fache i.m.-Dosis als orale Dosis.

Parenteral, Depotpräparat
▬ Decanoat: 100–200 mg i.m. alle 4 Wochen zur Symptomsuppression (max. 300 mg i.m. alle 4 Wochen)[z]; Rezidivprophylaxe: 25–150 mg alle 4 Wochen; bei oraler Dosis von 6 mg auf 50–100 mg Depot, von 15 mg auf 200 mg Depot umstellen; bei älteren Patienten 25–50 mg Depot. Zur Problematik der Langzeitbehandlung mit KAP ► 3.12.
▬ »Faustregel«: 10 (bis 15) × (orale Dosis/d) = Depotdosis pro 4-wöchiges Injektionsintervall.

❯ **Kardiovaskuläres Risiko unter Hochdosistherapie mit *Haloperidol* erhöht, deshalb Höchstdosen nur unter intensivmedizinischer Kontrolle.**

■ **Nebenwirkungen, Risikopopulationen und Intoxikationen**
Sehr häufig Agitation, Insomnie, Hyperkinesie, EPS.

Häufig Kopfschmerzen, Somnolenz, Schwindel, Akathisie, Verstärkung psychotischer Symptome, Depression, Hypertonie, Hypotonie, orthostatische Hypotonie, Dystonie, Bradykinesie, Hypokinesie, Spätdyskinesien, Tremor, Leberfunktionsstörungen, Übelkeit, Erbrechen, Obstipation, Gewichtszunahme und -abnahme, Mundtrockenheit, Hypersalivation, Sehstörungen, okulogyre Krise, Hautausschlag, Harnretention, erektile Dysfunktion.

Gelegentlich Krampfanfälle, Verwirrtheit, Appetitverlust, Sodbrennen, Diarrhö, Dyspepsie, Leukopenie, Dyspnoe, Hepatitis, Ikterus, Hypersensibilität, Photosensibilität, Urtikaria, Pruritus, Hyperhidrosis, allergische Hautreaktionen, Ödeme, Hyperthermie.

Sonstige NW Selten oder in Einzelfällen malignes neuroleptisches Syndrom, paralytischer Ileus, QTc-Zeit-Verlängerung, Herzrhythmusstörungen (u. a. Kammerflimmern, ventrikuläre Tachykardien), v. a. bei parenteraler Anwendung, Rhabdomyolyse, Priapismus, Gynäkomastie, Hypoglykämie, sexuelle Funktionsstörungen, Menstruationsstörungen, SIADH und Hyponatriämie (▶ 1.5.12), Blutbildungsstörungen (Agranulozytose, Leukopenie, Neutropenie, Thrombozytopenie, Panzytopenie), Leberversagen, Cholestase, Thrombosen, periphere Ödeme, Gesichtsödem, Alopezie, anaphylaktische Reaktionen, Broncho- und Laryngospasmus, Larynxödem, Bronchopneumonie, leukozytoklastische Vaskulitis, exfoliative Dermatitis, Pigmenteinlagerung in Kornea und Linse.
   Insbesondere bei **Behandlungsbeginn** kann Müdigkeit auftreten, im Verlauf aber auch Unruhe, Erregung, Benommenheit, depressive Verstimmungen (Langzeittherapie), Lethargie, Schwindelgefühl, Kopfschmerzen, Sprach-, Gedächtnis- und Schlafstörungen.
   Vor allem bei hoher Dosis auch delirante Symptome (insbesondere bei Kombination mit anticholinerg wirkenden Substanzen) oder epileptische Anfälle, Temperaturregulations- und andere vegetative Störungen (Akkomodationsstörungen, Gefühl der verstopften Nase, Erhöhung des Augeninnendrucks, Miktionsstörungen).

Risikopopulationen **Herz:** In geringer bis mittlerer Dosierung in der Regel gut verträglich bei kardiovaskulären Vorerkrankungen; gelegentlich orthostatische Hypotonie (v. a. bei hohen Dosierungen und schneller Aufdosierung), keine klinisch relevanten anticholinergen Eigenschaften; nicht selten Repolarisationsstörungen mit QTc-Zeit-Verlängerung (kann bereits unmittelbar nach Therapiebeginn auftreten); TdP-Arrhythmien und plötzlicher Herztod sind insgesamt selten, jedoch insbesondere nach i.v.-Gabe beschrieben, daher keine i.v.-Applikation; in Ausnahmen ausschließlich unter EKG-Monitoring; Anwendung bei kardiovaskulären Vorerkrankungen unter Berücksichtigung des individuellen Risikoprofils und engmaschigen Kreislauf- und EKG-Kontrollen; geringeres Risiko als bei Phenothiazinen. **Leber:** Bei schweren Leberfunktionsstörungen bzw. persistierenden Laborwertveränderungen Dosisanpassung und regelmäßige Laborkontrollen empfohlen. **Niere:** Sorgfältige Kontrollen der Nierenfunktion (bzw. Retentionsparameter) und ggf. Dosisanpassung bei Niereninsuffizienz.

Intoxikationen   Wie ▶ *Benperidol*.

■ Kontraindikationen

— Parkinson-Erkrankung (Gabe nur in absoluten Ausnahmefällen, bei Verschlechterung Therapieabbruch), anamnestisch bekanntes malignes neuroleptisches Syndrom (auch nach anderen Antipsychotika).

Relative Kontraindikationen

— **Cave:** akute Alkohol-, Opioid-, Hypnotika- oder Psychopharmakaintoxikationen. Lebererkrankungen und Niereninsuffizienz, kardiale Vorschädigung (besonders QTc-Zeit-Auffälligkeiten), Hypokaliämie und weitere Elektrolytstörungen, prolaktinabhängige Tumoren, schwere Hypotonie und orthostatische Dysregulation, schwere Depression, Erkrankungen des hämatopoetischen Systems, hirnorganische Erkrankungen und Krampfanfälle (anamnestisch und bei Alkoholentzug), da Grand-mal-Anfälle auftreten können (bei Epileptikern antikonvulsive Therapie beibehalten), Hyperthyreose (nur bei gleichzeitiger adäquater thyreostatischer Therapie). Risiko unter Antipsychotika bei älteren Patienten mit Demenz ▶ 3.4.6, Box 3.

■ Interaktionen

— Vorsicht bei Kombination mit Analgetika, Hypnotika, Sedativa, Antihistaminika oder anderen zentral dämpfenden Substanzen, Risiko verstärkter Sedierung bis hin zur Atemdepression.

— Vorsicht bei Kombination mit Polypeptid-Antibiotika, erhöhtes Risiko für Atemdepression.

— Bei Kombination mit Alkohol gegenseitige Verstärkung der vigilanzmindernden Wirkung.

— Die Wirkung von Dopaminagonisten, z. B. *Bromocriptin*, *Amantadin* oder *L-Dopa* wird abgeschwächt.

— Die Wirkung blutdrucksenkender AM kann verstärkt werden.

- Tritt unter *Haloperidol* eine arterielle Hypotonie auf, sollte diese nicht mit *Adrenalin*, sondern *Noradrenalin* behandelt werden, da durch Adrenalinumkehr ein weiterer Blutdruckabfall auftreten kann.
- Kombinationen mit AM, die die QTc-Zeit verlängern oder zu Hypokaliämie führen können, nur unter sorgfältiger Kontrolle (Vergleich Antipsychotika ▶ 3.6.3). **Cave:** *Haloperidol* i.v.
- Bei Kombination mit Lithiumsalzen erhöhtes Risiko für toxische Wirkungen (Delir, EPS).
- Bei Kombination mit **Inhibitoren** von **CPY2D6**, z. B. *Buspiron*, *Chinidin* oder *Fluoxetin* (▶ **Anhang INT**), ist mit einem Anstieg der Wirkspiegel von *Haloperidol* zu rechnen. Vorsicht bei Kombination mit **CYP3A4-Inhibitoren**, z. B. mit *Erythromycin* oder *Clarithromycin* (▶ **Anhang INT**), Anstieg der Plasmakonzentrationen von *Haloperidol*. Bei Kombination mit **CYP3A4-Induktoren**, z. B. mit *Carbamazepin* oder *Phenytoin* (▶ **Anhang INT**), Abfall der Plasmakonzentrationen von *Haloperidol*.

- **Bewertung**

Hochpotentes KAP. Es sollten Dosierungen < 10 mg/d gewählt werden. In psychiatrischen Notfallsituationen weiterhin (oral oder parenteral i.m., in der Palliativmedizin auch s.c. *off-label*) noch unverzichtbar. Das Risiko für EPS, QTc-Zeit-Verlängerung und Herzrhythmusstörungen insbesondere bei hohen Dosen ist zu beachten.

Levomepromazin
Trizyklisches Antipsychotikum
(R)-[3-(2-Methoxyphenothiazin-10-yl)-2-methylpropyl]-N,N-dimethylamin

Levium (HEXAL)	**Neurocil** (Desitin)
Levomepromazin-neuraxpharm	Tbl. 25 mg (20, 50, 100 Tbl.)
(neuraxpharm)	Filmtbl. 100 mg (50, 100 Filmtbl.)
Tbl. 10/ 25/ 50/ 100 mg	Trpf. 40 mg = 40 Trpf. = 1 ml (30/ 50/ 100 ml
Trpf. 40 mg/1 ml	Pipettenfl.)
Amp. 25 mg/1 ml	Amp. 25 mg/1 ml (5 Amp.)

- **Pharmakodynamik**
- Schwache Blockade von D_2- und D_3-Rezeptoren, daher nur schwach antipsychotisch wirksam.
- Stark sedierende Komponente mit anticholinerger und adrenolytischer Wirkung, aber auch Blockade von 5-HT_2- und H_1-Rezeptoren.

- **Pharmakokinetik**
- T_{max} = 2–3 h (nach i.m.-Injektion 30–90 min); $t_{1/2}$ = ca. 24 h (16–78 h); orale Bioverfügbarkeit: ca. 50%.
- Metabolisierung durch N-Demethylierung und Sulfoxidbildung bevorzugt durch CYP3A4 und CYP1A2 und in geringem Umfang durch CYP2B6. *Levomepromazin* hemmt CYP2D6.
- Plasmakonzentration: 30–160 ng/ml[(p)].

- **Indikationen und Behandlungshinweise**
- *Zur Dämpfung von psychomotorischen Unruhe- und Erregungszuständen im Rahmen psychotischer Störungen[z].*
- *Akute Erregungszustände bei manischen Episoden[(z)].*
- Kombinationstherapie bei der Behandlung von *schweren und/oder chronischen Schmerzen[z]*.
- Bei älteren Patienten nur niedrige Dosierung.
- Routineuntersuchungen ◻ Tab. 3.6.

- **Dosierung**

Oral
- Bei stationärer Behandlung einschleichend 75–100 mg/d, dann Steigerung auf bis zu 300 mg/d; max. 600 mg/d[z]. 3 Einzeldosen empfohlen. Auch als Tropfen verfügbar.
- Bei nichtakuter Situation (ambulant) einschleichend 15–30 mg/d oral beginnen, Erhaltungsdosis 75–150 mg/d (3 Einzeldosen).

Parenteral, i.m./i.v. akut
- In der psychiatrischen Notfallsituation: 25–50 mg i.m. (ältere Patienten: 25 mg), bei Bedarf mehrmalige Wiederholung bis max. 150 mg/d i.m.[z].
- i.v.-Injektion (verdünnt mit physiologischer Kochsalzlösung auf 10 ml) sehr langsam; die i.v.-Injektion bleibt auf Ausnahmefälle beschränkt. Subkutane, paravenöse und intraarterielle Injektionen sind zu vermeiden, da Gewebeschäden bis zum Totalverlust der betreffenden Extremität eintreten können. Wegen der Häufigkeit von Gefäßanomalien in der Ellenbeuge sollten für die i.v.- Injektion Venen außerhalb der Ellenbeuge verwendet werden.
- Bei parenteraler Gabe ist strikte Bettruhe einzuhalten.
- Nach Anbruch Restmenge verwerfen.

- **Nebenwirkungen, Risikopopulationen und Intoxikationen**

Sehr häufig Müdigkeit, orthostatische Dysregulation, Hypotonie, Tachykardie, EKG-Veränderungen, Erregungsleitungsstörungen.

Häufig EPS: Frühdyskinesien, Blickkrämpfe, Parkinsonoid, Akathisie, Akkommodationsstörungen, Erhöhung des Augeninnendrucks, verstopfte Nase, Obstipation, Übelkeit, Erbrechen, Appetitverlust, Mundtrockenheit, Miktionsstörungen.

Gelegentlich Krampfanfälle, Kopfschmerzen, Unruhe, Benommenheit, Schwindel, depressive Verstimmung, Exazerbation psychotischer Symptome, Verwirrtheit, Spätdyskinesien, Regulationsstörungen der Körpertemperatur, passagere Leberfunktionsstörungen, Abflussstörungen der Galle, Ikterus, Photosensibilität, Pigmenteinlagerungen in Kornea und Linse, Erregung, Lethargie.

Sonstige NW Selten oder in Einzelfällen malignes neuroleptisches Syndrom, Delir, Blutzellschäden, TdP, Thrombosen, Kolitis, Ileus, Gewichtszunahme, Gynäkomastie, Galaktorrhö, Menstruationsstörungen, sexuelle Funktionsstörungen. QTc-Zeit-Verlängerungen bis hin zu tödlichen Herzrythmusstörungen. **Nach i.m.-Injektion:** häufig innerhalb von 10–20 min Blutdrucksenkung, die 4–6 h (gelegentlich bis 12 h) anhalten kann. Nach parenteraler Gabe sowie bei Behandlungsbeginn mit höheren Dosen sollte der Patient wenigstens 5–6 h liegen. Tagesdosen > 150 mg nur unter stationären Bedingungen. i.m.-Injektionen können schmerzhafte Infiltrationen hinterlassen.

Risikopopulationen **Herz:** Ausgeprägte anticholinerge und α_1-antagonistische Eigenschaften, mögliche orthostatische Regulationsstörungen sowie Störungen der Erregungsleitung und Repolarisation mit QTc-Zeit-Verlängerung, TdP-Arrhythmien und plötzlichem Herztod sind beschrieben, daher keine Anwendung bei zusätzlichen Risikofaktoren für ventrikuläre Arrhythmien; auch Anwendung bei KHK wird nicht empfohlen. **Leber:** Bei leichten bis mittelgradigen Leberfunktionsstörungen Laborkontrollen und Dosisanpassung, möglichst keine Anwendung bei schwerer Leberinsuffizienz; mögliches Risiko der intrahepatischen Cholestase (Beginn meist innerhalb von 2–4 Wochen nach Therapiebeginn). **Niere:** Nur geringe renale Ausscheidung der unveränderten Substanz, daher kaum Einschränkung der Clearance bei Nierenfunktionsstörungen; zumindest bei leichter und mäßiger Ausprägung in der Regel keine Dosisanpassung erforderlich.

Intoxikationen Wie ► *Chlorprothixen.*

- **Kontraindikationen**
- Störungen der Hämatopoese.

Relative Kontraindikationen

— Akute Intoxikationen mit Alkohol, Schlafmittel, Analgetika, Psychopharmaka, Leber- und Nierenfunktionsstörung, Prostatahypertrophie,
Harnverhalt, Glaukom, kardiale Vorschädigung (inkl. QTc-Zeit-Verlängerungen) und bekannte orthostatische Dysregulation, schwere
Blutdruckregulationsstörungen, malignes neuroleptisches Syndrom in
der Vorgeschichte. **Cave** bei Patienten mit arteriosklerotischen und
organischen Hirnerkrankungen, Parkinson-Erkrankung, epileptischen
Anfällen, prolaktinabhängigen Tumoren. Risiko unter Antipsychotika
bei älteren Patienten mit Demenz ▶ 3.4.6, Box 3.

■ **Interaktionen**

— Bei Kombination mit anderen zentral dämpfenden Medikamenten
verstärkte Sedierung und Atemdepression möglich.
— Keine Kombination mit anticholinergen AM, z. B. Antiparkinsonmitteln
(*Biperiden*, *Diphenhydramin* oder *Doxylamin*).
— Gegenseitige Wirkungsverstärkung mit Alkohol.
— QTc-Zeit-Verlängerung und TdP wurden beobachtet. Vorsicht bei
Kombination mit anderen die QTc-Zeit verlängernden AM und AM, die
zu Hypokaliämie führen können.
— Vorsicht bei Kombination mit **CYP2D6-Substraten**, da *Levomepromazin*
CYP2D6 hemmt (▶ **Anhang SUB**).

■ **Bewertung**

Niederpotentes KAP mit ausgeprägten vegetativen, v. a. kardiovaskulären NW
(u. a. QTc-Zeit-Verlängerung und TdP-Risiko); zur Sedierung bei schweren
psychomotorischen Erregungszuständen geeignet. Für diese Indikation haben
BZD, niederpotente Butyrophenonderivate (*Melperon*, *Pipamperon*) und AAP
(u. a. *Olanzapin* i.m.) ein günstigeres NW-Profil; daher **Einsatz nur in Ausnahmefällen und bei Versagen geeigneter Alternativen**.

Loxapin
Trizyklisches Antipsychotikum – Dibenzoxazepin
2-Chloro-11-(4-methyl-1-piperazinyl)dibenzo[b,f][1,4]oxazepin
Adasuve (Trommsdorff)

Einzeldosiertes Pulver; 9,1 mg *Loxapin* zur Inhalation mit Inhalator
(1 Beutel).

- **Pharmakodynamik**
- Blockade von D_2- und 5-HT_{2A}-Rezeptoren (hochaffin).
- Stark sedierend mit anticholinerger, antihistaminischer und adrenolytischer Wirkung.

- **Pharmakokinetik**
- T_{max} = 1 min (nach Inhalation); $t_{1/2}$ = 6–8 h
- Extensive hepatische Metabolisierung durch Hydroxylierung (*8-OH-* und *7-OH-Loxapin*), N-Oxidation (*Loxapin-N-Oxid*) und N-Demethylierung (*Amoxapin*) mit Beteiligung von CYP3A4, CYP2D6, CYP1A2, CYP2C19 und CYP2C8 sowie FMO (Flavin-abhängige Monooxygenasen).
- Plasmakonzentration nach 1 min: im Median 312 ng/ml[p], bei hoher interindividueller Streuung.

- **Indikationen und Behandlungshinweise**
- *Schnelle Kontrolle von leichter bis mittelschwerer Agitiertheit bei erwachsenen Patienten mit Schizophrenie oder bipolarer Störung[z].*
- Anwendung nur in einem Krankenhausumfeld und unter Aufsicht von medizinischem Fachpersonal. Es muss eine bronchodilatatorische Therapie mit einem kurzwirksamen β-Sympathomimetikum für die Behandlung von möglichen schwerwiegenden respiratorischen NW (Bronchospasmus) verfügbar sein.
- Der Patient muss nach jeder Inhalation 1 h lang auf Anzeichen oder Symptome von Bronchospasmus überwacht werden.
- Die Patienten sollten unmittelbar nach der Kontrolle von akuten Agitationssymptomen eine reguläre Behandlung erhalten.
- Routineuntersuchungen ◘ Tab. 3.6.

- **Dosierung**
- Empfohlene Anfangsdosis: 9,1 mg (1 Inhalation)[z].
- Falls erforderlich, kann nach 2 h eine zweite Dosis (Inhalation 9,1 mg) angewendet werden[z].
- Max. 2 Inhalationen/d[z].
- Es kann eine niedrigere Dosis von 4,5 mg (in Österreich verfügbar) angewendet werden, wenn die Dosis von 9,1 mg zuvor vom Patienten nicht vertragen wurde oder wenn der Arzt eine niedrigere Dosis für angemessener hält.

Art der Anwendung von Adasuve

Das AM (Inhalator mir sichtbarer Lasche) ist in einem versiegelten Beutel verpackt und muss bis unmittelbar vor seiner Anwendung in dem Beutel bleiben. Es wird erst aus dem Beutel genommen, wenn es benötigt wird. Sobald die

Lasche entfernt ist, leuchtet ein grünes Licht auf, mit dem angezeigt wird, dass das AM zur Anwendung bereit ist (und muss dann innerhalb von 15 min nach dem Herausziehen der Lasche angewendet werden). Das AM wird vom Patienten über das integrierte Mundstück mit einem gleichmäßigen tiefen Atemzug eingeatmet. Nach Abschluss der Inhalation nimmt der Patient das Mundstück aus dem Mund und hält kurz den Atem an. Wenn das grüne Licht erlischt, wurde das AM abgegeben. Die Außenseite des Gehäuses kann sich während der Anwendung erwärmen (normaler Vorgang).

- ■ **Nebenwirkungen, Risikopopulationen und Intoxikationen**
Sehr häufig Sedierung/Somnolenz, Geschmacksstörung.

Häufig Schwindel, Rachenreizung, Mundtrockenheit, Müdigkeit.

Gelegentlich Dystonie, Dyskinesie, okulogyre Krisen, Tremor, Akathisie/Unruhe, Hypotonie, Bronchospasmus (einschließlich Atemnot), QTc-Zeit-Verlängerungen sind möglich.

In Kurzzeitstudien (über 24 h) ohne Atemwegserkrankungen traten Bronchospasmen (einschließlich Keuchen, Atemnot, Husten) gelegentlich auf. Allerdings wurden an Probanden mit persistierendem Asthma oder COPD Bronchospasmen sehr häufig als NW berichtet. Die meisten dieser Ereignisse traten innerhalb von 25 min nach Anwendung einer Dosis auf und konnten durch Inhalation eines Bronchodilatators abgeschwächt werden.

Bei langfristiger oraler Anwendung von *Loxapin* (in USA zugelassen) erfasste NW: Sedierung, Schläfrigkeit, EPS, kardiovaskuläre und anticholinerge Effekte.

Risikopopulationen **Herz**, **Leber** und **Niere:** Aufgrund fehlender Daten und vorhandener Alternativen sollte bei entsprechenden Vorerkrankungen bzw. Funktionsstörungen möglichst keine Anwendung erfolgen.

Intoxikationen In klinischen Studien wurden keine Fälle einer Überdosierung berichtet; wahrscheinlich wie ▶ *Chlorprothixen*.

- ■ **Kontraindikationen**
- ▬ < 18 J. und > 65 J.
- ▬ Patienten mit akuten respiratorischen Zeichen/Symptomen (z. B. Keuchen) oder aktiven Atemwegserkrankungen (z. B. Asthma oder chronisch obstruktive Lungenerkrankung [COPD]).

Relative Kontraindikationen
- ▬ Leber- und Nierenfunktionsstörung, Prostatahypertrophie, Harnverhalt, Glaukom, kardiale Vorschädigung und bekannte orthostatische Dys-

regulation. **Cave:** Patienten mit organischen Hirnerkrankungen, Parkinson-Erkrankung, prolaktinabhängigen Tumoren.

- ## Interaktionen
- Bei Kombination mit anderen zentral dämpfenden AM verstärkte Sedierung und Atemdepression möglich. Wenn zusätzlich zu *Loxapin* eine Behandlung mit einem BZD für notwendig erachtet wird, muss der Patient auf übermäßige Sedierung und orthostatische Hypotonie überwacht werden.
- Vorsicht vor Kombination mit AM, die die Krampfschwelle herabsetzen (z. B. Phenothiazine, Butyrophenone, *Clozapin*, TZA, [SSRI], *Tramadol*, *Mefloquin*).
- Vorsicht bei Kombination mit *Carbamazepin*, Anstieg der Konzentration des toxischen Metaboliten *Carbamazepinepoxid*.
- Gegenseitige Verstärkung der vigilanzmindernden Wirkung bei Kombination mit Alkohol.
- Kombinationen mit AM, die die QTc-Zeit verlängern oder zu Hypokaliämie führen können, nur unter sorgfältiger Kontrolle.

- ## Bewertung
Erstes inhalativ zu verabreichendes Antipsychotikum mit raschem und schnellem sedierenden Wirkungseintritt (< 10 min) bei leichter bis mittelschwerer Agitation bei erwachsenen Patienten mit Schizophrenie oder bipolarer Störung. *Loxapin* ist als konventionelles niedrig- bis mittelpotentes Antipsychotikum in den USA lange auf dem Markt (oral bis 50 mg/d), die NW entsprechen wahrscheinlich bei 1- bis 2-maliger inhalativer Gabe denen anderer niederpotenter Antipsychotika. Das Risiko von Bronchospasmen wird als kontrollierbar erachtet (Bereithalten eines ß-Sympathomimetikums). Das medizinische Fachpersonal muss die Sicherheitsvorkehrungen kennen. Ob sich inhalatives *Loxapin* durchsetzen und die hohen Kosten rechtfertigen kann, ist offen. Der Einsatz ist in Ausnahmefällen und bei Versagen geeigneter Alternativen zu empfehlen).

Lurasidon
Benzoisothiazol
(3aR,4S,7R,7aS)-2-{(1R,2R)-2-[4-(1,2-benzisothiazol-3-yl)piperazin-1-ylmethyl] cyclohexylmethyl}hexahydro-4,7-methano-2H-isoindol-1,3-dion hydrochlorid
Latuda (Takeda Pharma)
Tbl. 18,5/ 37/ 74 mg (28, 56 Tbl.)[1, 2]
[1] Gilt auch für A. [2] In CH 40/ 80/ 120 mg verfügbar.

■ **Pharmakodynamik**

— Antagonist mit hoher Affinität zu Dopamin-D_2-Rezeptoren und 5-HT_{2A}-sowie 5-HT_7-Rezeptoren.

— Antagonist mit mittlerer Affinität zu adrenergen $α_{2C}$-Rezeptoren.

— Partialagonistische Aktivität an 5-HT_{1A}-Rezeptoren, schwacher Antagonismus an $α_{2A}$-Rezeptoren.

— Kaum Affinität zu Histamin-H_1- und mACh-Rezeptoren.

■ **Pharmakokinetik**

— T_{max} = 1–3 h, bei Einnahme mit dem Essen um 0,5–3 h verzögert; $t_{½}$ = 12–37 h; Bioverfügbarkeit 9–19%.

— Hepatische Metabolisierung hauptsächlich über CYP3A4, zwei aktive und zwei inaktive Metaboliten.

— Plasmakonzentration: 15–40 ng/ml[(p)].

■ **Indikationen und Behandlungshinweise**

— *Schizophrenie (> 18 J.)*[z].

— Routineuntersuchungen ◻ Tab. 3.6.

■ **Dosierung**

— Initial 37 mg bzw. 40 mg[z] einmal täglich. Einnahme mit einer Mahlzeit (mindestens 350 kcal; die Bioverfügbarkeit sinkt deutlich, wenn die Einnahme außerhalb der Mahlzeiten oder mit geringerer Menge erfolgt). Erhöhung auf 1 × 80 mg/d, max. Tagesdosis 148 mg/d bzw. 160 mg/d[z].

— Keine initiale Dosistitration erforderlich, bis zur Maximaldosis als Einmalgabe möglich.

■ **Nebenwirkungen, Risikopopulationen und Intoxikationen**

Sehr häufig Akathisie, Somnolenz.

Häufig Gewichtszunahme, Insomnie, Agitiertheit, Angstzustände, Ruhelosigkeit, Parkinsonoid, Dystonien, Dyskinesien, Übelkeit, Erbrechen, Dyspepsie, Hypersalivation, trockener Mund, Schmerzen im Oberbauch, Magenbeschwerden, Rigidität der Skelettmuskulatur, CK-Erhöhung, Kreatinin-Erhöhung, Müdigkeit.

Gelegentlich Nasopharyngitis, Appetitlosigkeit, erhöhter Serumglukosespiegel, Albträume, Katatonie, Lethargie, Dysarthrie, verschwommenes Sehen, Tachykardie, Hypertonie, Hypotonie, Hitzewallungen, Leberwerterhöhung, Hyperhidrosis, Gelenksteife, Myalgie, Nackenschmerzen, Rückenschmerzen, Prolaktinerhöhung, Gangstörung.

Selten und unklare Häufigkeit Leukopenie, Neutropenie, suizidales Verhalten, malignes neuroleptisches Syndrom, Krampfanfälle, Angioödem, Rhabdomyolyse, Nierenversagen, Vergrößerung der Brustdrüse, Brustschmerzen, Galaktorrhö, Amnerrhö, Dysmenorrhö, erektile Dysfunktion, plötzlicher Tod.

Risikopopulationen Herz: Besondere Vorsicht und sorgfältige klinische und EKG-Kontrollen bei kardialen Vorerkrankungen; möglichst keine Anwendung bei Prädisposition zu orthostatischer Dysfunktion. **Leber** und **Niere:** Anwendung mit Vorsicht; die Dosis sollte bei mäßiger und schwerer Nieren- bzw. Leberfunktionsstörung 40 mg/d nicht übersteigen.

- **Intoxikationen**

Ein Einzelfall mit etwa 560 mg *Lurasidon* erholte sich ohne Folgeerscheinungen.

- **Kontraindikationen**

— Schwere Leber- und Nierenerkrankungen, kardiale Vorschädigung, schwere organische Hirnerkrankungen, prolaktinabhängige Tumoren.

Relative Kontraindikationen
— Hyperglykämie.

- **Interaktionen**
— Vorsicht bei Kombination mit zentral dämpfenden Substanzen und Alkohol.
— Keine Kombination mit **CYP3A4-Inhibitoren** (z. B. *Ketoconazol*) (▶ **Anhang INT**) oder **CYP3A4-Induktoren** (z. B. *Rifampicin*) (▶ **Anhang INT**). Bei Kombination mit *Diltiazem* sollte eine Dosis von 80 mg nicht überschritten werden.
— Keine Dosisanpassung bei Kombination mit *Digoxin* (P-gp-Substrat), *Midazolam* (CY3A4-Substrat) oder oralen Kontrazeptiva erforderlich.
— Auf Grapefruitsaft (CYP3A4-Inhibition) sollte während der Behandlung mit *Lurasidon* verzichtet werden.

- **Bewertung**

Neues nichttrizyklisches AAP. Einmalgabe (mit einer Mahlzeit) und fehlende Notwendigkeit für Dosistitration. Wirksamkeit bei schizophrenen Störungen im Bereich von *Asenapin* und *Ziprasidon*, in USA auch Zulassung für die Behandlung von Patienten mit bipolarer Depression. Für AAP relativ hohes EPS-Risiko (v. a. Akathisie), vergleichbar mit *Risperidon*, bei relativ geringen Prolaktinanstiegen. Kaum Sedierung, im Vergleich zu Plazebo keine signifikante Gewichtszunahme und keine ausgeprägten metabolischen Effekte (*www.kompendium-news.de* vom 27.3.2014 und 13.1.2016). In April 2015 wurde vom G-BA für *Lurasidon* kein Zusatznutzen gegenüber den zweckmäßigen Vergleichstherapien bei Akutbehandlung und Rückfallprophylaxe von Schizophrenien festgestellt. Der Hersteller nahm das Präparat 2015 vom deutschen Markt; in A und CH ist *Lurasidon* noch erhältlich.

Melperon

Butyrophenon

4-Fluor-4-(4-methyl-piperidino)-butyrophenon

Melneurin (HEXAL)	**Melperon-neuraxpharm** (neuraxpharm)
Melperon 1A(1A Pharma)	Tbl. 10/ 25/ 50/ 100 mg
Melperon AbZ (AbZ-Pharma)	Lsg. 5 mg = 1 ml
Melperon AL (Aliud Pharma)	Lsg. 25 mg = 1 ml (**forte**)
Melperon Aristo (Aristo Pharma)	**Melperon-ratiopharm** (ratiopharm)
Melperon beta (betapharm)	**Melperon RPH** (Heumann Pharma)
Melperon-CT (AbZ-Pharma)	**Melperon Sandoz** (Sandoz
Melperon-dura (Mylan dura)	Pharmaceuticals)
Melperon Lindopharm (Aristo	**Melperon STADA** (STADApharm)
Pharma)	**Melperon-TEVA** (TEVA)

- **Pharmakodynamik**
  - Blockade von D_3-Rezeptoren und deutlich geringer von $5\text{-}HT_{2A}$, α_1-, α_2- und Dopamin-D_2 Rezeptoren.
  - Kaum messbare Wirkung auf H_1- und mACh-Rezeptoren.
  - Dosisabhängig zunächst affektive Entspannung, bei höherer Dosierung antipsychotisch.
  - Muskelrelaxierend, antiarrhythmisch.

- **Pharmakokinetik**
  - Rasche Resorption nach oraler Gabe mit starkem First-pass-Effekt; Bioverfügbarkeit ca. 60%.
  - $T_{max} = 1$–1,5 h; $t_{1/2} = 4$–6 h; Bioverfügbarkeit ca. 60%; Plasmaproteinbindung 50%.
  - Rasche, nahezu vollständige hepatische Metabolisierung. Beteiligte Enzyme unbekannt. *Melperon* hemmt CYP2D6.
  - Plasmakonzentration: 30–100 ng/ml[(p)].

❯ **Nichtlineare Pharmakokinetik von *Melperon*, die z. B. bei Hemmung abbauender Enzyme zu überproportionalen Plasmakonzentrationen führen kann.**

- ## Indikationen und Behandlungshinweise
- *Schlafstörungen[z], Verwirrtheitszustände[z]; psychomotorische Unruhe[z]; Erregungszustände bei Psychosen, Oligophrenie, organisch bedingter Demenz oder alkoholassoziierten Störungen[z].*
- *Psychoneurosen[(z)];* zugelassen für die Indikation eines Anxiolytikums, wenn dafür Unverträglichkeit oder Abhängigkeitsrisiko besteht.
- Keine Senkung der Krampfschwelle (im Gegensatz zu den meisten anderen Antipsychotika, dennoch Beibehaltung antikonvulsiver Therapie bei Epilepsie, ◘ Tab. 3.8).
- Routineuntersuchungen ◘ Tab. 3.6. Vor Behandlung mit *Melperon* wird besonders darauf hingewiesen, das Blutbild (einschließlich Differenzial-blutbild und Thrombozytenzahl) zu kontrollieren. Bei von der Norm abweichenden Blutwerten darf eine Behandlung mit *Melperon* nur bei zwingender Notwendigkeit und unter häufigen Kontrollen erfolgen. Weiterhin Blutbild, Elektrolyte und EKG in regelmäßigen Abständen. Bei Immobilisierung Gefahr einer Thrombose in Bein- und Beckenvenen.

- ## Dosierung
- Einschleichender Beginn bei unruhigen und verwirrten Patienten mit 50–100 mg/d; Steigerung innerhalb mehrerer Tage bis auf 200 mg/d möglich (2–4 Dosen) (max. 400 mg/d)[z].
- Für beruhigende Wirkung: 25–75 mg/d. Beginn im höheren Lebensalter mit 10–25 mg. Langzeitbehandlung in der Geriatrie: 50–150 mg/d.
- Schlafinduktion: 25–100 mg abends.

- ## Nebenwirkungen, Risikopopulationen und Intoxikationen

In der Regel gut verträglich mit geringen Wirkungen auf Atmung, Kreislauf, Verdauung, Harnausscheidung und Leberfunktion.

Sehr häufig/häufig Insbesondere zu Beginn der Behandlung und bei höherer Dosierung Müdigkeit, Hypotonie bzw. orthostatische Dysregulation, Tachykardie.

Sonstige NW Selten oder in Einzelfällen malignes neuroleptisches Syndrom, Spätdyskinesien in Einzelfällen (hohe Dosen), auch Frühdyskinesien, Akathise, Tremor, Parkinsonoid bei sensitiven Patienten, Übelkeit, Erbrechen, Diarrhö und Appetitverlust, Obstipation, Miktionsstörungen, Gewichtszunahme, Temperaturregulations-, Akkommodationsstörungen, Erhöhung des Augeninnendrucks, Mundtrockenheit, verstopfte Nase, Kopfschmerzen, passagere Erhöhung der Leberenzyme, Ikterus, allergische Hautreaktionen (Exantheme) auch als Spätreaktionen, Menstruationsstörungen, Galaktorrhö, Gynäkomastie, sexuelle Funktionsstörungen, Abflussstörungen der Galle, Leukopenie,

Thrombozytopenie, Panzytopenie, Agranulozytose. QTc-Zeit-Verlängerungen und TdP, Hyponatriämie.

Risikopopulationen **Herz:** In geringer Dosierung in der Regel gut verträglich bei kardiovaskulären Vorerkrankungen; gelegentlich orthostatische Hypotonie (v. a. bei hohen Dosierungen und schneller Aufdosierung), keine klinisch relevanten anticholinergen Eigenschaften; nicht selten Repolarisationsstörungen mit QTc-Zeit-Verlängerung (kann bereits unmittelbar nach Therapiebeginn auftreten); Anwendung bei kardiovaskulären Vorerkrankungen unter Berücksichtigung des individuellen Risikoprofils und engmaschigen Kreislauf- und EKG-Kontrollen; geringeres Risiko als bei Phenothiazinen. **Leber:** Bei schweren Leberfunktionsstörungen bzw. persistierenden Laborwertveränderungen Dosisanpassung und regelmäßige Laborkontrollen empfohlen. **Niere:** Sorgfältige Kontrollen der Nierenfunktion (bzw. Retentionsparameter) und ggf. Dosisanpassung bei Niereninsuffizienz.

Intoxikationen Wie ► *Benperidol.*

- **Kontraindikationen**
- Hochgradige Leberinsuffizienz, hereditäre Fruktoseintoleranz (Saft), malignes neuroleptisches Syndrom in der Vorgeschichte.

Relative Kontraindikationen
- Kardiale Vorschädigung (wegen möglicher Hypotonie), Long-QT-Syndrom, Hypokaliämie, Bradykardie, Blutbildveränderungen, prolaktinabhängige Tumoren, schwere Hypotonie oder orthostatische Dysregulation, Parkinson-Erkrankung.
- Der Einsatz zur Behandlung von Verhaltensstörungen, die mit Demenzerkrankungen zusammenhängen, ist im Einzelfall zu prüfen (Fachinformation).

- **Interaktionen**
- Vorsicht bei Kombination mit Analgetika, Hypnotika, Sedativa, Antihistaminika oder anderen zentral dämpfenden Substanzen einschließlich Alkohol, Risiko verstärkter Sedierung bis hin zur Atemdepression.
- Vom Hersteller besonderer Hinweis auf mögliche pharmakodynamische Interaktionen mit Anticholinergika, z. B. *Clozapin.*
- QTc-Zeit-Verlängerung wurde beobachtet. Vorsicht bei Kombination mit anderen die QTc-Zeit verlängernden AM.
- *Melperon* ist ein CYP2D6-Inhibitor, daher Vorsicht bei Kombination mit AM, die **Substrate** von **CYP2D6** sind, z. B. *Codein, Nortriptylin, Risperidon, Tamoxifen, Tramadol* oder *Venlafaxin* (► **Anhang SUB**).

■ **Bewertung**

Niederpotentes Antipsychotikum mit breitem Einsatzspektrum; aufgrund der fehlenden anticholinergen Komponente und seltenen EPS zur Sedierung bei psychomotorischen Erregungszuständen und zur Schlafinduktion besonders im höheren Lebensalter geeignet (Zulassung auch für Patienten > 65 J.). Auf Interaktions- und NW-Risiko achten. **Cave:** Es gibt widersprüchliche Warnhinweise in den Fachinformationen bezüglich der Indikation bei Verhaltensstörungen in Zusammenhang mit der Demenz.

Olanzapin

Trizyklisches Antipsychotikum

2-Methyl-4-(4-methyl-1-piperazinyl)-10H-thieno[2,3-b][1,5]benzodiazepine

Olanzapin 1A (1A Pharma)
Olanzapin AAA (AAA Pharma)
Olanzapin AbZ (AbZ-Pharma)
Olanzapin-Actavis (Actavis Deutschland)
Olanzapin AL (Aliud)
Olanzapin Aristo (Aristo)
Olanzapin Aurobindo (Aurobindo)
Olanzapin axcount (axcount Generika)
Olanzapin Basics (Basics)
Olanzapin beta (betapharm)
Olanzapin-biomo (biomo)
Olanzapin-CT (AbZ-Pharma)
Olanzapin Dexcel (Dexcel)
Olanzapin Glenmark (Glenmark)
Olanzapin Hennig (Hennig)
Olanzapin Heumann (Heumann)
Olanzapin HEXAL (HEXAL)
Olanzapin-Hormosan (Hormosan)
Olanzapin-neuraxpharm (neuraxpharm)
Olanzapin Pfizer (Pfizer Pharma)
Olanzapin-ratiopharm (ratiopharm)

Olanzapin STADA (STADApharm)
Olanzapin SUN (Sun Pharmaceuticals)
Olanzapin Zentiva (Winthrop)
Zalasta (Krka, tovarna zdravil)
Zyprexa (Lilly)
Tbl. 2,5/ 5/ 7,5/ 10/ 15 mg (35, 70 Tbl.); 20 mg (35 Tbl.)
Schmelztbl. 5/ 10/ 15/ 20 mg (35, 70 Tbl.) (**Zyprexa Velotab**)
Durchstechfl. 10 mg Pulver und Lösungsmittel zur Herstellung einer Injektionslösung (5 mg/1 ml)

Depotpräparat
Olanzapinpamoat
Zypadhera (Lilly)
Durchstechfl. 210/ 300/ 405 mg Pulver und Lösungsmittel zur Herstellung einer Depot-Injektionssuspension (150 mg/1 ml)

■ **Pharmakodynamik**

▬ In erster Linie Blockade von mACh-, 5-HT_2-, D_{1-5}-Rezeptoren, außerdem von α_1- und H_1-Rezeptoren (für *Olanzapin* und *Olanzapinpamoat*).

■ **Pharmakokinetik**

▬ T_{max} = 5–8 h; $t_{1/2}$ = 23–43 h (bei älteren Patienten verlängert); Bioverfügbarkeit ca. 80%.
▬ Hepatische Konjugation und Oxidation, Metabolisierung über N-Glukuronosyltransferase, Flavinmonoxygenase, CYP1A2 und geringfügig CYP2D6.

- Steady State nach 5–7 Tagen.
- T_{max} nach 2–4 Tagen; $t_{1/2}$ etwa 30 Tage (bei älteren Patienten verlängert).
- Bei älteren Patienten (> 65 J.) wurden längere Eliminations-HWZ gefunden (> 50 h), da wenig Erfahrung, wird ein Einsatz bei älteren Patienten nicht empfohlen.
- Plasmakonzentration: 20–80 ng/ml[p].
- *Olanzapinpamoat*: Unmittelbar nach Injektion beginnt die langsame Auflösung des Salzes im Muskelgewebe und sorgt für eine langsame kontinuierliche Freisetzung von *Olanzapin* über mehr als 4 Wochen. Die Freisetzung nimmt innerhalb von 8–12 Wochen allmählich ab. Eine zusätzliche Gabe von oralen Antipsychotika zu Beginn der Depot-Behandlung erscheint nicht erforderlich. Das Freisetzungsprofil in Kombination mit dem Dosierungsschema (i.m.-Injektion alle 2 oder 4 Wochen) ergibt eine anhaltende *Olanzapin*-Plasmakonzentration, die für mehrere Monate nach jeder Injektion messbar bleibt (Kumulation in den ersten 3 Monaten). Resorption und Ausscheidung sind ungefähr 6–8 Monate nach der letzten Injektion abgeschlossen.

■ Indikationen und Behandlungshinweise

Oral
- *Schizophrenie, auch zur Aufrechterhaltung der klinischen Besserung bei Patienten, die initial auf die Behandlung angesprochen haben[z].*
- *Mäßig schwere bis schwere manische Episoden[z] (▶ 2.4.1).*
- *Phasenprophylaxe bei Patienten mit bipolaren Störungen, deren manische Phase auf eine Behandlung mit Olanzapin angesprochen hat[z] (▶ 2.4.1).*
- Hinweise auf Wirksamkeit bei → Borderline-Persönlichkeitsstörungen (▶ 11.3.1), → wahnhafter Depression (▶ 3.4.6), → therapierefraktären Zwangsstörungen (▶ 1.4.7), → drogeninduzierter Psychose.
- Erste Hinweise auf Wirksamkeit bei → PTBS und → GAS.

Parenteral, i.m. akut
- *Schnelle Beherrschung von Erregungszuständen bei Patienten mit Schizophrenie für die Dauer von bis zu 3 aufeinanderfolgenden Tagen, wenn eine orale Behandlung nicht angezeigt ist[z].*

Parenteral, Depotpräparat
- *Erhaltungstherapie bei erwachsenen Patienten mit Schizophrenie, die während einer akuten Behandlung hinreichend mit oralem Olanzapin stabilisiert wurden[z].*
- Routineuntersuchungen ◘ Tab. 3.6.

■ Dosierung

Oral

- Anfangsdosis 10 mg/d, Dosisbereich 5–20 mg/d^z.
- Anfangsdosis bei Patienten > 65 J. auch 2,5–5 mg, vorzugsweise zur Nacht (▶ 3.14).
- In der Akutpsychiatrie werden vorübergehend manchmal höhere Dosen eingesetzt (initial 20 mg, dann auch 30–40 mg/d, eine Dosis-Wirkungs-Beziehung konnte in einer Studie zwischen 10 mg und 40 mg allerdings nicht gezeigt werden).
- Dosisreduktion bei Leberfunktionsstörungen, Nierenfunktionsstörungen ▶ Risikopopulationen.

Parenteral, i.m. akut

- Anfangsdosis 10 mg i.m. Eine zweite Dosis (5–10 mg i.m.) kann 2 h danach gegeben werden. Nicht mehr als 3 Injektionen innerhalb von 24 h, nicht länger als über 3 aufeinanderfolgende Tage anwenden.
- Tägliche Höchstdosis von 20 mg nicht überschreiten.
- Patienten > 60 J.: Anfangsdosis 2,5–5 mg, weitere Dosierungen 2,5–5 mg.
- Bei Patienten mit Nieren- und/oder Leberinsuffizienz: Niedrigere Anfangsdosis (5 mg) in Betracht ziehen, bei mittelgradiger Leberinsuffizienz Anfangsdosis 5 mg.

Parenteral, Depotpräparat

- Dosierungen von 150 mg und 210 mg für Injektionsintervalle von 2 Wochen sowie von 300 mg und 405 mg (Injektionsintervalle 4 Wochen) sind verfügbar.
- Entsprechend der oralen täglichen Zieldosis werden folgende Empfehlungen zur Dosierung von *Olanzapinpamoat* gemacht:
  - Oral 10 mg, Anfangsdosis (Depot) 210 mg/2 Wochen, Erhaltungsdosis (Depot) nach 2 Monaten 150 mg/2 Wochen oder 300 mg/4 Wochen;
  - Oral 15 mg, Anfangsdosis (Depot) 300 mg/2 Wochen, Erhaltungsdosis (Depot) nach 2 Monaten 210 mg/2 Wochen oder 405 mg/4 Wochen;
  - Oral 20 mg, Anfangsdosis (Depot) 300 mg/2 Wochen, Erhaltungsdosis (Depot) nach 2 Monaten 300 mg/2 Wochen.

❯ *Olanzapinpamoat* darf nur durch tiefe gluteale i.m.-Injektion von medizinischem Fachpersonal, das in der adäquaten Injektionstechnik geschult ist, angewendet werden. Die Injektion muss in einer Einrichtung appliziert werden, in der eine Überwachung nach der Injektion und Zugang zu geeigneter medizinischer Behandlung im Falle einer Überdosierung sichergestellt werden kann. Nach jeder Injektion müssen die Patienten in einer medizinischen Einrichtung von angemessen qualifiziertem Personal für mindestens 3 h auf Anzeichen und Symptome einer *Olanzapin*-Überdosierung beobachtet werden. Es muss sichergestellt werden, dass der Patient wach, orientiert und frei von jeglichen Zeichen und Symptomen einer Überdosierung ist. Wenn eine Überdosierung vermutet wird, muss eine eingehende medizinische Überwachung und Kontrolle weitergeführt werden, bis eine Untersuchung bestätigt, dass die Anzeichen und Symptome abgeklungen sind. Die Patienten müssen vor der Anwendung von *Olanzapinpamoat* mit oralem *Olanzapin* behandelt werden, um Verträglichkeit und Ansprechen festzustellen.

■ **Nebenwirkungen, Risikopopulationen und Intoxikationen**

Das Risiko für Gewichtszunahme und metabolische Syndrome ist unter *Olanzapin* höher als unter vielen anderen Antipsychotika (außer *Clozapin*); die Gewichtszunahme scheint nach Fallberichten und ersten systematischen Studien bei Therapie mit Schmelztabletten geringer auszufallen als unter herkömmlichen Tabletten; der zugrunde liegende Mechanismus ist noch unklar. Zudem sind mittlerweile hilfreiche nichtmedikamentöse und medikamentöse Maßnahmen zur Prävention und Reduktion der unter *Olanzapin* häufig auftretenden Gewichtszunahme bekannt (▶ 3.6.2).

Verschlechterung der Parkinson-Symptome und Halluzinationen bei Parkinson-Erkrankung sind möglich, in klinischen Studien bei demenzassoziierter Psychose höhere Inzidenz an Todesfällen und zerebrovaskulären Ereignissen, abnormer Gang, Stürze.

■ ■ **Oral**

Sehr häufig Schläfrigkeit, Gewichtszunahme, erhöhte Prolaktinspiegel, orthostatische Hypotonie.

Häufig Müdigkeit, Asthenie, Schwindel, Akathisie, Parkinsonismus, Dyskinesien, Appetitsteigerung, Eosinophilie, Leukopenie, Neutropenie, erhöhte Glukose-, Triglyzerid- und Cholesterinspiegel, Glukosurie, passagere Erhöhung der Lebertransaminasen, Erhöhung von alkalischer Phophatase, CK, γGT, Harnsäure, leichte, meist vorübergehende anticholinerge Effekte (Verstopfung, Mundtrockenheit), Ausschlag, Arthralgie, Ödeme, erektile Dysfunktion, erniedrigte Libido (Männer und Frauen), Fieber.

Gelegentlich Bradykardie, QTc-Zeit-Verlängerung, Lichtüberempfindlichkeit, Alopezie, Harninkontinenz, Harnverhalt, Schwierigkeiten beim Wasserlassen, Amenorrhö, Gynäkomastie, Galaktorrhö bei Frauen, geblähtes Abdomen, Nasenbluten, epileptische Anfälle, Dystonie, tardive Dyskinesien,

Amnesie, Dysarthrie, immunologische Überempfindlichkeit, hohe Kreatin-
phosphokinasewerte, erhöhtes Gesamtbilirubin, Thromboembolien.

Sonstige NW Selten oder in Einzelfällen malignes neuroleptisches Syndrom,
Hepatitis (einschließlich hepatozellulärer oder cholestatischer Leberschädigung oder Mischform), Entwicklung oder Verschlechterung eines Diabetes,
gelegentlich begleitende Ketoazidose oder Koma (einschließlich einiger letaler
Fälle), Thrombozytopenie, Hypothermie, Pankreatitis, ventrikuläre Tachykar-
die/Fibrillation, Rhabdomyolyse, Priapismus, Schlafwandeln.

Bei Langzeitgabe (> 48 Wochen): Gewichtszunahme (sehr häufig ≥ 25%
des Ausgangsgewichts), Zunahme von Glukose, Gesamt-LDL/HDL-Choleste-
rin, Triglyzeride.

Bei Kindern und Jugendlichen in Kurzzeitstudien größeres Ausmaß von
Gewichtszunahme, Lipid- und Prolaktinveränderungen als bei Erwachsenen.

■ ■ Parenteral, i.m. akut
Häufig Schläfrigkeit, Bradykardie mit oder ohne Hypotonie oder Synkopen,
Hypotonie, orthostatische Hypotonie, Unbehagen an der Injektionsstelle.

Gelegentlich Sinus-Pause, Hypoventilation.

Sehr selten Atemdepression, Schlafwandeln, Bradykardie oder Todesfälle,
i. Allg. bei Patienten mit gleichzeitiger BZD- oder Antipsychotika-Behandlung
oder *Olanzapin*-Dosen > 20 mg/d. NW sonst wie bei oraler Medikation möglich.

Absetzsymptome Bekannt: Schwitzen, Schlaflosigkeit, Zittern, Angst, Übelkeit, Erbrechen.

■ ■ Parenteral, Depotpräparat
Sehr häufig/häufig Bei < 0,1% der Injektionen und etwa 2% der Patienten:
Postinjektionssyndrom mit Symptomen wie bei *Olanzapin*-Überdosierung,
meist innerhalb 1 h nach Injektion, selten zwischen 1–3 h, sehr selten nach
3 h: Sedierung bis Koma und/oder Delirium (einschließlich Verwirrtheit,
Desorientiertheit, Agitation, Angst, weitere kognitive Beeinträchtigungen),
EPS, Sprachstörungen, Ataxie, Aggression, Schwindel, Schwäche, Hyperten-
sion, Krampfanfälle.

Sonstige NW Sedierung, bei etwa 8% NW an der Injektionsstelle: bei ca. 5%
Schmerzen, zudem knötchenartige, erythemartige, ödemartige, nichtspezifische Reaktionen, Irritationen, Bluterguss, Hämorrhagie, Taubheitsgefühl,
selten Abszesse.

Risikopopulationen (oral und parenteral) **Herz:** Orthostatische und anticholinerge Effekte möglich, insgesamt eher geringes Risiko bei kardialer Vorschädigung; klinisch relevante QTc-Zeit-Verlängerung möglich. **Leber:** Passagere Transaminasenerhöhung möglich; engmaschige Laborkontrollen (einschließlich Plasmaspiegelkontrollen) bei hepatischer Vorschädigung trotz eher geringer Auswirkung auf die hepatische Clearance bei leicht- bis mittelgradiger Leberfunktionsstörung empfohlen; Dosisanpassung und niedrigere Einstiegsdosis/langsame Aufdosierung bei schwerer Leberinsuffizienz. **Niere:** Nur geringe Auswirkung von Nierenfunktionsstörungen auf pharmakokinetische Parameter in Studien mit Einmalgabe; unter der Maßgabe regelmäßiger Kontrollen keine Dosisanpassung erforderlich.

Intoxikationen (oral und parenteral) Akzentuierte NW, Bewusstseinsstörungen bis zum Koma, delirantes Sydrom mit Aggressivität, Verwirrtheit und Agitation, EPS, Kreislaufdysregulation, QTc-Zeit-Verlängerung, Tachykardie, Herzrhythmusstörungen, Herz-Kreislauf-Stillstand, Atemdepression, mögliches malignes neuroleptisches Syndrom.

Zwei aktuelle Fälle, in denen Patienten 3 bzw. 4 Tage nach der Applikation einer üblichen Dosis von Zypadhera verstorben waren, führte wegen sehr hoher *Olanzapin*-Blutspiegel und unklarer Todesursache zur Untersuchung durch die FDA (2013), seit Markteinführung Ende 2009 wurden nach dieser Quelle 82 Todesfälle gemeldet.

❯ **Auf Gewichtszunahme, Dyslipidämie und Diabetesinduktion unter *Olanzapin* ist besonders zu achten (angemessene Kontrollen) (▶ 3.6.2).**

■ **Kontraindikationen**
▬ Patienten mit bekanntem Risiko eines Engwinkelglaukoms.

Relative Kontraindikationen
▬ Bei Patienten mit Diabetes bzw. Risikofaktoren für die Entwicklung eines Diabetes geeignete ärztliche Überwachung, Prostatahypertrophie, Parkinson-Erkrankung, Leberfunktionsstörungen oder gleichzeitige Behandlung mit möglicherweise hepatotoxischen Substanzen, Leukopenien und/oder Neutropenie jeglicher Ursache, Krampfanfälle in der Anamnese, kardiale Vorschädigung, orthostatische Hypotonie.
▬ Nicht empfohlen und auch keine Zulassung bei psychotischen Symptomen bei Demenz oder Parkinson-Syndrom (s. oben, ▶ 3.4.6 und ▶ 3.14). Bei älteren Patienten mit Demenz sind aufgetreten: Pneumonie, erhöhte Körpertemperatur, Lethargie, Erythem, visuelle Halluzinationen, Harninkontinenz.

- *Olanzapinpamoat* wird darüber hinaus bei älteren Patienten nicht empfohlen.

> ❗ **Cave**
> **Die gleichzeitige Gabe von *Olanzapin* i.m. und einem parenteralen BZD wird wegen möglicherweise schwerer NW nicht empfohlen. Die Kombination darf, nach einer aktuellen Studie, auf keinen Fall in Kombination mit Alkohol gegeben werden.**

- **Interaktionen**
- Vorsicht bei Kombination mit zentral dämpfenden Substanzen einschließlich Alkohol.
- QTc-Zeit-Verlängerung wurde beobachtet. Vorsicht bei Kombination mit anderen die QTc-Zeit verlängernden AM.
- Tritt unter *Olanzapin* eine arterielle Hypotonie auf, sollte diese nicht mit *Adrenalin*, sondern *Noradrenalin* behandelt werden, da durch Adrenalinumkehr ein weiterer Blutdruckabfall auftreten kann.
- Gegenseitige Wirkabschwächung bei Kombination mit Dopaminagonisten, auch von Stimulanzien vom Amphetamintyp.
- Bei Kombination mit *Valproat* ist mit einem erhöhten Risiko einer Thrombo-, Leuko- oder Neutrozytopenie zu rechnen.
- Bei Kombination mit *Valproat* kann es sowohl zu einem Abfall als auch zu einem Anstieg der Plasmakonzentration von *Olanzapin* kommen, da *Valproat* Glukuronosyltransferasen (UGT) hemmt und langfristig UGT und CYP1A2 induziert. Die induzierenden Effekte sind bei Rauchern und Nichtrauchern unterschiedlich. Die Kombination sollte daher nur mit wiederholter Kontrolle der Plasmakonzentrationen von *Olanzapin* und *Valproat* angewandt werden.
- Vorsicht bei Kombination mit **Inhibitoren** von **CYP1A2** (▶ **Anhang INT**) (z. B. *Fluvoxamin*); es kommt zum verlangsamten Abbau und somit Anstieg des Plasmaspiegels von *Olanzapin* (bis zu 3-fach). Raucher haben im Mittel um 30% niedrigere Plasmakonzentrationen als Nichtraucher. Anstieg der Plasmakonzentrationen im Verlauf einer Woche nach Beendigung des Rauchens.

- **Bewertung**

Sedierendes AAP, auch bei Manien im Rahmen bipolarer Störungen wirksam. Geringes Risiko für EPS, breite Anwendungserfahrung und auch im Vergleich zu anderen AAP und KAP gut belegte Wirksamkeit bei psychotischen Störungen. Risiken zur Entwicklung eines metabolischen Syndroms sind bei *Olanzapin* sehr hoch und besonders zu beachten.

Olanzapinpamoat (Depot): Die Verfügbarkeit von atypischen Depot-Antipsychotika auch für Injektionsintervalle von 4 Wochen ist prinzipiell positiv zu werten. Das mögliche Auftreten von Postinjektionssyndromen und die notwendigen Überwachungs- und Vorsichtsmaßnahmen bei *Olanzapinpamoat* sind zu beachten (*www.kompendium-news.de* vom 13.9.2013).

Paliperidon

9-OH-Risperidon, Benzisoxazol(piperidin)

(RS)-3-{2-[4-(6-Fluor-1,2-benzisoxazol-3-yl)piperidino]ethyl}-9-hydroxy-2-methyl-6,7,8,9-tetrahydro-4H-pyrido[1,2-a]pyrimidin-4-on

Invega (Janssen-Cilag)	**Depotpräparat** (nur i.m.)
Retardtbl. 3/ 6/ 9 mg (28, 49, 98 Tbl.)	*Paliperidonpalmitat*
	Xeplion (Janssen-Cilag)
	Fertigspritze 25/ 50/ 75/ 100/ 150 mg
	Trevicta (Janssen-Cilag)
	Fertigspritze 175/ 263/ 350/ 524 mg

- **Pharmakodynamik**
- *Paliperidon* ist der primäre, aktive Metabolit von *Risperidon*.
- *Paliperidon* ist ein Razemat aus (+)- und (−)-*Paliperidon*; beide Enantiomere wirken qualitativ und quantitativ ähnlich.
- Wie *Risperidon*, in erster Linie Blockade von $5\text{-HT}_{2A(C)}$-, 5-HT_7-, D_2- und α_1-Rezeptoren; in geringerem Maße auch H_1- und α_2-Rezeptoren; keine anticholinergen Wirkungen.

- **Pharmakokinetik**
- In einer speziellen Galenik (OROS, *osmotic-controlled release delivery system*) werden zwei Wirkstoffkompartimente und ein Quellkompartiment von einer semipermeablen Membran umhüllt; im Gastrointestinaltrakt dringt – osmotisch kontrolliert und konstant – Wasser in den Kern und bildet mit dem Wirkstoff eine gelartige Suspension. Das Quellkompartiment dehnt sich zugleich aus und drückt dadurch die Wirkstoffsuspension sukzessive durch zwei lasergebohrte Öffnungen in den Darm. Es resultieren minimale Schwankungsbreiten; $t_{1/2} = 17$–23 h; Bioverfügbarkeit 28%, bei Einnahme mit einer Mahlzeit 50–60% höher.
- Die Pharmakokinetik von *Paliperidon* ist innerhalb des Dosierungsbereichs (3–12 mg) dosisproportional. Nach Einzeldosis ansteigende Freisetzungsrate, die ein stetiges Anwachsen der Plasmakonzentration ermöglicht; ca. 24 h nach der Anwendung Plasmaspitzenkonzentration; Steady State in 4–5 Tagen.
- Die Retardformulierung ermöglicht es, *Paliperidon* ohne Dosistitration einmal täglich zu dosieren.

— Kein relevanter hepatischer Metabolismus. Ungefähr 80% der Substanz werden unverändert renal eliminiert, 11% in den Faeces.

— Das *Paliperidon*-Depotpräparat Xeplion löst sich nach i.m.-Injektion langsam, beginnend am Injektionstag und mit einer Dauer von mindestens 4 Monaten; totale Bioverfügbarkeit 100%, Plasmaproteinbindung 74%; T_{max} = 13 Tage, mediane $t_{1/2}$ zwischen 25 und 49 Tage (25–150 mg).

— Nach intradeltoidealer Injektion werden etwa 30% höhere Plasmaspiegel (C_{max}) erzielt als bei intraglutealer Injektion; daher wird die Aufdosierung (1. Tag 150 mg; 1 Woche später 100 mg, dann monatliche Injektionen deltoideal oder intragluteal) zunächst intradeltoideal empfohlen.

— Plasmakonzentration: 20–60 ng/ml[p].

■ **Indikationen und Behandlungshinweise**

Oral

— *Behandlung schizophrener Störungen[z].*

— *Behandlung psychotischer oder manischer Symptome bei schizoaffektiven Störungen[z].*

— Eine plazebokontrollierte Studie zeigt die Wirksamkeit und Verträglichkeit von 3–12 mg/d auch bei Patienten > 65 J. mit Schizophrenie. Noch keine Untersuchungen bei älteren Patienten mit Demenz; die Erfahrungen mit *Risperidon* werden als ebenfalls gültig für *Paliperidon* erachtet (▸ 3.4.6, Box 3).

— Routineuntersuchungen ◘ Tab. 3.6.

Parenteral, Depotpräparate

— **Xeplion:**
  — *Erhaltungstherapie bei erwachsenen Patienten mit Schizophrenie, die auf Paliperidon oder Risperidon eingestellt wurden[z].*
  — *Bei bestimmten erwachsenen Patienten mit Schizophrenie und früherem Ansprechen auf orales Paliperidon oder Risperidon auch ohne vorherige orale Einstellung, wenn die psychotischen Symptome leicht bis mittelschwer sind und eine Behandlung mit einem Depot-Antipsychotikum erforderlich ist[z].*

— **Trevicta:**
  — *Erhaltungstherapie der Schizophrenie bei Erwachsenen[z].*

■ **Dosierung**

Oral

— Morgens 6 mg (nüchtern oder mit dem Frühstück). Dosisbereich 3–12 mg/d[z], auch bei älteren Patienten.

— *Paliperidon* muss als ganze Tablette geschluckt werden. Der Wirkstoff befindet sich in einer nichtresorbierbaren Hülle, die Tablettenhülle wird zusammen mit nichtlöslichen Bestandteilen des Tablettenkerns aus dem Körper ausgeschieden; Patienten sollten darauf hingewiesen werden.

— Dosisanpassung bei leichter bis mittelgradiger Leberfunktionsstörung nicht notwendig.

— Bei eingeschränkter Nierenfunktion (50–80 ml/min Kreatinin-Clearance) 3 mg/d.

Parenteral, Depotpräparate

— **Xeplion:**

— Initial 150 mg → am 8. Tag 100 mg → dann alle 4 Wochen 75 mg. Erhaltungsdosis 25–150 mg über 4 Wochen (± 1 Woche)[z]. Dosisänderungen sind alle 4 Wochen möglich. Dosen > 150 mg/Woche sind nicht untersucht.

— Deltoide und gluteale Injektion zugelassen. Zu Beginn deltoide Injektion empfohlen.

— Bei der Umstellung von oraler antipsychotischer Medikation kann am Tag nach der letzten Einnahme mit der ersten Injektion begonnen werden. Bei der Umstellung von einem anderen Depot-Antipsychotikum (einschließlich Risperdal Consta) sollte nach dem letzten Dosisintervall begonnen werden.

— Bei Umstellung von Risperdal Consta (25, 37,5, 50 mg alle 2 Wochen) sind für Xeplion die Äquivalenzdosen von 50, 75 mg bzw. 100 mg alle 4 Wochen.

— Eine 3-Monats-Depotformulierung von *Paliperidonpalmitat* (PP3M) mit entsprechender Pharmakokinetik ist in den USA zugelassen und soll als Trevicta in Europa auf den Markt kommen. PP3M soll nur bei Patienten eingesetzt werden, die bereits vorher auf die 1-Monats-Depotformulierung (Xeplion) stabil eingestellt wurden. Als Dosierungen sind 273 mg, 410 mg, 546 mg und 819 mg *Paliperidonpalmitat* vorgesehen, die einer 1-Monats-Dosierung von 50 mg, 75 mg, 100 mg und 150 mg *Paliperidon* (Xeplion) entsprechen (3,5-fache Dosis).

— **Trevicta:**

— Die 3-Monats-Depotinjektionssuspension von *Paliperidonpalmitat* soll nur bei Patienten eingesetzt werden, die bereits vorher auf die 1-Monats-Depotformulierung (Xeplion) stabil eingestellt wurden.Es entsprechen150/ 263/ 350/ 525 mg Trevicta jeweils einer 1-Monats-Dosierung von 50/ 75/100/ 150 mg Xeplion (3,5-fache Dosis).

■ Nebenwirkungen, Risikopopulationen und Intoxikationen
■ ■ Oral

Sehr häufig Parkinsonoid, Akathisie, Sedierung, Somnolenz, Schlaflosigkeit, Kopfschmerzen.

Häufig Bronchitis, Infektion der oberen Atemwege, Sinusitis, Harnwegsinfektionen, gesteigerter Appetit, Gewichtszunahme, verminderter Appetit, Gewichtsabnahme, Manie, Agitiertheit, Depression, Angst, Schwindel, EPS: v. a. Dystonie, Dyskinesie, Tremor, verschwommenes Sehen, Erregungsleitungsstörungen, QTc-Zeit-Verlängerungen, Bradykardie, Tachykardie, orthostatische Hypotonie, Hypertonie, pharyngolaryngealer Schmerz, Husten, verstopfte Nase, Bauchschmerzen, abdominale Beschwerden, Erbrechen, Übelkeit, Obstipation, Diarrhö, Dyspepsie, Mundtrockenheit, Zahnschmerzen, erhöhte Transaminasen, Pruritus, Hautausschlag, muskuloskelettale Schmerzen, Rückenschmerzen, Arthralgie, Amnorrhö, Pyrexie, Asthenie, Fatigue.

Gelegentlich Pneumonie, Atemwegsinfektion, Zystitis, Ohrinfektion, Tonsillitis, Anämie, reduzierter Hämatokrit, Diabetes mellitus, Hyperglykämie, Anorexie, Trigylzeride erhöht, Schlafstörungen, Verwirrtheit, verminderte Libido, Anorgasmie, Nervosität, Albträume, Konvulsionen, Synkope, psychomotorische Hyperaktivität, posturaler Schwindel, Aufmerksamkeitsstörung, Dysarthrie, Dysgeusie, Hypästhesie, Parästhesie, Konjunktivitis, trockenes Auge, Vertigo, Tinnitus, Ohrenschmerzen, AV-Block, Sinusarrhythmie, EKG-Veränderungen, Palpitationen, Hypotonie, Dyspnoe, Keuchen, Epistaxis, geschwollene Zunge, Gastroenteritis, Dysphagie, Flatulenz, γGT erhöht, Leberenzyme erhöht, Urtikaria, Alopezie, Akne, CK-Erhöhung, Muskelspasmen, Gelenksteifigkeit, Gelenkschwellung, Muskelschwäche, Nackenschmerzen, Harninkontinenz, Pollakisurie, Harnretention, Dysurie, erektile Dysfunktion, Ejakulationsstörungen, Menstruationsstörungen, Galaktorrhö, sexuelle Dysfunktion, Brustschmerzen, Brustbeschwerden, Gesichtsödem, Ödem, Schüttelfrost, erhöhte Körpertemperatur, anomaler Gang, Durst, Thoraxschmerzen, Unwohlsein, Sturz.

Sonstige NW Selten oder in Einzelfällen Augeninfektion, Onychomykose, Cellulitis, Agranulozytose, Neutropenie, Leukopenie, Thrombozytopenie, Eosinophilie, anaphylaktische Reaktion, Überempfindlichkeit, SIADH, Glukosurie, Hyperprolaktinämie, Wasserintoxikation, diabetische Ketoazidose, Hypoglykämie, Polydipsie, erhöhte Cholesterine, Abstumpfung, malignes neuroleptisches Syndrom, tardive Dyskinesie, Schlaganfall, zerebrale Ischämie, fehlende Reaktion auf Stimuli, Bewusstlosigkeit, verminderter Bewusstseinsgrad, diabetisches Koma, Gleichgewichtsstörung, anomale Koordination, Titubation des Kopfes, Glaukom, Störung der Augenbewegung, Photophobie, erhöhter Tränenfluss, okulare Hyperämie, Vorhofflimmern, posturales orthostatisches Tachykardiesyndrom, Venenthrombose, Lungenembolie, Ischämie, Erröten, Schlafapnoe-Syndrom, Hyperventilation, Aspirationspneumonie, Kongestion der Atemwege, Dysphonie, Pankreatitis, Darmverschluss (Ileus), Stuhlinkontinenz, Koprostase, Ikterus, Angioödem, Arzneimittelexanthem,

Hyperkeratose, Ekzem, trockene Haut, Erythem, Hautverfärbung, seborrhoisches Ekzem, Schuppen, Rhabdomyolyse, anomale Körperhaltung, Priapismus, verspätete Menstruation, Gynäkomastie, Stauungserscheinungen in der Brust, Brustvergrößerung, Sekretion aus der Brustdrüse, vaginaler Ausfluss, Hypothermie, Thoraxbeschwerden, Induration, Arzneimittelentzugssyndrom und mit unbekannter Prävalenz Hyperinsulinämie, Lungenstauung.

■ ■ **Depotpräparat**

Sehr häufig Schlaflosigkeit, Kopfschmerzen.

Häufig Infektion der oberen Atemwege, Harnwegsinfektionen, Influenza, Hyperprolaktinämie, Hyperglykämie, Gewichtszunahme, Gewichtsabnahme, erhöhte Triglyzeride, Agitiertheit, Depression, Angst, EPS: Parkinsonismus, Akathisie, Sedierung, Dystonie, Dyskinesie, Tremor, Somnolenz, Schwindel, Bradykardie, Tachykardie, Hypertonie, Husten, verstopfte Nase, Bauchschmerzen, Erbrechen, Übelkeit, Obstipation, Diarrhö, Dyspepsie, Zahnschmerzen, erhöhte Transaminasen, Hautausschlag, muskuloskettale Schmerzen, Rückenschmerzen, Pyrexie, Asthenie, Fatigue, Reaktionen an der Injektionsstelle.

Über die parenterale und die orale Applikation hinausgehende NW des Depotpräparats sind der FI zu entnehmen.

Besonders zu beachten: **Abszess/Zellulitis/Zyste/Hämatom an der Injektionsstelle** und das **intraoperative Floppy-Iris-Syndrom** (IFIS, ► 3.6.6). Für die Behandlung mit den AAP *Risperidon* und *Paliperidon* wurde in einem Rote-Hand-Brief (2013) über das erhöhte Risiko eines IFIS während Kataraktoperationen informiert (erhöhte Komplikationsrate, einschließlich Ruptur der hinteren Linsenkapsel und Glaskörperverlust). Vor geplanten Kataraktoperationen ist spezifisch u. a. die Einnahme von *Risperidon* oder *Paliperidon* zu erfragen und das Absetzen/Umsetzen zu erwägen.

Für ältere Patienten mit Schizophrenie ist ein ähnliches allgemeines Sicherheitsprofil wie für jüngere Patienten zu erwarten; über zerebrovaskuläre NW liegen noch keine hinreichenden Ergebnisse vor.

Risikopopulationen (oral und parenteral) Herz: Anwendung bei manifesten kardiovaskulären Erkrankungen nur mit besonderer Vorsicht und regelmäßigen klinischen und EKG-Kontrollen; möglichst keine Anwendung bei Prädisposition zu orthostatischer Hypotension. **Leber:** Wenig veränderte Pharmakokinetik bei Lebererkrankungen, jedoch wegen hoher Plasmaproteinbindung bei Leberinsuffizienz erhöhter Anteil der freien Substanz, daher Dosisreduktion; wenn möglich, Plasmaspiegelkontrollen empfohlen. **Niere:** Bei manifester Niereninsuffizienz reduzierte Clearance mit Verlängerung der Eliminations-HWZ und erhöhten Plasmaspiegeln, daher Dosisanpassung und Monitoring notwendig.

Intoxikationen (oral und parenteral) Wie ▶ *Olanzapin*.

- **Kontraindikationen**
- Prolaktinabhängige Tumoren.

Relative Kontraindikationen
- Schwere Leber- und schwerste Niereninsuffizenz (keine Erfahrungen), Parkinson-Erkrankung, LKD, Epilepsie, kardiale Vorschädigung, Blutbildveränderungen.
- Bei zerebrovaskulären Erkrankungen sind Nutzen und Risiken individuell sorgfältig abzuwägen (s. Indikationen). Risiko unter Antipsychotika bei älteren Patienten mit Demenz ▶ 3.4.6, Box 3.

- **Interaktionen**
- Vorsicht bei der Kombination mit zentral dämpfenden Substanzen sowie Alkohol und Dopaminagonisten, Anticholinergika.
- QTc-Zeit-Verlängerung wurde beobachtet. Vorsicht bei Kombinationen mit AM, die die QTc-Zeit verlängern oder zu Hypokaliämie führen.
- Tritt unter *Paliperidon* eine arterielle Hypotonie auf, sollte diese nicht mit *Adrenalin*, sondern *Noradrenalin* behandelt werden, da durch Adrenalin-umkehr ein weiterer Blutdruckabfall auftreten kann.
- *Carbamazepin* senkt die Wirkspiegel von *Paliperidon*, wahrscheinlich durch Induktion des Effluxtransporters P-Glykoprotein.
- Vorsicht bei Kombination mit AM, die die Krampfschwelle herabsetzen (u. a. TZA, SSRI, *Tramadol*).
- AM, die sich auf die gastrointestinale Passagezeit auswirken, z. B. *Metoclopramid*, können die Resorption von *Paliperidon* beeinflussen.
- Pharmakokinetische Interaktionen sind durch AM, die die renale Clearance und die gastrointestinale Motilität beeinflussen, zu erwarten.

- **Bewertung**
AM mit bewährtem antipsychotischem Prinzip und günstiger Pharmakokinetik. Vorteile: AAP zur täglichen Einmalgabe ohne Notwendigkeit zur Titration; im Vergleich zu *Risperidon* (oral): keine relevanten hepatischen Interaktionen, geringere Plasmaspiegelschwankungen.

Festbetragsfestsetzung (G-BA) seit 2009 (Festbetragsgruppe mit *Risperidon*) ohne Preissenkung durch den Hersteller, Kostenerstattung von *Paliperidon* aktuell in Deutschland nur in geringem Teil durch gesetzliche Krankenkassen, wird daher kaum eingesetzt.

Paliperidonpalmitat als Depotpräparat eines AAP mit 4-wöchigem und 3-monatigem Injektionsintervall. Gute Verträglichkeit ähnlich wie *Risperidon*, aber noch ausgeprägtere Prolaktinerhöhungen als unter *Risperidon* sind möglich; kaum Interaktionsrisiko, unkomplizierte klinische Handhabung. Klinische Erfahrungen zu Detailfragen zu Xeplion und der Umstellung liegen noch nicht vor.

Perazin

Trizyklisches Antipsychotikum
10-[3-(4-Methylpiperazin-1-yl)propyl]phenothiazin

Perazin-neuraxpharm (neuraxpharm)   **Taxilan** (Lundbeck)
Tbl. 25/ 100/ 200 mg   Drg. 25/ 100 mg (20, 50, 100 Drg.)
                                             Filmtbl. 100 mg (20, 50, 100 Filmtbl.)

- **Pharmakodynamik**
- Antipsychotikum aus der Reihe der Phenothiazine mit mittelstarker Affinität zu D_2-artigen Rezeptoren, H_1-, α_1- und mACh-Rezeptoren.

- **Pharmakokinetik**
- Schneller Wirkungseintritt, $T_{max} = 1-4$ h; $t_{1/2} = 8-16$ h; die orale Bioverfügbarkeit wird auf 3% geschätzt.
- Metabolisierung durch N-Demethylierung, Hydroxylierung und S-Oxidation unter Beteiligung von CYP1A2, CYP3A4, CYP2C9 und einer Flavinmonoxigenase. Steady State nach 7–8 Tagen.
- Plasmakonzentration: 100–230 ng/ml[p].

- **Indikationen und Behandlungshinweise**
- *Akute psychotische Syndrome mit Wahn, Halluzinationen, Denkstörungen, Ich-Störungen[z].*
- *Katatone Syndrome[z].*
- *Chronisch verlaufende endogene und exogene Psychosen (zur Symptomsuppression und Rezidivprophylaxe der Schizophrenie)[z].*
- *Maniforme Syndrome[z]; psychomotorische Erregungszustände[z].*
- Routineuntersuchungen ◘ Tab. 3.6.

- **Dosierung**
- Einschleichender Beginn während der ersten Tage. Erhaltungsdosis 75–600 mg[z]; Höchstdosis stationär 800–1000 mg[z]. In der Geriatrie die halbe Standarddosierung.

- **Nebenwirkungen, Risikopopulationen und Intoxikationen**
Häufig EPS (Frühdyskinesien, Parkinsonoid), insbesondere zu Beginn der Behandlung, orthostatische Dysregulation, Hypotonie, Tachykardie, EKG-Veränderungen in Form klinisch nicht bedeutsamer Erregungsrückbildungsstörungen,

Sedierung, passagere Erhöhungen der Leberenzymaktivität (bei länger anhaltender oder sehr starker Erhöhung muss *Perazin*-Dosis reduziert oder abgesetzt werden), Glukosetoleranzstörungen v. a. unter mittleren bis hohen Dosierungen.

Gelegentlich Blutbildveränderungen, v. a. unter höheren Dosen Störungen der Speichelsekretion, verstopfte Nase, Veränderungen des Augeninnendrucks, Schwitzen, Akkommodationsstörungen, vermehrtes Durstgefühl, Mundtrockenheit, Gewichtszunahme. Vor allem unter höheren Dosen und bei längerer Behandlung Akathisie, häufig mit depressiver Verstimmung, Spätdyskinesien, Galaktorrhö, Amenorrhö, Brustdrüsenvergrößerung, Temperaturerhöhung, Photosensibilität (in seltenen Fällen mit Pigmenteinlagerungen, nach Langzeittherapie und in hohen Dosen) sowie Sensibilitätsstörungen an Händen und/oder Füßen, insbesondere nach starker Sonnenbestrahlung, Leukopenie, allergische Hautreaktion.

Sonstige NW Selten oder in Einzelfällen Krampfanfälle, Magen-Darm-Störungen, Übelkeit, Obstipation, Störungen beim Wasserlassen, Thrombopenie, Agranulozytose, Nasenbluten, schwere phototoxische Reaktionen, Kreislaufversagen, respiratorische Störungen, nekrotisierende Enteritis, Cholestase, Hepatitis, Ödeme, Lupus erythematodes, Thrombosen und Embolien, sexuelle Funktionsstörungen, malignes neuroleptisches Syndrom, Verstärkung postpsychotischer Depressionen, Verwirrtheitszustände und delirante Syndrome, Schlafstörungen, amentielle Syndrome, Bewusstseinstrübungen, stuporöse Zustandsbilder, Angstträume. Unter extrem hohen Dosen auch schwere Leberschädigungen. *Perazin* kann das QTc-Intervall verlängern, TdP-Arrhythmien bis hin zu Kammerflimmern sind insbesondere bei Vorliegen weiterer Risikofaktoren nicht auszuschließen.

Risikopopulationen **Herz:** Anticholinerge und α_1-antagonistische Eigenschaften, mögliche orthostatische Regulationsstörungen sowie Störungen der Erregungsleitung und Repolarisation mit QTc-Zeit-Verlängerung, daher keine Anwendung bei zusätzlichen Risikofaktoren für ventrikuläre Arrhythmien; auch Anwendung bei KHK wird nicht empfohlen. **Leber:** Bei leichten bis mittelgradigen Leberfunktionsstörungen Laborkontrollen und ggf. Dosisreduktion, möglichst keine Anwendung bei schwerer Leberinsuffizienz; mögliches Risiko der intrahepatischen Cholestase (Beginn meist innerhalb von 2–4 Wochen nach Therapiebeginn). **Niere:** Nur geringe renale Ausscheidung der unveränderten Substanz, daher kaum Einschränkung der Clearance bei Nierenfunktionsstörungen; zumindest bei leichter und mäßiger Ausprägung in der Regel keine Dosisanpassung erforderlich.

Intoxikationen Wie ► *Chlorprothixen*.

- **Kontraindikationen**
- Bekannte schwere Blutzell- oder Knochenmarkschädigung.

Relative Kontraindikationen
- Leukopenie und andere Störungen der Hämatopoese, prolaktinabhängige Tumoren, schwere Lebererkrankungen, kardiale Vorschädigung, (inkl. long QT-Syndrom), schwere Hypotonie oder Hypertonie, orthostatische Dysregulation, Bradykardie, Hypokaliämie, Epilepsie, Parkinson-Erkrankung, Engwinkelglaukom, Miktionsstörungen, insbesondere bei Prostatahypertrophie, Pylorusstenose. Risiko unter Antipsychotika bei älteren Patienten mit Demenz ▶ 3.4.6, Box 3.

- **Interaktionen**
- Vorsicht bei Kombination mit zentral dämpfenden AM, besonders auch anderen Antipsychotika, Anxiolytika (verstärkte Sedierung, Atemdepression) und Alkohol.
- Vorsicht bei Kombinationen mit AM, die zu einer Blutzellschädigung führen können.
- QTc-Zeit-Verlängerung wurde beobachtet. Vorsicht bei Kombinationen mit AM, die die QTc-Zeit verlängern oder zu Hypokaliämie führen können.
- Möglichst keine Kombination mit anderen Anticholinergika (Delirprovokation möglich).
- *Perazin* ist ein ähnlich starker Inhibitor von CYP1A2 wie *Fluvoxamin* und wahrscheinlich auch von CYP2C19. Daher ist Vorsicht bei Kombination mit AM geboten, die **Substrate** von **CYP1A2**, z. B. *Agomelatin* oder *Clozapin*, oder **CYP2C19**, z. B. *Citalopram* oder *Omeprazol* (▶ **Anhang SUB**), sind.
- Bei Kombination mit AM, die CYP3A4, CYP2D6 oder CYP2C9 hemmen, evtl. höhere *Perazin*-Plasmakonzentrationen (▶ Anhang INT).

- **Bewertung**

Mittelpotentes Antipsychotikum mit sedierender und ausgeprägter anticholinerger Komponente. Im Vergleich zu anderen KAP relativ niedrige (dosisabhängige) EPS-Inzidenz. Hohes Interaktionsrisiko.

Perphenazin
Trizyklisches Antipsychotikum
2-[4-[3-(2-Chlor-10H-phenothiazin-10-yl)propyl]piperazin-1-yl]ethanol

Decentan (Merck Serono)	**Perphenazin** (neuraxpharm)
Tbl. 8 mg (20, 50 Tbl.)	Tbl. 8 mg

- **Pharmakodynamik**
- In erster Linie Blockade von D_2-Rezeptoren, geringere Affinität zu 5-HT$_2$-, H$_1$- und α$_1$-Rezeptoren, keine messbare Blockade von mACh-Rezeptoren.
- Hochpotentes Antipsychotikum mit starker antiemetischer Komponente.

- **Pharmakokinetik**
- $T_{max} = 1$–4 h; $t_{1/2} = 8$–12 h; Bioverfügbarkeit ca. 40%.
- Nahezu vollständige hepatische Metabolisierung mit bevorzugter Beteiligung von CYP2D6.
- Plasmakonzentration: 0,4–2,4 ng/ml[p].

- **Indikationen und Behandlungshinweise**
- *Psychotische Störungen, z. B. akute und chronische Schizophrenien, insbesondere bei Positivsymptomen (katatone und akute paranoide Formen)[z].*
- *Psychomotorische Erregungszustände[z].*
- *Delirante und andere exogen-psychotische Syndrome[z].*
- Behandlung des Erbrechens, wenn andere Behandlungsmaßnahmen nicht durchführbar sind oder erfolglos waren[z].
- Routineuntersuchungen ◘ Tab. 3.6.

- **Dosierung**
- Akute antipsychotische Symptomatik: bis zu 24 mg/d ; Erhaltungsdosis 8–12 mg/d[z].

- **Nebenwirkungen, Risikopopulationen und Intoxikationen**

Sehr häufig/häufig Häufig sind insbesondere EPS (alle Formen); insbesondere bei Behandlungsbeginn: Müdigkeit und auch Einschlafstörungen, diese lassen sich manchmal vermeiden, wenn die letzte Dosis nicht nach 17 Uhr eingenommen wird. Die Krampfschwelle kann gesenkt werden (**Cave:** erhöhte Anfallsbereitschaft, regelmäßige EEG-Kontrollen).

Gelegentlich Störungen des Glukosestoffwechsels, Akkommodationsstörungen, Erhöhung des Augeninnendrucks (Engwinkelglaukom), Mundtrockenheit, Obstipation, Gewichtszunahme, Miktionsstörungen, Galaktorrhö, Störungen der Regelblutung, sexuelle Störungen.

Sonstige NW Selten oder in Einzelfällen Kopfschmerzen, Schwindel, Unruhe, depressive Verstimmung, Lethargie, delirante Syndrome, malignes neuroleptisches Syndrom, Schwitzen, Erregungsleitungsstörungen, Tachykardie, Herzrhythmusstörungen, Hypotonie, Larynxödem, Asthma, gastrointestinale Beschwerden (z. B. Nausea und Erbrechen nach plötzlichem Absetzen), Ileus,

Störungen der Leberfunktion (z. B. Anstieg der Leberenzyme, Cholestase), Photosensibilisierung, Pigmentablagerungen in Kornea und Linse. QTc-Zeit-Verlängerungen sind möglich, in sehr seltenen Fällen bis zu potenziell tödlichen Herzrhythmusstörungen vom Typ TdP, Akathisie, Spätdyskinesien, Kreislauflabilität, eine Autoimmunerkrankung des Bindegewebes.

Insbesondere bei **Langzeitbehandlung** Gefahr von Blutzellschäden (**Cave:** Blutbildkontrollen).

Risikopopulationen **Herz:** Ausgeprägte anticholinerge und α_1-antagonistische Eigenschaften, mögliche orthostatische Regulationsstörungen; *Perphenazin* kann das QT-Intervall im EKG verlängern, in sehr seltenen Fällen bis hin zu potenziell lebensbedrohlichen Herzrhythmusstörungen (TdP); daher keine Anwendung bei zusätzlichen Risikofaktoren für ventrikuläre Arrhythmien und KHK. **Leber:** Bei leichten bis mittelgradigen Leberfunktionsstörungen Laborkontrollen und ggf. Dosisreduktion, keine Anwendung bei schwerer Leberinsuffizienz; mögliches Risiko der intrahepatischen Cholestase (Beginn meist innerhalb von 2–4 Wochen nach Therapiebeginn). **Niere:** Bei eingeschränkter Nierenfunktion keine Dosisanpassung erforderlich.

Intoxikationen Wie ▶ *Chlorprothixen.*

- **Kontraindikationen**
- Parkinson-Erkrankung, Erkrankungen des blutbildenden Systems, Krampfanfälle in der Anamnese, chronische Atembeschwerden.

Relative Kontraindikationen
- Leber- und Nierenerkrankungen, kardiale Vorschädigung, schwere organische Hirnerkrankungen, prolaktinabhängige Tumoren. **Cave** bei depressiven Zustandsbildern. Risiko unter Antipsychotika bei älteren Patienten mit Demenz ▶ 3.4.6, Box 3.

- **Interaktionen**
- Vorsicht bei Kombination mit zentral dämpfenden Substanzen und Alkohol.
- Keine Kombination mit anticholinergen Pharmaka.
- Keine Kombination mit *Clozapin* wegen des erhöhten Risikos von Blutbildschädigungen.
- QTc-Zeit-Verlängerung wurde beobachtet. Vorsicht bei Kombination mit anderen die QTc-Zeit verlängernden AM.
- Tritt unter *Perphenazin* eine arterielle Hypotonie auf, sollte diese nicht mit *Adrenalin*, sondern *Noradrenalin* behandelt werden, da durch Adrenalinumkehr ein weiterer Blutdruckabfall auftreten kann.

- Bei Kombination mit *Lithium* erhöhtes Risiko von motorischen Störungen.
- Bei Kombinationen mit Dopaminagonisten gegenseitige Wirkabschwächung.
- Eine durch Polypeptid-Antibiotika hervorgerufene Atemdepression kann verstärkt werden.
- Vorsicht bei Kombination mit **Inhibitoren** von **CYP2D6** (▶ **Anhang INT**), z. B.*Paroxetin* oder *Fluoxetin.* Erhöhte Plasmaspiegel von *Perphenazin* und vermehrte NW.
- Bei Kombination mit AM, die **Substrate** von **CYP2D6** sind, ist mit einem Anstieg der Wirkspiegel zu rechnen, da *Perphenazin* CYP2D6 hemmt (▶ **Anhang SUB**).

- **Bewertung**

Hochpotentes KAP mit trizyklischer Struktur. In USA weit verbreitetes Standardantipsychotikum. Relativ günstige Wirksamkeitsergebnisse in Studien im Vergleich zu AAP.

Pimozid
Diphenylbutylpiperidin
Orap (Janssen-Cilag)
Tbl. 1 mg (75 Tbl.)/ 4 mg (50 Tbl.) (**Orap forte**)

- **Dosierung**
- Einschleichender Beginn mit 2–4 mg, Erhaltungsdosis 2–8 mg/d.
- Höchstdosis 16 mg/d^z; nur bei höherer Dosierung zweimalige Gabe pro Tag.

- **Bewertung**

Hochpotentes KAP zur Erhaltungstherapie bei chronischen Schizophrenien. Wegen vorhandener risikoärmerer Alternativen (insbesondere bezüglich QTc-Zeit-Verlängerung) ist die **Verordnung nicht zu empfehlen**.

- ❗ **Cave**

Hohes kardiotoxisches Risiko, QTc-Zeit-Verlängerung und maligne Arrhythmien (TdP) bekannt, häufige EKG-Kontrollen nötig, hohes Interaktionsrisiko (Kombination mit *Sertralin* wegen geringer therapeutischer Breite von *Pimozid* kontraindiziert). Schwere Leberfunktionsstörungen und Parkinson-Syndrom möglich.

Pipamperon

Butyrophenon

1-[4-(4-Fluorphenyl)-4-oxobutyl]-1,4-bipiperidin-4-carbamid

Dipiperon (Janssen-Cilag)   **Pipamperon-neuraxpharm**
Tbl. 40 mg (50, 100 Tbl.)   (neuraxpharm)
Saft 4 mg = 1 ml (200 ml Sirup)   **Pipamperon Sandoz**
Pipamperon 1A (1A Pharma)   (Sandoz Pharmaceuticals)
Pipamperon HEXAL (HEXAL)

- **Pharmakodynamik**
- Antagonist am 5-HT$_2$-Rezeptor; deutlich weniger an D$_2$-, D$_4$- und α$_1$-Rezeptoren.
- Keine Wirkung auf mACh- und H$_1$-Rezeptoren.

- **Pharmakokinetik**
- Nach oraler Einnahme nur langsame Resorption; t$_{1/2}$ = 17–22 h.
- Abbau durch N-Dealkylierung und Oxidation, beteiligte Enzyme unbekannt.
- Plasmakonzentration: 100–400 ng/ml$^{(p)}$.

- **Indikationen und Behandlungshinweise**
- *Schlafstörungen, insbesondere bei geriatrischen Patienten^z.*
- *Psychomotorische Erregungszustände^z.*
- Routineuntersuchungen ◻ Tab. 3.6.

- **Dosierung**
- Einschleichender Beginn mit 3 × 40 mg; Maximaldosis 360 mg/d^z; in der Geriatrie initiale Dosisreduktion (etwa ½); bei Schlafstörungen 20–80 mg zur Nacht.

- **Nebenwirkungen, Risikopopulationen und Intoxikationen**
Sehr häufig Somnolenz, Rigor.

Häufig Asthenie, Depression, EPS (Frühdyskinesien), Dyskinesien, Gangstörungen, muskuläre Spastizität, Hypertonie, Tachykardie, orthostatische Hypotension, Erbrechen, Urtikaria, Amenorrhö.

Sonstige NW Selten oder in Einzelfällen Krampfanfälle, malignes neuroleptisches Syndrom, toxische epidermale Nekrolyse, Leukopenie, Hyperprolaktinämie, Hyponatriämie, Leberenzymerhöhung, Synkopen, Kammerflimmern, tardive Dyskinesien, Schwitzen, Speichelfluss, Ödeme, Fieber, Harnretention, Galaktorrhö, Gynäkomastie, Oligomenorrhö, Priapismus. EKG-Veränderungen einschließlich QTc-Zeit-Verlängerungen sind möglich, Parkinsonismus, Tremor, Kopfschmerzen, Verschwommensehen, Hypotonie, Epistaxis, Übelkeit, verminderter Appetit, Leberfunktionsstörungen, cholestatische Hepatitis, Hautausschlag, Fatigue, Hypothermie.

Risikopopulationen **Herz:** In geringer bis mittlerer Dosierung in der Regel gut verträglich bei kardiovaskulären Vorerkrankungen, zudem geringes Interaktionspotenzial; gelegentlich orthostatische Hypotonie (v. a. bei hohen Dosierungen und schneller Aufdosierung), keine klinisch relevanten anticholinergen Eigenschaften; nicht selten Repolarisationsstörungen mit QTc-Zeit-Verlängerung (kann bereits unmittelbar nach Therapiebeginn auftreten); Anwendung bei kardiovaskulären Vorerkrankungen unter Berücksichtigung des individuellen Risikoprofils und engmaschigen Kreislauf- und EKG-Kontrollen; geringeres Risiko als bei Phenothiazinen. **Leber:** Bei schweren Leberfunktionsstörungen bzw. persistierenden Laborwertveränderungen Dosisanpassung und regelmäßige Laborkontrollen empfohlen. **Niere:** Sorgfältige Kontrollen der Nierenfunktion (bzw. Retentionsparameter) und ggf. Dosisanpassung bei Niereninsuffizienz.

Intoxikationen Wie ▶ *Benperidol.*

- ## Kontraindikationen
- Hereditäre Fruktoseintoleranz (Saft enthält D-Glucitol).

Relative Kontraindikationen
- Parkinson-Erkrankung, kardiale Vorschädigung, insbesondere Patienten mit verlängerter QTc-Zeit, schwere Leberfunktionsstörungen, prolaktinabhängige Tumoren. **Cave:** Blutbildveränderungen. Keine Zulassung zur Behandlung von Verhaltensstörungen bei Demenz (Rote Liste); der Einsatz ist im Einzelfall zu prüfen (Fachinformation).

- ## Interaktionen
- Vorsicht bei Kombination mit zentral dämpfenden Substanzen und Alkohol.
- QTc-Zeit-Verlängerung wurde beobachtet. Vorsicht bei Kombination mit anderen die QTc-Zeit verlängernden AM.
- Gegenseitige Wirkabschwächung bei Kombination mit Dopamin-agonisten.
- Wirkungsverstärkung mit AM, die die Krampfschwelle herabsetzen.

- **Bewertung**

Niederpotentes Antipsychotikum. Aufgrund der fehlenden anticholinergen Komponente und geringem EPS-Risiko sowie geringem Interaktionspotenzial zur Sedierung bei psychomotorischen Erregungszuständen und zur Schlafinduktion auch im höheren Lebensalter (▶ 3.14 und ▶ 5.1.1) geeignet (unter EKG-Kontrollen). **Cave:** Es gibt widersprüchliche Warnhinweise in den Fachinformationen bezüglich der Indikation bei Verhaltensstörungen in Zusammenhang mit der Demenz.

Prothipendyl

Trizyklisches Antipsychotikum

Dominal (AWD pharma)

Drg. 40 mg (20, 50 Drg.) (**Dominal forte**)

Tbl. 80 mg (20, 50 Tbl.) (**Dominal forte**)

Trpf. 50 mg = 20 Trpf. = 1 ml (15/ 100 ml)

- **Pharmakodynamik**
- Geringe D_2- und D_1-Rezeptorblockade; schwache antipsychotische Wirkung.
- 5-HT_{2A}- und H_1-Rezeptorantagonismus, dosisabhängig wahrscheinlich auch anticholinerge und adrenolytische Wirkungen, insgesamt wenig bekannte Pharmakodynamik.

- **Pharmakokinetik**
- Orale Bioverfügbarkeit 8–15% (Trp., Tbl.). T_{max} etwa 1–1,5 h, $t_{1/2}$ 2–3 h, kaum Kumulation.
- Vorwiegend hepatische Metabolisierung. Enzyme des Abbaus sind nicht bekannt.
- Plasmakonzentration: 5–10 ng/ml[(p)].

- **Indikationen und Behandlungshinweise**
- *Dämpfung bei psychomotorischer Unruhe und Erregungszuständen im Rahmen psychiatrischer Grunderkrankungen[z].*
- Keine Zulassung zur Behandlung von Verhaltensstörungen, die mit Demenzerkrankungen zusammenhängen.
- Routineuntersuchungen ◘ Tab. 3.6.

- **Dosierung**
- Bei Erregungszuständen bis 240–320 mg/d[z]. Bei Schlafstörungen 40–80 mg abends.

- **Nebenwirkungen, Risikopopulationen und Intoxikationen**

Zur Häufigkeit existieren keine sicheren Angaben: Sedierung (meist erwünscht), besonders initial orthostatische Kreislaufstörungen (Hypotonie, Schwindelgefühl, Herzklopfen, Tachykardie), nach höheren Dosen u. U. bis hin zum Kreislaufkollaps, bei Langzeitbehandlung Gewichtszunahme, Mundtrockenheit.

Selten EPS, vereinzelt Priapismus, Photosensibilisierung, Krampfanfälle, tiefe Venenthrombose und Lungenembolie, selten schwere Allergien, Bronchospasmen (bei Tropfen); QTc-Zeit Verlängerung.

Risikopopulationen **Herz:** Ausgeprägte anticholinerge und α_1-antagonistische Eigenschaften, mögliche orthostatische Regulationsstörungen sowie Störungen der Erregungsleitung und Repolarisation mit QTc-Zeit-Verlängerung, TdP-Arrhythmien und plötzlichem Herztod sind beschrieben; keine Anwendung bei zusätzlichen Risikofaktoren für ventrikuläre Arrhythmien und KHK. **Leber:** Bei leichten bis mittelgradigen Leberfunktionsstörungen Laborkontrollen und ggf. Dosisreduktion, möglichst keine Anwendung bei schwerer Leberinsuffizienz. **Niere:** Nur geringe renale Ausscheidung der unveränderten Substanz, daher kaum Einschränkung der Clearance bei Nierenfunktionsstörungen; zumindest bei leichter und mäßiger Ausprägung in der Regel keine Dosisanpassung erforderlich.

Intoxikationen Akzentuierte NW mit Alkohol, Schlafmitteln, Analgetika und Psychopharmaka, da solche Stoffe in ihrer Wirkung verstärkt werden können; komatöse Zustände.

- **Kontraindikationen**
  - Lungenfunktionsstörungen, kardiale Störungen (inkl. long-QT-Syndrom), Bradykardie.

Relative Kontraindikationen
  - Hypotonie, Herzinsuffizienz, orthostatische Regulationsstörungen, Hypokaliämie. Keine Zulassung zur Behandlung von Verhaltensstörungen bei Demenz (Fachinformation).

- **Interaktionen**
  - Vorsicht bei Kombination mit zentral dämpfenden Substanzen und Alkohol.
  - QTc-Zeit-Verlängerung wurde beobachtet. Vorsicht bei Kombination mit anderen die QTc-Zeit verlängernden AM.
  - Gegenseitige Wirkabschwächung bei Kombination mit Dopaminagonisten.
  - Wirkungsverstärkung mit AM, die die Krampfschwelle herabsetzen.

- ### Bewertung

Wegen schwacher antipsychotischer Wirkung als **Basisantipsychotikum nicht geeignet**. Risiko für QTc-Zeit-Verlängerung. Stellenwert in der psychiatrischen Pharmakotherapie allenfalls als Zusatzmedikation bei hartnäckigen Schlafstörungen und im Rahmen von Erregungszuständen bei Versagen anderer Hypnotika (keine Zulassung bei Verhaltensstörung i. R. einer Demenz).

Quetiapin
Dibenzothiazepin (trizyklisches atypisches Antipsychotikum)
2-[2-(4-Dibenzo[b,f][1,4]thiazepin-11-yl-1-piperazinyl)ethoxy]-ethanol

Quentiax (TAD Pharma)	**Quetiapin HEXAL** (HEXAL)
Quetiapin 1A (1A Pharma)	**Quetiapin-Hormosan** (Hormosan)
Quetiapin AbZ (AbZ-Pharma)	**Quetiapin Mylan** (Mylan dura)
Quetiapin Accord (Glenmark)	**Quetiapin-neuraxpharm**
Quetiapin acis (Acis Arzneimittel)	(neuraxpharm)
Quetiapin- Actavis (Actavis Deutschland)	**Quetiapin Pfizer** (Pfizer Pharma)
Quetiapin AL (Aliud Pharma)	**Quetiapin-ratiopharm** (ratiopharm)
Quetiapin Aurobindo (Aurobindo Pharma)	**Quetiapin STADA** (STADApharm)
Quetiapin beta (betapharm)	**Quetiapin Zentiva** (Winthrop)
quetiapin-biomo (biomo)	**Seroquel** (AstraZeneca)
Quetiapin Bluefish (Bluefish Pharma)	Filmtbl.[1] 25/ 100/ 200/ 300 mg
Quetiapin-CT (CT Arzneimittel)	(20, 50, 100 Tbl.)
Quetiapin Devatis (Devatis)	**Seroquel-prolong** (AstraZeneca)
Quetiapin Fair-Med (Fair-Med Healthcare)	Retardtbl.[2] 50/ 200/ 300/ 400 mg
Quetiapin Hennig (Hennig)	(10, 100 Tbl.)
Quetiapin Heumann (Heumann)	

[1] Quetiapin-Generika auch: Filmtbl 50/ 150/ 400 mg.
[2] Quetiapin-Generika auch: Retardtbl. 150 mg.

- ### Pharmakodynamik
- In erster Linie Blockade von H_1-Rezeptoren, schwächer von $5\text{-}HT_{1,2}$-, D_{1-3}- und α_1-Rezeptoren; keine klinisch relevante Affinität zu D_4-, α_2- und mACh-Rezeptoren.
- *N-Desalkylquetiapin* (*Norquetiapin*) blockiert neben D_2-artigen Rezeptoren auch den Noradrenalintransporter (NA-Wiederaufnahmehemmung) sowie $5\text{-}HT_{2A}$- und $5\text{-}HT_{2C}$-Rezeptoren. Muttersubstanz und Metabolit zeigen schwache partialagonistische Effekte an $5\text{-}HT_{1A}$-Rezeptoren.

- ### Pharmakokinetik
- Oral verabreichtes *Quetiapin* wird vollständig resorbiert, wegen ausgeprägtem First-pass-Metabolismus durch extensive hepatische und

extrahepatische Metabolisierung sind nur 9% bioverfügbar. Durch die Metabolisierung, nahezu ausschließlich über CYP3A4, entstehen etwa 20 zumeist pharmakologisch inaktive und 3 wahrscheinlich aktive Metaboliten (v. a. *Norquetiapin = N-Desalkylquetiapin*). Weniger als 5% der Muttersubstanz werden unverändert mit dem Urin oder den Faeces ausgeschieden.

- T_{max} = ca. 1,5 h (Retardtablette 6 h); $t_{1/2}$ = 6–11 h (*N-Desalkylquetiapin* ca. 12 h; bei älteren Patienten verlängert).
- Bei Patienten > 65 J. ist die durchschnittliche *Quetiapin*-Clearance um 30–50% reduziert. Bei schweren Nierenfunktionsstörungen (Kreatinin-Clearance < 30 ml/min) und Leberinsuffizienz (Zirrhose) Reduktion der Clearance um etwa 25%.
- Steady State für *Quetiapin* und *N-Desalkylquetiapin* nach 4 Tagen. Die Flächen unter der Plasmakonzentrations-Zeit-Kurve (AUC) für schnell freisetzende und retardierte Form (Filmtbl., Retardtbl.) sind bei gleicher Dosis äquivalent, die maximale Plasmakonzentration im Steady State ist um 13% niedriger mit der retardierten Form. Einnahme der retardierten Form mit sehr fettreichen Mahlzeiten kann Maximalkonzentration und AUC deutlich erhöhen (20–50%).
- Plasmakonzentration: 100–500 ng/ml[(p)].

- **Indikationen und Behandlungshinweise**

Filmtabletten (nichtretardiert) und Retardtabletten
- *Schizophrenie[z].*
- *Rezidivprävention bei stabilen Patienten mit Schizophrenie, die auf Quetiapin eingestellt sind[z].*
- *Mäßig schwere bis schwere manische Episoden im Rahmen bipolarer Störungen[z].*
- *Schwere depressive Episoden im Rahmen bipolarer Störungen[z] (»bipolare Depression«).*
- *Zur Prävention von Rückfällen bei Patienten mit bipolaren Störungen, deren manische oder depressive Episode auf Quetiapin angesprochen hat[z].*

Retardtabletten
- *Behandlung depressiver Erkrankungen (Episoden einer Major Depression) als »Zusatztherapie« (entspricht der Augmentationstherapie) bei Patienten, die unzureichend auf die Monotherapie mit einem Antidepressivum angesprochen haben[z].*
- Hinweise auf Wirksamkeit bei → psychotischen Symptomen im Rahmen einer Parkinson-Erkrankung und einer Lewy-Körper-Demenz (LKD) in niedriger Dosierung (25–150 mg/d), → therapieresistenten Zwangsstörungen in Kombination mit Antidepressiva, → Aggressivität und

Impulskontrollstörungen im Rahmen von Persönlichkeitsstörungen,
→ Angststörungen im Rahmen von Borderline-Persönlichkeitsstörungen
(in der Regel niedrige Dosierung), → Rapid Cycling (wahrscheinlich nur
depressive Episoden, ► 2.4.2) → GAS, → PTBS.
- Erste Hinweise bei → schwerer Panikstörung.
- Routineuntersuchungen ◘ Tab. 3.6.

■ Dosierung
- *Quetiapin* (Film- und Retardtabletten) soll nicht mit einer Mahlzeit,
  sondern etwa **1 h vor den Mahlzeiten** oder vor dem Schlafengehen eingenommen werden. Die Retardtabletten sollen im Ganzen geschluckt
  und nicht geteilt, zerkaut oder zerkleinert werden.

Filmtabletten (nichtretardiert)
- **Schizophrenie:** Mit 50 mg/d beginnen, in den ersten 4 Tagen Steigerung
  auf 300 mg/d. Erhaltungsdosis (auf 2 Einnahmezeitpunkte verteilt)
  300–450 mg (750 mg/d^z). Auch eine schnellere Aufdosierung in
  4×200 mg-Schritten in 4 Tagen wird in der Regel gut vertragen.
- **Bipolare Störung – manische Episode:** Einnahme 2 × täglich, Beginn mit
  100 mg, Steigerung um 100 mg/d in den ersten 4 Tagen (dann ggf. Steigerung um max. 200 mg/d bis 800 mg^z). Die übliche wirksame Tagesdosis
  liegt zwischen 400 mg und 800 mg.
- **Bipolare Störung – depressive Episode:** Einnahme 1 × täglich vor dem
  Schlafengehen; Beginn mit 50 mg/d, dann 100 mg/d (2. Tag), 200 mg/d
  (3. Tag) und 300 mg/d (4. Tag). Die empfohlene Tagesdosis ist 300 mg,
  einzelne Patienten können von Erhöhungen auf bis zu 600 mg/d profitieren (in Studien keine generelle Überlegenheit gegenüber 300 mg/d).
  Möglicherweise sind auch 200 mg/d ausreichend.
- Zur **Prävention von Rezidiven bei bipolaren Störungen** sollten Pa-
  tienten, die auf *Quetiapin* zur akuten Behandlung der bipolaren Störung
  angesprochen haben, die Behandlung mit gleicher Dosis fortsetzen. Die
  Dosis kann je nach individuellem Ansprechen des Patienten und der
  Verträglichkeit bei 2 × täglicher Gabe zwischen 300 mg und 800 mg
  Quetiapin täglich liegen.
- Bei älteren Patienten mit 12,5 mg beginnen, max. 100–150 mg/d.

Retardtabletten
- **Schizophrenie und manische Episoden bei bipolaren Störungen:**
  1×300 mg/d am 1. Tag, 600 mg am 2. Tag 1 h. Die empfohlene Tagesdosis beträgt 600 mg; in begründeten Fällen kann auf 800 mg/Tag^z erhöht
  werden.
- **Rezidivprophylaxe bei bipolaren Störungen:** Zur Prävention von
  Rezidiven von manischen, gemischten oder depressiven Episoden bei

bipolaren Störungen sollten Patienten, die auf retardiertes *Quetiapin* zur akuten Behandlung der bipolaren Störung angesprochen haben, die Behandlung mit gleicher Dosis, verabreicht vor dem Schlafengehen, fortsetzen. Empfohlene Dosis nach individuellem Ansprechen zwischen 300 mg und 800 mg/d.

- **Bipolare Depression** und als **Augmentationstherapie:** 50 mg am 1. und 2. Tag, dann Erhöhung auf 150 mg am 3. und 4. Tag, jeweils **vor dem Schlafengehen** (wegen der niedrigen Dosis). Dosisbereich 150–300 mg, in Monotherapiestudien bei Major Depression mit *Quetiapin* waren 50 mg/d wirksam. Bei Dosierungen > 300 mg erhöhtes Risiko für NW.
- **Umstellung** der Tagesdosis von schnell freisetzenden *Quetiapin*- auf Retard-Tabletten im Verhältnis 1:1 (dosisäquivalent), eine individuelle Dosisanpassung kann erforderlich sein.
- Ältere Patienten: Vorsicht insbesondere bei Behandlungsbeginn; Plasma-Clearance etwa 30–50% niedriger als bei jüngeren Patienten. Ggf. Plasma-spiegelbestimmungen; bei Patienten > 60 J. Beginn mit 12,5–50 mg empfohlen, Steigerung max. in 50-mg-Schritten (*start low, go slow*); Wirksamkeit und Unbedenklichkeit wurden bei Patienten > 65 J. mit depressiven Episoden im Rahmen von bipolaren Störungen nicht untersucht.

- ■ **Nebenwirkungen, Risikopopulationen und Intoxikationen**

Sehr häufig Schwindel, Kopfschmerzen, Somnolenz, Absetzsymptome, Gewichtszunahme, Mundtrockenheit, Erhöhung der Triglyzeride und von LDL-Cholesterin, Abnahme des HDL-Cholesterins, Abnahme des Hämo-globins, EPS.

Häufig Asthenie, Gereiztheit, anormale Träume und Albträume, Suizidge-danken und suizidales Verhalten, orthostatische Hypotonie, Tachykardie, Palpitationen, Leukopenie, Verringerung der neutrophilen Granulozyten, Erhöhung der eosinophilen Granulozyten, γGT- und ALT-Erhöhung, Hyper-prolaktinämie, Blutzuckerspiegelanstieg, gesteigerter Appetit, Obstipation, Dyspepsie, verschwommenes Sehen, Ödeme, **Abnahme von Gesamt-T4 und fT4, Abnahme von Gesamt-T3, Zunahme von TSH**, Dysarthrie, Dyspnoe, Er-brechen, Pyrexie.

Gelegentlich Krampfanfälle, Spätdyskinesien, QTc-Zeit-Verlängerung, Dysphagie, Thrombozytopenie, AST-Erhöhung, Hypersensibilität, Anämie, Abnahme von fT3, Hypothyreose, Hyponatriämie, Diabetes mellitus, RLS, sexuelle Dysfunktion, Synkope, Rhinitis.

Sonstige NW Selten oder in Einzelfällen malignes neuroleptisches Syndrom, Neutropenie und Agranulozytose, allergische Hautreaktionen, Stevens-Johnson-

Syndrom, Hepatitis, Ikterus, Angioödeme, anaphylaktische Reaktionen, CK-Erhöhung, Galaktorrhö, Priapismus, SIADH, metabolisches Syndrom, Somnambulismus und verwandte Reaktionen wie Reden im Schlaf und schlafbezogene Essstörungen, venöse Thromboembolien, Pankreatitis, Rhabdomyolyse, Schwellung der Brust, Menstruationsstörungen, Hypothermie.

> ❗ **Cave**
> **Einzelfälle einer Kardiomypathie sind kürzlich beschrieben (z. B. Luftnot, eingeschränkte Belastbarkeit, periphere Ödeme).**

Risikopopulationen **Herz:** Trotz relativ geringem Risiko bei kardiovaskulärer Vorschädigung ggf. sorgfältige kardiale Kontrolle; orthostatische Dysregulation möglich, v. a. in der initialen Dosistitrationsphase; insbesondere bei Herzinsuffizienz langsamere Eindosierung, Dosisreduktion und engmaschige klinische und EKG-Kontrollen; mittlere QTc-Zeit-Verlängerung beschrieben. **Leber:** Extensiver hepatischer Metabolismus mit linearer Pharmakokinetik, daher reduzierte Clearance bei Leberfunktionsstörungen; ggf. Dosisanpassung und niedrigere Einstiegsdosis sowie langsameres Aufdosieren. **Niere:** Keine Dosisanpassung bei renaler Insuffizienz erforderlich.

Intoxikationen Todesfälle bei Dosierungen bis 6 g sind beschrieben, es wurden aber Dosen bis 30 g überlebt; Symptomatik, Vorgehen: ► *Olanzapin*.

> ⊗ *Quetiapin* **wird häufiger als andere AAP missbräuchlich v. a. von Patienten mit Polytoxikomanie eingenommen (teilweise hohe/sehr hohe Dosen, nicht vorgesehene Applikationsformen) und gedealt, um Wirkungen/NW/Entzugssymptome des Drogenkonsums zu behandeln oder die Wirkung der Drogen zu verstärken.**

- ▪ **Kontraindikationen**

Relative Kontraindikationen
- ━ Schwere Leber- und Nierenerkrankungen. **Cave:** Behandlung von Patienten mit bekannten kardiovaskulären oder zerebrovaskulären Erkrankungen oder anderen Störungen, die für Hypotonie anfällig machen, ebenso bei der Behandlung von Patienten mit Krampfanfällen in der Vorgeschichte.
- ━ Risiko unter Antipsychotika bei Demenz ► 3.4.6, Box 3.

- ▪ **Interaktionen**
- ━ Vorsicht bei der Kombination mit anderen sedierenden Substanzen einschließlich Alkohol.
- ━ Vorsicht bei Kombinationen mit AM, die die QTc-Zeit verlängern oder zu Hypokaliämie führen können (z. B. *Amiodaron, Chinidin, Chlorpro-*

mazin, *Gatifloxacin*, *Pentamidin*, *Procainamid*, *Methadon*, *Moxifloxacin*, *Thioridazin* oder *Ziprasidon*), besonders wenn zusätzliche Risikofaktoren bestehen, wie hohe Dosis, kardiale Vorschädigung, gestörtes Elektrolytgleichgewicht oder kongenitales Long-QT-Syndrom, sorgfältige Kontrolle (Vergleich Antipsychotika ▶ 3.6.3).

— Tritt unter *Quetiapin* eine arterielle Hypotonie auf, sollte diese nicht mit *Adrenalin*, sondern *Noradrenalin* behandelt werden, da durch Adrenalinumkehr ein weiterer Blutdruckabfall auftreten kann.

— Keine Kombination mit **CYP3A4-Inhibitoren** (z. B. *Clarithromycin*, *Erythromycin*, *Ritonavir*), dann 5- bis 8-facher Anstieg der Plasmakonzentrationen von *Quetiapin* zu erwarten (▶ **Anhang INT**). Senkung des Plasmaspiegels und möglicher Wirkverlust von *Quetiapin*, das bevorzugtes Substrat von CYP3A4 ist, bei gleichzeitiger Gabe **CYP3A4-Induktoren** (z. B. *Carbamazepin*, *Phenytoin* oder *Johanniskraut*-Präparate) (▶ **Anhang INT**).

— Bei **Kombination von Quetiapin mit Lamotrigin** ist im Mittel mit 58% niedrigeren Plasmaspiegeln von *Quetiapin* zu rechnen, wahrscheinlich durch Induktion der Glukuronidierung. Im Einzelfall können die Plasmaspiegel bei der Kombination extrem niedrig ausfallen. Daher Kontrolle der Plasmaspiegel und ggf. Dosisanpassung, auch noch für etwa 3–4 Wochen nach Absetzen von *Lamotrigin*.

> **Die angegebenen Plasmakonzentrationen sind Talspiegel. Sie liegen nach dem längsten Dosierungsintervall vor: wenn das AM z. B. morgens, mittags und abends eingenommen wurde, ist als Talspiegel der Zeitpunkt morgens vor der ersten Medikamenteneinnahme definiert. Wenn ein AM, wie das retardierte *Quetiapin*, nur abends vor dem Schlafengehen eingenommen wird, liegt der Zeitpunkt des Talspiegels am folgenden Abend. Da Blutabnahmen in der Regel morgens erfolgen, wird in diesem Fall kein Talspiegel gemessen, die Messwerte sind dann etwa 2-mal höher (Messwerte daher durch 2 teilen). Bei Kenntnis des Zeitpunkts der Blutentnahme, der Dosierung und deren Intervalle und der verordneten Formulierungen kann aus dem Messwert der Talspiegel vom beauftragten Labor berechnet werden. Ohne eine Korrektur der Messwerte kann es zu fehlerhaften Empfehlungen kommen ▶ 16.5.**

■ **Bewertung**

AAP mit anfänglich sedierender Wirkung. Einziges AAP mit Zulassung für mäßig schwere bis schwere manische Episoden **und** schwere depressive Episoden bei bipolarer Störung; auch zu deren Rezidivprophylaxe zugelassen. Geringes Risiko für EPS und Prolaktinanstieg, aber hohes Risiko für metabolisches Syndrom. Auf Interaktionen ist zu achten. Risiko für QTc-Zeit-Verlängerung.

Dosisoptimum unterschiedlich für schizophrene und bipolare bzw. affektive Störungen. Unterschiede in Wirksamkeit und Verträglichkeit bei Dosen von 600–1200 mg/d sind nicht genügend belegt. Auf Off-label-Einsatz sollte verzichtet werden.

Risperidon

Benzioxazol(piperidin)

3-{2-[4-(6-Fluor-1,2-benzisoxazol-3-yl)piperidino]ethyl}-2-methyl-6,7,8,9-tetrahydro-4H-pyrido[1,2-a]pyrimidin-4-on

Risocon (mibe)

Risperidon 1A (1A Pharma)

Risperidon AAA (AAA Pharma)

Risperidon AbZ (AbZ Pharma)

Risperidon-Actavis (Actavis Deutschland)

Risperidon AL (Aliud)

Risperidon Aristo (Aristo Pharma)

Risperidon Atid (Dexcel Pharma)

Risperidon Aurobindo (Aurobindo)

Risperidon Axcount (Axcount)

Risperidon Basics (Basics)

Risperidon-biomo (biomo)

Risperidon-CT (CT Arzneimittel)

Risperidon Devatis (Devatis)

Risperidon dura (Mylan dura)

Risperidon Hennig (Hennig)

Risperidon Heumann (Heumann)

Risperidon HEXAL (HEXAL)

Risperidon HEXAL Schmelzfilm (HEXAL)

Risperidon-Hormosan (Hormosan)

Risperidon Mylan (Mylan)

Risperidon-neuraxpharm (neuraxpharm)

[1] Risperidon-Generika auch: Tbl. 0,25/ 6/ 8 mg.

Risperidon-ratiopharm (ratiopharm)

Risperidon Sandoz (Sandoz)

Risperidon STADA (STADApharm)

Risperidon TAD (TAD Pharma)

Risperidon-TEVA (TEVA)

Risperidon Winthrop (Winthrop Arzneimittel)

Risperigamma (Wörwag Pharma)

Risperdal (Janssen-Cilag)

Tbl.[1] 0,5 mg (20, 50 Tbl.); 1/ 2/ 3/ 4 mg (20, 50, 100 Tbl.)

Schmelztbl. 1/ 2/ 3/ 4 mg (28, 56 Tbl.)

(Risperdal Quicklet)

Lsg. 1 mg = 1 ml (30/ 100 ml)

(Risperdal Lösung)

Depotpräparat (nur i.m.)

Risperidon (Mikroverkapselung in Polyglycolsäure-co-milchsäure)

Risperdal Consta (Janssen-Cilag)

Amp. 25/ 37,5/ 50 mg/2 ml

(1 Applikationsset)

- ### Pharmakodynamik
- In erster Linie Blockade von $5\text{-HT}_{2A(C)}$-, 5-HT_7-, D_2- und α_1-Rezeptoren; in geringerem Maße auch H_1- und α_2-Rezeptoren; keine anticholinergen Wirkungen.

- ### Pharmakokinetik
- Oral: T_{max} = 1–2 h (von *9-Hydroxy-Risperidon* 3 h); $t_{1/2}$ = 2–4 h (für den aktiven Metaboliten 9-Hydroxy-*Risperidon* 17–23 h); orale Bioverfügbarkeit 66–80%.

- Risperdal Consta: Aus der Trockensubstanz wird vor der Injektion eine wässrige Suspension hergestellt, die zur Einhaltung der vorgesehenen Dosierung vollständig injiziert werden sollte. Aufgrund der besonderen Kinetik lässt sich für Risperdal Consta $t_{1/2}$ im üblichen Sinne nicht angeben. Wirksame Plasmakonzentrationen werden ab 3 Wochen nach der 1. Injektion erreicht (daher orale Medikation in mindestens diesem Zeitraum erforderlich), Spitzenplasmakonzentrationen werden nach etwa 5 Wochen gemessen. Ein Steady State ist nach der 4. Injektion (ab der 6. Woche) erreicht. Die Elimination endet etwa 7–8 Wochen nach der letzten Injektion.
- Metabolisierung unter Beteiligung von CYP2D6 und CYP3A4. Bildung des aktiven Metaboliten *9-Hydroxy-Risperidon* (= *Paliperidon*) durch CYP2D6. Aus den Verhältnissen der Konzentrationen von *Risperidon* und *9-Hydroxy-Risperidon* im Plasma lässt sich auf den CYP2D6-Genotyp schließen.
- *Risperidon* und sein aktiver Metabolit sind Substrate des Arzneimittel-Effluxtransporters P-Glykoprotein (P-gp), dadurch wird unter Verbrauch von ATP im Darmepithel und in der Blut-Hirn-Schranke die Verfügbarkeit im Blut und im Gehirn begrenzt.
- Nach wiederholter i.m.-Injektion von 25 mg oder 50 mg Risperdal Consta alle 2 Wochen schwankte die mediane Plasmakonzentration des aktiven Anteils zwischen durchschnittlich 10–19 ng/ml bzw. max. 18–46 ng/ml.
- Plasmakonzentration (einschließlich Metabolit *9-Hydroxy-Risperidon*): 20–60 ng/ml[p].

- ### Indikationen und Behandlungshinweise
Oral
- *Schizophrenie[z].*
- *Mäßige bis schwere manische Episoden bei bipolaren Störungen[z].*
- *Kurzzeitbehandlung (bis zu 6 Wochen) von anhaltender Aggression bei Patienten mit mäßiger bis schwerer Alzheimer-Demenz, die auf nichtpharmakologische Methoden nicht ansprechen und wenn ein Risiko für Eigen- und Fremdgefährdung besteht[z].*

> *Risperidon* ist das einzige derzeit zugelassene AAP für Patienten mit Demenz und ausgeprägten psychotischen oder Verhaltensstörungen (s. auch ► 3.4.6, Box 3 und ► 6.4.10).

- *Symptomatische Kurzzeitbehandlung (bis zu 6 Wochen) von anhaltender Aggression bei Verhaltensstörung bei Kindern im Alter ab 5 J. und Jugendlichen mit unterdurchschnittlicher intellektueller Funktion oder mentaler Retardierung, die gemäß der DSM-IV-Kriterien diagnostiziert wurden[z].*

- Hinweise für die Wirksamkeit bei → therapieresistenter Depression im Rahmen einer Augmentationsstrategie (▶ 1.11.4), → drogeninduzierten Psychosen, → Patienten mit der Doppeldiagnose Schizophrenie und Substanzabhängigkeit, → autistischen Störungen, → Tic-Störungen, → PTBS, → psychosenahen Symptomen im Rahmen von Persönlichkeitsstörungen (niedrige Dosierung) und in der Prodromalphase von Schizophrenien, → therapieresistenten Zwangsstörungen.
- Erste Hinweise für die Wirksamkeit bei → Phasenprophylaxe bipolarer Störungen, → depressiven Störungen im Rahmen uni- und bipolarer affektiver Störungen und schizoaffektiver Störungen.

Parenteral, Depotpräparat
- *Erhaltungstherapie der Schizophrenie bei Patienten, die zurzeit mit oralen Antipsychotika stabilisiert sind[z].*
- Bei Patienten, die in der Vergangenheit noch nie mit *Risperidon* behandelt wurden, sollte vor Behandlungsbeginn mit Risperdal Consta die Verträglichkeit der Substanz durch Gabe von jeweils 1 mg *Risperidon* oral an 2 aufeinanderfolgenden Tagen überprüft werden.
- Atypisches Depotpräparat (wässrige Suspension mit guter lokaler und systemischer Verträglichkeit).
- Routineuntersuchungen ◨ Tab. 3.6.

▪ Dosierung
Oral
- Einnahme unabhängig von Nahrungsaufnahme, Nahrungsmittel beeinflussen die Resorption nicht (außer Lösung: inkompatibel zu grünem oder schwarzem Tee). Umstellung von anderen Antipsychotika: wenn möglich, wird ausschleichendes Absetzen der vorherigen Behandlung empfohlen, während *Risperidon* begonnen wird.
- **Schizophrenie:** Einnahme 1–2 × täglich möglich, Beginn möglichst mit 2 mg, am 2. Tag Dosiserhöhung auf 4 mg. Nur im Bedarfsfall bis auf 6 mg erhöhen, die meisten Patienten profitieren von Dosierungen von 4–6 mg. Bei einigen Patienten kann langsameres Aufdosieren (Start mit 1 mg, Steigerung um 1 mg/d) > 10 mg/d nur im Einzelfall sinnvoll sein; deutlich erhöhtes EPS-Risiko. Maximaldosis 16 mg/d[z].
- **Manie im Rahmen bipolarer Störungen:** Einnahme möglichst 1 × täglich, beginnend mit 2 mg; erforderliche Dosisanpassungen sind in Intervallen von nicht weniger als 24 h und 1–6 mg/d empfohlen (eine höhere Dosis wurde bei Manie nicht untersucht).
- **Ältere Patienten (Schizophrenie und bipolare Störung):** Anfangsdosis 0,25–0,5 mg 2 × täglich; individuell Dosiserhöhung in Schritten von 0,25–0,5 mg. Zieldosis 1 mg/d, in Einzelfällen auf max. 4 mg/d erhöhen. Kontinuierliche Neubewertung von Indikation und Dosis.

- **Mäßige bis schwere Alzheimer-Erkrankung:** Zur Behandlung anhaltender Aggression Beginn mit 2 × 0,25 mg/d und Steigerung, wenn im Einzelfall erforderlich, um 2 × 0,25 mg jeden 2. Tag. Die optimale Dosis beträgt für die Mehrzahl der Patienten 0,5 mg 2 × täglich. Einige Patienten können jedoch von Dosierungen von bis zu 1 mg 2 × täglich profitieren. Bei anhaltender Aggression im Rahmen einer Alzheimer-Erkrankung wird die Anwendung nicht länger als 6 Wochen empfohlen. Kontinuierliche Neubewertung von Indikation und Dosis.

Parenteral, Depotpräparat

- Empfohlene Dosis alle 2 Wochen 25 mg tief intragluteal oder deltoidal mit Spezialnadel (abwechselnd in beide Seiten); manche Patienten benötigen 37,5 mg oder 50 mg alle 2 Wochen (max. 50 mg^z). Eine Injektion in den Oberarm (deltoideale Injektion) ist verfügbar und zeigt gute Patientenakzeptanz. In folgenden Fällen höhere Initialdosis erwägen: anamnestisch hohes Rezidivrisiko, persistierende Positivsymptome, bei Umstellung von hoher oraler Dosis.
- Nach der ersten Depotinjektion muss aufgrund der Pharmakokinetik für die Dauer von mindestens 3 Wochen noch eine orale Weiterbehandlung mit *Risperidon* erfolgen. Ab Beginn der 4. Woche Ausschleichen der oralen Vormedikation über mindestens eine Woche. Die Geschwindigkeit sollte sich nach den Eigenschaften der Vormedikation (u. a. sedierende und/oder anticholinerge Wirkungen) und dem klinischen Bild richten. Insbesondere bei Vorbehandlung mit *Clozapin* wird ein dosisabhängiges Ausschleichen über mehrere Wochen empfohlen. Unabhängig von der Vormedikation sollte eine Ausschleichphase von mindestens 2 Wochen bei persistierender Positivsymptomatik und bekanntem hohem Rezidivrisiko gewählt werden.
- Eine Dosiserhöhung sollte nicht öfter als alle 4 Wochen erfolgen. Bei älteren Patienten beträgt die empfohlene Dosis 25 mg i.m. alle 2 Wochen.
- Weitere Depotformulierungen von *Risperidon* (u. a. 4-wöchiges Injektionsintervall zur subkutanen Injektion, RBP-7000) werden derzeit erprobt.

■ Nebenwirkungen, Risikopopulationen und Intoxikationen
■■ Oral

Sehr häufig Kopfschmerzen, Schlaflosigkeit, Sedierung/Somnolenz, EPS (Parkinsonoid).

Häufig Schwindel, Asthenie, Agitation, Tremor, Dyskinesien, Dystonien, Arthralgien, Prolaktinerhöhung, verstärkter oder verminderter Appetit, gastrointestinale Störungen, abdomineller Schmerz, Diarrhö, Obstipation,

Dyspepsie, Gewichtszunahme, trockener Mund, Tachykardie, Fieber, Pneumonie, Bronchitis, Infektionen der oberen Atemwege, Sinusitis, Harnwegsinfektionen, Konjunktivitis, Ohrinfektionen, Influenza, Dyspnoe, Husten, verstopfte Nase, Verschwommensehen, pharyngolaryngealer Schmerz, Thoraxschmerz, Rückenschmerzen, Erythem, Ödeme, Akathisie, Epistaxis, Hautausschlag, Angst, Schlafstörungen, Depression, Fatigue, Schmerzen, Hypertonie, Erbrechen, Übelkeit, muskuloskelettale Schmerzen, Muskelspasmen, Harninkontinenz, Pyrexie.

Gelegentlich Haltungsschwindel, Gleichgewichtsstörungen, Bewusstseinsverlust, Verminderung des Bewusstseinsgrades, Störung der Aufmerksamkeit, Hypersomnie, Dysphonie, Sprachstörungen, Koordinationsstörungen, zerebrovaskuläre Ereignisse, QTc-Zeit-Verlängerung, EKG-Veränderungen, AV-Block, Schenkelblock, Vorhofflimmern, Sinusbradykardie, Palpitationen, Synkopen, Dysarthrie, tardive Dyskinesien, Leukopenie, Leukozytose, Eosinophilie, Thrombozytopenie, Anämie, erhöhte Serumglukose, γGT- und Transaminasenerhöhung, Temperaturerhöhung, okuläre Hyperämie, trockenes Auge, Photophobie, Ohrenschmerzen, Tinnitus, Keuchen, Dysphagie, Anorexie, Stuhlinkontinenz, Polydipsie, Dysurie, Harnretention, Pollakisurie, Hypästhesie, Hautläsionen, Hauterkrankungen, Alopezie, Muskelschwäche, Nackenschmerzen, Anschwellen der Gelenke, Gelenksteifigkeit, Virus- und Atemwegsinfektionen, Aspirationspneumonie, Lungenstauung, respiratorische Störung, Lungenrasseln, Atemwegskongestion, Pruritus, Akne, Hautverfärbung, Ekzem, seborrhoeische Dermatitis, trockene Haut, Hyperkeratose, Diabetes mellitus, Hyperglykämie, Tonsillitis, Cellulitis, Infektion des Auges, lokalisierte Infektion, Akrodermatitis, Zystitis, Onychomykosis, Hypotension, orthostatische Hypotension, Flush, Gesichtsödem, Gangstörung, Durst, Brustkorbbeschwerden, Brustschmerzen, Schüttelfrost, Überempfindlichkeit, Amenorrhö, sexuelle Dysfunktion, erektile Dysfunktion, Ejakulationsstörung, Galaktorrhö, Gynäkomastie, Menstruationsstörung, vaginaler Ausfluss, Verwirrtheitszustand, Manie, verminderte Libido, Nervosität, fehlende Reaktion auf Stimuli, Krampfanfälle, Dysgeusie, reduzierter Hämatokrit, Vertigo, Parästhesie, Gewichtsreduktion, erhöhte Cholesterine, Urtikaria, Gastroenteritis, Koprostase, Flatulenz, Albträume.

Sonstige NW Selten oder in Einzelfällen (oder mit unbekannter Häufigkeit) malignes neuroleptisches Syndrom, Körpertemperaturerniedrigung, Agranulozytose, diabetische Ketoazidose, Glukosurie, diabetisches Koma, Hypoglykämie, Hyperinsulinämie, Hypertriglyzeridämie, SIADH, Wasserintoxikation, zerebrovaskuläre Erkrankungen, Schlafapnoe-Syndrom, abgestumpfter Affekt, Hyperventilation, intestinale Obstruktion, Pankreatitis, Rhabdomyolyse, Schuppen, Hypothermie, peripheres Kältegefühl, Ikterus, Anorgasmie, Priapis-

mus, Angioödem, Titubation des Kopfes, Glaukom, Störungen der Augenbe-
wegung, Augenrollen, Lidrandverkrustung, Floppy-Iris-Syndrom (s. unten),
Sinusarrhythmie, Lungenembolie, Venenthrombose, Cheilitis, geschwollene
Zunge, verzögerte Menstruation, Stauungserscheinungen der Brust, Brustver-
größerung, Sekretion aus der Brust, Induration, anaphylaktische Reaktion,
Arzneimittelexanthem.

Bei älteren Patienten ambulant erworbene Pneumonie (▶ 3.6.4). Besonders
zu beachten: **intraoperatives Floppy-Iris-Syndrom** wie bei ▶ *Paliperidon* und
▶ 3.6.6.

■■ **Depotpräparat**
Sehr häufig Parkinsonoid, Kopfschmerzen, Schlaflosigkeit, Depression,
Angst, Infektion der oberen Atemwege.

Häufig Pneumonie, Bronchitis, Sinusitis, Harnwegsinfektion, Influenza, Anämie, Hyperprolaktinämie, Hyperglykämie, Gewichtszunahme, gesteigerter
Appetit, Gewichtsabnahme, verminderter Appetit, Schlafstörungen, Agitiertheit, verminderte Libido, Sedierung, Somnolenz, Akathisie, Dystonie, Tremor,
Dyskinesie, Schwindel, verschwommenes Sehen, Tachykardie, Hyptonie, Hypertonie, Dyspnoe, pharyngolaryngealer Schmerz, Husten, verstopfte Nase,
Bauchschmerzen, abdominale Beschwerden, Erbrechen, Übelkeit, Obstipation, Gastroenteritis, Diarrhö, Dyspepsie, Mundtrockenheit, Zahnschmerzen,
Hautausschlag, Muskelspasmen, muskuloskelettale Schmerzen, Rückenschmerzen, Arthralgien, Harninkontinenz, erektile Dysfunktion, Amnorrhö,
Galaktorrhö, Ödem, Pyrexie, Thoraxschmerzen, Asthenie, Fatigue, Schmerzen, Reaktion an der Injektionsstelle, γGT- und Transaminasenerhöhung,
Sturz.

Über die parenterale und die orale Applikation hinausgehende NW des
Depotpräparats sind der FI zu entnehmen.

Risikopopulationen (oral und parenteral) Herz: Orthostatische Dysregulation möglich, daher langsame Aufdosierung bzw. reduzierte Dosis bei Herz-
Kreislauf-Erkrankungen, v. a. bei Herzinsuffizienz; geringes Potenzial zur
QTc-Zeit-Verlängerung. **Leber:** Wenig veränderte Pharmakokinetik bei
Lebererkrankungen, jedoch wegen hoher Plasmaproteinbindung bei Leberinsuffizienz erhöhter Anteil der freien Substanz, daher Dosisreduktion; wenn
möglich Plasmaspiegelkontrollen empfohlen. **Niere:** Bei manifester Niereninsuffizienz reduzierte Clearance mit Verlängerung der Eliminations-HWZ und
erhöhten Plasmaspiegeln, daher Dosisanpassung und Monitoring notwendig.

Intoxikationen (oral und parenteral)
Wie ▶ Olanzapin.

■ **Kontraindikationen**
Relative Kontraindikationen
— Schwere Leber- und Niereninsuffizenz (ggf. Dosisanpassung), Parkinson-Erkrankung, Epilepsie, prolaktinahängige Tumoren, kardiale Vorschädigung. **Cave** bei Patienten mit Blutbildveränderungen. Bei zerebrovaskulären Erkrankungen sind Nutzen und Risiken individuell sorgfältig abzuwägen; Risiko unter Antipsychotika bei Demenz ▶ 3.4.6, Box 3.

■ **Interaktionen**
— Vorsicht bei der Kombination mit zentral dämpfenden Substanzen einschließlich Alkohol.
— QTc-Zeit-Verlängerung wurde beobachtet. Vorsicht bei Kombination mit anderen die QTc-Zeit verlängernden AM (Vergleich Antipsychotika ▶ 3.6.3).
— Tritt unter *Risperidon* eine arterielle Hypotonie auf, sollte diese nicht mit *Adrenalin*, sondern *Noradrenalin* behandelt werden, da durch Adrenalinumkehr ein weiterer Blutdruckabfall auftreten kann.
— Die Wirkung von Dopaminagonisten, z. B. *Bromocriptin* oder *L-Dopa*, wird abgeschwächt.
— Kombination mit *Carbamazepin* oder *Johanniskraut*-Präparaten nur unter Kontrolle der Plasmakonzentrationen. Es ist mit einer verminderten Bioverfügbarkeit von *Risperidon* zu rechnen durch Induktion von CYP3A4 und P-Glykoprotein.
— Bei Kombination mit **CYP2D6-Inhibitoren** (z. B. *Paroxetin* oder *Terbinafin*) ist ein Anstieg der Plasmakonzentrationen von *Risperidon* zu erwarten (▶ **Anhang INT**) und mit verminderter Verträglichkeit zu rechnen.
— Wirkungsverstärkung von Antihypertensiva (insbesondere α_1-Rezeptorenblocker) möglich.

■ **Bewertung**
Risperidon gehört zu den Standard-AAP. Bei Dosierungen von maximal 4–6 mg/d selten EPS, häufig Prolaktinerhöhung. Risiko für QTc-Zeit-Verlängerung. Wirksamkeit auch in der Langzeitbehandlung und Rezidivprophylaxe schizophrener und manischer Störungen mit breiter Erfahrung, verfügbar auch als atypisches Depotpräparat. Bei schweren aggressiven Verhaltensstörungen bei Patienten mit Alzheimer-Erkrankung für die Kurzzeittherapie zugelassen.

Sertindol
Phenylindol(piperidin)
Serdolect (Lundbeck)
Filmtbl. 4 mg (30, 50, 100 Tbl.); 12 mg (50, Tbl.); 16/ 20 mg (50, 100 Tbl.)

- **Pharmakodynamik**
- In erster Linie Blockade von 5-HT$_{2A(C)}$-, 5-HT$_6$-, 5-HT$_7$-, D$_2$- und α$_1$-Rezeptoren, mittelstarke Affinität zu D$_1$- und D$_4$-Rezeptoren; keine Blockade von H$_1$-Rezeptoren; keine nachweisbaren anticholinergen Wirkungen.

- **Pharmakokinetik**
- Orale Medikation: T$_{max}$ = 10h; t$_{½}$ = 55–90 h erheblich verlängert bei Poor-metabolizer-Status von CYP2D6; orale Bioverfügbarkeit etwa 74%.
- Abbau über CYP2D6 und CYP3A4. Metaboliten *Dehydrosertindol* und *Norsertindol*, die beim Menschen keine nennenswerten pharmakologischen Wirkungen haben.
- Erheblich reduzierte Clearance bei Leberinsuffizienz, im Alter und bei Niereninsuffizienz keine wesentlichen Änderungen der Clearance.
- Plasmakonzentration: 50–100 ng/ml[(p)].

- **Indikationen und Behandlungshinweise**
- *Schizophrene Psychosen*; aufgrund kardiovaskulärer Sicherheitsbedenken *nur bei Patienten mit Unverträglichkeit mindestens eines anderen Antipsychotikums*[z].
- Erste Hinweise für überlegene Wirksamkeit gegen → Negativsymptome bei höheren Dosierungen und für positive Wirkungen auf → kognitive Defizite im Vergleich zu *Haloperidol*.
- 1998 vom Markt genommen wegen kardialer Todesfälle und ungünstiger Nutzen-Risiko-Abwägung. Bei systematischer Nachuntersuchung ergab sich ein erhöhtes Risiko für QTc-Zeit-Verlängerungen, nicht jedoch für das Auftreten von gefährlichen Herzrhythmusstörungen (z. B. TdP) und dadurch bedingten Todesfällen, sodass eine Wiedereinführung 2006 ermöglicht wurde.
- Routineuntersuchungen ◘ Tab. 3.6.

Auflagen für Sertindol als Medikation der 2. Wahl (second line)
- Nur bei Patienten, die mindestens ein anderes AAP nicht vertragen haben
- Nicht in Notfallsituationen zur raschen Symptomreduktion
- Kontraindiziert bei Patienten mit kardialer Vorschädigung, unbehandelter Hypokaliämie, unbehandelter Hypomagnesiämie, Bradykardie und angeborenem Long-QT-Syndrom oder Long-QT-Syndrom in der Familienanamnese sowie bei erworbener QTc-Zeit-Verlängerung
- Eine EKG-Überwachung ist vor und während der Behandlung erforderlich (s. auch ◘ Tab. 3.6)
    - vor Therapiebeginn, nach etwa 3 Wochen oder bei 16 mg/d, nach 3 Monaten

- in der Erhaltungstherapie alle 3 Monate sowie vor und nach jeder Dosiserhöhung
- bei Verabreichung und Dosiserhöhung von Begleitmedikation, die eine Erhöhung der *Sertindol*-Konzentration bewirken könnte
- bei Auftreten von Palpitationen, Krämpfen oder Synkopen
- Behandlungsabbruch in jedem Fall bei QTc > 500 ms
- Regelmäßige RR-Kontrollen während der Titrationsphase und in der frühen Erhaltungsphase (Risiko für orthostatische Symptome durch α_1-Rezeptorblockade)

- **Dosierung**
- Einmalgabe, Beginn mit 4 mg/d^z, schrittweise Erhöhung um 4 mg alle 4–5 Tage, bis die optimale Erhaltungsdosis von 12–20 mg/d erreicht ist. Maximaldosis 24 mg/d, nur in Ausnahmefällen. Bei Beginn mit 8 mg oder einer raschen Dosiserhöhung ist das Risiko für orthostatische Hypotonien deutlich erhöht.
- Bei Behandlungsunterbrechungen von mehr als 7 Tagen ist erneut mit 4 mg/d zu beginnen (nach EKG-Ableitung).

- **Nebenwirkungen, Risikopopulationen und Intoxikationen**

Sehr häufig Rhinitis, verstopfte Nase, Ausbleiben der Ejakulation.

Häufig Schwindel, Gewichtszunahme, dosisabhängige QTc-Zeit-Verlängerung, orthostatische Hypotonie (bei Behandlungsbeginn), Dyspnoe, Mundtrockenheit, periphere Ödeme, Parästhesie, Erythrozyturie, Leukozyturie, Ejakulationsstörungen, Erektionsstörungen.

Gelegentlich TdP, Synkopen, Krämpfe, Bewegungsstörungen (v. a. tardive Dyskinesien), Hyperglykämie, Prolaktinerhöhungen, Galaktorrhö.

Sonstige NW Selten malignes neuroleptisches Syndrom, Thromboembolien (unklare Häufigkeit).

Risikopopulationen **Herz:** Wegen dosisabhängiger QTc-Zeit-Verlängerung (im Durchschnitt um 5%, bei > 1% Erhöhungen > 500 ms, damit verbunden Arrhythmierisiko von 0,1–0,2%) auch bei Herzgesunden Behandlung nur unter Auflagen (▶ Indikationen und Behandlungshinweise, Auflagen). Bei Vorliegen von manifesten kardiovaskulären Erkrankungen sowie bestehender QTc-Zeit-Verlängerung bzw. Behandlung mit QTc-Zeit verlängernden AM generell kontraindiziert. **Leber:** Aufgrund extensiver hepatischer Metabolisierung bei leichter und mittelschwerer Leberinsuffizienz langsame Dosistitration und Dosisanpassung empfohlen, keine Anwendung bei schwerer Leberinsuffizienz.

Niere: Keine Dosisanpassung/-reduktion notwendig, kein Einfluss einer Hämodialyse auf die Pharmakokinetik der Substanz.

Intoxikationen Wie ▶ *Olanzapin*.

■ **Kontraindikationen**

▬ Kardial: 7 Indikationen und Behandlungshinweise, Auflagen; Begleit-medikationen, die eine signifikante QTc-Zeit-Verlängerung hervorrufen und die CYP3A4 hemmen; schwere Leberinsuffizienz.

Relative Kontraindikationen

▬ Leichte/mittelschwere Leberfunktionsstörung, Risiko erheblicher Elektrolytstörungen (Erbrechen, Durchfall, kaliumausscheidende Diuretika), bekannter Poor-metabolizer-Status (CYP2D6), Parkinson-Erkrankung, Epilepsie, Alter > 65 J.

■ **Interaktionen**

▬ Vorsicht bei Kombination mit zentral dämpfenden AM und Alkohol.

▬ Vorsicht bei Kombination mit Antihypertensiva.

▬ **Strikter Ausschluss von Pharmaka, die die QTc-Zeit verlängern oder zu Hypokaliämie führen können** (z. B. *Amiodaron*, *Astemizol*, *Chinidin*, *Cisaprid*, *Erythromycin*, *Dofetilid*, *Gatifloxacin*, Lithiumsalze, *Moxifloxacin*, *Sotalol*, *Terfenadin*, *Thioridazin*) (Vergleich Antipsychotika ▶ 3.6.3).

▬ Keine Kombination mit Kalziumantagonisten (z. B. *Diltiazem*, *Verapamil*).

▬ Tritt unter *Sertindol* eine arterielle Hypotonie auf, sollte diese nicht mit *Adrenalin*, sondern *Noradrenalin* behandelt werden, da durch Adrenalin-umkehr ein weiterer Blutdruckabfall auftreten kann.

▬ **CYP2D6-Inhibitoren** (▶ **Anhang INT**), z. B. *Fluoxetin* und *Paroxetin*, können die Plasmaspiegel von *Sertindol* um den Faktor 2–3 erhöhen (**Cave:** Kombination nur unter besonderer Vorsicht, u. a. niedrigere Erhaltungsdosis, EKG-Kontrolle) ebenso wie **CYP3A4-Inhibitoren** (z. B. *Ketoconazol, Itraconazol*) (▶ **Anhang INT**). Der CYP3A4-Inhibitor *Erythromycin* hatte keinen signifikanten Einfluss. Unter Kombination mit **Induktoren**, insbesondere von **CYP3A4** (▶ **Anhang INT**) wie *Carbamazepin* oder *Phenytoin* ist mit beschleunigter Elimination von *Sertindol* zu rechnen.

■ **Bewertung**

AAP mit geringer Sedierung und geringem EPS-Risiko, nach Wiederzulassung nicht als Medikament der 1. Wahl einsetzbar. Hohes Interaktionsrisiko, dosisabhängige potenzielle QTc-Zeit-Verlängerung, daher regelmäßige Kontrollen von EKG und Kalium (◘ Tab. 3.6). Bei möglicherweise **höherem kardialem Risiko** als bei anderen AAP und aufwendigen EKG-Kontrollen ist ein **Vorteil**

gegenüber anderen AAP nicht zu erkennen, daher für die **Routinebehandlung verzichtbar.**

Sulpirid
Benzamid
Dogmatil[1] (Sanofi Aventis)
Kps. 50 mg (20, 50, 100 Kps.)
Tbl. 200 mg (20, 50, 100 Tbl.) (**Dogmatil forte**)
Saft 5 mg = 1 ml (200 ml Lsg.)
Amp. 100 mg/2 ml (5 Amp.)
[1] Aufgrund der Kurzbesprechung werden Generika nicht genannt.

■ **Dosierung**
Oral
▬ Einschleichend bis zur Erhaltungsdosis von 300–1000 mg/d^z bei Patienten mit therapieresistenter Schizophrenie (max. 1600 mg/d)^z.
▬ Antidepressive Therapie mit 100–300 mg/d^z.

Parenteral, i.m.-Injektion
▬ 200–1000 mg/d^z.
▬ Plasmakonzentration 200–1000 ng/ml$^{(p)}$.

■ **Bewertung**
Dosisabhängig eher niederpotentes Antipsychotikum mit deutlicher Prolaktinerhöhung, jedoch geringem EPS-Risiko (teilweise AAP-Eigenschaften). Erhöhtes Risiko für QTc-Zeit-Verlängerung (trotz geringer hERG-Blockade). Primäre Indikation bei Schizophrenie seit Zulassung von *Amisulprid* fraglich. Trotz Zulassung für die Indikation eines depressiven Syndroms ist aufgrund der Prolaktinerhöhung und weiterer relativer Kontraindikationen ein Einsatz von *Sulpirid* als primäres Antidepressivum **nicht empfehlenswert.**

❯ **Es gibt keine Untersuchungen zur Beurteilung des Risikos einer langfristigen Prolaktinerhöhung, die bei Dauertherapie unter *Sulpirid* auftreten kann. Das Risiko ist aber ähnlich wie bei *Amisulprid* einzuschätzen.**

Thioridazin
Trizyklisches Antipsychotikum
Melleril (AWD Pharma)   **Thioridazin-neuraxpharm** (neuraxpharm)
Tbl. 30/ 200 mg (20, 50, 100 Tbl.)   Tbl. 25/ 50/ 100/ 200 mg
(**Melleril retard**)

▪ Dosierung

▬ Einschleichend beginnen mit 3×25 mg bis ambulant 200 mg^z (stationär 600 mg/d^z); in den ersten 24 h nicht mehr als 500 mg (Plasmakonzentration 200–2000 ng/ml$^{(p)}$). Es gibt eine retardierte Form.

▪ Bewertung

Niederpotentes KAP mit enger therapeutischer Breite. Starke anticholinerge Komponente und im Vergleich zu anderen Antipsychotika hohes Risiko für QTc-Zeit-Verlängerung und Herzrhythmusstörungen. Hohes Interaktionsrisiko. Wegen vorhandener risikoärmerer Alternativen ist vom Einsatz von *Thioridazin* (Indikation: chronische Formen schizophrener und anderer Psychosen, bei denen psychomotorische Unruhe und Erregungszustände im Vordergrund stehen) **abzuraten**.

 Cave
Hohes kardiotoxisches Risiko, insbesondere bei Interaktionen (▶ 3.8), häufige EKG-Kontrollen nötig!

Ziprasidon
Benzisothiazylpiperazin
5-{2-[4-(1,2-Benzisothiazol-3-yl)-piperazin-1-yl]ethyl}-6-chlorindolin-2-on

Ziprasidon 1A Pharma (1A Pharma)	**Ziprasidon ratiopharm** (ratiopharm)
Ziprasidon AbZ (AbZ-Pharma)	**Ziprasidon STADA** (STADA)
Ziprasidon-Actavis (Puren Pharma)	**Zipsilan** (TAD Pharma)
Ziprasidon AL (Aliud Pharma)	**Zeldox** (Pfizer)
Ziprasidon Aurobindo (Aurobindo Pharma)	Kps. 20/ 40/ 60/ 80 mg (30, 100 Kps.)
Ziprasidon beta (betapharm)	Suspension 10 mg/1 ml (60-ml-
Ziprasidon HEXAL (HEXAL)	Flasche mit Applikationsspritze für
Ziprasidon-Hormosan (Hormosan)	Zubereitungen)
Ziprasidon Mylan (Mylan dura)	Trockensubstanz für Inj.-Lsg.
Ziprasidon-neuraxpharm (neuraxpharm)	20 mg/ml (1 Amp.) (nur i.m.)
Ziprasidon Pfizer (Pfizer Pharma)	

▪ Pharmakodynamik

▬ In erster Linie Blockade von 5-HT$_{2A}$- und 5-HT$_{2C}$-Rezeptoren, mittelstarke Affinität zu D$_2$-, D$_3$- und H$_1$-Rezeptoren, geringe Affinität zu D$_1$- und α_1-Rezeptoren; keine Affinität zu mACh-Rezeptoren.

▬ 5-HT- und NA-Wiederaufnahmehemmung.

▬ Agonismus an 5-HT$_{1A}$-Rezeptoren.

- **Pharmakokinetik**

Oral

- T_{max} = 6–8 h; $t_{1/2}$ = 4–8 h; orale Bioverfügbarkeit nur ca. 60% bei Einnahme mit den Mahlzeiten.
- Fast vollständige hepatische Metabolisierung – 2/3 über die Aldehydoxidase, 1/3 über CYP3A4. Ausscheidung zu 20% mit dem Urin, 66% mit den Faeces.
- Plasmakonzentration: 50–200 ng/ml[(p)].

- **Indikationen und Behandlungshinweise**

Oral

- *Schizophrenie[z].*
- *Manische oder gemischte Episoden bis zu einem mäßigen Schweregrad bei bipolaren Störungen (auch bei Kinder-und Jugendlichen von 10–17 Jahren)[z].*

Parenteral, i.m. akut

- *Schnelle Beherrschung von Erregungszuständen bei Patienten mit Schizophrenie für die Dauer von bis zu 3 aufeinanderfolgenden Tagen, wenn eine orale Behandlung nicht angezeigt ist[z].*
- Hinweise auf Wirksamkeit bei → schizoaffektiven Störungen.
- Erste Hinweise auf Wirksamkeit bei → Tic-Störungen, → autistischen Störungen, → Verhaltensstörungen bei Demenz und Oligophrenie, → psychotischen Symptomen bei Parkinson-Erkrankung → schweren Depressionen mit psychotischen Merkmalen.
- Minimale Gewichtszunahme und relativ geringes Risiko für metabolische Veränderungen (◘ Tab. 3.3) und Prolaktinerhöhungen (im Vergleich zu anderen AAP, außer *Aripiprazol*).
- Routineuntersuchungen ◘ Tab. 3.6.

- **Dosierung**

Oral

- Akutbehandlung bei Schizophrenien und bipolaren Störungen mit 2 × 40 mg/d beginnen, dann je nach klinischem Ansprechen bis 2 × 80 mg/d[z]; Steigerung auf maximale Dosis innerhalb von 3 Tagen möglich, nicht über 160 mg/d. **Die Einnahme sollte mit einer Mahlzeit (Essen/Trinken) von mindestens 500 kcal erfolgen** (die Bioverfügbarkeit sinkt deutlich, wenn die Einnahme außerhalb der Mahlzeiten oder mit geringerer Menge erfolgt).
- Erhaltungsdosis zur Langzeitbehandlung von schizophrenen Patienten so niedrig wie möglich halten, nicht selten können 2 × 20 mg ausreichen.
- Niedrigere Dosen v. a. bei älteren Patienten, bei Patienten mit Parkinson-Erkrankung und bei eingeschränkter Leberfunktion, wenn klinische Fak-

toren dafür sprechen. Keine altersabhängigen Auffälligkeiten der Pharmakokinetik; keine Dosisanpassung bei Niereninsuffizienz notwendig.

Parenteral, i.m akut

- Einzeldosis 10 mg i.m., alle 2 h bis max. 40 mg/d; Umsetzen auf orale Medikation innerhalb von 3 Tagen[z].

■ Nebenwirkungen, Risikopopulationen und Intoxikationen

Häufig Kopfschmerzen, Schwindel, Unruhe, Müdigkeit, Somnolenz, Sedierung, Asthenie, Übelkeit, Erbrechen, Obstipation, Dyspepsie, Mundtrockenheit, Speichelfluss, EPS (Dystonie, Akathisie, Parkinsonismus, Tremor), muskuloskelettale Rigidität, verschwommenes Sehen, Brennen/Schmerzen an der Injektionsstelle (parenteral).

Gelegentlich Aufmerksamkeitsstörungen, Hypersomnie, Agitiertheit, Angst, Engegefühl im Hals, Albträume, gesteigerter Appetit, Dysphagie, Zungenschwellung, okulogyre Krisen und andere Frühdyskinesien, Spätdyskinesien, Dysarthrie, Ataxie, Gelenksteifigkeit, Palpitationen, Tachykardie, hypertensive Krise, Hypotonie, orthostatische Dysregulation, Dyspnoe, Tinnitus, Photophobie, Halsschmerzen, Hypästhesie, Parästhesie, Urtikaria, Ausschlag, Akne, Schmerzen in den Extremitäten, Leberenzymerhöhung, Speichelfuss, Lethargie, Schwindel, Diarrhö, Gastritis, Magen-Darm-Beschwerden, Gefühl einer dicken Zunge, Flatulenz, muskuloskelettale Beschwerden, Muskelkrämpfe, Brustkorbbeschwerden, Schmerzen, Durst, Störung des Gangbildes. **Cave:** Krampfanfälle (Grand mal).

Sonstige NW Selten oder in Einzelfällen Paresen, Bradyphrenie, flacher Affekt, depressive Verstimmungen, Panikattacken, Hitzegefühl, Eosinophilie, Hypokalzämie, LDH-Anstieg, Gesichtsschwellung, Rhinitis, Sehstörungen, Psoriasis, Harninkontinenz, erektile Dysfunktion, gesteigerte Erektionen, Priapismus, Galaktorrhö, Gynäkomastie, Anorgasmie, Lymphopenie, QTc-Zeit-Verlängerung (s. unten), Amblyopie, Augenjucken, trockene Augen, Ohrenschmerzen, systolische Hypertonie, diastolische Hypertonie, Blutdruckschwankungen, gastroösophagealer Reflux, dünner Stuhl, allergische Dermatitis, Gesichtsschwellung, Erythem, papulöser Ausschlag, Hautreizungen, Trismus, Dysurie, pathologischer Leberfunktionstest, Fieber, Hitzegefühl, Restlesslegs-Syndrom, Akinese, erhöhter Muskeltonus, Torticollis, Singultus, Alopezie, Schlaflosigkeit, Hypomanie, Manie, malignes neuroleptisches Syndrom, zentrales Serotoninsyndrom, Thromboembolien, Überempfindlichkeit, Angioödem, Enuresis, anaphylaktische Reaktion.

Ziprasidon verursacht **dosisabhängig** eine **Verlängerung des QTc-Intervalls** (in klinischen Studien Anstieg von 30–60 ms bei 12,3%, von > 60 ms bei

1,6%, > 500 ms bei 0,1% der Patienten); Grenzwerte ► 3.6.3, bei Vorliegen oder auftreten kardialer Symptome ist eine kardiologische Abklärung notwendig. Auch TdP und Synkopen möglich.

In Langzeitstudien zur Erhaltungstherapie bei schizophrenen Patienten wurden gelegentlich erhöhte Prolaktinspiegel gefunden, entsprechende NW waren selten.

Risikopopulationen (oral und parenteral) Herz: Kaum Daten bei kardio-vaskulären Erkrankungen; mäßige, dosisabhängige QTc-Zeit-Verlängerung (jedoch ausgeprägter als bei anderen AAP); bei entsprechender Prädisposition kontraindiziert. **Leber:** Bei leichter bis mittelgradiger Leberfunktionsstörung ggf. Dosisanpassung und regelmäßige Kontrollen relevanter Leberparameter; bisher keine Daten zur Anwendung bei schwerer Leberinsuffizienz. **Niere:** Keine Änderung der relevanten pharmakokinetischen Parameter bei allen Graden der Niereninsuffizienz; keine Notwendigkeit der Dosisanpassung bei leichter bis mittelgradiger Niereninsuffizienz; Anwendung bei schwerer Aus-prägung wird nicht empfohlen.

Intoxikationen Wie ► *Olanzapin*.

■ **Kontraindikationen**
━ Bekannte potenzielle QTc-Zeit-Verlängerung (► 3.6.3), Herzrhythmus-störungen, die mit Klasse-IA- oder -III-Antiarrhythmika behandelt werden.

Relative Kontraindikationen
━ Ausgeprägte Bradykardie, Krampfanfälle in der Vorgeschichte, schwere Leberinsuffizienz, Elektrolytstörungen sind vor Behandlungsbeginn zu korrigieren. Risiko unter Antipsychotika bei älteren Patienten mit Demenz ► 3.4.6, Box 3.
━ Parenteral: Kardiovaskuläre Erkrankungen. **Cave:** Schwindelgefühl, Tachykardie, Hypertonie, orthostatische Dysregulation. **Cave:** Bei gleich-zeitiger Gabe von parentalen BZD kann es zu exzessiver Sedierung, kardiorespiratorischer Depression und Blutdruckabfall kommen.

■ **Interaktionen**
━ Vorsicht bei Kombinationen mit AM, die die QTc-Zeit verlängern oder zu Hypokaliämie führen können, z. B. *Amantadin*, *Cisaprid*, *Mefloquin*, *Moxifloxacin*, *Pimozid*, *Sertindol*, *Sparfloxacin* oder *Thioridazin*, beson-ders wenn zusätzliche Risikofaktoren bestehen (Vergleich Antipsychotika ► 3.6.3)
━ Vorsicht in Kombination mit Lithiumsalzen, serotonergen Pharmaka, auch SSRI (Einzelfälle eines zentralen Serotoninsyndroms bekannt).

— Bei Kombination mit *Carbamazepin* Abfall der Plasmakonzentrationen von *Ziprasidon* um ca. 30%.

■ **Bewertung**

Nichttrizyklisches AAP. Im Vergleich zu den meisten anderen AAP geringere Gewichtszunahme, relativ geringes EPS-Risiko, meist gute Verträglichkeit. Im Vergleich mit *Clozapin*, *Amisulprid*, *Olanzapin* und *Risperidon* nach aktuellen Metaanalysen etwas geringere Wirksamkeit. Als kurz wirksames i.m.-Präparat verfügbar. *Ziprasidon* kann das QTc-Intervall dosisabhängig deutlich verlängern.

Zuclopenthixol
Trizyklisches Antipsychotikum
(Z)-2-[4-[3-(2-Chlorthioxanthen-9-yliden)-propyl]-piperazin-1-yl]ethanol

Ciatyl-Z (Bayer Vital)
Tbl. 2/ 10/ 25 mg (50, 100 Tbl.)
Trpf. 20 mg = 20 Trpf. = 1 ml (30 ml)

Depotpräparate (nur i.m.)
Zuclopenthixolacetat
Ciatyl-Z Acuphase (Bayer Vital)
Amp. 50 mg = 1 ml (1 Amp.)

Zuclopenthixoldecanoat
Ciatyl-Z Depot (Bayer Vital)
Amp. 200 mg = 1 ml (1,5 Amp.)

■ **Pharmakodynamik**

— Hohe Affinität zu D_2-, $5-HT_{2A}$-, H_1- und α_1-Rezeptoren; mittelstarke Affinität zu D_1-Rezeptoren; geringe Affinität zu mACh- und α_2-Rezeptoren.

— *Zuclopenthixol* besteht zu 100% aus dem *cis*-Isomer von *Clopenthixol* (Belastung durch unwirksame Substanz entfällt).

— *Zuclopenthixol* soll weniger sedierend als *Clopenthixol* sein.

— Plasmakonzentration: 4–50 ng/ml[(p)].

■ **Pharmakokinetik**

— T_{max} = 3–4 h; $t_{1/2}$ (orale Gabe) 15–25 h; Bioverfügbarkeit: ca. 45%.

— **Acetat:** T_{max} = 36 h, Freisetzungs-HWZ = 36 h.

— **Decanoat:** T_{max} = 4–7 d; Freisetzungs-HWZ = 19 d.

— Metabolisierung über CYP2D6.

■ **Indikationen und Behandlungshinweise**

Oral

— *Akute und chronische Schizophrenie[z]*.

— *Manie[z]*.

- *In niedriger Dosierung: Psychomotorische Erregungszustände und aggressive Verhaltensweisen bei Demenz^z.*
- *Psychomotorische Erregungszustände bei geistiger Behinderung^z.*

Parenteral

- **Acetat** (i.m.-Injektion): *Initialbehandlung von akuten Psychosen, Manien und Exazerbationen chronischer Psychosen^z.*
- **Decanoat** (i.m.-Injektion): *Langzeitbehandlung chronischer Schizophrenien, bei denen eine adäquate orale Therapie mit Antipsychotika nicht möglich ist^z.*
- Problematik der Langzeitbehandlung mit KAP ▶ 3.12.
- Routineuntersuchungen ◻ Tab. 3.6.

▪ Dosierung

Oral

- **Psychomotorische Erregungszustände und aggressive Verhaltensweisen bei Demenz:** 2–6 mg/d^z.
- **Psychomotorische Erregungszustände bei geistiger Behinderung:** 10–40 mg/d^z.
- **Manien und schizophrenen Störungen:** einschleichend bis zur Erhaltungsdosis von 25–75 mg/d^z.

Parenteral

- **Acetat** (i.m.-Injektion): **Ciatyl-Z-Acuphase:** 50–150 mg^z i.m. 1- bis 2-malige Wiederholung alle 2–3 Tage.
- **Decanoat** (i.m.-Injektion): **Ciatyl-Z-Depot:** 100–400 mg^z alle 2–3 Wochen i.m. (200 mg *Zuclopenthixol* entsprechen etwa 25 mg *Fluphenazin*).

▪ Nebenwirkungen, Risikopopulationen und Intoxikationen

Initial insbesondere bei i.m.-Injektionen (Acetat) Sedierung (häufig erwünscht) und orthostatische Hypotonie.

Sehr häufig   Müdigkeit, Schwindel, Unruhe, EPS (Tremor, Akathisie, Hypokinese, Frühdyskinesien, Parkinsonoid), Akkommodationsstörungen, Mundtrockenheit.

Häufig   Kopfschmerzen, orthostatische Dysregulation, Tachykardie, EKG-Veränderungen, Erhöhung des Augeninnendrucks, gastrointestinale Störungen (Übelkeit, Erbrechen), Gewichtszunahme, Anorexie, Hautreaktionen und Photosensibilität, Menstruationsstörungen, sexuelle Funktionsstörungen, Depression, Gefühl der verstopften Nase, Erregung, Dystonie, Parästhesie,

Aufmerksamkeitsstörung, Amnesie, Gangstörung, Insomnie, Angst, anormale Träume, gestörtes Sehvermögen, Palpitationen, Dyspnoe, Obstipation, Diarrhö, Dyspepsie, Miktionsstörungen, Harnretention, Polyurie, Myalgie, Appetitzunahme, Blutdruckerniedrigung, Asthenie, Unwohlsein, Schmerzen, Hyperhidrosis.

Gelegentlich Zerebrale Krampfanfälle, Hypotonie (herabgesetzter Muskeltonus), Spätdyskinesien, Hyperreflexie, Dyskinesie, Ataxie, Sprachstörung, Apathie, Albträume, Migräne, Zeichen von Erregung und Verwirrtheit, Hyperakusis, Tinnitus, Abdominalschmerzen, Flatulenz, Gewichtsverlust, Durst, Regulationsstörungen der Körpertemperatur, erektile Dysfunktion, vulvovaginale Trockenheit, Hitzewallungen, Leberfunktionsstörungen.

Sonstige NW Selten oder in Einzelfällen Benommenheit, Exazerbation psychotischer Symptome, malignes neuroleptisches Syndrom, Ikterus, Ileus, Thrombosen, Blutbildveränderungen (auch Agranulozytose, Leukopenie, Neutropenie, Thrombopenie, Eosinophilie, Panzytopenie), Hyperglykämie, verminderte Glukosetoleranz, Hyperlipidämie, Lupus-erythematodes-ähnliche Syndrome, Hirnödem, Larynxödem, Asthma, Bronchopneumonie, Pigmenteinlagerungen in Kornea und Linse, Hyperprolaktinämie, Galaktorrhö, Gynäkomastie, Priapismus, Lethargie, Hirnödem, QTc-Zeit-Verlängerung, anaphylaktische Reaktion, Allergie, Abflussstörungen der Galle, cholestatische Hepatitis.

Langsames Ausschleichen empfohlen (Absetzsymptome).

Risikopopulationen (oral und parenteral) Herz: Anticholinerge und α_1-antagonistische Eigenschaften, mögliche orthostatische Regulationsstörungen sowie Störungen der Erregungsleitung und Repolarisation mit QTc-Zeit-Verlängerung, TdP-Arrhythmien und plötzlichem Herztod sind beschrieben, daher keine Anwendung bei zusätzlichen Risikofaktoren für ventrikuläre Arrhythmien; keine Anwendung bei KHK empfohlen. **Leber:** Bei leichten bis mittelgradigen Leberfunktionsstörungen Laborkontrollen und ggf. Dosisreduktion, keine Anwendung bei schwerer Leberinsuffizienz; mögliches Risiko der intrahepatischen Cholestase (Beginn meist innerhalb von 2–4 Wochen nach Therapiebeginn). **Niere:** Nur geringe renale Ausscheidung der unveränderten Substanz, daher kaum Einschränkung der Clearance bei Nierenfunktionsstörungen; zumindest bei leichter und mäßiger Ausprägung in der Regel keine Dosisanpassung erforderlich.

Intoxikationen Wie ▶ *Chlorprothixen*.

- **Kontraindikationen**
- Kreislaufschock, Koma, Störungen der Hämatopoese (Risiken bei Injektionen ▶ 3.6.5, Thromboembolien).

Relative Kontraindikationen
- Leber- und Niereninsuffizienz, kardiale Vorschädigung, insbesondere klinisch relevante Herzrhythmusstörungen, prolaktinabhängige Tumoren, hirnorganische Erkrankungen und Krampfanfälle in der Anamnese, Parkinson-Erkrankung. Risiko unter Antipsychotika bei älteren Patienten mit Demenz ▶ 3.4.6, Box 3.

- **Interaktionen**
- Keine Kombination mit MAOH.
- Vorsicht bei Kombination mit zentral dämpfenden Substanzen und Alkohol.
- Vorsicht bei Kombinationen mit AM, die die QTc-Zeit verlängern oder zu Hypokaliämie führen können, nur unter sorgfältiger Kontrolle.
- Tritt unter *Zuclopenthixol* eine arterielle Hypotonie auf, sollte diese nicht mit *Adrenalin*, sondern *Noradrenalin* behandelt werden, da durch Adrenalinumkehr ein weiterer Blutdruckabfall auftreten kann.
- Die anticholinergen Wirkungen von *Zuclopenthixol* können bei Kombination mit anderen Anticholinergika verstärkt werden.
- Die Wirkung von Dopaminagonisten, z. B. *Bromocriptin*, *Amantadin* oder *L-Dopa*, wird abgeschwächt.
- Vorsicht bei Kombination mit Lithiumsalzen. Erhöhtes Risiko von EPS oder toxischen Effekten (Delir).

- **Bewertung**

Mittelpotentes KAP. Zulassung bei Erregungszuständen im Rahmen unterschiedlicher psychischer Erkrankungen; in einer Studie wurde die Indikation Erregungszustände bei geistiger Behinderung bestätigt. Als **Acetat** mit der Möglichkeit der Applikation eines **Kurzzeitdepots mit schnellem Wirkungseintritt** und längerer Wirkungsdauer (1–3 d), insbesondere bei hochakuten psychotischen Zuständen und Manien.

Literatur

Andreasen NC, Liu D, Ziebell S et al (2013) Relapse duration, treatment intensity, and brain tissue loss in schizophrenia: a prospective longitudinal MRI study. Am J Psychiatry 170(6): 609–615

Berling I, Isbister GK (2015) Prolonged QT risk assessment in antipsychotic overdose using the QT nomogram. Ann Emerg Med 66(2): 154–164

Borlido C, Remington G, Graff-Guerrero A et al (2016) Switching from 2 antipsychotics to 1 antipsychotic in schizophrenia: a randomized double-blind, placebo-controlled study. J Clin Psychiatry 77: e14–20

Correll CU, Joffe BI, Rosen LM et al (2015) Cardiovascular and cerebrovascular risk factors and events associated with second-generation antipsychotic compared to antidepressant use in a non-elderly adult sample: results from a claims-based inception cohort study. World Psychiatry 14: 56–63

DGPPN (Deutsche Gesellschaft für Psychiatrie, Psychotherapie und Nervenheilkunde) (Hrsg) (2006) Behandlungsleitlinie Schizophrenie. Reihe: S3 Praxisleitlinien in Psychiatrie und Psychotherapie, Bd 1. Springer, Berlin Heidelberg New York

Dold M, Li C, Gillies D, Leucht S (2013) Benzodiazepine augmentation of antipsychotic drugs in schizophrenia: a meta-analysis and Cochrane review of randomized controlled trials. Eur Neuropsychopharmacol 23: 1023–1033

Dunk LR, Annan LJ, Andrews CD (2006) Rechallenge with clozapine following leucopenia or neutropenia during previous therapy. Br J Psychiatry 188: 255–263

Farahani A, Correll CU (2012) Are antipsychotics or antidepressants needed for psychotic depression? A systematic review and meta-analysis of trials comparing antidepressant or antipsychotic monotherapy with combination treatment. J Clin Psychiatry 73(4): 486–496

Fink A, Cieslak S, Rosenbach F (2015) Nichtpharmakologische Interventionen zur Prävention von Gewichtszunahme bei schizophrenen Patienten unter antispychotischer Medikation. Psychiat Prax 42: 359–369

Fusar-Poli P, Papanastasiou E, Stahl D et al (2015) Treatments of negative symptoms in schizophrenia: meta-analysis of 168 randomized placebo-controlled trials. Schiz Bull 41: 892–899

Furukawa TA, Levine SZ, Tanaka S et al (2015) Initial severity of schizophrenia and efficacy of antipsychotics. JAMA Psychiatry 72: 14–21

Gallego JA, Bonetti J, Zhang J et al (2012) Prevalence and correlates of antipsychotic polypharmacy: a systematic review and meta-regression of global and regional trends from the 1970s to 2009. Schizophr Res 138: 18–28

Gareri P, De Fazio P, Manfredi VG et al (2014) Use and safety of antipsychotics in behavioral disorders in elderly people with dementia. J Clin Psychopharmacol 34(1): 109–123

Harrow M, Jobe TH (2013) Does long-term treatment of schizophrenia with antipsychotic medications facilitate recovery? Schizophr Bull 39(5): 962–965

Hasan A, Wobrock T, Gaebel W et al (2013) Nationale und internationale Leitlinien zur Schizophrenie. Nervenarzt 84: 1359–1368

Hasnain M, Vieweg WV (2014) QTc interval prolongation and Torsade de Pointes associated with second-generation antipsychotics and antidepressants: a comprehensive review. CNS Drugs 28: 887–920

Hsieh PH, Hsiao FY, Gau SS, Gau CS (2013) Use of antipsychotics and risk of cerebrovascular events in schizophrenic patients: a nested case-control study. J Clin Psychopharmacol 33(3): 299–305

Hwang YJ, Dixon SN, Reiss JP et al (2014) Atypical antipsychotic drugs and the risk for acute kidney injury and other adverse outcomes in older adults: a population-based cohort study. Ann Intern Med 161: 242–248

Jarskog LF, Hamer RM, Catellier DJ (2013) Metformin for weight loss and metabolic control in overweight outpatients with schizophrenia and schizoaffective disorder. Am J Psychiatry 170(9): 1032–1040

Jauhar S, McKenna PJ, Radua J et al (2014) Cognitive-behavioural therapy for the symptoms of schizophrenia: systematic review and meta-analysis with examination of potential bias. Br J Psychiatry 204: 20–29

Kane JM, Correll CU (2016) The role of clozapine in treatment-resistant schizophrenia. JAMA Psychiatry 73(3): 187–188

Kane JM, Kishimoto T, Correll CU (2013) Non-adherence to medication in patients with psychotic disorders: epidemiology, contributing factors and management strategies. World Psychiatry 12: 216–226

Kelly TM, Daley DC, Douaihy AB (2012) Treatment of substance abusing patients with comorbid psychiatric disorders. Addict Behav 37(1): 11–24

Kishimoto T, Agarwal V, Kishi T et al (2013a) Relapse prevention in schizophrenia: a systematic review and meta-analysis of second-generation antipsychotics versus first-generation antipsychotics. Mol Psychiatry 18(1): 53–66

Kishimoto T, Nitta M, Borenstein M et al (2013b) Long-acting injectable versus oral antipsychotics in schizophrenia: a systematic review and meta-analysis of mirror-image studies. J Clin Psychiatry 74(10): 957–965

Kishimoto T, Robenzadeh A, Leucht C et al (2014) Long-acting injectable vs oral antipsychotics for relapse prevention in schizophrenia: a meta-analysis of randomized trials. Schizophr Bull 40: 192–213

Klosterkötter J (2013) Prävention psychotischer Störungen. Nervenarzt 84(11): 1299–1309

Knöchel C, Reuter J, Reinke B et al (2016) Cortical thinning in bipolar disorder and schizophrenia. Schizophr Res 172(1–3): 78–85

Kristensen D, Hageman I, Bauer J et al (2013) Antipsychotic polypharmacy in a treatment-refractory schizophrenia population receiving adjunctive treatment with electroconvulsive therapy. J ECT 29: 271–276

Lahdelma L, Appelberg B (2012) Clozapine-induced agranulocytosis in Finland, 1982–2007: long-term monitoring of patients is still warranted. J Clin Psychiatry 73(6): 837–742

Lederbogen F, Schwarz P, Häfner S et al (2015) Kardiale und metabolische Risikofaktoren bei schweren psychischen Erkrankungen. Nervenarzt 86: 866–871

Lesh TA, Tanase C, Gelb BR et al (2015) A multimodal analysis of antipsychotic effects on brain structure and function in first-episode schizophrenia. JAMA Psychiatry 72: 226–234

Leucht C, Heres S, Kane JM et al (2011) Oral versus depot antipsychotic drugs for schizophrenia – a critical systematic review and meta-analysis of randomised long-term trials. Schizophr Res 127(1–3): 83–92

Leucht S, Cipriani A, Spineli L et al (2013) Comparative efficacy and tolerability of 15 antipsychotic drugs in schizophrenia: a multiple-treatments meta-analysis. Lancet 382(9896): 951–962

Leucht S, Samara M, Heres S et al (2014) Dose equivalents for second-generation antipsychotics: the minimum effective dose method. Schizophr Bull 40(2): 314–326

Lopez OL, Becker JT, Chang YF et al (2013) The long-term effects of conventional and atypical antipsychotics in patients with probable Alzheimer's disease. Am J Psychiatry 170(9): 1051–1058

Mahmood S, Booker I, Huang J, Coleman CI (2013) Effect of topiramate on weight gain in patients receiving atypical antipsychotic agents. J Clin Psychopharmacol 33: 90–94

Maust DT, Kim HM, Seyfried LS et al (2015) Antipsychotics, other psychotropics, and the risk of death in patients with dementia. JAMA Psychiatry 72: 438–445

Meyer N, Gee S, Whiskey E et al (2015) Optimizing outcomes in clozapine rechallenge following neutropenia: a cohort analysis. J Clin Psychiatry 76: e1410–1416

Morgan CJA, Freeman TP, Powell J et al (2016) AKT1 genotype moderates the acute psychotomimetic effects of naturalistically smoked cannabis in young cannabis smokers. Transl Psychiatry 6: e738

Nielsen J, Damkier P, Lublin H et al (2011) Optimizing clozapine treatment. Acta Psychiatr Scand 123: 411–422

Nielsen J, Correll CU, Manu P et al (2013) Termination of clozapine treatment due to medical reasons: when is it warranted and how can it be avoided? J Clin Psychiatry 74: 603–613

Osser DN, Roudsari MJ, Manschreck T (2013) The psychopharmacology algorithm project at the Harvard South Shore Program: an update on schizophrenia. Harv Rev Psychiatry 21: 18–40

Parabiaghi A, Tettamanti M, D'Avanzo B et al (2016) Metabolic syndrome and drug discontinuation in schizophrenia: a randomized trial comparing aripiprazole olanzapine and haloperidol. Acta Psychiatr Scand 133: 63–75

Porcelli S, Balzarro B, Serretti A (2012) Clozapine resistance: augmentation strategies. Eur Neuropsychopharmacol 22(3):165–182

Samara MT, Leucht C, Leeflang MM et al (2015) Early improvement as a predictor of later response to antipsychotics in schizophrenia: a diagnostic test review. Am J Psychiatry 172: 617–629

Samara MT, Dold M, Gianatsi M et al (2016) Efficacy, acceptability, and tolerability of antipsychotics in treatment-resistant schizophrenia: a network meta-analysis. JAMA Psychiatry 73(3): 199–210

Schennach R, Riesbeck M, Mayr A et al (2013) Should early improvement be re-defined to better predict the maintenance of response in first-episode schizophrenia patients? Acta Psychiatr Scand 127: 474–481

Sommer IE, Begemann MJ, Temmerman A et al (2012) Pharmacological augmentation strategies for schizophrenia patients with insufficient response to clozapine: a quantitative literature review. Schizophr Bull 38: 1003–1011

Steinert T, Baier H, Fröscher W, Jandl M (2011) Epileptische Anfälle unter der Behandlung mit Antidepressiva und Neuroleptika. Fortschr Neurol Psychiatr 79(3): 138–143

Tang JY, Chang WC, Hui CL et al (2014) Prospective relationship between duration of untreated psychosis and 13-year clinical outcome: a first-episode psychosis study. Schizophr Res 153: 1–8

Taylor DM, Smith L, Gee SH et al (2012) Augmentation of clozapine with a second antipsychotic – a meta-analysis. Acta Psychiatr Scand 125: 15–24

Tiihonen J, Mittendorfer-Rutz E, Torniainen M et al (2015) Mortality and cumulative exposure to antipsychotics, antidepressants, and benzodiazepines in patients with schizophrenia: an observational follow-up study. Am J Psychiatry [Epub ahed of print]

Torniainen M, Mittendorfer-Rutz E, Tanskanen A et al (2015) Antipsychotic treatment and mortality in schizophrenia. Schizophr Bull 41: 656–636

Utzerath G, Reske D, Gouzoulis-Mayfrank E (2015) Parenteral applizierte Antipsychotika bei Agitation und Aggresion. Fortschr Neurol Psychiatr 83: 665–675

Wenzel-Seifert K, Wittmann M, Haen E (2011) QTc prolongation by psychotropic drugs and the risk of Torsades de Pointes. Dtsch Arztebl Int 108(41): 687–693

Wu CS, Wang SC, Gau SS et al (2013) Association of stroke with the receptor-binding profiles of antipsychotics-a case-crossover study. Biol Psychiatry 73(5): 414–421

Wunderink L, Nieboer RM, Wiersma D et al (2013) Recovery in remitted first-episode psychosis at 7 years of follow-up of an early dose reduction/discontinuation or maintenance treatment strategy: long-term follow-up of a 2-year randomized clinical trial. JAMA Psychiatry 70(9): 913–920

Zipursky RB, Menezes NM, Streiner DL (2014) Risk of symptom recurrence with medication discontinuation in first-episode psychosis: a systematic review. Schizophr Res 152: 408–414

Anxiolytika

I. Anghelescu, O. Benkert

O. Benkert, H. Hippius (Hrsg.),
Kompendium der Psychiatrischen Pharmakotherapie,
DOI 10.1007/978-3-662-50333-1_4,
© Springer-Verlag Berlin Heidelberg 2017

4.1   Übersicht

Anxiolytika sind angstlösende Substanzen, wobei Benzodiazepine (BZD) die dominierende Gruppe darstellen. Sie haben einen anxiolytischen und sedierenden Effekt; deswegen werden sie auch als Tranquilizer oder Beruhigungsmittel bezeichnet. Der zusätzliche schlafinduzierende, muskelrelaxierende und antikonvulsive Effekt ist in der hier vorgestellten Indikation nicht regelhaft erwünscht. *Buspiron* und *Lavendelöl* wirken in üblicher Dosierung nicht sedierend; *Pregabalin* nur anfänglich sedierend. Anxiolytika werden in der Psychopharmakotherapie häufig als Begleitmedikation eingesetzt (z. B. im Rahmen der antidepressiven und antipsychotischen Therapie). In der psychiatrischen Notfallsituation gehören BZD zu den wichtigsten Arzneimitteln (► Kap. 12).

Systematische klinische Prüfungen zur anxiolytischen Wirksamkeit von Substanzen aus der Gruppe der Phytopharmaka (Extrakte, die Baldrian und Hopfen enthalten) gibt es mit Ausnahme von *Lavendelöl* nicht.

Die verschiedenen Gruppen bzw. Substanzen innerhalb der Anxiolytika unterscheiden sich sowohl hinsichtlich der strukturchemischen Eigenschaften als auch hinsichtlich des Wirkprinzips:

- Benzodiazepine,
- *Buspiron* (Gruppe der Azaspirodecandionderivate),
- *Hydroxyzin* (Gruppe der Diphenylmethanderivate),
- *Opipramol* (Piperazinylderivat),
- *Pregabalin* (Antikonvulsivum, Derivat der Hexansäure),
- Phytopharmaka.
- Zudem werden aus folgenden Substanzgruppen die anxiolytischen Eigenschaften genutzt:
  - β-Rezeptorenblocker,
  - Antidepressiva (► Kap. 1),
  - Antipsychotika (► Kap. 3).

4.2   Wirkmechanismen

Benzodiazepine Hauptwirkort der BZD ist der ionotrope **GABA$_A$-Rezeptor**. Nach Aktivierung durch GABA (γ-Aminobutyrat) erfolgt gemäß ihrem Konzentrationsgradienten meist ein Einstrom von Cl$^-$-Ionen in die Zelle und dadurch eine Hyperpolarisation. Die Aktivierbarkeit des Neurons ist dann vermindert. GABA ist der wichtigste, zumeist inhibitorisch wirkende Neurotransmitter im ZNS. BZD wirken über eine spezifische Bindungsstelle modulatorisch auf die Rezeptoreigenschaften. Durch die Bindung von BZD erhöht sich die Affinität des Rezeptors zu GABA und damit die Frequenz der Kanalöffnung, sind also positiv allosterische Modulatoren. Im Gegensatz zu Barbituraten können BZD auch in hohen Dosen nicht als direkte GABA$_A$-Agonisten wirken, wodurch sich die hohe Anwendungs- und Intoxikationssicherheit erklärt. Die GABA$_A$-Rezeptoren sind als Pentamere verschiedener Untereinheiten und deren Varianten (hauptsächlich: α_{1-6}, β_{1-3}, γ_{1-3}, δ) zusammengesetzt. Daraus ergeben sich mannigfaltige Rezeptorvariationen sowohl für GABA als auch für BZD mit verschiedenen pharmakologischen Profilen, Häufigkeiten und topographischen Verteilungen. Während γ-Einheiten für eine BZD-Wirkung notwendig sind, scheinen die α-Einheiten die Potenz und Effektivität der einzelnen BZD zu bestimmen. Es gibt tierexperimentelle Hinweise, dass die anxiolytischen Effekte primär durch α_2- und/oder α_3-enthaltende Rezeptoren, die sedativen Eigenschaften (und anterograden Amnesien) dagegen durch α_1- und die muskelrelaxierenden Wirkungen durch α_2- und α_3-Rezeptoren vermittelt werden. Eine differenzielle Wirkung von BZD an GABA$_A$-Rezeptoren wird z. T. durch eine einzelne Aminosäure bestimmt. Die verschiedenen BZD interagieren teilweise mit unterschiedlichen Rezeptorsubtypen und weisen unterschiedliche Affinitäten bezüglich des spezifischen Rezeptors auf.

Pregabalin *Pregabalin* wurde ursprünglich als Antikonvulsivum (Zusatztherapie von partiellen Anfällen) zugelassen. Obwohl es in der Struktur GABA ähnlich ist, bindet *Pregabalin* nicht an GABA-Rezeptoren (GABA$_A$- oder GABA$_B$-Rezeptoren), wird auch nicht zu GABA oder einem GABA-Agonisten metabolisiert und hat keine Wirkung auf den GABA-Metabolismus. Es bindet selektiv und mit hoher Affinität an eine auxiliare Untereinheit (α_2-δ-Protein) von spannungsabhängigen Kalziumkanälen an präsynaptischen Neuronen und verdrängt dabei wirksam *[^{3}H]-Gabapentin*. Dadurch reduziert *Pregabalin* den Kalziumeinstrom in die Nervenzelle. Präklinische Modelle zeigen, dass bei neuronalen Übererregungszuständen ein verminderter Kalziumeinstrom zu einer reduzierten Freisetzung exzitatorischer Transmitter (z. B. Glutamat, Noradrenalin und Substanz P) führt.

Buspiron *Buspiron* gehört zur Gruppe der Azaspirodecandionderivate und wirkt als kompletter Agonist an präsynaptischen 5-HT_{1A}-Autorezeptoren und somit inhibitorisch auf die Ausschüttung und Synthese von Serotonin. Postsynaptisch soll *Buspiron* als partieller Agonist an 5-HT_{1A}-Rezeptoren einen direkten serotonergen Effekt besitzen. Weiterhin werden antagonistische Eigenschaften am präsynaptischen D_2-Rezeptor postuliert. Der aktive Metabolit beeinflusst ebenfalls das Serotoninsystem und entfaltet zusätzlich aufgrund eines präsynaptischen α_2-antagonistischen Effekts noradrenerge Effekte (keine Wirkung am $GABA_A$-Rezeptor). Der anxiolytische Effekt ist am ehesten durch die Summe der komplexen Wirkungen zu erklären; sie ist geringer als bei den BZD.

Hydroxyzin Das Diphenylmethanderivat *Hydroxyzin* hat eine H_1-antihistaminerge, zudem adrenolytische und anticholinerge Wirkung. Eine Wirksamkeit konnte zwar gezeigt werden, aufgrund der sedierenden Eigenschaften erscheint aber ein Einsatz nur bei Therapieresistenz und Unverträglichkeit sinnvoll.

Opipramol *Opipramol* ist eine trizyklische Substanz mit dem Kern von *Carbamazepin* und der Seitenkette von *Fluphenazin* und *Perphenazin*. Trotz einer trizyklischen Struktur zeigt *Opipramol* in therapeutischen Dosen keine Wiederaufnahmehemmung für biogene Amine. Es finden sich antagonistische Effekte am 5-HT_2-, am H_1- sowie schwach am D_2-Rezeptor bei erhöhtem Dopaminumsatz. *Opipramol* ist ein starker Ligand an σ_1- und σ_2-Rezeptoren. Die sedativen Eigenschaften sind auf die antihistaminerge Wirkung zurückzuführen, die Ursache der anxiolytischen Wirkung ist unklar. *Opipramol* hat keine hypnotischen und muskelrelaxierenden Eigenschaften.

Phytopharmaka Zum Wirkmechanismus von *Lavendelöl* ergaben sich in vitro Hinweise auf eine wahrscheinlich indirekte Beeinflussung der $GABA_A$-Rezeptoren durch Potenzierung der Response von $GABA_A$-Rezeptoren auf GABA, ohne an für BZD charakteristische Untereinheiten zu binden. Außerdem hemmt *Lavendelöl* präsynaptische Kalziumkanäle an einer anderen Bindungsstelle als *Pregabalin*, die die Freisetzung von Neurotransmittern beeinflussen können.

β-Rezeptorenblocker β-Rezeptorenblocker vermindern β-adrenerg vermittelte somatische Symptome der Angst (Schwitzen, Tremor, kardiovaskuläre und Magen-Darm-Beschwerden).

Neue pharmakologische Ansätze
- Für die Entwicklung neuer Anxiolytika erscheinen subtypspezifische Agonisten und Partialagonisten an $GABA_A$-Rezeptoren wie das Neuro-

peptid *Oxytozin*, aber auch Substanzen, die am Serotoninsystem oder an der Stressachse angreifen, Erfolg versprechend. Glutamaterge Modulatoren könnten auch als Anxiolytika Verwendung finden, z. B. *D-Cycloserin*. Dabei findet sich in erster Linie eine Verstärkung der verhaltenstherapeutischen Wirkung, u. a. durch verbessertes Extinktionslernen (Hofmann et al. 2015) in einer Dosis von 50–250 mg. *D-Cycloserin* ist in Deutschland nicht erhältlich.

- Nichtselektive, partielle GABA$_A$-Agonisten wie *Pagoclon* aus der Gruppe der Cyclopyrrolone (s. *Zopiclon*) wirken bei der Panikstörung ohne Absetzschwierigkeiten.
- Weitere AM mit anxiolytischer Wirkweise kommen aus der Gruppe der **Azapirone** wie *Tandospiron* und *Ipsapiron*. Sie wirken wie *Buspiron* vorwiegend als 5-HT$_{1A}$-Agonisten. *Tandospiron* ist in Japan und China als Anxiolytikum und Antidepressivum erhältlich.
- Für die **Antikonvulsiva** *Gabapentin*, *Levetiracetam*, *Tiagabin* und *Vigabatrin* gibt es Hinweise für eine anxiolytische Wirkung (z. B. bei GAS und sozialer Phobie).
- *Agomelatin* hat einen anxiolytischen Effekt bei einem spezifisch 5-HT$_{2C}$-antagonistischen Profil (▶ 1.13, Präparat).
- Das **Kortikotropin-Releasing-Hormon** (CRH) moduliert neuroendokrine, autonome und behaviorale Antworten auf Stress. Möglicherweise kommt es über die Aktivierung des CRH-1-Rezeptors zu ängstlichen und depressiven Symptomen. Erste klinische Studien zu CRH-1-Rezeptorantagonisten bei der GAS sind noch nicht befriedigend (▶ 1.2, Neue pharmakologische Ansätze).
- In einer Proof-of-concept-Studie konnte eine Wirkung des geruchlosen Pherins *PH94B* bei Rednerangst im Rahmen einer sozialen Angststörung durch intranasale Applikation nachgewiesen werden (Liebowitz et al. 2014). Dabei wird eine direkte Wirkung auf limbische und präfrontale Strukturen angenommen.
- Agonisten an metabotropen Glutamatrezeptoren-2/3 (z. B. *Fenobam* und *Eglumegad*) oder positiv allosterische Modulatoren an metabotropen Glutamatrezeptoren-2 (z. B. *JNJ-40411813*) zeigen in ersten Humanstudien anxiolytische Eigenschaften (Salih et al. 2015).

4.3   Allgemeine Therapieprinzipien

Benzodiazepine

- Zielsymptome der BZD sind Angst, innere Unruhe, muskuläre Spannung, Hypervigilanz, Schlafstörungen, akute mutistische oder stuporöse Zustände, Akathisie, tardive Dyskinesien und zerebrale Krampfanfälle.

Der therapeutische Effekt zielt auf eine rasche Sedierung und Entspannung, ohne in niedrigen Dosierungen eine nennenswerte Schlafinduktion hervorzurufen. Eine depressiogene Wirkung von BZD ist nicht nachgewiesen. Prosuizidale Effekte von BZD werden im Sinne einer Disinhibition diskutiert, sind aber bisher nicht bestätigt. Im Gegenteil, Suizidideationen sind unter BZD bei gleichzeitig vorliegender Depression geringer ausgeprägt.

- **BZD** sind hochwirksame Substanzen. Sie wirken schnell und zuverlässig, sind gut verträglich und haben eine große therapeutische Breite. Die Indikation für BZD muss wegen des vorhandenen **Abhängigkeitsrisikos** aber stets mit Sorgfalt gestellt werden. Eine **Toleranzentwicklung** gegenüber der anxiolytischen Wirkung ergibt sich vergleichsweise selten, d. h., eine Dosissteigerung zur Wirkungserhaltung der Anxiolyse ist in der Regel nicht notwendig. Bekannt sind hingegen Toleranzentwicklungen gegenüber der sedierenden, muskelrelaxierenden und antikonvulsiven Wirkungskomponente.
- Es besteht eine **Kreuztoleranz** von BZD zu Alkohol. Längerer Alkoholkonsum macht u. U. höhere BZD-Dosen notwendig.
- Die **gleichzeitige Verordnung verschiedener BZD** sollte vermieden werden.

Pregabalin

- *Pregabalin* ist ein wirksames Anxiolytikum in der Langzeittherapie mit relativ kurzer Wirklatenz. Es ist auch zur Behandlung von peripheren und zentralen neuropathischen Schmerzen sowie bei der generalisierten Angststörung (GAS) zugelassen. Es wirkt auch bei Angstzuständen im Rahmen von psychotischen Störungen und bipolaren Störungen (Hui Poon et al. 2015). Wirksamkeit besteht auch bei der sozialen Phobie mit robuster Rückfallprophylaxe. Vorteil gegenüber den BZD ist das geringere Abhängigkeitspotenzial. In der Akuttherapie ist es den BZD unterlegen.

Phytopharmaka

- *Lavendelöl* ist für die Behandlung von Unruhezuständen bei ängstlicher Verstimmung zugelassen und zeigte in einer RCT bei einer Einmalgabe von 80 mg/d eine Wirksamkeit. Außerdem gibt es Hinweise für die Wirksamkeit sowohl bei GAS als auch bei Angst-/depressiver Störung (gemischt).

β-Rezeptorenblocker

- **β-Rezeptorenblocker** wie *Atenolol* (z. B. Tenormin) und *Propranolol* (z. B. Dociton) scheinen beim **Überwiegen somatischer Symptome** im

Rahmen psychischer Stresssituationen (**Redner- und Prüfungsangst, Lampenfieber**) als Einmalgabe sinnvoll. Aufgrund der pharmakokinetischen Vorteile sollte *Bisoprolol* (z. B. Concor) der Vorzug unter den ß-Rezeptorenblockern gegeben werden. β-Rezeptorenblocker besitzen nur geringe sedierende Eigenschaften.

— Eine depressionsfördernde Wirkung von β-Rezeptorenblockern wird diskutiert und sollte klinisch bedacht werden. Abzugrenzen sind als mögliche NW von β-Rezeptorenblockern »Fatigue« und sexuelle Funktionsstörungen.

— Es gibt einige kleinere RCT mit positivem Ergebnis bei Aggressivität im Rahmen von Verhaltensstörungen.

> **Relative Kontraindikationen für β-Rezeptorenblocker sind Herzinsuffizienz, Bradykardie, Diabetes mit stark schwankenden Blutzuckerwerten, Sinusknotensyndrom, Hypotonie, periphere arterielle Verschlusskrankheit, AV-Block 1. Grades und Phäochromozytom. Bei Asthma bronchiale und chronisch-obstruktiver Lungenerkrankung (COPD) sind β-Rezeptorenblocker grundsätzlich kontraindiziert.**

Antidepressiva

— **Antidepressiva** haben neben ihrer antidepressiven auch eine anxiolytische Komponente. Sie sind bei verschiedenen Angststörungen Mittel der 1. Wahl. Der Vorteil gegenüber BZD liegt im fehlenden Abhängigkeitspotenzial, der Nachteil in der längeren Wirklatenz. Wahrscheinlich wirken Antidepressiva über eine Zunahme der kognitiven Kontrolle und Außerachtlassen angstinduzierender Stimuli (Meyer et al. 2015). Zu beachten ist der offizielle Zulassungsstatus der verschiedenen Antidepressiva bei Angststörungen.

Antipsychotika

— Der Einsatz von **AAP** bei Angststörungen wird zunehmend geprüft. *Quetiapin* zeigt bei GAS eine Überlegenheit gegenüber Plazebo (▶ 3.15, Präparat). *Risperidon* war zumindest bei Angststörungen im Rahmen bipolarer Erkrankungen Plazebo nicht überlegen. Hinweise für eine Wirksamkeit bei der posttraumatischen Belastungsstörung (PTBS) ergeben sich für *Risperidon*, *Olanzapin* und *Quetiapin*. Fallberichte und erste Studien gibt es zur Augmentationsbehandlung von SSRI in Kombination mit *Aripiprazol*, *Olanzapin*, *Risperidon* und *Ziprasidon* bei unterschiedlichen Angststörungen. Ein möglicher Nutzen muss dann kritisch gegen die NW der AAP abgewogen werden. Gegenwärtig kann aus der Studienlage keine Therapieempfehlung mit AAP abgeleitet werden, obwohl AAP gerade im vollstationären Setting relativ häufig eingesetzt werden (Weber et al. 2016).

▬ **Konventionelle Antipsychotika** wurden früher häufiger in niedriger Dosierung aufgrund ihrer zusätzlich vorhandenen anxiolytischen Komponente als Anxiolytika verordnet. Die hohe NW-Rate sollte ein solches Vorgehen verbieten.

🛑 **Cave**
Hochpotente, nicht oder kaum sedierende Antipsychotika wie *Flupentixol*, *Fluphenazin* **oder** *Fluspirilen* **als »Minor Tranquilizer« sollten bei Angststörungen wegen der Gefahr von extrapyramidal-motorischen Störungen und Spätdyskinesien sowie aufgrund vorhandener Therapiealternativen nicht mehr gegeben werden.**

4.4 Indikationen

Die Indikationen für den Einsatz von BZD sind nosologieübergreifend und zumeist symptomorientiert. In vielen Fällen erfolgt der Einsatz als Komedikation, um den Therapieeffekt zu unterstützen oder die Wirklatenz einer anderen längerfristig geplanten Medikation abzukürzen (z. B. Antidepressiva bei Angsterkrankungen und Depressionen; Antipsychotika bei schizophrenen Erkrankungen). BZD sind bei vielen psychiatrischen und internistischen Notfallsituationen indiziert (z. B. akuter Herzinfarkt). Bei den Indikationen handelt es sich oft um Altzulassungen mit unspezifischen Syndromnennungen. *Pregabalin* gewinnt aber unter den Anxiolytika größere Bedeutung. Zur weiteren Pharmakotherapie der Angststörungen ► Kap. 1.

❯ **Vorsichtsmaßnahmen bei der Verordnung von Benzodiazepinen**
  ▬ **Die Indikation muss streng gestellt werden.**
  ▬ **Es muss gesichert sein, dass Alternativen nicht infrage kommen, z. B.** *Pregabalin*, **Antidepressiva.**
  ▬ **Bei Abhängigkeitserkrankungen (► Kap. 7) sollte auf den Einsatz verzichtet werden.**
  ▬ **Die Dosisempfehlungen (► 4.10) sind so strikt wie möglich einzuhalten.**
  ▬ **Auch das Absetzen ist Regeln unterworfen (► 4.6.3).**

Ein dauerhafter (monotherapeutischer) Einsatz von BZD ist in einigen Fällen, v. a. bei Angsterkrankungen (GAS, Panikstörung), nur nach Ausschöpfung anderer Therapiemaßnahmen indiziert.

Zumeist werden Anxiolytika im Rahmen der Pharmakotherapie als Begleittherapie bei den unten aufgeführten Diagnosen eingesetzt. Darüber hinaus ist ein vorübergehender Einsatz bei Angstsymptomen auch bei anderen, nicht aufgeführten Diagnosen möglich. *Pregabalin* ist eine wichtige pharmakotherapeutische Alternative, besonders bei GAS (einschließlich der Langzeittherapie), aber möglicherweise auch bei der sozialen Phobie. Außerdem gibt es Hinweise für eine positive Wirkung bei Ängsten im Rahmen von psychotischen und affektiven Störungen.

Die Indikationen für *Buspiron*, *Hydroxyzin* und *Opipramol* reduzieren sich aufgrund der erweiterten therapeutischen Möglichkeiten von *Pregabalin* und der substanzspezifischen Einschränkungen.

4.4.1 Major Depression

— Mittel der Wahl ist die Therapie mit Antidepressiva, ▶ 1.4.1.
— Die initiale Kombination von Antidepressiva mit BZD kann das frühe Ansprechen der Therapie, besonders bei schweren, stationär behandlungsbedürftigen ängstlich-agitierten Symptomen, beschleunigen.
— Bei Suizidalität im Rahmen depressiver Störungen sind oft hohe Dosen von BZD wegen gewünschter sedierender Effekte vorübergehend nötig.
— Bei gehemmter Depression, Stupor und Mutismus ist *Lorazepam* zunächst in einmaliger oraler Dosis von 2–2,5 mg indiziert (auch i.v.-Gabe möglich), bei Besserung der Symptome kann *Lorazepam* für die folgenden Tage in einer Dosis von 2–5 mg/d oral zusammen mit einem Antidepressivum verabreicht werden (▶ 3.4.5, katatone Symptomatik).

4.4.2 Angststörungen

Panikstörung

Panikattacken können im Rahmen aller psychiatrischen Diagnosen auch außerhalb der Angststörungen auftreten. Agoraphobie ist nach DSM-5 diagnostisch nicht mehr mit Panikattacken assoziiert. Beide sind jetzt getrennte Diagnosen mit eigenen Kriterien. Erfüllt ein Patient die Kriterien für beide Diagnosen, werden auch beide Diagnosen gestellt, ▶ 1.4.6.

— Mittel der Wahl ist die Therapie mit Antidepressiva, ▶ 1.4.6.
— Zum schnellen Kupieren von Panikattacken sind BZD (z. B. *Alprazolam*, *Lorazepam*, *Diazepam*) gut geeignet, auch i.v.-Gaben sind in dieser Indikation möglich. Ein überlappender initialer Einsatz von BZD erscheint wegen der Wirklatenz anderer therapeutischer Verfahren oft sinnvoll. Non-Benzodiazepinanxiolytika sind nicht indiziert.
— BZD sind zwar auch in der Erhaltungstherapie und zur Prophylaxe wirksam; die gut belegten Therapiemöglichkeiten mit Antidepressiva (▶ 1.4.6) sind wegen der nicht vorhandenen Abhängigkeits- und Toleranzentwicklungen einer dauerhaften BZD-Medikation vorzuziehen.

- BZD können bei Panikstörung auch als Bedarfsmedikation angewandt werden.
- Bei akuter Symptomatik sollten BZD nicht länger als 1–2 Wochen gegeben werden.
- Für die anderen Anxiolytika besteht keine Indikation bei Panikstörung.

Agoraphobie

Das pharmakologische Behandlungskonzept entspricht dem der Panikstörung (s. oben und ▶ 1.4.6).

Generalisierte Angststörung (GAS)

In Analogie zu anderen Angststörungen ist eine Kombination aus KVT und medikamentöser Therapie der Goldstandard, obwohl es im Gegensatz zu Panikstörung oder Major Depression keine ähnlich robuste Datenlage zum Wirkstärkenvergleich der Psychotherapie versus Pharmakotherapie gibt.

- Mittel der Wahl sind Antidepressiva; zur Dauer der Erhaltungstherapie ▶ 1.4.6.
- *Pregabalin* ist bei GAS eine Alternative zu den Antidepressiva (Baldwin et al. 2015); auch zur Erhaltungstherapie gibt es positive Langzeitstudien. In den amerikanischen Leitlinien wird *Pregabalin* wegen der dort fehlenden offiziellen Zulassung in dieser Indikation (im Gegensatz zu anderen Ländern) nur als Medikament der 2. Wahl empfohlen.
- BZD haben in der Akutbehandlung der GAS und zur Krisenintervention einen wichtigen Stellenwert (*Alprazolam, Diazepam, Lorazepam, Oxazepam*). Sie sind zwar auch in der Langzeittherapie wirksam, aber nur unter strenger Indikationsstellung mit Berücksichtigung von Krankheitsgeschichte und Persönlichkeitsmerkmalen in dieser Form kontrolliert einsetzbar.
- Besteht die Angsterkrankung mehrere Monate, sollten die BZD nach 4–6 Wochen abgesetzt sein. Bei GAS sollte dann aber ein völliges Absetzen nach 4–6 Monaten gelingen.
- *Opipramol* und *Buspiron* haben bei suchtgefährdeten GAS-Patienten eine Indikation (aber nach Antidepressiva).
- *Pregabalin* hat ein **Missbrauchspotenzial** und sollte bei Patienten mit hohem Risiko (v. a. bei Polytoxikomanie in der Anamnese) nach Möglichkeit nicht eingesetzt werden (Schjerning et al. 2016).
- Zu *Lavendelöl* gibt es eine positive Studie zum Einsatz bei GAS mit *Paroxetin* als wirksame Vergleichssubstanz (Kasper et al. 2014).

Therapie mit Antipsychotika ▶ 3.4.6 und ▶ 4.3

Soziale Angststörung (soziale Phobie)

Vermeidungsverhalten ist häufig, ► 1.4.6. Die Störung geht über die Schüchternheit hinaus und kann ausgeprägte psychosoziale Implikationen haben.

- Bei unkomplizierten Fällen ist Psychoedukation und ggf. Anleitung zur Konfrontation in Eigenregie oft ausreichend. Sonst ist kognitive Verhaltenstherapie allein oder in Kombination mit einer Pharmakotherapie indiziert.
- **Mittel der Wahl bei der** langfristigen Therapie sind Antidepressiva, ► 1.4.6.
- *Pregabalin* (► 4.12, Präparat) war in höherer Dosierung in einigen Untersuchungen wirksam und ist eine Therapieoption der 2. Wahl (keine Zulassung).
- Als BZD konnten *Alprazolam*, *Bromazepam*, *Diazepam*, *Lorazepam* und *Oxazepam* in der Akuttherapie Wirksamkeit zeigen; BZD sollten nur vorübergehend eingesetzt werden. Wichtig ist der Einsatz von kurz wirksamen BZD ohne aktive Metaboliten, z. B. *Lorazepam* oder *Oxazepam*. Eine neuere Untersuchung belegt die Wirksamkeit von BZD bei therapieresistenten Verläufen (Pollack et al. 2014; *Clonazepam* als Kombinationsbehandlung mit *Sertralin*), falls dieses allein nur unzureichend wirksam war.
- Stehen körperliche Symptome wie Zittern oder Schwitzen im Vordergrund, können β-Rezeptorenblocker indiziert sein; der Wirksamkeitsnachweis ist aber nicht überzeugend.
- Auch *Gabapentin* zeigte in einer RCT Wirksamkeit.

Spezifische Phobie

Eher ungefährliche, eng umschriebene, spezifische Situationen oder bestimmte Objekte (z. B. Tiere) werden gemieden oder unter (übertriebener) Angst ertragen. Spezifische Phobien entwickeln sich häufig im Kindes- (7–11 J.) oder frühen Erwachsenenalter. Nach DSM-5 muss der Patient keine Einsicht mehr in die übertriebene Natur der Ängste haben. Es wird eine Dauer der Symptome über mindestens 6 Monate gefordert.

- Verhaltenstherapie ist die Behandlungsmethode der Wahl.
- Im Falle einer psychopharmakologischen Behandlung sollten die neuen Antidepressiva verwendet werden.
- Wenn die Konfrontation mit der angstauslösenden Situation selten ist (z. B. Flugangst), kann bei Bedarf ein BZD, ggf. ein β-Rezeptorenblocker (z. B. bei Redner-/Prüfungsangst), verordnet werden. BZD sollten nur vorübergehend verordnet werden. Eine neue Studie belegt die Wirksamkeit und stellt neue Hypothesen zum Wirkmechanismus (Verhinderung der Gedächtnisreaktivierung) der β-Rezeptorenblocker auf (Soeter u. Kindt 2015).

Substanz-/medikamenteninduzierte Angststörung

Hier werden Störungen eingeordnet, bei denen Angstsymptome auf die Wirkung einer Substanz (Intoxikation oder Entzug) bzw. einer Medikation zurückzuführen sind. Nach DSM-5 stehen Panikattacken oder andere Angstsymptome im Vordergrund. Die Symptome können entweder während der Einnahme der Substanz/des Medikaments auftreten oder nach dem Absetzen innerhalb von 4 Wochen.

- Infrage kommen Intoxikationen mit Substanzen wie Alkohol, Amphetamine oder ihre Derivate, Koffein, Cannabis, Kokain, Halluzinogene, Phencyclidin oder Absetz-NW von Alkohol, Sedativa, Hypnotika, BZD und Kokain.
- Medikamente, die Angststörungen induzieren können, sind v. a. Sympathomimetika, Anticholinergika, Antikonvulsiva, Antihistaminika, Insulin, Schilddrüsenhormone, orale Kontrazeptiva, Kortikosteroide, SSRI, SNRI, *Lithium*, Antipsychotika.
- Schwermetalle, Kohlenmonoxid und Kohlendioxid können ebenfalls Angststörungen induzieren.
- Als primäre Behandlungsmaßnahme sollte das induzierende Agens abgesetzt werden.
- Bei Persistenz der Beschwerden kann eine Behandlung wie bei einer genuinen Angststörung erwogen werden.

4.4.3 Zwangsstörungen

- Mittel der Wahl sind Antidepressiva, ▶ 1.4.7.
- BZD sind zur Behandlung von Zwangsstörungen nicht zugelassen, können jedoch zur Entspannung und Sedierung bei ausgeprägten, quälenden Zwangshandlungen oder Zwangsgedanken indiziert sein.

4.4.4 Störungen durch schwere Belastungen und Stress

Posttraumatische Belastungsstörung

- Mittel der Wahl sind Antidepressiva, ▶ 1.4.8.
- BZD können zur kurzzeitigen Behandlung von Angstsymptomen bei der PTBS eingesetzt werden, der systematische Einsatz ist aufgrund des Abhängigkeitspotenzials nicht zu empfehlen, auch die typischen Albträume bei PTBS scheinen durch BZD nicht hinreichend kupiert zu werden.
- Zwar sind Anxiolytika nicht zur Behandlung der PTBS zugelassen, eine symptomorientierte Behandlung von Anspannungs- und Erregungszuständen entspricht aber deren Zulassungsstatus.

Akute Belastungsreaktion

▶ 1.4.8

Anpassungsstörung, chronische Belastungsstörung mit Depression und Burnout-Syndrom

▶ 1.4.8

4.4.5 Somatoforme Störungen

— Therapie mit Antidepressiva, ▶ 1.4.9
— *Opipramol* ist bei der somatoformen Störung zugelassen und kann zur längerfristigen Behandlung verordnet werden.
— Bei begleitender Angst kann ein vorübergehender Einsatz von BZD indiziert sein.
— Es gibt erste Hinweise für eine Wirksamkeit von *Lavendelöl* bei somatoformen Störungen.

4.4.6 Manische Episode

— Mittel der Wahl sind Antipsychotika und Antikonvulsiva, ▶ 2.4.1.
— BZD eignen sich nicht zur Monotherapie der manischen Episode (▶ 2.4.1, Benzodiazepine), können aber vorübergehend als Interventionsmedikamente in der Therapie manischer Syndrome eingesetzt werden.
— Es gibt Hinweise für die Wirksamkeit von *Pregabalin* bei Ängsten und Agitation im Rahmen bipolarer Störungen.

4.4.7 Schizophrene Störungen

— Mittel der Wahl sind Antipsychotika, ▶ 3.4.1.
— Bei Ängsten und psychischer Angespanntheit im Rahmen einer akuten psychotischen Symptomatik sind BZD in Kombination mit einer antipsychotischen Medikation wirksam, sie sollen nach erreichtem Therapieziel langsam abgesetzt werden. Eine primär antipsychotische Wirkung durch BZD ist nicht beschrieben.
— Therapie **katatoner Symptome** mit BZD, ▶ 3.4.5.
— *Pregabalin* ist bei persistierenden Ängsten indiziert (Temmingh u. Stein 2015).

4.4.8 Extrapyramidalmotorische Störungen und Restless-Legs-Syndrom

- Die Möglichkeiten der Beeinflussung von medikamentös induzierten extrapyramidalmotorischen Störungen (EPS) mit BZD sind in ▶ 3.6.1 beschrieben. Mit BZD (z. B. *Lorazepam* 1–5 mg/d) kann eine Verminderung der Beschwerden erreicht werden. Speziell bei quälenden und auf andere Maßnahmen nicht respondierenden tardiven Dyskinesien bzw. Dystonien ist ein mittelfristiger Einsatz indiziert. Eine Toleranzentwicklung nach mehreren Monaten kann jedoch eine Unterbrechung der Therapie notwendig machen.
- Es gibt Hinweise für die Wirksamkeit von *Pregabalin* bei Restless-Legs-Syndrom (RLS).

4.4.9 Schlafstörungen

Hypnotika bei Insomnien ▶ 5.1.4

4.4.10 Abhängigkeitserkrankungen

- BZD zur Behandlung des Alkoholentzugssyndroms/Delirs, ▶ 7.2.1.
- Für den wirksamen Einsatz von *Pregabalin* zur Behandlung von Alkohol- und BZD-Abhängigkeit gibt es zwar Hinweise (▶ 7.2.1), allerdings wird auch ein eigenes Missbrauchspotenzial beschrieben.

4.5 Anxiolytika und Psychotherapie

- Bei Angsterkrankungen sind psychotherapeutische Interventionen wesentlicher Bestandteil der Therapie. Wie weit in einem **Gesamtbehandlungsplan** psychopharmakologische Strategien (v. a. Antidepressiva) eingebunden werden, wird unterschiedlich eingeschätzt. Aktueller Forschungsstand zur Beurteilung der Bedeutung der Psychopharmakotherapie, der Psychotherapie und der Kombinationstherapie bei der jeweiligen Angsterkrankung ▶ 1.4.6.
- Der kognitiv-behaviorale Ansatz beinhaltet zumindest fünf grundlegende Therapiekomponenten: Information (aufklärende Information über die Natur einer Angststörung), Entspannung (Erwerb von Fertigkeiten zur Symptombewältigung), kognitive Restrukturierung (intrapsychische Bewertung und Modifikation des dysfunktionalen Denkstils), interozeptive

Exposition (Löschung der Furcht vor Angstsymptomen), In-vivo-Exposition (Reduktion des Vermeidungsverhaltens durch abgestufte Exposition oder Reizüberflutung). Tiefenpsychologisch-psychodynamische Psychotherapie hat einen geringeren Evidenzgrad. Zunehmend werden achtsamkeitsbasierte Module angewandt (Stein u. Sareen 2015). Internet-basierte Psychotherapien werden geprüft.

- Oftmals kann gerade zu Beginn einer Psychotherapie oder bei einer **akuten Exazerbation** auf eine **Begleitmedikation** mit einem BZD nicht verzichtet werden. Bei allen akuten Angstzuständen sind BZD Mittel der 1. Wahl. Ist die Angst leichter ausgeprägt oder handelt es sich um eine über ca. 2 Wochen hinausgehende Behandlung, sind dagegen alternative psychopharmakologische Interventionen als Begleitbehandlung zu einer Psychotherapie primär indiziert.
- Allerdings kann bei allen Indikationen nach Ausschöpfung der anderen Therapieverfahren eine längerfristige BZD-Behandlung notwendig und hilfreich sein, wobei die unter ▶ 4.6 erwähnten Langzeitrisiken zu beachten sind.
- Es besteht in der Regel keine Kontraindikation, auch nicht im Rahmen einer längerfristigen Verhaltenstherapie, BZD vorübergehend zu verordnen. Es finden sich eher positive Effekte von BZD auf die Wirksamkeit einer Psychotherapie. Eine Ausnahme ist der Konfrontationsversuch bzw. das Expositionstraining bei Verhaltenstherapie.
- *D-Cycloserin*, ein metabotroper Glutamat-2-Rezeptoragonist, scheint im Rahmen von kognitiver Verhaltenstherapie bei Panikstörung Extinktionsvorgänge zu augmentieren.

4.6 Nebenwirkungen, Risiken und Intoxikationen

Der Abschnitt bezieht sich auf **Benzodiazepine**; NW der anderen Anxiolytika ▶ 4.12, jeweiliges Präparat.

- **Häufige** unerwünschte Wirkungen sind Sedierung, Tagesmüdigkeit und Schläfrigkeit mit Beeinträchtigung der Aufmerksamkeit und des Reaktionsvermögens. Ebenso treten häufig auf: Muskelschwäche, Mattigkeit, Ataxie. Verwirrtheit, Depression, Schwindelgefühl.
- **Gelegentliche** unerwünschte Wirkungen sind Überempfindlichkeitsreaktionen, anaphylaktische Reaktionen, Angioödem, Syndrom der inadäquaten Ausschüttung des antidiuretischen Hormons (SIADH), Hyponatriämie, Hypothermie, Verstopfung, Bilirubinanstieg, Gelbsucht, Anstieg der Leber-Transaminasen, Anstieg der alkalischen Phosphatase, Änderungen der Libido, Impotenz, verminderter Orgasmus; s. auch ▶ 8.2.6.

> **Fahrtüchtigkeit und Alltagssicherheit sind unter BZD eingeschränkt.**

- Bei Gabe rasch anflutender BZD kann es zu einer anterograden Amnesie kommen.
- Unter BZD sind selten paradoxe Disinhibitionsphänomene möglich: Agitiertheit, Euphorisierung, Erregungszustände, Schlaflosigkeit und Aggressivität. Sie treten unter höherer Dosierung und bei älteren Menschen auf.
- Unter BZD sind ebenfalls Appetit- und Sexualstörungen möglich.
- BZD können in seltenen Fällen auch mit Thrombozytopenie und Agranulozytose assoziiert sein.
- Bei Gabe lang wirksamer BZD besteht die Gefahr der Kumulation (▶ 4.8.1 und ▶ 4.12, HWZ bei Präparaten). Kumulation kann zu verstärkten NW und damit zu möglichen klinischen Komplikationen führen: Hangover-Phänomene, Verstärkung von Müdigkeit und Sedierung, Ataxie und daraus resultierende Sturzgefahr. Dies gilt insbesondere für Patienten mit verminderter Metabolisierungsfähigkeit (ältere Patienten; Leber- und Nierenerkrankungen; Komedikation mit metabolismusinhibierenden Eigenschaften).

🛑 **Cave**
Bei schneller i.v.-Verabreichung von BZD kann es zu vorübergehender Atemdepression, zu Blutdruckabfall und u. U. sogar zum Herzstillstand kommen.

- Besondere Vorsicht ist in dieser Hinsicht auch bei der Kombination mit *Clozapin* (▶ 3.15, Präparat) geboten. Nach neueren Untersuchungen stellt eine orale Kombination von **Clozapin mit BZD** keine absolute Kontraindikation dar, sie sollte jedoch weiterhin sorgfältig abgewogen werden. Klinisch dringliche Situationen wie ein malignes neuroleptisches Syndrom, katatone Zustandsbilder oder extreme Agitiertheit lassen eine solche Kombinationstherapie vertretbar erscheinen. Weitere **Risiken bei der Kombination von Antipsychotika mit BZD** ▶ 3.13.4, Demenzerkrankungen ▶ 3.14.
- Nach i.v.-Verabreichung von *Diazepam* sind lokale Gefäßirritationen bis hin zu Thrombophlebitiden beschrieben worden, die unter neuen Präparationsformen (Emulsionen) nicht auftreten sollen.

- **Risiken bei chronischer Einnahme von Benzodiazepinen**
- BZD sollten im Alter aufgrund der durch die sich verdichtenden Daten und eines ungünstigen Nutzen-/Risikoprofils möglichst nicht langfristig eingesetzt werden, was aber (z. B. auch als Schlafmittel) dennoch oft geschieht (Olfson et al. 2015). Absetzversuche lohnen auch in dieser Patientengruppe (Sakakibara et al. 2015).

- Die Bedenken bei der Langzeitmedikation mit BZD sind v. a. auf mögliche langfristige kognitive BZD-induzierte Leistungseinbußen, die bis zu einem erhöhten Risiko für Demenzen reichen (Billioti de Gage et al. 2015; Yaffe u. Boustani 2014), zurückzuführen.
- Nach chronischer Einnahme hoher BZD-Dosen können zusätzlich auftreten: dysphorische Verstimmungszustände, Vergesslichkeit, Leistungsminderung, eingeschränkte Kritikfähigkeit und Gleichgültigkeit, extreme muskuläre Schwäche mit Reflexverlust, Appetitstörungen sowie Abnahme der Libido und Menstruationsstörungen.
- In der Regel besteht für BZD kein kardiales, renales oder hepatisches Risiko.
- Eine Kohortenstudie zeigt außerdem, dass die Gabe von BZD (*Diazepam*, *Chlordiazepoxid*, *Lorazepam*, *Temazepam*) mit einer erhöhten Wahrscheinlichkeit des Auftretens von Pneumonien und Pneumonie-assoziierter Mortalität einhergeht.

❗ **Cave**
Die jüngsten Ergebnisse und Daten zu möglichen Risiken bei einer Langzeitmedikation von BZD legen insgesamt nahe, trotz fehlender Nachweise von kausalen Zusammenhängen, langfristige Gaben von BZD insbesondere bei Risikogruppen (ältere, internistische kranke Patienten und Patienten mit Demenz) möglichst zu vermeiden. Dies gilt auch für den Einsatz als Schlafmittel.

4.6.1   Abhängigkeitsrisiko bei Benzodiazepinen

- Bei Anwendung von BZD kann es zu Abhängigkeitsentwicklungen kommen. Das Abhängigkeitsrisiko steigt, wenn höhere Dosen verabreicht und wenn BZD über längere Zeiträume eingenommen werden. Diskutiert wird zudem, dass für kurz wirksame Substanzen wie *Alprazolam*, *Bromazepam* oder *Lorazepam* ein erhöhtes Risiko der Abhängigkeitsentwicklung oder von Rebound-Phänomenen (▶ 4.6.2) gegenüber lang wirksamen Substanzen wie *Clonazepam*, *Diazepam* oder *Nitrazepam* besteht.
- Besonders hoch ist das Abhängigkeitsrisiko bei unkontrolliertem bzw. nichtmedizinischem Gebrauch (häufig im Rahmen einer bestehenden Alkoholabhängigkeit oder Polytoxikomanie). Bevorzugt werden dabei Hypnotika mit raschem Wirkeintritt (z. B. *Flunitrazepam*).
- Nach etwa 4-monatiger Einnahme einer therapeutischen BZD-Dosis muss nach abruptem Absetzen mit Absetz- bzw. Entzugssymptomen (▶ 4.6.2) gerechnet werden. Bei Einnahme kurz wirksamer Hypnotika können Rebound-Phänomene auch schon nach einigen Tagen beobachtet werden.

> ❯ **Abhängigkeitsentwicklungen ist durch strenge Indikationsstellung, Wahl der niedrigsten notwendigen Dosis und einer Verordnung möglichst nicht über 4–6 Wochen hinaus vorzubeugen. Bei einer Verordnung über 6 Wochen hinaus sollte immer ein Psychiater hinzugezogen werden, um Therapiealternativen zu erörtern.**

— Bei BZD-Gebrauch sind vier Personengruppen besonders gefährdet:
  — Patienten mit Drogen- oder Alkoholabhängigkeit,
  — Chronisch körperlich Kranke, besonders diejenigen mit Schmerzsyndromen,
  — Patienten mit Persönlichkeitsstörungen oder Dysthymie,
  — Patienten mit chronischen Schlafstörungen.
— Bei der *low-dose dependence* (oder auch *therapeutic-dose dependence*), d. h. einer »Abhängigkeit« bei Langzeiteinnahme üblicher therapeutisch verordneter Dosen, sind nach Absetzen sofortige oder auch später auftretende Absetzeffekte (▶ 4.6.2) möglich. Sie interferieren häufig mit Rezidivsymptomen oder werden mit ihnen verwechselt. Bei der überwiegenden Mehrzahl der Patienten kommt es zu keiner Dosissteigerung; es findet sich eher ein konstantes oder aber titrierendes Einnahmeverhalten innerhalb der therapeutischen Dosisbandbreite. In vielen Fällen sind somit die Kriterien einer Abhängigkeit nicht erfüllt.
— Im **höheren Lebensalter** sollten BZD über längere Zeiträume möglichst nicht mehr verordnet werden (▶ 4.11).

4.6.2 Absetzproblematik bei Benzodiazepinen

— Nach abruptem Absetzen von BZD finden sich grundsätzlich zwei Arten von Absetzphänomenen: an die Grunderkrankung gebundene (Rebound-/Rezidivsymptome) und nicht an die Grunderkrankung gebundene (Entzugssymptome).
  — **Rebound-Symptome** treten nach Absetzen von BZD als Effekt der GABAergen Gegenregulation in Form von akutem und verstärktem Auftreten der ursprünglichen Krankheitssymptomatik (Unruhe, Angst, Schlaflosigkeit) auf. Diese Symptomatik hält **nur wenige Tage** an.
  — **Rezidivsymptome** sind als **anhaltende** Angstsymptome nach Absetzen der BZD definiert.
  — **Entzugssymptome** zeichnen sich dadurch aus, dass sie vor Verordnung der Medikation nicht vorhanden waren. Je nach HWZ des eingenommenen BZD-Präparats treten sie ca. 2–10 Tage nach Absetzen der Medikation auf, erreichen schnell ein Maximum und dauern ge-

wöhnlich 5–15 Tage an. Auch Krampfanfälle sind noch nach einem Zeitraum von 2 Wochen nach Absetzen beobachtet worden.

Absetzproblematik bei Benzodiazepinen

— **Leichte Absetzsymptome**
  - Vermehrte Angst, innere Unruhe, Schreckhaftigkeit
  - Erhöhte Irritabilität
  - Schlaflosigkeit
  - Erhöhte Herzfrequenz, Blutdrucksteigerung
  - Übelkeit und Erbrechen
  - Schwitzen
  - Tremor
  - Kopfschmerzen
  - Muskelverspannungen
— **Schwere Absetzsymptome**
  - Verwirrtheitszustände
  - Depersonalisation/Derealisation
  - Psychotische Zustände, Delirien
  - Ängstlich-depressive Syndrome
  - Krampfanfälle
  - Oszillopsien, Dysmorphopsien
  - Photophobie
  - Hyperakusis
  - Hypersomnie
  - Dysästhesien
  - Kinästhetische Störungen
  - Muskelzittern und -faszikulationen

— **Absetzversuche** sind nach 6 Wochen, bei langfristiger Gabe spätestens nach 6 Monaten einzuplanen. Falls sie nicht gelingen, sind immer wieder neue Versuche in den Behandlungsplan einzuschieben.

4.6.3   Benzodiazepinentzugsbehandlung

❯ **Wichtig ist die stufenweise Dosisreduktion, kein abruptes Absetzen! Absetzen ist in der Regel über Wochen notwendig, manchmal über Monate. Die ersten 50% einer BZD-Dosis können nach längerer Einnahme relativ zügig, die nächsten 25% deutlich langsamer und die letzten 25% sehr langsam abgesetzt werden. Häufig empfiehlt sich auch eine Pause nach den ersten 50%. Jede Reduktion soll mindestens eine Woche dauern.**

- Die langsame stufenweise Dosisreduktion muss insbesondere beim Entzug von hochpotenten kurz wirksamen BZD eingehalten werden, da Entzugssymptome bei diesen Substanzen abrupter auftreten und stärker ausgeprägt sein können als bei BZD mit langer HWZ. Das **vorherige Umsetzen auf eine äquivalente Dosis eines lang wirksamen BZD** hat **keinen nachweislichen Vorteil.**

- Für den Erfolg ist eine zuvor initiierte und erfolgreiche Therapie der Grunderkrankung wichtig. Es gibt Hinweise auf eine Wirksamkeit der kognitiven Verhaltenstherapie ebenso wie gruppentherapeutischer Settings im fraktionierten BZD-Entzug.

- Es gibt Hinweise für eine erfolgreichere Entzugsbehandlung mit parallelem Einsatz von **Antidepressiva** (*Imipramin*, auch *Doxepin*, *Mirtazapin* und *Trazodon*) und **Antikonvulsiva** (*Carbamazepin*, *Gabapentin*, *Pregabalin*, *Oxcarbazepin*, *Valproat*). Insbesondere die Wirksamkeit von *Pregabalin* im BZD-Entzug wurde häufiger mit positiven Ergebnissen berichtet.

- Während des Ausschleichens von BZD bei Patienten mit Insomnie gibt es Berichte über eine erfolgreiche adjuvante *Melatonin*-Substitution. Nach experimentellen Befunden inhibiert *Melatonin* zudem die Toleranzentwicklung über GABAerge Mechanismen. Dadurch erscheint eine Reduktion der BZD-Menge zur Angstlösung möglich. Gegenwärtig ist der Einsatz einer retardierten Form eines *Melatonin*-Präparats beim Benzodiazepinentzug Gegenstand einer klinischen Prüfung.

4.6.4 Benzodiazepinintoxikationen

- Nach höherer Dosierung oder akuter Überdosierung können Dysarthrie, Ataxie (mit motorischem Kontrollverlust und Sturzgefahr), Bewusstseinsstörungen bis zum Koma, allgemeine Apathie, Verlangsamung der motorischen Abläufe, muskuläre Schwäche, Doppelbilder, Kreislaufdepression, Schwindelzustände, Übelkeit und Kopfschmerzen auftreten; weiterhin besteht bei sehr hohen Dosen die Gefahr der respiratorischen Insuffizienz und der Kreislaufdepression. BZD haben jedoch prinzipiell eine große therapeutische Breite. Die Gefahr von anterograder Amnesie und paradoxen BZD-Wirkungen steigt bei Überdosierungen an. Bei einigen BZD wird eine periphere kardiale Rezeptorwirkung mit Kalziumkanalaktivität postuliert, welche zu Reizleitungsstörungen führen kann.

- Die primäre Entgiftung sollte in Abhängigkeit von der Bewusstseinslage sowie Dosis und Zeitpunkt der Einnahme ggf. durch induziertes Erbrechen, Magenspülung bzw. Applikation von Aktivkohle erfolgen. Mit *Flumazenil* (Anexate) steht ein spezifisches Antidot zur Verfügung.

4.7   Kontraindikationen

Kontraindikationen von Benzodiazepinen
— Bekannte Überempfindlichkeit gegen die entsprechende chemische Substanzklasse oder auch gegen andere Inhaltsstoffe der Präparate
— Akute Alkohol-, Schlafmittel-, Analgetika- und Psychopharmakaintoxikation
— Abhängigkeitsanamnese
— Myasthenia gravis (aufgrund der muskelrelaxierenden Wirkung der BZD)
— Schwere Ateminsuffizienz
— Akutes Engwinkelglaukom (nach Herstellerangabe für einige Präparate, pharmakologisch aber nicht eindeutig begründbar)
— Spinale und zerebelläre Ataxie
— Ambulante Verschreibung bei vorbekannter Abhängigkeitsanamnese
— Schwere Leber- und Nierenerkrankung
— Chronische Ateminsuffizienz (obstruktive Atemwegserkrankungen), Schlafapnoe-Syndrom
— Während der Behandlung sollte kein Alkohol getrunken werden, da hierdurch die BZD-Wirkung in nicht vorhersehbarer Weise verändert und verstärkt wird
— Fahrtüchtigkeit und die Fähigkeit, Maschinen zu bedienen, wird durch die Kombination mit Alkohol zusätzlich beeinträchtigt

Kontraindikationen der anderen Anxiolytika ▶ 4.12, jeweiliges Präparat

4.8   Pharmakokinetik und Interaktionen

4.8.1   Pharmakokinetik der Benzodiazepine

— BZD werden bei oraler Verabreichung aufgrund ihrer lipophilen Struktur gut resorbiert:
    — **Sehr schnell:** *Diazepam* und *Dikaliumchlorazepat*,
    — **Relativ schnell:** *Alprazolam* und *Lorazepam*,
    — **Relativ langsam:** *Oxazepam* und *Prazepam*.

Metabolisierungswege

Phase-I-Metabolismus Oxidativ-hepatische Biotransformation durch Demethylierung sowie Hydroxylierung. Verläuft langsam und führt pharmakologisch meist zu wirksamen Metaboliten, die wiederum lange Eliminations-HWZ haben, wie z. B. *Nordazepam*; Kumulationsgefahr (◻ Tab. 4.1)! BZD, wie z. B. *Diazepam*, werden erst zu *Nordazepam* demethyliert, anschließend zu *Oxazepam* hydroxyliert und erst dann als Konjugat (Phase-II-Metabolismus) ausgeschieden.

☐ Tab. 4.1 Anxiolytisch eingesetzte Benzodiazepine mit Eliminationshalbwertszeiten (HWZ) und Äquivalenzdosen[a] (nach Lüddens 2012)

Benzodiazepine	HWZ (h)	Therapeutisch wirksame(r) Hauptmetabolit(en)	HWZ (h)	Äquivalenzdosis (mg)
Benzodiazepine mit langer HWZ und lang wirksamen aktiven Metaboliten				
Diazepam	30–56	N-Desmethyldiazepam Oxazepam	80–103 4–15	10
Chlordiazepoxid	6–38	N-Desmethyl-Chlordiazepoxid Demoxepam N-Desmethyldiazepam	10–18 37 80–103	20 (25)
Clobazam	36–42	N-Desmethylclobazam	71–82	20
Dikaliumclorazepat	2–2,5	N-Desmethyldiazepam Oxazepam	80–103 4–15	20
Medazepam	2–5	N-Desmethyldiazepam	80–103	20
Prazepam	1–3	N-Desmethyldiazepam	80–103	20
Benzodiazepine mit mittlerer bis kurzer HWZ und aktiven Metaboliten				
Alprazolam	10–14	α-Hydroxyalprazolam	12–15	1 (0,5)
Bromazepam	15–28	3-OH-Bromazepam[b]	–	6
Benzodiazepine mit mittlerer bis kurzer HWZ ohne aktive Metaboliten				
Lorazepam	9–19	[b]	–	2 (1)
Oxazepam	4–15	[b]	–	30 (20–40)

[a] Aktive Metaboliten in klinisch relevantem Ausmaß entstehen nicht; [b] Metaboliten mit HWZ ≤ Muttersubstanz: nicht aufgeführt; Metaboliten mit < 10% der Muttersubstanz im Plasma: Angaben in Klammern.
HWZ Halbwertszeit (wenn verfügbar, wurden mittlere HWZ ± einer Standardabweichung angegeben).

Phase-II-Metabolismus Konjugatbildung mit Glukuronsäure an einer ursprünglich vorhandenen oder an einer in einem vorhergehenden Hydroxylierungsschritt (Phase-I-Metabolismus) angehängten Hydroxylgruppe. Geschieht schnell und führt unmittelbar zu renal eliminierbaren Produkten (Kumulationsgefahr gering). BZD wie z. B. *Lorazepam*, *Lormetazepam* und *Oxazepam*, die bereits eine Hydroxylgruppe besitzen, können sofort glukuronidiert werden, sodass deren Eliminations-HWZ mit ungefähr 10 h relativ kurz ist.

Auswirkungen auf die Anwendung von Benzodiazepinen

— Demethylierung und Hydroxylierung sind abhängig von der allgemeinen Leberfunktion und dem Alter, nicht so dagegen in der Regel die Glukuronidierung. Hohes Alter oder Leberzirrhose können die Eliminations-HWZ von Phase-I-metabolisierten BZD verlängern.

— Neben der HWZ sind die Dauer und das Ausmaß der Verteilung eines BZD im Organismus wichtig: z. B. haben *Diazepam* und *Nordazepam* ein großes Verteilungsvolumen, sodass *Diazepam* nach einmaliger Applikation trotz relativ langer HWZ nur eine kurze Wirkungsdauer aufweist, da durch Rückdiffusion der Substanzen aus dem zentralen Kompartiment in die peripheren Gewebe wirksame Konzentrationen im Gehirn nur relativ kurze Zeit aufrechterhalten werden können. *Alprazolam*, *Clobazam*, *Lorazepam* und *Oxazepam* besitzen ein kleines Verteilungsvolumen.

4.8.2   Interaktionen der Benzodiazepine

❯ **In pharmakodynamischer Hinsicht sind bei BZD Wirkverstärkungen in Zusammenhang mit ebenfalls sedativ wirkenden Substanzen zu beachten, insbesondere bei Substanzen mit ebenfalls GABAergem Wirkmechanismus (z. B. Barbiturate oder Antikonvulsiva) und Alkohol. Die gleichzeitige Einnahme kann die Wirkungen von BZD verstärken und möglicherweise zu tiefer Sedierung und klinisch relevanter Herz-Kreislauf- und/oder Atemdepression führen. Entsprechende Interaktionen sind bislang unter BZD und *Pregabalin* nicht beschrieben.**

4.9   Routinehinweise

Der Abschnitt bezieht sich auf **BZD**, Routinehinweise für die anderen Anxiolytika (▶ 4.12, jeweiliges Präparat).

— Routineuntersuchungen von Leber, EKG, EEG sind nicht notwendig. Bei Leber- und Nierenfunktionsstörungen kann jedoch die Wirkstoffelimination reduziert sein (▶ 13.3 und ▶ 13.4). Die Patienten sollten auf folgende Risiken hingewiesen werden:
  — Potenzierungsgefahr bei gleichzeitiger Einnahme anderer sedierender Pharmaka und von Alkohol,

— mögliches Abhängigkeitsrisiko und Entzugssymptomatik ▶ 4.6.1,
▶ 4.6.2 und ▶ 4.6.3,
— mögliche eingeschränkte Fahrtüchtigkeit ▶ Kap. 15,
— Risiko in der Schwangerschaft und Stillzeit ▶ Kap. 14.

4.10 Dosierung, Plasmakonzentration und Behandlungsdauer

Der Abschnitt bezieht sich auf **BZD**; Dosierung und Behandlungsdauer für die anderen Anxiolytika (▶ 4.12, jeweiliges Präparat).

Dosierung

— Die Dosierung richtet sich nach dem gewünschten Grad der Anxiolyse bzw. Sedierung.
— BZD wirken schnell und zuverlässig und haben eine große therapeutische Breite.
— BZD sollten in möglichst niedrigen, aber ausreichend wirksamen Dosen verabreicht werden.
— Es sollte versucht werden, stets nur ein BZD zu verordnen. Die Gesamtgabe sollte auf einen möglichst kurzen Zeitraum (4–6 Wochen) beschränkt werden.
— Bei BZD mit langen HWZ sind häufig einmalige Gaben pro Tag ausreichend. Werden diese BZD mehrmals täglich verabreicht, ist auf eine mögliche Kumulation zu achten. Bei Substanzen mit kürzeren HWZ sind 2–4 Dosierungen pro Tag zu wählen. Hauptdosierung bei sedierender Wirkung zur Nacht.

Plasmakonzentration

— Plasmakonzentrationen können zwar bestimmt werden (auch für einige Metaboliten), spielen aber in der Praxis bezüglich Wirkung und NW nur eine untergeordnete Rolle. Im klinischen Alltag werden Plasmakonzentrationen zur Adhärenz-Kontrolle bei Entgiftungen von BZD eingesetzt.
— Eine weitere Indikation für eine Konzentrationsbestimmung im Plasma ist die Überprüfung einer Toleranzentwicklung (keine Sedierung oder mangelhafte Wirkung bei therapeutischen Dosen und Spiegeln).
— Es gibt keine neueren Untersuchungen, wahrscheinlich liegt der optimale Plasmaspiegel im Bereich von 100–1000 ng/ml (Summe von Muttersubstanz und aktiven Metaboliten). Wirksame Konzentrationen können bei chronischer Einnahme deutlich höher liegen.

Behandlungsdauer

- Die Gesamtgabe sollte auf einen möglichst kurzen Zeitraum (4–6 Wochen) beschränkt werden.
- Die Indikation zu einer langfristigen BZD-Verordnung sollte stets durch einen Psychiater gestellt werden, z. B. bei schweren Angsterkrankungen, die durch Antidepressiva und/oder zusätzliche psychotherapeutische Maßnahmen nicht gebessert wurden.

4.11   Anxiolytika im höheren Lebensalter und bei besonderen Risikogruppen

> ❯ Im Alter sowie bei Leber- und Niereninsuffizienz sind BZD wie *Lorazepam* und *Oxazepam*, die nicht verzögert ausgeschieden werden, vorzuziehen. Das möglicherweise erhöhte Demenzrisiko bei chronischer Einnahme von BZD mit langer Halbwertszeit ist zu beachten.

- BZD sollten trotz vorhandener Wirksamkeit im höheren Lebensalter mit besonderer Vorsicht eingesetzt werden, da neuere Studien besondere Sicherheitsaspekte hervorheben (▶ 4.6).
- NW (▶ 4.6) treten allerdings u. a. aufgrund eines verzögerten Metabolismus bzw. anderer pharmakokinetischer Besonderheiten im höheren Alter (▶ 13.1) häufiger und auch schon in niedrigeren Dosisbereichen auf und können dann gravierende Konsequenzen haben, insbesondere **Stürze** (Sedierung, muskuläre Hypotonie, Ataxie) mit entsprechenden Komplikationen (Frakturen, Schädel-Hirn-Trauma) sowie **kognitive Störungen**. Es verdichten sich die Hinweise, dass BZD zu einem erhöhten Demenzrisiko beitragen (Billioti de Gage et al. 2015). Vor allem bei internistisch multipel vorerkrankten Patienten und i.v.-Gabe können Kreislauf- und Atemdepression auftreten. Allerdings gibt es auch eine prospektive populationsbasierte Studie, die diesen Zusammenhang infrage stellt (Gray et al. 2016).
- Bei **Herz-Kreislauf-Erkrankungen** bestehen keine grundsätzlichen Anwendungsbeschränkungen, jedoch ist bei höheren Dosen die auftretende Neigung zur Hypotonie zu beachten.
- Kurz wirksame BZD ohne aktive Metaboliten (*Lorazepam*, *Oxazepam*) sind lang wirksamen Präparaten wegen der Neigung zur Akkumulation bei im Alter sowie bei **Leber- bzw. Niereninsuffizienz** verlängerter Eliminations-HWZ vorzuziehen. Lang wirksame BZD unterliegen darüber hinaus oft einem komplexen Metabolismus (▶ 4.8).
- Bei verwirrten Patienten mit organischen Veränderungen können **paradoxe BZD-Wirkungen** (Agitiertheit, Euphorisierung, Erregungszustände,

Schlaflosigkeit) auftreten. In solchen Fällen können nichttrizyklische niederpotente Antipsychotika (*Pipamperon*, *Melperon*) verordnet werden. Diese NW ist aber so selten, dass nicht grundsätzlich bei älteren Patienten auf BZD verzichtet werden kann. Erhöhtes **Risiko der Kombination von Antipsychotika mit BZD** ▶ 3.13.4, Demenzerkrankungen ▶ 3.14.

━ Bei älteren Patienten ist der Entzug sehr langsam vorzunehmen, insbesondere bei hohen Dosen.

Anwendung von Psychopharmaka im Alter und bei internistischen Erkrankungen allgemein ▶ 13.1; Benzodiazepine bei Schlafstörungen ▶ Kap. 5; Benzodiazepine und Alkoholentzugssyndrom ▶ Kap. 7; Benzodiazepine bei psychiatrischen Notfallsituationen ▶ Kap. 12

Dosierung und Behandlungsdauer bei anderen Anxiolytika ▶ 4.12, jeweiliges Präparat.

4.12 Präparate

Bei Generika wird in der Regel auf die Angabe der Packungsgröße und der Darreichungsformen verzichtet; diese müssen ggf. der Fachinformation entnommen werden. Es wird auf die weiterführende und ergänzende Darstellung der NW in ▶ 4.6 und der Kontraindikationen in ▶ 4.7 und auf die allgemeine Risikoeinschätzung im Alter und bei internistischen Krankheiten (▶ 4.11 und ▶ Kap. 13) hingewiesen. Schwangerschaftsrisiken ▶ Kap. 14.

Wegen der Ähnlichkeit der NW und Kontraindikationen bei den BZD werden sie gemeinsam in ▶ 4.6 abgehandelt.

Alprazolam

Triazolobenzodiazepin
8-Chloro-1-methyl-6-phenyl-4H-s-triazolo[4,3-a][1,4]benzodiazepin

Alprazolam-1A (1A Pharma)	**Alprazolam Sandoz** (Sandoz)
Alprazolam AbZ (AbZ-Pharma)	**Alprazolam-TEVA** (TEVA)
Alprazolam AL (ALIUD PHARMA)	**Cassadan** (Temmler Pfizer)
Alprazolam HEXAL (HEXAL)	**Tafil** (Pharmacia)
Alprazolam-ratiopharm (ratiopharm)	Tbl. 0,5/ 1,0 mg (10, 20, 50 Tbl.)

▪ **Pharmakodynamik**

━ Verstärkung der GABAergen Hemmung über spezifische BZD-Rezeptoren (GABA$_A$-Rezeptorkomplex).

- ### Pharmakokinetik
- Mittelschnelle Resorption, orale Bioverfügbarkeit 80%, $t_{1/2}$ = 10–14 h; T_{max} = 1–2 h. Metabolisierung im Wesentlichen durch CYP3A4; ein wirksamer Metabolit (*α-Hydroxyalprazolam*) mit etwa gleich langer HWZ wie die Muttersubstanz, viele weitere Metaboliten sind für die klinische Wirkung kaum von Bedeutung. Niere als Hauptausscheidungsorgan.
- Plasmakonzentration: 20–40 ng/ml[p].

- ### Indikationen und Behandlungshinweise
- *Zur symptomatischen Behandlung von akuten und chronischen Spannungs-, Erregungs- und Angstzuständen[z].*
- In den USA ist mit Xanax XR (und in der Schweiz mit Xanax ret.) die retardierte Form von *Alprazolam*, auch zur Behandlung der Panikstörung mit und ohne Agoraphobie, zugelassen. Xanax XR zeichnet sich bei lediglich einmaliger täglicher Einnahme durch ein günstigeres NW-Profil aus. Das Risiko einer Abhängigkeitsentwicklung ist bei dieser Darreichungsform aber nicht geringer.
- Die Behandlung sollte einschließlich der schrittweisen Absetzphase 8–12 Wochen nicht übersteigen.
- Routinehinweise ▶ 4.9.

- ### Dosierung
- 3 × 0,25–0,5 mg/d; max. 4 mg/d[z]. Aufgrund der kurzen bis mittellangen HWZ ist eine 2- bis 4-malige Verabreichung über den Tag verteilt zu empfehlen.

- ### Nebenwirkungen und Intoxikationen
▶ 4.6.

Risikopopulationen ▶ 4.6, ▶ 4.11.

- ### Kontraindikationen
- ▶ 4.7.

- ### Interaktionen
- Wirkverstärkung durch andere sedierende AM einschließlich Alkohol.
- Die Kombination mit Narkoanalgetika (z. B. Opioiden) kann zu einer Verstärkung der euphorisierenden Wirkung und damit zu beschleunigter Abhängigkeitsentwicklung führen.
- Unter *Fluvoxamin* wurde ein Anstieg des Serumspiegels von *Alprazolam* um ca. 100% beobachtet, wahrscheinlich durch Hemmung des Abbaus von *Alprazolam*.

- Vorsicht bei Kombination von *Alprazolam* mit *Digoxin*, besonders bei
  älteren Patienten, Anstieg der Plasmaspiegel von *Digoxin*.
- Vorsicht bei Kombination mit **CYP3A4-Inhibitoren** (z. B. *Erythromycin*):
  Anstieg der Plasmaspiegel von *Alprazolam*, evtl. verstärkte Sedierung
  (▶ **Anhang INT**).
- **CYP3A4-Induktoren** wie *Carbamazepin*, *Phenytoin* oder *Johanniskraut*
  können den Plasmaspiegel von *Alprazolam* senken (▶ **Anhang INT**).

■ **Bewertung**

Anxiolytikum mit relativ hohem Interaktionsrisiko. Möglicherweise höheres
Abhängigkeitspotenzial gegenüber Vergleichspräparaten. Langzeituntersuchungen zum Abhängigkeitsrisiko bei Panikstörungen fehlen.

Bromazepam

1,4-Benzodiazepin

7-Bromo-1,3-dihydro-5-(2-pyridyl)-2H-1,4-benzodiazepin-2-on

Bromazanil 3/6 (HEXAL)	**Bromazepam OPT** (Optimed)
Tbl. 3/ 6 mg	**Bromazepam ratiopharm** (ratiopharm)
Bromazepam 6-1A Pharma (1A Pharma)	**Bromazep-CT** (CT Arzneimittel)
Bromazanil (HEXAl)	**Gityl** (Krewel Meuselbach)
Bromazepam 1A pharma (1A pharma)	**Lexostad** (STADApharm)
Bromazepam AL (ALIUD PHARMA)	**Lexotanil** (Roche)
Bromazepam beta (betapharm)	Tbl. 6 mg (10, 20, 50 Tbl.)
Bromazepam dura (Mylan dura)	**Normoc** (Recordati Pharma)
Bromazepam Heumann (Heumann)	
Bromazepam neuraxpharm (neuraxpharm)	

■ **Pharmakodynamik**

- Verstärkung der GABAergen Hemmung über spezifische BZD-Rezeptoren (GABA$_A$-Rezeptorkomplex).

■ **Pharmakokinetik**

- Schnelle Resorption, orale Bioverfügbarkeit 60%; T_{max} = 2 h;
  $t_{1/2}$ = 15–28 h.
- Die am Metabolismus beteiligten Enzyme sind wahrscheinlich im
  Wesentlichen CYP2C19 und geringfügig CYP3A4. Aktive Metaboliten in
  klinisch relevantem Ausmaß entstehen nicht. Die beiden Hauptmetaboliten sind *3-Hydroxybromazepam* und *2-Amino-5-brom-3-hydroxybenzoylpyridin.*
- Plasmakonzentration: 50–200 ng/ml[(p)].

- **Indikationen und Behandlungshinweise**
- *Zur symptomatischen Behandlung von akuten und chronischen Spannungs-, Erregungs- und Angstzuständen[z].*
- Der Einsatz von *Bromazepam* als Schlafmittel ist nur dann gerechtfertigt, wenn gleichzeitig eine Tranquilisation am Tage erforderlich ist.
- Routinehinweise ▶ 4.9.

- **Dosierung**
- Beginn mit 3–6 mg/d in 2–4 Einzeldosen. Ambulant in Einzelfällen bis 12 mg/d. In der Klinik bis 18 mg/d[z].

- **Nebenwirkungen, Risikopopulationen und Intoxikationen**
▶ 4.6, ▶ 4.11.

- **Kontraindikationen**
- ▶ 4.7.

- **Interaktionen**
- Wirkverstärkung durch andere sedierende AM einschließlich Alkohol.
- Vorsicht bei Kombination mit **CYP2C19-Inhibitoren** (z. B. *Fluvoxamin*): Anstieg der Plasmaspiegel von *Bromazepam*, evtl. verstärkte Sedierung (▶ **Anhang INT**).

- **Bewertung**
Wirksames Anxiolytikum mit Interaktionsrisiken.

Buspiron
Azapiron
8-[4-[4-(2-Pyrimidinyl)-1-piperazinyl]butyl]-8-azaspiro[4,5]decan-7,9-dion

Anxut (Eisai)	**Busp** (HEXAL)
Tbl. 5/ 10 mg (20, 50, 100 Tbl.)	Tbl. 5/ 10 mg

- **Pharmakodynamik**
- Kompletter Agonist an präsynaptischen 5-HT_{1A}-Autorezeptoren, wirkt inhibitorisch auf die Ausschüttung und Synthese von Serotonin.
- Postsynaptisch partieller Agonist an 5-HT_{1A}-Rezeptoren mit direktem serotonergem Effekt.
- Antagonistische Eigenschaften am präsynaptischen D_2-Rezeptor werden postuliert.

- Der *Buspiron*-Metabolit *1-[2-Pyrimidinyl]-Piperazin* (*1-PP*) ist ein potenter α_2-Antagonist. Er entfaltet Wirkungen auf das noradrenerge System, die mit psychostimulatorischen und antidepressiven Effekten assoziiert sein können.
- *Buspiron* oder *1-PP* interagieren nicht mit dem GABA-BZD-Rezeptor-komplex.

■ Pharmakokinetik

- Rasche Resorption; orale Bioverfügbarkeit nur 4% durch ausgeprägten First-pass-Effekt; T_{max} = 1–1,5 h; $t_{1/2}$ = 2–3 h; $t_{1/2}$ des aktiven Metaboliten 1PP = 6 h, T_{max} = 1–1,5 h.
- Bioverfügbarkeit wird durch Nahrungsaufnahme erhöht.
- Die Metabolisierung erfolgt bevorzugt über CYP3A4. Hauptmetaboliten sind *6-Hydroxybuspiron*, welches an 5-HT_{1A}-Rezeptoren bindet und in 40-fach höherer Konzentration als die Muttersubstanz vorliegt, und ein anxiolytisch wirksamer Metabolit: *1-[2-Pyrimidinyl]-Piperazin* (*1-PP*), das im Steady State in bis zu 13-fach höherer Konzentration vorkommt als die Muttersubstanz.
- Plasmakonzentration: Bei einer Dosis von 10 mg sind die nach 1 h zu erwartenden Konzentrationen für die Muttersubstanz 1–2 ng/ml und für 1-PP 5–10 ng/ml [p].

■ Indikationen und Behandlungshinweise

- *Zur symptomatischen Behandlung von Angstzuständen mit der Leitsymptomatik Angst, innere Unruhe und Spannungszustände*[z].
- Hinweise auf Wirksamkeit bei → GAS leichter bis mittlerer Ausprägung (► 1.4.6).
- Hinweise auf Wirksamkeit bei → PTBS.
- *Buspiron* hat keine sedierenden, muskelrelaxierenden oder antikonvulsiven Eigenschaften. Keine Abhängigkeitsentwicklungen. Keine Interaktion mit Alkohol. Es sind keine paradoxen Disinhibitionsphänomene beschrieben. Bei sexuellen Störungen ► 8.2.6.
- Wegen bestehender Wirklatenz von 10–14 Tagen und fehlenden sedierenden Eigenschaften als Adjuvans bei Unruhezuständen oder psychotischen Angstzuständen nicht geeignet.
- *Buspiron* ist nicht in der Lage, Entzugssymptome nach Absetzen von BZD zu beheben und ist bei Vorbehandlung mit BZD nicht wirksam.

■ Dosierung

- Beginn mit 3 × täglich 5 mg, Steigerung auf 15–30 mg/d, Höchstdosis 60 mg/d[z]. Dosis langsam steigern. Verteilung der Tagesdosis auf 3–4 Einzelgaben. Eine Einzeldosis von 30 mg sollte nicht überschritten werden.

- **Nebenwirkungen, Risikopopulationen und Intoxikationen**

Häufig Nichtspezifische Brustschmerzen, Nervosität, Erregung, Albträume, Schläfrigkeit, Tinnitus, Halsentzündung, Muskelschmerzen, Taubheitsgefühle, Ekzeme, Schwitzen, feuchte Hände.

Gelegentlich Synkopen, Hyper- oder Hypotonie, Augenreizung, verändertes Geruchs- und Geschmacksempfinden, Entfremdungserlebnisse, Suizidalität, Hypersalivation, Fieber, Dröhnen im Kopf, Muskelverspannungen, Kurzatmigkeit.

Sonstige NW Zungenbrennen, Galaktorrhö, Amenorrhö.

Risikopopulationen Kein Hinweis für Einschränkungen bei Herz-Kreislauf-Erkrankungen sowie leicht- bis mittelgradiger Leber- oder Niereninsuffizienz; schwere Leber- und Nierenfunktionsstörung ▶ Kontraindikationen.

Intoxikationen Akzentuierte NW, dyspeptische Beschwerden mit Übelkeit, Erbrechen, Müdigkeit, Schwindel, Miosis. Bisher wurden keine ernsthaften oder dauerhaften Gesundheitsschäden nach Überdosierung berichtet.

- **Kontraindikationen**
- Myasthenia gravis, akutes Engwinkelglaukom, schwere Leber- und Nierenfunktionsstörung, BZD-Entzug (s. oben, Indikation). Anamnestisch bekannte Krampfanfälle.

- **Interaktionen**
- Wirkverstärkung durch andere sedierende AM einschließlich Alkohol.
- Keine Kombination mit MAOH.
- Vorsicht bei Kombination mit sertononergen AM: Einzelfallberichte über zentrales Serotoninsyndrom.
- **CYP3A4-Inhibitoren**, z. B. *Erythromycin*, können den *Buspiron*-Plasmaspiegel erhöhen (▶ **Anhang INT**). **CYP3A4-Induktoren**, z. B. *Carbamazepin* oder *Phenytoin*, können den Plasmaspiegel von *Buspiron* senken (▶ **Anhang INT**).
- Die Bioverfügbarkeit von *Buspiron* wird durch Grapefruitsaft durch Hemmung von CYP3A4 erhöht.

- **Bewertung**

Wirksam bei Angstzuständen mit Vorteil des fehlenden Abhängigkeitspotenzials und Nachteil der langen Wirklatenz; bisher kein Nachweis für eine Langzeitwirkung erbracht. Tinnitus ist eine häufige NW.

Chlordiazepoxid[1]
1,4-Benzodiazepin
7-Chloro-2-methylamino-5-phenyl-3H-1,4-benzodiazepin-4-oxid
Librium (MEDA Pharma)   **Radepur 10** (TEVA)
Tbl. 25 mg (10, 20, 50 Tabs)   Drg. 10 mg
[1] Kombinationspräparat aus *Chlordiazepoxid* und *Amitriptylin* als Limbitrol nur in A und CH im Handel.

- **Pharmakodynamik**
- Verstärkung der GABAergen Hemmung über spezifische BZD-Rezeptoren (GABA$_A$-Rezeptorkomplex) bei nur schwacher Affinität.

- **Pharmakokinetik**
- Schnelle bis mittelschnelle Resorption; orale Bioverfügbarkeit 100%; T_{max} = 0,5–3,3 h (altersabhängig); $t_{1/2}$ = 6–37 h; *low-clearance drug*, dadurch bei Dauermedikation Akkumulation, besonders der aktiven Metaboliten *N-Desmethyl-Chlordiazepoxid* ($t_{1/2}$ = 24–96 h), *Demoxepam* ($t_{1/2}$ = 37 h) und *Nordazepam* ($t_{1/2}$ = 32–74 h). $t_{1/2}$ der Metaboliten im Einzelfall bis 200 h. Metabolisierung durch CYP3A4.
- Plasmakonzentration (Summe *Chlordiazepoxid* mit aktiven Metaboliten): 400–3000 ng/ml[(p)].

- **Indikation und Behandlungshinweise**
- *Zur symptomatischen Behandlung von akuten und chronischen Spannungs-, Erregungs- und Angstzuständen[z].*
- Die Anwendung von *Chlordiazepoxid* bei behandlungsbedürftigen Schlafstörungen, die durch Angst, Spannung und Erregung bedingt sind, ist nur dann gerechtfertigt, wenn gleichzeitig tagsüber die *Benzodiazepin*-Wirkung erwünscht ist.
- Routinehinweise ▶ 4.9.

- **Dosierung**
- Bis zu 62,5 mg. Einzeldosis von 25 mg sollte nicht überschritten werden.

- **Nebenwirkungen, Risikopopulationen und Intoxikationen**
▶ 4.6, ▶ 4.11.

- **Kontraindikationen**
- ▶ 4.7.

- ### Interaktionen
- Wirkverstärkung durch andere sedierende AM (z. B. *Olanzapin*, *Quetiapin*) einschließlich Alkohol.
- Bei Kombination mit *Cimetidin*, *Disulfiram*, *Omeprazol* und Kontrazeptiva kann die Wirkung von *Chlordiazepoxid* verändert sein.
- Bei gleichzeitiger Einnahme von **CYP3A4-Inhibitoren**, z. B. *Itraconazol*, ist mit einem Anstieg der Plasmaspiegel von *Chlordiazepoxid* zu rechnen (► **Anhang INT**). *Carbamazepin*, *Phenytoin*, *Johanniskraut* oder andere **CYP3A4-Induktoren** können den Plasmaspiegel von *Chlordiazepoxid* senken (► **Anhang INT**).

- ### Bewertung
Aufgrund hoher Kumulationsgefahr, des Interaktionsrisikos, vermehrter NW und besserer Alternativen **nicht empfehlenswert**.

Clobazam
1,5-Benzodiazepin
7-Chlor-1-methyl-5-phenyl-1H-1,5-benzodiazepin-2,4-(3H,5H)-dion
Frisium 10/20 Tabs (Sanofi Aventis)
Tbl. 10/ 20 mg (10, 20, 50 Tbl.)

- ### Pharmakodynamik
- Verstärkung der GABAergen Hemmung über spezifische BZD-Rezeptoren (GABA$_A$-Rezeptorkomplex).

- ### Pharmakokinetik
Schnelle Resorption; orale Bioverfügbarkeit ca. 87%; T_{max} = 0,25-4 h; $t_{1/2}$ = 36–42 h, für *Norclobazam* 71–82 h; Metabolisierung durch CYP2C19 und CYP3A4. Hauptmetaboliten *N-Desmethylclobazam* ($t_{1/2}$ = 50 h, T_{max} = 24–72 h) und *4-Hydroxyclobazam*. Wirkstoffkumulation aufgrund langer Eliminations-HWZ der Metaboliten bei länger dauernder regelmäßiger Applikation möglich. Gleichzeitiger Alkoholgenuss kann die Bioverfügbarkeit von *Clobazam* um 50% erhöhen.
- Plasmakonzentration: Summe *Clobazam* plus *N-Desmethylclobazam* 300–3000 ng/ml[(p)].

- ### Indikationen und Behandlungshinweise
- *Zur symptomatischen Behandlung von akuten und chronischen Spannungs-, Erregungs- und Angstzuständen[z].*

- **Dosierung**
  - 20–30 mg/d, Höchstdosis 80 mg/d^z. Mit 5–15 mg/d beginnen.
  - Bei älteren Patienten 10–15 mg/d.

- **Nebenwirkungen, Risikopopulationen und Intoxikationen**
  ► 4.6 , ► 4.11.

- **Kontraindikationen**
  - ► 4.7.

- **Interaktionen**
  - Wirkverstärkung durch andere sedierende AM einschließlich Alkohol. Alkohol kann zudem die Bioverfügbarkeit von *Clobazam* um 50% erhöhen.
  - Wenn Antikonvulsiva mit *Clobazam* kombiniert werden, EEG-Kontrolle.
  - Bei Kombination mit **CYP3A4-Inhibitoren** (z. B. *Cimetidin*, *Erythromycin*): Anstieg der Plasmaspiegel von *Clobazam*, evtl. verstärkte Sedierung (► **Anhang INT**). Bei gleichzeitiger Einnahme von **CYP3A4-Induktoren**, z. B. *Phenobarbital*, ist mit einem Abfall der Plasmaspiegel von *Clobazam* zu rechnen (► **Anhang INT**).

- **Bewertung**
  Aufgrund der Kumulationsgefahr und des Interaktionsrisikos nur **Mittel der 2. Wahl**.

Diazepam

1,4-Benzodiazepin
7-Chlor-1,3-dihydro-1-methyl-5-phenyl-2H-1,4-benzodiazepin-2-on

Diazepam AbZ (AbZ-Pharma)	**Diazep-CT** (CT Arzneimittel)
Diazepam Desitin rectal tube (Desitin)	**Faustan**[1] (Temmler)
Rectal tubes 5/ 10 mg	**Stesolid** (Actavis)
Diazepam-Lipuro[1] (Braun Melsungen)	**Valocordin-Diazepam**
Diazepam-ratiopharm[1] (ratiopharm)	(Krewel Meuselbach)
Diazepam Rotexmedica (Rotexmedica)	**Valium**[2] (Roche)
Diazepam STADA (STADApharm)	Tbl. 5/ 10 mg (10, 20, 50 Tbl.)
Diazepam Temmler (Temmler)	Trpf. 10 mg/ml, 30 Trpf. = 1 ml (25 ml)

[1] Auch Amp. 10 mg/2 ml verfügbar. [2] Nur in A und CH im Handel.

- **Pharmakodynamik**
  - Verstärkung der GABAergen Hemmung über spezifische BZD-Rezeptoren (GABA$_A$-Rezeptorkomplex).

- **Pharmakokinetik**
- Schnelle Resorption (bei oraler Gabe schnellster Wirkungseintritt aller BZD); orale Bioverfügbarkeit 75-80%; T_{max} = 30 – 90 min; $t_{1/2}$ = 30–56 h.
- Aufgrund des großen Verteilungsvolumens bei Einmaldosierung allerdings nur eine kurz dauernde Wirkung.
- Rektale Resorption ähnlich schnell wie bei oraler Gabe, jedoch unzuverlässiger.
- Metabolisierung bevorzugt durch CYP2C19 und nachgeordnet durch CYP2B6 und CYP3A4. Pharmakologisch aktive Metaboliten: *Nordazepam* ($t_{1/2}$ = 80–103 h), *Oxazepam* ($t_{1/2}$ = 4–15 h) (Kumulationsgefahr!).
- Plasmakonzentration (Summe *Diazepam* plus aktive Metaboliten): 200–2500 ng/ml[(p)].

- **Indikationen und Behandlungshinweise**
- *Zur symptomatischen Behandlung von akuten und chronischen Spannungs-, Erregungs- und Angstzuständen[z].*
- Wirksam beim Alkoholentzugssyndrom ▸ 7.2.1.
- Einsatz als Hypnotikum möglich, jedoch Hang-over-Phänomene.
- Einsatz in der Neurologie als Muskelrelaxans und Antikonvulsivum zur Unterbrechung eines Status epilepticus.
- Routinehinweise ▸ 4.9.

- **Dosierung**
- **Angstzustände:** Ambulant 2,5–10 mg/d oral, höhere Dosierungen in Ausnahmefällen, stationär bis 60 mg/d oral[z].
- **Einschlafstörungen:** 5–20 mg abends.
- **Ängstlich-agitierte Erregungszustände:** 10 mg oral, i.v. oder i.m.
- (1- bis 2-malige Wiederholung im Abstand von jeweils 30 min möglich, allerdings sollten 40 mg in den ersten 24 h nur in Ausnahmefällen überschritten werden).
- **Alkoholentzugssyndrom:** Nach Entzugsschwere; orientierend: *Diazepam* 40 mg in den ersten 24 h, danach über 3-5 Tage mit 4 × 5 mg/d absetzen; bei symptomgesteuerter Behandlung (z. B. mittels Alkohol-Entzugs-Symptom-Bogen, CIWA-Ar, ▸ 7.4, Tab. 7.3, *Clomethiazol*) auch deutlich höhere Dosen.
- Hinweis: Bei der i.m.-Injektion von *Diazepam* werden niedrigere Plasmaspiegel erreicht als nach der peroralen Applikation.

- **Nebenwirkungen, Risikopopulationen und Intoxikationen**

❯ **Bei schneller i.v.-Injektion von *Diazepam* kann es zu Atemdepression kommen; die i.v.-Gabe muss daher langsam erfolgen. i.v.-Applikation von *Diazepam* unter *Clozapin*-Therapie unbedingt vermeiden.**

— Nach i.v.-Verabreichung von *Diazepam* sind lokale Gefäßirritationen bis hin zu Thrombophlebitiden beobachtet worden, die unter den Präparationsformen Diazepam-Lipuro und Stesolid nicht auftreten sollen.

▶ 4.6, ▶ 4.11.

▪ Kontraindikationen

— ▶ 4.7.

▪ Interaktionen

— Wirkverstärkung durch andere sedierende AM einschließlich Alkohol (▶ 4.8.2).

— Kardiovaskuläre Synkopen und/oder Atemstillstand bei gleichzeitiger *Clozapin*-Einnahme und BZD-Gabe möglich (zusätzliche i.v.-Applikation von BZD unbedingt vermeiden!).

— Hemmung des Abbaus von *Diazepam* bei Kombination mit *Cimetidin*, *Disulfiram*, *Fluoxetin*, *Fluvoxamin*, *Ketoconazol*, *Omeprazol* und *Valproat*, dadurch verstärkte Sedierung.

— *Phenytoin* kann den Metabolismus von *Diazepam* beschleunigen, *Diazepam* aber den *Phenytoin*-Metabolismus hemmen. Kontrolle der Plasmaspiegel von *Phenytoin*.

— Bei Kombination mit **CYP2C19-Inhibitoren** (z. B. *Fluvoxamin*): Anstieg der Plasmaspiegel von *Diazepam* und *Nordazepam*, evtl. verstärkte Sedierung (▶ **Anhang INT**). Bei gleichzeitiger Einnahme von **CYP2C19-Induktoren**, z. B. *Rifampicin*, ist mit einem Abfall der Plasmaspiegel von *Diazepam* zu rechnen (▶ **Anhang INT**).

▪ Bewertung

Relativ sicheres Anxiolytikum mit zugleich sehr guter sedierender Eigenschaft. Interaktionsrisiken. Kumulationsgefahr. Abhängigkeitsrisiko.

Dikaliumclorazepat

1,4-Benzodiazepin

Dikalium-7-chlor-2,3-dihydro-2,2-oxo-5-phenyl-1H-1,4-benzodiazepin-3-carboxylat

Tranxilium (Sanofi Aventis)	**Tranxilium Injizierbar** (Sanofi Aventis)
Kps. 5/ 10/ 20 mg (10, 20, 50 Kps.)	Amp. 50 mg (5 Durchstechflaschen +
Tbl. 20 mg (10, 20, 50 Tbl.)/ 50 mg	5 Lösungsmittelamp. 2,5 ml)
(50 Tbl.) **(Tranxilium Tabs)**	

- **Pharmakodynamik**
- Verstärkung der GABAergen Hemmung über spezifische BZD-Rezeptoren (GABA$_A$-Rezeptorkomplex).

- **Pharmakokinetik**
- *Dikaliumclorazepat* ($t_{1/2}$ = 2–2,5 h) stellt eine Prodrug dar und wird im sauren Magenmilieu pH-abhängig rasch zur eigentlichen Wirksubstanz *N-Desmethyldiazepam* (*Nordazepam*) ($t_{1/2}$ = 80–103 h) hydrolysiert. *Nordazepam* wird in der Leber über CYP2C19 und CYP3A4 zu *Oxazepam* ($t_{1/2}$ = 4–15 h) metabolisiert. T_{max} = 0,5–1 h für die Muttersubstanz, 1 h für den aktiven Metaboliten. Steady State ist für den aktiven Metaboliten nach 6–11 Tagen erreicht.

- **Indikationen und Behandlungshinweise**
- *Zur symptomatischen Behandlung akuter oder chronischer Spannungs-, Erregungs- und Angstzustände[z].*
- Routinehinweise ▶ 4.9.

- **Dosierung**
- Die Tagesdosis beträgt in der Regel 10–20 mg *Dikaliumclorazepat* in 2–3 Einzelgaben oder als abendliche Einmaldosis. Bei Bedarf kann die Tagesgesamtdosis unter Berücksichtigung aller Vorsichtshinweise auf 50 mg bis max. 150 mg *Dikaliumclorazepat* erhöht werden[z]. Stationär können bei hochgradigen Spannungs-, Erregungs- und Angstzuständen höhere Dosen gegeben werden (bis zu 300 mg[z]). Eine i.v.-Injektion sollte langsam vorgenommen werden (nicht mehr als 100 mg pro Injektion). Zu beachten ist, dass Tranxilium Injizierbar nach Zubereitung der Lösung zur unmittelbaren Verwendung bestimmt ist, da es nicht über einen längeren Zeitraum stabil ist und es zu Ausfällungen kommen kann.

- **Nebenwirkungen, Risikopopulationen und Intoxikationen**
▶ 4.6, ▶ 4.11.

- **Kontraindikationen**
- ▶ 4.7.

- **Interaktionen**
- Wirkverstärkung durch andere sedierende AM einschließlich Alkohol.
- Kombination mit *Clozapin* erhöht die Gefahr eines Atem- und/oder Kreislaufversagens.

▬ Vorsicht bei Kombination mit **Inhibitoren** von <u>CYP2C19</u> (z. B. *Fluvoxamin* oder *Moclobemid*) oder <u>CYP3A4</u>. Anstieg der Plasmaspiegel des aktiven Metaboliten *Nordazepam*, evtl. verstärkte Sedierung (▶ <u>Anhang INT</u>).

▪ **Bewertung**
Anxiolytikum mit Kumulationsgefahr und Interaktionsrisiken.

Hydroxyzin
Piperazinderivat
2-[2-[4-(p-Chlor-a-phenylbenzyl)-1-piperazinyl]ethoxy]ethanol
Atarax (UCB)
Tbl. 25 mg (20, 50, 100 Tbl.)

▪ **Dosierung**
▬ 37,5–75 mg^z, aufgeteilt in 2–3 Einzelgaben; bei älteren Patienten max. 50 mg/d.

▪ **Bewertung**
Hinweise auf Wirksamkeit bei GAS; Gleichwirksamkeit gegenüber BZD und Antidepressiva nicht belegt. Als Anxiolytikum sollte auf *Hydroxyzin* in der Psychiatrie aufgrund der antihistaminergen, anticholinergen, adrenolytischen Wirkung, der Interaktionsrisiken und der QTc-Zeit-Verlängerung **verzichtet** werden.

🛑 **Cave**
Hydroxyzin sollte nicht mit die QT-Zeit verlängernden Medikamenten eingenommen werden und ist bei entsprechenden Grunderkrankungen kontraindiziert, da sonst das Risiko für das Auftreten von TdP zu hoch ist (Rote-Hand-Brief).

Lavendelöl
Lasea (Spitzner Arzneimittel)
Tbl. 80 mg (14, 28, 56 Kps.)

▪ **Pharmakodynamik**
▬ In vitro ergaben sich Hinweise auf eine Beeinflussung der GABA$_A$-Rezeptoren durch indirekte Potenzierung der Response von GABA$_A$-

Rezeptoren auf GABA. Hemmung präsynaptischer Kalziumkanäle. Die angstlösende Wirkung scheint nicht durch hypnotische Eigenschaften vermittelt zu werden. Die in Lasea vorliegende Wirkstoffbezeichnung lautet *Silexan*. *Silexan* ist mit den Inhaltsstoffen Lavandulylacetat und Linalylacetat angereichert.

- **Pharmakokinetik**
- Publizierte Untersuchungen zur Pharmakokinetik von *Lavendelöl* nach oraler Applikation liegen nicht vor.

- **Indikationen und Behandlungshinweise**
- *Unruhezustände bei ängstlicher Verstimmung[z].*

- **Dosierung**
- 80 mg[z], 1 x täglich. Nur apothekenpflichtig.

- **Nebenwirkungen, Risikopopulationen und Intoxikationen**
Häufig Aufstoßen, Übelkeit (meistens vorübergehend).

Risikopopulationen Keine Einschränkung der Anwendung bei Herz-Kreislauf-Erkrankungen sowie Leber- oder Niereninsuffizienz bekannt.

Intoxikationen Bisher nicht bekannt.

- **Kontraindikationen**
- Keine spezifischen Kontraindikationen bekannt.

- **Interaktionen**
- Erste Studien zeigen keine klinisch relevanten Interaktionen.

- **Bewertung**
Anxiolytikum. Die zugelassene Indikation entspricht nicht den üblichen ICD-10-Angstdiagnosen. Eine positive Studie bei GAS, eine bei Angst-/depressiver Störung (gemischt). Die angstlösende Wirkung soll nach 4–6 Wochen eintreten. Klinischer Nutzen aufgrund unzureichender Studienlage nicht bewertbar. Bislang keine Hinweise auf ein Abhängigkeitspotenzial. *Lavendelöl* ist derzeit im gesetzlichen Krankenversicherungssystem nicht erstattungsfähig.

Lorazepam

1,4-Benzodiazepin

7-Chlor-5-(o-chlorphenyl)-1,3-dihydro-3-hydroxy-2-1,4-benzodiazepin-2-on

Lorazepam dura (Mylan dura)	**Tavor** (Pfizer)
Lorazepam-neuraxpharm	Tbl. 0,5/ 1/ 2,5 mg (10, 20, 50 Tbl.)
(neuraxpharm)	Tbl. 2 mg (20, 50 Tbl.) (**Tavor Tabs**)
Lorazepam-ratiopharm	Lyophilisierte Plättchen 1/ 2,5 mg (50 Plättchen)
(ratiopharm)	(**Tavor Expidet**)
Somagerol (Riemser)	Amp. 2 mg/1 ml (10 Amp.)
	Tolid (Dolorgiet)

- **Pharmakodynamik**
- Verstärkung der GABAergen Hemmung über spezifische BZD-Rezeptoren (GABA$_A$-Rezeptorkomplex).
- Nach klinischer Beobachtung ausgeprägtere Angstlösung gegenüber Vergleichssubstanzen, in kontrollierten Untersuchungen dafür jedoch bisher keine Bestätigung.

- **Pharmakokinetik**
- Rasche und nahezu vollständige Resorption; $T_{max} = 1$–2 h; $t_{1/2} = 9$–19 h; keine aktiven Metaboliten.
- Praktisch kein Phase-I-Metabolismus. Die Clearance von *Lorazepam* wird durch Lebererkrankungen (Hepatitis, Zirrhose) nicht signifikant verändert. Schwere Leberfunktionsstörungen können zu einer Verlängerung der terminalen HWZ führen.
- Nach einer Einzeldosis von 1 mg beträgt die mittlere Plasmakonzentration 10–15 ng/ml[p].

- **Indikationen und Behandlungshinweise**
- *Symptomatische Kurzzeitbehandlung von Angst-, Spannungs- und Erregungszuständen sowie dadurch bedingten Schlafstörungen[z.]*
- *Adjuvante kurzfristige Behandlung schwerer Angst- und Erregungszustände bei Psychosen und Depressionen, wenn mit der primären Behandlung mit Antipsychotika und/oder Antidepressiva solche Symptome nicht oder noch nicht ausreichend kontrolliert werden konnten[z].*
- *Lorazepam* hat eine stupor- und mutismuslösende Wirkung.
- Für psychiatrische Notfälle: Tavor i.v.- oder i.m.
- Zur Verordnung bei manischen Episoden ▶ 2.4.1.
- Auch zur Sedierung vor diagnostischen sowie vor und nach operativen Eingriffen zugelassen.

— Für Patienten, die unzureichend schlucken können: Tavor Expidet (lyophilisierte Plättchen, die sich in Sekunden auf der Zunge lösen). Die Sofortlöslichkeit von Tavor Expidet verhindert bei Non-Compliance des Patienten ein Zurückhalten im Mund. Tavor Expidet wird aber nicht schneller resorbiert als herkömmliche Tavor-Tabletten.

— Routinehinweise ▶ 4.9.

■ Dosierung

— Ambulant 0,25–5 mg^z meist in 2–4 Einzeldosen, stationär bis 7,5 mg/d^z; vor dem Schlafengehen 1–2,5 mg. Im Vergleich zu *Diazepam* wird etwa 1/4 der Dosis für die gleiche Wirkung benötigt.

— Psychiatrische Notfälle: Initial 2–2,5 mg p.o. oder in parenteraler Applikationsform (wegen möglicher Atemdepression langsame i.v.-Applikation, Injektionsgeschwindigkeit für die i.v.-Verabreichung soll 2 mg *Lorazepam* pro Minute nicht überschreiten). Aufdosierung bis 10 mg/d$^{(z)}$ möglich.

— Bei medikamentös induzierten extrapyramidalmotorischen Störungen (EPS) 1,0–5 mg/d.

■ Nebenwirkungen, Risikopopulationen und Intoxikationen

▶ 4.6, ▶ 4.11.

■ Kontraindikationen

— ▶ 4.7.

■ Interaktionen

— Wirkverstärkung durch andere sedierende AM einschließlich Alkohol.

— Bei Kombination mit *Clozapin* kann es zu ausgeprägter Dämpfung, übermäßigem Speichelfluss und Störungen der Bewegungskoordination kommen → reduzierte *Lorazepam*-Dosis einsetzen.

— *Theophyllin* oder *Aminophyllin* können die Wirkung von *Lorazepam* abschwächen.

— Kombination mit *Valproat* kann zu erhöhten Plasmakonzentrationen beider Substanzen und zu verminderter Clearance von *Lorazepam* führen, dann *Lorazepam* reduzieren.

— *Probenecid* vermindert die Clearance von *Lorazepam*; deutlich verstärkte *Lorazepam*-Wirkung bis zu toxischen Erscheinungen → reduzierte *Lorazepam*-Dosis einsetzen.

■ Bewertung

Hochwirksames Anxiolytikum mit stupor- und mutismuslösender Wirkung. Möglicherweise höheres Abhängigkeitspotenzial gegenüber Vergleichspräparaten.

Medazepam
1,4-Benzodiazepin
7-Chlor-2,3-dihydro-1-methyl-5-phenyl-1H-1,4-benzodiazepin
Rudotel (AWD Pharma/CT Arzneimittel)
Tbl. 10 mg (50 Tbl.)

- **Pharmakodynamik**
- Verstärkung der GABAergen Hemmung über spezifische BZD-Rezeptoren (GABA$_A$-Rezeptorkomplex).

- **Pharmakokinetik**
- Rasche Resorption; orale Bioverfügbarkeit 49–76%; T_{max} = 0,5–2 h; $t_{1/2}$ = 2–5 h; rasche Verstoffwechselung zu den aktiven Metaboliten (Kumulationsgefahr). *Medazepam* fungiert als Prodrug. Als aktive Metaboliten entstehen unter Beteiligung von CYP2C19, CYP3A4 und CYP2B6 *Desmethylmedazepam*, *Diazepam*, *Desmethyldiazepam* und *Oxazepam*. Für die Einschätzung der Wirkdauer ist daher die $t_{1/2}$ der aktiven Metaboliten entscheidend. Kumulierte Eliminations-HWZ liegen bei bis zu 200 h.

- **Indikationen und Behandlungshinweise**
- *Zur symptomatischen Behandlung von akuten und chronischen Spannungs-, Erregungs- und Angstzuständen[z].*
- Routinehinweise ► 4.9.

- **Dosierung**
- 10–30 mg/d[z], verteilt auf 2–3 Einzeldosen. Höchstdosis 60 mg/d[z].

- **Nebenwirkungen, Risikopopulationen und Intoxikationen**
- ► 4.6, ► 4.11.

- **Kontraindikationen**
- ► 4.7.

- **Interaktionen**
- Wirkverstärkung durch andere sedierende AM einschließlich Alkohol.
- Durch **Inhibition** von **CYP2C19**, z. B. *Fluvoxamin* oder *Moclobemid*, oder **CYP3A4** (z. B. *Erythromycin*) kann es zu einer Wirkverstärkung von *Medazepam* durch Anstieg der Plasmaspiegel kommen (► **Anhang INT**).

- **Bewertung**

Aufgrund der Kumulationsgefahr sollte auf *Medazepam* in der psychiatrischen Pharmakotherapie **verzichtet** werden.

Opipramol

Trizyklisches Piperazinylderivat

4-[3-(5H-Dibenz[b,f]azepin-5-yl)propyl]-1-piperazinethanol

Insidon (Laboratoires Juvise Pharmaceuticals)
Drg. 50 mg (20, 50, 100 Drg.)
Tbl. 100 mg (20, 50, 100 Tbl.)
Trpf. 1 ml (24 Trpf.) enthält 100 mg Opipramol
Opipram (Krewel Meuselbach)
Opipramol-1A Pharma (1A Pharma)
Opipramol AbZ (AbZ-Pharma)
Opipramol AL (ALIUD Pharma)
Opipramol beta (betapharm)
Opipramol-biomo (biomo)
Opipramol-CT (CT Arzneimittel)

Opipramol dura (Mylan dura)
Opipramol Esparma (esparma)
Opipramol HEXAL (HEXAL)
Opipramol Holsten (Holsten)
Opipramol-ISIS (Actavis)
Opipramol-neuraxpharm (neuraxpharm)
Tbl. 50/ 100/ 150 mg
Opipramol-ratiopharm (ratiopharm)
Opipramol Sandoz (Sandoz)
Opipramol Valeant (MEDA Pharma)

- **Pharmakodynamik**
- *Opipramol* ist in erster Linie ein Sigma-Ligand und aktiviert primär den σ_1-Rezeptor, hat aber auch eine niedrige Affinität zum σ_2-Rezeptor. Über die Sigma-Rezeptoren wirkt *Opipramol* modulierend im NMDA-System.
- Zudem hat *Opipramol* eine H_1-antihistaminerge Wirkkomponente, eine antagonistische Wirkung an α_1-Rezeptoren, eine etwas geringere antidopaminerge und 5-HT_{2A}-antagonistische Wirkung.
- Im Unterschied zu den strukturverwandten Antidepressiva besitzt *Opipramol* keine Hemmwirkung auf die Wiederaufnahme von Monoaminen und nur geringe anticholinerge Aktivität.

- **Pharmakokinetik**
- Vollständige Resorption nach oraler Gabe; T_{max} = 3–3,3 h; $t_{1/2}$ = 7–18 h; Metabolisierung durch CYP2D6 zum pharmakologisch inaktiven *Deshydroxyethylopipramol*.
- Plasmakonzentration: 50–500 ng/ml[p].

- **Indikationen und Behandlungshinweise**
- *Generalisierte Angststörung[z]*.
- *Somatoforme Störungen[z]*.

- Zumeist ältere Studien zeigen Hinweise zur Wirksamkeit bei → postmenopausalem Syndrom.
- Keine Abhängigkeits- oder Absetzphänomene.

■ **Dosierung**
- 50–300 mg/d je nach Schwere der Erkrankung, verteilt auf 1–3 Einzelgaben, Hauptdosis abends.

■ **Nebenwirkungen, Risikopopulationen und Intoxikationen**
Häufig Müdigkeit, Mundtrockenheit, orthostatische Dysregulation.

Gelegentlich Schwindel, Benommenheit, Obstipation, allergische Hautreaktionen.

Sonstige NW Selten bei älteren Patienten Verwirrtheitszustände, Galaktorrhö, Blutbildveränderungen. QTc-Zeit-Verlängerung. Sehr selten Glaukomanfälle, Haarausfall, schwere Leberfunktionsstörungen.

Risikopopulationen **Herz:** QTc-Zeit-Verlängerung, daher keine Anwendung bei Risikopatienten bzw. vorbestehender QTc-Zeit-Verlängerung und keine Kombination mit anderen die QTc-Zeit-verlängernden AM, ► Interaktionen. **Leber** und **Niere:** Bei leicht- bis mittelgradiger Leber- bzw. Niereninsuffizienz ggf. Dosisanpassung.

Intoxikationen Akzentuierte NW, zentrales anticholinerges Syndrom (► 12.8.2) mit deliranter Symptomatik, Bewusstseinsstörungen bis zum Koma, epileptische Anfälle, Hypotension, Herzrhythmusstörungen, Kreislaufdepression, pulmonale Komplikationen bis zur respiratorischen Insuffizienz, metabolische Azidose, Oligurie, Anurie.

■ **Kontraindikationen**
- Akutes Engwinkelglaukom, Prostatahypertrophie, schwere Leber- und Nierenerkrankungen, AV-Blockierung oder Reizleitungsstörung.

■ **Interaktionen**
- Wirkverstärkung durch andere sedierende AM einschließlich Alkohol.
- Keine Kombination mit MAOH.
- Keine Kombination mit Anticholinergika. **Cave:** besonders bei älteren Patienten (erhöhtes Delirrisiko!).
- Vorsicht bei Kombination mit Antikonvulsiva, Antiarrhythmika, Antipsychotika, Hypnotika oder anderen Medikamenten, die die QTc-Zeit verlängern oder zur Hypokaliämie führen.

— Vorsicht bei Kombination mit **CYP2D6-Inhibitoren**, z. B. *Fluoxetin* (▶ **Anhang INT**).

■ **Bewertung**

Wirksam bei GAS und somatoformen Störungen. Keine hypnotische und muskelrelaxierende Wirkung, aber geringgradige Sedierung. Trizyklische Substanz mit vielfältigeren NW als bei BZD. Zu Beginn der Therapie, besonders bis zum Alter von 24 J.: engmaschiges Monitoring der Suizidalität. QTc-Zeit-Verlängerung möglich. Relativ viele Routinekontrollen nötig. Bei Wahl eines Psychopharmakons zur Behandlung von GAS sind SSRI oder SSNRI vorzuziehen.

Oxazepam

1,4-Benzodiazepin
7-Chlor-1,3-dihydro-3-hydroxy-5-phenyl-2H-1,4-benzodiazepin-2-on

Adumbran (TEOFARMA)	**Oxazepam-ratiopharm** (ratiopharm)
Tbl. 10 mg (10, 50 Tbl.)	**Oxazepam Sandoz** (Sandoz)
durazepam (Mylan dura)	**Oxazepam STADA** (STADApharm)
Oxa-CT (CT Arzneimittel)	**Oxazepam TAD** (TAD)
Oxazepam 10-1A (1A Pharma)	**Praxiten** (TEOFARMA)
Oxazepam AL 10 (ALIUD Pharma)	Tbl. 10/ 15/ 50 (forte) mg
Oxazepam HEXAL (HEXAL)	**Sigacalm** (Sigapharma)
Oxazepam-neuraxpharm (neuraxpharm)	

■ **Pharmakodynamik**
— Verstärkung der GABAergen Hemmung über spezifische BZD-Rezeptoren (GABA$_A$-Rezeptorkomplex).

■ **Pharmakokinetik**
— Langsame Absorption; orale Bioverfügbarkeit 80–90%; T_{max} = 1–3 h; $t_{1/2}$ = 4–15 h; keine aktiven Metaboliten. *Oxazepam ist eine low-clearance drug* ohne wesentlichen präsystemischen Metabolismus.
— Die Ausscheidung erfolgt fast ausschließlich renal. Resorption, Metabolismus und Elimination erfolgen durch direkte Glukuronidierung, sie werden durch bestehende Lebererkrankungen (z. B. Hepatitis und Zirrhose) nicht signifikant verändert.
— Plasmakonzentration: 200–1500 ng/ml[(p)].

■ **Indikationen und Behandlungshinweise**
— *Zur symptomatischen Behandlung von akuten und chronischen Angst-, Spannungs- und Erregungszuständen[z].*

— *Zur ergänzenden kurzfristigen Behandlung schwerer Angst-, Spannungs- und Erregungszustände bei ausschließlich stationären Patienten[z]* (Praxiten forte).

— *Zur symptomatischen Behandlung von Durchschlafstörungen[z].*

— Routinehinweise ▶ 4.9.

■ **Dosierung**

— **Angstzustände:** 10–60 mg/d[z] oral, meist in 2–4 Einzeldosen. Stationär in Ausnahmefällen bis zu 150 mg[(z)].

— **Schlafstörungen**: 10 mg[z] ca. ½ h vor dem Schlafengehen, max. 20–30 mg[z].

■ **Nebenwirkungen, Risikopopulationen und Intoxikationen**

▶ 4.6, ▶ 4.11.

■ **Kontraindikationen**

— ▶ 4.7.

■ **Interaktionen**

— Wirkverstärkung durch andere sedierende AM einschließlich Alkohol.

— Unter *Valproat* kann es zu einer Wirkverstärkung kommen.

■ **Bewertung**

Sicheres Anxiolytikum, keine aktiven Metaboliten, fast ausschließlich renale Elimination. Kaum Interaktionsrisiken. Abhängigkeitsrisiko.

Prazepam

1,4-Benzodiazepin

7-Chlor-1-(cyclopropylmethyl)-1,3-dihydro-5-phenyl-2H-1,4-benzodiazepin-2-on

Demetrin (Pfizer)

Tbl. 10 mg (10, 20, 50 Tbl.)

Tbl. 20 mg (20, 50 Tbl.) (**Mono Demetrin**)

■ **Pharmakodynamik**

— Verstärkung der GABAergen Hemmung über spezifische BZD-Rezeptoren (GABA$_A$-Rezeptorkomplex).

■ **Pharmakokinetik**

— Nach oraler Einnahme erfolgt eine nur sehr langsame und unvollständige Resorption aus dem Gastrointestinaltrakt. *Prazepam* ($t_{1/2}$ = 1,3 h) ist eine

Prodrug und wird langsam zur eigentlichen Wirksubstanz *Nordazepam* ($t_{1/2}$ = 80–103 h) und *Oxazepam* ($t_{1/2}$ = 4–15 h) umgewandelt. Die mittlere Eliminations-HWZ beträgt ca. 50–80 h. Metabolisierung über CYP2C19 und CYP3A4. Aufgrund des verzögerten Wirkungseintritts ca. 3–7 h nach Einnahme ist *Prazepam* zur Akuttherapie und als Hypnotikum wenig geeignet.

— Plasmakonzentration: 300–1200 ng/ml[(p)].

Indikationen und Behandlungshinweise
— *Zur symptomatischen Behandlung von akuten und chronischen Spannungs-, Erregungs- und Angstzuständen[z].*
— Routinehinweise ▶ 4.9.

Dosierung
— 10–30 mg/d[z]; Einmaldosierung ist möglich.

Nebenwirkungen, Risikopopulationen und Intoxikationen
▶ 4.6, ▶ 4.11.

Kontraindikationen
— ▶ 4.7.

Interaktionen
— Wirkverstärkung durch andere sedierende AM einschließlich Alkohol.
— Vorsicht bei Kombination mit *Clozapin*.
— **CYP2C19-** oder **CYP3A4-Inhibitoren**, z. B. *Fluvoxamin*, können die Metabolisierung von *Prazepam* verzögern. Hierdurch kann es zu einer Wirkverstärkung von *Prazepam* kommen, aber auch das Toxizitätspotenzial kann erhöht werden (▶ **Anhang INT**). **CYP3A4-Induktoren** wie *Carbamazepin*, *Phenytoin* oder *Johanniskraut* können die Metabolisierung von *Prazepam* beschleunigen (▶ **Anhang INT**).
— Kürzere HWZ bei Rauchern.

Bewertung
Aufgrund hoher Kumulationsgefahr, vermehrter NW und hoher Interaktionsrisiken kann auf *Prazepam* in der psychiatrischen Psychopharmakotherapie **verzichtet** werden.

Pregabalin
Antikonvulsivum
(S)-3-(Aminomethyl)-5-methylhexansäure

Lyrica (Pfizer)
Kps. 25 mg (14, 100 Kps.)/ 50 mg (21, 100 Kps.)/
75 mg (14, 56, 100 Kps.)/ 100 mg (21, 100 Kps.)/
150 mg (56, 100 Kps.)/ 200 mg (21 Kps.)/
225 mg (56, 100 Kps.)/ 300 mg (56, 100 Kps.)
Lsg. 20 mg/ml (Flasche mit 473 ml) (Lyrica
20 mg/ml Lösung zum Einnehmen)
Pregabador (TAD)
Pregabahexal (HEXAL)
Pregabalin 1A Pharma (1A Pharma)
Pregabalin AbZ (AbZ Pharma)
Pregabalin Accord (Accord healthcare)

Pregabalin Al (ALIUD Pharma)
Pregabalin Aristo (Aristo Pharma)
Pregabalin Beta (betapharm)
Pregabalin Glenmark (Glenmark)
Pregabalin Henning (Henning)
Pregabalin Hormosan
(Hormosan)
Pregabalin Ratio (ratiopharm)
Pregabalin-Neurax (neurax-
pharm)
Pregabin (Heumann)
Pregagamma (AAA Pharma)

- **Pharmakodynamik**
- *Pregabalin* ist ein GABA-Analogon, wirkt aber nicht aktiv am GABA-Rezeptor. *Pregabalin* bindet an eine auxiliare Untereinheit (α_2-δ-Protein) von spannungsabhängigen Kalziumkanälen. *Pregabalin* ist damit ein präsynaptischer Modulator bei der Freisetzung von Aminen über-erregter Neurone und führt zu einer Reduktion der glutamatergen Transmission.

- **Pharmakokinetik**
- Rasche Resorption. Max. Plasmakonzentration innerhalb von 1 h nach Einnahme. Orale Bioverfügbarkeit bei 90% und dosisunabhängig. *Pregabalin* wird nicht an Plasmaproteine gebunden. Steady State nach 1–2 Tagen.
- *Pregabalin* wird nicht nennenswert (< 2%) metabolisiert und zu ca. 98% unverändert renal ausgeschieden. Die mittlere Eliminations-HWZ beträgt 5–6,5 h.
- Die Pharmakokinetik von *Pregabalin* ist im empfohlenen Dosisbereich von 150 mg/d bis 600 mg/d linear. Die interindividuelle pharmakokine-tische Variabilität ist gering.
- Plasmakonzentration: 2–5 µg/ml[p].

- **Indikationen und Behandlungshinweise**
- *Behandlung von generalisierter Angststörung[z]* (▶ 1.4.6), auch als Add-on zu Antidepressiva bei Therapieversagen.
- *Behandlung von peripheren und zentralen neuropathischen Schmerzen[z].*

— Hinweise für Wirksamkeit bei → sozialer Phobie (▶ 1.4.6, ▶ 4.4.2), auch als Erhaltungstherapie → RLS (▶ 5.4.3); ähnlich wirksam wie *Pramipexol*, aber ohne Augmentationsphänomen.

— Zur Zusatztherapie von partiellen Anfällen mit und ohne sekundäre Generalisierung im Erwachsenenalter, die auf andere Antiepileptika ungenügend ansprechen[z].

- **Dosierung**

— **GAS:** Die Dosis liegt zwischen 150 und 600 mg/d[z], verabreicht in 2 (oder 3) Einzeldosen während oder zwischen den Mahlzeiten. Beginn mit 150 mg, dann wöchentliche Steigerung um jeweils 150 mg. Die Tagesdosis von 150 mg zeigte sich gegenüber Plazebo nur mäßig erfolgreich, ebenso erbrachte die Dosierung von 600 mg keine Verbesserung der Effektstärke, sodass in der Regel Tagesdosen von 200–450 mg gewählt werden sollten.

— **Neuropathische Schmerzen:** Beginn mit 150 mg, Erhöhung wie bei der GAS; es scheinen nur 600 mg wirksam zu sein.

— Bei Schläfrigkeit als NW höhere Dosis am Abend.

- **Nebenwirkungen, Risikopopulationen und Intoxikationen**

Sehr häufig Benommenheit, Schläfrigkeit (bei schneller Dosissteigerung besonders ausgeprägt).

Häufig Schwindel, Gedächtnisstörungen, Euphorie, Reizbarkeit, Verwirrung, Tremor, Gangstörungen, verschwommenes Sehen, Diplopie, Mundtrockenheit, Obstipation, Erbrechen, Flatulenzen, Gewichtszunahme, Ödeme, verringerte Libido, erektile Dysfunktion.

Gelegentlich Stimmungsschwankungen.

Sonstige NW Selten Enthemmung, Hypoglykämie, geschwollene Zunge, Herzinsuffizienz, QTc-Zeit-Verlängerung.

Hinweise auf ein Missbrauchspotenzial von *Pregabalin* wurden unter die Warnhinweise in die Fachinformation aufgenommen.

Risikopopulationen Herz: Vereinzelte Berichte über Auftreten von Herzinsuffizienz unter Therapie insbesondere bei älteren, kardiovaskulär vorgeschädigten Patienten, daher ist in diesen Fällen erhöhte Vorsicht geboten. QTc-Zeit-Verlängerung ▶ Interaktionen. **Leber** und **Niere:** Bei Leberfunktionsstörung Dosisreduktion nicht nötig, bei Nierenfunktionsstörungen schweregradabhängig eine Dosisanpassung (aufgrund der überwiegenden renalen Elimination).

Intoxikationen Akzentuierte NW, Somnolenz, Verwirrtheit, psychomotorische Erregung. Bisher keine Berichte von ernsthaften oder dauerhaften Gesundheitsschäden bei Überdosierung.

- **Kontraindikationen**
- Hereditäre Galaktoseintoleranz, Laktase-Mangel oder Glukose-Galaktose-Malabsorption, schwere Niereninsuffizienz.

🛇 **Cave**
Ein Missbrauchspotenzial ist bei der Verordnung zu berücksichtigen. Daher ist insbesondere bei der Risikogruppe mit Polytoxikomanie die Indikation sorgfältig zu prüfen (▶ 4.4.2, Generalisierte Angststörung).

- **Interaktionen**
- Wirkverstärkung durch andere sedierende AM einschließlich BZD und Alkohol.
- Vorsicht bei Kombination von AM, die die QTc-Zeit verlängern (EKG-Kontrolle).
- *Pregabalin* behindert in vitro nicht den Metabolismus von anderen AM. Daher gibt es keine Hinweise auf pharmakokinetische Wechselwirkungen.

- **Bewertung**
Anxiolytikum zur Behandlung von GAS mit Abgrenzung zu den bisher zur Verfügung stehenden Anxiolytika durch neuen Wirkmechanismus. Außerdem Vorteil des relativ schnellen Wirkeintritts. Wirksam auch bei psychotischen Ängsten und neuropathischem Schmerz. Eine Besonderheit ist die nahezu ausschließlich renale Elimination (gute Kombinierbarkeit mit anderen hepatisch metabolisierten Substanzen); bei Nierenfunktionsstörungen ggf. geringere Dosis. Vorteile bei Leberfunktionsstörungen. Geringes Interaktionsrisiko. Missbrauchspotenzial wurde beschrieben, wahrscheinlich aber geringer als unter BZD. Bei Patienten mit Drogenanamnese muss ein möglicher *Pregabalin*-Missbrauch beachtet werden. Nachteil gegenüber BZD: höhere NW-Rate in der Aufdosierungsphase; häufig Gewichtszunahme, die adhärenzmindernd wirkt und z. B. bei Diabetikern problematisch ist.

Literatur

Baldwin DS, den Boer JA, Lyndon G et al (2015) Efficacy and safety of pregabalin in gener-alised anxiety disorder: a critical review of the literature. J Psychopharmacol 29(10): 1047–1060

Billioti de Gage S, Pariente A, Bégaud B (2015) Is there really a link between benzodiaz-epine use and the risk of dementia? Expert Opin Drug Saf 14(5): 733–747

Gray SL, Dublin S, Onchee Yu et al (2016) Benzodiazepine use and risk of incident dementia or cognitive decline: prospective population based study. BMJ 352: i90

Hofmann SG, Mundy EA, Curtiss J (2015) Neuroenhancement of exposure therapy in anxiety disorders. AIMS Neurosci 2(3): 123–138

Hui Poon S, Sim K, Baldessarini RJ (2015) Pharmacological approaches for treatment-resistant bipolar disorder. Curr Neuropharmacol 13: 592–604

Kasper S, Gastpar M, Müller WE et al (2014) Lavender oil preparation silexan is effective in generalized anxiety disorder – a randomized, double-blind comparison to placebo and paroxetine. Int J Neuropsychopharmacol 23: 1–11

Liebowitz MR, Salman E, Nicolini H et al (2014) Effect of an acute intranasal aerosol dose of PH94B on social and performance anxiety in women with social anxiety disorder. Am J Psychiatry 171(6): 675–682

Lüddens H (2012) Anxiolytika und Hypnotika. In: Gründer G, Benkert O (Hrsg) Handbuch der Psychopharmakotherapie, 2. Aufl. Springer, Berlin Heidelberg New York, S 695–712

Meyer B, Yuen KS, Ertl M et al (2015) Neural mechanisms of placebo response. J Neursci 35(19): 7365–7373

Olfson M, King M, Schoenbaum M (2015) Benzodiazepine use in the United States. JAMA Psychiatry 72(2): 136–142

Pollack MH, van Ameringen M, Simon NM et al (2014) A double-blind randomized controlled trial of augmentation and switch strategies for refractory social anxiety disorder. Am J Psychiatry 171: 44–53

Sakakibara M, Igarashi A, Takase Y et al (2015) Effects of prescription drug reduction on quality of life in community-dwelling patients with dementia. J Pharm Pharm Sci18(5): 705–712

Salih H, Anghelescu I, Kezic I et al (2015) Pharmacokinetic and pharmacodynamic characterisation of JNJ-40411813, a positive allosteric modulator of mGluR2, in two randomized, double-blind phase-I studies. J Psychopharmacol 29(4): 414–425

Schjerning O, Rosenzweig M, Pottegard A et al (2016) Abuse potential of pregabalin: a systematic review. CNS Drugs 30(1): 9–25

Soeter M, Kindt M (2015) An abrupt transformation of phobic behavior after a post-retrieval amnesic agent. Biol Psychiatry 78(12): 880–886

Stein MB, Sareen J (2015) CLINICAL PRACTICE. Generalized anxiety disorder. N Engl J Med 373(21): 2059–2068

Temmingh H, Stein DJ (2015) Anxiety in patients with schizophrenia: epidemiology and management. CNS Drugs 29(10): 819–832

Weber SR, Wehr AM, Duchemin AM (2016) Prevalence of antipsychotic prescriptions among patients with anxiety disorders treated in inpatient and outpatient psychiatric settings. J Affect Disord 191: 292–299

Yaffe K, Boustani M (2014) Benzodiazepines and risk of Alzheimer's disease. BMJ 349: g5312

Medikamente zur Behandlung von Schlafstörungen

A. Steiger, F. Weber, O. Benkert

O. Benkert, H. Hippius (Hrsg.),
Kompendium der Psychiatrischen Pharmakotherapie,
DOI 10.1007/978-3-662-50333-1_5,
© Springer-Verlag Berlin Heidelberg 2017

Der Begriff Schlafstörungen wird im DSM-5 durch Schlaf-Wach-Störungen ersetzt. Es werden 10 Störungen bzw. Störungsgruppen unterschieden, von denen die für die Psychopharmakologie relevanten in diesem Kapitel aufgeführt werden. Dabei werden hier zunächst die Insomnie, die Narkolepsie und das Restless-Legs-Syndrom dargestellt, für die definierte Medikamentengruppen zur Verfügung stehen. Für die Hypersomnie, die zirkadianen Schlaf-Wach-Rhythmus-Störungen, die Arousal-Störungen des Non-Rapid-Eye-Movement-Schlafs, die Albtraum-Störung und die REM-Schlaf-Verhaltensstörung sind dagegen Therapieempfehlungen nur aus Fallstudien ableitbar. Bis zur Einführung der ICD-11 wird der bewährte Begriff Schlafstörung beibehalten; verbesserte Strukturierungen einzelner Diagnosegruppen durch das DSM-5 werden aber jetzt schon übernommen.

5.1 Hypnotika

5.1.1 Übersicht Hypnotika

Hypnotika sind schlaffördernde Pharmaka (syn. Schlafmittel, Antiinsomnika) (Dresler et al. 2014; Nissen et al. 2014). Früher gebräuchliche Präparate wie Barbiturate wirken dosisabhängig sedativ, hypnotisch oder narkotisch. Moderne Präparate wie Benzodiazepinhypnotika und Non-Benzodiazepinhypnotika führen bei oraler Verabreichung auch in hoher Dosierung nicht zu einer vollständigen Narkose.

Ideale Anforderungen an Hypnotika sind: keine Veränderung des physiologischen Schlafs, keine Kumulation, keine Toleranzentwicklung, kein Abhängigkeitspotenzial und keine Lähmung des Atemzentrums bei Überdosierung. Schlafmittel sollen schnell und zuverlässig resorbiert werden und rasch im ZNS anfluten.

Die Gruppe der Hypnotika enthält Präparate mit unterschiedlicher Strukturchemie:

- Benzodiazepinhypnotika (BZD-Hypnotika),
- Non-BZD-Hypnotika: *Zaleplon* (Pyrazolopyrimidin), *Zolpidem* (Imidazopyridin), *Zopiclon* (Zyklopyrrolon),
- *Chloralhydrat* (Aldehyd),
- *Melatonin*,
- Antihistaminika: *Diphenhydramin*, *Doxylamin* (Dimethylamine), *Promethazin* (Phenothiazinderivat),
- Andere Substanzen, die bei Schlafstörungen angewandt oder diskutiert werden:
  - Antidepressiva,
  - Antipsychotika,
  - *Clomethiazol*,
  - *Tryptophan*,
  - Phytopharmaka.

Pharmakobiologie des Schlafes   Unter den schlafregulierenden Substanzen scheint das Orexinsystem für die Schlaf-Wach-Regulation eine zentrale Rolle zu spielen. Orexin-1 und -2 werden im Hypothalamus aus dem Präkursormolekül Präproorexin gebildet. Orexinerge Neurone projizieren in verschiedene Hirnregionen, die für die Regulation des REM-Schlafs (*rapid eye movement*) und des Non-REM-Schlafs, aber auch für die Regulation des Appetits und weiterer Stoffwechselschritte verantwortlich sind. Bei einem Orexindefizit kommt es zu erhöhter Müdigkeit und weiteren Symptomen der Narkolepsie (▶ 5.2.2) und auch zu metabolischen Störungen wie Adipositas und Diabetes.

Neurone des ventrolateralen präoptischen Areals (VLPO) enthalten γ-Aminobuttersäure (GABA) und das Peptid Galanin. Diese Neurone projizieren zu den wichtigsten Komponenten des monoaminergen aufsteigenden Arousal-Systems wie Raphekerne und Nucleus coeruleus und fördern den Tiefschlaf. Über eine Projektion hemmt das VLPO den histaminergen Nucleus tuberomamillaris, der den Wachzustand fördert (Saper et al. 2001).

Das hypothalamisch-hypophysär-adrenale(HPA-)System stellt das wichtigste stressadaptive System dar, und scheint, wie bei der Depression und den Angststörungen, auch bei Insomnie von Bedeutung zu sein. Schlüsselhormon des HPA-Systems ist das schlafstörende Kortikotopin-Releasing-Hormon (CRH). Dessen Gegenspieler ist das schlaffördernde Growth-hormone-Releasing-Hormon (GHRH). Möglicherweise spielt eine Änderung der Balance zwischen diesen beiden Peptiden für die Genese von Schlafstörungen eine bedeutsame Rolle, insbesondere bei Schlafstörungen von depressiven Patienten und während des Alterns (Brown et al. 2012; Dresler et al. 2014).

5.1.2 Wirkmechanismen von Hypnotika

Benzodiazepinhypnotika und Non-Benzodiazepinhypnotika

- Alle Substanzen dieser Gruppe binden an eine spezifische BZD-Bindungsstelle des $GABA_A$-Rezeptors und führen zu einer Affinitätssteigerung des Rezeptors für GABA und zu einer Frequenzsteigerung der Rezeptorkanalöffnung. Die in der Regel inhibitorische Wirkung von GABA im ZNS wird verstärkt. Es existiert jedoch kein direkter Agonismus zum Rezeptor. Die als Hypnotika gebräuchlichen BZD vermitteln ihre Wirkung hauptsächlich über die die Untereinheit α_1 enthaltenden $GABA_A$-Rezeptoren (dazu ausführlich ▶ 4.2). Niedrigere Dosen wirken wahrscheinlich über das VLPO, höhere weitreichend im ZNS. Klinisch wirken BZD anxiolytisch, sedierend bis hypnotisch, muskelrelaxierend und antikonvulsiv. Eine strenge Abgrenzung zwischen den eher hypnotischen zu den eher anxiolytisch wirkenden BZD ist nicht immer möglich.

- Im Vergleich zu den BZD-Hypnotika sind bei den **Non-BZD-Hypnotika** *Zaleplon*, *Zolpidem* und *Zopiclon* keine grundsätzlichen qualitativen pharmakologischen Unterschiede zu erwarten, da beide Gruppen einen ähnlichen Angriffspunkt am $GABA_A$-Rezeptorkomplex haben. *Zolpidem* weist eine gewisse Präferenz für $GABA_A$-Rezeptoren mit α_1-Untereinheiten auf.

- Die Bezeichnung Non-BZD-Hypnotika bezieht sich auf die strukturchemischen Charakteristika und weniger auf den Wirkmechanismus; als Gruppenbezeichnung wird auch der Begriff **BZD-Rezeptoragonisten** benutzt. Diese Substanzen lassen sich von BZD vom Rezeptor verdrängen und können durch *Flumazenil* antagonisiert werden.

Chloralhydrat (Aldehyd) Wirksamer Metabolit ist *2,2,2-Trichloroethanol*. Angriffspunkt ist der $GABA_A$-Rezeptorkomplex mit Verstärkung der GABA-Wirkung; die NMDA-induzierte intrazelluläre Ca^{2+}-Erhöhung wird inhibiert.

Antihistaminika Vermittlung der schlaffördernden Wirkung über Blockade zentraler H_1-Rezeptoren. *Diphenhydramin* und *Doxylamin* mit H_1-antihistaminerger und anticholinerger Wirkung. Aufgrund relativ hoher NW- und Interaktionsraten wird von der Verordnung dieser beiden Substanzen abgeraten. *Promethazin* zusätzlich mit adrenolytischen und schwach antiserotonergen Eigenschaften.

Antidepressiva Vermittlung der schlafinduzierenden Wirkung vorwiegend über $5\text{-}HT_2$- und H_1-antagonistische Eigenschaften, z. T. auch über Blockade der α_1-adrenergen Rezeptoren. Es sollen sehr niedrige Dosen verordnet werden, damit z. B. die anticholinergen Wirkungen nicht als NW zum Tragen kommen.

Antipsychotika Vermittlung der schlafinduzierenden Wirkung vorwiegend über $5-HT_2$- und H_1-antagonistische Eigenschaften, z. T. auch über Blockade der α_1-adrenergen Rezeptoren. Auch Antipsychotika sollen in sehr niedriger Dosierung verordnet werden.

Clomethiazol *Clomethiazol* (► Kap. 7) wirkt wie die BZD über eine Verstärkung der inhibitorischen Neurotransmitter (GABA, Glycin).

Melatonin *Melatonin* (*N-Acetyl-5-methoxytryptamin*) wird in der Epiphyse aus Serotonin gebildet und wirkt nicht wie die BZD als Ligand an den BZD-Rezeptoren, sondern als Ligand an den Melatoninrezeptoren (MT_1–MT_3). MT_1 und MT_2 sind am zirkadianen Rhythmus beteiligt. Im Verlauf der Nacht kommt es zu einem deutlichen Anstieg von Synthese und Ausschüttung. Die Tagesperiodik wird über den Lichteinfall im Auge geregelt. *Melatonin* senkt die neuronale Erregbarkeit bei physiologisch ausreichend hohen Spiegeln durch die Erhöhung des ruhe-/spannungsabhängigen Kaliummembranpotenzials im Nucleus suprachiasmaticus und moduliert in Abhängigkeit von der zirkadianen Phase endokrine Parameter wie Kortisol und Gonadotropine.

Tryptophan *L-Tryptophan* gehört zu den Aminpräkursoren von Serotonin. Die Gabe von *L-Tryptophan* führt zur verbesserten Aktivität des für die Serotoninsynthese unerlässlichen Enzyms L-Tryptophan-Hydroxylase.

Phytopharmaka Im deutschsprachigen Raum werden relativ häufig Phytopharmaka als Schlafmittel verordnet. In der Regel handelt es sich dabei um Baldrian (*Valeriana officinalis*), Melisse (*Melissa officinalis*), Hopfen (*Humulus lupulus*), Passionsblume (*Passiflora*), Hafer (*Avena sativa*) sowie Kombinationen dieser Stoffe. Der genaue Wirkmechanismus ist wenig untersucht. Valepotriate (chemisch: instabile Triesterverbindungen) erscheinen als wirksamer Bestandteil vieler Baldrianpräparate. Es wird eine Interaktion mit dem $GABA_A$-Rezeptorkomplex angenommen. Nur für Baldrianpräparate ist eine geringe Schlafverbesserung gezeigt; die Wirksamkeit reicht aber nicht aus, um Präparate aus dieser Gruppe bei klinisch relevanter Schlafstörung zu empfehlen.

Neue pharmakologische Ansätze
- Prüfsubstanzen mit einem neuartigen Wirkprinzip sind **Orexinantagonisten**, von denen bisher *Suvorexant* durch die FDA, aber noch nicht durch die EMA zugelassen wurde.

- In den USA wurde *Zolpidem* in niedriger Dosierung (einmalige Tagesdosis 1,75 mg für Frauen, 3,5 mg für Männer) zur Einnahme bei nächtlichem Erwachen (*middle-of-the-night waking*) zugelassen. Für Einschlafstörungen (*sleep onset insomnia*) steht dort eine sublinguale Darreichungsform von *Zolpidem* zur Verfügung.

■ **Veränderungen von Schlaf-EEG-Parametern unter Hypnotika**
Objektive und subjektive Schlafparameter werden in unterschiedlicher Weise
durch Schlafstörungen, normales Altern und durch Hypnotika beeinflusst. Die
nichtorganischen Insomnien werden ausschließlich durch den subjektiven
Bericht über gestörtes Ein- und/oder Durchschlafen charakterisiert.

Während des Alterns sinkt ab dem frühen Erwachsenenalter die Schlafqualität. Schon während des 3. Lebensjahrzehnts verringert sich die Menge
an Tiefschlaf deutlich. Bei Frauen stellt die Menopause einen Wendepunkt
hin zu schlechterem Schlaf dar, während bei Männern die Schlafqualität
eher kontinuierlich altersabhängig abnimmt. Im höheren Lebensalter fehlt
schließlich der Tiefschlaf völlig oder ist deutlich vermindert, die Schlafkontinuität ist gestört (verlängertes Einschlafen, vermehrt nächtliche Aufwach-
ereignisse).

Hypnotika verändern objektive Schlafparameter in unterschiedlicher
Weise.

Benzodiazepinhypnotika
- Einschlaflatenz verkürzt, Gesamtschlafzeit verlängert.
- Zunahme von Stadium 2 und Schlafspindeln, zugleich Abnahme des
  Tiefschlafs, der langsamwelligen Aktivität und des Stadiums 1.
- REM-Suppression mit Abnahme des REM-Anteils und Verlängerung der
  REM-Latenz.
- Nach Absetzen oft REM-Rebound-Phänomene.

Non-Benzodiazepinhypnotika
- Einschlaflatenz verkürzt unter allen drei Substanzen, Zahl der Wacher-
  eignisse verringert und Gesamtschlafzeit verlängert unter *Zolpidem* und
  Zopiclon.
- Polysomnographisch Verminderung der langsamwelligen Aktivität und
  Zunahme der Schlafspindeln unter *Zolpidem* und *Zopiclon*.
- REM-Schlaf weniger beeinflusst als unter BZD-Hypnotika.

Melatonin
- Die *Melatonin*-Sekretion hängt vom Tag-Nacht-Zyklus ab. Während der
  Dunkelheit steigt *Melatonin* sowohl bei tag- wie bei nachtaktiven Spezies
  an. Ob *Melatonin* den Schlaf fördert und bei Schlafstörungen hilfreich

ist, wird kontrovers diskutiert. Einige Studien deuten darauf hin, dass *Melatonin* bei Rhythmusstörungen wie Jetlag wirkt. Bei jungen gesunden Probanden verkürzen supraphysiologische Dosen von *Melatonin* mäßig die Schlaflatenz, ohne die Schlafarchitektur wesentlich zu beeinflussen. Während des Alterns sinken die *Melatonin*-Spiegel. Retardiertes *Melatonin* (Circadin) verbesserte die subjektive Schlafqualität und die subjektive Leistungsfähigkeit von > 55 J. alten Patienten mit Insomnie in drei Studien. In einer weiteren Studie war höheres Alter (65–80 J.), aber nicht ein niedriger *Melatonin*-Spiegel, ein Prädiktor für eine Verkürzung der Schlaflatenz unter *Melatonin*.

Chloralhydrat
— Tiefschlaf wird gefördert, die Non-REM-Phasen N2 und N3 nehmen zu, die REM-Phasen normalisieren sich, kein REM-Rebound. Diesen Vorteilen stehen u. a. die geringe therapeutische Breite und das Risiko der Abhängigkeitsentwicklung gegenüber.

Antidepressiva
— Einige **sedierende** Antidepressiva werden *off label* als Hypnotika eingesetzt. *Amitriptylin* und *Doxepin*, nicht aber *Mirtazapin*, *Trazodon* und *Trimipramin* unterdrücken den REM-Schlaf. In Studien an Patienten mit Insomnie verbesserte sich unter *Trazodon* die Schlafkontinuität, unter *Trimipramin* stieg der Schlaf-Effizienz-Index an. 25–50 mg *Doxepin* verlängerten die Schlafzeit. In einer anderen Studie verbesserten sich schon unter 1–6 mg *Doxepin* die intermittierende Wachzeit, Schlafeffizienz und Schlafzeit (Dresler et al. 2014). Für *Agomelatin* fehlen noch Studien für die Eignung zur Therapie der Insomnie (▸ 5.1.3, Melatonin).

5.1.3   Allgemeine Therapieprinzipien bei Verordnung von Hypnotika

Grundsätzlich soll die Verordnung von Hypnotika im Rahmen eines **Gesamtbehandlungsplans** erfolgen, der neben der medikamentösen Behandlung auch die psychotherapeutischen und psychoedukativen Maßnahmen erfasst (Nissen et al. 2014).
— Hypnotika sollen prinzipiell erst nach Ausschöpfen anderer Therapiemöglichkeiten gegeben werden. Die Grunderkrankungen sollen zunächst behandelt werden.
— Bei Suizidalität oder Schlafstörungen im Rahmen von akuten Psychosen oder anderen schweren psychischen Erkrankungen sind Hypnotika vorübergehend auch in höheren Dosen indiziert.

- **Spezielle Therapiehinweise**

❯ **Schlafmittel sollten möglichst nicht über längere Zeiträume, d. h. für nicht mehr als 4 Wochen, verordnet werden. Bei intermittierenden Schlafstörungen ist die Einnahme von Hypnotika in 4–6 Nächten pro Monat vertretbar. Es sollte mit einer niedrigen Dosis begonnen werden. Diese Empfehlungen gelten unabhängig von der Wahl des Hypnotikums. Die Kombination verschiedener Hypnotika und/oder BZD sollte vermieden werden.**

Benzodiazepinhypnotika
- Verfügbar sind: *Brotizolam*, *Flunitrazepam*, *Flurazepam*, *Lormetazepam*, *Nitrazepam*, *Temazepam* und *Triazolam*. Eine Wirksamkeit für die Kurzzeitbehandlung ist gesichert, befriedigende Langzeitstudien fehlen.
- Vorteile der BZD-Hypnotika:
  - große therapeutische Breite (als Suizidmittel untauglich),
  - geringe Toleranzentwicklung.
- Nachteile der BZD-Hypnotika:
  - Abhängigkeitsrisiko, auch mit der Entwicklung einer *low-dose dependence* ▶ 4.6.1,
  - Rebound-Insomnie ▶ 4.6.2,
  - Beeinflussung der Schlafarchitektur ▶ 5.1.2, Veränderungen von Schlaf-EEG-Parametern unter Hypnotika,
  - Muskelhypotonie und Ataxie, die bei älteren Menschen zu Stürzen führen können.
- *Midazolam* (Dormicum) ist ein schlafinduzierendes BZD mit kurzer Wirkungsdauer und den Indikationen der Analogsedierung vor und während diagnostischer und therapeutischer Eingriffe sowie der Prämedikation vor Narkoseeinleitung. Eine Indikation als Hypnotikum in der psychiatrischen Pharmakotherapie besteht nicht (rasche Anflutung, Möglichkeit der i.v.-Gabe und damit potenziell höheres Risiko zur Abhängigkeitsentwicklung).
- *Clonazepam* (Rivotril) ist ein BZD mit Zulassung bei Epilepsie. Früher gab es auch eine Zulassung bei Angstzuständen. Als Off-label-Indikation kann es bei der REM-Schlaf-Verhaltensstörung und bei schwer ausgeprägtem Schlafwandeln versucht werden.

Non-Benzodiazepinhypnotika
- Verfügbar sind: *Zaleplon*, *Zolpidem* und *Zopiclon*. Eine Wirksamkeit für die Kurzzeitbehandlung ist gesichert. Erste Langzeitstudien liegen vor zu *Zaleplon* und zu den in Deutschland nicht eingeführten Darreichungsformen, dem Stereoisomer von *Zopiclon*, *Eszopiclon* und zu einer retardierten Form von *Zolpidem*.

— Klinisch werden bei diesen Präparaten seltener als bei den BZD-Hypnotika Hang-over-Effekte und Rebound-Phänomene gesehen. Toleranz- und Abhängigkeitsentwicklungen sind sehr selten; das Risiko ist grundsätzlich gegeben. Tierexperimentelle Daten weisen auf eine fehlende Sensitivitätsänderung am $GABA_A$-Rezeptor selbst nach längerer hoch dosierter Gabe hin. Möglicherweise besteht hierin eine Erklärung für die bisher beobachteten differenten Effekte gegenüber den BZD.

Melatonin
— *Melatonin* hat eine Bedeutung in der Behandlung von Störungen des Schlaf-Wach-Rhythmus.
— Die Datenlage zu Circadin reicht für eine abschließende Beurteilung nicht aus. Eventuell eignet sich diese Substanz zur Behandlung der Insomnie älterer Patienten.
— Bisher fehlen ausreichende Daten zur Beeinflussung des Schlafes und von Schlafstörungen durch *Agomelatin* (Laudon u. Frydman-Marom 2014) (► 1.13, Präparat).

Chloralhydrat, Diphenhydramin, Doxylamin, Promethazin
— ► 5.1.2 und ► 5.8, Präparat.

Antidepressiva
— Antidepressiva mit sedierenden Eigenschaften (antihistaminische und 5-HT_2-antagonistische Wirkung) wirken schlaffördernd und haben einen festen Platz in der Insomniebehandlung. Die empfohlenen abendlichen Dosierungen bei Insomnie (ohne depressive Störung oder Angststörung) sind:
    — *Amitriptylin* (25–50 mg),
    — *Doxepin* (5–100 mg),
    — *Mirtazapin* (7,5–15 mg),
    — *Trimipramin* (25–50 mg),
    — *Trazodon* (25–150 mg) (► 1.13, Präparate).
— Als Hypnotikum ist kein Antidepressivum in Deutschland zugelassen; *Doxepin* ist nur in den USA in der Indikation Insomnie zugelassen.
— Bei bestehender Therapie mit einem dieser sedierenden Antidepressiva kann die abendliche Dosis erhöht werden, bei zusätzlicher Verordnung dieser Substanzen zu anderen Antidepressiva ist besonders auf die anticholinergen NW zu achten. *Amitriptylin* und *Mirtazapin* können auch in niedriger Dosis das Gewicht erhöhen.
— Bei abhängigkeitsgefährdeten Patienten sind Antidepressiva den BZD vorzuziehen, alternativ Antipsychotika; sie sind bei primärer Insomnie Off-label-Präparate.

Antipsychotika

- Initial sedierende Antipsychotika (▶ Kap. 3), z. B. *Melperon* (25–100 mg), *Pipamperon* (20–80 mg), *Prothipendyl* (40–80 mg) und *Chlorprothixen* (25–150 mg) haben eine schlafinduzierende Wirkung. Von diesen AM sind *Melperon* und *Pipamperon* für die Indikation Schlafstörung zugelassen.
- Auch AAP, insbesondere *Olanzapin* (2,5–10 mg) und *Quetiapin* (25–75 mg), haben einen guten schlafinduzierenden Effekt.
- Erhalten Patienten ein Antipsychotikum nicht zur antipsychotischen Behandlung, sondern als Hypnotikum, muss immer berücksichtigt werden, dass Antipsychotika auch in niedrigen Dosen deutliche NW verursachen können (▶ 3.6). Unter den KAP sind *Melperon* und *Pipamperon* aufgrund ihrer geringen antidopaminergen und anticholinergen Wirkung vorzuziehen und eignen sich in Ausnahmefällen auch bei älteren Menschen.
- Bei Patienten, die an einer psychotischen Störung und begleitenden Schlafstörungen leiden, soll zunächst die abendliche Gabe der Antipsychotika erhöht werden. Erst bei Nichtansprechen der Dosierungsumverteilung soll zusätzlich ein herkömmliches Hypnotikum gegeben werden.
- *Clozapin* kann in Ausnahmefällen bei schweren Schlafstörungen in einer Dosierung von 12,5–50 mg als »Hypnotikum« gegeben werden (*off label*), auch wenn keine schizophrene Grunderkrankung vorliegt. Innerhalb der Antipsychotika sollte jedoch, wegen des besonderen Risikoprofils von *Clozapin*, zunächst ein Versuch mit den o. g. Präparaten erfolgen.
- Bei abhängigkeitsgefährdeten Patienten sind Antipsychotika den BZD vorzuziehen, sie sollten aber erst nach einem Versuch mit Antidepressiva verordnet werden.

❯ Viele Antidepressiva und niederpotente Antipsychotika zeigen z. T. ausgeprägte anticholinerge Eigenschaften, bei den AAP sind diese auch nicht auszuschließen, sie treten allerdings in der Regel nur selten auf. Bei älteren Patienten und Patienten mit organischen Vorerkrankungen kann dies zu erheblichen Komplikationen (u. a. Delir; Rhythmusstörungen; Blasenfunktionsstörungen) führen (▶ 12.3 und ▶ 12.8). Risiken unter Hypnotika ▶ 4.6.

❗ Cave
Aufgrund der Risiken (▶ 3.4.6) sollten Antipsychotika als Hypnotika bei älteren Patienten mit organischen Vorerkrankungen und Demenz in der Regel nicht mehr verordnet werden. In Ausnahmefällen sollte nur auf die für diese Indikation als Schlafmittel zugelassenen Antipsychotika *Melperon* und *Pipamperon* zurückgegriffen werden.

Clomethiazol

━ Grundsätzlich soll *Clomethiazol* aufgrund des Abhängigkeitsrisikos nicht als Hypnotikum eingesetzt werden. Allenfalls bei schweren, anders nicht behandelbaren Schlafstörungen (z. B. bei geriatrischen Patienten) kann *Clomethiazol* unter strengster Indikationsabwägung gegeben werden (*off label*). Zu beachten sind eine potenzielle Atemdepression und Hypersekretion bei der Gabe von *Clomethiazol*.

Tryptophan

━ Die hypnotische Wirkung ist als gering einzustufen, soll jedoch v. a. bei chronischen Schlafstörungen hilfreich sein und hat offiziellen Zulassungsstatus bei Schlafstörungen (0,5 bis max. 2 g/d, ▶ 5.8, Präparat). Nachteilig ist die relativ lange Wirklatenz.

❯ **Bei gleichzeitiger Verabreichung von *Tryptophan* mit MAOH kann ein zentrales Serotoninsyndrom auftreten.**

Phytopharmaka

━ **Baldrianpräparate** haben hauptsächlich sedierende, weniger hypnotische Eigenschaften, aber kein Abhängigkeitspotenzial. Wegen geringer hypnotischer Wirkung, geringer Bioverfügbarkeit, in-vitro-zytotoxischen Eigenschaften und fehlenden Therapiestudien sind diese Präparate allenfalls bei leichten Schlafstörungen zu empfehlen. Kombinationspräparate aus pflanzlichen Grundstoffen und herkömmlichen Hypnotika sind nicht empfehlenswert.

5.1.4 Indikationen für Hypnotika bei Insomnie

Insomnie Die diagnostischen Kriterien sind vorherrschende Beschwerden über Unzufriedenheit mit der Schlafquantität oder -qualität in Zusammenhang mit einer Ein- und/oder einer Durchschlafstörung und/oder Früherwachen ohne erneutes Einschlafen für die Dauer von mindestens 3 Monaten während mindestens 3 Nächten wöchentlich. Eine klinisch bedeutsame psychische Belastung oder eine Störung z. B. im sozialen oder beruflichen Bereich ist die Folge. Geeignete Voraussetzungen für Schlaf bestehen. Eine andere Störung des Schlaf-Wach-Verhaltens oder der schlafstörende Effekt einer Substanz (z. B. Drogenabusus, Medikation) bestehen nicht. Die Komorbidität mit einer psychiatrischen oder somatischen Erkrankung erklärt nicht das Vorherrschen der Insomnie. Allerdings kann eine Insomnie mit einer psychiatrischen oder somatischen Erkrankung oder einer anderen Störung des Schlaf-Wach-Verhaltens, z. B. Schlafapnoe, einhergehen.

Hypnotika dienen der Kurzzeitbehandlung von Schlafstörungen (Insomnien) (Riemann et al. 2014) von klinisch bedeutsamem Schweregrad.

Box 1

Verordnung von Hypnotika bei der Kurzzeitanwendung bei Schlafstörungen – Bewertung

- Für die Kurzzeitanwendung bei **Einschlafstörungen** eignen sich Non-BZD-Hypnotika, z. B. *Zaleplon*, *Zolpidem* und *Zopiclon* als Mittel der 1. Wahl.
- Bei zu **frühem Erwachen** unter Non-BZD-Hypnotika sollte ein länger wirksames BZD-Hypnotikum, z. B. *Temazepam* (10–20 mg) oder *Brotizolam* (0,25 mg), gewählt werden. Bei Durchschlafstörungen s. auch ▶ 5.1.2, Neue pharmakologische Ansätze, *Zolpidem*.
- Lang wirksame BZD-Hypnotika, wie *Flurazepam*, können zu Hang-over-Effekten führen und sollten vermieden werden.
- Bei bestehender Abhängigkeit und hartnäckigen Schlafstörungen kann ein Antidepressivum oder ein Antipsychotikum gewählt werden. Zu empfehlen sind: Schlafinduzierende Antidepressiva wie z. B. *Mirtazapin* (ab 7,5 mg), *Trazodon* (ab 25 mg) oder *Trimipramin* (25–50 mg). Die fehlende Zulassung für diese Indikation ist zu beachten.

Die Prävalenz der Insomnie in den Industriestaaten liegt zwischen 20% und 30%. Bei einem Drittel ist eine medizinische Behandlung erforderlich. In Deutschland berichten 4% der Bevölkerung über eine chronische Insomnie (s. unten), die die Tagesbefindlichkeit deutlich beeinträchtigt. Nicht oder nicht erfolgreich behandelte Insomnien gehen mit dem erhöhten Risiko für die Entwicklung einer Depression und eines Substanzmissbrauchs einher. Die frühere diagnostische Differenzierung in psychophysiologische und idiopathische Insomnie ist nicht ausreichend validiert und hat insbesondere durch das neue Ordnungssystem im DSM-5 keine Bedeutung mehr (Nissen et al 2014).

Schlafanalyse Vor der Hypnotikaverordnung sollte eine genaue Schlafanalyse erfolgen: Beschreibung der Ein- und Durchschlafstörungen, Früherwachen, Schlaflänge und Häufigkeit der Schlafunterbrechungen. Dazu können den Patienten Schlaftagebücher mit nach Hause gegeben werden. Sie sollten über einen Zeitraum von mindestens 14 Tagen geführt werden. Die Deutsche Gesellschaft für Schlafforschung und Schlafmedizin (DGSM) stellt im Bedarfsfall sämtliche Erhebungsinstrumente zur Verfügung (*http://www.dgsm.de*). Eine Überprüfung der Angaben des Patienten im Schlaflabor gehört nicht zur Routinediagnostik bei der Insomnie.

- **Chronische Insomnie**

Im DSM-5 gibt es bei der chronischen Insomnie die Unterformen andauernd und rezidivierend.

Box 2

Verordnung von Hypnotika bei chronischer Insomnie

Bei lang andauernden sehr schweren Schlafstörungen, ggf. auch bei alkohol-
kranken Patienten oder Patienten, die langjährig schlafmittelabhängig sind, ist

- der Taperprozess mit dem primären Hypnotikum äußerst langsam durchzuführen,
- begleitend ein Antidepressivum oder Antipsychotikum einzusetzen,
- in einem speziellen Schlafprogramm die Diagnose zu überprüfen,
- der Patient einem Programm zum Erlernen von Verhaltensregeln (► 5.1.5)
  zuzuführen,
- eine kognitive Psychotherapie oft zwingend nötig.

Zwar liegen erste Studien vor, die auf eine mehrere Monate anhaltende
Wirksamkeit und Sicherheit von Non-BZD-Hypnotika hindeuten, die Datenlage
zu den in Deutschland zur Verfügung stehenden Substanzen reicht aber nicht
aus, um eine Langzeitbehandlung zu empfehlen (es fehlt auch die Zulassung
zur Langzeitbehandlung). Zudem wird auf die Diskussion zu möglichen Komplikationen bei einer Langzeittherapie mit BZD hingewiesen (► 4.6, Risiken bei
chronischer Einnahme von BZD und ► 5.1.6). In Deutschland ist die zugelassene
Verordnungsdauer für Hypnotika maximal 4 Wochen.
Es fehlen Daten zur Langzeitverordnung von Hypnotika (einschließlich
Trimipramin) bei Insomnie (Nissen et al 2014).

Insomnie bei psychiatrischen Erkrankungen

- Für Schlafstörungen bei psychiatrischen Erkrankungen (besonders
  affektiven Störungen, Psychosen und Abhängigkeitserkrankungen) kann
  es eine Indikation zur Mitbehandlung mit Hypnotika geben. Die primär
  für diese Erkrankungen zugelassenen Medikamente sind häufig nicht
  ausreichend, um die begleitenden Schlafstörungen hinreichend zu
  lindern.

- Zirka 80% der Patienten mit **Depression** leiden unter einer Insomnie,
  10–35% unter einer Hypersomnie. Charakteristische Schlaf-EEG-Ver-
  änderungen bei Patienten mit Depression sind Disinhibition des
  REM-Schlafs (u. a. verkürzte REM-Latenz), Verminderung von Non-
  REM-Schlaf (Tiefschlaf und Stadium 2) und gestörte Schlafkontinuität
  (verlängertes Einschlafen, vermehrtes nächtliches Aufwachen, Früherwachen; Steiger et al. 2015). Es bietet sich jedoch an, bei depressiven
  Erkrankungen mit begleitenden Schlafstörungen
  - zunächst ein sedierendes Antidepressivum zu wählen oder
  - ein antriebssteigerndes mit einem sedierenden Antidepressivum zu
    kombinieren, um eine möglichst einfache Pharmakotherapie zu

gewährleisten. Dies ist wichtig, weil antriebssteigernde Antidepressiva den Schlaf stören können und gestörter Schlaf mit einem Risiko für die Manifestation einer depressiven Episode einhergeht.

— Eine Indikation für sedierende Antidepressiva besteht besonders auch bei abhängigkeitsgefährdeten Patienten mit Schlafstörung (s. oben, ▶ Box 1).

— Bei **psychotischen Störungen** mit begleitenden Schlafstörungen ist zunächst ein sedierendes Antipsychotikum zu versuchen, ebenso wie bei der **Manie**, bei der das Schlafbedürfnis verringert ist. Reichen diese Medikamente zur Behandlung der Schlafstörung nicht aus, kann ein von der Krankheitsgruppe unabhängiges Hypnotikum ergänzend gegeben werden.

Insomnie unter Stressbedingungen

Schlafstörungen bei umgebungsbedingten (nicht im DSM-5 berücksichtigt, z. B. Lärmbelastung) oder psychischen Stressoren sollten über die Beseitigung der Ursachen vermindert werden können. Besonders erhöhte Erregungsstörungen aufgrund starker emotionaler Reaktion können zu Ein- und Durchschlafstörungen führen. Die Beschwerden sind oft nur kurzfristig. Eine kurzzeitige medikamentöse Behandlung sollte nur bei erheblicher Beeinträchtigung von Schlafqualität und Tagesbefindlichkeit erfolgen.

Insomnie bei körperlichen Erkrankungen

— Schlafstörungen treten weiterhin auf:
   — als Begleitsymptomatik von organischen Erkrankungen (z. B. Herz- oder Lungenerkrankungen, maligne Erkrankungen, chronische Infektionen),
   — bei Schmerzsyndromen (z. B. bei rheumatischen Erkrankungen),
   — bei entzündlichen (multiple Sklerose) und degenerativen ZNS-Erkrankungen (amyotrophe Lateralsklerose ALS, Parkinson-Syndrom).
— Die Therapie dieser Insomnieformen sollte, wenn möglich, kausal sein.

Therapie der Hypersomnien ▶ 5.2.1

5.1.5 Hypnotika und Psychotherapie

Jede medikamentöse Therapie der Insomnie sollte, wenn möglich, erst nach Ausschöpfen nichtpharmakologischer Verfahren begonnen werden. Bei Kombinationsbehandlungen mit pharmakologischen Therapieverfahren besteht die Gefahr, dass die psychotherapeutische Behandlung gegenüber der Pharmakotherapie in den Hintergrund tritt, da der Erfolg im Vergleich verzögert auftritt und der Zeitaufwand für Patient und Therapeut größer ist.

Box 3

Verhaltensregeln der Schlafhygiene

1. Einhalten der individuell notwendigen Schlafmenge. Verringerung der Zeit im Bett.
2. **Schlafdruck aufbauen**, also nur müde zu Bett gehen (z. B. nicht vorher vor dem Fernseher einschlafen).
3. Einhalten regelmäßiger Schlafzeiten: Feste Zeiten, um zu Bett zu gehen und wieder aufzustehen (auch am Wochenende und im Urlaub; nicht in den Tag hineinschlafen).
4. Persönliches Einschlafritual einführen.
5. Verzicht auf längere Schlafepisoden am Tage. Eine Regeneration mit einem nap (Nickerchen) kann jedoch hilfreich sein. Dabei handelt es sich um eine Schlafphase von 15–20 min, die auch zum Stressabbau genutzt werden kann.
6. Angenehme Schlafbedingungen: nicht zu warm, keine Gegenstände, die an Arbeit oder Belastungen erinnern.
7. Ausgeglichene Ernährung: Leicht verdauliche Speisen am frühen Abend.
8. Keine stimulierenden Drogen/Arzneimittel: Kein Konsum von koffeinhaltigen Getränken (Kaffee, Tee, Cola) nach 17 Uhr. Verzicht auf Appetitzügler. Nikotinkarenz.
9. Nur moderater Alkoholgenuss am Abend (12 g/d für Frauen, 24 g/d für Männer, s. auch ▶ 7.2.1).
10. Regelmäßige sportliche Betätigung am Vor- und Nachmittag; extreme Aktivität am Abend vermeiden.
11. Entspannende Abendgestaltung: Keine geistig, emotional oder körperlich belastenden Betätigungen am Abend.

— Das Grundprinzip nichtpharmakologischer Therapieverfahren zur Verbesserung des Schlafes ist die aktive Einbeziehung des Patienten in die Behandlung. Die nichtpharmakologischen Ansätze haben den Vorteil, dass sie das Krankheitsgeschehen im Vergleich zu pharmakologischen Ansätzen kausal beeinflussen und langfristig wirksam sein können.

— Die wichtigsten nichtpharmakologischen Therapieverfahren umfassen, neben der Aufklärung und Beratung des Patienten zur **Schlafhygiene**, Verfahren der **kognitiven Verhaltenstherapie** und **Entspannungsverfahren**. Besonders die kognitiv-verhaltenstherapeutischen Verfahren sind in der Insomniebehandlung wirksam und geeignet, langfristig die Schlafstörungen günstig zu beeinflussen.

— Der Vergleich von **kombinierter verhaltenstherapeutisch-pharmakologischer Behandlung** gegenüber den jeweiligen Einzelverfahren kann aufgrund der wenigen vorliegenden Untersuchungen nur vorläufig beurteilt werden. In der Tendenz zeigte sich in klinischen Studien keine Erhöhung in der Effektivität bei der kombinierten Anwendung beider Verfahren, hingegen imponierten bei verhaltenstherapeutischen Maßnahmen noch 6–12 Monate nach Therapieende weiterbestehende Therapieeffekte.

Verhaltenstherapeutische Techniken und Entspannungsverfahren
- Schlafhygiene (s. unten)
- Stimuluskontrolle (z. B. Verwendung des Bettes nur zum Schlafen, nur bei ausgeprägter Müdigkeit zu Bett gehen)
- Schlafrestriktion mit Schlafprotokoll
- Progressive Muskelrelaxation
- Autogenes Training
- Paradoxe Intervention
- Kognitive Fokussierung/Umstrukturierung
- Gedankenstopp
- Biofeedback
- Yoga, Meditation

5.1.6 Nebenwirkungen und Risiken von Hypnotika

Benzodiazepinhypnotika
- Allgemeine NW der BZD ▶ 4.6.
- BZD-Hypnotika besitzen wie die BZD ein Potenzial zu Toleranz und Abhängigkeit ▶ 4.3; Abhängigkeitsproblematik ▶ 4.6.1, ▶ 4.6.2 und ▶ 4.6.3; auch eine *low-dose dependence* (▶ 4.6.1) ist bekannt.
- BZD können anterograde Amnesien hervorrufen. Dieses Risiko steigt dosisabhängig und kann durch ausreichend lange, ununterbrochene Schlafdauer von 7–8 h verringert werden.
- Bei **hohen Dosen** sind, besonders bei älteren Patienten, **Hang-over-Effekte** mit verminderter psychomotorischer Leistungsfähigkeit und Reaktionsbereitschaft (eingeschränkte Verkehrstüchtigkeit, eingeschränkte Leistungsfähigkeit bei Alltagstätigkeiten) bekannt; zusätzlich kann es zu Tagessedierung mit Benommenheit, Müdigkeit, eingeschränktem Reaktionsvermögen und Gedächtnisstörungen kommen.
- Anaphylaktische (allergische) Reaktionen und Angioödeme wurden in jüngerer Zeit häufiger beobachtet.

Non-Benzodiazepinhypnotika
- Bei den Non-BZD-Hypnotika können grundsätzlich alle NW auftreten, die auch bei den BZD-Hypnotika beschrieben sind. Umgekehrt sind bei dieser Substanzklasse keine NW zu finden, die alleinig für sie typisch wären und nicht auch dort beschrieben sind.

▬ Die Non-BZD-Hypnotika *Zaleplon*, *Zolpidem* und *Zopiclon* weisen jedoch bisher ein geringeres, aber nicht **auszuschließendes Abhängig-keits- und Toleranzrisiko** auf. Es kann bei diesen Präparaten zu BZD-typischen Absetzerscheinungen mit innerer Unruhe, Angst, Schlaflosigkeit, Tachykardie, Schwitzen und Parästhesien kommen.

▬ Unter Einnahme von Non-BZD-Hypnotika und von BZD-Hypnotika wurde über komplexe Handlungen wie *sleep driving* (Führen eines Kraftfahrzeuges nach der Einnahme), Kochen, Essen, Telefonieren oder auch Geschlechtsverkehr in einem schlafwandlerischen Zustand, ohne sich später daran erinnern zu können, berichtet. Der gleichzeitige Genuss von Alkohol bzw. die Gabe anderer sedierender Substanzen scheint das Risiko zu erhöhen.

▬ Selten sind paradoxe Disinhibitionsphänomene (Agitiertheit, Euphorisierung, Erregungszustände, Schlaflosigkeit und Aggressivität).

❗ **Cave**
Es gibt immer wieder Berichte über Hochdosisverbrauch von *Zolpidem* und *Zopiclon* (*Zaleplon* wird nicht so häufig verschrieben), manchmal bereits einen Monat nach Therapiebeginn. Zur Verschreibung werden verschiedene Ärzte aufgesucht.

Andere Hypnotika

Auch *Chloralhydrat*, *Diphenhydramin* und *Doxylamin* können grundsätzlich ein Abhängigkeitspotenzial entfalten. Sonstige NW ▶ 5.8, jeweiliges Präparat.

❗ **Cave**
Bei Abhängigkeitserkrankungen sollte auf den Einsatz von Hypnotika verzichtet werden (Ausnahme: Notfallsituation). Alternativen sind schlafinduzierende Antidepressiva bzw. Antipsychotika.

❗ **Cave**
QTc-Zeit-Verlängerungen kommen unter *Chlorahydrat* und *Doxylamin* vor. Bei der Verordnung sind kardiovaskuläre Erkrankungen auszuschließen und zusätzliche AM, die ebenfalls zur QTc-Zeit-Verlängerung führen, sollten dringend vermieden werden (▶ 5.8, Präparate).

5.1.7 Kontraindikationen bei Verordnung von Hypnotika

Kontraindikationen von BZD- und Non-BZD-Hypnotika
- Bekannte Überempfindlichkeit gegen die entsprechende chemische Substanzklasse oder auch gegen andere Inhaltsstoffe der Präparate
- Akute Alkohol-, Schlafmittel-, Analgetika- und Psychopharmakaintoxikation
- Akutes Engwinkelglaukom
- Myasthenia gravis
- Schlafapnoe-Syndrom
- Schwere Leberinsuffizienz
- Schwere Ateminsuffizienz
- Relative Kontraindikationen:
  - Gleichzeitiger Alkoholgenuss, Alkoholmissbrauch oder -abhängigkeit
  - Drogen-/Alkoholmissbrauch oder -abhängigkeit in der Anamnese
  - Ataxie

Kontraindikationen der anderen Hypnotika ► 5.8, jeweiliges Präparat.

5.1.8 Pharmakokinetik und Interaktionen von Hypnotika

Pharmakokinetik der Benzodiazepinhypnotika
- Alle BZD-Hypnotika werden rasch im Magen-Darm-Trakt absorbiert und fluten ausreichend schnell mit wirksamen Konzentrationen im ZNS an.
- Im Rahmen des Phase-I-Metabolismus (► 4.8) entstehen vornehmlich durch Hydroxylierung (u. a. mit anschließender Methoxylierung) sowie Desalkylierung Metaboliten z. T. mit eigenständiger Aktivität am BZD-Angriffspunkt des $GABA_A$-Rezeptors (◻ Tab. 5.1).
- Zum Phase-II-Metabolismus und zu Auswirkungen auf die Anwendung ► 4.8.
- ◻ Tab. 5.1 teilt die BZD-Hypnotika nach Eliminations-HWZ und Metabolitenverhalten ein.

Klinische Hinweise zu den Benzodiazepinhypnotikagruppen (◻ Tab. 5.1)
- Gruppe I und II: Bei zusätzlicher Angstsymptomatik kann ein länger wirksames BZD mit tagsüber persistierenden Plasmaspiegeln sinnvoll sein. Entzugssymptome wie Rebound-Insomnie sind bei BZD mit längerer HWZ nicht direkt nach Absetzen, aber dosisabhängig später zu erwarten.

◼ Tab. 5.1 Einteilung der Benzodiazepinhypnotika nach ihren Eliminationshalbwertszeiten

Benzodiazepinhypnotika	Metaboliten
I. BZD-Hypnotika mit langer HWZ bzw. mit lang wirksamen aktiven Metaboliten	
Flurazepam (2,3–3,4 h)	*Desalkylflurazepam* (50–100 h)
»Prodrug«	*Hydroxyethylflurazepam* (ca. 1–3 h)
IIa. BZD-Hypnotika mit mittellanger HWZ und aktiven Metaboliten	
Flunitrazepam (10–30 h)	*Desmethylflunitrazepam* (20–30 h) *Desmethylhydroxyflunitrazepam* (9–25 h)
IIb. BZD-Hypnotika mit mittellanger HWZ ohne aktive Metaboliten	
Nitrazepam (18–30 h)	–
III. BZD-Hypnotika mit kurzer HWZ und pharmakologisch aktiven, aber kaum relevanten Metaboliten	
Brotizolam (3–8 h)	*9-Hydroxymethylbrotizolam* (ca. 3–6 h) *6-Hydroxymethylbrotizolam* (ca. 3–6 h)
Lormetazepam (8–14 h)	*Lorazepam* (9–19 h)
Temazepam (5–13 h)	*Oxazepam* (4–15 h)
IV. BZD-Hypnotika mit ultrakurzer HWZ und ohne pharmakologisch relevante aktive Metaboliten	
Triazolam (1,5–5 h)	*Hydroxytriazolam* (2–4 h)

— Gruppe III: Hinreichend lange sedativ-hypnotische Wirkung, keine Kumulation bei einmaliger nächtlicher Verabreichung, nur geringe Überhangwirkungen, keine Rebound-Symptomatik in Form von Angstzuständen am nächsten Tag (zu Rebound-Phänomenen nach Absetzen von BZD ► 4.6.2).

— Gruppe IV: Für Durchschlafstörungen weniger geeignet.

❯ **BZD-Hypnotika mit langer oder mittellanger HWZ und aktiven Metaboliten können nach abendlicher Einnahme zu Hang-over-Effekten mit Müdigkeit, Konzentrationsschwäche und Einschränkungen der Aufmerksamkeit mit verminderter Verkehrstauglichkeit aufgrund herabgesetzter Reaktionsfähigkeit führen. Kumulations-**

> ◘ **Tab. 5.2** Einteilung der Non-Benzodiazepinhypnotika nach ihren Eliminationshalbwertszeiten

Non-Benzodiazepinhypnotika	Metaboliten
Non-BZD-Hypnotikum mit *kurzer* HWZ ohne pharmakologisch relevante aktive Metaboliten	
Zopiclon (1,7–5,7 h)	*Zopiclon-N-oxid* (ca. 4,5 h)
Non-BZD-Hypnotikum mit *ultrakurzer* HWZ ohne pharmakologisch aktive Metaboliten	
Zaleplon (1 h), *Zolpidem* (1,5–2,5 h)	–

gefahr besonders bei älteren Patienten und Patienten mit Leber- und Nierenschädigung, vermehrte NW, besonders Muskelrelaxation und ataktische Störungen (Unfallgefahr mit möglichen Frakturen!).

Pharmakokinetik der Non-Benzodiazepinhypnotika

- *Zaleplon*, *Zolpidem* und *Zopiclon* werden schnell resorbiert und erreichen nach ca. 1 h (*Zaleplon*), 1,5–2 h (*Zopiclon*) bzw. 2 h (*Zolpidem*) nach Ingestion maximale Plasmaspiegel (◘ Tab. 5.2).
- Mit 45–60% ist die Plasmaproteinbindung von *Zaleplon* und *Zopiclon* eher gering, *Zolpidem* hat eine Bindung von 92%.
- Der Phase-I-Metabolismus verläuft hauptsächlich über CYP 3A4-Isoenzyme zu nicht (oder nur wenig) aktiven Metaboliten.
- Die Elimination erfolgt zu 56% (*Zolpidem*) bis 80% (*Zopiclon*) renal in Form der Phase-I und deren glukuronidierten Metaboliten.

Pharmakokinetik der übrigen Hypnotika

▶ 5.8, jeweiliges Präparat

Interaktionen

- **Pharmakodynamische Interaktionen** ergeben sich für die Gruppen der BZD- und Non-BZD-Hypnotika v. a. mit sedierenden Substanzen, insbesondere mit GABAerg wirkenden Präparaten.
- **Pharmakokinetische Interaktionen** sind für BZD- und Non-BZD-Hypnotika mit Substanzen zu erwarten, die entweder induzierend oder inhibierend auf Cytochrom-P450-Enzyme wirken, insbesondere bei Kombination mit Induktoren oder Inhibitoren von CYP3A4 (▶ Anhang INT).

▬ Besonders ausgeprägt sind Interaktionen bei *Diphenhydramin*, *Doxyla-min*, *Melatonin* und *Promethazin* (▶ 5.8, jeweiliges Präparat).

5.1.9   Routinehinweise bei Verordnung von Hypnotika

Routinehinweise
▬ Potenzierungsgefahr durch gleichzeitige Einnahme anderer sedierender Pharmaka und von Alkohol
▬ Die Patienten sollten auf folgende Risiken hingewiesen werden:
  – Abhängigkeitsrisiko und mögliche Entzugssymptomatik
  – mögliche Einschränkung der Fahrtüchtigkeit (▶ Kap. 15)
  – Risiko in der Schwangerschaft und Stillzeit (▶ Kap. 14)
Routineuntersuchungen von Labor, EKG, EEG sind nicht notwendig. Bei Leber- und Nierenfunktionsstörungen kann die Wirkstoffelimination reduziert sein.

Die Hinweise gelten für alle Hypnotika; Ergänzungen ▶ 5.8, jeweiliges Präparat.

5.1.10 Dosierung und Behandlungsdauer von Hypnotika

▬ Schlafmittel sollten nicht über längere Zeiträume, d. h. möglichst für nicht mehr als 4 Wochen und nur bei klinisch relevantem Schweregrad, verordnet werden. Im Alter ist im Einzelfall eine niedrige Dosierung (wenn sie nicht gesteigert wird) auch über Jahre zu verantworten.
▬ Bei intermittierenden Schlafstörungen ist die Einnahme von Hypnotika in 4–6 Nächten pro Monat vertretbar.
▬ Es sollte möglichst mit einer niedrigen Dosis begonnen werden.

5.1.11 Hypnotika im höheren Lebensalter

▬ Grundsätzlich sind bei der Verordnung von **BZD- und Non-BZD-Hypnotika** die gleichen Vorsichtsmaßnahmen und Einschränkungen wie bei BZD-Anxiolytika gültig (▶ 4.6). Kumulationsneigung aufgrund verschlechterter Clearance, verlangsamter Eliminationskinetik und verändertem Verteilungsvolumen sowie eine erhöhte Sturzneigung aufgrund der Muskelrelaxation und Ataxie bedürfen im höheren Lebensalter häufig einer Dosisanpassung. Es sollten Präparate dieser Gruppe ohne lang wirksame aktive Metaboliten verschrieben werden, z. B. *Temazepam*, da dann keine Kumulationsgefahr besteht. Die HWZ ist für die Kumulationseffekte nur bei längerer Verordnung wichtig. Bei einer einmaligen Verordnung ist *Diazepam* als Schlafmittel zu empfehlen, weil es sehr schnell resorbiert wird (▶ 4.8.1).

❯ **Es sind im Alter BZD-Hypnotika wie *Temazepam* oder das Non-BZD-Hypnotikum *Zopiclon* vorzuziehen, die nicht verzögert ausgeschieden werden.**

— Vor allem bei Patienten mit **Demenz** und **Verwirrtheit** sowie mit organischen Grunderkrankungen ist die Möglichkeit **paradoxer Erregungszustände** mit Agitiertheit, Schlaflosigkeit und Aggressivität bei der Auswahl der Präparateklasse in Betracht zu ziehen. Ebenso kann es insbesondere bei der Gabe rasch anflutender BZD verstärkt zu **anterograden Amnesien** kommen.

— Bei Verordnung von Antipsychotika als Hypnotika bei Patienten im höheren Lebensalter oder mit Demenz sind die besonderen Risiken zu beachten (▶ 5.1.3, Spezielle Therapiehinweise, ▶ 3.4.6 und ▶ 3.14). Auf eine Verordnung sollte in der Regel verzichtet werden, bei dringender Indikation ist auf die zugelassenen KAP *Melperon* und *Dipiperon* zurückzugreifen.

— Bei **Sturzgefahr** spricht für *Chloralhydrat* die fehlende muskelrelaxierende Wirkung, gegen das Präparat spricht die geringe therapeutische Breite und das erhöhte Interaktionsrisiko (▶ 5.8, Präparat).

❯ **Nicht nur bei den BZD-Hypnotika, sondern auch bei der Verordnung von *Zaleplon*, *Zolpidem* und *Zopiclon* sollten insbesondere bei älteren Patienten die NW-Risiken und die Vorteile sorgfältig gegeneinander abgewogen werden.**

5.2 Medikamente zur Behandlung von Hypersomnie, Narkolepsie, Schlafapnoe-Syndrom und zirkadianen Schlaf-Wach-Rhythmus-Störungen

In diesem Abschnitt wird auf Störungen eingegangen, die durch vermehrte Tagesschläfrigkeit gekennzeichnet sind, nämlich Hypersomnie, Narkolepsie, Schlafapnoe-Syndrom und zirkadiane Schlaf-Wach-Rhythmus-Störungen. DSM-5 fasst diese Störungen nicht in einer Gruppe zusammen, sondern grenzt die beiden erstgenannten Störungen voneinander ab und ordnet das Schlafapnoe-Syndrom den atmungsbezogenen Schlafstörungen zu.

5.2.1 Hypersomnie

Nach DSM-5 ist Hypersomnie gekennzeichnet durch eine subjektiv empfundene erhöhte Schläfrigkeit trotz einer Hauptschlafperiode von mindestens 7 h und mindestens einem der folgenden Symptome:

- wiederholte Schlafphasen oder wiederholtes plötzliches Einnicken am Tag,
- eine Hauptschlafphase von mehr als 9 h Schlaf pro Tag, die als nicht erholsam bewertet wird,
- Schwierigkeiten, nach plötzlichem Aufwachen vollständig wach zu sein.

Die Hypersomnie tritt mindestens dreimal wöchentlich über mindestens 3 Monate auf. Sie geht mit deutlichem Missempfinden oder Störungen von Kognition oder im sozialen, beruflichen oder in anderen Bereichen einher. Sie ist nicht durch eine andere Schlaf-Wach-Störung oder die Wirkung einer Substanz (z. B. Drogenabusus, Medikation) bedingt. Eine Komorbidität mit einer psychiatrischen oder somatischen Erkrankung erklärt nicht das Vorherrschen der Hypersomnie.

Eine seltene Variante stellt das **Kleine-Levin-Syndrom** dar, bei dem rezidivierend in den Phasen mit vermehrter Tagesschläfrigkeit noch weitere Verhaltensauffälligkeiten hinzutreten, z. B. sexuelle Enthemmung und übermäßiges Essen. Zur medikamentösen Therapie wird die Off-label-Gabe von *Lithium* diskutiert.

Zu den Ursachen einer Hypersomnie gehören auch psychiatrische Erkrankungen (relative Häufigkeit: 35%). Bei erhöhter Tagesmüdigkeit im Rahmen psychiatrischer Erkrankungen wird die Grunderkrankung psycho- und pharmakotherapeutisch behandelt. Bei **atypischer Depression** besteht zwar ein vermehrtes Schlafbedürfnis, aber in der Regel keine erhöhte Einschlafneigung am Tage.

- In der **Therapie der Tagesmüdigkeit** der Hypersomnie sind, wie bei der Narkolepsie (▶ 5.2.2), Tagesstrukturierung und geplante Schlafepisoden am Tage hilfreich. Zur medikamentösen Therapie eignen sich Psychostimulanzien (*Amphetamin* und *Methylphenidat*, ▶ 10.5, jeweils Präparat), Verordnung aber *off label*. *Modafinil* wird bei der primären Hypersomnie nicht mehr empfohlen.

Chronic-Fatigue-Syndrom ▶ 1.4.11

5.2.2 Narkolepsie

Bei Narkolepsie zeigen das Schlaf-Wach-Verhalten über 24 h sowie die Schlafarchitektur mehrere Auffälligkeiten. Hauptsymptome sind erhöhte Tagesmüdigkeit mit imperativen Einschlafattacken und Kataplexie (Verlust des Tonus der Skelettmuskulatur infolge affektiver Auslenkung wie Freude oder Ärger). Neben der Kataplexie können weitere Symptome wie hypnagoge Halluzinationen beim Einschlafen oder Schlaflähmung (bei Aufwachereignissen andauernde Muskelatonien) als Zeichen dissoziierten REM-Schlafs auftreten. Im Schlaf-EEG dieser Patienten finden sich häufig sog. Sleep-onset-REM-Episoden, d. h. Episoden von REM-Schlaf innerhalb der ersten 10 min nach Schlafbeginn, häufiges Erwachen und eine Fragmentierung des REM-Schlafs. Im multiplen Schlaflatenztest finden sich sehr kurze Schlaflatenzen und häufig Sleep-onset-REM-Episoden. Über 98% der kaukasischen Narkolepsiepatienten weisen das HLA-Merkmal DQB1*0602 auf. In der Pathophysiologie spielt ein erworbenes, wahrscheinlich vollständiges Versiegen der Produktion der Neuropeptide Orexin-A und -B die Schlüsselrolle (▶ 5.1). Häufig bestehen bei Patienten mit Narkolepsie zusätzlich ein Schlafapnoe-Syndrom, eine REM-Schlaf-Verhaltensstörung, ein Periodic-leg-movement-Syndrom und ein depressives Syndrom (Dresler et al. 2014; Mayer 2014).

▬ Therapeutisch sind zunächst **Verhaltensmaßregeln** indiziert. Es ist ein regelmäßiger Schlaf-Wach-Rhythmus und ein stabiles Lebensumfeld anzustreben. Durch regelmäßige Ruhe- und Schlafpausen kann Einschlafattacken vorgebeugt werden. Monotone Arbeitstätigkeiten sind zu meiden.

Therapie mit Modafinil

Modafinil ist das Mittel der Wahl zur Behandlung einer Narkolepsie und **nur noch bei dieser Indikation zugelassen**. *Armodafinil*, das länger wirksame (R)-Enantiomer von *Modafinil*, ist in den USA zur Behandlung der Narkolepsie zugelassen und ähnlich wirksam. Beide Substanzen führen zu einer deutlichen Verbesserung von Einschlafattacken und Tagesmüdigkeit, haben allerdings nur eine geringe Wirkung auf die Kataplexie, weswegen zumeist eine medikamentöse Kombinationstherapie (z. B. mit Antidepressiva) notwendig ist. *Modafinil* zeigt klinisch nur geringe Anzeichen von Toleranz- und Abhängigkeitsentwicklung.

Modafinil zur Steigerung der Vigilanz bei Gesunden ohne medizinische Indikation (*neuroenhancement drug*) ▶ 10.1.

Wirkmechanismus von Modafinil Der Wirkmechanismus von *Modafinil* ist noch nicht sicher geklärt. Die Substanz führt im Gehirn zu erhöhten Serotonin-, NA, DA- und Histaminkonzentrationen aufgrund eines Anstiegs von Orexin. Extrazelluläres Glutamat steigt im medialen präoptischen und im posterioren Hypothalamus infolge eines verminderten GABAergen Tonus an. Zudem steigen die Glutamatkonzentrationen in Thalamus und Hippokampus an. GABA sinkt u. a im Kortex und in der Area praeoptica medialis des Hypothalamus.

Therapie mit Natriumoxybat

Mit *Natriumoxybat* steht ein Medikament zur Verfügung, das gleichzeitig gegen alle drei Hauptsymptome der Narkolepsie (Kataplexie, Tagesschläfrigkeit und gestörter Nachtschlaf) wirksam ist. Es hat als einzige Substanz eine Zulassung zur Behandlung der Kataplexie und entwickelt keinen Rebound-Effekt der Kataplexien. Allerdings besteht ein Missbrauchs- und Abhängigkeitspotenzial. *Natriumoxybat* unterliegt in Deutschland dem Betäubungsmittelgesetz.

Wirkmechanismus von Natriumoxybat *Natriumoxybat* ist das Natriumsalz des körpereigenen Transmitters γ-**Hydroxybuttersäure**. Der genaue Wirkmechanismus von *Natriumoxybat* ist unbekannt. Einnahme zur Nacht fördert Tiefschlaf, vermehrt die Schlafdauer und vermindert die Tagesschläfrigkeit. Die Substanz wirkt auch antikataplektisch.

Therapie mit Pitolisant

Der Histamin-3-Rezeptor-Ligand *Pitolisant* befindet sich zurzeit im Zulassungsverfahren der EMA. Die Substanz darf bei Narkolepsiepatienten mit oder ohne Kataplexie (≥ 18 J., Grad der Schwerbehinderung mindestens 50%) nach Versagen von allen derzeit verfügbaren Behandlungen oder bei einer Intoleranz oder Kontraindikation zu diesen Behandlungen eingesetzt werden.

Pitolisant ist ein selektiver inverser Agonist des Histamin-3-(H3)-Rezeptors. Die Förderung des Wachzustands durch Orexin wird über das tuberomamilläre histaminerge System vermittelt. Dieses scheint bei Narkolepsie intakt zu bleiben. *Pitolisant* aktiviert die Histaminfreisetzung im Gehirn. Es wird angenommen, dass so trotz Orexinmangels das histaminerge System aktiviert und der Wachzustand gefördert werden kann. *Pitolisant* verbessert die Tagesmüdigkeit bei Narkolepsie (Dauvilliers et al. 2013; Schwartz 2011).

Therapie mit anderen Psychopharmaka

- Diejenigen narkolepsietypischen Symptome, die REM-Schlaf-Äquivalente sind (Kataplexie, hypnagoge Halluzinationen, Schlaflähmung), lassen sich durch den **REM-Schlaf supprimierende Antidepressiva** (*Clomipramin, Fluoxetin, Imipramin, Paroxetin, Reboxetin, Tranylcypromin, Venlafaxin*) günstig beeinflussen. Von diesen ist nur *Clomipramin* speziell für die Behandlung der Narkolepsie zugelassen. Nur für wenige Substanzen liegen kontrollierte Studien zur Wirksamkeit vor. Allerdings ist die positive Wirkung von *Clomipramin, Imipramin, Reboxetin* und *Venlafaxin* so offenkundig, dass es bezüglich der Wirksamkeit keines qualitativen Nachweises bedarf. Generell sind geringere Dosen, als sie zur antidepressiven Behandlung erforderlich sind, ausreichend. Das Absetzen von Antidepressiva kann zu einer deutlichen Zunahme der Häufigkeit von Kataplexien bis hin zum sog. Status cataplecticus führen.

- **Methylphenidat** ist trotz seiner Zulassung bei Narkolepsie nur Medikament 2. Wahl (Zulassung gilt nur für Ritalin [nicht Ritalin LA], ▶ 10.5, Präparat); dies gilt auch für die Amphetaminpräparate (Off-label-Verordnung).

5.2.3 Schlafapnoe-Syndrom

Das Schlafapnoe-Syndrom ist durch nächtliche Atempausen charakterisiert; unterschieden werden ein **zentral** bedingtes und ein **obstruktives** Apnoe(OSAS)/Hypopnoe-Syndrom. Die zahlreichen nächtlichen Atempausen, die durch kurzzeitige Vigilanzanhebung begrenzt werden, führen zu einer Fragmentierung des Schlafs. Folge sind Tagesmüdigkeit mit Einschlafneigung, Nachlassen der geistigen Leistungsfähigkeit mit Konzentrations- und Merkfähigkeitsstörungen, depressive Verstimmungen, sexuelle Funktionsstörungen und morgendliche Kopfschmerzen. Internistische Folgekrankheiten können Hypertonie, Herzinsuffizienz, Herzrhythmusstörungen und Polyglobulie sein. Die Diagnosesicherung ist durch eine polysomnographische Untersuchung im Schlaflabor mit Registrierung respiratorischer Parameter möglich. Eine obstruktive Schlafapnoe mit wiederholten Kollapszuständen des Pharynx im Schlaf ist ein kardiovaskulärer Risikofaktor.

- Die Therapie richtet sich nach dem Schweregrad. Allgemeine Verhaltensmaßnahmen umfassen Regulierung des Schlaf-Wach-Rhythmus, Vermeidung von abendlichem Alkoholkonsum, keine Verordnung von sedierenden Medikamenten am Abend, ggf. Gewichtsreduktion. Bei schwer ausgeprägter Symptomatik ist eine kontinuierliche Überdruckbeatmung während der Nacht notwendig (*continuous positive airway pressure*, **CPAP**); in manchen Fällen ist auch ein chirurgischer Eingriff indiziert; dies gilt insbesondere für die obstruktive Schlafapnoe.

5.2.4 Zirkadiane Schlaf-Wach-Rhythmus-Störungen

Abhängig von Flugrichtung und Zahl der überflogenen Meridiane divergiert beim **Jetlag-Syndrom** die Tageszeit vom inneren Schlaf-Wach-Rhythmus. Symptome sind Benommenheit, Verstimmungszustände, Schwindel, gastrointestinale Beschwerden. Die beste Therapie ist die Adaptation an den lokalen Rhythmus bei guter Lichtexposition. 0,5–5 mg *Melatonin*, 1 h vor dem Zubettgehen über 4 Tage nach der Ankunft können die Beschwerden lindern. Bei schweren Schlafstörungen können Non-BZD-Hypnotika für einige Tage eingenommen werden.

Personen, die in Nachtschicht arbeiten, können, insbesondere bei unregelmäßigen Wechselschichten, ein **chronisches Schichtarbeitersyndrom** entwickeln, bei dem neben Insomnie vermehrte Tagesschläfrigkeit auftritt. Erleichterung können Schichtwechsel im Uhrzeigersinn, längere Schichtstabilität und helles Licht am Arbeitsplatz bewirken. *Modafinil* wird beim Schichtarbeitersyndrom nicht mehr empfohlen. Kausale Therapie ist die Wiedereingliederung in den Tagdienst.

Für die Behandlung der **Nicht-24-Stunden-Schlaf-Wach-Störung** bei völlig blinden Personen, bei der die Adaptation des Schlaf-Wach-Verhaltens an den 24-Stunden-Rhythmus gestört ist, wurde bereits von der FDA und der EMA der Melatoninrezeptoragonist *Tasimelteon* zugelassen.

5.3   Medikamente zur Behandlung von Parasomnien

Parasomnien sind Erkrankungen, die durch ungewöhnliches Verhalten, Erleben oder physiologische Ereignisse in Verbindung mit Schlaf, spezifischen Schlafstadien oder Schlaf-Wach-Übergängen gekennzeichnet sind. Parasomnien treten zumeist im Kleinkindesalter auf, können aber auch im Erwachsenenalter bestehen. Eine spezifische Pharmakotherapie für Parasomnien ist nicht etabliert. Grundsätzlich sind Psychoedukation und Psychotherapie mit Entspannungsübungen indiziert.

Induktion von Parasomnien durch AM ▶ 5.6

5.3.1   Arousal-Störungen des Non-Rapid-Eye-Movement-Schlafs (NREM-Parasomnien)

DSM-5 fasst zwei unterschiedliche Störungen unter diesem Oberbegriff zusammen, mit der Begründung, es handele sich um unvollständiges Erwachen, zumeist im ersten Drittel der Nacht. Allerdings befinden sich Schlafwandler im Non-REM-Schlaf meist im Tiefschlaf.

Schlafwandeln (Somnambulismus)   Somnambulismus tritt im Tiefschlaf auf. Der Betroffene gestikuliert mit geöffneten Augen im Bett, geht im Zimmer auf und ab oder verlässt es, reagiert kaum auf Ansprache und ist vorübergehend desorientiert. Zum Ablauf besteht eine Amnesie.

— Bei Somnambulismus sollte stets eine Verhaltensberatung erfolgen, um Verletzungen vorzubeugen, v. a. die Sicherung des Schlafzimmers. Bei häufigem Schlafwandeln kann das tiefschlafreduzierende BZD *Clonazepam* (0,5–2 mg) verordnet werden.

Schlafterror (Pavor nocturnus) Bei ausgeprägtem Pavor nocturnus kann *off label Clonazepam* (Rivotril 0,5–2 mg), alternativ auch *Alprazolam, Diazepam* und *Imipramin* gegeben werden.

5.3.2 Albtraum-Störung

In Albträumen werden lebensbedrohliche Ängste erlebt. Sie treten v. a. im REM-Schlaf in den frühen Morgenstunden auf. Beim Erwachen ist der Betroffene orientiert. Dagegen ist Pavor nocturnus an den Tiefschlaf gebunden und geht mit einer vegetativen und emotionalen Erregung und vorübergehender Desorientierung einher. Pavor nocturnus findet sich zumeist bei Kindern und Jugendlichen.

- Verschiedene verhaltenstherapeutische Verfahren reduzieren die Häufigkeit von Albträumen.
- Es gibt positive therapeutische Fallberichte zu *Clonidin, Doxazosin, Olanzapin, Quetiapin* und *Trazodon*.

5.3.3 REM-Schlaf-Verhaltensstörung

Bei der REM-Schlaf-Verhaltensstörung ist die physiologische Atonie der quergestreiften Muskulatur während der REM-Episoden v. a. infolge neurodegenerativer Prozesse gestört. Im REM-Schlaf tritt einfaches oder komplexes, z. T. auch eigen- und fremdgefährdendes Verhalten (u. a. Schreien, Murmeln, Weinen, Singen, Um-sich-Schlagen, Treten) auf. REM-Schlaf-Verhaltensstörungen treten bei zwei Dritteln der Patienten mit degenerativen Erkrankungen (Parkinson-Erkrankung, Demenz) als Vorboten auf (Pollmächer et al. 2014) auf.

- Mittel der Wahl ist *Clonazepam* (Rivotril 0,5–2 mg 30 min vor dem Schlafengehen).
- Bei mangelnder Wirksamkeit oder Kontraindikation wegen gleichzeitiger Schlafapnoe oder Demenz kann *Melatonin* (3–12 mg 2 h vor dem Schlafengehen) gegeben werden.
- *Pramipexol* (bis 1,5 mg) ist eine dritte Option.
- Die Umgebung muss gesichert werden.

Bruxismus (Zähneknirschen) Bruxismus wird zwar im DSM-5 nicht genannt, aber traditionell zu den Parasomnien gezählt. Bei Bruxismus sollte neben Entspannungsverfahren eine Vorstellung beim Zahnarzt (Verordnung einer Aufbissschiene) erfolgen. Eine medikamentös unterstützende Therapie wird mit 0,3 mg *Clonidin* (▶ 7.4, Präparat) und kurzfristig mit BZD vorgeschlagen.

5.4   Medikamente zur Behandlung des Restless-Legs-Syndroms

Bei Bewegungsstörungen im Schlaf treten relativ einfache, stereotype Bewegungen auf. Zugleich kommt es durch die Unvereinbarkeit von ausgeprägter Bewegung und Schlaf zu Schlafstörungen und erhöhter Tagesschläfrigkeit. Beim **Restless-Legs-Syndrom** (RLS) wird das Einschlafen durch einen Bewegungsdrang aufgrund von Missempfindungen in den Extremitäten, v. a. den Beinen, gestört. Die sensiblen Störungen oder Schmerzen treten ausschließlich in Ruhe auf und werden durch Bewegung gebessert oder sistieren. Eine zirkadiane Rhythmik mit Überwiegen aller Symptome am Abend und in der Nacht ist typisch. Die gestörte Nachtruhe führt zu erheblichen Ein- und Durchschlafstörungen mit resultierender Tagesmüdigkeit und Erschöpfung. RLS ist zu 80% mit *periodic limb movement disorder* (PLMD) assoziiert.

Es wird zwischen **idiopathischen** und **symptomatischen Formen** unterschieden. Symptomatische Formen des RLS kommen u. a. bei Polyneuropathie, Niereninsuffizienz, rheumatischer Polyarthritis, Parkinson-Erkrankung, spinalen Erkrankungen, multipler Sklerose, Schlafapnoe-Syndrom, Narkolepsie, Varikosis, Hyper- und Hypothyreosen, Vitamin-B_{12}- und Folsäuremangel sowie Eisenmangelanämie vor. RLS im 3. Trimenon der Schwangerschaft bildet sich nach der Entbindung meist spontan zurück. Über 50% der Patienten mit einem idiopathischen RLS haben eine positive Familienanamnese. In genomweiten Assoziationsstudien wurden genetische Risikovarianten in 6 Regionen identifiziert.

Die **PLMD** ist durch kurze stereotype Bewegungen bzw. Muskelkontraktionen im Bein mit einem Rhythmus von 20–60 s gekennzeichnet. In der Polysomnographie können periodische Bewegungen von Beinen und Armen im Schlaf (PLMS) oder im Wachen (PLMW) auch ohne typische RLS-Symptomatik (insbesondere Bewegungsdrang) beobachtet werden. Die Indikation zur Therapie der PLMD ergibt sich nach der Abklärung im Schlaflabor aus der subjektiven Beeinträchtigung durch Schlafstörungen und ihrer Konsequenzen für die Tagesbefindlichkeit.

RLS und PLMD werden in der Regel mit *L-Dopa* (syn. *Levodopa*) und **DA-Agonisten** behandelt (Hornyak et al. 2014). Abhängig von der Schwere der Symptomatik, der zeitlichen Verteilung der Beschwerden und NW (z. B. Augmentation) ist zwischen einer Therapie mit *L-Dopa* und DA-Agonisten abzuwägen. Neue Studien zeigen die Wirksamkeit von α_2-δ(2-δ)-Liganden *Gabapentin* und *Pregabalin* (Trenkwalder et al. 2013). Die medikamentöse Therapie wird durch spezifische Verhaltensmaßregeln, wie z. B. Verzicht auf Koffein, Alkohol, Tabak sowie Medikamente, die ein RLS auslösen können, ergänzt. Bei leichten Formen ist auch geistige und körperliche Aktivität hilfreich. Bei symptomatischer RLS ist die Behandlung der zugrunde liegenden

Erkrankung anzustreben. Bei Patienten mit niedrigen Ferritin-Spiegeln sollte als Erstes die Eisensubstitution erfolgen.

L-Dopa wird bei idiopathischem RLS eingesetzt, wenn die Symptome nur intermittierend auftreten und ein rascher Wirkungseintritt erwünscht ist. Sind Beschwerden jede Nacht oder auch außerhalb der Einschlafphase vorhanden, sind DA-Agonisten oder α_2-δ-Liganden als Primärtherapie zu empfehlen. Die folgenden Faktoren sind hilfreich, um zwischen einem Therapiebeginn mit DA-Agonisten und α_2-δ-Liganden zu entscheiden (Trenkwalder et al. 2015). Eine erhöhte Anzahl von periodischen Beinbewegungen in der Nacht oder motorische Symptome tagsüber sowie eine zusätzlich vorliegende Depression sprechen für einen Therapiebeginn mit DA-Agonisten. Im Gegensatz dazu sind zusätzlich vorliegende Schmerzen, Polyneuropathie, Angststörungen und das frühere Auftreten einer Impulskontrollstörung Hinweise für eine Therapie mit α_2-δ-Liganden. Der Einsatz von *Oxycodon* in Kombination mit *Naloxon* oder anderen Opioiden sollte bei Versagen anderer Therapien, Schmerzen, die eine pharmakologische Therapie erfordern, einem refraktären RLS und bestehenden Kontraindikationen gegen eine dopaminerge Therapie erfolgen.

Die **Augmentation** stellt eine wesentliche Komplikation in der längerdauernden Behandlung des RLS dar und bedeutet u. a. ein im Tagesverlauf früheres Auftreten der RLS-Symptome, eine Zunahme der Intensität der RLS-Symptome tagsüber und/oder eine Ausweitung der RLS-Symptome auf z. B. die Arme bei abendlicher Einnahme von *L-Dopa* oder DA-Agonisten. Die Augmentation tritt häufig bei höheren Dosen von *L-Dopa* und DA-Agonisten auf, sodass diese reduziert werden müssen.

5.4.1 L-Dopa

Wirksam sind sowohl beim idiopathischen als auch beim symptomatischen RLS die Kombinationspräparate aus **L-Dopa plus Benserazid**, einem Inhibitor der aromatischen Aminosäuredecarboxylase (AADC), wovon es unretardierte (Restex) und retardierte Formen (Restex retard) gibt. Durch die AADC-Inhibition wird die Umwandlung von *L-Dopa* zu DA in der Peripherie verhindert, damit *L-Dopa* die Blut-Hirn-Schranke überwinden kann. Vorteile von *L-Dopa* sind der schnelle Wirkungseintritt (innerhalb einer Stunde) und die gute Steuerbarkeit. Deshalb wird *L-Dopa* besonders in Situationen als Bedarfsmedikation empfohlen. Wegen der kurzen Wirkdauer kann die kombinierte Einnahme des unretardierten und des retardierten Präparats (100–300 mg/d) sinnvoll sein. Neben einer verbesserten Schlafqualität (Reduktion der Aufwachhäufigkeit und Abnahme der Gesamtwachzeit) nehmen unter der Behandlung die PLMS deutlich ab.

5.4.2 Dopaminagonisten

Unter den DA-Agonisten werden Ergot- und Nicht-Ergot-DA-Agonisten unterschieden. Die Ergot-DA-Agonisten können unter der Langzeittherapie Herzklappenfibrosen auslösen, sodass ihr Einsatz nur unter echokardiographischer Kontrolle erfolgen sollte.

Die **Nicht-Ergot-DA-Agonisten** *Rotigotin*, *Ropinirol* und *Pramipexol* (Dosis ▶ 5.8, Präparat) werden als Therapie der 1. Wahl empfohlen, wenn eine PLMD zusammen mit depressiver Symptomatik auftritt. In einer Metaanalyse zeigte *Pramipexol* im Vergleich zu *Rotigotin* eine gleich gute, im Vergleich zu *Ropinirol* eine bessere Wirksamkeit. Zur Behandlung von RLS steht auch eine transdermale Verabreichung des Nicht-Ergot-DA-Agonisten *Rotigotin* zur Verfügung. Vorteil des Pflasters ist u. a. ein fehlender First-pass-Effekt in der Leber und damit ein gleichmäßigerer Plasmaspiegel.

Bei Patienten mit **unzureichendem Ansprechen** auf *L-Dopa* bzw. Nicht-Ergot-DA-Agonisten (*Pramipexol, Ropinirol, Rotigotin*) ist ein Therapieversuch mit den nicht für RLS (und PLMD) zugelassenen Ergot-DA-Agonisten (*Bromocriptin, Cabergolin, Lisurid, Pergolid*), Opioiden (*Codein, Oxycodon, Tilidin*) oder Antikonvulsiva (*Pregabalin, Gabapentin* [Gabapentin enacarbil nur in USA zugelassen]) möglich.

Bei einem Teil der mit *L-Dopa* behandelten Patienten, jedoch auch bei der Behandlung mit (höher dosierten) DA-Agonisten kommt es zu einer Augmentation (Risiko ab 200–300 mg *L-Dopa* sowie bei niedrigen Ferritin-Werten). Um dann eine kontinuierliche Dosissteigerung zu vermeiden, ist *L-Dopa* langsam auszuschleichen und parallel hierzu die Behandlung mit einem der DA-Agonisten zu beginnen. Bei Augmentation unter DA-Agonisten sollte auf ein langwirksames Präparat, z. B.*Rotigotin*-Pflaster, auf 2-δ-Liganden (*Gabapentin* oder *Pregabalin*) oder auf Opioide umgestellt werden.

Als besondere **Risiken** unter DA-Agonisten sind Hypersexualität, pathologisches Spielen und Zwangsstörungen beschrieben (Moore et al. 2014), wobei Patienten mit psychiatrischen Erkrankungen, besonders Suchterkrankungen in der Vorgeschichte, gefährdet sind. Weiterhin besteht die Gefahr plötzlicher Einschlafattacken. Insomnie kann kann sich einstellen, da DA-Agonisten mit dem Tiefschlaf interferieren.

5.4.3 α$_2$-δ-Liganden

Eine Alternative zur Therapie mit DA-Agonisten ist die Therapie mit den α$_2$-δ-Liganden *Gabapentin* und *Pregabalin* (*off label*). Beide sind auch bei neuropathischen Schmerzen und *Pregabalin* auch bei Angststörungen wirksam.

Gabapentin kann die Symptome bei moderatem bis schweren RLS verbessern und wird als primäre oder sekundäre Therapie empfohlen (300–1800 mg/d; Trenkwalder et al. 2015). Die Prodrug Gabapentin enacarbil (in USA zugelassen) zeigt reliablere Plasmaspiegel und reduziert die RLS-Symptomatik. Höhere Dosen weisen bessere Effekte auf.

Pregabalin, ein Analog der γ-Aminobuttersäure (▶ 4.2 und ▶ 4.12, Paräparat), hat in mehreren RCT Wirksamkeit bei RLS gezeigt. Die Dosierungen reichten von 50–600 mg, wobei mit 123,9 mg eine signifikante Verbesserung erreicht wurde. In höheren Dosen wurde eine hohe NW-Rate berichtet. Eine RCT zeigte, dass 300 mg *Pregabalin* so effektiv waren wie 0,5 mg *Pramipexol*, wobei unter *Pregabalin* keine Augmentation auftrat (Allen et al. 2014).

Als **Nebenwirkungen** treten unter den α_2-δ-Liganden Schwindel, Tagesmüdigkeit und Fatigue auf, sodass eine langsame Aufdosierung empfohlen wird. Ein Problem mit der Anwendung von *Gabapentin* stellt die variable intestinale Resorption dar. NW zu *Pregabalin* ▶ 4.12, Präparat.

5.4.4 Oxycodon/Naloxon

Kontrollierte Erfahrungen mit Opioiden lagen bisher kaum vor. Eine neue Studie zeigt, dass ein schweres RLS nach Versagen der dopaminergen Therapie durch eine Kombination von *Oxycodon* und *Naloxon* in Retardform gut kontrolliert werden kann (Trenkwalder et al. 2013). *Oxycodon* ist ein Opioidanalgetikum, das an verschiedenen Opioidrezeptoren im Gehirn als Agonist wirkt. *Naloxon* ist dagegen ein reiner kompetitiver Opioidantagonist. *Naloxon* wird in fixer Kombination mit *Oxycodon* verabreicht, um einer opioidinduzierten Obstipation entgegenzuwirken, indem es die Wirkung von *Oxycodon* auf die Opioidrezeptoren im Darm lokal blockiert. Die Fixkombination aus retardiertem *Oxycodon/Naloxon* erwies sich bei RLS als gut verträglich. Eine Augmentation wurde mit *Oxycodon/Naloxon* über ein Jahr nicht beobachtet. Entzugssymptome traten bei einem Patienten nach 12 Wochen und bei 2 Patienten nach einem Jahr der Behandlung auf. Aufgrund der obigen Studie wurde die Retardform von *Oxycodon/Naloxon* in Europa als *second line* zur RLS-Therapie zugelassen.

5.4.5 Andere Arzneimittel

Aus der Gruppe der BZD ist für *Clonazepam* und *Diazepam* eine Wirksamkeit beschrieben. Aufgrund der möglichen Toleranzentwicklung ist jedoch ein längerfristiger Einsatz nicht indiziert.

5.5   Medikamente zur Behandlung der Enuresis

Enuresis (nach ICD-10: Enuresis nocturna) wird diagnostiziert bei unwillkür-
lichem nächtlichem Harndrang bei Kindern ab einem Lebens- und geistigem
Alter von 5 J. Organische Grunderkrankungen müssen ausgeschlossen werden.
Die Störung gilt traditionell als Parasomnie; Enuresis tritt nur im Schlaf auf.
Nach DSM-5 ist es eine Ausscheidungsstörung.

- Enuresis sollte zunächst mit apparativer Verhaltenstherapie behandelt
  werden. Eine medikamentöse Therapie ist indiziert, wenn andere
  Maßnahmen nicht erfolgreich waren, nicht durchgeführt werden können
  oder eine spezifische Indikation, wie z. B. das Nichteinnässen auf einer
  Klassenfahrt, besteht.
- Das Mittel der Wahl ist das synthetische Analogon von ADH *Desmopressin*
  (Minirin) (zugelassen). Bei 70% der Kinder kommt es zu einer Reduktion
  des nächtlichen Einnässens. Das AM sollte nicht länger als 12 Wochen
  verordnet werden. Für die nasale Applikation besteht keine Zulassung
  mehr. Besonders wirksam ist die Kombination von *Desmopressin* und
  apparativer Verhaltenstherapie, v. a. bei hoher Einnässfrequenz und
  begleitenden Verhaltensauffälligkeiten.
- Wenn eine längerfristige pharmakologische Behandlung nötig ist, haben
  sich *Clomipramin* und *Imipramin* (beide zugelassen) aufgrund ihrer anticholinergen Wirkung bewährt. Dosierungen:
  - *Clomipramin*: Erwachsene: 5–100 mg/d, bis max. 250 mg, Pädiatrie:
    initial 10 mg/d, 20 mg/d bei 5- bis 7-Jährigen, 20–50 mg/d bei 8- bis
    14-Jährigen, 50 mg oder mehr ab 15. J.
  - *Imipramin*: Erwachsene: 50-100 mg/d, bis max. 300 mg/d; Pädiatrie:
    initial 10 mg/d, 20 mg bei 5- bis 8-Jährigen, 20-50 mg/d bei 9- bis
    14-Jährigen, 50-80 mg/d ab 15 J.). *Imipramin* wird bei Kindern in der
    Dosis von 1 mg/kg KG gut vertragen.
- Bei zu geringer Blasenkapazität ist die Gabe der Anticholinergika
  Oxybutynin oder *Propiverin* (beide zugelassen) sinnvoll.

5.6   Substanz-/medikamenteninduzierte
         Schlafstörung

In dieser Kategorie fasst DSM-5 Schlafstörungen durch Substanzen einschließlich Alkohol, Koffein, Kokain, Tabak zusammen. In diesem Abschnitt werden
nur Schlafstörungen in Zusammenhang mit AM aufgeführt.

Substanz-/medikamenteninduzierte Insomnie Eine potenziell schlafstörende Wirkung haben aktivierende Antidepressiva (z. B. MAOH, SSRI, SNRI,

NDRI, *Reboxetin*), Amphetamine, Antiasthmatika (z. B. *Clenbuturol*), Antibiotika (z. B. Makrolide, Gyrasehemmer), Anticholinergika, Antihypertensiva (z. B. β-Rezeptorenblocker, Kalziumantagonisten, ACE-Hemmer, *Clonidin*, *Urapidil*), Antiparkinsonmittel (z. B. *L-Dopa*, *Bromocriptin*), Chemotherapeutika, kurz wirksame Hypnotika (über Rebound-Phänomen), Interferone, Koffein, Kontrazeptiva, Kokain, Kortikosteroide, Migränetherapeutika (z. B. *Methysergid*), Nikotin, aktivierende Nootropika (z. B. *Piracetam*), Sympathomimetika (z. B. *Ephedrin*), *Theophyllin*, *Thyroxin*.

Substanz-/medikamenteninduzierte Hypersomnie Akute Intoxikationen mit Hypnotika führen zur Hypersomnie.

Substanz-/medikamenteninduzierte Parasomnie *Mirtazapin* kann Albträume induzieren. Schlafwandeln wurde unter *Olanzapin*, *Asenapin*, *Natriumoxybat* und Non-BDZ-Hypnotika beobachtet. BZD- und Non-BZD-Hypnotika können komplexe Handlungen wie *sleep driving* verursachen, ► 5.1.6. *Sleep driving* wurde auch nach Einnahme von *Natriumoxybat* berichtet. REM-Schlaf-Verhaltensstörung kann insbesondere durch Antidepressiva (*Sertralin*, *Clomipramin*, *Fluoxetin*, *Venlafaxin*, *Mirtazapin*), *Selegin* (MAO-B-Hemmer), *Lamotrigin*-Entzug, *Bisoprolol* und Alkohol, Schokolade sowie Kaffee induziert werden (Oertel et al. 2014).

Substanz-/medikamenteninduzierte Albtraum-Störung β-Rezeptorenblocker, α-Agonisten und *Paroxetin* können u. a. Albträume induzieren.

Substanz-/medikamenteninduziertes Restless-Legs-Syndrom Psychopharmakabedingtes RLS kann verursacht werden durch: TZA (besonders *Amitriptylin*), SSRI (besonders *Fluoxetin* und *Paroxetin*, aber auch *Citalopram*, *Escitalopram*, *Sertralin*), *Venlafaxin*, *Mirtazapin* und *Mianserin* (sehr häufig), Antipsychotika, Antikonvulsiva und *Lithium*. Auch unter *Metoclopramid*, *Interferon-α*, H_2-Rezeptorenblockern, *L-Thyroxin*, *Flunarizin*, Saccharin, Koffein und Alkohol können RLS auftreten. PLMS kann unter *Sertralin* auftreten.

5.7 Plasmakonzentrationen von Hypnotika

Die Messung von Plasmakonzentrationen ist bei Hypnotika für die Therapiesteuerung in der Regel nicht notwendig, da die hypnotische Wirkung kurze Zeit nach Einnahme eintritt. Bei Hypnotika mit Abhängigkeitspotenzial kann allerdings eine Plasmakonzentrationsmessung im Einzelfall sinnvoll sein, wenn bei therapeutisch empfohlenen Dosen keine schlafinduzierende Wirkung eintritt.

Durch eine Messung der Plasmakonzentration kann überprüft werden, ob eine unzureichende oder fehlende Wirkung durch mangelhafte Adhärenz (keine Wirkspiegel wegen Nichteinnahme), einen beschleunigten Metabolismus (zu niedrige Wirkspiegel, metabolische Toleranzbildung durch induzierendes AM) oder eine Rezeptor-Desensitivierung (normale Wirkspiegel) erklärt werden kann. Zusätzlich kann durch eine Messung der Plasmakonzentration geprüft werden, ob eine zu lang anhaltende sedierende Wirkung (verminderte Aufmerksamkeit, eingeschränkte Fahrtauglichkeit) durch einen verlangsamten Abbau des Hypnotikums (z. B. durch Wechselwirkungen mit Inhibitoren von CYP2C19 oder CYP3A3) verursacht wurde.

5.8   Präparate

Bei Generika wird in der Regel auf die Angabe der Packungsgröße und der Darreichungsformen verzichtet; diese müssen ggf. der Fachinformation entnommen werden. Es wird auf die weiterführende und ergänzende Darstellung der NW in ▶ 5.1.6 und Kontraindikationen in ▶ 5.1.7 für Hypnotika sowie auf die Besonderheiten im Alter und bei internistischen Erkrankungen (▶ 5.1.11 und ▶ Kap. 13) hingewiesen. Wegen der Ähnlichkeit der NW und Kontraindikationen bei den BZD werden sie auch gemeinsam in ▶ 4.6 abgehandelt. Schwangerschaftsrisiken ▶ Kap. 14.

Brotizolam
Thieno-triazolo-diazepin
2-Brom-4-(o-chlorphenyl)-9-methyl-6H-thieno[3, 2-f]-s-triazolo[4, 3-a]
[1, 4]diazepin
Lendormin (Boehringer Ingelheim)
Tbl. 0,25 mg (10, 20 Tbl.)

- **Pharmakodynamik**
- Verstärkung der GABAergen Hemmung über spezifische BZD-Rezeptoren (GABA$_A$-Rezeptorkomplex).

- **Pharmakokinetik**
- Schnelle Resorption; Bioverfügbarkeit etwa 70%; T_{max} = 0,8–1 h; $t_{1/2}$ = 3–8 h; bei älteren Patienten 6–9 h.
- Die Hauptmetaboliten *9-Hydroxymethyl-Brotizolam* und *6-Hydroxy-Brotizolam*, die durch CYP3A4 gebildet werden, haben der Muttersubstanz vergleichbare Affinitäten zum Rezeptor und Eliminations-HWZ (3–6 h), scheinen aber nicht zur pharmakologischen Wirkung beizutragen.

■ Keine Kumulationsgefahr.
■ Plasmakonzentration 1 h nach Einnahme von 0,25 mg: 4–10 ng/ml[p].

■ **Indikationen und Behandlungshinweise**
■ *Ein- und Durchschlafstörungen[z]*.
■ Routinehinweise ▶ 5.1.9.

■ **Dosierung**
■ Regeldosis 0,125–0,25 mg[z]. Es können auch, v. a. bei älteren Patienten, 0,125 mg ausreichend sein.

■ **Nebenwirkungen und Intoxikationen**
▶ 5.1.6, ▶ 4.6.

Risikopopulationen ▶ 4.6.

■ **Kontraindikationen**
■ ▶ 5.1.7.

■ **Interaktionen**
■ Vorsicht bei der Kombination mit anderen zentral dämpfenden Pharmaka, einschließlich Alkohol.
■ Bei Kombination mit **Inhibitoren** oder **Induktoren** von **CYP3A4** (▶ **Anhang INT**) kann es zu einer veränderten Pharmakokinetik kommen. Die Effekte scheinen klinisch nicht relevant zu sein. Bei Risiko-patienten und im Alter allerdings besondere Vorsicht.

■ **Bewertung**
Wirksames Hypnotikum. Keine Kumulationsneigung. Abhängigkeitsrisiko.

Chloralhydrat
Trichlor-Ethandiol

Chloraldurat 250 mg (Desitin)	**Chloraldurat 500 mg** (Desitin)
Kps. 250 mg (30 Kps.)	Kps. 500 mg (15, 30 Kps.)

■ **Pharmakodynamik**
■ Angriffspunkt am $GABA_A$-Rezeptorkomplex, evtl. auch am NMDA-Rezeptor.

- **Pharmakokinetik**
- Schnelle Resorption; orale Bioverfügbarkeit 95%; T_{max} = 30 min; rasche Umwandlung hauptsächlich in der Leber durch Alkoholdehydrogenase zum eigentlich aktiven Metaboliten *Trichlorethanol* ($t_{1/2}$ = 7–9 h); nach Glukuronidierung renale Eliminierung, max. Plasmaspiegel von *Trichlorethanol* treten etwa 30–60 min nach oraler Gabe von *Chloraldurat*. Die Plasma-HWZ von *Chloralhydrat* beträgt 4 min.

- **Indikationen und Behandlungshinweise**
- *Kurzzeitbehandlung von Schlafstörungen bei klinisch bedeutsamem Schweregrad[z].*
- *Chloralhydrat* hat keine muskelrelaxierende Begleitwirkung. Hierdurch gewinnt das Präparat einen besonderen Stellenwert bei älteren Patienten, die durch Stürze besonders gefährdet sind.
- Bei wiederholter Einnahme zeigt *Chloralhydrat* oft schon nach etwa einer Woche u. a. aufgrund einer Enzyminduktion einen deutlichen **Wirkungsverlust**.
- Die therapeutische Breite von *Chloralhydrat* ist gering. Letale Dosis 5–10 g. Bei zusätzlichem Alkoholkonsum besteht die Gefahr der Atemlähmung.

- **Dosierung**
- 250–1000 mg als Standarddosierung, max. Tagesdosis 1,5 g[z].

- **Nebenwirkungen, Risikopopulationen und Intoxikationen**

Kreuztoleranz und Kreuzabhängigkeit u. a. mit Alkohol, BZD und Barbituraten. **Abhängigkeitsentwicklungen** wie bei den BZD sind bekannt. Bei plötzlichem Entzug nach längerer Anwendung Auftreten typischer Entzugssyndrome wie bei BZD.

Zur Häufigkeit existieren keine sicheren Angaben: Benommenheit, Schwindel, Kopfschmerzen, Verwirrtheit, Ängstlichkeit, Schlafstörungen, Müdigkeit am Morgen, Magen-Darm-Beschwerden, Verlängerung des QTc-Intervalls, allergische Reaktionen (v. a. der Haut).

Sonstige NW Sehr selten TdP.

Wegen der schleimhautreizenden Wirkung wird *Chloralhydrat* in Kapselform verabreicht.

Risikopopulationen **Herz:** Vorsicht bei Herz-Kreislauf-Erkrankungen. **Leber** und **Niere:** ggf. Dosisreduktion bei Leber- und Nierenfunktionsstörungen.

Intoxikationen Akzentuierte NW, Bewusstseinsstörungen, Hypotonie, QTc-Zeit-Verlängerungen, Herzrhythmusstörungen, respiratorische Insuffizienz.

■ **Kontraindikationen**

– Akute Alkohol-, Schlafmittel-, Analgetika- und Psychopharmakaintoxikation, schwere Leber- und Nierenfunktionsstörungen, schwere Herz-
und Kreislaufschwäche, Behandlung mit Antikoagulanzien vom Cumarin-
Typ, hereditäre Fruktoseintoleranz, Abhängigkeitserkrankungen.

Relative Kontraindikationen

– Gastritis, Atemstörungen, Schlafapnoe-Syndrom, Hypokaliämie,
Bradykardie, angeborenes Long-QT-Syndrom, andere kardiale Störungen
(insbesondere Erregungsleitungsstörungen, Arrhythmien).

■ **Interaktionen**

– Vorsicht bei der Kombination mit anderen zentral dämpfenden
Pharmaka, einschließlich Alkohol (Verstärkung der Sedierung).

– Keine Kombination mit Pharmaka, die die QTc-Zeit verlängern, wie z. B.
Amiodaron, *Erythromycin*, *Haloperidol*, *Domperidon* oder *Methadon*,
oder die zu einer Hypokaliämie führen, z. B. Antikoagulanzien,
Furosemid, Antidiabetika.

– Keine Kombination mit *Disulfiram* (Hemmung der Bildung des aktiven
Metaboliten *Trichlorethanol*).

■ **Bewertung**

Traditionelles Einschlafmittel, aber **nicht empfehlenswert**. Bei wiederholter
Einnahme nimmt die Wirksamkeit ab. Abhängigkeitsentwicklungen sind bekannt. Sehr geringe therapeutische Breite (therapeutische Dosis 0,25–1 g/d,
letale Dosis bereits ab 5 g/d).

Diphenhydramin

Antihistaminikum

2-(Diphenyl)methoxy-N,N-demethylethanamin

Abopretten (Abo & Painex)
Tbl. 50 mg (20 Tbl.)
Betadorm D (Recordati Pharma)
**Diphenhydramin Fair-Med Health-
care** (Fair-Med Healthcare)
Docpelin Nachtsterne (Pelikan)
Dormutil N (Actavis)
Dorm (Berco)
Dolestan (Krewel Meuselbach)
Tbl. 25 mg (20 Tbl.)
Tbl. 50 mg (20 Tbl.) (**Dolestan forte**)

Emesan (Aristo)
GIB Diphenhydramin (GIB Pharma)
Halbmond (Celapharm)
Hevert-Dorm (Hevert)
Moradorm (Bouhon)
nervo OPT N (Optimed)
Sediat (Pfleger)
Vivinox (Mann)

- ## Pharmakodynamik
- Vorwiegend H_1-antihistaminerge Wirkkomponenten, zudem anticholinerge Eigenschaften.

- ## Pharmakokinetik
- Gute und schnelle Resorption; orale Bioverfügbarkeit etwa 50%; T_{max} = ca. 1 h, $t_{1/2}$ = 7–12 h, im höheren Alter 9–17 h; bei Kindern 3–8 h.
- Metabolisierung durch N-Demethylierung in der Leber, bevorzugt durch CYP2D6, hauptsächlich renale Elimination.
- Längere Anflutungsdauer als bei BZD.
- Plasmakonzentration 2 h nach Einnahme von 50 mg: 30–83 ng/ml[p].

- ## Indikationen und Behandlungshinweise
- *Zur Kurzzeitbehandlung von Schlafstörungen[z].*
- Schlafinduzierende Wirkung geringer als bei BZD-Hypnotika.

- ## Dosierung
- Einzeldosis 50 mg[z].

- ## Nebenwirkungen, Risikopopulationen und Intoxikationen
Häufig/sehr häufig Sedierung, Somnolenz.

Häufig Schläfrigkeit, Benommenheit und Konzentrationsstörungen während des Folgetages insbesondere nach unzureichender Schlafdauer, Asthenie, Kopfschmerzen, Muskelschwäche, Magen-Darm-Störungen, anticholinerge Effekte wie Mundtrockenheit, trockener Hals, Obstipation, gastroösophagealer Reflux, Sehstörungen, Miktionsstörungen.

Gelegentlich Insomnie, Tinnitus, Hautausschlag, Verwirrtheit, Reizbarkeit, Nervosität.

Sonstige NW Änderungen des Blutbilds, cholestatischer Ikterus, paradoxe Reaktionen (Ruhelosigkeit, Nervosität, Erregung, Angstzustände, Zittern, Schlafstörungen), erhöhter Augeninnendruck, Verlängerung des QTc-Intervalls, erhöhte Lichtempfindlichkeit der Haut, cholestatischer Ikterus.
Die anticholinergen Wirkkomponenten erhöhen die Toxizität und komplizieren das Vergiftungsbild.

Risikopopulationen **Herz:** Keine Anwendung bei bestehender QTc-Zeit-Verlängerung bzw. gleichzeitiger Gabe von die QTc-Zeit verlängernden AM. **Leber** und **Niere:** Bei Funktionseinschränkungen Anwendung nur mit entsprechender Vorsicht und Dosisanpassung.

Intoxikationen Akzentuierte NW; Bewusstseinsstörungen bis zum Koma, evtl. Verwirrtheit, Agitation, epileptische Krampfanfälle; Hypotonie, QTc-Zeit-Verlängerungen, evtl. Herzrhythmusstörungen; respiratorische Insuffizienz; anticholinerge Symptome (Hyperthermie, Oligurie, Obstipation, trockene Schleimhäute, Mydriasis); metabolische Azidose.

- **Kontraindikationen**
- Akute Alkohol-, Schlafmittel-, Analgetika- und Psychopharmakaintoxikation; Atemwegserkrankungen (Emphysem, chronische Bronchitis, chronisch obstruktive Lungenerkrankung, Asthma bronchiale), Pylorusstenose, Achalasie, Engwinkelglaukom, Prostatahyperplasie mit Restharnbildung, Epilepsien; Hypokaliämie, Hypomagnesiämie, Phäochromozytom, angeborenes Long-QT-Syndrom, andere kardiale Störungen.

- **Interaktionen**
- Vorsicht bei der Kombination mit anderen zentral dämpfenden Pharmaka; während der Behandlung darf kein Alkohol getrunken werden. Blutdrucksenkende AM können zu verstärkter Müdigkeit führen.
- Keine Kombination mit MAOH.
- **Cave:** Wegen seiner anticholinergen Wirkung darf *Diphenhydramin* nicht mit Anticholinergika (z. B. *Biperiden*) oder anticholinergen Antipsychotika/TZA (besonders bei *Chlorprothixen, Clozapin, Levomepromazin, Perazin, Thioridazin*) kombiniert werden.
- Keine Kombination mit AM, die die QTc-Zeit verlängern, wie z. B. *Amiodaron, Erythromycin, Haloperidol, Domperidon* oder *Methadon*, oder zu einer Hypokaliämie führen können.
- Vorsicht bei Kombination mit **Inhibitoren** von **CYP2D6** (z. B. *Fluoxetin, Melperon, Paroxetin*) Anstieg der Wirkspiegel von *Diphenhydramin* (▶ **Anhang INT**), dadurch auch erhöhtes Risiko für QTc-Zeit-Verlängerung.

- **Bewertung**

Schlafinduzierende Wirkung geringer als bei BZD-Hypnotika. Aufgrund eines relativ hohen NW- und Interaktionsrisikos wird von einer Verordnung von *Diphenhydramin* **dringend abgeraten** (nicht rezeptpflichtig). Deutliche Beeinträchtigung des Reaktionsvermögens. Abhängigkeitsentwicklungen in Einzelfällen bekannt. Freiverkäuflich im Handel. Gefahr bei Überdosierung und Intoxikationen in suizidaler Absicht.

Doxylamin

Antihistaminikum

Gittalun Trinktabletten (Boehringer-Ingelheim)
Brausetbl. 25 mg (10, 20 Tbl.)
Hoggar Night (STADA)
Schlafsterne Retorta (Retorta)
SchlafTabs ratiopharm (ratiopharm)
Sedaplus Filmtabletten (CNP Pharma)

Sedaplus Saft (CNP Pharma)
Saft 25 mg = 10 ml Saft
Valocordin-Doxylamin (Krewel Meuselbach)
Lsg. 1 ml (22 Trpf.) enthält 25 mg Doxylaminsuccinat (20 ml)

- **Dosierung**
- Einzeldosis 25 mg, Tageshöchstdosis 50 mg^z.

- **Bewertung**

Schlafinduzierende Wirkung geringer als bei BZD-Hypnotika. Deutliche Beeinträchtigung des Reaktionsvermögens. Abhängigkeitsentwicklungen in Einzelfällen bekannt. Gefahr bei Überdosierung und Intoxikationen in suizidaler Absicht. Tachykardie, Herzrhythmusstörungen und EKG-Veränderungen kommen vor. Fallberichte über Rhabdomyolyse bei Überdosierung. Aufgrund einer relativ hohen NW- und Interaktionsquote und schlechter Datenlage wird von *Doxylamin* **dringend abgeraten** (nicht rezeptpflichtig). Auch entspricht die von einem Hersteller angegebene Indikation »zur Beruhigung vor dem Einschlafen und bei unruhigem Schlaf« (Gittallun) keiner psychiatrischen ICD-10-Diagnose.

Flunitrazepam

Benzodiazepin
5-(2-Fluorphenyl)1-methyl-7-nitro-3H-1,4-benzodiazepin-2-on

Fluninoc (Neuro Hexal)
Flunitrazepam 1A (1A Pharma)
Flunitrazepam-ratiopharm (ratiopharm)

Rohypnol (Cheplapharm Arzneimittel)
Tbl.[1] 1 mg (10, 20 Tbl.)

[1] Für die parenterale Applikation gibt es keine psychiatrische Indikation.

- **Pharmakodynamik**
- Verstärkung der GABAergen Hemmung über spezifische BZD-Rezeptoren (GABA$_A$-Rezeptorkomplex). *Flunitrazepam* ist die fluorierte und N-methylierte Analogsubstanz zu *Nitrazepam*. Durch die Substituenten wird eine Wirkungsverstärkung mittels einer erhöhten Affinität der Substanz zum Rezeptor erreicht.

- **Pharmakokinetik**
- Rasche und fast vollständige Resorption; orale Bioverfügbarkeit 80–90%; $T_{max} = 0{,}75–2h$; $t_{1/2} = 17–27$ h.
- Metabolisierung bevorzugt durch CYP2C19 und CYP3A4.
- Bildung zahlreicher Metaboliten; der aktive Metabolit *Desmethylflunitrazepam* hat eine Eliminations-HWZ von 20–30 h.
- Plasmakonzentration 1 h nach Einnahme von 1 mg: 6–60 ng/ml[p].

- **Indikationen und Behandlungshinweise**
- *Kurzzeitbehandlung von Schlafstörungen; nur bei Schlafstörungen von klinisch bedeutsamem Schweregrad[z].*
- Aufgrund der langen HWZ sind Kumulationsentwicklungen und Hang-over-Effekte insbesondere bei älteren Patienten möglich. **Cave:** Die Dauer der Verordnung darf wenige Tage (bis max. 2 Wochen) nicht übersteigen; keine Verschreibung an Drogenabhängige oder Patienten mit Abhängigkeitsanamnese.
- Routinehinweise ▶ 5.1.9.

- **Dosierung**
- Ambulant 0,5–2 mg; stationär höchstens 4 mg[z].

- **Nebenwirkungen und Intoxikationen**
▶ 5.1.6, ▶ 4.6.

Risikopopulationen ▶ 4.6.

- **Kontraindikationen**
- ▶ 5.1.7.

- **Interaktionen**
- Äußerste Vorsicht bei Kombination mit anderen zentral dämpfenden Pharmaka.
- Keine Kombination mit *Buprenorphin*.
- Bei Kombination mit AM, die **CYP2C19** oder **CYP3A4 hemmen oder induzieren**, kann es zu einer veränderten Pharmakokinetik kommen (▶ **Anhang INT**). Die Effekte scheinen allerdings klinisch nicht relevant zu sein. Bei Risikopatienten und im Alter allerdings grundsätzlich Vorsicht.

- **Bewertung**
Hochwirksames Hypnotikum, jedoch aufgrund langer HWZ und erhöhtem Risiko für Hang-over-Effekte und Kumulationsgefahr, besonders bei älteren

Patienten, psychiatrischer Einsatz **nur in Ausnahmefällen** zu empfehlen. Sehr hohes Abhängigkeitsrisiko.

Flurazepam
Benzodiazepin
7-Chlor-1-(2-diethylaminoethyl)-5(2-fluorophenyl)-1,4-benzodiazepin-2-on

Dalmadorm (Meda Pharma)   **Staurodorm Neu** (Dolorgiet)
Tbl.[1] 30 mg (20 Tbl.)   **Flurazepam real** (Dolorgiet)

[1] Flurazepam-Generika auch: Tbl. 27/ 42 mg.

- **Pharmakodynamik**
- Verstärkung der GABAergen Hemmung über spezifische BZD-Rezeptoren (GABA$_A$-Rezeptorkomplex).

- **Pharmakokinetik**
- *Flurazepam* ist eine Prodrug und wird nahezu vollständig resorbiert. Es wird rasch zu den aktiven Metaboliten *Hydroxyethylflurazepam* und *Flurazepamaldehyd* und mittelschnell zu *Desalkylflurazepam* wahrscheinlich durch CYP3A4 und CYP2C19 verstoffwechselt. Hydroxyethyl- oder Aldehydmetaboliten akkumulieren nicht. *Desalkylflurazepam* akkumuliert jedoch entsprechend seiner langen HWZ von 19–133 h langsam und erreicht nach bis zu 3 Wochen Steady-State-Konzentrationen. T_{max} = 1–3 h (*Flurazepam*).
- Plasmakonzentrationen 1 h nach Einnahme von 30 mg *Flurazepam*: 5–10 ng/ml *Hydroxyethylflurazepam* und 10–22 ng/ml *Desalkylflurazepam*[p].

- **Indikationen und Behandlungshinweise**
- *Kurzzeitbehandlung von Schlafstörungen; nur bei Schlafstörungen von klinisch bedeutsamem Schweregrad*[z].
- Aufgrund der ausgeprägten Kumulation der aktiven Substanz *Desalkylflurazepam* können nach wiederholter Gabe Sedierungseffekte und andere BZD-NW während des Tages auftreten.
- Routinehinweise ▶ 5.1.9.

- **Dosierung**
- Ambulant 15–30 mg; stationär bis zu 60 mg[z].

- **Nebenwirkungen und Intoxikationen**
▶ 5.1.6, ▶ 4.6.

Risikopopulationen ► 4.6.

- **Kontraindikationen**
  ► 5.1.7.

- **Interaktionen**
  Vorsicht bei Kombination mit anderen zentral dämpfenden Pharmaka einschließlich Alkohol.
  Bei Kombination mit AM, die <u>**CYP2C19**</u> oder <u>**CYP3A4 hemmen oder induzieren**</u>, kann es zu einer veränderten Pharmakokinetik kommen (► <u>**Anhang INT**</u>). Die Effekte scheinen jedoch klinisch nicht relevant zu sein. Bei Risikopatienten und im Alter allerdings grundsätzlich Vorsicht.

- **Bewertung**
  Hochwirksames Hypnotikum mit sehr hohem Abhängigkeitsrisiko; aufgrund langer HWZ erhöhtes Risiko für Hang-over-Effekte und Kumulationsgefahr, besonders bei wiederholter Gabe und bei älteren Patienten. **Psychiatrischer Einsatz nur in Ausnahmefällen bei hartnäckigsten Schlafstörungen.**

Levodopa/Benserazid
Dopaminvorstufe/Aminsäuredecarboxylase-Inhibitor
L-Dihydroxyphenylalanin/N-(D,L-Seryl)-N'(2,3,4-Trihydroxybenzyl)hydrazin-hydrochlorid

Restex (Roche)	**Restex Retard** (Roche)
Tbl. 100 mg Levodopa/28,5 mg Benserazidhydrochlorid, entsprechend 25 mg Benserazid (20, 50, 100 Tbl.)	Kps. 100 mg Levodopa/28,5 mg Benserazidhydrochlorid, entsprechend 25 mg Benserazid (20, 50, 100 Kps.)

- **Pharmakodynamik**
  L-Dopa ist eine Aminosäure, die in Kombination mit dem peripheren, nicht hirngängigen Decarboxylasehemmer *Benserazid* einen zentralen DA-Mangel substituiert.

- **Pharmakokinetik**
  L-Dopa wird durch Dopa-Decarboxylase (DDC) in DA umgewandelt. DA wird durch O-Methylierung (Katechol-O-Methyltransferase, COMT), Desaminierung (MAO) inaktiviert. Die Hauptmetaboliten sind *Homovanillinsäure* und *Dihydroxyphenylessigsäure*. Die gleichzeitige Verabreichung von *L-Dopa* und *Benserazid* verringert die periphere

Decarboxylierung. *Benserazid* wird in der Darmwand und in der Leber zu *Trihydroxybenzylhydrazin* hydroxyliert, ein wirkungsvoller DDC-Inhibitor. *Benserazid* wird fast vollständig in Form von Metaboliten ausgeschieden, wahrscheinlich durch Glukuronosyltransferasen und ohne Beteiligung von CYP-Enzymen.

— *L-Dopa* wird hauptsächlich im oberen Abschnitt des Dünndarms resorbiert. T_{max} = 1 h, $t_{1/2}$ = 1,5 h. Nahrungsaufnahme reduziert die Geschwindigkeit und das Ausmaß der Resorption von *L-Dopa*.

— Im Gegensatz zu *L-Dopa* überwindet *Benserazid* in therapeutischen Dosen nicht die Blut-Hirn-Schranke, es wirkt daher ausschließlich peripher als Decarboxylasehemmer.

■ Indikationen und Behandlungshinweise

— *Idiopathisches und infolge dialysepflichtiger Niereninsuffizienz symptomatisches RLS[z].*

— Vor der Behandlung mit Restex ist abzuklären, ob die RLS-Beschwerden auf einen Eisenmangelzustand zurückzuführen sind.

— Zugelassen auch bei Parkinson-Erkrankung (andere Präparate).

— Für *L-Dopa* und *Benserazid* haben sich in tierexperimentellen Studien embryotoxische/teratogene Effekte gezeigt. *L-Dopa* hemmt die Prolaktinausschüttung und somit die Laktation.

■ Dosierung

— Einschlafstörung bei RLS: Beginn mit 1 Tbl. Restex, dann ggf. auf 2 Tbl. Restex (= 200 mg *L-Dopa[z]*) 1 h vor dem Zubettgehen erhöhen.

— Einschlafstörung **und** Schlafstörungen im Laufe der Nacht bei RLS: 1 Tbl. Restex zusammen mit 1 Tbl. Restex Retard 1 h vor dem Zubettgehen. Bei fehlender Besserung in der 2. Nachthälfte dann eine weitere Tbl. Restex Retard (insgesamt 300 mg *L-Dopa[z]*).

■ Nebenwirkungen, Risikopopulationen und Intoxikationen

Sehr häufig   Schlafstörungen, die nicht RLS-bedingt sind, Depressionen, Anorexie, Dyskinesie im fortgeschrittenen Stadium der Behandlung, Übelkeit, Erbrechen, Diarrhö (in der Regel durch Einnahme der Tabletten mit etwas Nahrung oder Flüssigkeit oder durch langsamere Dosissteigerung zu beherrschen), vorübergehende Erhöhung der alkalischen Phospatase, Erhöhung der Harnstoff-Stickstoff-Werte.

Häufig   Ängstlichkeit, Halluzinationen, Änderung des Geschmacksempfindens, Arrhythmie, hypotone orthostatische Kreislaufregulationsstörung.

Gelegentlich   Geschmacksverlust.

Sonstige NW Innere Unruhe, Wahn, zeitliche Desorientierung, Müdigkeit, übermäßige Tagesmüdigkeit und Schlafattacken, allergische Hautreaktionen, Erhöhung der Lebertransaminasen, Anämie, Thrombozytopenie, Urinverfärbungen. Veränderungen von labordiagnostischen Messungen. Impulskontrollstörungen (z. B. pathologisches Spielen, Spielsucht), gesteigerte Libido, Hypersexualität jedoch in geringerem Ausmaß als unter DA-Agonisten.

Risikopopulationen **Herz:** Vorsicht bei kardialen Vorerkrankungen und Neigung zu orthostatischer Hypotonie bzw. bei gleichzeitiger Einnahme anderer Medikamente mit Potenzial der orthostatischen Dysregulation (regelmäßige Kreislauf- und EKG-Kontrollen insbesondere in der Einstellungsphase). **Leber** und **Niere:** Bei leichten bis mäßigen Funktionsstörungen von Leber und Niere keine Dosisreduktion.

Intoxikationen Akzentuierte NW, Verwirrtheit, Agitation, Herzrhythmusstörungen, Hypertonie, Übelkeit, Erbrechen, Dyskinesien.

- ### Kontraindikationen
- Psychosen, Hyperthyreose, Phäochromozytom, Cushing-Syndrom, schwere Herzerkrankungen, schwere Stoffwechsel-, Leber- und Knochenmarkerkrankungen, schwere nichtdialysierte Niereninsuffizienz, Engwinkelglaukom, Patienten < 25 J, Schwangerschaft.

Relative Kontraindikationen
- Herzinfarktanamnese, Herzrhythmusstörungen, koronare Durchblutungsstörungen, Magen-Darm-Ulzera in der Vorgeschichte sowie Osteomalazie, Weitwinkelglaukom Diabetes, hypotone orthostatische Kreislaufregulationsstörungen, ältere Patienten.

- ### Interaktionen
- Keine Kombination mit einem irreversiblen, nichtselektiven MAOH (Risiko einer hypertensiven Krise oder eines zentralen Serotoninsyndroms).
- Die Gabe eines selektiven MAO-A- oder MAO-B-Hemmers ist nicht kontrainidiziert. Jedoch darf keine gleichzeitige Gabe erfolgen. *Selegelin* (MAO-B-Hemmung) kann sogar die Wirkung von *L-Dopa* verstärken, ohne gefährliche Interaktionen auszulösen. Allerdings gibt es auch Fallberichte über Intoxikationen.
- Keine Kombination mit *Reserpin*.
- Möglichst keine Kombination mit Sympathomimetika wie *Adrenalin*, *Isoproterenol* oder *Noradrenalin*.
- Vorsicht bei Kombination mit Blutdrucksenkern oder anderen AM mit orthostatischem Potenzial.

— Vorsicht bei Kombination von Antipsychotika mit DA-blockierender Wirkung, da dabei die Wirkung von *L-Dopa* bzw. DA gehemmt wird.

— Eisensulfat und proteinreiche Mahlzeiten können die Resorption von Restex reduzieren.

— *Metoclopramid* erhöht die Geschwindigkeit der *L-Dopa*-Absorption.

■ Bewertung

Präparat zur Behandlung des RLS mit geringem NW-Profil. Keine QTc-Zeit-Verlängerung. Jedoch höheres Risiko für Augmentation als DA-Agonisten. Das Auftreten einer Augmentation ist dosisabhängig (Dosis nicht > 300 mg/d).

Lormetazepam
Benzodiazepin
7-Chlor-5-(o-chlorphenyl)-1,3-dihydro-3-hydroxy-1-methyl-2H-1,4-benzodiazepin-2-on

Ergocalm (Teofarma)	**Lormetazepam-ratiopharm** (ratiopharm)
Tbl. 1/ 2 mg (**Ergocalm Tabs**)	Tbl. 0,5/ 1/ 2 mg ·
Loretam (Meda Pharma)	**Lormetazepam-TEVA** (TEVA)
Lormetazepam acis (acis)	**Noctamid** (Bayer Vital)
Lormetazepam AL (Aliud Pharma)	Tbl. 1/ 2 mg (10, 20 Tbl.)

■ Pharmakodynamik

— Verstärkung der GABAergen Hemmung über spezifische BZD-Rezeptoren (GABA$_A$-Rezeptorkomplex). Sehr hohe Affinität zum BZD-Rezeptor, vergleichbar mit der von *Lorazepam* oder *Flunitrazepam*.

■ Pharmakokinetik

— Orale Bioverfügbarkeit 73–88%; T_{max} = 2 h; $t_{1/2}$ = 8–14 h. *Lormetazepam* hat keine klinisch relevanten aktiven Metaboliten. Der aktive Metabolit *Lorazepam* wird nur langsam gebildet, jedoch rasch durch Glukuronidierung inaktiviert.

— Plasmakonzentration 2 h nach Einnahme von 1 mg: 4–8 ng/ml[(p)].

■ Indikationen und Behandlungshinweise

— *Kurzzeitbehandlung von Schlafstörungen; nur bei schwerwiegenden Schlafstörungen[z].*

— Aufgrund der relativ kurzen HWZ kaum Kumulationsneigung, Hang-over-Effekte bei höherer Dosierung verstärkt möglich.

— Routinehinweise ▶ 5.1.9.

- **Dosierung**
- Ambulant 0,5–1 mg; stationär 1–2 mg^z.

- **Nebenwirkungen, Risikopopulationen und Intoxikationen**
▶ 5.1.6, ▶ 4.6.

Risikopopulationen ▶ 4.6.

- **Kontraindikationen**
- ▶ 5.1.7.

- **Interaktionen**
- Vorsicht bei der Kombination mit anderen zentral dämpfenden AM, einschließlich Alkohol, Narkoanalgetika, Muskelrelaxanzien und AM, die die Atemfunktion beeinflussen können.

- **Bewertung**
Wirksames Hypnotikum ohne klinisch relevanten Metaboliten. Kaum Kumulationsneigung. Bei Einschlafstörungen sind grundsätzlich zunächst Non-BZD vorzuziehen.

Melatonin
Indolalkylamid
N-[2-(5-Methoxy-1H-indol-3-yl)ethyl]acetamid
Circadin (Medice)
Retardtbl. 2 mg (20 Tbl.)

- **Pharmakodynamik**
- Es wird vermutet, dass *Melatonin*, wie auch eine Lichtexposition, den zirkadianen Rhythmus reguliert. Es aktiviert Melatoninrezeptoren im Nucleus suprachiasmaticus.

- **Pharmakokinetik**
- Die Bioverfügbarkeit von *Melatonin* liegt bei ca. 15%. Die Metabolisierung erfolgt im Wesentlichen durch 6-Hydroxylierung und O-Demethylierung durch CYP1A2 und nachgeordnet durch CYP2C19. Der First-pass-Metabolismus beträgt etwa 85%. T_{max} liegt bei etwa 3 h, $t_{\frac{1}{2}}$ bei 3,5–4 h. Diese HWZ wird durch die Retardierung erreicht, ohne Retardierung beträgt sie nur 20 min. Die Ausscheidung erfolgt überwiegend renal.

- **Indikationen und Behandlungshinweise**
- *Monotherapie für die Behandlung der primären, durch schlechte Schlafqualität gekennzeichneten Insomnie bei Patienten ab 55 J. bis zu 13 Wochen^z.*
- Hinweise für Wirkung bei → Jetlag ▶ 5.2.4, → Benzodiazepinentzug, → REM-Schlaf-Verhaltensstörung.
- *Melatonin* kann die sedierenden Eigenschaften von BZD und Non-BZD erhöhen.
- Routinehinweise ▶ 5.1.9.

- **Dosierung**
- 2 mg^z, 1–2 h vor dem Zubettgehen und nach der letzten Mahlzeit. Die Dosierung muss über 3 Wochen aufrechterhalten bleiben.

- **Nebenwirkungen, Risikopopulationen und Intoxikationen**

Es fehlen Studien über NW längerer Gaben von Circadin auf die männliche Reproduktion. Über eine veränderte Samenqualität ist nach chronischer Gabe von *Melatonin* bei gesunden Männern berichtet worden.

Gelegentlich Reizbarkeit, Nervosität, Albträume, anormale Träume, Rastlosigkeit, Insomnie, Somnolenz, Angst, psychomotorische Hyperaktivität, Migräne, Kopfschmerzen, Lethargie, Benommenheit, Mundtrockenheit, (Ober-)Bauchschmerzen, Übelkeit, Dyspepsie, Mundgeschwür, Hypertonie, Hyperbilirubinämie, Dermatitis, nächtliches Schwitzen, Juckreiz, Hautausschlag, generalisierter Juckreiz, trockene Haut, Schmerzen in den Extremitäten, menopausale Symptome, Asthenie, Schmerzen im Brustraum, Glukosurie, Proteinurie, abnorme Leberfunktionswerte, Gewichtszunahme.
Die seltenen NW sind der FI zu entnehmen.

Risikopopulationen Herz: Keine besonderen Einschränkungen bei kardialer Komorbidität. **Leber:** Aufgrund unzureichender Datenlage und deutlich erhöhter endogener *Melatonin*-Spiegel aufgrund herabgesetzter Clearance bei Leberinsuffizienz keine Anwendung empfohlen. **Niere:** Aufgrund fehlender Daten Anwendung bei renalen Funktionseinschränkungen nur mit Vorsicht.

Intoxikationen Akzentuierte NW, v. a. Somnolenz zu erwarten; bisher keine Berichte zu symptomatischen Überdosierungen.

- **Kontraindikationen**
- Leber- und Nierenfunktionsstörungen.
- Patienten mit hereditärer Galaktoseintoleranz, Laktasemangel oder Glukose-Galaktose-Malabsorption sollen Circadin nicht einnehmen. Patienten mit Autoimmunerkrankungen wird die Einnahme nicht empfohlen.

- **Interaktionen**
- Vorsicht bei Kombination mit anderen zentral dämpfenden AM, einschließlich Alkohol, Narkoanalgetika, Muskelrelaxanzien und Pharmaka, die die Atemfunktion beeinflussen können. Verstärkung der sedierenden Eigenschaften von BZD und *Zalepon, Zolpidem, Zopiclon*.
- **Inhibitoren** von **CYP1A2** und **CYP2C19** (besonders *Fluvoxamin* verzögert die Elimination von *Melatonin*), führen zu erhöhten *Melatonin*-Spiegeln (▶ **Anhang INT**). Durch **Induktoren** von **CYP1A2** (z. B. Rauchen) Reduktion der Plasmakonzentrationen von *Melatonin* (▶ **Anhang INT**).

- **Bewertung**

Melatonin imitiert die physiologische *Melatonin*-Freisetzung und übt dadurch einen positiven Effekt auf das Schlafverhalten aus; dies aber eher bei älteren Menschen, offenbar unabhängig von der Höhe der *Melatonin*-Spiegel. Es entfaltet keine sofortige Wirkung wie BZD und Non-BZD-Hypnotika; daher für die Akutpsychiatrie nicht geeignet. Noch eingeengtes Zulassungsspektrum. Zulassung nur für 13 Wochen bei Patienten ab 55 J. Bisher wenige NW beschrieben, jedoch können diese bei chronischer Gabe mangels Daten nicht ausgeschlossen werden. Es fehlen weitere klinische Erfahrungswerte.

Modafinil

Psychostimulierende Substanz

2-[(Diphenylmethyl)sulfinyl]acetamid

Modafinil Heumann (Heumann)	**Vigil Modafinil aurobindo**
Modafinil-neuraxpharm	(Aurobindo Pharma)
(neuraxpharm)	**Modafinil Glenmark**
Tbl. 100/ 200 mg (20, 50, 100 Tbl.)	(Glenmark Arzneimittel)

- **Pharmakodynamik**
- Der Wirkmechanismus des Psychostimulans *Modafinil* ist noch nicht restlos geklärt. *Modafinil* moduliert indirekt exzitatorische (Glutamat) und inhibitorische (GABA) Neurotransmitter. Weiterhin kommt es zu einer Zunahme von Orexin, die zu einer vermehrten Ausschüttung von DA, NA und Serotonin im Locus coeruleus führen.

- **Pharmakokinetik**
- Gute, aber langsame Resorption; T_{max} = 2–3 h; $t_{1/2}$ = 10–15 h, bei fortlaufender Einnahme Steady State 15 h; orale Bioverfügbarkeit 11–52%.
- Metabolisierung in der Leber über CYP1A2, CYP2C9, CYP2C19, CYP3A4, die Hauptmetaboliten sind pharmakologisch inaktiv und

werden vorwiegend über die Niere ausgeschieden. *Modafinil* selbst wird zu weniger als 10% unverändert ausgeschieden.

— *Modafinil* hat in therapeutischer Dosierung eine enzyminduzierende Wirkung auf CYP3A4. Ein hemmender Effekt wird wahrscheinlich auf CYP2C19 und CYP2C9 ausgeübt.

— Plasmakonzentration: 500–1000 ng/ml[p].

■ Indikationen und Behandlungshinweise

— *Narkolepsie mit und ohne Kataplexien[z]*. Die Narkolepsie erfordert eine chronische Therapie. Die Notwendigkeit einer Verordnung sollte jährlich kontrolliert werden.

— *Modafinil* steigert dosisabhängig die Wachheit während des Tages.

— Bei abruptem Absetzen keine Absetzsymptome, allerdings manchmal erhöhte Frequenz der Kataplexie.

— Eine Einstellung auf *Modafinil* sollte nur in spezialisierten Facheinrichtungen erfolgen. *Modafinil* ist nicht mehr BtM-pflichtig.

— Routineuntersuchungen: vor Therapiebeginn EKG.

■ Dosierung

— 200–400 mg/d[z] (morgens oder aufgeteilt morgens und mittags).

■ Nebenwirkungen, Risikopopulationen und Intoxikationen

Sehr häufig Kopfschmerzen.

Häufig Benommenheit, Angst, Depression, Denkstörungen, Verwirrtheit, verminderter Appetit, Schwindelgefühl, Somnolenz, Parästhesien, Asthenie, Brustschmerzen, Tachykadie, Palpitationen, Gefäßerweiterung, Bauchschmerzen, Übelkeit, Mundtrockenheit, Diarrhö, Dyspepsie, Verstopfung, pathologische Leberfunktionstests, dosisabhängige Erhöhung der alkalischen Phosphatase und γ-Glutamyl-Transferase, verschwommenes Sehen.

Gelegentlich Schlafstörungen, Migräne, Aggression, Feindseligkeit, Agitiertheit, Suizidgedanken, Nervosität, Depersonalisation, Persönlichkeitsstörung, emotionale Labilität, verminderte Libido, anormale Träume, Amnesie, Sprachstörungen, Dyskinesie, Hyperkinesie, Tremor, Vertigo, Geschmacksstörungen, Beinkrämpfe, erhöhter Muskeltonus, Rücken-, Nackenschmerzen, Myalgie, Myasthenie, Beinkrämpfe, Arthralgie, Zuckungen, Hypertonie, Hypotonie, EKG-Veränderungen, Extrasystolen, Arrhythmie, Bradykardie, Durst, Appetitzunahme, Gewichtsveränderungen, Dysphagie, Mundulzera, Dyspnoe, vermehrtes Husten, Asthma, Epistaxis, Rhinitis, Eosinophilie, Leukopenie, Diabetes mellitus, Hypercholesterinämie, Hyperglykämie, periphere Ödeme, Geschmacksveränderungen, Sehstörungen, trockenes Auge, anormaler Urin, veränderte Häufigkeit der Urinabgabe, Miktionsveränderungen, Störungen der Monatsblutung, Schwitzen, Hautausschlag, Akne, Pruritus.

Sonstige NW Psychosen, Manien, Wahnvorstellungen, Halluzinationen, bei Patienten mit Bluthochdruck ist eine Überwachung von Blutdruck und Herzfrequenz, ggf. EKG erforderlich. Reaktionsvermögen kann verringert sein.

Risikopopulationen **Herz:** Keine Anwendung bei bekannter linksventrikulärer Hypertrophie, Cor pulmonale, Mitralklappenprolaps oder instabilem Hypertonus. **Leber:** Bei schwergradiger Leberinsuffizienz Halbierung der Dosis. **Niere:** Zur Anwendung bei Nierenfunktionsstörungen liegen keine ausreichenden Daten vor, daher sollte sie mit Vorsicht erfolgen.

❯ **Die Akademie der deutschen Ärzteschaft (AkdÄ) rät von einer Verordnung von *Modafinil* bei Kindern und Jugendlichen ab.**

Intoxikationen Akzentuierte NW. Agitation, Insomnie, Verwirrtheit, Desorientiertheit, Halluzinationen, Hypertonie, (tachykarde und bradykarde) Herzrhythmusstörungen, Übelkeit, Erbrechen, Diarrhö.

❯ **Es kann sehr selten zu lebensgefährlichen Überempfindlichkeitsreaktionen der Haut, inklusive Erythema multiforme, Stevens-Johnson-Syndrom, toxische epidermale Nekrolyse und Hypersensivitätssyndrom, kommen.**

- **Kontraindikationen**
— Abhängigkeitsentwicklungen in der Vorgeschichte (Alkohol, Medikamente, Drogen). Abhängigkeitserkrankungen in der Anamnese werden als **absolute Kontraindikationen** gesehen, obgleich aus den bisherigen klinischen Erfahrungen über Therapien mit *Modafinil* keine Anhaltspunkte für psychische oder physische Abhängigkeiten bestehen. Allerdings gibt es erste Berichte über den missbräuchlichen Einsatz von *Modafinil* als Partydroge.

Relative Kontraindikationen
— Schwere Angstzustände, Psychosen, schwere Leber- oder Nierenfunktionsstörungen, Herz-Kreislauf-Erkrankungen, Hypertonie, Galactosestoffwechselstörungen.

- **Interaktionen**
— Keine Kombination mit AM, die *Prazosin* (α_1-Rezeptorantagonist) enthalten.
— Vorsicht bei Kombination mit MAOH, Risiko einer hypertensiven Krise oder eines zentralen Serotoninsyndroms.

— Vorsicht bei Kombination mit *Warfarin*, Kontrolle der Prothrombinzeit.
— *Modafinil* induziert intestinales CYP3A4, daher kann es zu einer Wirkungsabschwächung mit ausgeprägtem First-pass-Metabolismus kommen, nachgewiesen für *Triazolam* und für *Ethinylestradiol*.
— Vorsicht bei Kombination mit AM, die bevorzugte Substrate von CYP2C19 sind, z. B. *Clomipramin* (▶ Anhang SUB). *Modafinil* ist ein schwacher Inhibitor von CYP2C19. Daher kann es bei Kombination zu einem Anstieg der Plasmakonzentrationen kommen.
— Bei Kombination mit *Ciclosporin* wurde eine 50%ige Reduktion des *Ciclosporin*-Spiegels beobachtet.
— Bei Kombination mit Antikonvulsiva Risiko von Wirkungsabschwächung.
— Die Wirksamkeit hormoneller Kontrazeptiva kann durch die Induktion von CYP3A4 durch *Modafinil* beeinträchtigt sein. Es werden alternative/begleitende empfängnisverhütende Methoden empfohlen.

▪ **Bewertung**

Psychostimulans zur Behandlung der Narkolepsie. Geringes Abhängigkeitspotenzial.

Natriumoxybat
Narkotikum
4-Hydroxybutansäure (Natriumsalz), γ-Hydroxybuttersäure, GHB (Natriumsalz)
Xyrem (UCB)
1 ml Xyrem enthält 500 mg 4-Hydroxybutansäure, Natriumsalz (Natriumoxybat); Packungsgröße in Europa: 180 ml

---

▪ **Pharmakodynamik**

— *Natriumoxybat* hat eine den Nachtschlaf fördernde, die exzessive Tagesschläfrigkeit reduzierende und antikataplektische Wirkung bei Narkolepsie.

▪ **Pharmakokinetik**

— *Natriumoxybat* wird nach oraler Verabreichung schnell, aber nicht vollständig resorbiert. Die orale Bioverfügbarkeit beträgt 25%. Die Resorption wird durch eine stark fetthaltige Mahlzeit verzögert und abgeschwächt. Durchschnittliche Zeit bis zur $T_{max} = 0,5$–2 h, $t_{1/2} = 0,5$–1 h.
— *Natriumoxybat* wird hauptsächlich über den Trikarbonsäurezyklus und sekundär durch β-Oxidation eliminiert. Es gibt keine aktiven Metaboliten.

- Plasmakonzentration 4 h nach Verabreichung einer Tagesdosis von 9 g, verteilt auf 2 Dosen: 80–140 µg/ml.

Indikationen und Behandlungshinweise

- *Behandlung der Narkolepsie mit Kataplexie bei erwachsenen Patienten[z].* Die Patienten profitieren von einer Verringerung der übermäßigen Tagesschläfrigkeit, einer Verbesserung des Nachtschlafs und einer Reduktion der Anzahl der Schlafattacken.
- Hinweise auf Verbesserung von hypnagogen Halluzinationen und Schlafparalyse.
- Die Behandlung sollte unter Anleitung eines Arztes, der Erfahrungen in der Behandlung von Schlafstörungen hat, begonnen und durchgeführt werden. **BTM-pflichtig**.
- Mit der Gabe von *Natriumoxybat* nehmen Patienten zusätzlich Natrium in einer Größenordnung von 0,75 g (bei einer *Natriumoxybat*-Dosis von 4,5 g/d) bis 1,6 g (bei einer *Natriumoxybat*-Dosis von 9 g/d) auf. Eine Diät zur Reduktion der Natriumaufnahme sollte sorgfältig bei Patienten mit Herzinsuffizienz, Hypertonie oder eingeschränkter Nierenfunktion erfolgen.
- Mindestens 6 h nach der Einnahme von *Natriumoxybat* dürfen die Patienten keine Tätigkeiten ausüben, die geistige Wachheit oder motorische Koordinationsfähigkeit erfordern, wie etwa das Führen von Maschinen oder Fahrzeugen.
- Routinehinweise: Die Patienten müssen vor der Behandlung hinsichtlich Anzeichen einer Atemdepression befragt werden. Auf Interaktionsrisiken sorgfältig hinweisen(s. unten).

Dosierung

- Die empfohlene Anfangsdosis beträgt 4,5 g/d[z], verteilt auf 2 gleiche Dosen.
- Die Dosis kann bis auf maximal 9 g/d[z] verteilt auf 2 gleiche Dosen erhöht werden. Zwischen den Dosissteigerungen wird ein Abstand von 1–2 Wochen empfohlen.
- 1. Dosis vor dem Schlafengehen, 2. Dosis 2,5–4 h später.
- Die Bioverfügbarkeit von *Natriumoxybat* wird durch Nahrung signifikant reduziert.
- Empfohlen wird eine Nahrungskarenz von 2–3 h vor Einnahme von *Natriumoxybat*.
- **Cave:** Es wurde auf das Risiko von Dosierungsfehlern aufgrund einer Verwechslungsmöglichkeit zwischen Gramm (g) und Milliliter (ml) hingewiesen. Korrekte Dosierung in Gramm (g).

- **Nebenwirkungen, Risikopopulationen und Intoxikationen**

Sehr häufig Schwindel, Kopfschmerzen, Nausea.

Häufig Müdigkeit, Schlafstörungen, Schlaflosigkeit, Schlafwandeln, Schlaflähmung, Sedierung, Somnolenz, Verwirrtheit, Desorientiertheit, Depression (allerdings gibt es auch Hinweise für eine antidepressive Wirkung der Substanz), Angst, Nervosität, Asthenie, Anorexie, Gefühl des Betrunkenseins, abnorme Träume, Albträume, Aufmerksamkeitsstörungen, Gleichgewichtsstörungen, Kataplexie, Tremor, Stürze, Arthralgie, Muskelkrämpfe, Rückenschmerzen, Schnarchen, Nasenverstopfung, Hypertonie, Erbrechen, Diarrhö, Oberbauchschmerzen, Dyspnoe, Schwitzen, Hautausschlag, Hypästhesie, Parästhesien, Dysgeusie, (Dreh-)Schwindel, verschwommenes Sehen, Palpitationen, periphere Ödeme, Enuresis nocturna, Harninkontinenz. Nasopharyngitis, Sinusitis, Gewichtsabnahme, verminderter Appetit.

Gelegentlich Psychosen, Denkstörungen, Halluzinationen, Agitiertheit, Amnesie, Suizidversuch, Myoklonien, Restless-Legs-Syndrom, erhöhter Blutdruck, Stuhlinkontinenz.

Sonstige NW Hypersensitivität, Konvulsionen, Atemdepression, Urtikaria. In seltenen Fällen wurden nach Absetzen von *Natriumoxybat* Rebound-Effekte und Entzugssymptome (Insomnie, Angstzustände, Schwindel und psychotische Zustände) beobachtet. *Natriumoxybat* kann Atemdepression verursachen. Es wurde über Fälle von Abhängigkeit nach illegaler Anwendung von häufig wiederholten Gaben von *Natriumoxybat* berichtet, die weit über dem therapeutischen Dosisbereich lagen.

Risikopopulationen **Herz** und **Niere:** Bei der Anwendung bei Patienten mit Herzinsuffizienz bzw. Nierenfunktionsstörungen sollte eine diätetische Reduktion der Natriumaufnahme erfolgen. **Leber:** Bei eingeschränkter Leberfunktion Dosis halbieren.

Intoxikationen Akzentuierte NW, Bewusstseinsstörungen bis zum Koma, Agitation, Aggressivität, epileptische Krampfanfälle, Kreislaufdepression, respiratorische Insuffizienz.

Entzug nach chronischem Gebrauch: Hypertonie, Delir, Angst, Insomnie, Somnolenz.

- **Kontraindikationen**
- Überempfindlichkeit gegen *Natriumoxybat*, Succinatsemialdehyd-Dehydrogenase-Mangel, gleichzeitige Behandlung mit Opioiden oder Barbituraten.

Relative Kontraindikationen
- Porphyrie, Epilepsie, Depressionen (auch in der Anamnese), eingeschränkte Leberfunktion (▶ 13.3) und ältere Patienten (▶ 13.1, Tab. 13.1).

- **Interaktionen**
  - Alkohol, Hypnotika oder andere zentral dämpfende Substanzen können die dämpfende Wirkung verstärken. Die Patienten müssen vor dem Gebrauch jeglicher alkoholhaltiger Medikamente zusammen mit dem AM gewarnt werden.
  - Keine Kombination mit sedierenden Hypnotika einschließlich BZD oder *Tramadol* (auch Verstärkung einer möglichen Atemdepression).
  - Vorsicht bei Kombination mit AM, die die GABA-Dehydrogenase stimulieren oder hemmen (z. B. *Ethosuximid*, *Phenytoin* oder *Valproat*). Erhöhte Beeinträchtigung kognitiver Funktionen, Schläfrigkeit, verminderte Fahrtauglichkeit.

- **Bewertung**

Behandlungsoption zur Behandlung der Kataplexie bei erwachsenen Patienten mit Narkolepsie. Vorläufig positive Bewertung der Wirksamkeit, langfristige Behandlungsstudien stehen noch aus. **Cave:** keine Kombination mit Alkohol, BZD oder Schlafmitteln. Hohe NW-Rate, besonders auch anfängliche Depression und Ängste möglich. Strikt regulierter Einnahmemodus, da es überdosiert als Hypnotikum wirkt. Langsam absetzen. Als *liquid ecstasy* auf dem Drogenmarkt bekannt.

Nitrazepam
Benzodiazepin
1,3-Dihydro-7-nitro-5-phenyl-2H-1,4-benzodiazepin-2-on

Eatan N (Desitin)	**Nitrazepam-neuraxpharm** (neuraxpharm)
Mogadan (Meda Pharma)	**Novanox** (Pfleger)
Tbl. 5 mg (20 Tbl.)	Tbl. 5 mg (20 Tbl.)
Nitrazepam AL (Aliud Pharma)	Tbl. 10 mg (20 Tbl.) **Novanox forte**

- **Pharmakodynamik**
  - Verstärkung der GABAergen Hemmung über spezifische BZD-Rezeptoren (GABA$_A$-Rezeptorkomplex).

- **Pharmakokinetik**
  - Die Bioverfügbarkeit schwankt bei oraler Gabe zwischen 54 % und 98 %; T_{max} = 0,5–2 h; $t_{1/2}$ = 18–30 h; *Nitrazepam* wird wahrscheinlich bevorzugt

durch CYP3A4 metabolisiert; seine beiden Metaboliten weisen keine nennenswerte pharmakologische Aktivität auf.

— Plasmakonzentration 1 h nach Einnahme von 10 mg: 50–120 ng/ml[p].

▪ Indikationen und Behandlungshinweise

— *Kurzzeitbehandlung von Schlafstörungen; nur bei Schlafstörungen von klinisch bedeutsamem Schweregrad[z].*

— Aufgrund der mittellangen HWZ muss mit Hang-over-Effekten und Kumulationsneigung nach wiederholter Gabe gerechnet werden.

— *Nitrazepam* wird auch als Antiepileptikum (z. B. bei BNS-Krämpfen) eingesetzt.

— Routinehinweise ▶ 5.1.9.

▪ Dosierung

— 2,5–5 mg; höchstens 10 mg[z]. Bei älteren Patienten darf eine Dosis von 5 mg nicht überschritten werden.

▪ Nebenwirkungen, Risikopopulationen und Intoxikationen

▶ 5.1.6, ▶ 4.6.

Risikopopulationen ▶ 4.6.

▪ Kontraindikationen

— ▶ 5.1.7.

▪ Interaktionen

— Vorsicht bei Kombination mit anderen zentral dämpfenden Pharmaka einschließlich Alkohol.

— Bei Kombination mit AM, die **CYP3A4 hemmen** oder **induzieren**, kann es zu einer Wirkverstärkung bzw. -abschwächung kommen (▶ **Anhang INT**). Die Effekte scheinen klinisch nicht relevant zu sein. Bei Risikopatienten und im Alter allerdings grundsätzlich Vorsicht.

▪ Bewertung

Hochwirksames Hypnotikum; im Vergleich zu *Flunitrazepam* und *Flurazepam* kürzere HWZ, jedoch bei höherer Dosierung Risiko von Hang-over-Effekten. Sehr hohes Abhängigkeitsrisiko. Kumulationsgefahr, besonders bei wiederholter Gabe und bei älteren Patienten. **Psychiatrischer Einsatz nur in Ausnahmefällen bei hartnäckigsten Schlafstörungen.**

> ### Oxycodon/Naloxon
> Kombination eines Opioids mit einem Opioidantagonisten
> (Oxycodonhydrochlorid/Naloxonhydrochlorid)
> *Oxycodon: 4,5a-Epoxy-14-hydroxy-3-methoxy-N-methyl-6-morphinanon,*
> *Naloxon: 4,5a-Epoxy-3,14-dihydroxy-17-(prop-2-en-1-yl)morphinan-6-on*
> **Targin** (Mundipharma GmbH)
> Retardtbl. 5 mg/2,5 mg; 10 mg/5 mg; 20 mg/10 mg; 40 mg/20 mg
> BTM pflichtig.

■ Pharmakodynamik

— *Oxycodon* ist ein Opioid, das an Opioidrezeptoren im Gehirn als kompetitiver Agonist wirkt. Es besitzt keine antagonistischen Effekte. *Naloxon* dagegen ist ein reiner kompetitiver Opioidantagonist, der als kompetitiver Antagonist an allen Opioidrezeptoren wirkt und damit die Wirkungen, die durch Opiate und Opioide verursacht werden, teilweise oder ganz aufhebt.

■ Pharmakokinetik

— Nach oraler Einnahme wird *Oxycodon* bis zu 87% resorbiert. HWZ 4–6 h.

— *Oxycodon* wird über CYP3A4 zu *N-Desmethyloxycodon* abgebaut, dem inaktiven Hauptmetaboliten von *Oxycodon*. CYP2D6 katalysiert die Bildung von *Oxymorphon*, welches am μ-Opioidrezeptor 14-fach potenter ist als die Muttersubstanz. Bei UM von CYP2D6 ist die Bildung von *Oxymorphon* begünstigt (im Mittel 3- bzw. 6-fach höhere Konzentrationen als bei EM bzw. PM von CYP2D6). Bei UM von CYP2D6 wird ein erhöhtes Risiko für eine Opioidabhängigkeit vermutet. Über CYP3A4 wird *Oxymorphon* in *N-Desmethyloxymorphon* umgewandelt. *N-Desmethyloxycodon* und *N-Desmethyloxymorphon* sind pharmakologisch nicht aktiv. In Phase-II-Reaktionen entstehen verschiedene inaktive Glukuronide. *Oxycodon* und seine Stoffwechselprodukte werden sowohl mit dem Urin als auch mit dem Stuhl ausgeschieden.

— *Naloxon* hat nach oraler Einnahme eine Bioverfügbarkeit < 3%. Bei i.v.-Anwendung beträgt die HWZ 1–1,5 h. *Naloxon* wird ohne Beteiligung von CYP-Enzymen in der Leber metabolisiert und über den Urin ausgeschieden. Seine Hauptmetaboliten sind *Naloxon-3-glucuronid*, *6ß-Naloxol* und verschiedene Glukuronide.

— Plasmakonzentration nach Einnahme von 10 mg *Oxycodon*/5 mg *Naloxon* im Steady State: 6–12 ng/ml für *Oxycodon* und 0,1–0,2 ng/ml für *Naloxon*[p].

■ **Indikationen und Behandlungshinweise**

■ *Second-line-Therapie bei schwerem bis sehr schwerem idiopatischem Restless-Legs-Syndrom (RLS) nach Versagen der dopaminergen Therapie[z].*

■ *Oxycodon/Naloxon* wird als Retardpräparat verabreicht. Um die Verzögerung der Wirkstofffreisetzung nicht zu beeinträchtigen, müssen die Retardtabletten im Ganzen eingenommen werden. Die Einnahme zerkleinerter Tabletten führt zu einer schnelleren Wirkstofffreisetzung und der Resorption einer möglicherweise letalen Dosis von *Oxycodon.*

■ **Dosierung**

■ 2 × täglich 1 Retardtbl. nach festem Zeitschema. Anfangsdosis 2 × täglich 5 mg/2,5 mg.

■ **Nebenwirkungen, Risikopopulationen und Intoxikationen**

Sehr häufig Kopfschmerz, Somnolenz, Obstipation, Übelkeit, Hyperhidrosis, Ermüdung,

Häufig Appetitabnahme bis zum Appetitverlust. Schlaflosigkeit, Depressionen, Schwindelgefühl, Aufmerksamkeitsstörungen, Tremor, Paraesthesien, Sehstörungen, Vertigo, Hitzewallungen, Blutdruckzunahme, Blutdruckabfall, Abdominalschmerz, Mundtrockenheit, Erbrechen, Erhöhung leberspezifischer Enzyme (GPT, γ-GT), Pruritus, Hautreaktionen/Hautausschlag, Brustkorbschmerz, Schüttelfrost, Durst, Schmerzen,

Gelegentlich Verminderte Libido, Schlafattacken, Geschmacksstörungen, Dyspnoe, Flatulenz, Erektionsstörungen, Arzneimittelentzugssyndrom, periphere Ödeme, Verletzungen durch Unfälle.

Risikopopulationen **Herz:** Vorsicht bei Hypotonie, Hypertonie, vorher bestehenden Herz-Kreislauf-Erkrankungen. **Leber:** Vorsicht bei leichter Leberfunktionsstörung. Bei schwerer Leberfunktionsstörung liegen keine Daten vor. **Niere:** Vorsicht bei leichter Nierenfunktionsstörung. Eine sorgsame Überwachung ist insbesondere bei Patienten mit schwerer Nierenfunktionsstörung notwendig.

Intoxikationen Bei Intoxikation sind klinisch relevant die Symptome der *Oxycodon*-Überdosierung. Es können auftreten: Somnolenz bis hin zum Koma, Miosis, Atemdepression, Bradykardie mit Blutdruckabfall, muskuläre Hypotonie. In schweren Fällen kann es zu Lungenödem und Kreislaufversagen, möglicherweise mit letalem Ausgang, kommen.

■ **Kontraindikationen**

▬ Schwere Atemdepression mit Hypoxie und/oder Hyperkapnie, schwere chronisch obstruktive Lungenerkrankungen, Cor pulmonale, schweres Bronchialasthma.

▬ Nichtopioidbedingter paralytischer Ileus.

▬ Mittlere bis schwere Leberfunktionsstörungen.

▬ Zusätzlich bei RLS: Opioidabusus in der Anamnese.

Relative Kontraindikationen

▬ Zustände mit erhöhtem Hirndruck, Prostatahypertrophie mit Restharnbildung, erhöhte zerebrale Krampfbereitschaft, Pankreatitis, Myxödem, ältere oder geschwächte Patienten, opioidbedingter paralytischer Ileus, schwere Beeinträchtigung der Lungenfunktion, Hypothyreose, M. Addison, Intoxikationspsychose, Cholelithiasis, Alkoholismus, Delirium tremens, Epilepsie.

❗ ▬ **Eine Atemdepression ist die bedeutsamste Gefährdung einer Opioidüberdosierung. Bei Patienten mit RLS, die zusätzlich an einem Schlafapnoe-Syndrom leiden, ist bei der Behandlung mit Targin aufgrund des additiven Risikos einer Atemdepression mit Vorsicht vorzugehen.**

▬ **Die chronische Anwendung von Targin kann zu physischer Abhängigkeit führen. Bei abruptem Beenden der Therapie können Entzugssymptome auftreten. Bei längerfristiger Anwendung kann es zur Toleranzentwicklung kommen.**

▬ **Bei Umstellung von Patienten mit Langzeitanwendung hoher Dosen von Opioden kann Targin Entzugssymptome auslösen. Targin ist zur Entzugsbehandlung nicht geeignet.**

▬ **Bei Diarrhö kann Naloxon die Ursache sein.**

■ **Interaktionen**

▬ Zentral dämpfend wirkende Substanzen (Opiode, Sedativa, Hypnotika, Antidepressiva, Phenothiazine, Antipsychotika, Antihistaminika und Antiemetika) können den ZNS-dämpfenden Effekt (z. B. die Atemdepression) von Targin verstärken.

▬ Alkohol kann die pharmakodynamischen Effekte von Targin verstärken. Die gleichzeitige Einnahme sollte vermieden werden.

▬ Vorsicht bei Kombination mit MAOH.

▬ Bei gleichzeitiger Anwendung von *Oxycodon* und *Cumarin*-Derivaten sind relevante Veränderungen der Thromboplastinzeit (International Normalized Ratio/INR und des Quick-Werts in beide Richtungen) beobachtet worden.

- Eine Kombination mit **CYP3A4-Inhibitoren** oder **-Induktoren** sollte vermieden werden (▶ **Anhang INT**). Bei Kombination mit CYP3A4-Inhibitoren, wie z. B. *Cimetidin* oder *Ketoconazol*, verläuft der Hauptabbauweg über CYP2D6. Dadurch kommt es zu einem Anstieg der Bildung von *Oxymorphon*. Es ist dann mit einer verstärkten opiodagonistischen Wirkung zu rechnen, da *Oxymorphon* 14-fach stärker am μ-Opiodrezeptor wirkt als *Oxycodon*. CYP3A4-Induktoren, wie z. B. *Rifampicin*, *Carbamazepin*, *Phenytoin* oder *Johanniskraut* beschleunigen den Abbau von *Oxycodon* und führen möglicherweise zum Wirkverlust.
- Bei Kombination mit CYP2D6-Inhibitoren kommt es zu keiner signifikanten Veränderung der Plasmakonzentration von *Oxycodon*, und die Bildung von *Oxymorphon* und *N-Desmethyloxymorphon* wird geringfügig gehemmt.

- **Bewertung**

Therapie bei schwerem bis sehr schwerem idiopatischen RLS nach Versagen einer dopaminergen Therapie; die Empfehlungen beruhen nur auf einer RCT. Hohes Risikopotenzial.

Pitolisant[1]
Histamin-3-Rezeptor-Ligand
Wakix (Bioprojekt Deutschland GmbH)
Filmtbl. 4,5/ 18 mg
[1] Da *Pitolisant* erst während der Drucklegung zugelassen wurde, konnten nicht mehr alle üblichen Informationen wiedergegeben werden.

- **Indikationen**
- Narkolepsie mit oder ohne Kataplexie.

- **Dosierung**
- 1. Woche 9 mg, 2. Woche bis zu 18 mg, 3. Woche bis zu 36 mg.

- **Interaktionen**
- Vorsicht bei Kombination mit **Inhibitoren von CYP2D6**, z. B. *Paroxetin*, *Fluoxetin* oder *Bupropion* (▶ **Anhang INT**), Anstieg der Wirkspiegel von *Pitolisant* auf das Doppelte.
- In-vitro-Daten legen nahe, dass *Pitolisant* und seine Hauptmetaboliten in therapeutischen Konzentrationen möglicherweise CYP3A4, CYP2B6 und, basierend auf extrapolierten Daten, CYP2C, UGT und P-gp in-

duziert. Die Kombination von *Pitolisant* mit **CYP3A4-Substraten**, z. B. *Quetiapin* (▶ **Anhang SUB**) sollte vermieden werden. Bei **Substraten von CYP2B6** (z. B. *Bupropion*), CYP2C (z. B. *Repaglinid, Phenytoin, Warfarin*), P-gp (z. B. *Dabigatran, Digoxin*) und UGT (z. B. *Morphin, Paracetamol, Irinotecan*) ist wegen des Risikos von Wirkverlust Vorsicht geboten und eine klinische Überwachung der jeweiligen Wirksamkeit notwendig (▶ **Anhang SUB**).

— Bei oralen Kontrazeptiva sollte die Kombination mit *Pitolisant* vermieden und eine zusätzliche zuverlässige Empfängnisverhütungsmethode angewendet werden.

▪ Bewertung

Mit *Pitolisant* steht eine Substanz mit neuartigem Wirkprinzip zur Behandlung der Narkolepsie zur Verfügung. Die Wirksamkeit gegen Tagesmüdigkeit ist ähnlich der von *Modafinil*. Möglicherweise wirkt die Substanz auch antikataplektisch. Das Sicherheitsrisiko wird als akzeptabel angesehen. Häufige Nebenwirkungen sind: Schlaflosigkeit, Angst, Reizbarkeit, Depression, Kopfschmerzen, Schwindel, Tremor, Vertigo, Übelkeit, Erbrechen, Dyspepsie, Ermüdung. Schwere Leberfunktionsstörung gilt als Kontraindikation. Weitere Informationen zu Wakix ▶ 5.2.2, Therapie mit Pitolisant.

Pramipexol
Dopaminagonist
(S)-2-Amino-4,5,6,7-tetrahydro-6-(propylamino)benzothiazol
Sifrol (Boehringer Ingelheim)
Tbl. 0,088/ 0,18/ 0,35/ 0,7 mg Pramipexol-Base (entspricht 0,125/ 0,250/ 0,5/ 1 mg Pramipexol-Dihydrochlorid) (30, 100 Tbl.)[1]
[1] Publizierte Dosierungen von *Pramipexol* beziehen sich auf die Salzform.

▪ Pharmakodynamik

— *Pramipexol* ist ein nichtergoliner DA-Agonist der zweiten Generation.

— *Pramipexol* ist ein synthetisches Aminobenzothiazolderivat, das durch eine hohe selektive Rezeptoraffinität für die D_2-Gruppe der DA-Rezeptoren mit präferenzieller D_3-Bindung charakterisiert ist.

▪ Pharmakokinetik

— Nach oraler Einnahme wird *Pramipexol* rasch und vollständig resorbiert. T_{max} = 1–3 h, $t_{1/2}$ = 10–16 h. *Pramipexol* wird beim Menschen nur in geringem Maße metabolisiert. Die renale Exkretion von unverändertem *Pramipexol* stellt den wesentlichen Eliminationsweg dar.

— Plasmakonzentration im Steady State nach Einnahme von 0,54 mg/d: 0,7–1,3 ng/ml[p].

■ Indikationen und Behandlungshinweise

— Idiopathisches RLS[z].

— Symptomatische Behandlung der Parkinson-Erkrankung (allein oder in Kombination mit *L-Dopa*; dann höhere Dosierungen).

— Routineuntersuchungen: Blutdruck regelmäßig kontrollieren. Augenärztliche Untersuchungen in regelmäßigen Abständen oder bei Auftreten von Sehstörungen.

■ Dosierung

— RLS: Beginn mit 0,088 mg der Base (= 0,125 mg der Salzform) einmal täglich 2–3 h vor dem Zubettgehen. Erhöhung alle 4–7 Tage bis max. 0,54 mg[z] der Base (= 0,75 mg der Salzform). Bei Nierenfunktionsstörungen geringere Dosis.

■ Nebenwirkungen, Risikopopulationen und Intoxikationen

Sehr häufig Übelkeit, Dyskinesien, Schwindel, Somnolenz.

Häufig Kopfschmerzen, abnorme Träume, Schlaflosigkeit, Müdigkeit, Obstipation, Erbrechen, Gewichtszunahme, Verwirrtheitszustände, Halluzinationen, Impulskontrollstörungen, zwanghaftes Verhalten, Sehstörungen, Hypotonie.

Gelegentlich Zwanghaftes Einkaufen, Hypersexualität, gestörte Libido, pathologisches Spielen, Wahn, Hyperphagie, Essattacken, Amnesie, Ruhelosigkeit, Dyskinesien, Hyperkinesie, plötzliches Einschlafen, Hypotonie, Synkope, Herzversagen, Gewichtsabnahme, verminderter Appetit, periphere Ödeme, Lungenentzündung, Dyspnoe, Schluckauf, Überempfindlichkeitsreaktionen, Pruritus, Hautausschlag, periphere Ödeme.

Risikopopulationen Herz: Vorsicht bei kardialen Vorerkrankungen, insbesondere bei Herzinsuffizienz und Neigung zu orthostatischer Hypotonie. **Leber:** Dosisanpassung bei Leberinsuffizienz ist wahrscheinlich nicht erforderlich, jedoch liegen keine ausreichenden Daten vor. **Niere:** Aufgrund der überwiegend renalen Elimination muss bei Niereninsuffizienz und Kreatinin-Clearance < 50 ml/min eine schweregradabhängige Reduktion von Tagesdosis und ggf. Einnahmefrequenz erfolgen.

Intoxikationen Wie ► *L-Dopa*.

- **Kontraindikationen**
- Psychosen (DA-agonistische Wirkung!). Hohe kardiale Risiken.

- **Interaktionen**
- Vorsicht bei Kombination mit anderen zentral dämpfenden Pharmaka einschließlich Alkohol.
- Bei Kombination mit *L-Dopa* wird empfohlen, während einer Dosiserhöhung von *Pramipexol* die *Levodopa*-Dosis zu reduzieren.
- *Pramipexol* und AM, die die aktive renale Tubulussekretion hemmen oder auf diesem Wege ausgeschieden werden, wie z. B. *Amantadin* und *Cimetidin*, können zu einer reduzierten Clearance von einem oder beiden AM führen.
- Die gleichzeitige Gabe von Antipsychotika und *Pramipexol* sollte vermieden werden.

- **Bewertung**

Präparat zur Behandlung des RLS, wahrscheinlich mit einer antidepressiven Komponente. Sorgfältiges kardiales Monitoring. Dosis wegen des Augmentationsrisikos möglichst gering halten (▶ 5.4).

Promethazin
Antihistaminikum
10-[2-(Dimethylamino)propyl]phenothiazine

Atosil (Desitin)	**Promethazin-neuraxpharm** (neuraxpharm)
Tbl. 25 mg (20, 50, 100 Tbl.)	Drg. 10/ 25/ 50/ 100 mg
Trpf. 22,6 mg = 20 Trpf. = 1 ml	Lsg. 20 mg = 20 Trpf. = 1 ml
(30/ 50/ 100 ml)	Amp. 50 mg/2 ml
Amp. 50 mg/2 ml (5 Amp.)	**Proneurin 25** (HEXAL)
Closin (Holsten Pharma)	**Prothazin** (UCB)
	Prothazin liquidum (Steiner Arzneimittel)

- **Pharmakodynamik**
- Vorwiegend H_1-antihistaminerge Wirkkomponenten, zusätzlich anticholinerge, adrenolytische und schwach antiserotonerge Eigenschaften. Keine antipsychotischen Eigenschaften.

- **Pharmakokinetik**
- Schnelle und nahezu vollständige Resorption, aber geringe Bioverfügbarkeit wegen eines ausgeprägten First-pass-Metabolismus; T_{max} = 1,5–3 h; $t_{1/2}$ = 10–12 h. Metabolisierung durch CYP2D6; keine pharmakologisch aktiven Metaboliten.
- Plasmakonzentration 2–4 h nach Einnahme von 25 mg: 4–7 ng/ml[p].

■ **Indikationen und Behandlungshinweise**

— *Schlafstörungen, wenn andere Therapiemöglichkeiten nicht durchführbar sind oder nicht erfolgreich waren[z].*

— *Unruhe- und Erregungszustände im Rahmen psychiatrischer Grund-erkrankungen[z].*

— Erbrechen.

— Routineuntersuchungen: entsprechend ▶ 3.9 zu empfehlen.

■ **Dosierung**

— **Schlafstörungen:** Zu Beginn 25 mg zur Nacht, bei Bedarf Dosierungs-erhöhung auf 2×25 mg/d bis 4×25 mg/d.

— **Schwere Unruhe- und Erregungszustände:** i.m./i.v. initial in der Regel 25 mg, Wiederholung nach 2 h möglich, kurzfristige Steigerung auf 200 mg/d[z] möglich.

■ **Nebenwirkungen, Risikopopulationen und Intoxikationen**

Sehr häufig Sedierung, Mundtrockenheit, Eindickung von Schleim mit gestör-ter Speichelsekretion, orthostatische Kreislaufprobleme, erhöhte Herzfrequenz.

Häufigkeit (Detailangaben nicht bekannt) Störungen der Hämatopoese, Akkommodationsstörungen, erhöhter Augeninnendruck, verlängertes QTc-Intervall, Blutdruckveränderungen (Beginn der Behandlung), vermehrtes Durstgefühl, Obstipation, Gewichtszunahme, Cholestase, Photosensibilisie-rung, Temperaturerhöhung, Miktionsstörungen, sexuelle Funktionsstörungen. Atemdepression bei Patienten mit neurologischen Ausfällen, vorbestehenden Atemstörungen, Kindern oder bei Kombination mit anderen atemdepressiv wirkenden AM.

Sehr selten Malignes neuroleptisches-Syndrom, bei älteren Personen und Kindern: paradoxe ZNS-Stimulationen mit Tremor, Irritabilität, Schlaflosigkeit und Affektstörungen (Prädisponierend: fieberhafte Erkrankungen und Dehydratation). Bei längerer Anwendung: extrapyramidalmotorische NW, Früh- und Spätdyskinesien, Pigmentierungen in Hornhaut und Linse des Auges.

Risikopopulationen Herz: Vorsicht bei manifesten kardialen Vorerkrankun-gen, insbesondere Herzinsuffizienz und Orthostaseneigung. Bei vorbestehen-der QTc-Zeit-Verlängerung sollte keine Anwendung erfolgen. **Leber** und **Niere:** Bei bekannter Leber- bzw. Niereninsuffizienz sollte je nach Schweregrad eine Dosisanpassung erfolgen.

Intoxikationen Akzentuierte NW, zentrales anticholinerges Syndrom (▶ 12.8.2) mit deliranter Symptomatik, Bewusstseinsstörungen bis zum Koma, epileptische Anfälle, extrapyramidale Symptome, Hypotension, EKG-Veränderungen (PQ-, QTc-Intervall-Verlängerung, AV-Block I–III), Herzrhythmusstörungen, Kreislaufdepression, pulmonale Komplikationen bis zur respiratorischen Insuffizienz, Lungenödem, metabolische Azidose.

> 🛑 **Cave**
> **Bei i.v.-Injektion sind Venenwandreizung, Thrombophlebitiden bis hin zu Nekrosen möglich. Parenterale Gabe möglichst vermeiden.**

■ **Kontraindikationen**
– Akute Alkohol-, Schlafmittel-, Analgetika- und Psychopharmakaintoxikationen, schwere Blutbild- und Knochenmarkschädigung, Kreislaufschock, Koma.

Relative Kontraindikationen
– Epileptische Anfälle, Parkinson-Syndrom, subkortikale Hirnschäden, Engwinkel- und Winkelblockglaukom, Harnverhalt, Prostatahypertrophie, Leber- und Nierenerkrankungen, Pylorusstenose, Hypotonie, orthostatische Dysregulation, kardiale Störungen, chronische Atembeschwerden, Asthma bronchiale, Erkrankungen des hämatopoetischen Systems.

■ **Interaktionen**
– Keine Kombination mit AM, die die QTc-Zeit verlängern oder zu Hypokaliämie führen.
– Keine Kombination mit anticholinergen Antiparkinsonmitteln, anderen Phenothiazinpräparaten oder TZA.
– Vorsicht bei Kombination mit Antiepileptika oder MAOH.
– Vorsicht bei Kombination mit anderen zentral dämpfenden AM und Alkohol.
– Wirkverstärkung von Antihypertonika; Abschwächung der α-adrenergen Wirkung von *Adrenalin*.
– Vorsicht bei der Kombination mit **CYP2D6-Inhibitoren**, Anstieg der Wirkspiegel von *Promethazin* (▶ **Anhang INT**), dadurch auch erhöhtes Risiko für QTc-Zeit-Verlängerung.

■ **Bewertung**
Wegen hohem NW- und Interaktionsrisiko und geringer therapeutischer Breite als **Schlafmittel nur Mittel der 2. Wahl**, auch schwächer wirksam als BZD-Hypnotika. Keine antipsychotische Wirksamkeit. Routineuntersuchungen entsprechend der Gruppe der Phenothiazine notwendig. In der **Notfallsituation** (▶ 12.2.3, Tab. 12.1 und Tab. 12.2) gute sedierende Eigenschaften, auch anti-

emetische Wirkungen und ausgeprägte antihistaminische Wirkung, zusätzlich adrenolytisch, anticholinerg, antiserotonerg. Kombination mit *Haloperidol* i.m. in Notfallsituationen evaluiert (**Cave**: engmaschige Kontrolle).

Ropinirol
Dopaminagonist
4-(2-Dipropylaminoethyl)-1,3-dihydroindol-2-on

Adartrel (GlaxoSmithKline)	**Ropinirol dura** (Mylan-dura)
Tbl. 0,25/ 0,5/ 2 mg (als HCl) (12, 84 Tbl.)	**Ropinirol Heumann Filmtabletten**
Ropinal (mibe)	(Heumann)
Filmtbl. 0,25/ 0,5/ 1/ 2/ 3/ 4 mg	**Ropinirol HEXAl** (HEXAL)
Ropinirol 1A Pharma (1A Pharma)	**Ropinirol neuraxpharm** (neuraxpharm)
Ropinirol AbZ Filmtabletten (AbZ)	**Ropinirol-ratiopharm Filmtabletten**
Ropinirol acis (acis)	(ratiopharm)
Ropinirol AL (Aliud Pharma)	**Ropinirol STADA** (STADApharm)
Ropinirol-biomo (biomo)	**Ropinirol TAD** (TAD Pharma)
Ropinirol-CT Filmtabletten	**Ropinirol TEVA N Filmtabletten** (TEVA)
(CT Arzneimittel)	**Ropinirol Winthrop** (Winthrop)

- ### Pharmakodynamik
- *Ropinirol* ist ein nichtergoliner D_2/D_3-Agonist, der die DA-Rezeptoren im Striatum stimuliert.

- ### Pharmakokinetik
- Die Bioverfügbarkeit von *Ropinirol* beträgt etwa 50%. T_{max} = 1,5 h, $t_{1/2}$ = 3–10 h.
- Die Metabolisierung von *Ropinirol* erfolgt hauptsächlich durch CYP1A2 und nachgeordnet durch CYP3A4. Keiner der im Wesentlichen durch N-Depropylierung und Hydroxylierung gebildeten Metaboliten ist an der Wirkung des AM beteiligt.
- Plasmakonzentration: 0,4–6,0 ng/ml[p].

- ### Indikationen und Behandlungshinweise
- *Symptomatische Behandlung des mittelschweren bis schweren idiopathischen Restless-Legs-Syndroms (RLS)[z].*
- Erste Hinweise auf antidepressive Wirksamkeit in einer RCT.
- Routineuntersuchungen: Regelmäßig Blutdruck in der Initialphase.

- ### Dosierung
- Anfangsdosis an den ersten beiden Tagen 0,25 mg, dann in der ersten Woche 0,5 mg/d. Steigerung bei schwerem RLS auf 2 mg, max. 4 mg/d[z]. Einnahme kurz vor dem Zubettgehen, auch bis zu 3 h vorher möglich.

━ Bei RLS wurden Dosierungen > 4 mg nicht untersucht. Diese sind nur für die Behandlung der Parkinson-Erkrankung vorgesehen.

■ **Nebenwirkungen, Risikopopulationen und Intoxikationen**

Sehr häufig Übelkeit, Erbrechen.

Häufig Müdigkeit, übermäßige Schläfrigkeit (Somnolenz), Augmentation oder frühmorgendliches Rebound-Phänomen, Nervosität, Schwindel, Erbrechen, Schmerzen im Abdomen, Synkopen.

Gelegentlich Halluzinationen, Verwirrtheit, (orthostatische)Hypotonie.

Sonstige NW Impulskontrollstörungen (z. B. pathologisches Spielen, Spielsucht), gesteigerte Libido, Hypersexualität als NW unter DA-Agonisten.

Risikopopulationen Herz: Vorsicht bei kardialen Vorerkrankungen, insbesondere bei Herzinsuffizienz und Neigung zu orthostatischer Hypotonie. **Leber:** Bei schwerer Leberinsuffizienz keine Anwendung. **Niere:** Bei leichter bis mäßiger Niereninsuffizienz keine Dosisanpassung erforderlich, zur Anwendung bei schwerer Niereninsuffizienz liegen keine Daten vor (▶ Kontraindikationen). Bei chronischer Niereninsuffizienz und Hämodialyse sollte eine Dosisreduktion erfolgen.

Intoxikationen Wie ▶ *L-Dopa*.

■ **Kontraindikationen**

━ Psychosen (DA-agonistische Wirkung!), schwere Leberfunktionsstörungen, schwere Nierenfunktionsstörungen (Kreatinin-Clearance < 30 ml/min) ohne regelmäßige Hämodialysebehandlung.

Relative Kontraindikationen

━ Kardiovaskuläre Erkrankungen.

■ **Interaktionen**

━ Die gleichzeitige Anwendung von Antipsychotika sollte vermieden werden.

━ Vorsicht bei Kombination mit zentral dämpfenden AM und Alkohol.

━ Bei gleichzeitiger Behandlung mit Vitamin-K-Antagonisten ist eine häufigere INR-Kontrolle angeraten.

━ Bei Patienten, die mit dem Rauchen anfangen oder aufhören, kann eine Dosisanpassung erforderlich sein wegen Induktion bzw. Deinduktion von CYP1A2.

- Bei Frauen unter hormoneller Kontrazeption kann eine Dosisanpassung erforderlich sein.
- Vorsicht bei Kombination mit **Inhibitoren** von **CYP1A2**, z. B. *Ciprofloxacin*, *Enoxacin* oder *Fluvoxamin* (▶ **Anhang INT**).

▪ Bewertung

AM zur Behandlung des RLS mit erhöhtem NW-Profil. Dosis wegen des Augmentationsrisikos möglichst gering halten (▶ 5.4.1).

Rotigotin
Dopaminrezeptoragonist
6-[Propyl(2-thiophen-2-ylethyl)amino]-5,6,7,8-tetrahydronaphthalen-1-ol

Leganto (Bayer)	**Neupro** (UCB)
Transderm. Pfl. 1 mg/24 h/ 2 mg/24 h/ 3 mg/24 h (7, 28, 84 Pflaster)	Transderm. Pfl. 1/ 2/ 3 mg über 24 h (7, 28, 84 Pflaster)

▪ Pharmakodynamik

- *Rotigotin* ist ein nichtergoliner DA-Agonist an D_{1-5}-Rezeptoren, bevorzugt an an D_2 und D_3, interagiert auch mit 5-HT_{1A}- und 5-HT_{2B}-Rezeptoren.

▪ Pharmakokinetik

- *Rotigotin* wird durch N-Dealkylierung sowie direkte und sekundäre Konjugation verstoffwechselt. Hauptenzym des Abbaus ist CYP2C19, aber auch andere CYP-Isoformen sind in der Lage, die N-Dealkylierung von *Rotigotin* zu katalysieren. Die Hauptmetaboliten sind Sulfate und Glukuronidkonjugate der Muttersubstanz sowie biologisch inaktive N-Desalkylmetaboliten.
- Innerhalb von 24 h werden ca. 45% des im Pflaster enthaltenen Wirkstoffs an die Haut abgegeben. T_{max} = 8–26 h, $t_{½}$ = 3–8 h. Die Steady-State-Konzentration ist nach 1–2 Tagen erreicht.
- Bei transdermaler Applikation liegt die Bioverfügbarkeit bei etwa 37%. Durch die transdermale Anwendung sind kein First-Pass-Effekt sowie keine Auswirkungen durch Nahrungsmittel und gastrointestinale Erkrankungen zu erwarten.
- Plasmakonzentration: 0,1–0,7 ng/ml[p].

▪ Indikationen und Behandlungshinweise

- *Symptomatische Behandlung des mittelschweren bis schweren idiopathischen RLS[z].*

- Idiopathische Parkinson-Erkrankung im Frühstadium oder in Kombination mit *L-Dopa*.
- Routineuntersuchungen: Initial regelmäßig Blutdruck messen.

■ **Dosierung**

- Initial 1 mg/24 h; wöchentlich ggf. um 1 mg/24 h auf max. 3 mg/24 h. Alle 6 Monate überprüfen.

■ **Nebenwirkungen Risikopopulationen und Intoxikationen**

Sehr häufig Müdigkeit, Kopfschmerzen, Übelkeit, Reaktionen an der Applikationsstelle, Asthenie, Unwohlsein.

Häufig Reizbarkeit, Somnolenz, Schlafattacken, Schlafstörungen, Schlaflosigkeit, ungewöhnliche Träume, Hypertonie, Erbrechen, Dyspepsie, Libidostörungen (inkl. Hypersexualität), Überempfindlichkeit (bis hin zum Angioödem), Juckreiz, periphere Ödeme, erhöhte CK-Werte, Störungen der Impulskontrolle (inkl. pathologisches Spielen, Zwangshandlungen).

Gelegentlich (Orthostatische) Hypotonie, Zwangsstörungen, Desorientiertheit, Agitiertheit.

Risikopopulationen **Herz:** Vorsicht bei kardialen Vorerkrankungen, insbesondere bei Herzinsuffizienz und Neigung zu orthostatischer Hypotonie. **Leber:** Bei leichter bis mittelgradiger Leberinsuffizienz keine Dosisreduktion erforderlich, zur Anwendung bei schwerer Leberfunktionsstörung liegen keine ausreichenden Daten vor. **Niere:** Bei leichter bis schwerer Niereninsuffizienz einschließlich dialysierten Patienten ist eine Dosisreduktion nicht erforderlich.

Intoxikationen Wie ▶ *Levodopa/Benserazid.*

■ **Kontraindikationen**

- Pflaster bei Magnetresonanztomographie oder Kardioversion abnehmen (Pflaster enthält Aluminium). Schwere Leberfunktionsstörungen.

■ **Interaktionen**

- Die gleichzeitige Anwendung von Antipsychotika sollte wegen gegenseitiger Wirkabschwächung vermeiden werden.
- *Rotigotin* kann die dopaminergen NW von *L-Dopa* verstärken und eine Dyskinesie verursachen und/oder eine vorbestehende Dyskinesie verschlimmern.
- Vorsicht bei Kombination mit zentral dämpfenden AM und Alkohol.

- ### Bewertung

AM zur Behandlung des RLS mit kontinuierlicher dopaminerger Stimulation. Dosis wegen des Augmentationsrisikos möglichst gering halten (▶ 5.4).

Temazepam
Benzodiazepin
7-Chlor-1, 3-dihydro-3-hydroxy-1-methyl-5-phenyl-2H-1, 4-benzodiazepin-2-on

Norkotral Tema (Desitin)   **Remestan** (MEDA Pharma)
Planum (Pfizer)   **Remestan mite** (ICN)
Kps. 10 mg (10, 20, 30 Kps.) **Planum mite**   **temazep von ct** (CT Arzneimittel)
(Pfizer)
Kps. 20 mg (10, 20, 30 Kps.)

- ### Pharmakodynamik
- Verstärkung der GABAergen Hemmung über spezifische BZD-Rezeptoren ($GABA_A$-Rezeptorkomplex).

- ### Pharmakokinetik
- Orale Bioverfügbarkeit 90–100%; T_{max} = ca. 1 h; $t_{1/2}$ = 5–13 h. *Temazepam* hat keine klinisch relevanten aktiven Metaboliten. Das gebildete *Oxazepam* trägt aufgrund seiner geringen Konzentration nicht zur pharmakologischen Wirkung bei. Kaum Kumulationsrisiko.
- Plasmakonzentration 1 h nach Einnahme von 20 mg: 600–1100 ng/ml[p].

- ### Indikationen und Behandlungshinweise
- *Kurzzeitbehandlung von Schlafstörungen. nur bei Schlafstörungen von klinisch bedeutsamem Schweregrad[z].*
- *Temazepam* kann bei mehrmaliger Gabe in geringer Dosierung auch als Anxiolytikum verwendet werden.
- Starke muskelentspannende Wirkung.
- Routinehinweise ▶ 5.1.9.

- ### Dosierung
- Ambulant 10–20 mg in der Regel bis höchstens 40 mg; stationär bis 40 mg[z]. Als Anxiolytikum kann *Temazepam* in einer Dosis von 2–3 × 10 mg gegeben werden.

- ### Nebenwirkungen und Intoxikationen
▶ 5.1.6, ▶ 4.6.
   Hang-over-Effekte nur bei höherer Dosierung.

Risikopopulationen ► 4.6.

- **Kontraindikationen**
- ► 5.1.7.
- Bei geschwächten Patienten und beeinträchtigter Leberfunktion reduzierte Dosis.

- **Interaktionen**
- Vorsicht bei Kombination mit anderen zentral dämpfenden Pharmaka einschließlich Alkohol, Narkoanalgetika, Muskelrelaxanzien, β-Rezeptorenblocker, Antihypertensiva und Pharmaka, die die Atemfunktion beeinflussen können, besonders bei Risikopatienten und im Alter.

- **Bewertung**

Wirksames Hypnotikum, besonders bei Ein- und Durchschlafstörungen gut geeignet. Keine Kumulationsneigung. Abhängigkeitsrisiko.

Triazolam
Benzodiazepin
8-Chlor-6-(o-chlorphenyl)-1-methyl-4H-s-triazolo[4, 3-a][1, 4]benzodiazepine
Halcion (Pfizer)
Tbl. 0,25 mg (7, 10, 14 Tbl.)

- **Pharmakodynamik**
- Verstärkung der GABAergen Hemmung über spezifische BZD-Rezeptoren ($GABA_A$-Rezeptorkomplex).

- **Pharmakokinetik**
- T_{max} = 0,7–2,4 h; $t_{1/2}$ = 1,5–5 h. Metabolisierung durch CYP3A4 im Wesentlichen zu α-Hydroxytriazolam ($t_{1/2}$ = 5–6 h); Metaboliten tragen kaum zur klinischen Wirkung bei. Keine Kumulationsgefahr.
- Plasmakonzentration 1 h nach Einnahme von 0,25 mg: 2–20 ng/ml[p].

- **Indikationen und Behandlungshinweise**
- *Zur Kurzzeitbehandlung von Schlafstörungen[z].*
- Hang-over-Effekte nur bei höheren Dosen.
- Am Morgen kann nach abendlicher Gabe erhöhte Ängstlichkeit und Unruhe als Rebound-Phänomen beobachtet werden.
- Routinehinweise ► 5.1.9.

- **Dosierung**
- 0,125–0,25 mg[z]; ältere Patienten 0,125 mg.

■ Nebenwirkungen, Risikopopulationen und Intoxikationen

► 5.1.6, ► 4.6.

Vorwiegend zu Beginn Verwirrtheit, Ataxie, Schwindel und Doppelbilder.

Gelegentlich Hautreaktionen, gastrointestinale Störungen, Libidostörungen.

Sonstige NW Selten Schlafwandeln, Gangunsicherheit und Synkopen. Unter *Triazolam* sind paradoxe Disinhibitionsphänomene (Agitiertheit, Euphorisierung, Erregungszustände, Schlaflosigkeit, Aggressivität) häufiger als bei anderen BZD, besonders unter höherer Dosierung und bei älteren Menschen.

Risikopopulationen ► 4.6.

■ Kontraindikationen

► 5.1.7.

■ Interaktionen

- Vorsicht bei Kombination mit anderen zentral dämpfenden Pharmaka einschließlich Alkohol, Narkoanalgetika, Muskelrelaxanzien, β-Rezeptorenblocker, Antihypertensiva und Pharmaka, die die Atemfunktion beeinflussen.
- Die Kombination mit starken **CYP3A4-Inhibitoren** (z. B. *Ritonavir* oder *Clarithromycin*) ist kontraindiziert, Anstieg der Wirkspiegel (► **Anhang INT**). Die Eliminations-HWZ von *Triazolam* verlängert sich z. B. bei Kombination mit Ketoconazol von 3 h auf 41 h.
- Beschleunigter Abbau bei Kombination mit **Induktoren** von **CYP3A4** (z. B. *Carbamazepin*, *Johanniskraut*, *Oxybutynin*) (► **Anhang INT**).

■ Bewertung

Wirksames Hypnotikum. Einschlafmittel. Als Durchschlafmittel nicht geeignet. Höhere NW-Rate als bei anderen BZD-Hypnotika, daher nur **Mittel der 2. Wahl**. Abhängigkeitsrisiko.

Tryptophan

Serotoninpräkursor

α-*Amino-β-(3-indolyl)propionsäure*

Ardeydorm (Ardeypharm)	**L-Tryptophan-ratiopharm** (ratiopharm)
Ardeytropin (Ardeypharm)	Tbl. 500 mg (20, 50, 100 Tbl.)
Kalma (Hemopharm)	

- ### Pharmakodynamik
- Die essenzielle Aminosäure *L-Tryptophan* wird durch 5-Hydroxylierung und Decarboxylierung zu Serotonin umgewandelt. Die pharmakologische Wirkung soll über eine erhöhte Serotoninverfügbarkeit erzielt werden.

- ### Pharmakokinetik
- T_{max} = 1–2 h; zunächst linearer Abfall der Konzentration über 2–5 h, danach exponentieller Abfall. Abbau ohne Beteiligung von CYP-Isoenzymen in der Leber zum renal eliminierbaren Kynurenin zu 95%. Peripherer Abbau zu Serotonin zu 2,5% sowie Permeabilität von zentralem *Tryptophan* über die Blut-Hirn-Schranke zu 2,5%.

- ### Indikationen und Behandlungshinweise
- *Förderung der Schlafbereitschaft und Erleichterung des Einschlafens[z].*

- ### Dosierung
- Bei Schlafstörungen: 500–1000 mg (max. 2000 mg[z]) am Abend.

- ### Nebenwirkungen, Risikopopulationen und Intoxikationen
Zur Häufigkeit existieren keine sicheren Angaben: Schwindel, Kopfschmerzen, Sedierung, Lichtempfindlichkeit. Bei Hypertonie Blutdrucksenkung möglich.

Sonstige NW Zentrales Serotoninsyndrom bei Präparaten mit serotoninwiederaufnahmehemmender Wirkung möglich.

Risikopopulationen Keine Anwendungsbeschränkungen bei kardialen Vorerkrankungen sowie leicht- bis mäßiggradiger Leber- und Niereninsuffizienz.

Intoxikationen Akzentuierte NW, u. a. Somnolenz zu erwarten: Bisher keine Berichte zu symptomatischen Überdosierungen.

- ### Kontraindikationen
- Akute Alkohol-, Schlafmittel-, Analgetika- und Psychopharmaka-intoxikation.
- Leber- und Nierenerkrankungen. Karzinoid-Syndrom.

- ### Interaktionen
- Keine Kombination mit Serotonin-stimulierenden AM, wie SSRI, MAOH, *Clomipramin*, *Duloxetin* oder *Venlafaxin* und auch *Dextromethorphan* (Gefahr eines zentralen Serotoninsyndroms).
- Verminderte Toleranzentwicklung bei Opioiden.

- *L-Tryptophan* kann die Wirkung von TZA oder Lithiumsalzen verstärken.
- *L-Tryptophan* kann die Wirkung von *L-Dopa* durch Hemmung der Aufnahme in das Gehirn abschwächen.
- Die Wirkungen von *L-Tryptophan* können durch *Carbamazepin* verstärkt und durch *Phenytoin* abgeschwächt sein.

■ Bewertung

Geringe hypnotische Potenz, kann bei Behandlung von chronischen Schlafstörungen unterstützend eingesetzt werden. Kein antidepressiver Wirksamkeitsnachweis.

Zaleplon

Non-Benzodiazepin, Pyrazolpyrimidin
3'-Cyanopyrazolo[1,5-a]pyrimidin-7-yl)-N-ethylacetanilid
Sonata (MEDA Pharma)
Kps. 5/ 10 mg (14 Kps.

■ Pharmakodynamik

- Verstärkung der GABAergen Hemmung über spezifische BZD-Rezeptoren (GABA$_A$-Rezeptorkomplex). *Zaleplon* ist ein selektiver Agonist an GABA$_A$-Rezeptoren, die eine α_1-Untereinheit enthalten.

■ Pharmakokinetik

- Rasche Resorption; orale Bioverfügbarkeit 20–40%; $T_{max} = 1,1$ h; $t_{\frac{1}{2}} =$ ca. 1 h. Vorwiegend hepatische Metabolisierung mit Beteiligung von CYP3A4, bei Leberinsuffizienz Verlängerung der HWZ möglich. Die beiden Hauptmetaboliten *5-Oxo-Zaleplon* und *5-Oxo-Desethylzaleplon* sind vermutlich inaktiv.
- Plasmakonzentration 1 h nach Einnahme von 1 mg: 4–8 ng/ml[p].

■ Indikationen und Behandlungshinweise

- *Schwerwiegende Einschlafstörungen*[z].
- Routinehinweise ▶ 5.1.9.

■ Dosierung

- Empfohlene Dosis für Erwachsene 10 mg[z], für ältere Patienten 5 mg/d. Die tägliche Gesamtdosis sollte 10 mg nicht überschreiten. Möglichst 1 h vor Einnahme keine Nahrungsaufnahme mehr, um die Schlafinduktion zu erleichtern.

- **Nebenwirkungen, Risikopopulationen und Intoxikationen**

Unter *Zaleplon* können alle der den BZD eigenen NW auftreten (▶ 5.1.6).

Häufig Amnesie, Parästhesie, Dysmenorrhö.

Gelegentlich Ataxie/Koordinationsstörung, Schwindelgefühl, herabgesetzte Konzentrationsfähigkeit, Geruchstäuschung, Sprechstörungen, Sensibilitätsstörung, Geräuschempfindlichkeit, Koordinationsstörungen, Verwirrtheit, Depression, Depersonalisation, Halluzinationen, Apathie, verändertes Sehvermögen, Doppelbilder, Lichtempfindlichkeit, Appetitlosigkeit, Übelkeit.

Sonstige NW Angioödem, Schlafwandeln, Hepatotoxizität (erhöhte Transaminasenwerte). Tagessedierung mit Benommenheit, Müdigkeit und eingeschränktem Reaktionsvermögen sind aufgrund der pharmakokinetischen Daten nur selten zu erwarten.

Risikopopulationen **Herz:** Keine Anwendungsbeschränkungen bei kardialen Vorerkrankungen. **Leber:** Bei leichter bis mäßiger Leberinsuffizienz Behandlung mit der 5-mg-Dosis, bei schwerer Leberinsuffizienz sollte aufgrund der Gefahr einer hepatischen Enzephalopathie keine Anwendung erfolgen. **Niere:** Keine Dosisreduktion bei leichter bis mittelschwerer Nierenfunktionsstörung erforderlich.

Intoxikationen Akzentuierte NW, v. a. Bewusstseinsstörungen bis zum Koma; große therapeutische Breite.

- **Kontraindikationen**
- ▶ 5.1.7.

- **Interaktionen**
- Vorsicht bei Kombination mit anderen zentral dämpfenden Pharmaka einschließlich Alkohol.
- Anstieg der Wirkspiegel bei Kombination mit **CYP3A4-Inhibitoren** (z. B. *Erythromycin*) (▶ **Anhang INT**). Bei Kombination mit **Induktoren** von **CYP3A4** (z. B. *Carbamezepin*, *Phenytoin*, *Rifampicin*) Abnahme der Wirkspiegel von *Zaleplon* (▶ **Anhang INT**).

- **Bewertung**

Bei extrem kurzen Eliminations-HWZ von ca. 1 h und einer Dauer der sedierenden Wirkung von ca. 4 h ist eine Indikation nur für Einschlafstörungen gegeben (mindestens 4 h Schlaf nach Einnahme). Abhängigkeitsentwicklungen sind bisher sehr viel seltener beobachtet, jedoch grundsätzlich besteht das Risiko.

Zolpidem

Non-Benzodiazepin

N,N,6-Trimethyl-2-p-tolylimidazo[1,2-a]pyridin-3-acetamid

Bikalm (Sanofi)	**Zolpidem HEXAL** (HEXAL)
Edluar (MEDA Pharma)	**Zolpidem Heumann** (Heumann)
Stilnox (Sanofi)	**Zolpidem-neuraxpharm** (neuropharm)
Tbl. 10 mg (10, 20 Tbl.)	**Zolpidem-PUREN** (Actavis)
Zolpidem 1A (1A Pharma)	**Zolpidem-ratiopharm** (ratiopharm)
Zolpidem AbZ (AbZ)	**Zolpidem real** (Dolorgiet real)
Zolpidem AL (AL) (Aliud Pharma)	**Zolpidem Sandoz** (Sandoz)
Tbl. 5/ 10 mg (10, 20 Tbl.)	**Zolpidem STADA** (STADA)
Zolpidem Aristo (Aristo Pharma)	**Zolpidem-TEVA** (TEVA)
Zolpidem beta (betapharm)	**Zolpinox** (Krewel Meuselbach)
Zolpidem-CT (CT Arzneimittel)	**Zolpi-Q** (Juta Pharma)
Zolpidem dura (Mylan-dura)	

■ **Pharmakodynamik**

— Verstärkung der GABAergen Hemmung über spezifische BZD-Rezeptoren (GABA$_A$-Rezeptorkomplex). Präferenz für Rezeptoren mit α_1-Untereinheiten.

■ **Pharmakokinetik**

— Orale Bioverfügbarkeit beträgt etwa 70%; T_{max} = ca. 2 h; $t_{1/2}$ = 1,5–2,5 h, bei Leberinsuffizienz deutlich verlängert auf ca. 10 h. Extensiver Abbau mit Beteiligung von CYP3A4 zu pharmakologisch nicht aktiven Metaboliten. Kein Kumulationsrisiko.

— Plasmakonzentration 0,5–2,5 h nach Einnahme von 10 mg: 80–160 ng/ml[p]. Nach Einnahme von 10 mg *Zolpidem* ist 8 h danach bei 3% der Männer und 15% der Frauen eine Plasmakonzentration > 50 ng/ml zu erwarten. Bei diesen Konzentrationen ist mit eingeschränkter Fahrtauglichkeit zu rechnen.

■ **Indikationen und Behandlungshinweise**

— *Kurzzeitbehandlung von Schlafstörungen von bedeutsamem Schweregrad[z].*

— Routinehinweise ► 5.1.9.

■ **Dosierung**

— Regeldosis 5–10 mg, Gaben bis zu 20 mg/d[z] sind möglich. Bei älteren Patienten max. 5 mg. Möglichst 1 h vor Einnahme keine Nahrungsaufnahme mehr, um die Schlafinduktion zu erleichtern.

▬ Die FDA hat 2013 empfohlen, die Dosis von *Zolpidem* zu reduzieren, da nach Einnahme der Substanz zur Nacht die Plasmaspiegel am folgenden Morgen noch so hoch sein können, dass die Fahrtüchtigkeit oder andere Tätigkeiten, die Aufmerksamkeit erfordern, beeinträchtigt werden. Frauen scheinen von diesem Risiko stärker betroffen zu sein. Die Hersteller von *Zolpidem* wurden in den USA informiert, dass die **empfohlene Dosis für unretardiertes *Zolpidem* bei Frauen von 10 mg auf 5 mg** abgesenkt werden soll. Weiter sollen die Hersteller Ärzten empfehlen, bei Männern die Verschreibung der geringeren Dosis von 5 mg zu erwägen. Weiterhin wird von der EMA dem Hersteller empfohlen, Warnhinweise in die Fachinformation aufzunehmen, dass das Risiko für **eingeschränkte Fahrtüchtigkeit** erhöht ist, wenn der Zeitabstand zwischen Einnahme von *Zolpidem* und der Ausübung solcher Tätigkeiten, die Aufmerksamkeit und Reaktionsvermögen erfordern, **weniger als 8 h** beträgt.

■ **Nebenwirkungen, Risikopopulationen und Intoxikationen**

Prinzipiell können unter *Zolpidem* alle der den BZD eigenen NW auftreten (▶ 5.1.6).

Häufig Schläfrigkeit, emotionale Dämpfung, verminderte Aufmerksamkeit, anterograde Amnesie (assoziiert mit unangemessenem Verhalten), Halluzinationen, Agitiertheit, Fatigue, Ataxie, Kopfschmerzen, Schwindel, verstärkte Schlaflosigkeit, Albträume, gastrointestinale Störungen.

Gelegentlich Paradoxe Reaktionen, innere Unruhe, Agitiertheit, Reizbarkeit, Aggressivität, Wahnvorstellungen, Wutanfälle, Verwirrtheitszustände, Psychosen, Schlafwandeln und damit assoziierte Verhaltensweisen, Doppeltsehen, Durchfall, Übelkeit, Erbrechen.

Sonstige NW Selten Hautreaktionen, Abnahme der Libido, gedämpfter Bewusstseinsgrad, erhöhte Leberenzymwerte, Gangstörungen und Stürze bei älteren Patienten.

Risikopopulationen **Herz:** Keine Anwendungsbeschränkungen bei kardialen Vorerkrankungen. **Leber:** Bei leichter bis mäßiger Leberinsuffizienz Behandlung mit der 5-mg-Dosis, bei schwerer Leberinsuffizienz sollte aufgrund der Gefahr einer hepatischen Enzephalopathie keine Anwendung erfolgen. **Niere:** Keine Dosisreduktion bei leichter bis mittelschwerer Nierenfunktionsstörung erforderlich. Die Substanz ist nicht dialysierbar.

Intoxikationen Wie ▶ *Zaleplon*.

- **Kontraindikationen**
- ► 5.1.7.

- **Interaktionen**
- Vorsicht bei Kombination mit anderen zentral dämpfenden Pharmaka einschließlich Alkohol, Narkoanalgetika, Muskelrelaxanzien.
- Anstieg der Wirkspiegel von *Zolpidem* bei Kombination mit **CYP3A4-Inhibitoren** (z. B. *Erythromycin*, *Ketoconazol*) (► **Anhang INT**). Bei Kombination mit **Induktoren von CYP3A4** (z. B. *Carbamazepin*, *Phenytoin*, *Rifampicin*) Abnahme der Wirkspiegel von *Zolpidem* (► **Anhang INT**).

- **Bewertung**

Bei Einschlafstörungen gut geeignet. Abhängigkeitsentwicklungen sind bisher sehr viel seltener als unter BZD-Hypnotika beobachtet, jedoch grundsätzlich ist das Risiko vorhanden. Kein Kumulationsrisiko. Die neue Risikobewertung zur Dosierung und Einnahme ist sorgfältig zu beachten (► Dosierung).

Zopiclon

Non-Benzodiazepin, Zyklopyrrolon

6-(5-Chlor-2-pyridyl)-6,7-dihydro-7-oxo-5H-pyrrolo-[3, 4-b]pyrazin-5-yl-4-methylpiperazin-1-carboxylat

espa-dorm (esparma)	**Zopiclon Aristo** (Aristo)
Imovane kohlpharma (kohlpharma)	**Zopiclon axcount** (axocount Generika)
Optidorm (Dolorgiet)	**Zopiclon beta** (betapharm)
Tbl. 3,75/ 7,5 mg (10, 20 Tbl.)	**Zopiclon-CT** (CT Arzneimittel)
Somnosam (Hormosan)	**Zopiclon Heumann** (Heumann)
Ximovan (Sanofi-Aventis)	**Zopiclon HEXAL** (HEXAL)
Tbl. 7,5 mg (10, 20 Tbl.)	**Zopiclon-neuraxpharm** (neuraxpharm)
Zopiclodura (Mylon-dura)	**Zopiclon-ratiopharm** (ratiopharm)
Zopiclon 1A (1A Pharma)	**Zopiclon Sandoz** (Sandoz)
Zopiclon AbZ (AbZ Pharma)	**Zopiclon STADA** (STADA)
Zopiclon Actavis (Puren Pharma)	**Zopiclon TEVA** (TEVA)
Zopiclon AL (Aliud Pharma)	

- **Pharmakodynamik**
- Verstärkung der GABAergen Hemmung über spezifische BZD-Rezeptoren ($GABA_A$-Rezeptorkomplex). Präferenz für Rezeptoren mit α_1-Untereinheiten.

- **Pharmakokinetik**

- Rasche Resorption; $T_{max} = 1,5–2$ h; $t_{\frac{1}{2}} = 2–6$ h, bei Leberinsuffizienz Verlängerung der Eliminations-HWZ auf 8–11 h möglich. Die Metabolisierung erfolgt durch CYP3A4, aber auch andere Enzyme. Der Hauptmetabolit *Zopiclon-N-Oxid* ist nur wenig pharmakologisch aktiv. Keine Kumulationsneigung.

— Plasmakonzentration 1,5–2 h nach Einnahme von 7,5 mg: 70–120 ng/ml[(p)].

■ Indikationen und Behandlungshinweise
— *Kurzzeitbehandlung von Schlafstörungen von bedeutsamem Schweregrad*[z].
— Routinehinweise ► 5.1.9.

■ Dosierung
— Regeldosis 7,5 mg/d[z]. Bei älteren Patienten 3,75 mg. Möglichst 1 h vor Einnahme keine Nahrungsaufnahme mehr, um die Schlafinduktion zu erleichtern.

■ Nebenwirkungen, Risikopopulationen und Intoxikationen
Prinzipiell können unter *Zopiclon* alle der den BZD eigenen NW auftreten (► 5.1.6).

Sonstige NW Häufig bitterer bis metallischer Geschmack. Selten Störungen des Magen-Darm-Trakts, Mundtrockenheit, Störungen der Libido, Hautreaktionen.

Risikopopulationen Herz: Keine Anwendungsbeschränkungen bei kardialen Vorerkrankungen. **Leber:** Bei leichter bis mäßiger Leberinsuffizienz Behandlung mit der 3,75-mg-Dosis, bei schwerer Leberinsuffizienz sollte aufgrund der Gefahr einer Enzephalopathie keine Anwendung erfolgen. **Niere:** Keine Dosisreduktion bei leichter bis mittelschwerer Nierenfunktionsstörung erforderlich.

Intoxikationen Wie ► *Zaleplon*.

■ Kontraindikationen
— ► 5.1.7.

■ Interaktionen
— Vorsicht bei Kombination mit anderen zentral dämpfenden Pharmaka einschließlich Alkohol.
— Anstieg der Wirkspiegel von *Zopiclon* bei Kombination mit **CYP3A4-Inhibitoren** (z. B. *Erythromycin* oder *Ketoconazol*) (► **Anhang INT**).Bei Kombination mit **Induktoren von CYP3A4** (z. B. *Carbamezepin* oder *Johanniskraut*) Abnahme der Wirkspiegel und Wirksamkeit von *Zopiclon*) (► **Anhang INT**).

■ **Bewertung**

Bei Ein- und Durchschlafstörungen gut geeignet. Abhängigkeitsentwicklungen sehr viel seltener als unter BZD-Hypnotika, jedoch grundsätzlich Risiko vorhanden.

Literatur

Allen RP, Chen C, Garcia-Borreguero D et al (2014) Comparison of pregabalin with pramipexole for restless legs syndrome. N Engl J Med 370: 621–631

Brown RE, Basheer R, McKenna JT et al (2012) Control of sleep and wakefulness. Physiol Rev 92: 1087–1187

Dauvilliers Y, Bassetti C, Lammers GJ et al; HARMONY I Study Group (2013) Pitolisant versus placebo or modafinil in patients with narcolepsy: a double-blind, randomised trial. Lancet Neurol 12: 1068–1075

Dresler M, Spoormaker VI, Beitinger P et al (2014) Neuroscience-driven discovery and development of sleep therapeutics. Pharmacol Ther 141: 300–334

Hornyak M, Scholz H, Kohnen R et al (2014) What treatment works best for restless legs syndrome? Meta-analyses of dopaminergic and non-dopaminergic medications. Sleep Medicine Rev 18: 153–164

Laudon M, Frydman-Marom A (2014) Therapeutic effects of melatonin receptor agonists on sleep and comorbid disorders. Int J Mol Sci. 15(9): 15924–15950

Mayer G (2014) Narkolepsie. Nervenarzt 85: 26–34

Moore TJ, Glemullen J, Mattison DR (2014) Reports of pathological gambling, hypersexuality, and compulsive shopping associated with dopamine receptor agonist drugs. JAMA Intern Med 174(12): 1930–1933

Nissen C, Frase L, Hajak G, Wetter TC (2014) Hypnotika – Stand der Forschung. Nervenarzt 85: 67–76

Oertel WH, Depboylu C, Kreuzer M et al (2014) REM-Schlaf-Verhaltensstörung als prodromales Stadium von α-Synukleinopathien. Nervenarzt 85: 19–25

Pollmächer T, Wetter TC, Happe S et al (2014) Schlafmedizinische Differenzialdiagnostik in Psychiatrie und Psychotherapie. Nervenarzt 85: 57–66

Riemann D, Baglioni C, Feige B, Spiegelhalder K (2014) Insomnien – Stand der Forschung. Nervenarzt 85: 43–49

Saper CB, Chou TC, Scammell TE (2001) The sleep switch: hypothalamic control of sleep and wakefulness. Trends Neurosci 24: 726–731

Schwartz JC (2011) The histamine H3 receptor: from discovery to clinical trials with pitolisant. Br J Pharmacol 63: 713–721

Steiger A, Pawlowski M, Kimura M (2015) Sleep electroencephalography as a biomarker in depression. ChronoPhysiol Ther 5: 15–25

Trenkwalder C, Benes H, Grote L et al, for the RELOXYN Study Group (2013) Prolonged release oxycodone-naloxone for treatment of severe restless legs syndrome after failure of previous treatment: a double-blind, randomised, placebo-controlled trial with an open-label extension. Lancet Neurol 12: 1141–1150

Trenkwalder C, Winkelmann J, Inoue Y, Paulus W (2015) Restless legs syndrome – current therapies and management of augmentation. Nat Rev Neurol 11(8): 434–445

Antidementiva

C. Lange-Asschenfeldt, O. Benkert

O. Benkert, H. Hippius (Hrsg.),
Kompendium der Psychiatrischen Pharmakotherapie,
DOI 10.1007/978-3-662-50333-1_6,
© Springer-Verlag Berlin Heidelberg 2017

6.1 Übersicht

Antidementiva sind zentral wirkende Substanzen zur Behandlung kognitiver Störungen – insbesondere des Gedächtnisses, der Konzentration und Aufmerksamkeit, des Urteilsvermögens und der Orientierung – und Verbesserung der beeinträchtigten Alltagskompetenz bei Demenzerkrankungen.

Die **Demenzerkrankungen** sind im DSM-5 komplett neu strukturiert worden. Im dortigen Kapitel »Neurokognitive Störungen« werden sie nunmehr neben dem **Delir** (▶ 12.4.3) im ersten Schritt dimensional als schwere bzw. leichte neurokognitive Störung (*major vs. minor neurocognitive disorder*, NCD) klassifiziert. Im engeren Sinne entspricht der bisherige Begriff »Demenz« der schweren oder majoren NCD. Im zweiten Schritt erfolgt die ätiologische Einordnung in u. a. 10 spezielle Formen, wie NCD aufgrund einer Alzheimer-Erkrankung, einer frontotemporalen Lobärdegeneration, einer Lewy-Körper-Demenz, einer vaskulären Erkrankung usw. Im dritten Schritt wird kodiert, ob Verhaltensstörungen vorliegen oder nicht. Im vierten Schritt erfolgt lediglich bei der schweren neurokognitiven Störung die Bestimmung des Schweregrades (mild, mäßig, schwer) je nach Beeinträchtigung der Aktivitäten des täglichen Lebens (ADL).

Im vorliegenden Kapitel entspricht die Nomenklatur der Störungsbilder nun nach Erscheinen der deutschen Ausgabe des DSM-5 Mitte 2015 der neuen Klassifikation (im Gegensatz zur *S3-Leitlinie* »*Demenzen*« von 2015, die noch mit den bisherigen Begriffen arbeitet). Jeweils am Abschnittsanfang wird ergänzend der »alte« Begriff genannt. Den Empfehlungen der deutschen Herausgebergruppe des DSM-5 folgend, wird jedoch generell der Kontinuität wegen der Begriff »Demenz« beibehalten und dort verwendet, wo Ärzte, Patienten und andere Protagonisten des Gesundheitssystems diesen gewohnt sind. Im aktuellen Sprachgebrauch wird der Ausdruck »Demenz« vorwiegend für Erkrankungen im höheren Alter verwendet (z. B. bei degenerativen Demenzen) und der Ausdruck NCD oft bei jüngeren Patienten (wie z. B. NCD aufgrund eines Schädel-Hirn-Traumas oder NCD aufgrund einer HIV-Infektion). Im Gegensatz zum DSM-5 wurde allerdings in ▶ 6.4.9 der Begriff »leichte kognitive Beeinträchtigung« (»*mild cognitive impairment*«, MCI) als gewachsenes und in der aktuellen wissenschaftlichen Literatur weiterhin gebräuchliches Konzept vorläufig nicht aufgelöst.

Antidementiva können bei folgenden Demenzerkrankungen eingesetzt werden:

- Alzheimer-Erkrankung (AD),
- vaskuläre Demenz (VD),
- behaviorale Variante der frontotemporalen Demenz (bvFTD),
- Lewy-Körper-Demenz (LKD),
- Demenz bei Parkinson-Erkrankung (*Parkinson's disease with dementia*, PDD),
- Mischformen.

Darüber hinaus gibt es Hinweise für eine zumindest kurzfristige Wirksamkeit einzelner Antidementiva (v. a. *Donepezil, Piracetam*) bei der medikamentösen Behandlung von kognitiven Störungen bei neurologischen Erkrankungen (z. B. Aphasie, rehabilitativ nach Schlaganfall, multipler Sklerose).

Einteilung der Antidementiva
- Antidementiva **im engeren Sinne**: Substanzen mit nachgewiesener Wirksamkeit nach den Kriterien in ▶ 6.3: *Donepezil, Galantamin, Memantin, Rivastigmin.*
- Sog. »Nootropika«: AM mit Zulassung für die Behandlung von »Hirnleistungsstörungen« oder »chronischen hirnorganisch bedingten Leistungsstörungen« im Alter, z. T. seit den 1980er Jahren: *Co-dergocrin* (*Dihydroergotoxin*), *Ginkgo biloba, Nimodipin, Piracetam, Pyritinol.*

6.2   Wirkmechanismen

Es gibt eine Vielzahl antidementiver Wirkansätze. Die therapeutisch wichtigsten sind die **Hemmung der Acetylcholinesterase (Verstärkung der cholinergen Neurotransmission)** und der **NMDA-Rezeptor-Antagonismus (neuroprotektives Wirkprinzip)**. Es handelt sich allerdings nicht um kausale, sondern um **symptomatische** Wirkprinzipien. Zunehmend wird auch die Bedeutung **vasoprotektiver Maßnahmen** (Prävention bzw. Einstellung vaskulärer Risikofaktoren) in der Literatur betont, was neben den vaskulären Demenzen auch primär neurodegenerative Demenzen und hier v. a. die AD betrifft (Lange-Asschenfeldt 2013).

Acetylcholinesterasehemmer (AChE-I): Donepezil, Galantamin, Rivastigmin

- Grundlage dieses Wirkansatzes bildet die Annahme eines **cholinergen Defizits** durch Untergang cholinerger Neurone als einer der ersten beschriebenen und konsistentesten neurobiologischen Befunde bei der AD sowie Feststellungen, dass eine veränderte cholinerge Neurotransmission tierexperimentell, bei Gesunden und bei Patienten mit AD zu Alterationen der Aufmerksamkeit und des Gedächtnisses führt. Durch die Verlangsamung des Abbaus von Acetylcholin (ACh) durch AChE-I werden die cholinerge Neurotransmission gefördert und damit cholinerg vermittelte kognitive Defizite günstig beeinflusst.

- Es existieren geringfügige Unterschiede unter den AChE-I im molekularen Wirkprofil: Bei *Galantamin* wird eine über die zusätzliche allosterische Aktivierung α_7-**nikotinischer ACh-Rezeptoren** vermittelte möglicherweise verbesserte Wirkung auf Gedächtnis-, Lern- und Aufmerksamkeitsleistungen und ein verbesserter neuroprotektiver Effekt diskutiert. *Rivastigmin* hemmt neben der Acetylcholinesterase auch die Butyrylcholinesterase. Klinisch relevante Wirksamkeitsunterschiede ließen sich hieraus jedoch bisher nicht ableiten.

NMDA(Glutamat)-Rezeptorantagonist: Memantin

- Eine **überschießende NMDA-Rezeptor-Aktivierung** mit der Folge übermäßiger Depolarisation und intrazellulärer Kalziumüberladung gilt als gängiger neuronaler Schädigungsmechanismus (»Exzitotoxizität«) bei einer Vielzahl neurodegenerativer Erkrankungen, z. B. der AD, der sowohl zur Symptomatik als auch zur Krankheitsprogression beiträgt. Über einen selektiven, »physiologischen« Antagonismus am NMDA-Rezeptor soll durch *Memantin* diesem Pathomechanismus entgegengewirkt werden.

Andere theoretische Wirkansätze

- *Nimodipin*: Kalziumkanalhemmer (Verringerung von Exzitotoxizität).
- *Co-dergocrin, Nicergolin*: Mischwirkung aus partiellem α-Adrenozeptor- und 5-HT-Agonismus; nach einer entsprechenden Bewertung der EMA und Beschluss der Europäischen Kommission dürfen Ergot-Derivate außer beim akuten Migräneanfall nicht mehr angewendet werden (in dieser Auflage auch nicht mehr besprochen).
- *Piracetam*: Kein einheitlicher Wirkmechanismus; erhöht u. a. zelluläre Kalzium- und Natriumfluxe, beeinflusst GABAerges System.
- *Ginkgo biloba*: Kein einheitlicher Wirkmechanismus bekannt, u. a. Hemmung des plättchenaktivierenden Faktors durch *Ginkgolid B* (Inhaltsstoff von *Ginkgo biloba*), was sich aber bislang in vivo nicht bestätigt hat, auch antioxidative Eigenschaften der Flavoglykoside werden diskutiert.

Neue pharmakologische bzw. nutritiv-therapeutische Ansätze

- **Immuntherapie:** Antikörper, die gegen das toxische und zur Aggregation neigende Aβ(1–42)-Peptid gerichtet sind, unterbinden die Aggregation zu Fibrillen und schließlich Plaques und fördern die Elimination von (toxischem) löslichem Peptid; sie werden seit 1999 als Therapieoptionen in einer Vielzahl klinischer Studien zur aktiven (peptid- oder genbasierten) oder passiven Immunisierung sowie zur Anwendung intravenöser Immunglobuline untersucht. Trotz z. T. klarer Hinweise auf biologische Wirksamkeit mit Reduktion der Amyloid-Plaques wurden die primären klinischen Endpunkte (v. a. Kognition und Alltagsfunktionalität) bei leichter bis mittlerer AD in keiner Studie erreicht. Zuletzt wurde die Entwicklung des monoklonalen Antikörpers *Bapineuzumab* aufgrund fehlenden Wirksamkeitsnachweises in zwei Phase-III-Studien eingestellt. Derzeit befinden sich mit *Aducanumab* (Hinweise für klinische Wirkung in Phase II), *Crenezumab* (Hinweise für langsamere Symptomprogression bei leichter AD in zwei Phase-II-Studien) sowie *Solanezumab* (Hinweise für Wirksamkeit in der Subgruppe leichtgradig Erkrankter in zwie früheren Phase-III-Studien) drei monoklonale Antikörper in klinischen Phase-III-Studien. In früheren Studien waren allerdings unerwünschte Autoimmuneffekte aufgetreten (z. B. aseptische Meningoenzephalitis, Mikrohämorrhagien, vasogene Ödeme); aktuelle Befunde deuten darauf hin, dass der Nutzen von Immunisierungsstrategien in frühen Demenzstadien oder sogar noch in asymptomatischen Stadien größer sein dürfte als in fortgeschrittenen Stadien.

- **Tau-Protein-basierte Therapieansätze:** Weitere seit Jahren untersuchte Wirkansätze zielen auf die ebenfalls den neurodegenerativen Prozess kennzeichnende Bildung neurofibrillärer Bündel aus hyperphosphoryliertem Tau-Protein durch Inhibitoren der Glykogensynthase-Kinase 3 (GSK-3β) und der zyklinabhängigen Kinase 5 (CDK-5) ab; *Lithium* als GSK-3β-Inhibitor war wirksam in einer offenen Studie bei leichter bis mittelschwerer AD sowie in zwei RCT bei amnestischem *mild cognitive impairment* (aMCI). Die anhaltende Erfahrung negativer Studienergebnisse hat 2010 zur Einrichtung einer Datenbank als für ein Fachpublikum zugänglicher Plattform für zukünftige Studien geführt, in der Daten zu Tausenden von Patienten mit AD, die an früheren Studien unterschiedlicher Sponsoren teilgenommen haben, zusammengefasst wurden (*Coalition Against Major Disease*: http://www.c-path.org//Programs/CAMD).

- **Sonstige** β-Amyloid-basierte Therapieansätze: Hemmstoffe der β- und γ-Sekretase sollen die pathogene Aβ(1–42)-Bildung reduzieren. Aufgrund des kürzlichen Scheiterns entsprechender großer Phase-III-Studien mit zwei γ-Sekretasehemmern erscheint fraglich, ob dieses Therapieprinzip künftig weiter verfolgt wird.

- **Nutritive Therapieansätze:** Klinische Studien existieren weiterhin für *Omega-3-Fettsäuren* einschließlich des Nahrungsergänzungsmittels *Souvenaid* (▶ 6.4.1), das zusätzlich weitere Membran- bzw. Phosphatidpräkursoren zur hypothetischen Förderung der Synapsenneubildung enthält.

6.3 Allgemeine Therapieprinzipien

- Nur ca. 10% der Demenzen sind aufgrund ihrer Ätiologie kausal therapierbar (etwa durch Hormon- bzw. Vitaminsubstitution z. B. bei Hypothyreose oder Vitamin-B_{12}-Mangel).
- Es ist ein **multimodaler individueller Behandlungsplan** anzuwenden, da Patienten mit Demenz neben vielgestaltigen kognitiven Leistungseinbußen auch demenzassoziierte Verhaltensstörungen (*behavioral and psychological symptoms of dementia*, BPSD) wie depressive Syndrome, paranoide/halluzinatorische Syndrome, Persönlichkeitsveränderungen, psychomotorische Unruhe mit Ängsten, Erregung, Aggression und hartnäckige Schlafstörungen zeigen können (▶ 6.4.10).
- Mehrere Behandlungsprinzipien müssen in einen **Gesamtbehandlungsplan** integriert werden: Pharmakotherapie, nichtmedikamentöse (▶ 6.5) sowie pflegerische Maßnahmen. Wichtig ist die Behandlung auch von chronischen und interkurrenten Begleiterkrankungen, die den Verlauf entscheidend mitbeeinflussen können.
- **Prädiktoren** für ein Ansprechen auf eine antidementive Behandlung existieren bislang nicht.
- Als **Ziele der antidementiven Behandlung** werden eine Verbesserung der Symptomatik (Effekt bei den aktuell verfügbaren Antidementiva jedoch oftmals gering) sowie eine Verlangsamung der Symptomprogression angestrebt, welche aufgrund des irreversiblen Fortschreitens der Neurodegeneration bereits ein wesentliches Therapieziel darstellt. Der Effekt der Antidementiva vermag wahrscheinlich die Krankheit nur für eine begrenzte Dauer von im Durchschnitt 1–2 Jahren aufzuschieben.
- In Zulassungsstudien werden für den **Wirksamkeitsnachweis** signifikante Besserungen der Symptomatik auf der kognitiven, der funktionalen (Aktivitäten des täglichen Lebens) und der globalen Ebene (klinischer Gesamteindruck) gefordert. Als sekundäre Zielparameter klinischer Studien werden daneben als **patientenrelevante Maße** demenzassoziierte Verhaltensstörungen, die krankheitsbezogene Lebensqualität, die Notwendigkeit einer vollstationären Pflege, die Mortalität und therapieassoziierte unerwünschte Ereignisse sowie als **angehörigenrelevante Maße** die Belastung pflegender Angehöriger und die Zeit des Pflegeaufwands

beurteilt. Für die Erstattungsfähigkeit spielen neben der klinischen Wirksamkeit pharmakoökonomische Aspekte eine zunehmende Rolle.

— Die **Objektivierung möglicher Therapieeffekte** etwa nach biometrisch-testpsychologischen Kriterien zur Einschätzung der Wirksamkeit einer antidementiven Behandlung gestaltet sich schwierig. Der Therapieerfolg kann im Einzelfall sehr unterschiedlich ausfallen. In sehr frühen sowie späten Krankheitsstadien limitieren Boden- bzw. Deckeneffekte die Beurteilung möglicher Veränderungen. Eine Überprüfung des Therapie-erfolgs im Sinne eines direkten Wirksamkeitsnachweises ist im individu-ellen Fall aufgrund der großen Variabilität der klinischen Verläufe bisher nicht möglich. Sowohl eine Besserung der Symptomatik oder fehlende Symptomprogression als auch Verschlechterungen können aufgrund der hohen Variabilität des Spontanverlaufs häufig nicht eindeutig auf eine positive Wirkung oder fehlende Wirksamkeit einer antidementiven Behandlung zurückgeführt werden.

— Eine **klinische Verlaufskontrolle** unter Medikation sollte in regelmäßigen Abständen erfolgen, ggf. unter Hinzuziehung neuropsychologischer Ver-laufstestungen wie der CERAD-Testbatterie (▶ 6.3.1). In die Beurteilung des Therapieverlaufs und die Entscheidung über die Fortführung der Behandlung sollten auf die individuelle Verträglichkeit, die Wirkung auf die Zielsymptome (s. oben) sowie möglicherweise hinzugekommene Begleiterkrankungen oder Kontraindikationen eingehen. Zu berücksich-tigen sind hierbei die Einschätzung des Patienten selbst (subjektiv erlebte Verbesserungen) sowie die der Betreuungspersonen.

— Diverse **MRT- bzw. liquorbasierte Biomarker** sind in der Diagnostik insbesondere der AD etabliert (▶ 6.4.1), jedoch existiert bisher kein ver-laufsbezogener Biomarker.

6.3.1 Diagnostik bei neurokognitiven Störungen

Frühdiagnose bei Demenzsyndromen
Die Frühdiagnose dient in besonderem Maße dem Nachweis oder Ausschluss einer behandelbaren Erkrankung bzw. symptomatischen Demenzursache (sekundäre Demenz), z. B. Normaldruckhydrozephalus, zerebrale Raumforde-rung oder metabolische Enzephalopathie. Die ätiopathogenetische Zuordnung besteht aus:

— **Anamnese und Untersuchung**
  – Ausführliche Anamnese mit Fremdanamnese inkl. Medikamenten-anamnese
  – Psychiatrische, neurologische und internistische Untersuchung

- **Labordiagnostik**
  - Blutbild, Elektrolyte, Nüchtern-Blutzucker, TSH, CRP, Leber-/Nierenparameter, Vitamin B_{12}
- **Strukturelle zerebrale Bildgebung**
  - MRT/CT
- **Neuropsychologische Testung**
  - Die Auswahl geeigneter Verfahren richtet sich v. a. nach dem Krankheitsstadium bzw. der spezifischen Fragestellung; das Vorgehen ist in der Regel zweistufig
    - **Stufe 1:** Als Kurztest zur Schweregradabschätzung hat sich der MMST (Mini-Mental-Status-Test) bewährt, ergänzend z. B. der DemTect (Demenz-Detektion) und der schnell durchführbare »Uhrentest«
    - **Stufe 2:** Ausführliche Testung aller relevanten kognitiven Domänen: Gedächtnis (v. a. episodisch), Orientierung, Raumkognition, Praxie, Sprache, Handlungsplanung, Aufmerksamkeit zur differenzialdiagnostischen Einordnung und Schweregradbestimmung; verbreitet ist hier die deutschsprachige Version des CERAD-Tests (*Consortium for the Establishment and Registry of Alzheimer's Disease*) sowie in klinischen Studien die ADAS-cog (*Alzheimer's Disease Assessment Scale – cognitive Subscale*)

- Der **optionalen weiteren differenzialdiagnostischen Absicherung, insbesondere der AD**, dienen ggf.
  - eine **erweiterte Labordiagnostik:** z. B. Lues-/Borrelien-Serologie, toxikologische Untersuchung,
  - **Liquoranalytik:** z. B. Bestimmung der neurodegenerativen Proteine $A\beta 1$–42, Tau-/Phosphotau-Protein, evtl. Entzündungsparameter bei gezieltem Verdacht,
  - **nuklearmedizinische Verfahren:** in Zweifelsfällen bzw. bei besonderen Fragestellungen $[^{18}F]$FDG-PET bzw. mit erst kürzlich in Deutschland erfolgter Zulassung und noch nicht für den Routinebetrieb empfohlenen Amyloid-Liganden-PET-Tracern Florbetapir, Florbetaben und Flutemetamol,
  - EEG bei speziellen Fragestellungen (kein regelhafter Einsatz; v. a. Differenzialdiagnose Prionenerkrankungen, Anfallserkrankungen, delirante Syndrome),
  - molekulargenetische Diagnostik bei begründetem V. a. familiäre AD-Syndrome.
- Einige spezielle Parameter sind in der AD-Diagnostik als **Biomarker** etabliert (► 6.4.1).
- Oftmals ist eine frühe, sichere differenzialdiagnostische Abgrenzung einzelner degenerativer Demenzerkrankungen nicht möglich; sie

gelingt noch am ehesten in spezialisierten Einrichtungen. Oft ist der klinische Verlauf wegweisend. Insbesondere in höherem Lebensalter sind Mischbilder vaskulärer und degenerativer Demenzen vorherrschend.

6.3.2 Prävention bei neurokognitiven Störungen

▬ **Kardiovaskuläre Risikofaktoren** beeinflussen sowohl das Manifestationsrisiko als auch den Verlauf der AD negativ. Eine sorgfältige Einstellung vorhandener Risikofaktoren (v. a. Hypertonie, Diabetes, Hypercholesterinämie, Vorhofflimmern) bzw. eine Anpassung des Lebensstils (z. B. Rauchverzicht) sollte daher auch vom Standpunkt der Demenzprävention aus, sowohl hinsichtlich Primär- als auch Sekundärprävention, unbedingt erfolgen.

▬ Insbesondere ist auch ein positiver Einfluss **körperlicher Aktivität** (regelmäßige moderate aerobe Belastung) gezeigt worden.

▬ **Ernährungsfaktoren** mit nachgewiesenem Präventionspotenzial sind ein hoher Anteil pflanzlicher Nahrungsbestandteile und Fischverzehr, ein hoher Anteil ungesättigter Fettsäuren (Olivenöl) sowie leichter Alkoholkonsum (»mediterrane« Kost); ein spezifischer präventiver Effekt von Supplementierung mit *Omega-3-Fettsäuren* konnte bisher nicht nachgewiesen werden.

▬ Als mögliche **weitere demenzprotektive Faktoren** gelten **regelmäßige geistige Aktivität**, kognitiv stimulierende Freizeitaktivitäten (wie z. B. Lesen, Schreiben, Lösen von Kreuzworträtseln, Musizieren, Gesellschaftsspiele) und **soziale Aktivitäten**.

▬ Auf der Grundlage von Beobachtungsstudien mit positiven Ergebnissen und theoretischen Erwägungen werden immer wieder verschiedene **medikamentöse Strategien der Neuroprotektion** diskutiert, bisher existiert jedoch keine ausreichende Evidenz für die Empfehlung konkreter Verfahren.

▬ So zeigten **Sexualhormone** (**Östrogene** bei postmenopausalen Frauen bzw. **Androgene** (*Dehydroepiandrosteron, Testosteron*) keine Wirkung in bisherigen kontrollierten Studien.

▬ Für α-*Tocopherol* (*Vitamin E*) in hohen Dosen wird ein protektiver Effekt diskutiert; es besteht jedoch das Risiko einer verstärkten Blutungsneigung sowie einer erhöhten Gesamtmortalität bei Dosierungen > 400 IU/d, daher wird eine Gabe nicht empfohlen.

▬ **Vitamin B$_{12}$** sollte im Falle eines nachgewiesenen Mangels substituiert werden; ob es auch bei normalen Serumspiegeln demenzpräventive Eigenschaften besitzt, ist ungeklärt.

- Weiterhin besteht keine ausreichende Evidenz für eine präventive Wirksamkeit von Vitamin D, obwohl Vitamin-D-Mangel als Risikofaktor für die AD diskutiert wird (Afzal et al. 2014).

- Für **Statine** wird seit Langem eine Risikoreduktion für die Entwicklung einer Demenz diskutiert. Eine generelle Empfehlung der Verordnung zur Demenzprophylaxe unabhängig vom kardiovaskulären Risikoprofil kann allerdings derzeit aufgrund des Fehlens kontrollierter prospektiver Studien (RCT) noch nicht gegeben werden. Bei Hypercholesterinämie sollte jedoch eine sorgfältige Einstellung – möglichst mit dem hochwirksamen *Atorvastatin* – erfolgen.

- Die Anwendung von **nichtsteroidalen Antiphlogistika und COX-2-Inhibitoren** (*Celecoxib, Diclofenac, Indometacin, Naproxen*) zur Primärprävention demenzieller Syndrome kann nach derzeitiger Datenlage nicht empfohlen werden.

- Tierexperimentelle Befunde und Ergebnisse aus Beobachtungsstudien könnten für eine Wirksamkeit von **Antihypertensiva** aus den Klassen der Kalziumkanal- und Angiotensin-II-Rezeptorblocker in der Demenzprävention unabhängig von der blutdrucksenkenden Wirkung sprechen; bisher existieren jedoch keine klinischen Studien.

- Bisher durchgeführte Studien zu **AChE-I** und *Memantin* zur Primärprävention demenzieller Syndrome waren negativ; *Ginkgo biloba* war in der kürzlich publizierten groß angelegten GuidAge-Studie in dieser Indikation nicht wirksam.

6.4 Indikationen

Eine schematische Darstellung zur medikamentösen Therapie der AD und der VD findet sich in ■ Abb. 6.1.

Ziel gegenwärtiger und zukünftiger antidementiver Therapie ist deren möglichst frühzeitiger Beginn. Durch die Neustrukturierung der demenziellen Erkrankungen im DSM-5 mit Möglichkeit der Diagnosestellung als leichte neurokognitive Störung (NCD) trotz noch milder Symptomausprägung soll nun die Voraussetzung für eine frühzeitige Diagnostik und Indikationsstellung geschaffen werden. Aufgrund der Zulassungslage betrifft dies gegenwärtig v. a. die nun sog. leichte neurokognitive Störung bei AD und bei Parkinson-Erkrankung (PDD).

6.4.1 Schwere oder leichte NCD aufgrund einer Alzheimer-Erkrankung

Diagnose (der schweren NCD) bisher nach ICD-10: **Alzheimer-Demenz**. Die AD ist eine primär degenerative zerebrale Erkrankung mit progressivem Verlust von Nervenzellen. Symptome beginnen meist schleichend, bei der häufigeren sporadischen Form in der Regel nach dem 60. Lj.; nach erster Diagnosestellung führt sie mit einer medianen Progressionszeit von 10 Jahren zum Tode. Die Erstsymptome einer AD werden von der Umgebung des Patienten häufig erst später wahrgenommen, der Patient kann sie überspielen. Klinisch fallen zunächst Störungen der Merkfähigkeit und Konzentration auf, später Gedächtnis- und Orientierungsstörungen. Schließlich kommt verminderte Urteilskraft hinzu. Nicht nur kognitive Einbußen, sondern auch Verhaltensstörungen mit (z. T. früh auftretender) Depressivität, Apathie, Störungen des Schlaf-Wach-Rhythmus, Persönlichkeitsveränderungen (Impulsivität, Gereiztheit) und aggressivem Verhalten sowie psychotischem Erleben (Wahn bzw. Halluzinationen) prägen im weiteren Verlauf das Krankheitsbild. Die Gesamtheit der Symptome führt schließlich zu einem Verlust der Selbstständigkeit und zu Pflegeabhängigkeit.

Gemäß DSM-5 ist nach Bestimmung des Ausprägungsgrades als leichte oder schwere NCD die Einordnung in eine klinisch wahrscheinliche oder mögliche AD von Bedeutung. Bei Vorhandensein einer schweren NCD sind für die Diagnosestellung einer wahrscheinlichen AD entweder zu fordern

- das Vorliegen einer kausalen Genmutation bzw. klare Hinweise für eine genetische Ursache aus der Familienanamnese oder
- anamnestische Kennzeichen mit neu aufgetretener, stetig progredienter Störung des Gedächtnisses und mindestens einer weiteren kognitiven Domäne; dabei sollten Merkmale fehlen, die für eine gemischte Demenzätiologie sprechen.

Bei Vorhandensein einer leichten NCD müssen für die Diagnosestellung einer wahrscheinlichen AD beide Kriterien vorliegen.

Die AD-Diagnose ist erst durch eine autoptische neuropathologische Untersuchung zu sichern. Nur in etwa einem Drittel der Fälle mit sicherer AD finden sich dabei ausschließlich die für eine AD typischen neuropathologischen Veränderungen; Mischbilder vaskulärer und anderer degenerativer Demenzen sind insbesondere im höheren Alter häufig.

Die **Ätiologie** der AD ist unbekannt ; es finden sich jedoch charakteristische neuropathologische und neurochemische Merkmale, u. a.: intrazelluläre neurofibrilläre Bündel aus hyperphosphoryliertem Tau-Protein, extrazelluläre Amyloid-Plaques aus Aβ (insbesondere Aβ(1–42), das durch proteolytische Spaltung des Amyloid-Präkursor-Proteins APP durch die β- und γ-Sekretase

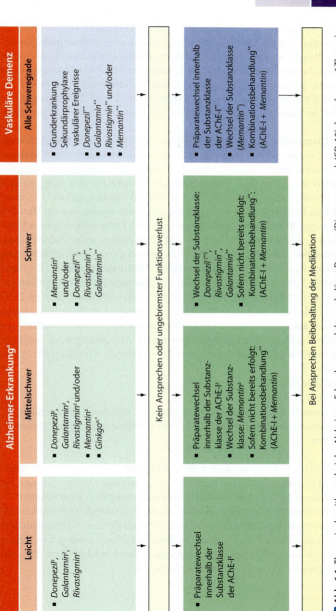

Alzheimer-Erkrankung[a]			**Vaskuläre Demenz**
Leicht	**Mittelschwer**	**Schwer**	**Alle Schweregrade**
■ *Donepezil[z]*, *Galantamin[z]*, *Rivastigmin[z]*	■ *Donepezil[z]*, *Galantamin[z]*, *Rivastigmin[z]* und/oder ■ *Memantin[z]* ■ *Ginkgo[a]**	■ *Memantin[z]* und/oder ■ *Donepezil[**]*, *Rivastigmin[**]*, *Galantamin[**]*	■ Grunderkrankung ■ Sekundärprophylaxe vaskulärer Ereignisse ■ *Donepezil[**]* ■ *Galantamin[**]* ■ *Rivastigmin[**]* und/oder ■ *Memantin[**]*

Kein Ansprechen oder ungebremster Funktionsverlust

■ Präparatewechsel innerhalb der Substanz-klasse der AChE-I[z]	■ Präparatewechsel innerhalb der Substanz-klasse der AChE-I[z] ■ Wechsel der Substanz-klasse: *Memantin[z]* ■ Sofern nicht bereits erfolgt: Kombinationsbehandlung[**] (AChE-I + *Memantin*)	■ Wechsel der Substanzklasse: *Donepezil[(**)]*, *Rivastigmin[**]*, *Galantamin[**]* ■ Sofern nicht bereits erfolgt: Kombinationsbehandlung[**] (AChE-I + *Memantin*)	■ Präparatewechsel innerhalb der Substanzklasse der AChE-I[z] ■ Wechsel der Substanzklasse (*Memantin[**]*) ■ Kombinationsbehandlung[**] (AChE-I + *Memantin*)

Bei Ansprechen Beibehaltung der Medikation

Abb. 6.1 Therapiealgorithmus bei der Alzheimer-Erkrankung und der vaskulären Demenz (Diagnosen nach ICD-10). [z] zugelassen; [*] Therapie-empfehlung; noch nicht evaluiert; [**] Hinweise auf Wirksamkeit bzw. positive Studienergebnisse, aber in dieser Indikation in D nicht zugelassen (*off label*); [a] *Ginkgo biloba* nur Tagesdosis 240 mg und v. a. bei nichtpsychotischen Verhaltensstörungen; *AChE-I* Acetylcholinesterasehemmer

entsteht), Synapsen- und Neuronenverlust mit reaktiver Gliose und verminderte Aktivität der Cholinacetyltransferase. Von besonderer pathophysiologischer Bedeutung sind anscheinend frühe synaptische Funktionsstörungen durch lösliches oligomeres, noch nicht aggregiertes Aβ(1–42). Bemerkenswert ist, dass die genannten neuropathologischen Merkmale bei ca. 30% der Patienten mit klinischer AD-Diagnose fehlen (Monsell et al. 2015); umgekehrt fand sich in Autopsiestudien bei Individuen ohne AD z. T. eine Amyloid-Pathologie.

Die **Diagnose** ergibt sich aus der Summe klinischer (inkl. testpsychologischer) und ergänzender apparativer Befunde, unterstützt durch den Ausschluss relevanter Differenzialdiagnosen (▶ 6.4). Im Jahr 2011 wurden neue **Diagnosekriterien** u. a. durch das US-amerikanische *National Institute of Ageing* und die *Alzheimer's Association* (NIA-AA-Kriterien) herausgegeben, die einer frühzeitigen Identifizierung von AD-Risikopatienten dienen, v. a. im Hinblick auf zukünftige Präventions- und Therapiestudien. Diese unterscheiden klinische (AD-C) und pathophysiologische (AD-P) Kriterien unter Zuhilfenahme **diagnostischer Marker** (Biomarker). Hier werden unterschieden: Biomarker, die auf eine Neurodegeneration (**neuronale Schädigungsmarker**: Tau- und Phosphotau-Protein-Anstieg im Liquor, mediotemporaler bzw. hippokampaler Atrophienachweis im MRT, verminderter Glukosemetabolismus im PET/SPECT), und solche, die auf die AD-typische β-Amyloid-Pathologie hinweisen (**Amyloid-Marker**: vermindertes Aβ1–42 im Liquor bzw. verminderte Ratio aus Aβ1–42 und Aβ1–40, Nachweis von β-Amyloid-Ablagerungen im Amyloid-Liganden-PET ▶ 6.3.1). Auf dieser Grundlage erfolgt die Einteilung der AD in 3 Phasen:

- manifeste AD,
- prodromale AD und
- präklinische AD mit wiederum 3 Stadien, die sich durch die jeweilige Biomarkerkonstellation und ggf. das Vorhandensein kognitiver Defizite ergeben.

Es findet sich ein **erhöhtes Risiko für die Entwicklung einer AD** bei Angehörigen 1. Grades mit AD, bei familiärer Belastung mit Down-Syndrom, bei Vorliegen eines APOE-ε4-Allels (besondere Bedeutung der Chromosomen 21, 14, 1 und 19) und bei Vorliegen kardiovaskulärer Risikofaktoren (einschließlich Hypercholesterinämie, Hypertonie, Arteriosklerose, KHK, Rauchen, Adipositas und Diabetes). Als mögliche weitere Risikofaktoren gelten Hyperhomocysteinämie, Folsäuremangel, Hyperinsulinämie, Schädel-Hirn-Traumata und depressive Episoden in der Vorgeschichte.

- **Medikamentöse Therapie der schweren NCD aufgrund einer Alzheimer-Erkrankung**

Die AChE-I *Donepezil*, *Galantamin* und *Rivastigmin* sowie der NMDA-Rezeptorantagonist *Memantin* sind bei AD gut evaluiert; ihr Einsatz in der Behandlung der AD kann dem Stufenplan der ◘ Abb. 6.1 entnommen werden.

Acetylcholinesterasehemmer (AChE-I)

- Klinische Studien zeigen eine Wirksamkeit der AChE-I *Donepezil*, *Galantamin* und *Rivastigmin* bei der AD auf die Kernsymptome kognitive Beeinträchtigung und Einschränkungen der Aktivitäten des täglichen Lebens (ADL).
- Eine Zulassung besteht in Deutschland für die Behandlung der leichten bis mittelschweren AD. Gemäß der *S3-Leitlinie »Demenzen«* (DGN, DGPPN 2009: *http://media.dgppn.de/mediadb/media/dgppn/pdf/leitlinien/s3-leitlinie-demenz-kf*) wird eine Anwendung von AChE-I in diesen Indikationen ausdrücklich empfohlen. Einzelne klinische Studien zeigten auch einen Nutzen von AChE-I bei schwerer AD (insbesondere *Donepezil*), der Einsatz ist im Einzelfall zu erwägen, stellt jedoch weiterhin eine Off-label-Indikation dar.
- Auch wenn die Effektstärke relativ gering ist, stellen AChE-I bei Fehlen anderer, wirksamerer Therapieoptionen derzeit die Therapie der Wahl dar. Wenn keine Kontraindikationen vorliegen, sollte nach den Leitlinien aufgrund der Progredienz und der Irreversibilität der AD sowie der hohen Belastung von Patienten und Betreuenden sowie des Fehlens kausaler Therapieverfahren jeder Patient mit leichter bis mittelschwerer AD einen Therapieversuch mit AChE-I erhalten.
- Für die Wirkstoffe *Donepezil* und *Galantamin* sind zuletzt auch ökonomische Vorteile im Hinblick auf die Reduktion von Behandlungskosten (im Gegensatz zu Nichtbehandlung bzw. Behandlung mit *Ginkgo biloba*) gezeigt worden.
- Aufgrund des Fehlens klinisch relevanter Wirksamkeitsunterschiede richtet sich die Differenzialindikation der einzelnen AChE-I nach Nebenwirkungs-/Interaktionskriterien.
- Die Wirkung von AChE-I ist dosisabhängig, es sollte daher im Zulassungsrahmen mit der höchsten verträglichen Dosis behandelt werden.
- Etwa halbjährlich sollte eine klinische und ggf. testpsychologische Behandlungskontrolle erfolgen. Allerdings sind bisher geeignete Maßnahmen zur individuellen Therapiekontrolle bzw. Therapieerfolgskriterien nur unzureichend definiert.
- Bei Zweifel an der Wirksamkeit kann ggf. im Therapieverlauf ein Absetzversuch erfolgen; auch für eine Umstellung auf einen anderen AChE-I existiert Evidenz.

- Systematische Daten zur **Behandlungsdauer** liegen in begrenztem Umfang vor; bei guter Verträglichkeit und anzunehmendem Nutzen sollte fortlaufend und auf jeden Fall länger als die den meisten Zulassungsstudien zugrunde liegende Behandlungsdauer von 24 Wochen therapiert werden.

Memantin

- Klinische Studien zeigen eine Wirksamkeit von *Memantin* in der Behandlung der mittelschweren und schweren AD; eine Zulassung besteht für diesen Indikationsbereich.
- Ein patientenbezogener Nutzen von *Memantin* bei mittelschwerer und schwerer AD in den Bereichen Kognition und Alltagspraxis wird im Rahmen einer revidierten Stellungnahme nunmehr auch vom IQWIG attestiert, das sich somit der Bewertung der *S3-Leitlinie* anschließt.
- Eine kürzlich publizierte Analyse von Krankenversicherungsdaten belegte auch eine Reduktion der Gesamtbehandlungskosten durch *Memantin*.
- Hinsichtlich der Wirksamkeit von *Memantin* bei leichter AD bleibt die Studienlage negativ, sodass eine Gabe bei leichter AD weiterhin nicht empfohlen wird.

Ginkgo biloba

- Häufige Anwendung v. a. im Hausarztbereich bei Demenzerkrankungen unterschiedlicher Ätiologie und kognitiver Störungen; die Zulassung des Extrakts *EGb761* besteht für die symptomatische Behandlung bei »hirnorganisch bedingten geistigen Leistungseinbußen bei demenziellen Syndromen«.
- Die Datenlage wird hinsichtlich der Wirksamkeit bei AD unterschiedlich bewertet; das Cochrane-Institut sieht bei plazebovergleichbarer Anwendungssicherheit keine klinisch relevante Wirksamkeit, während das IQWIG einen Nutzenhinweis bei der hohen Dosis von 240 mg/d attestiert, wenngleich unter Verweis auf geringe Effektstärken und spezielle sowie heterogene und auf den westeuropäischen Versorgungskontext nicht zwanglos übertragbare Patientenkollektive.
- Eine neue Metaanalyse zeigte eine signifikante Wirkung auf kognitive Funktionen, Alltagskompetenz und Verhaltenssymptome bei guter Anwendungssicherheit für *EGb761* 240 mg/d bei leichter bis moderater AD, v. a. in der Untergruppe von Patienten mit Verhaltenssymptomen (Tan et al. 2015).
- *Gingko biloba* kann daher in dieser Dosierung zur Behandlung der leichten bis moderaten AD zur Anwendung kommen, v. a. bei vorliegenden Kontraindikationen oder Unverträglichkeit von AChE-I bzw. *Memantin*

oder bei entsprechendem Behandlungswunsch. Für eine Kombinations-behandlung von *Ginkgo biloba* mit anderen Antidementiva existiert bisher keine ausreichende Evidenz.

Andere Substanzen

- Studien zu **entzündungshemmenden Substanzen** (u. a. *Diclofenac, Indometacin, Ibuprofen, Naproxen, Prednison, Rofecoxib, Celecoxib*) bei der AD waren negativ.
- Hormonersatztherapie bei postmenopausalen Frauen wird ebenso wie eine Therapie der AD mit *Vitamin E* wegen mangelnder Evidenz und des jeweiligen Nebenwirkungsrisikos nicht empfohlen.
- Zur Wirksamkeit des Nahrungsergänzungsmittels *Souvenaid*, das als Membran- bzw. Phosphatidpräkursor u. a. *Omega-3-Fettsäuren, Cholin* und Phospholipide als Bausteine für die Synapsenneubildung enthält, existieren bisher zwei RCT zur Monotherapie bei leichter AD und eine RCT zur Kombinationstherapie mit Antidementiva. Insgesamt zeigte sich ein geringfügiger positiver Effekt auf das Kurzzeitgedächtnis, nicht je-doch auf andere kognitive Domänen (v. a. nicht auf Exekutivfunktionen), sodass die Evidenz noch unzureichend ist.
- *Johanniskrautextrakte* haben in tierexperimentellen Untersuchungen Kognitionsverbesserungen und β-Amyloid-Plaque-Reduktion durch Aktivierung von Mikroglia und des Blut-Hirn-Schranken-Transport-proteins ABCC1 gezeigt; es existiert keine klinische Evidenz.

Kombinationsbehandlungen

- Additive Effekte mit Steigerung der antidementiven Wirksamkeit durch **Kombinationsbehandlung von AChE-I und *Memantin*** sind denkbar. Nach S3-Leitlinien kann eine Zusatzbehandlung mit *Memantin* bei mit *Donepezil* behandelten Patienten mit AD im schweren und ggf. mittel-schweren Bereich erwogen werden, eine europäische Leitlinie empfiehlt diese mit schwachem Empfehlungsgrad (Schmidt et al. 2015).
- In einer RCT fand sich kein Hinweis für einen positiven Effekt einer Kombination von **Omega-3-Fettsäuren** und AChE-I. Daher und aufgrund kürzlicher Berichte über vermehrtes Auftreten von Prostatakarzinomen bei männlichen Patienten mit hohen Plasmaspiegeln langkettiger *Omega-3-Fettsäuren* ist derzeit eine Therapie nicht zu empfehlen.
- Auch eine Kombination mit **Östrogenen, Statinen** oder **entzündungs-hemmenden Substanzen**, die aufgrund von Ergebnissen retrospektiver Studien oder theoretischen Erwägungen in der Therapie der AD viel-versprechend erscheinen, kann gegenwärtig nicht empfohlen werden.
- Zur Frage der Effektivität bei Kombination von AChE-I oder *Memantin* mit *Ginkgo biloba* existiert derzeit keine hinreichende Evidenz; die

Kombination kann jedoch aufgrund theoretisch nicht zu erwartender erhöhter Komplikationen im Einzelfall erwogen werden.

— Eine RCT zur Kombination von Antidementiva mit dem Nahrungsergänzungsmittel *Souvenaid* verlief negativ.

Antidepressiva, Antipsychotika, Benzodiazepine und Hypnotika bei BPSD im Rahmen der AD ▶ 6.4.10

6.4.2 Schwere oder leichte vaskuläre NCD

Diagnose (der schweren NCD) bisher nach ICD-10: **vaskuläre Demenz.** Der Begriff der VD ist unscharf konzeptualisiert und umfasst eine ätiologisch heterogene Gruppe von Demenzsyndromen. Die Einteilung erfolgt in **Post-stroke-Demenz** (nach strategischem Einzelinfarkt mit akutem Beginn, ca. 17%), **Multiinfarktdemenz** (vorwiegend kortikale Demenz, ca. 40%) und **subkortikale vaskuläre Enzephalopathie** (mit arterieller Hypertonie assoziiert, ischämische Läsionen überwiegend im Marklager, ca. 40%). Hinzu kommen seltene Gefäßerkrankungen, wie beispielsweise die zerebrale autosomal-dominante Arteriopathie mit subkortikaler Leukenzephalopathie (**CADASIL**, *cerebral autosomal dominant arteriopathy with subcortical infarcts and leucoencephalopathy*). Ursächlich findet sich eine Mutation am Notch-3-Gen auf Chromosom 19p13.1; De-novo-Mutationen kommen selten vor.

Nach DSM-5 erfolgt zur Stellung der Diagnose analog zu anderen NCD nach Bestimmung des Ausprägungsgrades die Einordnung in eine wahrscheinliche oder mögliche vaskuläre NCD, wobei hier einerseits klinische Kennzeichen einer vaskulären Ätiologie (Assoziation mit zerebrovaskulären Ereignissen, Hinweise für progrediente kognitive Störungen insbesondere im Bereich Aufmerksamkeit und Exekutivfunktionen) und andererseits der bildgebende Nachweis korrespondierender (v. a. parenchymaler) zerebraler Läsionen (CT oder MRT) ausschlaggebend sind.

Vaskuläre Demenzen entwickeln sich meist mehr oder weniger schnell nach einer Reihe von Schlaganfällen als Folge von zerebrovaskulärer Thrombose, Embolie oder Blutung. Somit ist an eine VD insbesondere bei plötzlichem Beginn, schrittweisen oder abrupten Verschlechterungen im Verlauf und Vorliegen fokalneurologischer Ausfälle zu denken. Gelegentlich ist auch ein einziger ausgedehnter oder an »strategischer Stelle« aufgetretener Infarkt die Ursache. Zu Beginn zeigen sich bei vaskulären Demenzen häufiger als bei der AD Aufmerksamkeits- und Exekutivstörungen, Verlangsamung der Denkabläufe und der Psychomotorik, depressive Symptome (hier bis zu 40%, bei AD 15–25%) mit Antriebslosigkeit, aber auch Harninkontinenz, Gangstörungen und andere neurologische Zeichen. Vaskuläre Demenzen stellen die zweithäufigste Ursache einer demenziellen Entwicklung dar.

Die **gemischte Demenz** (VD plus AD) bezeichnet das gemeinsame Vorliegen von AD und zerebrovaskulärer Krankheit. Nach DSM-5 entspricht die **schwere NCD aufgrund multipler Ätiologien** u. a. dieser Demenzform. Es handelt sich zumeist um AD-Patienten mit zusätzlichen vaskulären Ereignissen, welche den Krankheitsverlauf klinisch erkennbar modifizieren (v. a. begleitende ischämische Infarkte). Überschneidungen beider Pathologien sind insbesondere in höherem Alter sehr häufig; auch im Hinblick auf Risikofaktoren findet sich eine Vielzahl von Überlappungen.

- **Medikamentöse Therapie der schweren vaskulären NCD und der schweren NCD aufgrund multipler Ätiologien (hier: vaskulär/Alzheimer-Erkrankung)**

Eine schematische Darstellung der medikamentösen Therapie der VD findet sich integriert in ◘ Abb. 6.1. Eine Behandlung der vaskulären Grundkrankheit, vaskulärer Risikofaktoren und eine Sekundärprophylaxe vaskulärer Ereignisse sind grundlegend. Aus Studienergebnissen geht ein geringfügiger Nutzen von AChE-I und *Memantin* bei der VD hervor; eine Zulassung in diesem Bereich besteht nicht. Die **gemischte Demenz** wird wie eine AD kodiert, sodass eine antidementive Behandlung mit AChE-I und/oder *Memantin* innerhalb des zugelassenen Indikationsbereichs erfolgen kann. Schwierigkeiten in der Beurteilung der Wirksamkeit von AChE-I und *Memantin* bei der VD ergeben sich aufgrund der Heterogenität der zugrunde liegenden Krankheitsmechanismen und der in fortgeschrittenem Alter hohen Komorbidität von VD und AD; Therapieeffekte könnten dadurch vielmehr auf die Beeinflussung einer gleichzeitig vorliegenden AD als auf die eigentliche Behandlung der VD zurückzuführen sein.

- Es gibt Hinweise für eine Wirksamkeit von AChE-I und *Memantin* bei der VD, insbesondere auf exekutive Funktionen bei subkortikaler VD; allerdings besteht für keine der Substanzen eine Zulassung in dieserIndikation.
- Metaanalysen der *Cochrane Collaboration* ergaben positive Ergebnisse für *Donepezil* und geringfügige positive Effekte für *Memantin* bei leichter bis mittelschwerer VD. Für *Galantamin* und *Rivastigmin* ergaben sich Hinweise auf einen positiven Effekt bei jedoch begrenzter Datenlage. Eine weitere Metaanalyse zur Wirksamkeit und Verträglichkeit von AChE-I und *Memantin* bei VD zeigte einen geringfügigen Nutzen von *Donepezil*, *Galantamin*, *Memantin* und *Rivastigmin* bei leichter bis mittelschwerer VD.
- Eine generelle Empfehlung für eine Behandlung mit AChE-I und *Memantin* bei der VD kann daher augenblicklich anhand der gegenwärtigen Studienlage nicht gegeben werden.

- Lediglich im individuellen Fall können AChE-I und *Memantin* in der medikamentösen Therapie der VD auch im Hinblick auf die häufige Assoziation von VD und AD und das Fehlen zuverlässiger diagnostischer Marker bzw. Kriterien, die eine Überlagerung mit einer AD beweisen oder ausschließen, hilfreich sein. Zur konkreten Auswahl der Substanz im Einzelfall können ebenfalls keine evidenzbasierten differenzial-therapeutischen Empfehlungen gegeben werden; AChE-I und *Memantin* können in der Behandlung der VD analog der Behandlung der AD verwendet werden.
- Für die Behandlung mit **Thrombozytenaggregationshemmern** (z. B. ASS) zur primären Demenzbehandlung bei VD existiert bisher keine ausreichende Evidenz.
- Zur Therapie der **gemischten Demenz** existiert bisher eine RCT mit positivem Ergebnis für *Galantamin*.
- Entscheidend bleiben aufgrund der aktuell eingeschränkten Therapie-optionen bzw. Zulassungslage vaskuläre primär- und sekundärprophylak-tische Maßnahmen.

6.4.3 Schwere oder leichte frontotemporale NCD

Diagnose (der schweren NCD) bisher nach ICD-10: **frontotemporale Demenz.** Die FTD ist eine Erkrankung aus dem Spektrum der frontotemporalen Lobär-degenerationen. Neben der psychiatrisch relevanten behavioralen Variante der FTD (bvFTD) existiert noch die primär progressive Aphasie als Prägnanztyp, die weiter unterteilt wird in eine nichtflüssige bzw. agrammatische, eine seman-tische und eine logopenische Variante. Sie stellt in der Altersgruppe vor dem 65. Lj. mit 20% die zweithäufigste Demenzerkrankung dar. Wie bei der AD ist eine sichere Diagnose nur post mortem möglich. Als diagnostisch hinweisend für eine bvFTD werden nach aktuellen vorläufigen Diagnosekriterien (Konsor-tium »Frontotemporale Lobärdegeneration«: *www.ftld.de*) ein schleichender Beginn meist vor dem 65. Lj., eine langsame Progredienz, im Krankheitsverlauf frühzeitiges Auftreten von Enthemmung, Apathie, Empathieverlust und/oder perseveratives, stereotypes Verhalten sowie Hyperoralität bzw. Veränderung von Ernährungsgewohnheiten angesehen. Neuropsychologische Defizite haben einen dysexekutiven Schwerpunkt bei meist v. a. initial relativ gut er-haltenem episodischem Gedächtnis und visuell-räumlichen Fähigkeiten.

Bei schleichendem Beginn und stetiger Progredienz werden in der Klassi-fikation zwischen der Variante mit Verhaltens- und der Variante mit Sprach-störung unterschieden; ein weiteres Kriterium ist der relative Erhalt von Merkfähigkeit und perzeptuell-motorischen Funktionen. Wie bei anderen Erkrankungen wird nach einer wahrscheinlichen oder möglichen Form operationalisiert. Für die Diagnose einer klinisch wahrscheinlichen FTD wird weiterhin noch ein typischer struktureller oder funktioneller Bildgebungsbefund (z. B. frontotemporale kortikale Atrophie oder Hypometabolismus) gefordert. Während die cholinerge Transmission bei der FTD relativ intakt erscheint, zeigen sich regionale Defizite in der serotonergen und dopaminergen Neurotransmission.

- **Medikamentöse Therapie der schweren frontotemporalen NCD**

Die Datenbasis ist insgesamt sehr schmal, sodass aktuell überzeugende Daten zur Behandlung kognitiver Störungen gar nicht und von Verhaltensstörungen kaum vorliegen.

- Es gibt Wirksamkeitshinweise für **serotonerge** Substanzen mit positiven Effekten auf Verhaltensauffälligkeiten bei fehlender Beeinflussung kognitiver Symptome. Die Auswahl erfolgt individuell, SSRI werden gut vertragen. Der Ansatz ist jedoch umstritten.

- Auch wenn eine Gabe von **Antipsychotika** in Anbetracht der bei bvFTD vorliegenden Defizite in der dopaminergen Neurotransmission widersprüchlich erscheint, ist eine Behandlung insbesondere von Agitation und Enthemmung manchmal erfolgreich. Ein Einzelfallbericht zu *Risperidon* und eine unkontrollierte Studie zu *Olanzapin* zeigten hierzu positive Ergebnisse. Aufgrund des erhöhten EPS-Risikos bei älteren Patienten sollten im Fall der Notwendigkeit atypische Antipsychotika (AAP) mit relativ geringem D_2-Rezeptorantagonismus wie *Quetiapin* gewählt werden. Zur Anwendung von Antipsychotika bei älteren Patienten mit Demenz ▶ 6.4.10 und ▶ 3.4.6.

- **AChE-I** zeigen bei Fehlen eines ausgeprägten cholinergen Defizits bei der bvFTD keinen oder nur einen schwachen Effekt, auch liegen Berichte über eine Zunahme von Reizbarkeit, Aggressivität und Agitiertheit vor. So fand sich in einer Beobachtungsstudie unter *Donepezil* bei fehlender Wirkung auf kognitive Parameter teils eine Zunahme von Verhaltensauffälligkeiten; eine offene Studie zu *Rivastigmin* zeigte hingegen eine Verbesserung der BPSD. Für *Galantamin* ergab eine kontrollierte Studie bei guter Verträglichkeit keinen positiven Effekt.

- *Memantin* zeigte in einer ersten offenen Studie im Gegensatz zu den Ergebnissen einer sehr kleinen Fallserie keinen positiven Effekt.

- Einzelfallberichte weisen auf eine mögliche positive Wirkung von dopaminergen Substanzen (*Methylphenidat*) hin.

6.4.4 Schwere oder leichte NCD aufgrund einer Lewy-Körper-Demenz

Diagnose (der schweren NCD) bisher nach ICD-10: **Demenz mit Lewy-Körperchen.** Die LKD beginnt meist zwischen dem 60. und 68. Lj. und betrifft Männer häufiger als Frauen. Die Dauer liegt bei 6–8 J. Es gibt deutliche nosologische Überschneidungen zur AD einerseits und zur PDD andererseits. Die nosologische Trennung zwischen LKD und PDD wird kontrovers diskutiert. Die Differenzierung richtet sich nach dem Zeitpunkt des Auftretens eines motorischen Parkinson-Syndroms (»1-Jahres-Regel«): Tritt vor oder bereits innerhalb eines Jahres nach Beginn einer motorischen Parkinson-Symptomatik eine Demenz auf, wird diese definitionsgemäß als LKD klassifiziert. Zu Beginn finden sich oftmals Störungen der Aufmerksamkeit, exekutiver Funktionen und visuell-räumlicher Fähigkeiten, die meist auch ausgeprägter als andere Hirnleistungsstörungen sind. Parkinson-Symptome sind zu Beginn oder im Verlauf häufig; daneben kennzeichnen Fluktuationen der kognitiven Leistungsfähigkeit und der Aufmerksamkeitsfokussierung sowie optische Halluzinationen das klinische Erscheinungsbild. Die Diagnose wird weiter unterstützt bei Vorliegen einer REM-Schlaf-Verhaltensstörung, wiederholten Stürzen, Synkopen, vorübergehenden Bewusstseinsstörungen, einer erhöhten Suszeptibilität für antipsychotische Wirkungen und Nebenwirkungen. Optische Halluzinationen als Kernsymptom der LKD sowie Halluzinationen anderer Sinnesmodalitäten und ein systematisierter Wahn sind häufiger als bei der PDD.

Histopathologisch sind intraneuronale eosinophile Einschlusskörper (Lewy-Körperchen) und Ubiquitin- und α-Synuklein-positive Neuriten typisch; überschneidend finden sich häufig auch AD-typische und vaskuläre Veränderungen.

Es finden sich Störungen des monoaminergen und cholinergen Systems mit im Vergleich zur AD stärker ausgeprägtem cholinergem Defizit.

Die Diagnose LKD wird in der Regel klinisch gestellt. Eine nuklearmedizinische Diagnostik (FB-CIT-SPECT) kann in klinisch unklaren Fällen für die Differenzialdiagnose hilfreich sein. Der Klassifikation nach DSM-5 als schwere oder leichte NCD mit Lewy-Körperchen liegt der Nachweis eines schleichenden Beginns und stetigen Fortschreitens der kognitiven Störungen sowie das Vorhandensein einer Kombination von Kernmerkmalen (fluktuierender Verlauf v. a. mit Schwankungen von Wachheit und Aufmerksamkeit, wiederkehrende visuelle Halluzinationen, frühe oder vorzeitige motorische Parkinson-Symptomatik) und akzessorischen Merkmalen (REM-Schlaf-Verhaltensstörungen, erhöhte extrapyramidale Sensitivität gegenüber Antipsychotika) zugrunde; je nach Konstellation wird auch hier diskriminiert zwischen wahrscheinlicher und möglicher Ausprägung.

■ **Medikamentöse Therapie der schweren NCD aufgrund einer Lewy-Körper-Demenz**

▬ Hochgradige antipsychotikainduzierte (EPS, aber auch sedierende oder anticholinerge) NW sind für diese Demenzform typisch. Vor einer Behandlung psychotischer Symptome mit Antipsychotika sollte eine Optimierung einer dopaminergen Therapie der motorischen Parkinson-Symptomatik erfolgen.

▬ **AChE-I** scheinen bei der LKD neben einer positiven Wirkung auf kognitive Defizite auch positive Effekte auf psychopathologische Symptome inklusive psychotischer Symptome zu zeigen (Stinton et al. 2015). Ein Behandlungsversuch ist vor einer Gabe von Antipsychotika in jedem Fall angezeigt. Die Behandlungseffekte sind dabei z. T. deutlicher als bei der AD; eine Zulassung besteht in dieser Indikation jedoch nicht; *Rivastigmin* ist am besten untersucht und gilt als Mittel der Wahl, wenn auch weiterhin in Off-label-Indikation. Beim Einsatz von AChE-I sollte ein engmaschiges Monitoring erfolgen, da in Einzelfällen auch Verschlechterungen der kognitiven Leistungsfähigkeit, eine REM-Schlaf-Verhaltensstörung sowie eine Zunahme von motorischen Parkinson-Symptomen unter AChE-I beschrieben wurden.

▬ Bei der Notwendigkeit einer Behandlung psychotischer Symptome mit **Antipsychotika** kann *Quetiapin* (25–150 mg/d) oder *Clozapin* (6,25–50 mg/d), langsam steigernd, versucht werden (s. auch ▶ 3.15, Präparate), jedoch ist die Anwendung nicht evidenzgesichert (Stinton et al. 2015). *Olanzapin* und *Risperidon* haben eher eine ungünstige Nutzen-Risiko-Relation; konventionelle Antipsychotika (KAP) müssen vermieden werden.

▬ Bei der medikamentösen Behandlung der extrapyramidalmotorischen bzw. Parkinson-Symptomatik muss oftmals in Absprache mit Patienten und Angehörigen zwischen den Beeinträchtigungen durch motorische Parkinson-Symptome einerseits und durch psychotische Symptome andererseits abgewogen werden. Antiparkinsonmittel sollten mit niedriger Startdosis und nur unter langsamer Dosissteigerung und engmaschigem Monitoring bezüglich einer Zunahme psychotischer Symptome verabreicht werden.

▬ Zu *Memantin* bei LKD ist die Datenlage uneinheitlich. Es gibt Berichte zur Verschlechterung psychotischer Symptome, jedoch zeigte auch eine RCT einen positiven Effekt hinsichtlich des klinischen Gesamteindrucks und auf Verhaltensstörungen.

▬ Aufgrund der besonderen Sturzgefährdung sollten generell sedierende Medikamente wie z. B. Benzodiazepine, aber auch Anticholinergika, nur zurückhaltend angewendet werden.

6.4.5   Schwere oder leichte NCD aufgrund einer Parkinson-Erkrankung

Diagnose (der schweren NCD) bisher nach ICD-10: **Demenz bei M. Parkinson.** Eine Demenz tritt bei etwa 30% der Parkinson-Patienten im Verlauf der Erkrankung auf. Als Risikofaktoren gelten früh auftretende Halluzinationen, akinetisch-rigider Verlaufstyp und höheres Lebensalter (meist > 65 J.). Das Erscheinungsbild der PDD überschneidet sich mit dem der LKD (▶ 6.4.4). Im Vordergrund stehen wie bei der LKD Aufmerksamkeitsdefizite und Einschränkungen der Exekutivfunktionen, räumlich-visuelle Störungen und psychotische Symptome; Gedächtnisstörungen treten später hinzu.

Nach DSM-5 wird eine schwere oder leichte NCD bei PDD kodiert. Essenzielle Kriterien für die Diagnose sind das Vorliegen einer Parkinson-Erkrankung sowie ein schleichender Beginn und eine stetige Progression der kognitiven Störungen. Es wird auch hier unterschieden zwischen wahrscheinlicher und möglicher Erkrankung; hierfür ist ausschlaggebend, dass eine gemischte Ätiologie ausscheidet bzw. dass die motorische Parkinson-Symptomatik vor Einsetzen der kognitiven Symptomatik begonnen hat bzw. beide dieser Kriterien.

Psychotische Symptome bei der PDD (und LKD) sind häufig Folge unerwünschter Arzneimittelwirkungen bei dopaminerger Therapie, daher ist eine genaue Medikamentenanamnese wichtig. Aufgrund komplexer Veränderungen der monoaminergen und cholinergen Neurotransmission im Krankheitsverlauf ist jedoch zusätzlich ein direkter pathophysiologischer Zusammenhang mit der Grunderkrankung wahrscheinlich.

Bei der PDD findet sich im Vergleich zu Parkinson-Syndromen ohne Demenz eine ausgeprägtere globale Hirnatrophie. Neuropathologisch zeigen sich wie bei der LKD neben einer Lewy-Körperchen-Pathologie oftmals zusätzlich AD-typische Veränderungen im Sinne einer Mischpathologie. Das Ausmaß der kognitiven Beeinträchtigung korreliert in solchen Fällen jedoch in höherem Maße mit der Dichte kortikaler Lewy-Körperchen.

Es finden sich Störungen des monoaminergen und cholinergen Systems mit im Vergleich zur AD stärker ausgeprägtem, cholinergem Defizit.

Depression bei Parkinson-Erkrankung ▶ 1.4.1

- **Medikamentöse Therapie der schweren NCD aufgrund einer Parkinson-Erkrankung**
- Studien zu **AChE-I** bei PDD ergaben nur geringfügige positive Therapieeffekte hinsichtlich **kognitiver Parameter**; in Bezug auf die Beeinflussung psychopathologischer Symptome ist die Datenlage weniger überzeugend. Eine Zulassung für die Behandlung der leichten bis mittelschweren PDD liegt für die orale Applikationsform von *Rivastigmin* vor. Hinweise

gibt es auch für eine Wirksamkeit bei PDD von *Donepezil* und *Galantamin*.

- **Psychotische Symptome** bei PDD sind in den meisten Fällen NW der Antiparkinsontherapie, sie treten jedoch auch intrinsisch auf. Daher sollte zunächst versucht werden, entsprechende psychotogene Präparate sukzessive abzusetzen bzw. weitestgehend zu reduzieren, was in vielen Fällen schon erfolgreich ist. Zunächst werden Anticholinergika und *Amantadin* abgesetzt, danach COMT- und MAO-B-Hemmer, schließlich werden Dopaminagonisten und *L-Dopa* reduziert. Als nächster Schritt bietet sich – falls erforderlich – aufgrund des günstigeren NW-Profils ein Therapieversuch mit *Quetiapin* (25–150 mg/d) an (*off label*). Bei ungenügender Wirkung oder Auftreten eines akinetisch-rigiden Syndroms sollte eine Umstellung auf *Clozapin* (6,25–100 mg/d) erfolgen, welches das einzige für diese Indikation in Deutschland zugelassene Antipsychotikum darstellt und für das eine Wirksamkeit bei psychotischen Symptomen im Rahmen der dopaminagonistischen Therapie einer Parkinson-Erkrankung am besten belegt ist. Die Patienten sprechen oft schon auf sehr niedrige Dosen der Antipsychotika an. *Olanzapin* und *Risperidon* sowie KAP verstärken dagegen die motorischen Störungen.

6.4.6 Schwere oder leichte NCD aufgrund eines Schädel-Hirn-Traumas

Diagnose (der schweren NCD) bisher nach ICD-10: **Demenz bei Schädel-Hirn-Trauma.** Eine Demenz kann als direkte pathophysiologische Folge eines Schädel-Hirn-Traumas auftreten. Hierbei bestimmen Lokalisation und Ausmaß der Hirnverletzung Art und Schweregrad der kognitiven Defizite bzw. Verhaltensstörungen und neurologischen Ausfälle. Das demenzielle Syndrom kann aufgrund eines singulären Traumas auftreten oder bei wiederholten Kopfverletzungen (z. B. im Boxsport). Eine Progredienz ist nur im letzteren Fall wahrscheinlich. Die Therapie ist neurologisch-rehabilitativ.

6.4.7 Schwere oder leichte NCD aufgrund eines anderen medizinischen Krankheitsfaktors

Demenzsyndrome können durch vielfältige internistische (u. a. Endokrinopathien, Hypovitaminosen, metabolische Enzephalopathien, Intoxikationen, Elektrolytstörungen, Infektionskrankheiten) oder neurologische Erkrankungen (z. B. Chorea Huntington, HIV-Enzephalopathie, Prionenerkrankungen) bedingt sein und sind z. T. reversibel. Die Behandlung der jeweiligen Grund-erkrankung steht daher im Vordergrund der Therapie.

6.4.8   Schwere oder leichte NCD aufgrund von Substanz-/Medikamentenkonsum

Hierunter werden Demenzformen verstanden, die mit persistierenden kogni-tiven Störungen unabhängig von akuten Substanzwirkungen wie Intoxikation oder Entzug einhergehen und auch bei Abstinenz bzw. Karenz von der Subs-tanz bestehen bleiben. Prototypen sind die alkoholtoxische Demenz sowie das alkoholinduzierte Wernicke-Korsakow-Syndrom (▶ 7.2.1).

6.4.9   Leichte kognitive Beeinträchtigung

Als leichte kognitive Beeinträchtigung (**mild cognitive impairment, MCI**) wird das Vorliegen eines kognitiven Defizits (mehr als 1,5 Standardabweichungen unterhalb der Altersnorm) basierend auf einer Verschlechterung kognitiver Fähigkeiten im Vergleich zu früher vorhandenen Fähigkeiten bezeichnet, das sowohl subjektiv als auch objektiv zu belegen ist und das nicht zu einer Beeinträchtigung von Alltagsaktivitäten führt. Etwa 10–25% der Bevölkerung > 65 J. leiden an einer MCI. MCI umfasst eine heterogene Gruppe von Störun-gen mit unterschiedlicher Ätiologie, Verlauf und Prognose, darunter auch Frühstadien der AD im Sinne eines prädemenziellen Stadiums. Die neuro-psychologische Charakterisierung erlaubt eine Einordnung in amnestische und nichtamnestische Formen von MCI, je nachdem, ob signifikante Störun-gen des episodischen Gedächtnisses oder eher solche anderer kognitiver Domänen vorliegen, auch Einzel- und Multidomänenformen werden unter-schieden. Pro Jahr entwickeln etwa 10–15% der älteren Patienten mit MCI das Vollbild einer Demenz, das höchste Risiko besteht bei den amnestischen Formen. Reversible und stabile Verläufe sind ebenfalls möglich. MCI ist keine nosologische Entität und kann retrospektiv nach erfolgtem Übergang in eine AD als Krankheitsfrühstadium angesehen werden. Die neue Nomenklatur differenziert noch weiter in »*subjective cognitive impairment*« (SCI, keine test-psychologisch objektivierbaren Defizite) sowie Biomarker-gestützt prä-klinische Stadien.

Als mögliche **Prädiktoren eines späteren Übergangs in eine AD** gelten insbesondere Variablen aus neuropsychologischen Untersuchungen (v. a. Defizite in den Bereichen des verbalen Gedächtnisses, der Exekutivfunktionen und der Alltagspraxis), sodann spezielle diagnostische Marker einzeln oder in Kombination.

— Die Datenlage spricht weiterhin eindeutig gegen einen Einsatz von Antidementiva bei MCI. Lediglich im Einzelfall (z. B. amnestischer Typ mit positiver diagnostischer Markerkonstellation und Behandlungswunsch des Betroffenen) kann eine Off-label-Behandlung mit einem AChE-I erwogen werden.

— Ein **Ziel in der Etablierung potenzieller Prädiktoren** liegt im Hinblick auf die zukünftige Entwicklung von kausal ansetzenden, krankheitsmodifizierenden Therapiestrategien eher in der Möglichkeit einer Erfassung und Behandlung in einem noch prodromalen Stadium.

— Der **Einsatz diagnostischer Verfahren** mit Möglichkeit einer zunehmend treffsicheren, prognostischen Einschätzung des weiteren möglichen Übergangs einer MCI in eine AD **bei gegenwärtigem Fehlen** einer wirksamen ursächlichen **Behandlungsmöglichkeit** wirft **ethische Probleme** auf. Patienten sollten bezüglich der Bedeutung und Tragweite möglicher diagnostischer Ergebnisse und der gegenwärtig zur Verfügung stehenden Therapiestrategien vorher beraten werden. Bei Nachweis einer fortschreitenden neurodegenerativen Erkrankung als Ursache der kognitiven Störung sind begleitend psychotherapeutische und psychosoziale Interventionen zur Krankheitsbewältigung erforderlich.

- **Medikamentöse Therapie bei MCI**

— Die meisten gegenwärtig untersuchten Ansätze zur medikamentösen Behandlung der MCI basieren auf Strategien der AD-Behandlung. Für keine medikamentöse Therapieform bei MCI einschließlich AChE-I (Schneider et al. 2014) und *Memantin* existiert derzeit eine positive Evidenz. Ebenso waren in RCT Antioxidanzien (*Vitamin E*), **antiinflammatorische Substanzen** (*Rofecoxib*) und **Nootropika** (*Piracetam*) in der Verringerung des Risikos des Übergangs in eine AD nicht wirksam, sodass entsprechende Therapieversuche nicht indiziert sind (Cooper et al. 2013).

— Bei Hinweisen auf depressive Komorbidität sollte eine antidepressive Behandlung vorrangig erfolgen, unter der sich möglicherweise auch die kognitiven Symptome verbessern.

Demenzprävention ▶ 6.3.2

6.4.10 **Verhaltensstörungen bei NCD**

Die Pharmakotherapie der demenzassoziierten Verhaltensstörungen (internationale Literatur: **behavioral and psychological symptoms of dementia, BPSD**) mit psychomotorischer Unruhe, Aggressivität, Angst, Depression, nächtlicher Desorientierung, desorganisiertem Verhalten und psychotischen Symptomen kann sich sehr schwierig gestalten; sie wird in ◘ Abb. 6.2 beschrieben.

— Ein erster wichtiger Therapieschritt sind **nichtmedikamentöse Maß-nahmen** mit Zuwendung, Orientierungshilfen oder Tagesstrukturierung (▶ 6.5). Medizinische, situative und umgebungsbedingte **Auslöser** sollten überprüft und ggf. modifiziert werden und Stressoren, wenn möglich, reduziert.

— Vor einer symptomspezifischen medikamentösen Behandlung von BPSD (◻ Abb. 6.2) sollte die antidementive Basisbehandlung **mit AChE-I oder Memantin** etabliert werden. Auf diese Weise kann bei leicht ausgeprägten BPSD teilweise bereits eine ausreichende Besserung, bei ausgeprägten BPSD im günstigsten Fall eine Einsparung von Antidepressiva oder Antipsychotika erreicht werden.

— **AChE-I** können demenzassoziierte Verhaltensstörungen bei AD verbessern, wenngleich das Ausmaß der Verbesserungen insgesamt gering ist und die zugrunde liegenden Studien meist nicht an Patienten mit ausgeprägten BPSD durchgeführt wurden. Schwierigkeiten in der Wirksamkeitsbewertung ergeben sich zudem durch den oftmals sehr variablen Symptomverlauf. *Galantamin* kann Verhaltenssymptome bei leichter bis mittelschwerer AD positiv beeinflussen, möglicherweise auch *Donepezil*. Für *Rivastigmin* gibt es Wirksamkeitshinweise bei psychotischen Symptomen (wahnhaftes und halluzinatorisches Erleben) bei LKD und PDD, sodass hier der Einsatz empfohlen wird.

— Für *Memantin* gehen aus zwei RCT bei moderater bis schwerer AD Hinweise auf positive Effekte bei BPSD, insbesondere Agitiertheit, hervor; die Effektstärke ist jedoch auch hier gering.

— Bei den **AAP** gibt es bisher den besten Wirksamkeitsbeleg für *Risperidon* (formale Zulassung für schwere chronische Aggressivität mit Selbst- und Fremdgefährdungsaspekten sowie psychotische Symptome) zur Behandlung von BPSD, die Datenlage zu weiteren Substanzen ist heterogen. Die Wirksamkeit ist aber begrenzt und bezieht sich in der Regel auf **aggressives Verhalten** und **Wahn**, nicht aber auf eine Anhebung des allgemeinen Funktionsniveaus oder die Lebensqualität und auch **nicht auf die Behandlung von alleiniger psychomotorischer Unruhe**. Zur **Nutzen-Risiko-Relation** der Anwendung von Antipsychotika bei BPSD ▶ 3.4.6, Box 3. Zusätzlich besteht das Risiko der Verstärkung kognitiver Defizite durch AAP. Im Hinblick auf das Fehlen einer Alternative ist ein Einsatz bei klinischer Notwendigkeit (schwere BPSD mit Eigen- und Fremdgefährdung) und Versagen nichtpharmakologischer Strategien in der klinischen Praxis oftmals indiziert.

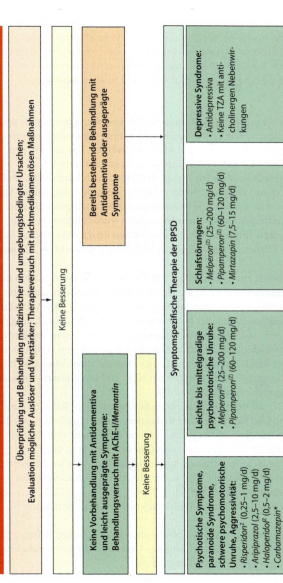

Verhaltensstörungen bei NCD

Überprüfung und Behandlung medizinischer und umgebungsbedingter Ursachen;
Evaluation möglicher Auslöser und Verstärker; Therapieversuch mit nichtmedikamentösen Maßnahmen

↓ Keine Besserung

Keine Vorbehandlung mit Antidementiva und leicht ausgeprägte Symptome: Behandlungsversuch mit AChE-I/*Memantin*

Bereits bestehende Behandlung mit Antidementiva oder ausgeprägte Symptome

↓ Keine Besserung

Symptomspezifische Therapie der BPSD

Psychotische Symptome, paranoide Syndrome, schwere psychomotorische Unruhe, Aggressivität:
- *Risperidon*[z] (0,25–1 mg/d)
- *Aripiprazol* (2,5–10 mg/d)
- *Haloperidol*[z] (0,5–2 mg/d)
- *Carbamazepin**

Leichte bis mittelgradige psychomotorische Unruhe:
- *Melperon*[z] (25–200 mg/d)
- *Pipamperon*[z] (60–120 mg/d)

Schlafstörungen:
- *Melperon*[z] (25–200 mg/d)
- *Pipamperon*[z] (60–120 mg/d)
- *Mirtazapin* (7,5–15 mg/d)

Depressive Syndrome:
- Antidepressiva
- Keine TZA mit anticholinergen Nebenwirkungen

Regelmäßige Überprüfung der Notwendigkeit der Fortführung der Behandlung (bei Antidepressiva monatlich, bei AAP wöchentlich)

Abb. 6.2 Therapiealgorithmus der Verhaltensstörungen bei NCD (*BPSD*). *AChE-I* Acetylcholinesterasehemmer, [z] Zulassungsstatus, [(z)] Zulassungsstatus widersprüchlich ▶ 3.15, Präparate; Antipsychotikagabe bei Patienten mit LKD und PDD ▶ 6.4.4 und ▶ 6.4.5; Antipsychotika bei älteren Patienten mit Demenz ▶ 3.4.6; Medikamentöse Therapie von Verhaltensauffälligkeiten im Rahmen der bvFTD ▶ 6.4.3

> ❗ **Cave**
> Bei älteren Patienten mit Demenz besteht für alle Antipsychotika ein erhöhtes Risiko für zerebrovaskuläre und kardiale Ereignisse sowie eine erhöhte Gesamtmortalität, v. a. bei institutionalisierten Patienten (▶ 3.4.6). Die Anwendung sollte nur nach sorgfältiger Indikationsstellung, so niedrig dosiert und so kurz wie möglich erfolgen.

— Bei leichter bis mäßiger psychomotorischer Unruhe, Aggressivität und Schlafstörungen sowie evtl. adjuvant sind primär die niedrigpotenten Butyrophenone *Pipamperon* und *Melperon* indiziert (letzteres wegen CYP2D6-Hemmung nicht mit *Risperidon* zu kombinieren).

— Zur Sedierung/Anxiolyse bei Agitation können auch kurzwirksame BZD (z. B. *Lorazepam*) eingesetzt werden; hier ist besonders die erhöhte Sturzgefahr zu beachten. Die Gabe sollte aufgrund des Suchtpotenzials nur kurzfristig erfolgen. In zwei neueren Studien wurde zudem die langfristige Therapie mit BZD mit einem erhöhten Risiko des späteren Auftretens von Demenzerkrankungen in Verbindung gebracht (▶ 3.14 und ▶ 4.11)

— Es gibt Hinweise zur Wirksamkeit von *Carbamazepin* bei Agitation und/ oder Aggression; die Gabe kann nach fehlendem Ansprechen anderer Therapien erwogen werden, allerdings ist das Nutzen-Risiko-Verhältnis (Enzyminduktion und daher hohes Interaktionspotenzial bei häufig polypharmazierten und multimorbiden geriatrischen Patienten) ungünstig und die Anwendung daher nur in Einzelfällen zu erwägen. *Valproat* war in 4 RCT bei Agitation im Rahmen einer Demenz unwirksam und birgt zudem gerade bei älteren Patienten ein NW- und Interaktionsrisiko, die Anwendung sollte vermieden werden.

— In einer RCT war der SSRI *Citalopram* bei Agitation im Rahmen einer AD wirksam und führte zu einer Reduktion der Betreuerbelastung, die Applikation war aber im Vergleich zu Plazebo mit einer signifikanten Verlängerung der QTc-Zeit assoziiert (Porsteinsson et al. 2014).

— *Melatonin* hat sich zur Behandlung von Schlafstörungen bei Demenz in mehreren RCT als nicht wirksam erwiesen; zur Verordnung von **Benzodiazepinhypnotika** ▶ 5.1.3.

— Präparate mit anticholinerger Wirkkomponente sollten vermieden werden.

— Bei einer symptomspezifischen psychopharmakologischen Behandlung sollte regelmäßig eine Überprüfung der Dosis und der Notwendigkeit einer Fortführung der Behandlung erfolgen.

— Die Empfehlungen zum Einsatz von **Antidepressiva in der Behandlung depressiver Syndrome** bei Demenz entsprechen prinzipiell den Empfehlungen zur Behandlung der Depression im höheren Lebensalter (▶ 1.12). Die Studienergebnisse zur Depressionsbehandlung bei Demenz sind allerdings zurzeit widersprüchlich (▶ 1.4.1, Depression bei Demenz). Es wird daher empfohlen, **verstärkt nichtmedikamentöse antidepressive Strategien** einzusetzen. Insbesondere auch, weil die Verordnung von SSRI bei Patienten mit Demenz mit einem dosisabhängig erhöhten Risiko für Stürze in Verbindung gebracht wird (▶ 1.5.10).

Medikamentöse Therapie von Verhaltensauffälligkeiten im Rahmen der bvFTD ▶ 6.4.3; Besonderheiten in der Behandlung psychotischer Symptome und anderer BPSD im Rahmen der LKD und PDD ▶ 6.4.4 bzw. ▶ 6.4.5

❯ **Ältere Menschen haben eine erhöhte Suszeptibilität für Sedierung, EPS, anticholinerge Wirkungen und Orthostase. Oft ist die renale Clearance vermindert und der hepatische Metabolismus verzögert (▶ 13.1) sowie das Sturzrisiko potenziert.**

6.5 Nichtmedikamentöse Maßnahmen in der Behandlung neurokognitiver Störungen

— Die Information, Motivation und Psychoedukation des Patienten und der Angehörigen bzw. des Betreuers ist die Basis der Behandlung und sollte sich auch auf die Einnahme von Antidementiva beziehen. Es sollte besonders betont werden, dass ein vorübergehender Stillstand des Leistungsabbaus bereits ein Erfolg ist. Auch soziale, finanzielle und rechtliche Aspekte sowie Strategien zum Selbstmanagement und zur Problemlösung von Konfliktsituationen im Umgang mit dem Kranken sollten im Rahmen der **Angehörigenarbeit** besprochen werden. Weiterhin ist für eine psychosoziale Entlastung der Angehörigen zu sorgen, bei denen ein besonderes Risiko für das Auftreten depressiver Störungen besteht.

— Psychotherapeutische und persönlichkeitsstützende Verfahren und verhaltenstherapeutische Interventionen können bei leichten bis mittelschweren Demenzen eingesetzt werden. Ein kompensatorisches Vorgehen mit dem Ziel, dass der Patient trotz Einbußen im Alltag zurechtkommt, ist anzustreben.

— Spezielle und verbliebene Fähigkeiten sollten gefördert werden. Einfache **interne Strategien** (Mnemotechniken) wie Gesichter-Namen-Assoziationslernen und einfache **externe Strategien** (Listen, Kalender, aktive Hinweisreize wie Wecker) zur vereinfachten Umfeldstrukturierung können hilfreich sein. Informationen zu Personen, Zeit und Ort werden in der Realitätsorientierungstherapie (ROT) gelernt.

- In der Milieutherapie wird versucht, durch Anpassung des Wohn- und Lebensbereichs (Schaffung einer überschaubaren, aber anregenden Umgebung, konstant strukturierter Tagesablauf etc.) das Wohlbefinden und die verbliebenen Alltagskompetenzen des Patienten zu fördern.
- Bei schwereren Demenzen scheint die Erinnerungstherapie, die auch emotional entlastend ist und bei der auf alte Gedächtnisinhalte zurückgegriffen wird, sinnvoll zu sein.
- Weitere Maßnahmen können die Validationstherapie, die Selbst-Erhaltungs-Therapie (SET), Ergo-, Musik-, Kunst- und Bewegungstherapie sowie das sog. Snoezelen (multimodale sensorische Stimulation) umfassen.

6.6 Nebenwirkungen

6.6.1 Acetylcholinesterasehemmer

- Im Allgemeinen sind die AChE-I gut verträglich; zu den häufigsten NW gehören Appetitlosigkeit, Übelkeit, Erbrechen, Diarrhö/Obstipation, Müdigkeit, Schlafstörungen und Muskelkrämpfe. Die Häufigkeit und Intensität von NW ist dabei von der Geschwindigkeit der Aufdosierung abhängig.
- **Gastrointestinale NW** treten dosisabhängig insbesondere zu Beginn der Behandlung und während der Titrationsphase auf. Sie scheinen seltener mit *Donepezil* als mit *Rivastigmin* (und *Galantamin*) assoziiert zu sein. Die gastrointestinale Verträglichkeit von *Rivastigmin* ist unter transdermaler Applikationsform erheblich besser als bei oraler Gabe.
- **Kardiale NW** ergeben sich aus der vagotonen cholinomimetischen Wirkung. Eine neuere Kohortenstudie zeigte jedoch eine deutliche Risikoreduktion hinsichtlich Myokardinfarkt und Tod unter Langzeitbehandlung mit AChE-I (Nordström et al. 2013).

> Es liegen einzelne Fallberichte zu bradykarden Herzrhythmusstörungen im Zusammenhang mit der Einnahme von AChE-I vor. Regelmäßige Puls- und ggf. EKG-Kontrollen sind v. a. zu Beginn der Therapie anzuraten. Die gleichzeitige Gabe von AChE-I mit anderen bradykardisierenden AM (z. B. ß-Rezeptorenblocker, Digitalisglykoside) ist zu vermeiden.

- **Neurologische NW:** Es wird angenommen, dass Cholinomimetika generalisierte Krampfanfälle auslösen können (am häufigsten unter *Donepezil*, weniger häufig unter *Rivastigmin*). Die Anfallsaktivität kann jedoch auch eine Manifestation der AD sein.
- **Andere NW** (z. B. zentral, kardiovaskulär, respiratorisch) treten häufiger während der Erhaltungstherapie und ohne Dosisabhängigkeit auf.

- *Rivastigmin* ist auch als transdermales Pflaster erhältlich, welches entsprechend einer 6-monatigen Studie eine im Vergleich zur oralen Gabe verbesserte Verträglichkeit aufweist.
- Aufgrund der cholinergen Wirkung der AChE-I ist Vorsicht bei vorbestehenden bradykarden Herzrhythmusstörungen und supraventrikulären Erregungsleitungsstörungen des Herzens oder bei gleichzeitiger Einnahme bradykardieauslösender AM geboten.
- Es gibt Hinweise aus Fallberichten für ein erhöhtes relatives Blutungsrisiko unter AChE-I; v. a. *Donepezil* scheint in seltenen Fällen mit hämatologischen NW wie Anämie, Thrombozytopenie bzw. Ekchymosen assoziiert zu sein.

6.6.2 Memantin

- *Memantin* zeigt ein günstiges Wirkungs-NW-Verhältnis; die NW-Rate ist insgesamt gering. Die häufigsten NW sind Agitation, Schlaflosigkeit, Schläfrigkeit, eine Senkung der Krampfschwelle, Kopfschmerzen und Verwirrtheit.

6.7 Kontraindikationen

Einzelheiten ► 6.11, jeweiliges Präparat
- Vor Operationen sollte für die AChE-I eine mögliche pharmakodynamische Wirkungsverstärkung von depolarisierenden Muskelrelaxanzien von Succinylcholin-Typ bedacht werden.
- **Cave:** bei der Gabe von AChE-I bei Patienten mit anamnestisch bekannten Synkopen, bradykarden Herzrhythmusstörungen, Sick-Sinus-Syndrom, supraventrikulären Erregungsleitungsstörungen, Herzinsuffizienz, KHK, Asthma bronchiale oder anderen obstruktiven Lungenerkrankungen und bei Patienten mit einem erhöhten Risiko zur Bildung peptischer Ulzera. Vorsicht auch bei Komedikation mit anderen negativ inotropen Pharmaka (z. B. β-Rezeptorenblocker, Digitalisglykoside).
- Eine Kontraindikation für eine Gabe von *Galantamin* besteht bei schwerer Leber- und/oder Niereninsuffizienz, für eine Gabe von *Rivastigmin* bei schwerer Leberinsuffizienz. Für *Memantin* gilt das Vorliegen einer schweren Niereninsuffizienz als Kontraindikation.
- Es wird auf die Kontraindikationen bei den AM, die bei Verhaltensstörungen im Zusammenhang mit Demenz verordnet werden können, hingewiesen (► 3.15, Präparate).

6.8   Dosierung, Interaktionen und Plasmakonzentration

Eine vergleichende Übersicht findet sich in ◘ Tab. 6.1, Weiteres zu Interaktionen und Dosierung ► 6.11, jeweiliges Präparat. Bei allen aufgeführten Präparaten sind für Plasmakonzentrationen therapeutische Zielwerte bekannt, mit Ausnahme von *Donepezil* gibt es jedoch bisher keinen Nachweis eines klinischen Nutzens von therapeutischem Drug Monitoring in der Routineanwendung. Im Einzelfall kann es sinnvoll sein, Plasmakonzentrationen zu messen. Wenn sich z. B. unter *Donepezil* keine Wirksamkeit zeigt, kann geprüft werden, ob die Wirkstoffkonzentrationen über 50 ng/ml liegen; diese führen erst zu einem vollen therapeutischen Effekt (Hefner et al. 2015).

6.9   Routineuntersuchungen

— **AChE-I:** Regelmäßige EKG-Kontrollen werden empfohlen (vor Therapiebeginn sowie nach 4, 8, 12 Wochen, dann vierteljährlich). Routineuntersuchungen von Laborparametern sind primär nicht erforderlich, regelmäßige Bestimmungen der Leberenzyme bzw. Harnretentionswerte sollten jedoch bei Leber- und Nierenfunktionsstörungen erfolgen.
— *Memantin*: Routinekontrollen von EKG oder Laborparametern sind nicht erforderlich. Aufgrund der weitgehend unveränderten renalen Elimination wird eine regelmäßige Bestimmung der Harnretentionswerte bei Nierenfunktionsstörungen empfohlen.

6.10   Behandlungsdauer und Therapieresistenz

— Empfohlen wird anhand der Studienlage bei der Einstellung auf ein Antidementivum eine **Behandlungsdauer von mindestens 12–24 Wochen**, sofern nicht NW die Beendigung der Behandlung erfordern. Danach wird eine **erste klinische Verlaufskontrolle** im Sinne einer Therapiekontrolle empfohlen.
— Ergibt sich auf den verschiedenen Beurteilungsebenen (► 6.3.1) keine erkennbare Wirkung und/oder eine im Vergleich zum Zeitpunkt vor Beginn der Behandlung unverändert schnelle Symptomprogression, sollte im Einzelfall ein **Präparatewechsel** oder eine **Kombination eines AChE-I mit *Memantin*** (► 6.4.1 und ◘ Abb. 6.1) erwogen werden, ebenso bei sprunghafter Verschlechterung im Verlauf der Behandlung nach Ausschluss verursachender interkurrenter Erkrankungen und Überprüfung der Diagnose.

Tab. 6.1 Dosierung, CYP450-Metabolisierung und HWZ von AChE-I und *Memantin*

Eigenschaften	Donepezil	Galantamin	Rivastigmin	Memantin
Darreichungsformen	Tbl., Schmelztbl.	Retardkps., Lsg.	Kps., Lsg., TTS	Tbl., Lsg.
Startdosis	5 mg/d	8 mg/d	3 mg/d TTS: 4,6 mg/24 h	5 mg/d
Dosissteigerung	Nach 4–6 Wochen auf empfohlene Erhaltungsdosis	Alle 4 Wochen um 8 mg	Alle 2 Wochen um 3 mg TTS: nach 4 Wochen auf empfohlene Erhaltungsdosis	5 mg/Woche
Erhaltungsdosis[a]	10 mg/d	16–24 mg/d[b]	6–12 mg/d[b] TTS: 9,5 mg/24 h bzw. 13,3 mg/24 h[c]	20 mg/d[d]
Einnahmezeitpunkte pro Tag	1	1[e]	2 TTS: 1 × tgl.	1
Einnahme zu den Mahlzeiten	Irrelevant	Empfohlen	Ja	Irrelevant
CYP450-Metabolisierung	CYP2D6, CYP3A4	CYP2D6, CYP3A4	Nein	Nein
HWZ	Lang (70–80 h)	Kurz (7–8 h)	Sehr kurz (1 h bzw. 3 h)[f]	Lang (60–100 h)

[a] Bei Bestehen einer positiven Dosis-Wirkungs-Beziehung wird für die AChE-I in Abhängigkeit von der Verträglichkeit eine möglichst hohe Erhaltungsdosis angestrebt. Im Niedrigdosisbereich besteht bei *Galantamin* und *Rivastigmin* und nach neueren Untersuchungen wohl auch bei *Donepezil* jeweils keine bzw. eine nur unsichere Wirksamkeit. [b] Wurde die Behandlung mit *Rivastigmin* und *Galantamin* für mehr als einige Tage unterbrochen, sollte eine erneute Dosistitration bis zum Erreichen der Erhaltungsdosis erfolgen. [c] Bei symptomatischer Verschlechterung unter 9,5 mg/24 h über 6 Monate. [d] Bei Nierenfunktionsstörung 10 mg/d. [e] Bei Gabe als Lösung Verteilung der Tagesgesamtdosis auf 2 Einnahmezeitpunkte. [f] Durch die quasi irreversible Hemmung dauert es etwa 10 h nach oraler Einnahme, bis sich die Enzymaktivität wieder auf dem Ausgangsniveau befindet. *TTS* transdermales therapeutisches System.

— Dabei kann bei NW oder neu aufgetretenen Kontraindikationen für eine Behandlung ein **Umsetzen** von einem AChE-I auf *Memantin* und umgekehrt sinnvoll sein. Nach den Ergebnissen mehrerer offener Studien kann ein **Wechsel innerhalb der Substanzklasse der AChE-I** trotz Fehlens überzeugender Hinweise auf Wirksamkeitsunterschiede innerhalb der Gruppe der AChE-I zu einer erneuten Symptomverbesserung führen; oftmals sind die klinischen Effekte bei gleichem Wirkprinzip jedoch gering.

— Internationale Richtlinien, wann genau ein **Therapieabbruch wegen mangelnder Wirksamkeit** in Erwägung gezogen werden sollte, liegen nicht vor. Oftmals findet sich in den für einzelne Länder individuellen Empfehlungen oder teils auch bindenden Richtlinien (▶ 6.4.1) die Empfehlung, einen Therapieversuch nach 24 Wochen nur dann fortzusetzen, wenn sich eine Verbesserung der kognitiven Leistungsfähigkeit objektiv anhand des MMST oder des ADAS-cog (▶ 6.3) belegen lässt.

— Das **Beenden einer antidementiven Therapie** mit einem AChE-I oder *Memantin* aufgrund des **Übergangs** einer AD von einer leichten bis mittelschweren zu einer **schweren AD** ist sinnvoll, allerdings nicht evidenzbasiert.

— Solange die Hauptdiagnose bestehen bleibt, keine Unverträglichkeiten auftreten, sich keine Kontraindikationen für eine Behandlung ergeben und ein **Nutzen anzunehmen ist**, sollte eine antidementive Therapie **langfristig** fortgeführt werden.

6.11   Präparate

Bei Generika wird in der Regel auf die Angabe der Packungsgröße und der Darreichungsformen verzichtet; diese müssen ggf. der Fachinformation entnommen werden. Es wird auf die weiterführende und ergänzende Darstellung der NW in ▶ 6.6 und Kontraindikationen in ▶ 6.7 sowie auf die Besonderheiten im Alter und bei internistischen Erkrankungen(▶ Kap. 13) hingewiesen.

Donepezil
Acetylcholinesterasehemmer
2-3-Dihydro-5,6-dimethoxy-2[(1-phenylmethyl)-4-piperidinyl]methyl]-1H-inden-1-on

Aricept (Eisai, Pfizer)
Tbl. 5/ 10 mg (28, 56, 98 Tbl.)
Aricept Evess (Esai, Pfizer)
Schmelztbl. 5/ 10 mg (28, 98 Tbl.)

Donepezil AAA (AAA Pharma)
Donepezil AbZ (AbZ Pharma)
Donepezil AL (ALIUD Pharma)
Donepezil-Elpen (Elpen Pharmaceutical)

Donepezil STADA (STADApharm)
(28, 56, 98 Tbl.)

Donepezil-HCl 1A Pharma (1A Pharma)

Donepezil-HCl-Aurobindo (Aurobindo Pharma)

Donepezil-HCl BASICS (BAISICS)

Donepezil-HCl beta (betapharm)

Donepezil-HCl-biomo (biomo pharma)

Donepezil-HCl-CT (AbZ Pharma)

Donepezil-HCl HEXAL (HEXAL)

Donepezil-HCl Hormosan (Hormosan Pharma)

Donepezil-HCl Mylan (Mylan dura)

Donepezil-HCl neuraxpharm (neuraxpharm)

Donepezil-HCl-ratiopharm (ratiopharm)

Donepezil-HCl Zentiva (Winthrop Arzneimittel)

Donepezilhydrochlorid-Actavis (Actavis Deutschland)

Donepezil Hydrochlorid AL (ALIUD Pharma)

Donepezilhydrochlorid-Bluefish (Bluefish Pharma)

Donepezilhydrochlorid-Hennig (Hennig)

Donepezilhydrochlorid-Heumann (Heumann Pharma)

Donepezilhydrochlorid-JUTA (Juta Pharma)

Donepezilhydrochlorid-Pfizer (Pfizer Pharma)

Donepezilhydrochlorid-Q-5 (Juta Pharma)

Yasnal (TAD Pharma)

- **Pharmakodynamik**
- Reversibler selektiver AChE-I.

- **Pharmakokinetik**
- $t_{1/2}$ = 70–80 h; T_{max} = 4 h; Bioverfügbarkeit ca. 100%; Plasmaproteinbindung > 90%. Steady State nach ca. 3 Wochen.
- Metabolisierung über CYP2D6 und nachgeordnet CYP3A4 und Glukuronosyltransferase. Ein wirksamer Metabolit (*6-O-Desmethyl-Donepezil*), mehrere unwirksame Metaboliten. Bei Patienten mit defektem CYP2D6 verlangsamte Clearance und dadurch vermehrte NW möglich, bei ultraschnellen Metabolisierern von CYP2D6 ist sie beschleunigt.
- Plasmakonzentration: 50–75 ng/ml[p].

- **Indikationen und Behandlungshinweise**
- *Leichte bis mittelschwere Demenz bei Alzheimer-Krankheit (AD)[z]* (DSM-5: Schwere NCD aufgrund einer Alzheimer-Erkrankung).
- Wirksam auch bei schwerer AD (in USA Zulassung auch in dieser Indikation).
- Moderate Wirksamkeit bei VD (DSM-5: Schwere NCD aufgrund einer vaskulären Erkrankung); in einer Studie jedoch keine eindeutige positive Wirkung bei VD auf dem Boden eines CADASIL-Syndroms als Modell einer »reinen« VD.

- Hinweise für die Wirksamkeit bei → LKD, → PDD (DSM-5: Schwere NCD aufgrund einer Lewy-Körper-Demenz bzw. aufgrund einer Parkinson-Erkrankung).
- Erste Hinweise für die Wirksamkeit bei → Negativsymptomatik und kognitiven Störungen bei Schizophrenie (▶ 3.4.1, Negativsymptomatik), → kognitiven Störungen im Rahmen von Schädel-Hirn-Traumata, multipler Sklerose, Down-Syndrom.
- Verträglichkeit insbesondere zu Beginn der Behandlung besser als *Rivastigmin*.
- Absicherung der Diagnose durch einen in der Behandlung von Demenzen erfahrenen Arzt.

❯ **Vorsicht vor Operationen, lange HWZ.**

- **Dosierung**
- Beginn mit 5 mg/d, nach einem Monat ggf. Steigerung auf 10 mg/d^z (Einmalgabe zur Nacht). Es wird in Abhängigkeit von der Verträglichkeit eine möglichst hohe Erhaltungsdosis angestrebt.

- **Nebenwirkungen, Risikopopulationen und Intoxikationen**
Häufig Kopfschmerzen, Schlaflosigkeit, Müdigkeit, Schwindelgefühl, Halluzinationen, Erregungszustände, aggressives Verhalten, Appetitlosigkeit, Übelkeit, Erbrechen, Diarrhö, Synkopen, Muskelkrämpfe, Ausschlag, Juckreiz, Harninkontinenz.

Gelegentlich Bradykardie, Krampfanfälle, Magen- und Zwölffingerdarmgeschwüre, gastrointestinale Blutungen, geringe Erhöhung der Muskel-Kreatinkinase im Serum.

Sonstige NW Selten sinuatrialer und atrioventrikulärer Block, EPS, Leberfunktionsstörungen (einschl. Hepatitis). Seltene Fallberichte von hämatologischen NW in Form von Anämien und Thrombozytopenien bei AChE-I. Gastrointestinale NW treten dosisabhängig insbesondere zu Beginn der Behandlung und während der Titrationsphase, andere NW (z. B. zentral, kardiovaskulär, respiratorisch) häufiger während der Erhaltungstherapie und ohne Dosisabhängigkeit auf; sie sind seltener als bei *Galantamin* oder *Rivastigmin*. QTc-Zeit-Verlängerung ▶ Interaktionen.

Risikopopulationen Herz: Wegen auch peripher möglicher cholinomimetischer Wirkung (Verstärkung des Vagotonus) Bradykardien möglich, daher keine Anwendung beim Sick-Sinus-Syndrom bzw. anderen supraventrikulären Erregungsleitungsstörungen; Vorsicht bei gleichzeitiger Gabe von negativ inotropen AM (z. B. *Digitoxin*) sowie höhergradiger Herzinsuffizienz und bei erhöhtem Risiko für QTc-Zeit-Verlängerung. **Leber** und **Niere:** Bei eingeschränkter Leberfunktion Dosisanpassung (Clearance bei Leberinsuffizienz um etwa 20% vermindert). Keine Dosisanpassung bei Nierenfunktionsstörungen erforderlich.

Intoxikationen V. a. akzentuierte NW mit Übelkeit, Erbrechen, Diarrhö, hypertone Entgleisung und Halluzinationen möglich. Aufgrund der parasympathomimetischen Eigenschaften des AChE-I Bradykardien und Synkopen möglich.

■ **Kontraindikationen**

Relative Kontraindikationen

▬ Vorbestehende bradykarde Herzrhythmusstörungen, Sick-Sinus-Syndrom, supraventrikuläre Erregungsleitungsstörungen, Asthma bronchiale oder andere obstruktive Lungenerkrankungen. Patienten mit erhöhtem Risiko für peptische Ulzera.

❯ **Vorsicht bei vorbestehenden bradykarden Herzrhythmusstörungen, supraventrikulären Erregungsleitungsstörungen, Asthma bronchiale oder obstruktiven Lungenerkrankungen.**

■ **Interaktionen**

▬ In Kombination mit Alkohol oder anderen sedierenden AM ist mit einer Abschwächung der kognitiven Leistungsfähigkeit zu rechnen.

▬ Keine Kombination mit Cholinomimetika oder -lytika, depolarisierenden Muskelrelaxanzien vom Succinylcholin-Typ, bradykardieauslösenden Präparaten, z. B. ß-Rezeptorenblockern.

▬ Verstärkung antipsychotikainduzierter EPS möglich.

▬ Es liegen Fallberichte zu QTc-Zeit-Verlängerung und ventrikulären Arrhythmien bei AChE-I vor; regelmäßige Puls- und ggf. EKG-Kontrollen v. a. zu Beginn der Therapie und bei Kombination mit die QTc-Zeit verlängernden AM ist zu empfehlen.

▬ Vorsicht bei Kombination mit **CYP2D6-Inhibitoren**, z. B. *Bupropion, Chinidin, Fluoxetin* oder *Paroxetin* wegen Hemmung des Abbaus von *Donepezil*, höhere Plasmakonzentrationen von *Donepezil* (▶ **Anhang INT**).

■ **Bewertung**

Wirksam bei AD aller Schweregrade, zugelassen nur bei leichter bis mittelschwerer AD. Verbesserung der BPSD (▶ 6.4.10) möglich. Aus offenen Langzeitstudien und einer neuen RCT gehen Hinweise auf eine über einen Beobachtungszeitraum von bis zu ca. 5 J. anhaltende Verlangsamung der Symptomprogression hervor. Moderate Effekte bei der VD (*off label*).

Galantamin

Acetylcholinesterasehemmer

(4aS,6R,8aS)-4a,5,9,10,11,12-Hexahydro-3-methoxy-11-methyl-
6H-benzofuro-[3a,3,2-ef][2]benzazepin-6-ol

Reminyl 1-mal täglich retardiert
(Janssen-Cilag)
Kps. 8 mg (28 Kps.), retardiert;
16/ 24 mg (28, 84 Kps.) (retardiert)
Kps. 8 mg (28 Kps) + 16 mg (28 Kps.)
(retardiert) (Starterpackung)
Reminyl 4 mg/ml Lösung
(Janssen-Cilag)
Lsg. 4 mg = 1 ml (100 ml)
Galantamin-1A Pharma[1] (1A Pharma)
Galantamin-AAA Pharma (AAA Pharma)
Galantamin AbZ Pharma (AbZ-Pharma)
Galantamin-Actavis (Actavis Deutschland)

Galantamin AL (ALIUD Pharma)
Galantamin-CT (AbZ Pharma)
Galantamin Heumann
(Heumann Pharma)
Galantamin HEXAL (HEXAL)
Galantamin Hormosan
(Hormosan Pharma)
Galantamin Mylan (Mylan dura)
Galantamin-neuraxpharm-
(neuraxpharm)
Galantamin ratiopharm (ratiopharm)
Galnora (Krka/TAD Pharma)

[1] Galantamin-Generikum auch: Lsg. 4 mg/ml (retardiert).

■ **Pharmakodynamik**
— Reversibler AChE-I.
— Allosterischer Modulator präsynaptischer nikotinischer ACh-Rezeptoren mit Erhöhung der Affinität für ACh insbesondere mit Rezeptoren, die α_4- und α_7-Untereinheiten enthalten.

■ **Pharmakokinetik**
— $t_{1/2}$ = 5–6 h; T_{max} = 2–4 h bzw. 1 h (Lösung); Bioverfügbarkeit ca. 90%; Plasmaproteinbindung 18%. Steady State nach 2–3 Tagen.
— N- und O-Demethylierung durch CYP2D6 und CYP3A4 (*Norgalantamin, O-Desmethyl-Galantamin, O-Desmethyl-Norgalantamin* und Glukuronidierung). 94% renale Ausscheidung.
— Plasmakonzentration: 30–60 ng/ml[(p)].

■ **Indikationen und Behandlungshinweise**
— *Leichte bis mittelschwere Demenz bei Alzheimer-Krankheit (AD)*[z] (DSM-5: Schwere NCD aufgrund einer Alzheimer-Erkrankung).
— Wahrscheinlich auch bei schwerer AD wirksam.
— Moderate Wirksamkeit bei VD (DSM-5: Schwere NCD aufgrund einer vaskulären Erkrankung).
— Erste Hinweise für die Wirksamkeit bei → LKD und → PDD (DSM-5: Schwere NCD aufgrund einer Lewy-Körper-Demenz bzw. aufgrund einer Parkinson-Erkrankung).

▬ Absicherung der Diagnose durch einen in der Behandlung von Demenzen erfahrenen Arzt.

■ **Dosierung**

▬ Beginn mit 8 mg ret. 1 × täglich zum Essen; bei Gabe als Lösung Verteilung der Tagesgesamtdosis auf 2 Einnahmezeitpunkte (auch morgens und abends). Langsame Dosissteigerung um 8 mg alle 4 Wochen bis zum Erreichen der Erhaltungsdosis von 16 mg/d bzw. 24 mg/d^z. Es wird in Abhängigkeit von der Verträglichkeit eine möglichst hohe Erhaltungsdosis angestrebt.

■ **Nebenwirkungen, Risikopopulationen und Intoxikationen**

Sehr häufig Appetitminderung, Übelkeit, Erbrechen.

Häufig Kopfschmerzen, Schwindel, Schlaflosigkeit, Somnolenz, Erschöpfung, Verwirrtheit, Depression, Stürze, Tremor, Muskelkrämpfe, Synkopen, Gewichtsabnahme, Diarrhö, Dyspepsie, Harnwegsinfekte.

Gelegentlich Bradykardien, Vorhofarrhythmien, Palpitationen, Tinnitus, Parästhesien, Beinkrämpfe. QTc-Zeit-Verlängerung ► Interaktionen.

Sonstige NW Selten Krampfanfälle, Aggression, Agitation, Halluzinationen, Bradykardie, vereinzelt AV-Blockierungen, Hypotension, gastrointestinale Blutungen, Dysphagie. Seltene Fallberichte von hämatologischen Nebenwirkungen in Form von Anämien und Thrombozytopenien bei AChE-I. Gastrointestinale NW treten dosisabhängig insbesondere zu Beginn der Behandlung und während der Titrationsphase, andere NW (z. B. zentral, kardiovaskulär, respiratorisch) häufiger während der Erhaltungstherapie und ohne Dosisabhängigkeit auf; gastrointestinale NW sind etwas seltener als bei *Rivastigmin* (orale Darreichungsform). **Cave:** Es existieren Berichte über schwerwiegende dermatologische NW, z. B. in Form von Stevens-Johnson-Syndrom oder akuter generalisierter exanthematischer Pustulose, daher sollten Patienten über das mögliche Auftreten solcher NW aufgeklärt und *Galantamin* bei ersten Anzeichen von Hautreaktionen abgesetzt werden.

Risikopopulationen Herz: Wegen auch peripher möglicher cholinomimetischer Wirkung (Verstärkung des Vagotonus) Bradykardien möglich, daher keine Anwendung beim Sick-Sinus-Syndrom bzw. anderen supraventrikulären Erregungsleitungsstörungen; Vorsicht bei gleichzeitiger Gabe von negativ inotropen Pharmaka (z. B. *Digitoxin*) sowie höhergradiger Herzinsuffizienz; besondere Vorsicht bei erhöhtem Risiko für QTc-Zeit-Verlängerung, dann je nach Ausmaß und Dynamik regelmäßige EKG-Kontrollen oder ggf. Umstellung bzw. Absetzen. **Leber** und **Niere:** Dosisanpassung bei Leberfunktionsstörungen wegen signifikanter Clearance-Minderung; bei mittelschwerer Leberinsuffizienz können maximal 16 mg/d^z, langsam aufdosiert, gegeben werden. Keine Gabe bei schwerer Leberinsuffizienz. Bei leichter bis mäßiger Niereninsuffizienz (Kreatinin-Clearance > 9 ml/min) keine Dosisanpassung erforderlich.

Intoxikationen ▶ *Donepezil*.

- ### Kontraindikationen
— Schwere Leber- und/oder Niereninsuffizienz.

Relative Kontraindikationen
— Vorbestehende bradykarde Herzrhythmusstörungen, Sick-Sinus-Syndrom, supraventrikuläre Erregungsleitungsstörungen, Asthma bronchiale oder andere obstruktive Lungenerkrankungen. Patienten mit erhöhtem Risiko zur Bildung peptischer Ulzera.

> ❯ **Vorsicht bei vorbestehenden bradykarden Herzrhythmusstörungen, supraventrikulären Erregungsleitungsstörungen, Asthma bronchiale oder obstruktiven Lungenerkrankungen. Keine Gabe bei schwerer Leber- oder Niereninsuffizienz.**

- ### Interaktionen
— Bei Kombination mit Alkohol oder anderen sedierenden AM ist mit einer Abschwächung der kognitiven Leistungsfähigkeit zu rechnen.
— Keine Kombination mit Cholinomimetika oder -lytika, depolarisierenden Muskelrelaxanzien vom Succinylcholin-Typ.
— Vorsicht bei Kombination mit AM, die die Herzfrequenz herabsetzen, z. B. *Digoxin*, β-Rezeptorenblocker, bestimmte Kalziumkanalblocker oder *Amiodaron*.
— Es liegen Fallberichte zu **QTc-Zeit-Verlängerung** und ventrikulären Arrhythmien für *Galantamin* vor; regelmäßige Puls- und EKG-Kontrollen. Kombination mit QTc-Zeit-verlängernden AM sollte vermieden werden.
— Es ist insbesondere in der Anfangsphase mit vermehrten cholinergen und kardialen NW zu rechnen, ggf. Dosisreduktion.
— Bei Kombination mit Antipsychotika mögliche Verstärkung von EPS.
— Bei Kombination mit **Inhibitoren** von **CYP2D6**, z. B. *Chinidin*, *Fluoxetin* oder *Paroxetin*, oder **CYP3A4**, z. B. *Erythromycin, Ketoconacol, Ritonavir* (▶ **Anhang INT**), steigen die Plasmaspiegel von *Galantamin*. Bei Kombination mit **Induktoren** von **CYP3A4**, z. B. *Carbamazepin* oder *Johanniskraut* (▶ **Anhang INT**), ist mit einem Abfall der Plasmaspiegel von *Galantamin* zu rechnen.

■ **Bewertung**

Wirksam bei leichter bis mittelschwerer AD. Verbesserung der BPSD (▶ 6.4.10) möglich. Aus offenen Langzeitstudien gehen Hinweise auf eine über einen Beobachtungszeitraum von bis zu 4 Jahren anhaltende Verlangsamung der Symptomprogression hervor. Moderate Effekte bei der VD (*off label*). Im Gegensatz zu den anderen AChE-I existieren Berichte über QTc-Zeit-Verlängerungen und schwerwiegende dermatologische NW.

Ginkgo biloba
Nootropikum

Binko (neuraxpharm Arzneimittel)

Gingium (HEXAL)

Gingopret (Bionorica)

Ginkgo AL (ALIUD Pharma)

Ginkgobakehl (Sanum Kehlbeck)

Ginkgo biloba Kapseln (Avitale/ Mikro-Shop Handels)

Ginkgobiloba Hevert (Hevert-Arzneimittel)

Ginkgo loges (Loges)

Ginkgo Maren (Krewel Meuselbach)

Ginkgo Meckel (Spenglersan)

Ginkgo Plantin (Infirmarius)

Ginkgorell (Sanorell)

Ginkgo Sandoz (Sandoz)

Ginkgo STADA (STADApharm)

Ginkgo Syxyl (Syxyl)

Ginkgovital (Heumann)

Ginkobil ratiopharm (ratiopharm)

Ginkopur (Spitzner)

Kaveri (Lichtwer)

Nutri-Stulln Ginkgo (Pharma Stulln)

Rökan (Spitzner)

SE Ginkgo (Spitzner)

Tebonin (Schwabe)

Tbl. 40/ 80/ 120 mg (30, 60, 120 Tbl.)

Tbl. 240 mg (20, 40, 80 Tbl.)

(Tebonin konzent)

Lsg. 40 mg Lösung

1 ml = 20 Trpf. = 40 mg

(Tebonin forte)

■ **Pharmakodynamik**

– Wirkmechanismus nicht bekannt.

– Verschiedene pharmakodynamische Eigenschaften wurden in präklinisch- und klinisch-experimentellen Studien nachgewiesen: antioxidative Wirkung, Verbesserung der Hypoxietoleranz, Förderung der Durchblutung (v. a. im Bereich der Mikrozirkulation), Verbesserung der Fließeigenschaften des Blutes.

■ **Pharmakokinetik**

– Die Pharmakokinetik ist abhängig von der Art des Präparates und differiert naturgemäß im Hinblick auf die unterschiedlichen Wirkstoffbestandteile.

– Wichtigste Bestandteile aus Egb 761: $t_{1/2}$ (Ginkgolid A) = 3,9 h, $t_{1/2}$ (Ginkgolid B) = 7 h, $t_{1/2}$ (Bilobalid) = 3,2 h; T_{max} = ca. 1,5 h; Bioverfügbar-

keit 98% (Ginkgolid A), 79% (Ginkgolid B), 72% (Bilobalid); Plasmaproteinbindung 43% (Ginkgolid A), 47% (Ginkgolid B), 67% (Bilobalid).
— Wahrscheinlich Teilnahme am enterohepatischen Kreislauf.

▪ Indikationen und Behandlungshinweise

— *Symptomatische Behandlung von leichten bis mittelschweren hirnorganisch
bedingten geistigen Leistungseinbußen im Rahmen eines therapeutischen
Gesamtkonzeptes bei dementiellen Syndromen mit der Leitsymptomatik:
Gedächtnisstörungen, Konzentrationsstörungen, depressive Verstimmung,
Schwindel, Ohrensausen, Kopfschmerzen[z].*
— Primäre Zielgruppe: Patienten mit primär degenerativer Demenz (DSM-
5 v. a.: Schwere NCD aufgrund einer Alzheimer-Erkrankung), vaskulärer
und Mischdemenz (DSM-5 v. a.: Schwere NCD aufgrund einer vaskulären Erkrankung).

▪ Dosierung

Die Dosierung hängt von der Art des Präparats ab. Da die Präparate in ihrer
genauen Zusammensetzung sehr unterschiedlich sind, gleichzeitig aber unklar
ist, welche Einzelsubstanz der Ginkgoflavonglykoside und Terpenoide für die
Wirkung verantwortlich ist, wurde auf die genaue Präparatecharakterisierung
an dieser Stelle verzichtet. Der Extrakt aus *Ginkgo biloba* ist »Egb 761«; seine
über 60 Bestandteile sind zu ca. 95% bekannt, Dosierung zwischen 120 und
240 mg/d[z].

▪ Nebenwirkungen, Risikopopulationen und Intoxikationen

Zur Häufigkeit existieren keine sicheren Angaben. Am häufigsten wurden
Blutungen einzelner Organe beobachtet, v. a. bei gleichzeitigem Einsatz ge-
rinnungshemmender Medikamente. Allergische Reaktionen bis zum anaphy-
laktischen Schock, weiterhin leichte Magen-Darm-Beschwerden, Kopfschmerzen, Schwindel, Verstärkung vorbestehender Schwindelsymptomatik.

Risikopopulationen Keine besonderen Vorsichtsmaßnahmen bei Herz-,
Leber- und Nierenerkrankungen.

Intoxikationen Bisher nicht bekannt.

▪ Kontraindikationen

— Keine Besonderheiten bekannt.

▪ Interaktionen

— **Unter *Ginkgo-biloba*-Extrakten sind in Kombination mit Gerinnungshemmern Blutungen nicht ausgeschlossen.**

- Es gibt *Ginkgo-biloba*-Extrakte, die CYP2C19 induzieren. Es kann daher zu einer Wirkabschwächung von AM kommen, die über CYP2C19 abgebaut werden (z. B. *Citalopram*, *Diazepam*, *Escitalopram*, *Moclobemid* oder *Valproat*) (▶ Anhang SUB). Für Egb761 fanden sich aber keine relevanten Interaktionen mit CYP2C19 oder anderen CYP-Isoenzymen.
- Es ist nicht bekannt, welche der zahlreichen Inhaltsstoffe von *Ginkgo biloba* zu Wechselwirkungen führen. Das Interaktionsrisiko kann wegen unterschiedlicher Zusammensetzung von Präparat zu Präparat verschieden sein. Daher sollte überprüft werden, ob für das verordnete Präparat die Interaktionen untersucht wurden. Falls keine Daten vorliegen, wird von einer Kombination mit Gerinnungshemmern oder CYP2C19-Substraten abgeraten.

■ Bewertung

Die Datenlage ist v. a. aufgrund sehr heterogener Studienpopulationen weiterhin unsicher. Die Anwendung des Extrakts EGb761 in der Dosierung von 240 mg/d kann jedoch auf der bestehenden Datenbasis bei leichter bis mittelgradiger AD oder VD mit nichtpsychotischen Verhaltenssymptomen erwogen werden, v. a. bei Patienten mit vorliegenden Kontraindikationen oder Unverträglichkeiten von AChE-I bzw. *Memantin* und einem entsprechenden Behandlungswunsch; eine Gleichrangigkeit zu AChE-I oder *Memantin* ist allerdings bisher nicht nachgewiesen. Das NW- und Interaktionsrisiko ist nach aktuellem Wissensstand gering. Die Wirksamkeit von Kombinationsbehandlungen ist noch nicht ausreichend untersucht. Die Evidenz für die Demenzprävention ist bisher negativ.

Memantin

N-Methyl-D-Aspartat-(NMDA-)-Rezeptorantagonist

3,5-Dimethyl-1-adamantanamin

Axura (Merz Pharmaceuticals)
Tbl. 10 mg (50, 100 Tbl.)
Tbl. 20 mg (42, 98 Tbl.)
Tbl. 5/ 10/ 15/ 20 mg (jeweils 7 Tbl.)
(Starterpackung)
Lsg. 10 mg/g (20 Trpf.) Lsg. (50/ 100 g
Lsg.)/mit Dosierpumpe (pro Pumpbewegung 0,5 ml entsprechend 5 mg
Wirkstoff) **(5 mg/Pumpenhub)**
Ebixa (Lundbeck)
Tbl. 10/ 20 mg (42, 98 Tbl.)
Tbl. 5/ 10/ 15/ 20 mg (jeweils 7 Tbl.)
(Starterpackung)
Lsg. 10 mg/g (20 Trpf.) Lsg. (50/ 100 g
Lsg.) **(5 mg/Pumpenhub)**

Memantin-1A Pharma (1A Pharma)
Memantin AAA Pharma (AAA Pharma)
Memantin Abdi (Glenmark Arzneimittel)
Memantin AbZ Pharma (AbZ Pharma)
Memantin Accord (BB Farma)
Memantin Aristo (Aristo Pharma)
Memantin Aurobindo (Aurobindo Pharma)
Memantin BASICS (Basics)
Memantin-HCl Alchemia (Actavis Deutschland)
Memantin Heumann (Heumann)
Memantin HEXAL (HEXAL)
Memantin Mylan (Mylan dura)
Memantin ratiopharm (ratiopharm)

Memantin Zentiva (Winthrop Arzneimittel)
Memantine Merz (Merz Pharmaceuticals) Lsg. 10 mg/g (20 Trpf.) (50/ 100 g Lsg.)/ mit Dosierpumpe (pro Pumpbewegung 0,5 ml entsprechend 5 mg Wirkstoff) **(5 mg/Pumpenhub)**
Memantinhydrochlorid AL (ALIUD Pharma)
Memantinhydrochlorid axcount (axcount Generika)
Memantinhydrochlorid beta (betapharm)

Memantinhydrochlorid biomo (biomo pharma)
Memantinhydrochlorid Hennig (Hennig Arzneimittel)
Memantinhydrochlorid-Hormosan (Hormosan Pharma)
Memantinhydrochlorid-neuraxpharm (neuraxpharm Arzneimittel)
Memantinhydrochlorid STADA (STADApharm)
Memantinhydrochlorid Zentiva (Zentiva Pharma)

■ Pharmakodynamik

— Spannungsabhängiger, nichtkompetitiver NMDA-Rezeptorantagonist mittlerer Affinität. *Memantin* blockiert die Wirkung pathologisch erhöhter tonischer Konzentrationen von Glutamat, die zu neuronalen Funktionsstörungen führen können.

■ Pharmakokinetik

— $t_{1/2}$ = 54–74 h; T_{max} = 3–8 h; absolute Bioverfügbarkeit von ca. 100%; Plasmaproteinbindung ca. 45%.
— Kein durch Cytochrom P450 katalysierter Metabolismus. Hauptmetaboliten (*N-3,5-Dimethyl-Gludantan* und *1-Nitroso-3,5-Dimethyl-Adamantan*) ohne NMDA-antagonistische Wirkung.
— Elimination fast ausschließlich renal (> 99%), bei mittelschweren Nierenfunktionsstörungen Reduzierung der Dosis erforderlich.
— Reduktion der renalen Eliminationsrate von *Memantin* um das 7- bis 9-Fache bei alkalischem Urin (pH > 8); z. B. bei Einnahme größerer Mengen von Antazida oder Nahrungsumstellungen.
— Plasmakonzentration: 90–150 ng/ml[(p)].

■ Indikationen und Behandlungshinweise

— *Moderate bis schwere Demenz bei Alzheimer-Krankheit (AD)*[z] (DSM-5: Schwere NCD aufgrund einer Alzheimer-Erkrankung).
— Ein Therapieversuch über 24 Wochen und eine Weiterverordnung von *Memantin* nach dokumentiertem Therapieerfolg ist zulässig.
— Sinnvoll als »Add-on-Medikament« in Kombination mit AChE-I; additive Effekte mit Steigerung der antidementiven Wirksamkeit werden angenommen.

— Moderate Wirksamkeit bei VD (DSM-5: Schwere NCD aufgrund einer vaskulären Erkrankung).

— Absicherung der Diagnose durch einen in der Behandlung von Demenzen erfahrenen Arzt.

■ **Dosierung**

— Beginn mit 5 mg/d am Morgen für 7 Tage, im Folgenden wird eine wöchentliche Steigerung der Dosis um 5 mg/d bis zum Erreichen der empfohlenen Erhaltungsdosis von 20 mg/d^z als Einmalgabe empfohlen. Bei der Lösung mit Dosierpumpe entsprechen jeweils 5 mg einer Pumpbewegung; die Lösung sollte hier nicht direkt aus der Flasche bzw. Pumpe eingenommen, sondern z. B auf einen Löffel aufgebracht oder in ein Glas Wasser eindosiert werden.

■ **Nebenwirkungen, Risikopopulationen und Intoxikationen**

Häufig Kopfschmerzen, Schläfrigkeit, Schwindel, erhöhter Blutdruck, Obstipation, Gleichgewichtsstörungen, erhöhte Leberfunktionswerte.

Gelegentlich Müdigkeit, Verwirrtheit, Halluzinationen, Erbrechen, Venenthrombosen/Thromboembolie, Pilzinfektion.

Sonstige NW Sehr selten Krampfanfälle, psychotische Reaktionen.

Risikopopulationen **Herz:** Keine Besonderheiten, es gibt jedoch keine Daten bei schwerer Herzinsuffizienz bzw. nach Myokardinfarkt. **Leber:** Kaum hepatischer Metabolismus, daher keine Dosisanpassung notwendig. **Niere:** Lineare Beziehung von Kreatinin-Clearance und renaler Gesamt-Clearance bei nahezu ausschließlicher renaler Elimination; daher Dosisanpassung bei Niereninsuffizienz; tubuläre Rückresorption wird durch Harnalkalisierung erhöht, stärkere pH-Wert-Schwankungen (massive Einnahme von Antazida, grundlegende Kostumstellung) sollten vermieden werden.

Intoxikationen Bei leichteren Formen Müdigkeit, Schwächegefühl, Diarrhö. Bei extremen Formen Agitation, Psychose, visuelle Halluzinationen, erniedrigte Krampfschwelle, Schläfrigkeit, Stupor und Bewusstlosigkeit.

■ **Kontraindikationen**

Relative Kontraindikationen

— Schwere Nierenfunktionsstörungen, Harnwegsinfektionen, Patienten mit Epilepsie, Krampfanfällen in der Anamnese oder erhöhter zerebraler Anfallsbereitschaft, zurückliegender Myokardinfarkt.

> ❯ Bei Patienten mit mittelschweren Nierenfunktionsstörungen sollte
> die Dosis auf 10 mg/d reduziert werden; für schwere Nierenfunk-
> tionsstörungen sind keine Angaben verfügbar. Eine Alkalisierung
> des Urins (z. B. Einnahme größerer Mengen von Antazida,
> Nahrungsumstellungen) kann die renale Eliminationsrate vermindern.

- **Interaktionen**
- Vorsicht bei Kombination mit sedierenden AM, u. a. auch Alkohol.
- Vorsicht bei der Kombination mit dopaminergen Substanzen und Anti-
  cholinergika (möglicherweise verstärkte Wirkung) und Antipsychotika
  (Wirkabschwächung), *Baclofen* und *Dantrolen*, *Hydrochlorothiazid*.
- Vorsicht bei oralen Antikoagulanzien (INR-Erhöhung möglich).
- Mögliche Verstärkung der antidementiven Wirkung in Kombination mit
  AChE-I.
- Mögliche Verstärkung zentraler NW durch additiven Effekt auf NMDA-
  Rezeptoren bei *Amantadin*, *Dextromethorphan*, *Ketamin*.
- Vorsicht mit AM wie *Cimetidin*, *Procainamid*, *Ranitidin*, die das gleiche
  renale Kationentransportsystem benutzen (potenzielle Erhöhung der
  Plasmaspiegel).
- Vorsicht mit Antazida, Natriumbikarbonat, Carboanhydrasehemmern: er-
  höhte Plasmaspiegel von *Memantin* aufgrund einer verminderten renalen
  Eliminationsrate bei Alkalisierung des Urins möglich.
- Bei Kombination mit AM, die über CYP2B6 metabolisiert werden (z. B.
  Bupropion, *Methadon*, *Sertralin*) ist ein Anstieg der Wirkspiegel möglich,
  da *Memantin* in vitro **CYP2B6 hemmt** (▶ **Anhang SUB**).

- **Bewertung**

Wirksam bei mittelschwerer bis schwerer AD bei guter Verträglichkeit. Einzig
zugelassenes Antidementivum bei schwerer Demenz. Bei leichter AD anscheinend nicht wirksam. Verbesserung der BPSD (▶ 6.4.10) möglich. Moderate
Effekte bei VD (*off label*). Keine überzeugenden Studien zur Demenzprävention. Insgesamt geringe NW.

Nimodipin
Nootropikum

Nimodipin HEXAL (HEXAL)	**Nimotop Abis-Pharma** (Abis-Pharma)
Nimotop (Bayer Vital)	**Nimotop ACA** (A.C.A. Müller ADAG
Tbl. 30 mg (30, 60, 100 Tbl.)	Pharma)
Nimotop S (Bayer Vital)	**Nimotop Beragena** (Beragena
Tbl. 30 mg (50, 100 Tbl.)	Arzneimittel)

Nimotop Emra (Emra-Med Arzneimittel)
Nimotop Emra S
(Emra-Med Arzneimittel)
Nimotop Eurim
(Eurim-PharmArzneimittel)

Nimotop kohlpharma (kohlpharma
euro-Arzneimittel)
Nimotop Mevita (Mevita
Handelsgesellschaft)
Nimotop Orifarm (Orifarm)

- **Dosierung**

Standarddosierung für psychiatrische Indikationen 3 × 30 mg/d[z]; einschleichender Beginn.

- **Bewertung**

In einer offenen Studie zur VD war die Kombination aus *Nimodipin* und *ASS Rivastigmin* unterlegen. Positive Ergebnisse zeigten sich in der Behandlung der VD in einer RCT. Kein überzeugender Wirksamkeitsnachweis als Antidementivum[z]. Als Antidementivum **nicht zu empfehlen**.

Piracetam
Nootropikum

Nootrop (UCB Pharma)
Piracetam 1A Pharma (1A Pharma)
Piracetam AbZ (AbZ-Pharma)
Piracetam AL (ALIUD Pharma)
Piracetam-CT (AbZ-Pharma)

Piracetam-ELBE-MED (Hofmann & Sommer)
Piracetam-neuraxpharm (neuraxpharm)
Piracetam-ratiopharm (ratiopharm)
Piracetam STADA (STADApharm)

- **Dosierung**

— Beginn mit 3 × 800 mg/d oral, maximal 4,8 g/d[z]. Bei leichter Niereninsuffizienz (Serumkreatinin bis 3 mg/dl) Dosishalbierung, bei schwerer Niereninsuffizienz (Serumkreatinin > 3 mg/dl) Viertelung der Dosis.

- **Bewertung**

Aufgrund des fehlenden Wirksamkeitsnachweises ist *Piracetam* als Antidementivum[z] **nicht zu empfehlen**. Es gibt außerhalb der psychiatrischen Pharmakotherapie eine Indikation bei postanoxischen hirnorganischen Syndromen; bei Myoklonien unterschiedlicher Genese ist es auch in i.v.-Dosen bis zu 16 g/d wirksam; weiterhin gibt es Hinweise für eine Wirksamkeit zur Unterstützung einer Behandlung bei aphasischen Störungen.

Pyritinol
Nootropikum
Encephabol (Merck Serono)

■ **Dosierung**
▬ Empfohlene Dosis 3 × 200 mg/d[z] oral.

■ **Bewertung**
Aufgrund des fehlenden Wirksamkeitsnachweises ist *Pyritinol* als Anti-dementivum[z] **nicht zu empfehlen**.

Rivastigmin
Acetylcholinesterasehemmer
(S)-N-Ethyl-3-[(1-dimethylamino)ethyl]-N-methyl-phenylcarbamat

Exelon (Novartis Pharma) Kps. 1,5/ 3/ 4,5/ 6 mg (56, 112 Kps.) Lsg. 2 mg = 1 ml (50/ 120 ml Lsg.)	**Rivastigmin-biomo** (biomo pharma) **Rivastigmin Delorbis** (Aegis Pharmaceuticals)
Exelon transdermales Pflaster (Novartis Pharma) TTS 4,6 mg/24 h [5 cm²] (30, 60, 90 Stck.); 9,5 mg/24 h [10 cm²] (30, 60, 90 Stck.); 13,3 mg/24 h [15 cm2] (30, 60, 90 Stck.)	**Rivastigmin dura** (Mylan dura) **Rivastigmin Heumann** (Heumann Pharma)
Nimvastid (TAD Pharma)	**Rivastigmin HEXAL** (HEXAL)
Rivastigmin 1A Pharma (1A Pharma)	**Rivastigmin-Hormosan**
Rivastigmin AbZ (AbZ Pharma)	(Hormosan Pharma)
Rivastigmin Acino (Acino Pharma)	**Rivastigmin Mylan** (Mylan dura)
Rivastigmin Actavis (Actavis)	**Rivastigmin-neuraxpharm**
Rivastigmin AL (ALIUD Pharma)	(neuraxpharm Arzneimittel)
Rivastigmin Aurobindo (Aurobindo Pharma)	**Rivastigmin-ratiopharm** (ratiopharm) **Rivastigmin STADA** (STADApharm)
Rivastigmin beta (betapharm Arzneimittel)	**Rivastigmin Zentiva** (Winthrop Arzneimittel)

■ **Pharmakodynamik**
▬ »Pseudoirreversibler« AChE-I mit hirnregionaler Selektivität (Kortex und Hippokampus). Zusätzlich Hemmung der Butyrylcholinesterase. Trotz kurzer Plasma-HWZ (1 h) wird die Acetylcholinesterase über einen Zeitraum von bis zu 10 h gehemmt.

■ **Pharmakokinetik**

▬ T_{max} = 1 h; $t_{1/2}$ = 1–2 h, Bioverfügbarkeit ca. 36% (orale Gabe). Langsame Resorption aus transdermalen Pflastern (T_{max} = 10–16 h); wesentlich geringere Fluktuation zwischen Tiefst- und Höchstkonzentration im Vergleich zu einer oralen Einnahme, scheinbare HWZ aufgrund Begrenzung der Elimination durch die Resorptionsrate länger (3,4 h) als nach oraler oder intravenöser Anwendung. Plasmaproteinbindung 40%.

▬ Metabolisierung durch die Acetylcholinesterase. Das Enzym wird carbamyliert und mit einer HWZ von mehreren Stunden wieder hydrolysiert, sodass es ohne Neusynthese regeneriert (»pseudoirreversible« Hemmung). Der decarbamylierte Metabolit von *Rivastigmin* wird schnell und fast vollständig über die Niere ausgeschieden (95% innerhalb von 24 h).

▬ Nahezu keine Beteiligung des CYP-Systems.

▬ Plasmakonzentration: 5–13 ng/ml[(p)] (unmittelbar vor Wechsel des transdermalen Pflasters), 8–20 ng/ml 1–2 h nach oraler Einnahme.

■ **Indikationen und Behandlungshinweise**

▬ *Leichte bis mittelschwere Demenz bei Alzheimer-Krankheit (AD)[z]* (DSM-5: Schwere NCD aufgrund einer Alzheimer-Erkrankung).

▬ *Leichte bis mittelschwere Demenz bei idiopathischer Parkinson-Krankheit (PDD, nur oral zugelassen)[z]* (DSM-5 v. a.: Schwere NCD aufgrund einer Parkinson-Erkrankung).

▬ Hinweise für Wirksamkeit auch bei schwerer AD, → VD (DSM-5: Schwere NCD aufgrund einer vaskulären Erkrankung) und → LKD (DSM-5: Schwere NCD aufgrund einer Lewy-Körper-Demenz).

▬ Erste Hinweise für Wirksamkeit bei Verhaltensstörungen bei bvFTD (DSM-5: Schwere NCD aufgrund einer frontotemporalen Lobärdegeneration), → kognitiven Störungen bei Schizophrenie, → paranoider Psychose bei Parkinson-Erkrankung (▶ 3.4.6), → kognitiven Störungen im Rahmen von Schädel-Hirn-Traumata und multipler Sklerose.

▬ Absicherung der Diagnose durch einen in der Behandlung von Demenzen erfahrenen Arzt.

■ **Dosierung**

Oral

▬ Beginn mit 3 mg/d verteilt auf 2 Einzeldosen (2 × 1,5 mg) zu den Mahlzeiten. Dosissteigerung alle 2 Wochen bis zu einer Erhaltungsdosis von 6–12 mg/d[z] verteilt auf 2 Einnahmezeitpunkte. Wenn die Behandlung länger als einige Tage unterbrochen wurde, Wiederbeginn mit 2 × 1,5 mg und anschließende Dosistitration. Es wird in Abhängigkeit von der Verträglichkeit eine möglichst hohe Erhaltungsdosis angestrebt.

Transdermales Pflaster

- Beginn mit 4,6 mg/24 h; nach 4 Wochen Erhöhung auf die empfohlene tägliche Erhaltungsdosis von 9,5 mg/24 h. Applikation einmal täglich auf die Haut im oberen oder unteren Rückenbereich, an Oberarm oder Brustkorb; bei Applikation im Bereich der Oberschenkel oder im Bauchbereich verminderte Bioverfügbarkeit von *Rivastigmin*. Die Applikation sollte bei Pflasterwechsel nicht an der gleichen Stelle erfolgen, auch ist darauf zu achten, alte Pflaster vor Aufbringen der neuen Tagesdosis zu entfernen. Wenn die Behandlung länger als einige Tage unterbrochen wurde, ist sie mit 4,6 mg/24 h wiederaufzunehmen.
- Die transdermalen Pflaster mit einer Freisetzung von 9,5 mg/24 h führen zu einer Wirkstoffexposition ähnlich einer oralen Dosis von etwa 12 mg/d.
- Patienten mit einer oralen Tagesdosis von 3 mg und 6 mg *Rivastigmin* können auf 4,6 mg/24 h, diejenigen mit einer Tagesdosis von 12 mg *Rivastigmin* oral können auf 9,5 mg/24 h transdermale Pflaster umgestellt werden. Je nach vorangegangener Verträglichkeit der oralen Dosis kann eine Umstellung bei Patienten mit einer Tagesdosis von 9 mg *Rivastigmin* auf 9,5 mg/24 h oder 4,6 mg/24 h transdermale Pflaster erfolgen.

▪ Nebenwirkungen, Risikopopulationen und Intoxikationen

Sehr häufig Schwindel, Appetitlosigkeit, Übelkeit, Erbrechen, Diarrhö, Harnwegsinfektionen, Harninkontinenz.

Häufig Müdigkeit, Kopfschmerzen, Agitiertheit, Unwohlsein, Bauchschmerzen, Gewichtsverlust, vermehrtes Schwitzen, Tremor. Zusätzlich transdermale Pflaster: Hautreaktionen an der Applikationsstelle.

Gelegentlich Schlaflosigkeit, Depression, Angst, delirante Syndrome, Agitiertheit, Stürze, Synkopen, Bradykardien.

Sonstige NW Selten Krampfanfälle, Angina pectoris, Magen- und Duodenalulzera, Hautausschlag. Sehr selten Halluzinationen, Herzrhythmusstörungen, Bluthochdruck, EPS, Harnwegsinfekte, gastrointestinale Blutungen. Seltene Fallberichte von hämatologischen NW in Form von Anämien und Thrombozytopenien bei AChE-I. Gastrointestinale NW treten dosisabhängig, insbesondere zu Beginn der Behandlung und während der Titrationsphase, andere NW (z. B. zentral, kardiovaskulär, respiratorisch) häufiger während der Erhaltungstherapie und ohne klare Dosisabhängigkeit auf; sie sind häufiger als bei *Donepezil*. Entsprechend einer 6-monatigen Vergleichsstudie weist *Rivastigmin* bei Applikation über ein transdermales Pflaster eine im Vergleich zur oralen Gabe bessere Verträglichkeit auf. Nach Handhabung eines transdermalen Pflasters ist der Kontakt mit den Augen zu vermeiden.

Risikopopulationen Herz: Wegen auch peripher möglicher cholinomimetischer Wirkung (Verstärkung des Vagotonus) Bradykardien möglich, daher wird die Anwendung beim Sick-Sinus-Syndrom bzw. anderen supraventrikulären Erregungsleitungsstörungen nicht empfohlen; Vorsicht bei gleichzeitiger Gabe von negativ inotropen Pharmaka (z. B. *Digitoxin*) sowie höhergradiger Herzinsuffizienz und bei erhöhtem Risiko für QTc-Zeit-Verlängerung. **Leber** und **Niere:** Im Gegensatz zu *Donepezil* und *Galantamin* kaum oxidativer hepatischer Metabolismus; keine Änderung relevanter pharmakokinetischer Parameter bei Leberinsuffizienz. Bei Nierenfunktionsstörung ggf. Dosisanpassung erforderlich (Clearance bei mäßig eingeschränkter Nierenfunktion um etwa 50% vermindert).

Intoxikationen ► *Donepezil*.

■ **Kontraindikationen**
Relative Kontraindikationen
— Schwere Leber- und Niereninsuffizienz.

❯ **Besondere Vorsicht bei bradykarden Herzrhythmusstörungen, supraventrikulären Erregungsleitungsstörungen, Asthma bronchiale, obstruktiven Lungenerkrankungen und erhöhtem Risiko zur Bildung peptischer Ulzera.**

■ **Interaktionen**
— Keine Kombination mit Cholinomimetika oder -lytika, depolarisierenden Muskelrelaxanzien vom Succinylcholin-Typ, bradykardieauslösenden AM, z. B. β-Rezeptorenblockern. **Cave:** Auswahl der Anästhetika.
— Es liegen Fallberichte zu QTc-Zeit-Verlängerung und ventrikulären Arrhythmien bei AChE-I vor; regelmäßige Puls- und ggf. EKG-Kontrollen v. a. zu Beginn der Therapie und bei Kombination mit die QTc-Zeit verlängernden AM empfohlen.
— *Rivastigmin* unterliegt einem nichthepatischen Metabolismus ohne Beteiligung des CYP-Systems, bislang sind keine pharmakokinetischen Interaktionen bekannt.

■ **Bewertung**
Wirksam bei leichter bis mittelschwerer AD und leichter bis mittelschwerer PDD. Verbesserung der BPSD (► 6.4.10) möglich. Für die Wirksamkeit bei VD und LKD gibt es Hinweise. Kurze HWZ (vor Operationen wichtig), sehr geringes Interaktionspotenzial. Die transdermale Applikationsform hat sich weitgehend aufgrund der besseren gastrointestinalen Verträglichkeit sowie des Vorteils der Einmalgabe im Vergleich zur oralen Darreichungsform durch-

gesetzt. Transdermal besteht nunmehr auch eine Zulassung für die Hochdosis-therapie (13,3 mg/24 h) bei Nachweis der höheren Wirksamkeit und vergleichbarem Sicherheitsprofil. Weiterhin auch als Lösung erhältlich.

Literatur

Afzal S, Bojesen SE, Nordestgaard BG (2014) Reduced 25-hydroxyvitamin D and risk of Alzheimer's disease and vascular dementia. Alzheimers Dement 10(3): 296–302

Cooper C, Li R, Lyketsos C, Livingston G (2013) Treatment for mild cognitive impairment: systematic review. Br J Psychiatry 203: 255–264

Hefner G, Brueckner A, Hiemke C, Fellgiebel A (2015) Therapeutic drug monitoring for patients with Alzheimer dementia to improve treatment with donepezil. Ther Drug Monit 37(3): 353–361

Lange-Asschenfeldt C (2013) Vaskuläre Faktoren in der Pathogenese der Alzheimer-Krankheit. Nervenarzt 84(6): 732–737

Monsell SE, Kukull WA, Roher AE et al (2015) Characterizing apolipoprotein E ε4 carriers and noncarriers with the clinical diagnosis of mild to moderate Alzheimer dementia and minimal β-amyloid peptide plaques. JAMA Neurol 72(10): 1124–1131

Nordström P, Religa D, Wimo A et al (2013) The use of cholinesterase inhibitors and the risk of myocardial infarction and death: a nationwide cohort study in subjects with Alzheimer's disease. Eur Heart J 34(33): 2585–2591

Porsteinsson AP, Drye LT, Pollock BG et al; CitAD Research Group (2014) Effect of citalopram on agitation in Alzheimer disease: the CitAD randomized clinical trial. JAMA 311(7): 682–691

Schmidt R, Hofer E, Bouwman FH et al (2015) EFNS-ENS/EAN Guideline on concomitant use of cholinesterase inhibitors and memantine in moderate to severe Alzheimer's disease. Eur J Neurol 22(6): 889–898

Schneider LS, Mangialasche F, Andreasen N et al (2014) Clinical trials and late-stage drug development for Alzheimer's disease: an appraisal from 1984 to 2014. J Intern Med 275(3): 251–283

Stinton C, McKeith I, Taylor JP, Lafortune L et al (2015) Pharmacological management of Lewy body dementia: a systematic review and meta-analysis. Am J Psychiatry 172(8): 731–742

Tan MS, Yu JT, Tan CC et al (2015) Efficacy and adverse effects of ginkgo biloba for cognitive impairment and dementia: a systematic review and meta-analysis. J Alzheimers Dis 43(2): 589–603

Medikamente zur Behandlung von Abhängigkeitserkrankungen und abhängigem Verhalten

F. Kiefer, O. Benkert

O. Benkert, H. Hippius (Hrsg.),
Kompendium der Psychiatrischen Pharmakotherapie,
DOI 10.1007/978-3-662-50333-1_7,
© Springer-Verlag Berlin Heidelberg 2017

7.1 Übersicht

In diesem Kapitel werden die Suchtmittel mit ihren Substanzcharakteristika, Entzugssyndromen, Entwöhnungsmaßnahmen und ihrer Intoxikationssymptomatik bzw. -therapie im Hinblick auf die verschiedenen spezifischen klinischen Syndrome der Suchtkrankheiten behandelt (▶ 7.1.2, Tab. 7.1). Die Gliederung erfolgt nicht nach Medikamentengruppen, sondern nach Suchtmitteln. Aufgrund der Neugruppierung im DSM-5, das erstmals das »pathologische Spielen« dem Kapitel der Suchterkrankungen (*substance-related and addictive disorders*) zuordnet, werden Substanzen, die zu dessen Behandlung geeignet sind, ebenfalls hier vorgestellt. Eine weitere Neuerung des DSM-5 sieht vor, dass stoffgebundene Suchterkrankungen nicht länger kategorial in Substanzmissbrauch und Substanzabhängigkeit getrennt werden, sondern Substanzgebrauchsstörungen (*substance use disorder*s) nun in ihrer Ausprägung dimensional in »leicht«, »moderat« und »schwer« voneinander unterschieden werden.

Da aktuell noch offen ist, ob diese Systematik auch in die ICD-11 Einzug halten wird, orientiert sich das Kompendium in diesem Kapitel in den grundsätzlichen Definitionen vorerst weiter an den aktuell gültigen Kriterien der ICD-10. Für die Pharmakotherapie wichtige DSM-5-Kriterien werden aber bereits jetzt berücksichtigt.

Definitionen

Riskanter Konsum Unabhängig von der Erfüllung der diagnostischen Kriterien für Missbrauch oder Abhängigkeit definiert der »riskante Konsum« eine Schwelle, ab der mit einem verstärkten Auftreten von Alkoholfolgeerkrankungen gerechnet werden muss (WHO: täglich > 20 g reiner Alkohol für Frauen, > 40 g für Männer).

Schädlicher Gebrauch/Missbrauch Die Kriterien für Abhängigkeit werden nicht erfüllt. Jedoch besteht Substanzkonsum trotz des Wissens um schädigende psychische oder körperliche Konsequenzen, die durch den Gebrauch der Substanz verursacht oder verstärkt werden. Im DSM-5 wurde Alkoholmissbrauch wegen seiner begrenzten Reliabilität als eigenständige Diagnose aufgegeben.

Abhängigkeit Ein Abhängigkeitssyndrom kann sich im Verlauf eines wiederholten Suchtmittelkonsums entwickeln. Als zentrales Symptom besteht eine anhaltende Unfähigkeit, Dauer oder Umfang der Suchtmitteleinnahme zu kontrollieren. Toleranzeffekte (inkl. Dosissteigerung und Entzugssymptomatik), kognitive Phänomene (Suchtdruck) und Verhaltensänderungen (verstärkte Präferenz für Aktivitäten, die mit Substanzkonsum assoziiert sind) können hinzukommen. Nach ICD-10 müssen 3 der folgenden Kriterien innerhalb eines Einjahreszeitraums immer wieder oder dauerhaft während eines Einmonatszeitraums erfüllt sein:

- übermächtiges Verlangen nach der Substanz (Suchtdruck, »Craving«),
- verminderte Kontrollfähigkeit bezüglich Menge und Dauer des Konsums,
- körperliche Entzugserscheinungen bei Beendigung oder Reduktion des Konsums,
- Toleranzentwicklung (Dosissteigerung oder Wirkungsverlust),
- Vernachlässigung ursprünglicher Interessen oder Aktivitäten zugunsten des Substanzkonsums,
- Konsum trotz nachweislicher Schädigung (s. oben, schädlicher Gebrauch).

Abhängigkeitserkrankung Chronische Erkrankung, in der zwischen **Akuttherapie** (z. B. Intoxikationsbehandlung, Entzugsbehandlung) und **Postakutbehandlung** (Synonym: »**Langzeitbehandlung**«; z. B. Abstinenzerhaltung und Rückfallprophylaxe) unterschieden wird. Bei Gebrauch mehrerer Substanzen sollten in der Regel die Einzelabhängigkeiten von den Substanzen benannt werden, da sich auch die illegalen Substanzen stark in ihrer Wirkung unterscheiden und spezifische Interventionen z .B. für die Akut- und Postakutbehandlung der Alkohol-, Tabak- und Opioidabhängigkeit etabliert und evaluiert sind.

Polytoxikomanie Die Diagnose sollte nur dann gestellt werden, wenn wahllos verschiedene Substanzen konsumiert werden und eine Abgrenzung der **Einzelabhängigkeit** nicht möglich ist.

7.1.1 Therapieelemente bei schädlichem Gebrauch und Abhängigkeit

Akutbehandlung

Motivationsbehandlung: Im ersten Schritt motivierende Beratung zur Veränderung des aktuellen Konsumverhaltens, wie z. B. für einen probeweisen zeitlich begrenzten Verzicht auf Alkohol. Im zweiten Schritt Motivation zur Durchführung unterstützender Therapiemaßnahmen, wie z. B. der Durchführung einer Entzugs- und Entwöhnungsbehandlung. Primär hausärztliche Tätigkeit im Rahmen mehrerer Kurzinterventionen oder aber Delegation an eine Suchtberatungsstelle oder psychiatrische Ambulanz. Die **motivationale Therapie** muss integraler Bestandteil jeder Akut- und Langzeitbehandlung suchtkranker Menschen sein.

Krisenintervention: Überwiegend kurze stationäre Behandlungen zur Überwachung einer komplizierten Intoxikation, z. B. mit suizidalen Gedanken, oder bei krisenhafter Verschlechterung von Alkoholfolgeerkrankungen.

Entzugsbehandlung: Symptomatische und medikamentöse Behandlung des Entzugssyndroms bis zu dessen Beendigung. Sie sollte in der Regel als **qualifizierte Entzugsbehandlung** erfolgen und motivationsfördernde psychotherapeutische Behandlungselemente enthalten. Die Entzugsbehandlung wird zumeist unter stationären Bedingungen durchgeführt; für geeignete Patienten (absprachefähig, sozial integriert, kein Entzugskrampfanfall oder Delir in der Vorgeschichte) kommen auch tagesklinische oder ambulante Entzugsbehandlungen infrage.

Postakutbehandlung

Entwöhnungsbehandlung: Oft als »Langzeittherapie« bezeichnet. Ambulante, teil-, oder vollstationäre psycho- und soziotherapeutische sowie rehabilitative Maßnahmen zur Stärkung der Abstinenzfähigkeit. Als Rehabilitationsmaßnahme erfolgt die Kostenträgerschaft meist durch den Rentenversicherer; die Antragstellung erfolgt in der Regel über Suchtberatungsstellen.

Pharmakologische Rückfallprophylaxe/»Anti-Craving«: Substanzen, die Suchtdruck mindern, die zentrale Wirksamkeit des Suchtstoffs modifizieren oder das Suchtmittel substituieren, können zur abstinenzerhaltenden oder konsumreduzierenden Therapie (»risk reduction«) eingesetzt werden. In Bezug auf das Therapieziel Trinkmengenreduktion sollte zukünftig der Terminus »**Rezidivprophylaxe**« Anwendung finden.

Der Besuch einer **Selbsthilfegruppe** wird generell begleitend in der Postakutbehandlung und darüber hinaus empfohlen. In mehreren Metaanalysen konnte die Wirksamkeit gruppentherapeutischer Angebote, welche sich an dem 12-Schritte-Programm der Anonymen Alkoholiker (AA) orientierten, nachgewiesen werden.

Soziotherapeutische Einrichtungen bieten Menschen, welche aufgrund eines komplizierten Verlaufs der Abhängigkeitserkrankung oder psychiatrischer Komorbiditäten eine Verschlechterung des psychosozialen Funktionsniveaus erlebt haben, die Möglichkeit einer längerfristigen Stabilisierung in einer beschützten Umgebung.

7.1.2 Pharmakologische Interventionen bei Abhängigkeitserkrankungen

Zur **Akutbehandlung** zählen die pharmakologischen Interventionen bei **Intoxikation** und zur **Entzugsbehandlung**; sie werden in ◘ Tab. 7.1 und in den entsprechenden nachfolgenden Abschnitten dargestellt. Zur **Langzeitbehandlung** gehören Medikamente zur **Rückfallprophylaxe, Konsumreduktion** und zur **Substitutionsbehandlung** (◘ Tab. 7.1). Sie sollten mit den oben dargestellten psychotherapeutischen Interventionen kombiniert werden.

7.2 Störungen durch Substanzkonsum

Es werden die Störungen durch die einzelnen psychotropen Substanzen einschließlich ihrer Substanzcharakteristika und der therapeutischen Ansätze bei Intoxikation, Entzug und Abhängigkeit systematisch dargestellt. Abhängigkeitserkrankungen bei Schizophrenie ► 3.4.1; Antidepressiva bei Abhängigkeitserkrankungen auch ► 1.4.1.

7.2.1 Störungen im Zusammenhang mit Alkohol

Substanzcharakteristika

Alkohol entfaltet eine Vielzahl von Wirkungen im ZNS. Bekannt sind u. a.
- Interaktion mit rezeptorgekoppelten Ionenkanälen: $GABA_A$-BZD-Rezeptorkomplex, $5-HT_3$-Rezeptor (stimulatorisch); NMDA-Rezeptorkomplex (inhibitorisch).
- Interaktion mit G-Protein-gekoppelten Rezeptoren: z. B. Dopamin-, Opioid-, $5-HT_{1A}$-Rezeptor(en).
- Erhöhte Aktivität von CYP2E1.

Risikoarmer und riskanter Alkoholgebrauch

Historisch wurde Alkohol als Stärkungsmittel gegen die Melancholie, als Anregungsmittel gegen Schwächezustände oder zur Therapie der Tuberkulose eingesetzt. Heute werden protektive Effekte von geringen Alkoholmengen auf

◘ Tab. 7.1 Pharmakotherapie von Abhängigkeitserkrankungen[a]

Suchtmittel	Medikation bzw. Antidot bei Intoxikation[b]	Medikation bei Entzug	Medikation bei Entwöhnung
Alkohol	Keine Bei selbst- oder fremdgefährdender Agitation z. B. *Haloperidol* möglich	*Clomethiazol*[z], BZD[z], *Clonidin*, *Carbamazepin*[z] (Anfallsverhütung bei Alkoholentzugssyndrom), AP bei Delir	*Naltrexon*[z], *Nalmefen*[z], *Acamprosat*[z], ggf. *Disulfiram*[z]
BZD, *Zaleplon*, *Zolpidem*, *Zopiclon*	*Flumazenil*[z] (Antidot bei BZD)	BZD, stufenweise Reduktion	–
GHB	AP nur bei selbst- oder fremdgefährdender Agitation	BZD	–
Opioide (z. B. *Codein*, Heroin, *Methadon*)	*Naloxon*[z] (Antidot)	*Buprenorphin*, *Methadon*, *Levomethadon*, *Clonidin* plus symptomatische Therapie	Substitution mit *Methadon*[z], *Levomethadon*[z], *Buprenorphin*[z] *Buprenorphin/ Naloxon*[z] *Morphinsulfat* (retardiertes Morphin)[z] Alternativ zur Abstinenztherapie: *Naltrexon*[z]
Kokain, Amphetamine, »synthetische Drogen« (Crystal Meth, Ecstasy, *MDMA*, *MDA*)	BZD, Antipsychotika, ggf. Kalziumantagonist	*Bupropion*, *Imipramin*, ggf. BZD, *Topiramat*, *Valproat*	*Bupropion*, *Imipramin*, ggf. *Disulfiram*, *Modafinil*, *Topiramat*, *Valproat* (► 7.2.4)

◘ Tab. 7.1 (Fortsetzung)

Suchtmittel	Medikation bzw. Antidot bei Intoxikation[b]	Medikation bei Entzug	Medikation bei Entwöhnung
Psychomimetika (*Ketamin, LSD, Meskalin, Psilocybin* u. a.)	BZD, ggf. AAP	–	–
Cannabis und synthetische Cannabinoide	BZD, Antipsychotika	–	–
Nikotin	–	Nikotinpflaster[z], Nikotinkaugummi[z], Nikotinsublingualtablette[z], *Bupropion[z], Vareniclin[z]*	Nikotinpflaster[z], Nikotinkaugummi[z], Nikotinsublingualtablette[z], *Bupropion[z], Vareniclin[z]*

[a] Nach Wichtigkeit gelistet; s. entsprechende Präparate bzw. Kapitel.
[z] Zulassungsstatus (► Leseanweisung), *AP* Antipsychotika, *BZD* Benzodiazepine, *GHB* γ-Hydroxybuttersäure, *MDMA* 3,4-Methylendioxymetamphetamin (Ecstasy), *MDA* 3,4-Methylendioxyamphetamin (Eve), *AAP* atypische Antipsychotika.

Herz-Kreislauf-Erkrankungen, Krebs, Arteriosklerose und Demenzerkrankungen wissenschaftlich diskutiert. Exemplarisch steht hierfür das »französische Paradoxon« der niedrigeren Sterblichkeit der Franzosen an der koronaren Herzerkrankung im Vergleich zu anderen Mitteleuropäern – trotz durchschnittlich höherem Konsum ungesättigter Fettsäuren. Als Wirkmechanismen werden der günstige Einfluss von Alkohol auf die Blutgerinnung und die Steigerung des HDL-Cholesterins diskutiert. Kritiker hinterfragen allerdings die statistische Basis, denn auch primär alkoholabstinente Bevölkerungsgruppen, z. B. die Mormonen, leben durchschnittlich länger als alkoholkonsumierende Nordamerikaner. Zur Definition »riskanter Konsum« und »schädlicher Gebrauch« s. unten, ► Box 1.

Alkoholabhängigkeit

Die Alkoholabhängigkeit stellt mit ca. 1,3–1,6 Mio. Betroffenen in Deutschland nach der Tabakabhängigkeit die häufigste Abhängigkeitserkrankung dar. Sie entwickelt sich über mehrere Jahre meist aus einem riskanten Konsummuster. Während in den ersten Jahren eine kontinuierlich zunehmende Präferenzbildung für alkoholassoziierte Situationen einerseits und eine Toleranzentwicklung im Vordergrund stehen, können im weiteren Verlauf ein zunehmender Kontrollverlust, Entzugserscheinungen und körperliche Folgeerkrankungen hinzutreten. Es besteht eine erhöhte **Komorbidität** mit anderen psychiatrischen Erkrankungen, besonders Depressionen, Angststörungen und weiteren Suchterkrankungen. Mehr als 30% aller alkoholabhängigen Patienten leiden an einer behandlungsbedürftigen **Depression**; mehr als 10% aller alkoholabhängigen Patienten suizidieren sich.

- **Pharmakologische und psychotherapeutische Therapieprinzipien**
  - Hauptziel in der Behandlung alkoholabhängiger Patienten ist die **Verbesserung ihres psychischen und somatischen Gesundheitszustands**, ihrer sozialen Funktionsfähigkeit und der subjektiven Lebensqualität. Oberste Priorität besitzt die Vermeidung einer weiteren Schadensentwicklung.
  - Daraus ergibt sich, dass Trinkmengenreduktion oder Abstinenz nur mittelbare Therapieziele sind, die keinem Selbstzweck, sondern dem Zweck der Schadensminderung dienen.
  - In der Behandlung alkoholabhängiger Patienten kann nicht von einer primären Abstinenzmotivation ausgegangen werden, eine solche Orientierung entwickelt sich häufig erst im Verlauf der Erkrankung durch Zielkonflikte, die sich aus negativen Folgen eines fortgesetzten Konsums ergeben. Hilfreich ist eine Orientierung am **Stufenmodell der Veränderung**, nach welchem der Betroffene einen Kreislauf von Vorahnungsphase (Motivationsarbeit), Entscheidungsphase (Planung der Behandlung/Entgiftung), Handlungsphase (Entgiftung), Abstinenzerhaltungsphase (Rückfallprophylaxe) und möglicherweise Abstinenzbeendigungsphase (Rückfall und erneute Motivationsarbeit) durchläuft.
  - Ausgehend von der Behandlungs- und Kontaktdauer hat es sich bewährt, zwischen einer Akut- und Postakutbehandlung alkoholabhängiger Patienten zu unterscheiden.
  - Zu den **wichtigsten Elementen der Akutbehandlung** gehören die **Intoxikationsbehandlung,** die **Entzugsbehandlung** und die **Krisenintervention bei psychiatrischer Komorbidität (Depression, Suizidalität).**
  - Die **Entzugsbehandlung** ist i. Allg. stationär als **qualifizierter Entzug** mit psychoedukativen Maßnahmen und Motivationsförderung vorzunehmen. Bei absehbar mildem Verlauf ohne vorbeschriebene schwere Entzugssymptome (inkl. generalisierter Krampfanfälle, Delirien oder ausgeprägter Folgeerkrankungen) kann die Entzugsbehandlung auch ambulant oder tagesklinisch vorgenommen werden.

— Die Akutbehandlung alkoholabhängiger Patienten wird überwiegend von Hausärzten und Psychiatrischen Kliniken und von Notaufnahmen der Allgemeinkrankenhäuser durchgeführt. Die **Postakutbehandlung (Langzeitbehandlung)** ist eine längerfristige ambulante oder stationäre Behandlung alkoholabhängiger Patienten, welche eine Stabilisierung der bisher erreichten Abstinenzphasen anstrebt. Voraussetzung für die Vermeidung von Alkoholrückfällen ist die Berücksichtigung **neurobiologischer und psychosozialer Faktoren**; aus diesen Gründen kommen psychotherapeutische sowie pharmakologische Interventionen zum Einsatz.

— Die wichtigsten **psychotherapeutischen Interventionen** in der Langzeitbehandlung alkoholabhängiger Patienten sind die motivationale Therapie, kognitiv-behaviorale Techniken und das Vorgehen nach dem 12-Schritte-Programm der Anonymen Alkoholiker. Die Kombination dieser Techniken wird unter dem Begriff der **alkoholismusspezifischen Psychotherapie** (ASP) zusammengefasst. Für alle Techniken stehen praxisnahe Manuale zur Verfügung.

— In den letzten Jahren hat die **medikamentöse Rückfallprophylaxe** zunehmend ihre Wirksamkeit erwiesen. Daten zeigen, dass die Verordnung einer rückfallprophylaktischen Medikation zusammen mit einer ambulanten (haus)ärztlichen Betreuung gute Effekte erzielen kann.

— Die medikamentöse Behandlung mit dem Ziel der **Trinkmengenreduktion** erscheint besonders für alkoholabhängige Patienten geeignet, die (noch) keine Abstinenzbereitschaft zeigen. Abhängig vom Verlauf der Behandlung können die Therapiekontakte für motivationale Interventionen genutzt werden, um die Veränderungsbereitschaft zu stärken und den Patienten ggf. für das Abstinenzziel zu gewinnen.

— Die **Behandlungsziele in der Postakutbehandlung** müssen sich an den individuellen Möglichkeiten des Patienten, z .B. der Länge der bisherigen Abstinenzphasen, orientieren und sollen möglichst konkret gemeinsam mit dem Patienten vereinbart werden.

— Durch Einnahme einer **rückfallprophylaktischen Medikation** soll versucht werden, die bisher erreichten **Abstinenzphasen** zu verlängern oder Rückfälle in ihrer Länge oder Schwere zu begrenzen (**stufenweises Vorgehen**). Zur Überprüfung der Wirksamkeit haben sich »Trinktagebücher« oder Trinkmengeninterviews bewährt. Diese Interventionen können dazu beitragen, längerfristig Abstinenz- oder Risikoreduktionsziele zu erreichen.

— Eine **Entwöhnungstherapie mit gezielten psychotherapeutischen Interventionen** ist eine ergänzende Möglichkeit, dem Patienten bei dem Ziel der Erreichung einer Langzeitabstinenz zu helfen. Sie findet zunehmend ambulant (Suchtberatungsstellen), verbreitet aber auch stationär (Fachkliniken) über einen Zeitraum von 2–4 Monaten statt. Sie sollte im

Regelfall durch eine Nachsorge ergänzt werden. Die **aktive Teilnahme an Selbsthilfegruppen** (z. B. Anonyme Alkoholiker mit einem strukturierten 12-Schritte-Programm oder Kreuzbund, Guttempler) ist für viele Patienten in der Abstinenzerhaltung hilfreich. Eine aus einem 12-Stufen-Programm abgeleitete Gruppentherapie wurde in einer großen amerikanischen Studie zu psychotherapeutischen Behandlungsverfahren bei Alkoholabhängigkeit (*project match*) in seiner Wirksamkeit bestätigt.

Alkoholintoxikation

- **Akute Alkoholintoxikation** (bei schwerer Ausprägung internistische Notfallsituation):
  - Enthemmung, Rededrang, Euphorisierung, bei schwerer Intoxikation auch aggressives fremd- oder eigengefährdendes Verhalten, seltener Angst oder depressive Stimmung,
  - Konzentrations- und Merkfähigkeitsstörungen, Desorientiertheit, Bewusstseinsstörungen,
  - Stand- und Gangunsicherheit: Nystagmus, Ataxie, Dysarthrie, Schwindel.
- **Leichte und mittelschwere Alkoholintoxikationen** stellen in der Regel keine Indikation für pharmakotherapeutische Interventionen dar. Zur Behandlung fremd- oder selbstgefährdender Erregungszustände kann *Haloperidol* in einer Dosierung von 5–10 mg (oral, i.m.) eingesetzt werden. Der Einsatz von Benzodiazepinen (BZD) ist wegen synergistischer Effekte am $GABA_A$-Rezeptorkomplex kontraindiziert.

Alkoholentzug

- Es wird v. a. eine sympathoadrenerge Hyperaktivität durch Disinhibition des noradrenergen Locus coeruleus postuliert. Wichtig scheint auch der plötzliche Wegfall inhibierender (GABAerger) und überschießender exzitatorischer Einflüsse (NMDA) zu sein.
- Die Symptomatik kann sich von einer milden Ausprägungsform (**unkomplizierter Alkoholentzug**), die ambulant behandelt werden kann, bis hin zu einem schweren **Alkoholentzug (und einem Delirium tremens, s. unten), das einer sofortigen stationären Behandlung bedarf,** ausdehnen.
- **Symptomatik des unkomplizierten Alkoholentzugs**: Leichte Blutdruckerhöhung, Tachykardie, Hyperhidrosis, Fingertremor, Kopfschmerzen, psychomotorische Unruhe, Reizbarkeit, leichte Übelkeit.
- **Symptomatik des schweren Alkoholentzugs: Massive Blutdruckerhöhung, Tachykardie,** Hyperhidrosis, Arm- oder Ganzkörpertremor, massive psychomotorische Unruhe, Übelkeit, Erbrechen, starke Ängste bis hin zu Suizidgedanken.

- **Komplikation des Alkoholentzugs:** Entwicklung prädeliranter Symptome, wie z. B. Orientierungsstörungen, Wahrnehmungsstörungen, ggf. eines Alkoholentzugsdelirs (Delirium tremens, s. unten) oder eines Grand-mal-Entzugskrampfanfalls, in seltenen Fällen eines Status epilepticus.

Pharmakotherapie des Alkoholentzugs

- Grundsätzliches Therapieprinzip der Pharmakotherapie des Alkoholentzugs ist die **Substitution** des Alkohols durch ein Präparat mit ähnlichem Rezeptorprofil (insbesondere $GABA_A$-Agonismus), die **Auftitration** mit diesem Präparat bis zum weitgehenden Sistieren der Entzugssymptome und abschließend die **schrittweise Reduktion** zur Rückbildung der funktionellen Toleranz.
- *Clomethiazol* ist in Deutschland für eine stationäre Entgiftungsbehandlung zugelassen. *Clomethiazol* vermindert sicher verschiedene Entzugssymptome wie Pulsanstieg, Blutdruckspitzen, Ängstlichkeit, psychomotorische Unruhe und besitzt eine delirverhütende und krampfanfallshemmende Wirkung. Aufgrund seiner kurzen HWZ ist es gut steuerbar und kann sowohl fest dosiert als auch symptomorientiert verabreicht werden. *Clomethiazol* ist nicht für eine ambulante Anwendung geeignet. – Dosierung ► 7.4, Präparat.
- **BZD** (► Kap. 4) sind eine gleichwertige Alternative zu *Clomethiazol*. Zum Einsatz kommen in erster Linie BZD mit einer langen HWZ (> 24 h) wie z. B. *Diazepam*; die Kumulationsgefahr ist zu beachten. Bei Leberfunktionsstörungen kann auf mittellang (6–24 h) wirksame Substanzen wie *Lorazepam* oder *Oxazepam* zurückgegriffen werden. BZD können sowohl fest dosiert als auch symptomorientiert gegeben werden. Im Gegensatz zu *Clomethiazol* können sie auch parenteral verabreicht werden, in Deutschland stehen hierfür z. B. *Diazepam* und *Lorazepam* zur Verfügung. Trotz guter Studienlage und langer klinischer Erfahrung in anderen Ländern sind BZD in Deutschland in der Indikation Alkoholentzug nicht zugelassen; in den USA sind sie Mittel der 1. Wahl (Dosis ► 4.12, *Diazepam*).
- Bei bekanntem Missbrauch von *Clomethiazol* oder BZD sollte der jeweils andere Wirkstoff zum Entzug der Alkoholabhängigkeit eingesetzt werden. Bei kombiniertem Entzug von Alkohol und BZD erfolgt die Entzugsbehandlung mit einer BZD-Monotherapie.
- *Carbamazepin* (► 2.13, Präparat; Einsatz als Stimmungsstabilisierer) besitzt eine Zulassung zur Anfallsverhütung im Alkoholentzug unter stationären Bedingungen. Bei schneller Aufdosierung zeigt es zudem einen zentral dämpfenden Effekt, der zur Minderung von Entzugssymptomen beitragen kann. Studien weisen auf eine ähnlich gute Wirkung wie *Clomethiazol* oder *Oxazepam* im **leicht- bis mittelgradigen Alkoholentzug** hin; allerdings **ohne antidelirante oder delirprophylaktische Wirk-**

samkeit. Dosierung: 600–800 mg in den ersten beiden Tagen als nicht-retardierte Tabletten oder Saft, danach über 5 Tage absetzen.

- *Carbamazepin* plus *Tiaprid*: Die Kombinationstherapie aus *Carbamazepin* (Dosierung s. oben) und *Tiaprid* (4 × 300 mg, danach über 5 Tage reduzieren) stellte in verschiedenen Therapiestudien eine sichere und *Clomethiazol* oder *Diazepam* vergleichbare Entzugsbehandlung dar. Der Zusatznutzen der *Tiaprid*-Gabe im Vergleich zur *Carbamazepin*-Mono-therapie liegt in einer stärkeren Reduktion psychomotorischer Unruhe.
- *Doxepin* besitzt eine (Alt-)Zulassung zur Behandlung leichter Entzugs-syndrome; die Wirkung ist nicht sicher belegt. Dosierung: 3–6 × 50 mg/d über 3 Tage, dann schrittweise Reduktion. Keine ambulante Verordnung bei potenziell suizidalen Patienten.

Weitere supplementäre Therapien im Alkoholentzug

- Chronische Alkoholeinnahme erhöht dosisabhängig den Spiegel der exzitatorischen Aminosäure *Homocystein*. Die auch im Alkoholentzug noch über Tage vorhandene Hyperhomocysteinämie potenziert möglicherweise die über NMDA-Rezeptoren vermittelte glutamaterge Neurotransmission; die Behandlung besteht in einer Kombinations-therapie von *Vitamin B_6*, *Vitamin B_{12}* und *Folsäure*.
- **Clonidin** als Komedikation bei hypertoner bzw. tachykarder Herz-Kreis-lauf-Situation im Alkoholentzug; *Clonidin* hat aber keine antikonvulsiven oder delirverhütenden Eigenschaften.
- Elektrolytsubstitution, insbesondere Kalium und Magnesium.
- Stressulkusprophylaxe z. B. mit *Omeprazol* (z. B. Antra) oder *Pantoprazol* (z. B. Pantozol).

Box 1

Pharmakotherapie des Alkoholentzugs – Bewertung

- *Clomethiazol* oder lang wirksame BZD wie z. B. *Diazepam* stellen die AM der 1. Wahl zur pharmakologischen Behandlung eines Alkoholentzugs **unter stationären Bedingungen** dar. Die Dosierung sollte symptomorientiert anhand eines Score-Bogens erfolgen (Alkoholentzugssverlaufsbogen; ▶ 7.4, *Clomethiazol*). Da aufgrund des internationalen Gebrauchs von BZD die Datenlage zu ihrer Wirksamkeit umfangreicher ist, empfehlen die aktu-ellen Leitlinien BZD als Therapie der 1. Wahl.
- *Carbamazepin* oder die Kombination von *Carbamazepin* und *Tiaprid* stellen insbesondere unter ambulanten Bedingungen eine Alternative dar (*off label*), die beim Fehlen von Risikofaktoren (Delir, Krampfanfälle, körperliche Komplikationen) und Sicherstellung einer ausreichenden Betreuung erwogen werden kann.

Neue pharmakologische Ansätze

— *Levetiracetam* und *Tiagabin* konnten in kleineren offenen Studien eine Wirksamkeit in der Behandlung des Alkoholentzugssyndroms nachweisen. Es handelt sich sehr wahrscheinlich um substanzspezifische Eigenschaften, die nicht ohne Weiteres auf andere Antikonvulsiva übertragbar sind. *Topiramat* (▶ 9.3, Präparat) ist von besonderem Interesse, da es den Ergebnissen mehrerer RCT zufolge auch rückfallprophylaktische und trinkmengenreduzierende Eigenschaften aufweist und nach dem Ergebnis einer RCT auch impulsives Verhalten verbessert. In Tiermodellen scheint *N-Acetylcystein* die gestörte glutamaterge Neurotransmission und rückfälliges Verhalten bei Suchterkrankungen positiv zu beeinflussen. *N-Acetylcystein* minderte suchtassoziiertes Verhalten durch eine Wiederherstellung synaptischer Plastizität. Auch klinische Pilotstudien mit Kokain- und Tabakabhängigen sowie pathologischen Spielern zeigen Hinweise auf ein therapeutisches Potenzial in der Minderung kompulsiven Verhaltens, das allerdings noch in klinischen Studien geprüft werden muss (Brown et al. 2013; Grant et al. 2014).

Alkoholentzugsdelir (Delirium tremens)

Das Alkoholentzugsdelir kann sich als eine akute organische Psychose primär oder aus einem Entzugssyndrom heraus entwickeln. Klinisch ist das Alkoholentzugsdelir am gleichzeitigen Vorliegen eines Alkoholentzugssyndroms und eines deliranten Syndroms u. a. mit einer tief greifenden Orientierungsstörung, psychomotorischer Unruhe, Auffassungsstörungen, Wahrnehmungsstörungen, optischen Halluzinationen und einer Umkehr des Tag-Nacht-Rhythmus erkennbar. Unbehandelt endet es in 1/3 der Fälle letal. Obwohl das Delir keine spezifische Störung im Rahmen des Alkoholentzugs darstellt und auch bei anderen organischen psychischen Störungen auftritt, wird es wegen seiner klinischen Relevanz an dieser Stelle behandelt. Die Therapie besteht aus einer **Alkoholentgiftungsbehandlung** nach den oben beschriebenen Richtlinien beim Alkoholentzugssyndrom und einer symptomorientierten **Delirbehandlung**. Die bisherigen Therapieempfehlungen beruhen nur auf Fallberichten, haben sich aber in der Klinik seit Jahrzehnten bewährt.

■ Pharmakotherapie des Alkoholentzugsdelirs

— **Clomethiazol**, ggf. in Kombination mit einem Antipsychotikum, ist das Mittel der 1. Wahl beim Delirium tremens. *Clomethiazol* wird entsprechend der Vorgabe beim Alkoholentzugssyndrom verordnet (s. oben). Dosierung ▶ 7.4, Präparat.

— Als Antipsychotikum wird in der Regel **Haloperidol** (5–10 mg/d) gewählt; es gibt Hinweise, dass auch *Risperidon* (Dosis: 0,5–2 mg/d) ähnlich effektiv ist. Das Antipsychotikum wird bei Vorliegen entsprechender

Zielsymptome (z. B. Halluzinationen, psychomotorische Erregung) eingesetzt. Die Antipsychotika sollten nach Abklingen der halluzinatorischen Symptome rasch abgesetzt werden.

— Eine Alternative ist die **Kombination** von einem **BZD** und einem **Antipsychotikum** (wie beim Alkoholentzugssyndrom, s. oben).

> ❗ **Cave**
> **Die alleinige Gabe von *Haloperidol* beim Alkoholentzugsdelir (nicht bei anderen Delirien, ▶ Kap. 12) führt nach metaanalytischer Auswertung im Vergleich zu einer kombinierten Gabe mit BZD oder auch der alleinigen Gabe von BZD zu einer höheren Mortalität, einer größeren Anzahl von schwerwiegenden Nebenwirkungen und einer längeren Delirdauer und ist daher nicht indiziert. Besonders die i.v.-Gabe von *Haloperidol* kann zu QTc-Zeit-Verlängerung und TdP-Tachykardien führen. Vom Hersteller wird nur noch eine i.m.-Applikation empfohlen (▶ 3.15, Präparat; ▶ 3.6.3).**

Pharmakologische Rezidivprophylaxe der Alkoholabhängigkeit

— *Acamprosat* wirkt vermutlich als NMDA-Rezeptormodulator und ist für die Rückfallprophylaxe der Alkoholabhängigkeit zugelassen. *Acamprosat* kann nach den Ergebnissen einer Metaanalyse Komplettabstinenz halten, nicht jedoch nach einem Trinkzwischenfall die Rückkehr in das abhängige Trinken verhindern. Die Kombination mit kognitiver Verhaltenstherapie (KVT) kann die Wirksamkeit der Medikation steigern.

— *Naltrexon* ist als μ- und δ- Opioidrezeptorantagonist zur Behandlung der Alkoholabhängigkeit zur Reduktion des Rückfallrisikos, als unterstützende Behandlung in der Abstinenz und zur Minderung des Verlangens nach Alkohol zugelassen. *Naltrexon* wird in mehreren Metaanalysen positiv bewertet und besitzt neben rückfallprophylaktischen auch trinkmengenreduzierende Eigenschaften; es eignet sich daher im Gegensatz zu *Acamprosat* auch zur Behandlung nicht primär abstinenzorientierter Patienten (Soyka 2016).

— Bei Patienten mit leichteren Erkrankungsformen ist nach einer RCT auch die passagere Einnahme von *Naltrexon* vor einer Hochrisikosituation eine wirksame Intervention.

— Die Wirksamkeit von *Naltrexon* konnte u. a. auch an komorbid psychiatrisch erkrankten Patienten (Depression; posttraumatische Belastungsstörung) nachgewiesen werden (Foa et al. 2013).

— *Nalmefen* wirkt als selektiver Opioidrezeptorligand mit antagonistischer Aktivität am μ- und δ-Rezeptor und mit partieller agonistischer Aktivität am κ-Rezeptor trinkmengenreduzierend bei Alkoholabhängigkeit (Mann

et al. 2013). Inwieweit die Wirkung am κ-Rezeptor (Reduktion anxiogener, anhedoner Symptome) einen klinisch relevanten Zusatznutzen
vermittelt, ist gegenwärtig in Diskussion.

- *Nalmefen* ist zugelassen zur Reduktion des Alkoholkonsums bei erwachsenen Patienten mit Alkoholabhängigkeit, deren Alkoholkonsum »sich
auf einem hohen Risikoniveau befindet« (> 60 g/d für Männer; > 40 g/d
für Frauen), bei denen keine körperlichen Entzugserscheinungen vorliegen und für die keine sofortige Entgiftung erforderlich ist. Die Hepatotoxizität ist geringer als die von *Naltrexon*. *Nalmefen* eignet sich für ein
»*as needed*« oder »*targeted treatment*«; d. h., die Einnahme kann an Tagen
erfolgen, an denen ein (hoher) Alkoholkonsum erwartet wird. Eine vergleichende Bewertung mit anderen verfügbaren Alkoholtherapeutika
(*Acamprosat*, *Naltrexon*) ist gegenwärtig nicht möglich (andere Zulassungsindikation: Aufrechterhaltung der Abstinenz; kein »As-needed-
Gebrauch«). Die partiell agonistische Aktivität von *Nalmefen* am
κ-Rezeptor (Reduktion anxiogener, anhedoner Symptome) konnte jedoch
einen klinisch relevanten Zusatznutzen gegenüber *Naltrexon* vermitteln
(Butelman et al. 2012).

Andere pharmakologische Strategien in der Rückfallprophylaxe

- **Kombinationsbehandlungen** mit Substanzen unterschiedlichen
pharmakologischen Profils könnten eine Strategie zur Verbesserung des
klinischen Effekts darstellen, die Studienlage ist jedoch noch uneinheitlich. Positive Berichte liegen für die Kombination von *Acamprosat*
plus *Naltrexon* sowie für *Acamprosat* plus *Disulfiram*, *Naltrexon* plus
Topiramat und *Naltrexon* plus *Ondansetron* vor.
- **Trizyklische Antidepressiva** (TZA), insbesondere *Imipramin*, stellen
nach den Ergebnissen einer großen Metaanalyse wirksame Substanzen
zur Behandlung depressiver alkoholabhängiger Patienten dar, die
Evidenzlage für eine SSRI-Monotherapie ist dagegen negativ. Im Hinblick
auf das schlechte Sicherheitsprofil der TZA kommt den neueren dual
wirksamen Substanzen wie z. B. *Venlafaxin*, *Duloxetin* oder *Mirtazapin* in
der Behandlung depressiver alkoholabhängiger Patienten eine wichtige
Rolle zu. Eine Kombinationsbehandlung mit *Naltrexon* kann ggf. die
antidepressive Wirkung auf SSRI steigern (für *Sertralin* plus *Naltrexon*
liegt eine positive RCT vor).
- *Disulfiram* ist zur Rückfallprophylaxe zugelassen, muss in Deutschland
jedoch über internationale Apotheken beschafft werden. *Disulfiram*
kann in einer engmaschig begleiteten, supervidierten Behandlung
hilfreich sein; wegen der potenziell lebensbedrohlichen Komplikationen bei Trinkzwischenfällen stellt es jedoch keine Standardtherapie
dar.

Box 2

Pharmakotherapeutische Rückfallprophylaxe der Alkoholabhängigkeit – Bewertung

- *Naltrexon* und *Nalmefen* besitzen trinkmengenreduzierende Eigenschaften, d. h., es kann auch bei nicht eindeutig abstinenzmotivierten Patienten zur **Trinkmengenreduktion** verordnet werden.
- Mit *Nalmefen* wurde erstmals ein Mittel zur Behandlung der Alkoholabhängigkeit zugelassen, das nicht auf den Erhalt einer zuvor erreichten Abstinenz zielt, sondern die Reduktion der Trinkmenge unterstützt. Dies kann dazu beitragen, bisher nicht behandelte Patienten in einen Therapieprozess hinein zu verhelfen.
- *Acamprosat* besitzt eine **abstinenzerhaltende Wirkung**, bei einer Abstinenzverletzung verhindert es jedoch nicht den Rückfall in das regelmäßige, abhängige Trinken.
- *Acamprosat* oder *Naltrexon* sollten für mindestens 3–6 Monate, in Einzelfällen auch für 12 Monate nach Abschluss einer Alkoholentgiftungsbehandlung eingenommen werden. *Nalmefen* kann zudem gezielt (»*as needed*«) an Tagen mit hoher Rückfall- oder Konsumgefahr eingesetzt werden.

- Eine aktuelle Metaanalyse von 13 RCT bestätigt die **Unwirksamkeit von Antipsychotika** in der Rückfallprophylaxe der Alkoholabhängigkeit (Kishi et al. 2013).

Neue pharmakologische Ansätze in der Rückfallprophylaxe

- Das Antiepileptikum *Topiramat* (▶ 9.3, Präparat) zeigte in mehreren RCT an Alkoholabhängigen eine gegenüber Plazebo überlegene Wirkung im Hinblick auf eine Trinkmengenreduktion, kann jedoch mit kognitiven Beeinträchtigungen einhergehen.
- *Baclofen* (Lioresal) besitzt als $GABA_B$-Rezeptoragonist ggf. rückfallprophylaktische Eigenschaften. Die Datenlage der RCT hierzu ist uneinheitlich. Vermutet wird, dass die trinkmengenreduzierend-anxiolytischen Effekte in Dosierungen weit oberhalb der bisher in RCT verwendeten Dosen von 30 mg zu finden sind (in laufender klinischer Studie: bis 270 mg).
- Der $5\text{-}HT_3$-Rezeptorantagonist *Ondansetron* (z. B. Zofran; 2 × 4 mg/d) als Zusatztherapie bei KVT war in einer großen RCT bei Alkoholabhängigen mit frühem Beginn einer Plazebobehandlung überlegen.
- Für das GABA-Analogon *Pregabalin* existieren Hinweise auf einen den Suchtdruck reduzierenden und die Entzugssymptomatik mindernden Effekt bei Alkoholabhängigkeit. Aufgrund der Missbrauchsberichte bei Suchtpatienten erscheint der Einsatz jedoch limitiert (Grosshans et al. 2013).

Monitoring des Alkoholkonsums

- Bei behandlungsmotivierten Patienten haben sich grundsätzlich die Selbstangaben zum Konsum als ausreichend valide zum Monitoring des Therapieverlaufs gezeigt.
- Als Biomarker stehen neben dem Atem- und Blutalkoholgehalt *Ethylglukuronid* (ETG, insbesondere im Urin), *carbohydrate-deficient transferrin* (CDT) und das mittlere korpuskuläre Volumen (MCV) zur Verfügung.
- Zum diagnostischen Screening in der klinischen Praxis haben sich insbesondere der CAGE-Test, der Münchner Alkoholismus-Test (MALT) und der *Alcohol Use Disorders Identification Test* (AUDIT-C) bewährt.

Alkoholassoziierte psychische Störungen und Alkoholfolgeerkrankungen

Alkoholhalluzinose

Die Alkoholhalluzinose ist eine alkoholbedingte psychotische Störung. Akustische Halluzinationen (dialogisierende, beschimpfende Stimmen), Angst, Verfolgungswahn sind die wichtigsten Symptome.

Therapie: Hochpotente Antipsychotika, z. B. *Haloperidol* (5–10 mg/d); alternativ *Risperidon* (2–6 mg/d), häufig spontane Remission, dann ist die antipsychotische Pharmakotherapie zu beenden.

Eifersuchtswahn

Im Vordergrund stehen wahnhafte Überzeugungen, vom Geschlechtspartner betrogen zu werden; fast ausschließlich bei Männern.

Therapie: Wie Alkoholhalluzinose. Insgesamt scheint aber der alkoholbedingte Eifersuchtswahn schlechter als der Wahn bei schizophrenen Störungen auf eine antipsychotische Behandlung anzusprechen.

Wernicke-Korsakow-Syndrom/alkoholtoxische Demenz

Das Wernicke-Korsakow-Syndrom stellt eine in ihrer Symptomatik typische Form der alkoholtoxischen Demenz mit Desorientiertheit, mnestischen Störungen und Konfabulationen dar. Häufig sind nicht alle Symptome gleichzeitig erfüllt.

Therapie: Hoch dosiert *Thiamin* (*Vitamin B₁*), z. B. 2×300 mg/d langsam i.v. als Kurzinfusion über mindestens 5 Tage. Wenn eine klinische Besserung eintritt, sollte die i.v.-Behandlung bis zum Sistieren der Besserung fortgesetzt werden, danach die Dosis für 5 weitere Tage halbiert geben und dann eine Prophylaxe mit oraler *Thiamin*-Gabe fortsetzen. Anaphylaktische Zwischenfälle treten unter parenteraler *Thiamin*-Gabe sehr selten auf. Der *Thiamin*-Bedarf ist bei gleichzeitiger Applikation glukosehaltiger Infusionen erhöht.

Prophylaxe: 3×100 mg/d *Vitamin B₁* oral.

> Die orale *Vitamin-B₁*-Prophylaxe ist aufgrund der häufigen Fehlernährung alkoholabhängiger Patienten eine zwingende Maßnahme. Bei nur geringgradigem Verdacht auf Wernicke-Enzephalopathie sollte eine hoch dosierte intravenöse (2 × 300 mg i.v.) *Vitamin-B₁*-Gabe erfolgen.

Hepatische Enzephalopathie

Delirantes Syndrom unterschiedlicher Schwere mit Bewusstseinsstörungen bis hin zu Stupor und Koma; erhöhte Serumammoniakspiegel; psychomotorische Unruhe (jedoch auch stuporöse Zustandsbilder); zusätzlich *flapping tremor* der ausgestreckten Hände; bei schwerer Ausprägung Intensivüberwachung notwendig.

Therapie: Bei der leichtgradigen bis mittelschweren hepatischen Enzephalopathie erfolgt nach Ausschluss einer gastrointestinalen Blutung oder Infektion die Reduktion der Eiweißzufuhr auf 1–1,5 g/kg KG/d und die Beschleunigung der Darmentleerung (10–30 ml Laktulose 1–4 × pro Tag). Zur Unterstützung der Metabolisierung von Ammoniak: *L-Ornithin-L-Aspartat* (LOLA, HEPA Merz) 3 × 3–6 g/d p.o., ggf. zusätzlich Proteinrestriktion auf 0,5–1 g/kg KG/d. Bei **höhergradiger hepatischer Enzephalopathie (Grad III–IV) zusätzlich:** Erhöhung der Laktulosedosis, strenge Einweißrestriktion auf 30 g/d, parenterale Ernährung, LOLA i.v., Darmsterilisation mit *Neomycin*, und Azidoseausgleich.

Flumazenil 1 mg kann als Therapieversuch bei klinisch relevanten Bewusstseinsstörungen gegeben werden, ggf. wiederholt, max. 0,05 mg/kg KG. Wegen sehr kurzer HWZ und Gefahr von Komplikationen (v. a. Krampfanfälle) hat diese Maßnahme eher diagnostischen Wert. Keine BZD bei hepatischer Enzephalopathie.

Alkoholbezogene Aggression

Etwa ein Drittel der Gewalttaten in Deutschland geschieht unter Alkoholeinfluss. Als Ursache von aggressivem Verhalten unter Alkoholeinfluss gelten kognitive Defizite, wie z. B. eine verminderte Kontrolle des Verhaltens, reduzierte Hemmung aggressiver Impulse, und die Tendenz, soziale Interaktionen unter Alkoholeinfluss als feindselig aufzufassen. Erhöhte Zahlen für Gewalt bei Alkoholabhängigen gehen bei dauerhafter Alkoholabstinenz auf das Niveau der Allgemeinbevölkerung zurück.

Therapie: Es bestehen Hinweise auf eine Wirksamkeit von SSRI zur Reduktion negativer Emotionen und der Impulsivität. Die Entwicklung von verhaltenstherapeutischen Therapieprogrammen befindet sich noch in den Anfängen; ebenso wie zur spezifischen Wirksamkeit von Antidepressiva fehlen bislang kontrollierte Studien mit entsprechendem Behandlungsziel. Effektiver sind Ansätze, den gesamtgesellschaftlichen Alkoholkonsum zu reduzieren.

Andere Folgeerkrankungen der Alkoholabhängigkeit

Ethyltoxische Myopathie, Polyneuropathie und Kardiomyopathie stellen wichtige Alkoholfolgeerkrankungen dar, für die bisher noch keine spezifischen Interventionen entwickelt wurden. Weitere wichtige Alkoholfolgeerkrankungen, wie die zentrale pontine Myelinolyse, entwickeln sich auf dem Boden eines Natriummangels (**Cave:** langsamer Ausgleich der Hyponatriämie im Alkoholentzug!). Das Marchiafava-Bignami-Syndrom, die Entwicklung einer Balkenatrophie, wird im Kontext eines zentralen *Vitamin-B$_1$*-Mangels interpretiert.

7.2.2 Störungen im Zusammenhang mit Benzodiazepinen

Zur Intoxikation mit BZD ► 12.8.2, zum Auftreten von Entzugssymptomen ► 4.6.2; psychomotorische Erregungszustände ► 12.4

7.2.3 Störungen im Zusammenhang mit Opioiden

Substanzcharakteristika

- »**Opioid**« bezeichnet eine heterogene Gruppe von endogenen und exogenen Substanzen, die an Opioidrezeptoren binden; »**Opiat**« bezeichnet eine Gruppe von Alkaloiden, die aus Opium (Milch des Schlafmohns) gewonnen werden. Zur Substanzgruppe der Opioide gehören neben endogenen Liganden wie dem Peptidhormon β-Endorphin exogene Liganden wie das Opiat **Morphin** und seine synthetischen und halbsynthetischen Derivate. Wichtigster Vertreter ist das Heroin (*Diacetylmorphin*).
- Opioide binden an spezifische Rezeptoren; bislang sind vier unterschiedliche Rezeptortypen bekannt. Endogene Liganden sind neben den Endorphinen Enkephaline und Dynorphine.
- Den Opioiden gemeinsam sind euphorisierende, tranquilisierende und analgetische Wirkungen sowie eine Dämpfung des Atem- und Hustenzentrums, Obstipation und ausgeprägte periphere parasympathomimetische Eigenschaften wie z. B. Miosis.
- Durch Opioide kommt es zu einer starken physischen und psychischen Abhängigkeit.
- Die Toleranzentwicklung bezüglich der verschiedenen Opioidwirkungen vollzieht sich unterschiedlich rasch, es besteht eine Kreuztoleranz gegenüber Substanzen mit Hauptwirkort am gleichen Rezeptor.

Opioidabhängigkeit

Die Diagnose einer Opioidabhängigkeit richtet sich nach den in der Einleitung definierten diagnostischen Kriterien einer Abhängigkeitserkrankung. Auch bei der Opioidabhängigkeit wird zwischen **Akutbehandlung** und **Langzeitbehandlung** unterschieden.

Die Behandlung der Opioidabhängigkeit zeichnet sich dadurch aus, dass neben einer abstinenzorientierten Therapie auch die ärztlich kontrollierte Vergabe des Suchtmittels für die Langzeitbehandlung als Behandlungsmöglichkeit zur Verfügung steht.

- **Abstinenzorientierte Therapie und Rückfallprophylaxe der Opioidabhängigkeit**

  - Das Abstinenzziel ist für eine Mehrzahl der Patients aufgrund der Schwere oder Dauer der Störung sowie erheblicher psychosozialer und medizinischer Komplikationen oft gar nicht, und wenn, dann erst längerfristig erreichbar.

  - Die Durchführung einer Entwöhnungsbehandlung sollte für ausreichend motivierte, psychisch stabile opioidabhängige Patienten erwogen werden. Sie wird in der Regel unter stationären Bedingungen in einer entsprechenden Fachklinik über einen Zeitraum von 8–52 Wochen, teilweise mit einer sich anschließenden Adaption, durchgeführt. Ziel einer Entwöhnungsbehandlung ist die dauerhafte Opioidabstinenz, also auch der Verzicht auf eine Substitutionsbehandlung. Während der Behandlung wird häufig ein Prinzip der therapeutischen Gemeinschaft mit definierten sozialen Grundregeln (Ersatzfamilie, Nachreifung) mit verschiedenen psychoedukativen, verhaltenstherapeutischen und rehabilitativen Maßnahmen angestrebt (z. B. Arbeitstherapie, berufliche und soziale Reintegration). Die Einleitung einer Entwöhnungsbehandlung erfolgt in der Regel über eine Drogenberatungsstelle und setzt den erfolgreichen Abschluss einer Opioidentgiftungsbehandlung voraus.

  - Zur Aufrechterhaltung der Opioidabstinenz kann der in dieser Behandlungsindikation zugelassene Opioidantagonist *Naltrexon* eingesetzt werden. Die Akzeptanz bei potenziellen Patienten ist jedoch gering. Die *Naltrexon*-Behandlung bewährt sich eher bei sozial integrierten, medikamentenabhängigen Patienten (klassisch: Ärzte und Apotheker). Vor *Naltrexon*-Behandlung sollte das Ausschleichen der Opioide langsam erfolgen, da dies den Abstinenzerfolg beeinflusst (Sigmon et al. 2013). Eine RCT zeigt zudem positive Effekte für ein in Deutschland bisher nicht verfügbares subkutanes *Naltrexon*-Depotpräparat (Tiihonen et al. 2012).

  - Problematisch sind die Abbruch- und Rückfallquoten während der Behandlung, alternative Behandlungsmöglichkeiten, z. B. die Einleitung oder Wiederaufnahme einer Substitutionsbehandlung, sind insbesondere bei ausgesprochen instabilen Patienten zu prüfen.

- **Substitutionsbehandlung bei Opioidabhängigkeit**

- Die **Inanspruchnahme einer Therapie**, die **Verbesserung des Gesundheitszustands** und eine **Verhinderung weiterer Folgeschäden** (Beschaffungskriminalität, soziale Folgen) stellen die wichtigsten unmittelbaren Ziele in der Behandlung opioidabhängiger Patienten dar. Diese Therapieziele lassen sich insbesondere für die Mehrzahl der schwerer betroffenen, noch nicht ausreichend stabilisierten Patienten am ehesten mit einer Substitutionsbehandlung erreichen.

- Zur Substitutionsbehandlung werden die lang wirksamen Opioidagonisten *Methadon*, *Levomethadon* oder der kombinierte Opioidrezeptoragonist/-antagonist *Buprenorphin* und retardiertes *Morphin* zusammen mit psychosozialen Begleittherapien eingesetzt. Kontrollierte Studien belegen die Wirksamkeit des Verfahrens. Eine Opioidsubstitution verbessert die Therapietreue der Patienten und vermindert den Beikonsum von Heroin und anderen Drogen. Weitere Vorteile sind die Ermöglichung einer sozialen Reintegration, die Distanzierung von Illegalität und eine Reduktion des Infektionsrisikos. Eine Mehrzahl der Studien spricht für eine Überlegenheit einer qualifizierten Opioidsubstitution gegenüber rein abstinenzorientierten Therapieverfahren. Die Vergabe muss aber im Rahmen eines Gesamtbehandlungskonzepts stehen.

- Die Substitutionsbehandlung sollte in der Regel durch eine entsprechend qualifizierte Einrichtung (Schwerpunktpraxis, Gesundheitsamt, Ambulanz) erfolgen, in welcher das Substitutionsmittel anfangs unter Aufsicht (später: »take home«) eingenommen wird. Die individuell verordnete Dosis des Substitutionsmittels muss nach dem Ausmaß der Gewöhnung (Toleranzentwicklung) des Patienten festgelegt werden. Unangemeldete Kontrollen des oft fortgeführten Beikonsums anderer Substanzen müssen durchgeführt werden.

- Bei Erfolg der Substitutionsbehandlung kann die Einleitung einer »Take-home-Vergabe« bedacht werden. Sie ist an die Einhaltung folgender Kriterien geknüpft:
  - Mindestens 6-monatige stabile Teilnahme an dem Substitutionsprogramm,
  - kein Beigebrauch anderer abhängigkeitserzeugender Substanzen,
  - Abgabe in nichtinjizierbarer Form,
  - Einzeldosen und kindersichere Verpackung,
  - bei Flüssigkeiten sog. Single-dose-Konfektionierung.

- Für die Verordnung einer Substitutionstherapie bei mehr als 3 Patienten muss von den verordnenden Fachärzten die Zusatzbezeichnung »Suchtmedizinische Grundversorgung« erworben werden, die in der letzten Weiterbildungsordnung in die Facharztweiterbildung »Psychiatrie und Psychotherapie« integriert wurde.

— Probleme treten häufig bei der Weitervermittlung substituierter Patienten in eine abstinenzorientierte stationäre Entwöhnungstherapie auf, welche in Deutschland in der Regel das komplette Ausschleichen einer Substitutionsbehandlung voraussetzt. Aufgrund der hohen Abbruchquoten während einer Opioidentgiftungsbehandlung sollte daher die Entscheidung zur Durchführung einer Entwöhnungsbehandlung insbesondere bei schwerkranken und erfolgreich substituierten Patienten sorgfältig geprüft werden.

— Seit 2009 kann bei über 23-jährigen Patienten bei seit 5 Jahren bestehender schwerster Opioidabhängigkeit und dem Nichterfolg von zwei vorhergehenden Therapien eine Substitution mit *Diacetylmorphin* (synthetischem Heroin) in Spezialambulanzen erfolgen.

Opioidintoxikation

Vegetative Dysregulation mit Überwiegen der Aktivität des zentralen Parasympathikus gegenüber dem Sympathikus, anfänglich Euphorie, Analgesie, dann Vigilanzstörungen (Somnolenz bis zum Koma), Hypotonie, (vornehmlich bradykarde) Herzrhythmusstörungen, Hypothermie (periphere Vasodilatation, Histaminfreisetzung), zentrale Atemlähmung, evtl. Lungenödem als Folge der Hypoxämie, Miosis (oft hinweisend); Übelkeit, Erbrechen, Obstipation bis zum Ileus, Oligurie durch antidiuretischen Effekt der Opiate bzw. Opioide.

— Besonders große Gefahr wegen des oft bestehenden Konsums weiterer Substanzen; Symptomatik und Toxikodynamik bei allen μ- und δ-Opioidrezeptoragonisten prinzipiell vergleichbar.

▪ Therapie der Opioidintoxikation

— **Primäre Detoxifikation** spielt untergeordnete Rolle (selten orale Opioidapplikation; Ausnahmen: *Methadon*, *Codein*-Derivate), Antidot vorhanden.

— **Sekundäre Detoxifikation:** Evtl. forcierte Diurese, Beschleunigung der renalen Eliminierung durch Ansäuern des Urins mit *Ammoniumchlorid*.

— **Symptomatische Therapie**
  – Sauerstoffapplikation, antihypotensive Maßnahmen, antiarrhythmische Therapie, Antikonvulsiva (*Diazepam* jedoch in der Regel wegen zusätzlicher Atemdepression nur nach Intubation und Beatmung), Schutz vor Auskühlung,
  – Flüssigkeitsbilanzierung, Azidoseausgleich,
  – bei respiratorischer Insuffizienz abhängig von Blutgasanalyse bzw. klinischem Bild Intubation und Beatmung.

◻ Tab. 7.2 Symptome des Opioidentzugs

Substanzverlangen (Suchtdruck)	Diarrhö
Rhinorrhö oder Niesen	Pupillenerweiterung
Tränenfluss	Piloerektion oder wiederholte Schauer
Muskelschmerzen oder -krämpfe	Tachykardie oder Hypertonie
Abdominelle Spasmen	Gähnen
Übelkeit oder Erbrechen	Unruhiger Schlaf

— **Antidot**
  — *Naloxon* (Narcanti) i.v. in 0,2-mg-Schritten bis 2 mg.
  — Bei zu schneller bzw. hoch dosierter Gabe von *Naloxon* können Opioidentzugssymptome mit Erregungszuständen auftreten. Wegen geringer HWZ von *Naloxon* sind ggf. Nachinjektionen erforderlich.
  — *Naloxon* ist auch intranasal wirksam.

Opioidentzug

Der Opioidentzug ist durch ein Spektrum verschiedener Beschwerden charakterisiert (◻ Tab. 7.2). Er tritt ca. 6–8 h nach der letzten Einnahme von Heroin und mengenabhängig zwischen 24–36 h nach der letzten Einnahme von *Methadon* auf, erreicht nach 48 h das Maximum und klingt nach maximal 5–7 Tagen ab. In der Regel kommt es zwar subjektiv zu massiven Beeinträchtigungen durch Entzugssymptome, aber objektiv meist nicht zu vital bedrohlichen Symptomen (im Gegensatz zum Alkoholentzug).

■ **Opioientzugstherapie**
— Bei einer Entgiftungsbehandlung kommen opioidgestützte und nicht-opioidgestützte Therapieverfahren (»kalter Entzug«) zum Einsatz. Die Auswahl des Therapieverfahrens sollte im Hinblick auf den Gesamttherapieplan (z. B. opioidfreie Langzeitentwöhnung, Substitution, Krisenintervention etc.) und die subjektiven Präferenzen des Patienten erfolgen. Für die erfolgreiche Durchführung eines Opioidentzugs sollte ein entsprechend geschultes Behandlungsteam vorhanden sein; verbindliche Verhaltensregeln, z. B. in Form einer schriftlichen Therapievereinbarung, sollten festgelegt werden, um häufigen Behandlungsproblemen (Beikonsum, Drogenhandel etc.) zu begegnen.
— Die **opioidgestützte Entgiftungsbehandlung** wird mit lang wirksamen Opioidagonisten *Methadon*, oder *Levomethadon* oder dem lang wirk-

samen partiellen Opioidagonisten *Buprenorphin* durchgeführt. Die Behandlung gliedert sich in zwei Abschnitte. Im ersten Teil der Behandlung wird anhand der vorhandenen Opioidentzugssymptome die Dosis des Agonisten so lange erhöht, bis die vorhandenen Opioidentzugssymptome vollständig aufgehoben sind. Im zweiten Teil der Behandlung wird dann die Opioiddosis über einen Zeitraum von 2–4 Wochen schrittweise reduziert. Die Behandlung kann prinzipiell auch ambulant erfolgen, hierfür werden jedoch teilweise deutlich längere Behandlungszeiten erforderlich (▶ 7.4, jeweiliges Präparat). Bei mehrfach abhängigen Patienten sollte vor einer Opioidentgiftungsbehandlung zunächst die Alkohol- und BZD-Entgiftung erfolgen. Die vorbestehende Opioiddosis muss bei begleitender Gabe von BZD (z. B. im Rahmen einer Alkoholentgiftungsbehandlung) ggf. reduziert werden, auf klinische Zeichen einer Opioidintoxikation/eines Opioidentzugs ist jedoch sorgfältig zu achten. Der wesentliche Vorteil der opioidgestützten Entgiftungsbehandlung ist der deutlich geringere Anteil vorzeitiger Therapieabbrüche im Vergleich zur nichtopioidgestützten Opioidentgiftungsbehandlung, sie sollte daher die Regelbehandlung darstellen. Sie kann mit der nichtopioidgestützten Entgiftungsbehandlung kombiniert werden.

– Die **nichtopioidgestützte Entgiftungsbehandlung** wird wegen des eher schlechteren Behandlungsergebnisses und der geringen Akzeptanz seltener durchgeführt. Hierzu wird meist ***Clonidin***, das v. a. Symptome der zentralen noradrenergen Hyperaktivität wie z. B. Tachykardie, Hypertonie, Rhinorrhö, Niesen, Pupillenerweiterung, Piloerektion und innere Unruhe hemmt, verabreicht. Verschiedene andere Kernsymptome des Opioidentzugs, wie ausgeprägtes Opioidverlangen, dysphorische Stimmung, Schlafstörungen, abdominelle und muskuläre Schmerzen, werden jedoch nicht durch *Clonidin* gebessert. Diese Symptome sollten durch eine symptomatische Therapie, z. B. *Ondansetron* oder *Metoclopramid* (bei Übelkeit und abdominellen Krämpfen), nichtsteroidale Analgetika (bei Muskelschmerzen), *Magnesium-Aluminium-Hydroxid*, *Simeticon* und/oder *Pantoprazol* (bei Dyspepsie), *Doxepin* (bei Schlafstörungen), in Ausnahmefällen auch mit BZD (bei ausgeprägter innerer Unruhe) behandelt werden. Die nichtopioidgestützte Entgiftungsbehandlung besitzt gegenüber den opioidgestützten Verfahren den Vorteil einer kürzeren Behandlungsdauer (genaues Vorgehen ▶ 7.4), sie sollte jedoch aufgrund der hohen Therapieabbruchrate die Ausnahmebehandlung gegenüber der opioidgestützten Entgiftungsbehandlung darstellen.

7.2.4 Störungen im Zusammenhang mit Kokain, Amphetaminen und anderen Stimulanzien

Substanzcharakteristika

- Diese Psychostimulanzien hemmen die neuronale Wiederaufnahme von Dopamin und Noradrenalin. Amphetamine führen zusätzlich zur Freisetzung neu synthetisierter Transmitter aus den synaptischen Vesikeln. *Methamphetamin* (»**Crystal Meth**«) überwindet dabei aufgrund seiner Lipophilie die Blut-Hirn-Schranke rascher und in höherer Konzentration, was neben seiner stärkeren Dopaminwiederaufnahme-hemmung für ein höheres Suchtpotenzial verantwortlich gemacht wird (s. auch ▶ 10.2.1)
- Als Konsequenz tritt eine vermehrte Neurotransmission in mesolimbi-schen und mesokortikalen Projektionen des dopaminergen Systems (»Reward-System«) auf.
- Initial kommt es unter Einnahme von Stimulanzien zu euphorischen Zu-ständen, Aktivitätssteigerung, erhöhter Aufmerksamkeit, vermindertem Schlafbedürfnis und subjektiv erhöhter Leistungsfähigkeit.
- Die wiederholte rasch auftretende Toleranzentwicklung ist möglicher-weise auf eine Empfindlichkeitsminderung postsynaptischer Dopa-min-D_2-Rezeptoren (*down regulation*) zurückzuführen. Diese Verände-rung hängt auch von der Applikationsart (oral, nasal, geraucht) sowie vom Konsummuster ab. Die natürliche Funktion des dopaminergen Systems u. a. für Belohnungslernen und positive Verstärkung wird hier-durch beeinträchtigt.
- Bei längerer Einnahme von Amphetamin oder Kokain kommt es neben den Veränderungen im dopaminergen System zu Veränderungen der glutamatergen Exzitabilität v. a. in präfrontalen Hirnarealen, welche mit einer gesteigerten Aktivierung dopaminerger Neurone im Nucleus accumbens einhergehen. Diese Veränderungen werden als ursächlich für die massive kognitive Ausrichtung auf drogenassoziierte Reize und eine damit assoziierte Belohnungserwartung angesehen.

Kokain- und Amphetaminabhängigkeit

Die Diagnose einer Kokain- und Amphetaminabhängigkeit wird nach den allgemeinen Kriterien der Substanzabhängigkeit gestellt.

- Typisch für eine Kokain- und Stimulanzienabhängigkeit sind die ausge-prägte Euphorie und die Steigerung der Leistungsfähigkeit als Substanz-wirkung, jedoch ein sehr ausgeprägtes Verlangen nach der jeweiligen Substanz während des Entzugs.
- Kokain- oder amphetaminabhängige Patienten können ein ausgeprägtes Entzugssyndrom mit depressiver Stimmung, Angstzuständen, Erschöp-

fung, Antriebslosigkeit und Hyperphagie entwickeln, was in Einzelfällen mehrere Wochen anhalten kann.

- Bei der Kokain- und Stimulanzienabhängigkeit ist es daher schwierig, die Entzugsbehandlung von der Langzeitbehandlung abzugrenzen, sodass in bisherigen Pharmakotherapiestudien keine Unterscheidung zwischen den Indikationen Entzugsbehandlung und Rückfallprophylaxe getroffen wurde. Beide Therapiephasen werden häufig zur sog. Postakutbehandlung zusammengefasst.

- Nur bei 25% der Betroffenen handelt es sich um eine monosymptomatische Kokain- und Amphetaminabhängigkeit, häufig tritt die Erkrankung zusammen mit anderen Substanzabhängigkeiten (Cannabis, BZD etc.) auf, sodass der Gesamtbehandlungsplan abgestimmt werden sollte.

- In den letzten Jahren wurden in den USA verschiedene psychotherapeutische Interventionen zur Behandlung der Kokain- und Amphetaminabhängigkeit entwickelt. Die wirksamsten Interventionen waren Kontingenzmanagement, z .B. die Vergabe weiterer Therapiegutscheine oder kleinerer Geldbeträge für therapiekonformes Verhalten, und der *Community Reinforcement Approach*. Effektivitätsparameter in diesen Studien waren die Aufrechterhaltung des therapeutischen Kontakts, die Vermeidung des Drogenkonsums, die Anzahl negativer Drogentests und die Verminderung von Folgeschäden.

■ Therapie der Kokain- und Amphetaminabhängigkeit

- Es gibt keinen ausreichend untersuchten pharmakologischen Therapieansatz zur Behandlung einer Abhängigkeit von Kokain oder Psychostimulanzien.

- **BZD** sollten bei Angst- und Erregungszuständen im Rahmen einer Kokain- und Amphetaminintoxikation eingesetzt werden. Sie sind weiterhin auch Therapie der 1. Wahl bei kokaininduziertem akutem thorakalem Schmerz und Myokardinfarkt aufgrund einer zusätzlichen potenten sekundären vasospasmolytischen Wirkung.

- Therapeutische Effekte von *Bupropion*, *Imipramin* (150–250 mg/d) und *Reboxetin* insbesondere auf affektive Symptome des Kokainentzugs wurden bei kokainabhängigen Patienten beschrieben, sodass diese Substanzen zunächst die erste Behandlungswahl darstellen. Von dem Einsatz von SSRI bei amphetaminabhängigen Patienten muss aufgrund negativer Studienergebnisse derzeit abgeraten werden.

- Das GABA-agonistische Antiepileptikum *Topiramat* (▶ 9.3, Präparat) besitzt auf Basis mehrerer RCT rückfallprophylaktische und konsumreduzierende Eigenschaften bei Kokain- und gemischter Kokain- und Alkoholabhängigkeit (Kampman et al. 2013). Für *Tiagabin* liegen erste positive Pilotstudiendaten vor.

— Weitere klinische Studien sprechen für positive Effekte von *Disulfiram, Modafinil, Mirtazapin* und *Naltrexon* in der Rückfallprophylaxe bei kokainabhängigen Patienten.

— Ausschluss ADHS: Unter Amphetaminmissbrauchern finden sich nicht selten Patienten mit einer unbehandelten adulten ADHS. Hier kann im Einzelfall nach qualifizierter Diagnostik eine Behandlung mit *Atomoxetin* oder *Methylphenidat* (▶ 10.3.3) indiziert sein.

Kokain- und Amphetaminintoxikation

Aufgrund der zentralen Sympathikusstimulation kommt es zu starken sympathoadrenergen vegetativen und zentralen Effekten.

— In der Regel biphasischer Verlauf eines Intoxikationssyndroms:
  — **Anfänglich** Phase der Stimulation: Euphorie, Unruhe, Reizbarkeit, allgemeine Agitation, zerebrale Krampfanfälle, psychotische Zustandsbilder, z. T. mit Halluzinationen.
  — **Später** Phase der Depression: Kopfschmerzen, Insomnie, Verwirrtheit, Verlangsamung, Hyporeflexie, Anhedonie mit gelegentlicher Suizidalität, Anorexie.

— Evtl. respiratorische Insuffizienz. Gastrointestinale Symptomatik mit Übelkeit, Erbrechen, Vasokonstriktion in verschiedenen Gefäßstromgebieten und entsprechende ischämische Komplikationen: akuter Myokardinfarkt, Nekrosen an Extremitäten, Hirn-, Mesenterial-, Niereninfarkt, Zentralarterienverschluss der Retina. Hypertension mit entsprechenden Komplikationen: intrakranielle Blutungen; ventrikuläre und (tachykarde) supraventrikuläre Herzrhythmusstörungen. Metabolische Katecholaminwirkungen: Hyperglykämie, Hyperthermie, Laktatazidose. Rhabdomyolyse, Lebernekrosen, eosinophile Myokarditis, Gerinnungsstörungen bis zur disseminierten intravasalen Gerinnung.

— **Amphetaminintoxikation**: Klinische Einteilung in 4 Schweregrade:
  — Unruhe, Irritabilität, Insomnie, Tremor, Hyperreflexie, Mydriasis, Flush,
  — Hypertonie, Tachykardie, Herzrhythmusstörungen, Hyperpyrexie, Verwirrtheit,
  — Delir, psychotische Symptomatik mit Sinnestäuschungen, Angst, Agitation,
  — Krampfanfälle, Koma, Herz-Kreislauf-Versagen.

— »**Kokainschock**«: Akut lebensbedrohliche Komplikation, Auftreten unmittelbar nach Einnahme: ausgeprägte innere Unruhe und Angst, psychomotorische Erregung, Hypotonie, Bradykardie, extreme Hautblässe, Bewusstseinstrübung bis zum Koma.

- **Therapie der Kokain- und Amphetaminintoxikation**
- **Primäre Detoxifikation:** Magenspülung und Applikation von *Carbo medicinalis* prinzipiell sinnvoll, jedoch wegen Agitiertheit meistens kaum durchführbar. Durchführung nicht erzwingen!
- **Sekundäre Detoxifikation:** Wahrscheinlich ineffektiv.
- **Symptomatische Therapie:**
  - Sedierung bzw. antipsychotische Medikation (z. B. *Haloperidol* 5–10 mg i.m.),
  - Herabsetzung der Krampfschwelle möglich, daher adjuvant BZD, z. B. *Diazepam* 10 mg i.v.,
  - bei Vasospasmen bzw. Hypertonie: Kalziumantagonisten, z. B. *Nifedipin* (Adalat) p.o. und/oder Nitrate s.l. bzw. i.v. als Perfusorapplikation; antihypertensive Maßnahmen; Antiarrhythmika, Antikonvulsiva, Flüssigkeits-, Elektrolyt- und Azidoseausgleich; kühlende Maßnahmen.
  - Es existieren erste Hinweise, dass eine Behandlung mit *Bupropion* (dopaminerg/noradrenerges Antidepressivum, ▶ 1.13, Präparat) in der Reduktion des *Methamphetamin*-Gebrauchs bei nicht täglich konsumierenden Patienten wirksam ist (Heinzerling et al. 2014).
- Bei »Kokainschock«: *Adrenalin* (Suprarenin) 0,5–1,0 mg verdünnt i.v., 500–1000 mg *Prednisolon* (z. B. Solu-Decortin H) i.v.; allgemeine Maßnahmen: Sauerstoffzufuhr, ggf. Intubation und Beatmung.
- Bei kokaininduziertem akutem thorakalem Schmerz und Myokardinfarkt haben sich BZD als wirksam erwiesen und als Therapie der 1. Wahl etabliert.

7.2.5 Störungen im Zusammenhang mit Ecstasy und Eve

Substanzcharakteristika

Ecstasy (MDMA, *3,4-Methylendioxymetamphetamin*) und Eve (MDA, *3,4-Methylendioxyamphetamin*) sind synthetische (sog. Designer-)Drogen. Gelegentlich wird der Begriff **Entactogene** verwandt. MDMA wird im Körper u. a. zu MDA umgewandelt. Der irreführende Begriff »**Liquid Ecstasy**« bezeichnet dagegen eine andere pharmakologische Substanzgruppe (Na⁺-Salze der γ-Hydroxybuttersäure, GHB).

- Es wird keine physische, aber möglicherweise eine psychische Abhängigkeit induziert.
- Die Wirkung entsteht durch Förderung der Freisetzung von Serotonin aus präsynaptischen Vesikeln bei gleichzeitiger 5-HT-Wiederauf-

nahmehemmung, Ausschüttung von *Dopamin* sowie einer reversiblen Hemmung der MAO-A.

— Bei chronischer Anwendung zeigen sich neurotoxische Effekte mit degenerativen Veränderungen serotonerger Neurone u. a. im Neokortex und im Hippokampus.

— Psychotrope Akuteffekte sind zentrale Stimulation und Euphorie. Typisch sind erhöhte Kontaktbereitschaft und Empathiegefühle, verminderte Ich-Abgrenzung sowie erhöhte Emotionalität. Im Gegensatz zu Halluzinogenen sind halluzinatorische Effekte seltener, Wahrnehmungsverschärfungen häufiger.

— Subakut treten Schlaf- und Appetitminderung, Konzentrationsstörungen, Gereiztheit sowie Erschöpfungszustände auf.

— Im Verlauf ist das Auftreten von Depressionen, paranoiden Syndromen, Depersonalisationssyndromen und besonders Panikstörungen beschrieben.

■ **Therapie bei Abhängigkeit von Ecstasy und Eve**

— Bei akut auftretenden Angst- und Erregungszuständen sollten **BZD** verordnet werden. Eine spezifische Pharmakotherapie der Abhängigkeit ist bislang nicht bekannt.

— **SSRI** können protrahierte psychotrope Effekte von MDMA wie z. B. Angststörungen und depressive Syndrome bei abstinenten Patienten mildern. Auf die Gefahr eines zentralen Serotoninsyndroms bei gleichzeitigem Gebrauch beider Substanzen ist hinzuweisen.

Intoxikation mit Ecstasy und Eve

Symptomatik

— MDMA-Intoxikation igenständiges Syndrom (▶ 7.2.4, Amphetaminderivate); Todesfälle (v. a. Leberversagen, jedoch auch im Zusammenhang mit Dehydratation) sind bekannt geworden.

— Ursachen für toxische Effekte: serotonerge und dopaminerge sowie zentrale und periphere sympathomimetische Wirkungen; hohe interindividuelle Varianz hinsichtlich toxischer Dosisbereiche.

— Hepatopathien mit Cholestase, Transaminaseerhöhungen, Lebersynthesestörungen bis zum fulminanten Leberversagen mit fatalem Ausgang, Palpitationen, Sinustachykardien, erhöhte ektope Erregungsbildung mit Gefahr ventrikulärer Tachyarrhythmien (insbesondere bei kardialer Vorschädigung, z. B. WPW-Syndrom), arterielle Hypertension (häufig), Hyperthermie, Elektrolytentgleisung (auch SIADH beschrieben), zerebrale Krampfanfälle, Gerinnungsstörungen bis zur disseminierten intravasalen Gerinnung, Rhabdomyolyse, Nephropathien, akutes Nierenversagen; aplastische Anämie (Einzelfälle).

Therapie

- **Primäre Detoxifikation:** Nur bei größeren Mengen: z. B. Einnahme in suizidaler Absicht: Magenspülung, *Carbo medicinalis*, forcierte Diarrhö.
- **Sekundäre Detoxifikation:** Wahrscheinlich ineffektiv, jedoch Hämodialyse bei diuretikaresistentem akutem Nierenversagen.
- **Symptomatische Therapie:**
  - Sedierung bzw. antipsychotische Medikation, z. B. *Haloperidol* 5–10 mg i.m.,
  - Herabsetzung der Krampfschwelle möglich, daher adjuvante BZD, z. B. *Diazepam* 10 mg i.v.,
  - bei Hypertonie: Kalziumantagonisten, z. B. *Nifedipin* (Adalat), evtl. in Kombination mit *Clonidin*; Antiarrhythmika, ggf. Kardioversion; Antikonvulsiva; Flüssigkeits-, Elektrolyt- und Azidoseausgleich; kühlende Maßnahmen.

7.2.6 Störungen im Zusammenhang mit Psychotomimetika/Halluzinogenen (LSD, Meskalin, Psilocybin und ähnliche Substanzen)

Substanzcharakteristika

Die Substanzen dieser Gruppe charakterisiert eine vorwiegend zentral-serotonerge Wirksamkeit (u. a. dorsaler Raphekern) durch einen partiellen Agonismus an 5-HT-Rezeptoren (insbesondere 5-HT$_2$- und 5-HT$_{1A}$-Rezeptoren).

- Bereits in sehr geringen Dosen (z. B. im Fall der hochaktiven Droge *Lysergsäurediethylamid*, LSD, 75 μg) kommt es zur Manifestation psychotischer Phänomene: Störungen von Stimmung, Denken, Wahrnehmung, Ich-Erleben, Zeit- und Raumerleben, rauschartige Bewusstseinsveränderungen sowie insbesondere optische und akustische Illusionen bzw. Halluzinationen, wobei für die Ausgestaltung des Rauschzustands neben Art, Dosis und Applikation die Umgebungsfaktoren (Setting) bedeutsam sind.
- Es resultiert eine schnelle Toleranzentwicklung (bei Kreuztoleranz gegen verwandte serotonerge Substanzen) mit rascher Rückbildung bei Absetzen; physische und psychische Abhängigkeit sind selten.
- Gefährlich sind Horrortrips mit suizidalen bzw. fremdaggressiven Impulsen sowie **Flashback-Psychosen** (noch nach Monaten).

▪ Therapie bei Abhängigkeit von Psychotomimetika/Halluzinogenen

- Eine spezifische Pharmakotherapie der Abhängigkeit ist bislang nicht bekannt.
- Für die Behandlung von Flashback-Psychosen bestehen ebenfalls keine einheitlichen Leitlinien.

- Positive Berichte existieren u. a. für BZD, *Clonidin* und *Naltrexon*.
- Antipsychotika der 1. Generation (z. B. *Haloperidol*) verschlechtern nach den Ergebnissen einer älteren Untersuchung die Symptomatik, atypische Antipsychotika sind nicht untersucht.

Intoxikation mit Psychotomimetika/Halluzinogenen

- Bei vorwiegend zentral-serotonerger Wirksamkeit: periphere Intoxikationserscheinungen zumeist erst bei sehr hohen Dosen.
- Psychotische Symptomatik (Angst- und Erregungszustände, »Horrortrip«) mit optischen und akustischen Sinnestäuschungen, Vigilanzstörungen bis zum Koma, zerebrale Krampfanfälle, Hyperreflexie, Mydriasis, Anisokorie; Flashbacks prinzipiell dosisunabhängig möglich. Tachykardie, Hypertonie; Tachypnoe, evtl. Atemdepression, Übelkeit, Erbrechen, Piloerektion, Flush, Hyperthermie; Gerinnungsstörungen.

- **Therapie der Intoxikation mit Psychotomimetika/Halluzinogenen**
- **Primäre Detoxifikation:** Nach oraler Aufnahme toxischer Mengen evtl. Magenspülung und Aktivkohle (bei Agitation jedoch oft nicht möglich).
- **Sekundäre Detoxifikation:** Nicht empfohlen.
- **Symptomatische Therapie:** ggf. Antihypertensiva (v. a. Kalziumantagonisten, Nitrate); Antikonvulsiva; bei Hyperthermie Kühlung; Azidoseausgleich; antipsychotische Behandlung (z. B. *Haloperidol* 5–10 mg p.o. oder parenteral).

7.2.7 Störungen im Zusammenhang mit Cannabis

Substanzcharakteristika

Cannabis (THC, *Δ-9-Tetrahydrocannabinol*) ist der wichtigste psychoaktive Bestandteil von **Haschisch** und **Marihuana** (Gewinnung aus indischem Hanf; Haschisch: Harz der Pflanze, Marihuana: getrocknete Blätter und Blüten).

- Als psychotroper Akuteffekt zeigt sich dosisabhängig eine anregende bzw. dämpfende Wirkung mit Zunahme der Dämpfung bei höheren Dosen. Verzerrung von Sinneseindrücken, Euphorie, Entspannung und verändertes Zeitgefühl sind typisch, gefolgt von Sedierung. In höheren Dosen treten auch Halluzinationen auf. **Horrortrips** bzw. **Flashback-Psychosen** sind beschrieben.
- Es wird zurzeit untersucht, ob regelmäßiges Marihuana-Rauchen das Risiko eines bullösen Lungenemphysems steigern könnte.
- Eine Mischung verschiedener synthetischer Cannabinoide als vermeintlich harmlose Kräutermischung ist seit einigen Jahren unter dem Oberbegriff »**Spice**« im Handel. Herstellung, Handel und Besitz von

Spice ist in Deutschland verboten; die Therapieempfehlungen entsprechen denen der Cannabisabhängigkeit.

- Ein **therapeutisches Potenzial** von Cannabinoiden wurde für die Behandlung von neuropathischen Schmerzen, bei spastisch erhöhtem Muskeltonus z. B. bei multipler Sklerose und gegen Übelkeit bzw. zur Appetitsteigerung bei AIDS oder Krebserkrankungen nachgewiesen.

Cannabisabhängigkeit

Das Problem der Cannabisabhängigkeit hat aufgrund der Zunahme des Gebrauchs und der höheren Konzentration an *Tetrahydrocannabinol* (THC) neuer Züchtungen (Wirkstoffgehalt ca. 20%) an Bedeutung gewonnen. Etwa 10% aller Cannabiskonsumenten entwickeln im Verlauf der Erkrankung eine Cannabisabhängigkeit. 25% aller regelmäßigen Cannabiskonsumenten berichten über unangenehme psychische NW, wie z. B. ein amotivationales Syndrom mit Konzentrations- und Gedächtnisstörungen, Apathie, Desorganisiertheit, welches bei Abstinenz über mehrere Wochen reversibel sein kann. Regelmäßiger Cannabiskonsum – speziell während der Pubertätsphase – kann zu einem amotivationalen Syndrom mit Konzentrations- und Gedächtnisstörungen, Apathie und Desorganisiertheit führen, das bei Abstinenz über mehrere Wochen reversibel sein kann. Das Risiko der Entwicklung einer Psychose ist für Personen, die jemals Cannabis konsumiert haben, auch nach Korrektur zahlreicher anderer Faktoren, um ca. 40% erhöht. Bei häufigerem Cannabiskonsum beträgt die Risikoerhöhung 50–200% (Moore et al. 2007). Passend zu Gedächtnisdefiziten nach chronischem Cannabiskonsum wurde eine Atrophie des Hippokampus und eine Verminderung des neuronalen Markers N-Acetyl-Aspartat (NAA) im Hippokampus von chronischen Cannabiskonsumenten dann nachgewiesen, wenn das konsumierte Cannabis kein oder wenig *Cannabidiol* (CBD) enthielt. Nach längerer Cannabisabstinenz waren diese Veränderungen nicht mehr nachweisbar (Yücel et al. 2016).

- Bei **neuen psychoaktiven Substanzen** (»Badesalze«, »Spice«) handelt es sich in der Mehrzahl um **synthetische Cannabinoide** mit stimmungs- und wahrnehmungsverändernder Wirksamkeit. Bei Intoxikation (Agitation, Tachykardie) und negativem Drogenscreening sollten neuartige Substanzen ggf. in einer gezielten toxikologischen Analyse aufgespürt werden (Hohmann et al, 2014).
- Die antidepressive Behandlung mit *Venlafaxin* ist laut einer RCT bei nichtabstinenten Cannabisabhängigen unwirksam (Levin et al. 2013). Grundsätzlich sollte der abstinenzorientierten Behandlung der Vorzug gegeben werden.

Zur Cannabisabhängigkeit bei Schizophrenie ▶ 3.4.1, Komorbide Abhängigkeitserkrankungen und Substanzmissbrauch; bei bipolaren Störungen ▶ 2.3

Cannabisentzug

— Der Cannabisentzug verläuft in der Regel symptomarm und bedarf zumeist keiner spezifischen Therapie. Bei Hyperhidrosis, Agitiertheit und Schlafstörungen hat sich klinisch *Doxepin* (25–100 mg) bewährt. Vor einer antidepressiven Therapie sollte zuerst eine mögliche Spontanremission depressiver Symptome unter Abstinenz abgewartet werden.

Cannabisintoxikation

— Geringe akute Toxizität.

— Initial psychische Stimulation mit Euphorie, später Sedierung und depressive Verstimmung; Halluzinationen, Agitation, Angstzustände; zerebrale Krampfanfälle, Flashbacks, Tachykardie (in hohen Dosen Bradykardie), zunächst Hyper-, später Hypotension, Pharyngitis, Bronchitis, in extrem hohen Dosen Atemdepression, Hunger- und Durstgefühl, Übelkeit, Erbrechen.

— Bei längerfristigem Konsum insbesondere in der Adoleszenz persistierende neuropsychologische Defizite als Hinweis auf neurotoxische Effekte (Meier et al. 2012).

▪ **Therapie der Cannabisintoxikation**

— **Primäre Detoxifikation:** Wegen geringer oraler Bioverfügbarkeit nicht sinnvoll.

— **Sekundäre Detoxifikation:** Wegen der relativ kurzen Wirkdauer der Substanz nicht sinnvoll.

— **Symptomatische Therapie:** Sedierung bzw. antipsychotische Medikation (z. B. *Haloperidol* 5–10 mg i.m.); ggf. antihypotensive Maßnahmen.

7.2.8 Störungen im Zusammenhang mit Tabak

Substanzcharakteristika

Nikotin, als zentral wirksames Alkaloid Bestandteil des Tabaks, besitzt eine dosisabhängige Wirkung auf nikotinische ACh-Rezeptoren (in niedrigen Dosen als Agonist, in höheren Dosen als Antagonist). Die Wirkungen entfalten sich sowohl über den Sympathikus als auch den Parasympathikus. Nikotin hat eine charakteristische biphasische Wirkung mit initialer Stimulation sowie Dämpfung in höheren Dosen. Es tritt psychische und physische Abhängigkeit mit Toleranzentwicklung auf.

Tabakabhängigkeit

Die Tabakabhängigkeit (der Begriff Nikotinabhängigkeit berücksichtigt zu wenig die komplexe Interaktion von Nikotin mit anderen Bestandteilen des

Tabakrauchs) stellt die häufigste Abhängigkeitserkrankung dar. Etwa 23% aller Deutschen rauchen trotz der bekannten gesundheitsschädlichen Wirkungen des Rauchens, etwa 30–50% der regelmäßigen Raucher sind tabakabhängig. Jährlich sind etwa 110.000 Todesfälle in Deutschland auf die Folgen des Rauchens zurückzuführen. Neue Forschungsergebnisse zeigen, dass sich Nikotin in seiner abhängigkeitserzeugenden Wirkung nur wenig von den anderen abhängigkeitserzeugenden Substanzen unterscheidet. Vielen tabakabhängigen Patienten gelingt es daher erst nach mehreren Anläufen mit pharmakologischer Unterstützung, das Rauchen dauerhaft zu beenden.

Zur Tabakabhängigkeit bei Schizophrenie ► 3.4.1

Tabakintoxikation

- Tachykardie, Blutdrucksteigerung, periphere Vasokonstriktion (in sehr hohen Dosen auch Bradykardie und Hypotonie), weiterhin Übelkeit und Erbrechen (v. a. zu Beginn).
- Sehr hohe Dosen können zu Atemdepression führen, während niedrige Dosen zunächst eine Steigerung des Atemantriebs bewirken.

Therapie

- Bei höhergradigen Intoxikationen, Herzrhythmusstörungen oder Blutdruckveränderungen: Detoxifikation unter intensivmedizinischen Bedingungen; symptomatische Therapie der Herzrhythmusstörungen.

Tabakentzug

- Das Entzugssyndrom ist in der Ausprägung sehr unterschiedlich: Reizbarkeit, Nervosität, Ruhelosigkeit, Konzentrationsstörungen, Benommenheit, Müdigkeit, Schwächegefühl, Dysphorie, depressive Verstimmungen, Schlafstörungen, Angstzustände, Kopfschmerzen, Obstipation, Übelkeit und Erbrechen, Appetitsteigerung und Gewichtszunahme (u. U. für mehrere Wochen).

Therapie

- **Nikotinersatzstoffe** (Nikotinpflaster, Nikotinkaugummi, Nikotinnasenspray; langsam über 12 Wochen ausschleichen) alternativ *Vareniclin* oder *Bupropion*.

Tabakentwöhnung

- **Psychotherapie**
- Die **Punkt-Schluss-Methode** (»Rauchstopp«), d. h. der auf einen Tag festgelegte Stopp des Tabak-/Zigarettenkonsums, hat sich als erfolgreiche Therapiemethode erwiesen. Die Effektivität von internetbasiertem

Coaching zur Unterstützung der Punkt-Schluss-Methode ist noch nicht hinreichend untersucht, stellt jedoch eine interessante Möglichkeit dar, einen größeren Kreis von Betroffenen zu erreichen (z. B *www.rauchfrei-info.de* der Bundeszentrale für gesundheitliche Aufklärung, BZgA). Die Metaanalyse des Effektivitätsvergleichs von »Rauchstopp« vs. schrittweiser Reduktion hat keine Überlegenheit der einen über die andere Strategie erbracht.

— **Verhaltenstherapeutische Gruppentherapien** (z. B. »Rauchfrei in sechs Wochen«) sind insbesondere schwer abhängigen Rauchern anzuraten, welche trotz ernsthafter Versuche mit den o. g. Techniken nur kurze Abstinenzzeiten erreichen.

— **Kombinationstherapien** aus Pharmakotherapie und KVT hatten gegenüber den Monotherapien eine gesteigerte Wirksamkeit.

— Während als initialer Behandlungsversuch die Verordnung eines **Nikotinersatzstoffs** eine für sich allein ausreichend wirksame Behandlungsmaßnahme darstellt (s. unten), sollte bei chronifizierten Zuständen eine begleitende verhaltenstherapeutische Behandlung begonnen werden. Dieses gilt insbesondere für die Raucherentwöhnung von Patienten mit affektiven Erkrankungen.

■ **Pharmakotherapie**

— Es gibt drei durch RCT gesicherte und auch zugelassene pharmakotherapeutische Verfahren bei Tabakabhängigkeit:

— **Nikotinersatzstoffe** in Form eines Pflasters oder auch (kombiniert mit) Kaugummis können die Effektivität der Selbstinstruktion oder der verhaltenstherapeutischen Programme steigern. Sie sind aufgrund der umfangreichen Daten zur Wirksamkeit und Sicherheit Mittel der 1. Wahl. Ihr Einsatz ist daher unbedingt zu empfehlen, um die Chancen eines erfolgreichen Absetzversuchs zu steigern.

— *Vareniclin* als $\alpha_4\beta_2$-Subtyp-spezifischer partieller Agonist am nikotinischen ACh-Rezeptor konnte seine Wirksamkeit bei der Raucherentwöhnung, auch im direkten Vergleich mit *Bupropion*, nachweisen. Regelmäßige Einnahme von 2 × 1 mg *Vareniclin* steigert die Odds-Ratio eines erfolgreichen langfristigen Ausstiegs im Vergleich zur nichtpharmakologischen Behandlung um den Faktor 3.

— Die Substanz stellt zum gegenwärtigen Zeitpunkt eine gute pharmakologische Alternative zu Nikotinersatzstoffen in der Raucherentwöhnung dar, auch wenn die aktuellen Daten zur Verträglichkeit eine individuelle Abwägung von Nutzen und Risiko erforderlich machen. *Vareniclin* ist verschreibungspflichtig, jedoch nicht erstattungsfähig; es muss, im Gegensatz zu den frei verkäuflichen Nikotinersatzstoffen, auf Privatrezept verordnet werden.

– In Einzelfällen sind bei Anwendung von *Vareniclin* Stimmungs-schwankungen bis hin zu suizidalen Gedanken und ein erhöhtes Risiko kardiovaskulärer Ereignisse berichtet worden, eine aktuelle prospektive Studie in stabil behandelten Patienten mit Major Depression zeigt jedoch keine Assoziation von *Vareniclin*-Behandlung und dem Auftreten oder der Verschlechte g einer depressiven Verstimmung (Anthenelli et al. 2013) (► 7.4, Präparat und ► www.kompendium-news.de vom 27.01.2014).

– **Bupropion** ist als dopaminerg/noradrenerges Antidepressivum für die Unterstützung der Raucherentwöhnung zugelassen. Aufgrund zahlreicher Kontraindikationen (► 1.13, Präparat) ist *Bupropion* nur Mittel der 2. Wahl. In neuen Studien werden additive Effekte von *Bupropion* und verhaltenstherapeutischen Gruppenbehandlungen sowie eine Überlegenheit im Vergleich zur Nikotinersatzbehandlung in der Therapie depressiver Raucher beschrieben (Stapleton et al. 2014).

– Erste Daten zeigen, dass bei Non-Respondern auf eine Nikotinersatz-therapie die Kombination von *Bupropion* und *Vareniclin* erfolgreicher sein kann als die Monotherapie mit *Vareniclin* (Rose u. Behm 2014).

❯ **Die Tabakentwöhnung geht generell mit einer in der Regel vorübergehenden und milden Symptomatik von Ängstlichkeit, Reizbarkeit, Konzentrationsstörung und depressiver Verstimmung einher. Dennoch müssen die möglichen Konsequenzen der Raucherentwöhnung bei einer vorliegenden psychischen Störung grundsätzlich Berücksichtigung finden; eine Raucherentwöhnung sollte eher nicht in Phasen instabiler psychischer Verfassung durchgeführt werden; ein Monitoring affektiver Symptome sollte insbesondere bei einer begleitenden Pharmakotherapie erfolgen.**

Neue pharmakologische Ansätze

– Eine Immunisierung gegen Nikotin ist Zukunftsstrategie in der Behandlung der Tabakabhängigkeit; klinische Daten liegen nicht vor.

– Ob zukünftig **E-Zigaretten**, die elektronisch gesteuert ein nikotinhaltiges Liquid verdampfen, einen Platz in der Nikotinersatz- bzw. Entzugsbehandlung einnehmen, ist aktuell umstritten und kann auf Grundlage der vorliegenden Datenbasis nicht beantwortet werden. Kritisch ist hierbei zu sehen, dass E-Zigaretten (aromatisiert und attraktiv vermarktet) ein Potenzial als Einstiegsdroge in die Abhängigkeit besitzen (Nowak et al. 2014).

Box 3

Pharmakotherapie bei Tabakabhängigkeit – Bewertung

— Die Tabakentwöhnung sollte primär mithilfe eines verhaltenstherapeutischen Raucherentwöhnungsprogramms (z. B. »Rauchfrei in sechs Wochen«), bei Auftreten von Nikotinentzugserscheinungen in Kombination mit einer Nikotinsubstitution (Pflaster, Kaugummi), erfolgen.

— Bei ausbleibendem Therapieerfolg kann alternativ oder zusätzlich zur Nikotinsubstitution *Bupropion* eingesetzt werden.

— Auf Basis der vorliegenden Daten besitzt *Vareniclin* (als Partialagonist am nikotinischen ACh-Rezeptor, $\alpha_4\beta_2$-Subtyp, nicht kombinierbar mit Nikotinsubstitution) eine im Vergleich höhere Wirksamkeit, aber auch eine Restunsicherheit bezüglich neuropsychiatrischer und kardiovaskulärer Komplikationen. Diese relativieren sich jedoch mit den erheblichen gesundheitlichen Risiken eines fortgesetzten Tabakkonsums und müssen im Einzelfall abgewogen werden.

7.3   Verhaltenssüchte

Auf der Basis neuer Befunde zur Phänomenologie und Neurobiologie wurde im DSM-5 das pathologische Glücksspiel (*gambling disorder*) als einzige Verhaltenssucht diesem Kapitel zugeordnet. Die »Internetabhängigkeit« wurde in den Anhang aufgenommen, da die Datenlage aktuell noch keine eindeutige Zuordnung erlaubt (Mann et al. 2013). Die Einordnung des »pathologischen Kaufens«, des »exzessiven Sexualverhaltens« und des »pathologischen Essverhaltens« (im Sinne eines Binge-Eating) ist stark umstritten. Die zentralen Suchtkriterien (starkes Verlangen, Kontrollverlust, Fortführung des Verhaltens trotz negativer Konsequenzen) sind als diagnostische Kriterien und als pharmakologisches Zielsyndrom nutzbar. Die Datenlage zur Pharmakotherapie ist vielversprechend, aber begrenzt.

Neue pharmakologische Ansätze

— Aktuell liegen Pilotstudien zur Wirksamkeit von Opioidantagonisten, SSRI, Stimmungsstabilisierern/Antikonvulsiva und AAP in der Behandlung der Verhaltenssüchte vor; jedoch keine Metaanalysen oder systematische Reviews.

— Für Opioidantagonisten (*Naltrexon* und *Nalmefen*) besteht derzeit die beste Evidenzlage bezüglich einer Wirksamkeit bei pathologischem Spielen. Klinisch imponiert zumeist eine Verminderung des reizinduzierten Suchtdrucks und des Kontrollverlusts.

- Vielversprechende Ergebnisse liegen für den Glutamatmodulator *N-Acetyl-Cystein* (NAC, z. B. Fluimucil, 600–1200 mg/d, nicht bei Kindern) vor. Die 8-wöchige Behandlung mit NAC reduzierte das Spielverlangen und erhöhte die Abstinenzquote.
- Für Stimmungsstabilisierer (v. a. *Topiramat*, *Carbamazepin*, *Valproat*, auch *Lithium*) gibt es vereinzelte positive Hinweise bei pathologischem Spielen.
- Die Datenlage zur Wirksamkeit von Antidepressiva ist inkonsistent, grundsätzlich erscheinen Therapieversuche mit *Fluvoxamin*, *Citalopram*, *Paroxetin*, *Escitalopram* und *Nefazodon* gerechtfertigt.
- Die Behandlung mit *Bupropion* über 6 Wochen konnte in einer Studie mit einem Rückgang des Craving (Internet-Videospiele) und der Spielzeit assoziiert werden.
- Für *Olanzapin* konnte in 2 RCT keine Wirksamkeit bei pathologischem Spielen nachgewiesen werden.
- Bei Komorbidität von ADHS und pathologischem Internetgebrauch führte die Behandlung mit *Methylphenidat* (18 mg/d) zu einer Reduktion der Computer- und Internetnutzung.

7.4   Präparate

Bei Generika wurde auf die Angabe der Packungsgröße verzichtet.

Acamprosat
Entwöhnungsmittel
3-Acetamido-1-propansulfonsäure
Campral (Merck Serono)
Tbl. 333 mg (48, 84, 168 Tbl.)

■ Pharmakodynamik
- Indirekter antagonistischer Effekt über unklaren Wirkmechanismus auf postsynaptische Wirkungen exzitatorischer Aminosäuren, besonders auf das glutamaterge System (NMDA-Rezeptorkomplex).

■ Pharmakokinetik
- Orale Bioverfügbarkeit ca. 11%; langsame Resorption mit erheblichen interindividuellen Schwankungen.
- $t_{1/2}$ = 3–33 h (Mittelwert 13 h, Steady State nach etwa 7 Tagen regelmäßiger Einnahme).

— Keine Plasmaproteinbindung.

— Ausschließlich renale Elimination (zu etwa 50% in unveränderter Form), keine Metabolisierung durch die Leber.

— Plasmakonzentration: 250–700 ng/ml[(p)].

■ **Indikationen und Behandlungshinweise**

— *Zur Unterstützung der Aufrechterhaltung der Abstinenz bei alkoholabhängigen Patienten[z].*

— Beginn der Behandlung unmittelbar nach der Entgiftung; empfohlene Behandlungsdauer 1 Jahr, wobei die Therapie im Fall eines Rezidivs nicht unterbrochen werden sollte.

— *Acamprosat* weist im Gegensatz zu *Naltrexon* keine trinkmengenreduzierenden Effekte auf, der Einsatz setzt die Durchführung einer Alkoholentgiftungsbehandlung zur Erreichung der Ausgangsabstinenz voraus.

— Ein rückfallverhütender Effekt besteht in der Regel nur, solange die Substanz eingenommen wird.

— *Acamprosat* ist nicht zur Behandlung des Alkoholentzugs geeignet.

— Nach derzeitigem Kenntnisstand kein Abhängigkeitspotenzial. Nach abruptem Absetzen entstehen keine Entzugssymptome.

■ **Dosierung**

— Patienten mit einem Körpergewicht bis 60 kg: 4 Tbl. (= 1332 mg)/d[z], > 60 kg 6 Tbl. (= 1998 mg)/d[z]; Einnahme 3 × täglich.

■ **Nebenwirkungen, Risikopopulationen und Intoxikationen**

Sehr häufig Durchfall.

Häufig Bauchschmerzen, Übelkeit, Erbrechen, Blähungen, Juckreiz, makulopapulöser Hautausschlag, erniedrigte Libido, Frigidität oder Impotenz.

Gelegentlich Erhöhte Libido.

Risikopopulationen **Herz:** Keine Einschränkung bei Herz-Kreislauf-Erkrankungen. **Leber:** Bei leichter bis mäßiger Leberfunktionsstörung keine Änderung der Pharmakokinetik, bei schwerer Ausprägung kontraindiziert. **Niere:** Lineare Beziehung zwischen Kreatinin- und Gesamt-Clearance, daher bei schwerer Niereninsuffizienz kontraindiziert.

Intoxikationen Akzentuierte NW, keine bedrohlichen Intoxikationen bekannt.

- **Kontraindikationen**
  - Niereninsuffizienz und schwere Leberinsuffizienz.

- **Interaktionen**
  - Keine Wirkungsverstärkung von Alkohol.
  - Keine Wechselwirkungen mit *Disulfiram* oder *Diazepam*.
  - Bei der Kombination mit *Naltrexon* verbesserte Wirkung zur Alkohol-rückfallprophylaxe. Eine Dosisanpassung von *Acamprosat* ist nicht nötig.
  - Die Einnahme von *Acamprosat* mit Nahrungsmitteln vermindert die Bioverfügbarkeit.

- **Bewertung**

Sinnvoll in der Anwendung im Rahmen eines Gesamtbehandlungsplans mit begleitenden psycho- und soziotherapeutischen Maßnahmen. Sicher belegt ist der abstinenzerhaltende Effekt der Substanz, sie verfügt jedoch über keine trinkmengenreduzierenden Eigenschaften. *Acamprosat* ist sehr gut verträglich und verfügt in der Regel über keine subjektiv wahrnehmbaren psychotropen Effekte. Die Anwendung ist auf Patienten mit eindeutiger Abstinenzabsicht beschränkt.

Buprenorphin

Substitutionsmittel bei Opioidabhängigkeit

17-(Cyclopropylmethyl)-α-(1,1-dimethylethyl)-4,5-epoxy-18,19-dihydro-3-hydroxy-6-methoxy-α-methyl-6,14-ethanomorphinan-7methanol

Subutex (RB Pharmaceuticals)	**Buprenorphin-neuraxpharm**
Sublingual-Tbl. 0,4/ 2/ 8 mg	(neuraxpharm)
(7, 28 Tbl.)	Sublingual-Tbl. 0,4/ 2/ 8 mg (7, 28, 49 Tbl.)

- **Pharmakodynamik**
  - Kombinierter Opioidrezeptoragonist/-antagonist (partieller μ-Opioidrezeptoragonist mit langsamer Rezeptorkinetik sowie κ-Opioidrezeptorantagonist); dadurch einzigartiges Wirkprofil unter den klinisch eingesetzten Opioiden.

- **Pharmakokinetik**
  - Bei sublingualer Gabe Bioverfügbarkeit von ca. 30–50%; orale Gabe ungeeignet.
  - Initiale $t_{1/2}$ = ca. 2–3 h; nach Resorption rasche Verteilung in Leber, Niere, Muskel, Fettgewebe; von hier allmähliche Rückverteilung.

— Effektive Wirkdauer: ca. 24 h durch rasche Umverteilung, hohe Rezeptoraffinität und langsame Rezeptorkinetik.

— Metabolisierung in der Leber durch N-Dealkylierung (bevorzugt durch CYP3A4 und nachgeordnet durch CYP2C8) und Glukuronidierung. *N-Dealkylbuprenorphin* ist ein µ-Agonist mit schwacher intrinsischer Aktivität.

— Ausscheidung zu ca. 80% durch biliäre Sekretion des glukuronidierten Metaboliten; ca. 20% im Urin.

— Terminale Eliminationsphase: ca. 20–25 h.

— Plasmakonzentration: 0,7–1,6 ng/ml$^{(p)}$ 2–5 h nach Einnahme.

■ Indikationen und Behandlungshinweise

— *Substitutionsbehandlung bei Opiatabhängigkeit*[z]. Diese erfolgt nach den gleichen Regeln, wie sie für die Substitutionsbehandlung mit *Methadon* gelten, d. h., bei der Verordnung sind die Richtlinien der Bundesärztekammer zum Einsatz von Substitutionsmitteln, die Bestimmungen des Betäubungsmittelgesetztes (BtMG) und der Betäubungsmittelverschreibungsverordnung (BtMVV) zu beachten (▶ 7.2.3).

— Auch im Rahmen einer **Detoxifikationsbehandlung** einsetzbar (hierbei allmähliche Dosisreduktionen).

— Der eindeutige Vorteil besteht in der relativ breiten **Sicherheitsspanne** im Vergleich zu reinen µ-Opioidrezeptoragonisten. Untersuchungen mit Dosierungen von 32 mg an nichtopioidabhängigen Patienten zeigten keine interventionspflichtigen Atemdepressionen. Naturalistische Verlaufsbeobachtungen sprechen für eine niedrigere Rate von Komplikationen unter *Buprenorphin*-Gabe im Vergleich zur *Methadon*-Substitution. Eine **Dosisanpassung** ist bei begleitender Gabe von BDZ erforderlich. *Buprenorphin* in ausreichender Dosierung (mindestens 8 mg/d) ist in der Regel einer *Methadon*-Substitution gleichwertig.

— Eine **Umstellung** von Patienten, die bereits auf *Methadon/Levomethadon* stabil eingestellt sind, ist möglich. Die unmittelbare Verabreichung von *Buprenorphin* insbesondere nach der Gabe eines reinen µ-Opioidagonisten kann jedoch ein Entzugssyndrom auslösen. Vor der Umstellung sollte daher die maximale Tagesdosis *Methadon* auf 60 mg reduziert werden. Ferner ist eine Medikationspause von mindestens 36 h bei einer bisherigen Tagesdosis von 30–60 mg *Methadon* bzw. von 24 h bei einer bisherigen Tagesdosis von < 30 mg *Methadon* einzuhalten.

— *Buprenorphin* eignet sich aufgrund der langen HWZ für die Gabe einer entsprechend höheren Einmaldosis alle 2–3 Tage (**Alternate-day-Verordnung**). *Buprenorphin* eignet sich ebenfalls für eine Take-home-Vergabe. Allerdings ist hier zu bedenken, dass *Buprenorphin* nach Auflösung der Substanz zur i.v.-Gabe missbraucht werden kann. Aus diesem Grund hat ein Hersteller ein Kombinationspräparat aus *Buprenorphin* und *Naloxon* mit einem Mischungsverhältnis von 4:1 entwickelt, ▶ *Buprenorphin/ Naloxon* (Suboxone).

■ Dosierung

— Mit der Gabe der ersten Dosis sollte bis zum Auftreten eines **Opioidentzugssyndroms** gewartet werden, in der Regel ca. 6–8 h nach der letzten Heroininjektion, 24–36 h nach der letzten *Methadon*-Einnahme.

— Initiale Dosierung 0,8–4 mg, bei stärkster Abhängigkeit 8 mg, bei Vorliegen einer Alkohol- oder BZD-Intoxikation 2 mg. Bei ausreichender Behandlungsdosis sollten innerhalb von 60 min die Entzugssymptome nachhaltig zurückgehen, bei persistierenden Entzugszeichen sollte die Erstdosis nochmals verabreicht werden.

— Weitere Nachuntersuchungen sollten jeweils in Abständen von 2–4 h erfolgen. Bei persistierenden Entzugssymptomen sollten weitere 4–8 mg *Buprenorphin* bis zu einer maximalen Tagesdosis von 24 mg gegeben werden. Bei einer begleitenden Alkohol- oder BZD-Intoxikation bzw. therapeutischer BZD-Gabe ist eine Dosisreduktion erforderlich, eine sorgfältige Überwachung ist zu gewährleisten. Die kumulative Tagesdosis des 1. Tages sollte am 2. Tag als Einmalgabe morgens verabreicht werden. Ziel der Behandlung ist eine **vollständige Suppression** der Entzugssymptome, insbesondere des Opioidverlangens.

— Bei weiter bestehenden Entzugssymptomen kann die Tagesdosis erhöht werden, bei Müdigkeit und anderen Intoxikationszeichen sollte eine Dosisreduktion vorgenommen werden.

— Der effektive Dosisbereich zur Substitutionsbehandlung liegt in der Regel zwischen 8–16 mg/d; max. Tagesdosis in Deutschland 24 mg^z, in Österreich 32 mg^z, in der Schweiz 16 mg^z. Dosierungen < 8 mg/d sind nicht ausreichend wirksam.

— Die *Buprenorphin*-Einnahme kann bei Ausschluss eines Alkohol- oder BZD-Beigebrauchs auf ein Intervall von 2–3 Tagen (Alternate-day-Verordnung) umgestellt werden. Bei dieser Verordnungsweise nimmt der Patient die doppelte bzw. 3-fache *Buprenorphin*-Tagesdosis alle 2–3 Tage ein. Während der Umstellungsphase sollte der Patient mindestens 4–6 h auf das Auftreten von Intoxikationszeichen überwacht werden. In klinischen Studien wurde die Wirksamkeit und Sicherheit von *Buprenorphin* für die alternierende Gabe jeden 2. Tag in Dosen von 8–34 mg/70 kg KG sublingual bzw. bei alternierender Gabe für ein 3-Tages-Intervall in Dosen von 12–44 mg/70 kg KG *Buprenorphin*-Lösung sublingual gezeigt.

— Bei Durchführung einer **opioidgestützten Entgiftungsbehandlung** – insbesondere *Methadon* – oder bei **buprenorphinsubstituierten Patienten** sollte die *Buprenorphin*-Dosis auch unter stationären Bedingungen über einen Zeitraum von ca. 4 Wochen ausgeschlichen werden. Bei Dosierungen von > 8 mg/d wird eine wöchentliche Dosisreduktion um 4 mg, bei Dosierungen von ≤ 8 mg/d eine wöchentliche Dosisreduktion um 2 mg empfohlen. Im ambulanten Behandlungssetting werden teilweise doppelt so lange Reduktionsintervalle empfohlen.

— Bei der **Opioiddetoxifikation rein heroinabhängiger Patienten** unter stationären Bedingungen kann möglicherweise ein rascheres Absetzen über einen Zeitraum von 2–3 Wochen erwogen werden. Der Vorteil liegt in der etwas kürzeren Behandlungsdauer, der Nachteil besteht in den höheren Abbruchraten bei der kürzeren Behandlung. Bei der beschleunigten Opioidentgiftung sollte die *Buprenorphin*-Dosis initial bis zum Sistieren der Entzugszeichen aufdosiert, dann täglich um 2 mg bis zu einer Tagesdosis von 8 mg reduziert, danach alle 2–3 Tage um 2 mg bis zu einer Tagesdosis von 2 mg reduziert und anschließend abgesetzt werden. Bei Auftreten erheblicher Entzugszeichen sind die Dosisintervalle zu strecken.

■ **Nebenwirkungen, Risikopopulationen und Intoxikationen**

Sehr häufig Asthenie, Schlaflosigkeit, Kopfschmerzen, Entzugssyndrom.

Häufig Abhängigkeitsentwicklung vom Opioidtyp (geringer als bei reinen Opioidagonisten), Benommenheit, Schwindel, Kopfschmerzen, Angst, Frösteln, Schwitzen, Bauchschmerzen, gastrointestinale Störungen, Blutdruckabfall, Verlängerung des QTc-Intervalls möglich (jedoch wohl seltener als unter *Methadon/Levomethadon*), Rückenschmerzen, Nasenfluss, Tränenfluss.

Gelegentlich Halluzinationen, Atemdepression, Lebernekrose, Hepatitis.

Sonstige NW In Einzelfällen TdP-Arrhythmien, im Gegensatz zu *Methadon* sind Todesfälle nicht beschrieben.

Risikopopulationen Herz: Wegen möglicher QTc-Zeit-Verlängerung EKG-Kontrollen und ► Interaktionen. Aufgrund parasympathomimetischer Wirkungen wie bei allen Opioiden häufig (diastolischer) Blutdruckabfall und Bradykardie. **Leber:** In interindividuell unterschiedlichem Ausmaß Akkumulation von Muttersubstanz und Metaboliten bei Leberfunktionsstörungen, daher schweregradabhängig Dosisreduktion; Berichte von Lebertoxizität. **Niere:** Bei schweren Nierenfunktionsstörungen ggf. Dosisreduktion.

Intoxikationen Akzentuierte NW, Bradykardie, Hypotension, Bewusstseinsstörungen bis zum Koma, Atemdepression bis zum Atemstillstand.

- **Kontraindikationen**
- Akute Alkohol-, Schlafmittel-, Analgetika-, Psychopharmakaintoxikation.
- Bekannte Überempfindlichkeit gegen *Buprenorphin*.
- Schwere Leberfunktionsstörungen, schwere respiratorische Insuffizienz, akuter Alkoholismus oder Delirium tremens.
- Behandlung mit MAOH und BZD.

Relative Kontraindikationen
- Verlängerte QTc-Zeit, Bradykardie, gleichzeitige Behandlung mit Anti-arrhythmika Klasse I–III, Hypokaliämie, nach Schädel-Hirn-Trauma, bei erhöhtem intrakraniellem Druck, Erkrankungen der Atemorgane, Diabetes, Prostatahypertrophie, abdominalen Erkrankungen, suizidalen Patienten oder im höheren Lebensalter. Bei Kindern und Jugendlichen < 18 J. liegen keine ausreichenden Erfahrungswerte vor.

- **Interaktionen**
- Keine Kombination mit MAOH, BZD (wechselseitige Wirkungsver-stärkung mit dem Risiko einer letalen Überdosierung), insbesondere *Flunitrazepam*, Opioidantagonisten (Ausnahme: Intoxikationstherapie), partiellen und vollen Agonisten.
- Kein Alkoholkonsum wegen möglicher Wirkverstärkung bis hin zur Atemdepression.
- QTc-Zeit-Verlängerung bekannt, weniger ausgeprägt als bei *Methadon*: Vorsicht mit anderen die QTc-Zeit verlängernden AM. Vorsicht bei Kombination mit Antiarrhythmika der Klassen I und III wegen mögli-cher QTc-Zeit-Verlängerungen.
- Die Kombination mit CYP3A4-Inhibitoren oder -Induktoren muss engmaschig überwacht werden. Erniedrigte Serumkonzentrationen sind möglich bei gleichzeitiger Einnahme von **CYP3A4-Induktoren**, wie z. B. *Carbamazepin* (▶ **Anhang INT**), erhöhte Serumkonzentrationen sind bei gleichzeitiger Einnahme von **CYP3A4-Inhibitoren**, z. B. *Clarithromycin*, *Erythromycin* oder *Ketoconazol* (▶ **Anhang INT**), zu erwarten.

- **Bewertung**
Sinnvolle Alternative zur Substitution mit *Methadon/Levomethadon* mit breiterem Sicherheitsspektrum und guter Akzeptanz durch die Patienten; Überbrückung von Feiertagen und Wochenenden ohne tägliche Kontakte möglich. Bei parenteralem Missbrauch durch nasale Applikation oder i.v.-In-jektion sollte auf *Buprenorphin/Naloxon* zurückgegriffen werden.

Buprenorphin/Naloxon

Substitutionsmittel bei Opioidabhängigkeit kombiniert mit
Opioidantagonisten
*17-(Cyclopropylmethyl)-α-(1,1-dimethylethyl)-4,5-epoxy-18,19-dihydro-3-
hydroxy-6-methoxy-α-methyl-6,14-ethanomorphinan-7methanol / 17-Allyl-3,
14-dihydroxy-4,5-epoxymorphinan-6-on*

Suboxone (Indivior)
Tbl. 2 mg Buprenorphin/0,5 mg Naloxon und 8 mg
Buprenorphin/2 mg Naloxon (7, 28 Tbl.)

- **Pharmakodynamik**
- Kombinationspräparat aus dem partiellen μ-Opioidagonisten *Buprenorphin* und dem reinen Opioidantagonisten *Naloxon*. Durch *Naloxon* wird
die initial euphorisierende Wirkung von *Buprenorphin* in der Anflutungs-
phase gehemmt, um das Abhängigkeitspotenzial zu minimieren.

- **Pharmakokinetik**
- ▶ *Buprenorphin*.
- *Naloxon* ist bei sachgerechter, sublingualer Anwendung kaum im Plasma
nachweisbar und wird rasch über die Leber ausgeschieden; $t_{1/2}$ = 1–3 h.
- Bei missbräuchlicher i.v.-Anwendung verteilt sich das enthaltene *Naloxon*
rasch (Distributions-HWZ 4 min) und löst ein Opioidentzugssyndrom
aus.

- **Indikationen und Behandlungshinweise**
- *Substitutionsbehandlung bei Opioidabhängigkeit bei Erwachsenen und
Jugendlichen > 15. Lebensjahr*[2]; Details ▶ *Buprenorphin*.
- Auch im Rahmen einer Detoxifikationsbehandlung einsetzbar,
▶ *Buprenorphin*.
- Der wesentliche Vorteil von Suboxone gegenüber Subutex oder *Methadon*
ist das geringere Risiko einer missbräuchlichen i.v.-Anwendung.
- Eine Umstellung von Patienten, die bereits auf *Methadon/Levomethadon*
stabil eingestellt sind, ist möglich. Die unmittelbare Verabreichung von
Buprenorphin/Naloxon insbesondere nach der Gabe eines reinen
μ-Opioidagonisten kann jedoch ein Entzugssyndrom auslösen. Vor der
Umstellung sollte daher die maximale Tagesdosis *Methadon* auf 30 mg
reduziert und eine Medikationspause von 24 h eingehalten werden.
- *Buprenorphin/Naloxon* eignet sich aufgrund der langen HWZ für die
Gabe einer entsprechend höheren Einmaldosis alle 2–3 Tage (Alternate-
day-Verordnung) sowie ggf. für eine Take-home-Vergabe.

- ### Dosierung
- Mit der Gabe der ersten Dosis sollte bis zum Auftreten eines Opioident-zugssyndroms gewartet werden, in der Regel ca. 6–8 h nach der letzten Heroininjektion, 24–36 h nach der letzten *Methadon*-Einnahme.
- Initiale Dosierung 4/1 mg *Buprenorphin/Naloxon*, bei stärkster Abhän-gigkeit 8/2 mg *Buprenorphin/Naloxon*, bei Vorliegen einer Alkohol- oder BZD-Intoxikation 2/0,5 mg *Buprenorphin/Naloxon*.
- Weitere Behandlungsdetails ▶ *Buprenorphin*.
- Der effektive Dosisbereich zur Substitutionsbehandlung liegt in der Regel zwischen 8/2–16/4 mg *Buprenorphin/Naloxon* pro Tag; maximale Tages-dosis 24/6 mg *Buprenorphin/Naloxon*[z], Dosierungen < 8/2 mg/d sind nicht ausreichend wirksam.
- Zur **Alternate-day-Verordnung** ▶ *Buprenorphin*; maximale Einzeldosis jedoch 24/6 mg *Buprenorphin/Naloxon*.
- Zum Einsatz im Rahmen einer ambulanten opioidgestützten Entzugs-behandlung ▶ *Buprenorphin*.

- ### Nebenwirkungen, Risikopopulationen und Intoxikationen
Sehr häufig Entzugssyndrom, Kopfschmerzen, Schlaflosigkeit, gastrointesti-nale Störungen, Schwitzen.

Häufig Schwindel, Somnolenz, Migräne, Nervosität, Depressionen, abnormes Denken, Fieber, Frösteln, Schmerzen, Myalgie, Krämpfe in den Beinen, Hyper-tonie, Gewichtsabnahme, Albuminurie, Leberfunktionsstörung, verstärkter Husten, Rhinitis, Pharyngitis, Amblyopie, Tränenflussstörung, Parästhesien, Urtikaria, Ödeme, verminderte Libido.

Gelegentlich Entwicklung einer Drogenabhängigkeit, Gähnen, abnorme Träume, Euphorie, Apathie, Agitiertheit, Krämpfe, Tremor, Tachykardie, Bradykardie, Myokardinfarkt, Hypotonie, Dyspnoe, Blutzellstörungen, Hyper- und Hypoglykämie, Hyperlipidämie, Miosis, Konjunktivitis, exfoliative Dermatitis, Alopezie, Hauttrockenheit, Arthritis, Nierenstörungen, sexuelle Störungen, Hypothermie.

Risikopopulationen **Herz:** Neigung zu Hypotension und Bradykardie (para-sympathomimetische Wirkung). **Leber:** Bei leichten und mittelschweren Leberfunktionsstörungen ggf. niedrigere Initialdosen und langsamere Auf-dosierung, keine Anwendung bei schweren Formen. **Niere:** Vorsicht bei schwerer Nierenfunktionsstörung.

Intoxikationen Akzentuierte NW, Bradykardie, Hypotension, Bewusstseins-störungen bis zum Koma, Atemdepression bis zum Atemstillstand.

- **Kontraindikationen**
— ► *Buprenorphin*.
— Im Gegensatz zu Subutex bei Jugendlichen > 15 J. zugelassen.

- **Interaktionen**
— ► *Buprenorphin*.

- **Bewertung**
Innovative *Buprenorphin*-Formulierung, die eine missbräuchliche intravenöse oder intranasale Anwendung verhindern kann.

Bupropion
Raucherentwöhnungsmittel
(+)-2-(Butylamino)-3′-chloropropiophenon

Zyban (GlaxoSmithKline)
Tbl. 150 mg (30, 100 Tbl.)

- **Pharmakodynamik**
► 1.13, Präparat.

- **Pharmakokinetik**
— Bei oraler Gabe rasche Resorption, Bioverfügbarkeit > 87%.
— Zyban: T_{max} = ca. 2,5 h (*Bupropion*) bzw. 6 h (aktive Metaboliten, v. a. 4-*Hydroxybupropion*). Retardtablette (im Gegensatz zu Elontril-Tabletten) mit veränderter, d. h. diffusionskontrollierter Wirkstofffreisetzung; ► 1.13, Präparat.
— $t_{1/2}$ = ca. 10–12 h, extensive Metabolisierung in der Leber mit ausgeprägtem First-pass-Effekt im Wesentlichen durch CYP2B6; drei bekannte Metaboliten, die pharmakologisch aktiv sind: 4-*Hydroxybupropion* (Hauptmetabolit; $t_{1/2}$ = ca. 20 h), *Threo-Hydrobupropion* ($t_{1/2}$ = ca. 37 h) und *Erythro-Hydrobupropion* ($t_{1/2}$ = ca. 33 h).
— Ausscheidung über Urin (87%) und Faeces (10%).
— Plasmakonzentration: 350–1500 ng/ml *Hydroxybupropion*)[p]. *Bupropion* ist chemisch instabil. Es wird im Blut fast ausschließlich *Hydroxybupropion* gefunden.

- **Indikationen und Behandlungshinweise**
— *Zur Hilfe bei der Raucherentwöhnung nikotinabhängiger Patienten*[z] in Verbindung mit unterstützenden motivierenden Maßnahmen.

— Zyban ist im Gegensatz zu Nikotinersatzstoffen verschreibungspflichtig, jedoch nicht erstattungsfähig; Ausschluss aus dem Leistungskatalog der GKV; Verordnung auf Privatrezept.

— Unter dem Handelsnamen Elontril in anderer Formulierung zugelassen in der *Behandlung von Episoden einer Major Depression*[z] (▶ 1.13, Präparat).

— Die Behandlung sollte noch während des aktiven Rauchens begonnen werden. Ab der 2. Behandlungswoche sollte das Rauchen beendet werden.

— Empfohlene Behandlungsdauer: 7–9 Wochen.

— Es existieren Hinweise zur Wirksamkeit von *Bupropion* in der Behandlung der Kokainabhängigkeit bei methadonsubstituierten opioid- und kokainabhängigen Patienten in Kombination mit Kontingenzmanagement (positives Feedback in Form von kleinen Geldbeträgen und Behandlungsgutscheinen bei negativen Urintests).

— Es gibt Berichte zur positiven Wirkung bei Libidominderung (▶ 8.2.1).

▪ Dosierung

— Initial 150 mg, ab dem 7. Tag 300 mg/d (in 2 Einzelgaben in mindestens 8-stündigem Abstand); Tageshöchstdosis 300 mg[z].

— Als Antidepressivum ▶ 1.13, Präparat.

— Bei Leber- und Nierenfunktionsstörung und älteren Personen 1 × 150 mg/d, auch als Erhaltungsdosis.

▪ Nebenwirkungen und Risikopopulationen

▶ 1.13, Präparat.

❯ **Es wurden einzelne Todesfälle in Zusammenhang mit der Einnahme von *Bupropion* im Rahmen der Raucherentwöhnung beschrieben, die sich jedoch in epidemiologischen Untersuchungen nicht bestätigt haben. Bei hohen Dosierungen sind Krampfanfälle und in Einzelfällen Rhabdomyolyse beschrieben worden. Die NW und Kontraindikationen (▶ 1.13) sind bei der Raucherentwöhnung sorgfältig zu beachten. Möglichkeit der Exazerbation psychotischer Symptome (▶ 3.4.1, Tabakabhängigkeit).**

Risikopopulationen **Herz:** Wegen möglicher Blutdruckerhöhung und Tachykardie in der Anwendung allein sowie in Kombination mit Nikotinpflaster werden engmaschige Blutdruckmessungen insbesondere in der Initialphase empfohlen; keine Anwendung bei unzureichend eingestellter arterieller Hypertonie. **Leber** und **Niere:** ▶ Dosierung.

▪ Kontraindikationen

— ▶ 1.13, Präparat.

- **Interaktionen**
- ▶ 1.13, Präparat.

- **Bewertung**

Bewährte Entwöhnungshilfe bei Tabakabhängigkeit. Risiko von Krampfanfällen. Tachykardie und Blutdruckerhöhung ▶ Risikopopulationen/Herz. Hohes
Interaktionsrisiko. In plazebokontrollierten Raucherentwöhnungsstudien
ergaben sich schwache Hinweise auf die Induktion depressiver Symptome, insbesondere suizidaler Gedanken; eine substanzspezifische Zunahme dieser
Symptome konnte in einer großen Anwendungsbeobachtung verschiedener
Raucherentwöhnungsmittel nicht beobachtet werden. Es ist daher wahrscheinlich, dass depressive Verstimmungen als ein Symptom des Nikotinentzugs
auftreten.

Clomethiazol
Entgiftungsmittel
5-(2-Chloroethyl)-4-methylthiazol

Distraneurin (CHEPLAPHARM)
Kps. 192 mg (25, 100 Kps.)
Mixtur 31,5 mg/ml (300 ml)

- **Pharmakodynamik**
- Verstärkung der Wirkung der inhibitorischen Neurotransmitter GABA
  und Glycin, insbesondere am $GABA_A$-abhängigen Chloridionenkanal.
  Clomethiazol wirkt sedierend, hypnotisch und antikonvulsiv.

- **Pharmakokinetik**
- Bioverfügbarkeit 5–60% nach Einnahme von 2 Kapseln, bei höheren
  Dosen oder eingeschränkter Leberfunktion kann sie deutlich höher
  sein.
- $t_{1/2}$ = 2,3–5 h (bei Leberfunktionsstörungen 9 h); rasche und fast voll-
  ständige Metabolisierung in der Leber (CYP2A6, CYP3A4) zu drei
  Metaboliten, der Metabolit *5-(-2-Chloro-1-Hydroxyethyl)-4-methylme-
  thiazol* trägt möglicherweise zur sedierenden Wirkung bei; schnelle
  Absorption (nach Tablettengabe langsamer).
- Renale Elimination.

- **Indikationen und Behandlungshinweise**
- *Behandlung von Prädelir, Delirium tremens und akuter Entzugssymptomatik unter kontrollierten stationären Bedingungen[z].*

- Behandlung von Verwirrtheits-, Erregungs- und Unruhezuständen bei Patienten mit hirnorganischem Psychosyndrom im höheren Alter unter kontrollierten stationären Bedingungen[z.]
- Schwere Schlafstörungen in höherem Lebensalter, wenn andere Maßnahmen zur Beeinflussung der Schlafstörungen wegen Wirkungslosigkeit oder NW nicht anwendbar sind[z].
- Wegen der antikonvulsiven Eigenschaften kann *Clomethiazol* beim Status epilepticus indiziert sein, wenn BZD, Hydantoine, *Valproat* und Barbiturate keine Wirkung zeigen.

- **Dosierung**
- Verschiedene Applikationsformen, wobei Kapseln die Clomethiazolbase und Mixtur das Ethandisulfonatsalz enthalten; 1 Kps. (192 mg) und 6 ml Mixtur (189 mg) sind therapeutisch äquivalent.
- Die Dosierung sollte nicht schematisch, sondern flexibel nach Sedierungsgrad und Schwere der Entzugssymptome der Patienten erfolgen. Die Entzugsschwere kann mit standardisierten Befundskalen wie z. B. dem in den aktuellen Leitlinien empfohlenen Alkoholentzugsverlaufsbogen CIWA-Ar – auch von geschultem Pflegepersonal – erfasst werden:
- **Alkoholentzugsbehandlung mithilfe des CIWA-Ar-Bogens** (◻ Tab. 7.3): Innerhalb der ersten 4 Tage wird eine Überwachung in 2-Stunden-Intervallen, am 5. Tag in 3-Stunden-Intervallen, am 6. Tag in 4-Stunden-Intervallen, am 7. Tag in 6-Stunden-Intervallen vorgenommen. Zu den Überwachungszeitpunkten werden die 10 Alkoholentzugssymptome erfasst. Die jeweiligen Punktwerte werden zu einem Summenwert addiert. Für eine Gesamtpunktzahl von 5–9 Punkten wird 1 Kps. *Clomethiazol*, für einen Gesamtpunktwert > 9 Punkte werden 2 Kps. *Clomethiazol* verabreicht.
- **Orientierungshilfe für eine festdosierte Behandlung:** Initial 2–4 Kps. *Clomethiazol* oder 10–20 ml Mixtur, in den ersten 2 h bis zu 6–8 Kps, dann in ca. 2-stündigem Abstand jeweils weitere 2 Kps. bis zu einer Höchstdosis von ca. 24 Kps. täglich; in Ausnahmefällen auch höher; bei zu starker Sedierung Dosisreduktion, nach Plateauphase von ca. 3 Tagen dann *Clomethiazol* ausschleichend absetzen.

- **Nebenwirkungen, Risikopopulationen und Intoxikationen**

Sehr häufig Erhöhte Speichel- und Bronchialsekretion.

Häufig Starke Müdigkeit, Benommenheit, Kopfschmerzen, Herzklopfen, Missempfindungen wie Taubheit oder Kribbelgefühl, Juckreiz, Hautausschläge, Bindehautentzündung.

◘ Tab. 7.3 *Clinical Institute Withdrawal Assessment for Alcohol Scale – Revised Version* (CIWA-Ar) (Sullivan et al. 1989)[a]

1. Übelkeit und Erbrechen

Fragen: »Ist Ihnen schlecht? Haben Sie sich übergeben?«

(0)	Keine Übelkeit und kein Erbrechen
(1)	Leichte Übelkeit ohne Erbrechen
(2)	–
(3)	–
(4)	Gelegentlich Übelkeit mit Brechreiz und Würgen
(5)	–
(6)	–
(7)	Dauernde Übelkeit, häufiger Brechreiz, Würgen und Erbrechen

2. Tremor (Arme ausgestreckt und Finger gespreizt)

(0)	Kein Tremor
(1)	Tremor nicht sichtbar, aber an Fingerspitze zu fühlen
(2)	–
(3)	–
(4)	Mäßiger Tremor bei ausgestreckten Armen
(5)	–
(6)	–
(7)	Starker Tremor auch bei nicht ausgestreckten Armen

3. Schweißausbrüche

(0)	Kein Schweiß sichtbar
(1)	Kaum Schweiß, Handflächen feucht
(2)	–
(3)	–
(4)	Deutliche Schweißtropfen auf der Stirn
(5)	–
(6)	–
(7)	Durchgeschwitzte Kleidungsstücke

4. Ängstlichkeit

Fragen: »Sind Sie nervös oder ängstlich?«

(0)	Keine Ängstlichkeit, entspannt
(1)	Leicht ängstlich
(2)	–
(3)	–
(4)	Mäßige Angst oder Wachsamkeit, die auf Angst schließen lässt
(5)	–
(6)	–
(7)	Vergleichbar mit akuter Panik, wie bei schweren Delirien oder akuten schizophrenen Episoden

◻ Tab. 7.3 (Fortsetzung)

5. Antriebsniveau

(0)	Normale Aktivität
(1)	Etwas mehr als normale Aktivität
(2)	–
(3)	–
(4)	Mäßige Unruhe oder Ruhelosigkeit
(5)	–
(6)	–
(7)	Geht während des Interviews meist auf und ab oder schlägt bzw. nestelt mit den Händen

6. Taktile Störungen

Fragen: »Spüren Sie irgendein jucken oder Ameisenlaufen, irgendein Brennen oder Taubheitsgefühle, oder haben Sie das Gefühl, dass Käfer auf oder unter Ihrer Haut krabbeln?«

(0)	Keine Störungen
(1)	Kaum Jucken oder Ameisenlaufen, Brennen oder Taubheitsgefühle
(2)	Leichtes Jucken oder Ameisenlaufen, Brennen oder leichte Taubheitsgefühle
(3)	Mäßiges Jucken oder Ameisenlaufen, Brennen, oder mäßige Taubheitsgefühle

(4)	Mäßig starke taktile Halluzinationen
(5)	Starke taktile Halluzinationen
(6)	Sehr starke taktile Halluzinationen
(7)	Anhaltende taktile Halluzinationen

7. Akustische Störungen

Fragen: »Sind Sie geräuschempfindlicher? Sind die Geräusche greller als sonst? Erschrecken die Geräusche Sie? Hören Sie etwas, dass Sie stört? Hören Sie Dinge, von denen Sie wissen, dass sie nicht da sind?«

(0)	Nicht vorhanden
(1)	Sehr leichte Geräuschverzerrung oder Schreckhaftigkeit
(2)	Leichte Geräuschverzerrung oder Schreckhaftigkeit
(3)	Mäßige Geräuschverzerrung oder Schreckhaftigkeit
(4)	Mäßig starke akustische Halluzinationen
(5)	Starke akustische Halluzinationen
(6)	–
(7)	–

◘ Tab. 7.3 (Fortsetzung)

8. Visuelle Störungen	

Fragen: »Erscheint Ihnen das Licht heller als sonst? Sind die Farben anders? Schmerzen dadurch die Augen? Sehen Sie irgendetwas, das Sie stört? Sehen Sie Dinge, von denen Sie wissen, dass Sie nicht da sind?«

(0)	Nicht vorhanden
(1)	Sehr leicht vermehrte Lichtempfindlichkeit
(2)	Leicht vermehrte Lichtempfindlichkeit
(3)	Mäßig vermehrte Lichtempfindlichkeit
(4)	Mäßig starke optische Halluzinationen
(5)	Starke optische Halluzinationen
(6)	Sehr starke optische Halluzinationen
(7)	Anhaltende optische Halluzinationen

9. Kopfschmerzen, Druckgefühle im Kopf

Fragen: »Fühlt sich Ihr Kopf anders an? Haben Sie das Gefühl, als hätten Sie einen Ring um den Kopf?« Schwindelgefühle und Benommenheit sollen nicht beurteilt werden.

(0)	Keine Kopfschmerzen
(1)	Sehr leichte Kopfschmerzen
(2)	Leichte Kopfschmerzen
(3)	Mäßige Kopfschmerzen
(4)	Mäßig starke Kopfschmerzen
(5)	Starke Kopfschmerzen
(6)	Sehr starke Kopfschmerzen
(7)	Extrem starke Kopfschmerzen

10. Orientiertheit und Trübung des Bewusstseins

Fragen: »Welcher Tag ist heute? Wo sind Sie? Wer bin ich (der Befragende)?«

(0)	Orientiert und kann fortlaufend ergänzen
(1)	Kann nicht fortlaufend ergänzen oder ist unsicher hinsichtlich des Datums
(2)	Desorientiert über das Datum, aber nicht mehr als 2 Tage
(3)	Desorientiert über das Datum um mehr als 2 Tage
(4)	Desorientiert über Ort und Person
(5)	–
(6)	–
(7)	–

[a] Erklärungen s. Text, ▶ Dosierung.

Gelegentlich Gastrointestinale Störungen, Brennen in Hals und Nase, Schnupfengefühl und Hustenreiz (nach einigen Tagen abnehmend).

Sonstige NW Selten ernste Atmungs- und Kreislaufdepression. In Einzelfällen Gesichtsödem, Anstieg der Serumtransaminasen, Ikterus.

Risikopopulationen **Herz:** Bei kardialen Vorerkrankungen besondere Vorsicht wegen kreislaufdepressiver Wirkung. **Leber** und **Niere:** Bei Leber- und Nierenfunktionsstörungen Gefahr der Akkumulation aufgrund verlängerter Eliminationshalbwertszeiten, daher Dosisanpassung.

Intoxikationen Akzentuierte NW, Bewusstseinstrübung bis zum Koma, zentrale Atemdepression bis zum Atemstillstand, Kreislaufversagen, Herzstillstand.

> **Absinken in Bewusstlosigkeit, Atemdepression und hypotone Blutdruckreaktionen.**

> **Bereits nach relativ kurzfristiger Verordnung ist eine Abhängigkeitsentwicklung möglich. *Clomethiazol* maximal 14 Tage und nicht ambulant verordnen.**

- **Kontraindikationen**
  - Akute Alkohol-, Schlafmittel-, Analgetika-, Psychopharmakaintoxikation.
  - Respiratorische Insuffizienz bzw. obstruktive Lungenerkrankungen (Gefahr einer Atemdepression).

Relative Kontraindikation
- Eingeschränkte Leber- und Nierenfunktion.

- **Interaktionen**
  - Keine Kombination mit anderen psychotrop wirkenden Substanzen, besonders **Alkohol**, Anxiolytika, Hypnotika, (schwer abschätzbare, u. U. massive Wirkungsverstärkung).
  - Bei Kombination mit *Propranolol* kommt es zu einer ausgeprägten Bradykardie.
  - *Clomethiazol* hemmt CYP2E1, Vorsicht daher bei Kombination mit **Substraten** von **CYP2E1**, z. B. *Halothan* oder *Enfluran* (► **Anhang SUB**). Vorsicht bei Kombination mit *Cimetidin* (Wirkungsverstärkung und -verlängerung) durch Hemmung von CYP3A4 und damit des Abbaus von *Clomethiazol* und Anstieg der Wirkspiegel.

■   **Bewertung**

Wirksames und gut steuerbares AM zur Unterdrückung und Vorbeugung des gesamten Spektrums von Alkoholentzugssymptomen, insbesondere des Alkoholentzugsdelirs. *Clomethiazol* sollte wegen des Abhängigkeitspotenzials nur unter stationären Bedingungen und kurzfristig eingesetzt werden.

Clonidin

α_2-Agonist; »Antihypertensivum im Entzug«
2-[(2, 6-Dichlorphenyl)imino]-2-imidazolin

Catapresan (Boehringer Ingelheim)
Tbl. 0,075/ 0,15/ 0,3 mg (100 Tbl.)
Amp. 0,15 mg/ml (5 Amp.)
Clonidin-ratiopharm (ratiopharm)
Kps. 0,075/ 0,15/ 0,3/ 0,25 mg (20, 50, 100 Tbl.) (**Clonidin retard-ratiopharm**)
Amp. 0,15 mg/ml (5 Amp.)

Clonistada 0,15/0,3 (STADApharm)
Tbl. 0,15/ 0,3 mg (20, 50,100 Tbl.)
Kps. 0,25 mg (50, 100 Kps.)
(**Clonistada retard**)
Paracefan (Boehringer Ingelheim)
Amp. 0,15/0,75 mg/ml

■   **Pharmakodynamik**

▬   Zentraler α_2-Agonist, dadurch v. a. Aktivitätshemmung noradrenerger Neurone im Locus coeruleus (wichtigstes noradrenerges Kerngebiet im ZNS mit hoher Opioidrezeptordichte, Dämpfung durch Opioide). Eingeführt als Antihypertensivum.

■   **Pharmakokinetik**

▬   Nahezu vollständige Resorption, renale Elimination.
▬   Metabolisierung bevorzugt durch CYP2D6 zu einem pharmakologisch nicht aktiven Metaboliten.
▬ $t_{½}$ = 5–19 h (abhängig von der Nierenfunktion); T_{max} = 1,5–2 h (oral) bzw. 10–15 min (parenteral).
▬   Plasmakonzentration: 0,2–1,5 ng/ml[(p)].

■   **Indikationen und Behandlungshinweise**
Oral

▬   Opioidentzugssyndrom.
▬   Komedikation (z. B. mit *Clomethiazol*) beim Alkoholentzugssyndrom bei im Vordergrund stehender (hypertoner bzw. tachykarder) Herz-Kreislauf-Symptomatik.
▬   Hinweis auf Wirksamkeit bei → Tic-Störungen (▶ 10.3.4) → vegetativer Übererregbarkeit bei PTBS (▶ 11.3.1) → Hitzewallungen bei klimakterischen Beschwerden (▶ 1.4.14) → Zustände innerer Unruhe, dissoziative Symptome und Selbstverletzungsdrang (▶ 11.3.1).

Parenteral

— Schweres Alkoholentzugssyndrom, jedoch nur unter kontinuierlicher intensivmedizinischer Überwachung und mit antikonvulsiver und delirverhütender Komedikation.

— Bei Intoxikation durch *Clonidin*: α_2-Antagonisten, z. B. *Tolazolin* (Priscol), bei Bradykardien *Atropin* (▶ Kap. 12).

■ **Dosierung**

Oral

— Zur Behandlung eines Opioidentzugssyndroms sind Behandlungsdosen von 7–30 µg/kg KG erforderlich. Beginn mit 3–4 × 0,15 mg/d; Steigerung bis 1,2 mg/d, in Einzelfällen auch bis 2,0 mg/d[z]. Nach Abklingen der Entzugssymptome (Heroin 4–7 Tage, *Methadon* bis 14 Tage) stufenweise Reduktion innerhalb von 3–5 Tagen.

Parenteral

— Initial Injektion von 0,15–0,6 mg langsam i.v. Tagesdosis nach klinischen Erfordernissen 0,3–4 mg/d[z]. Wenn notwendig: fortsetzende Applikation über Perfusor.

❯ **Bei schlagartigem Absetzen von *Clonidin* überschießende Sympathikusreaktionen möglich: Hypertensive Krisen und Rebound-Tachykardien.**

■ **Nebenwirkungen, Risikopopulationen und Intoxikationen**

Sehr häufig Schwindel, Sedierung, Mundtrockenheit, Blutdruckabfall, Pulsverlangsamung.

Häufig Müdigkeit, Kopfschmerzen, Schlafstörungen, depressive Verstimmungen, erektile Dysfunktion, Libidominderung.

Gelegentlich Wahrnehmungsstörungen, Sinusbradykardien, Obstipation, Übelkeit, Erbrechen, Pruritus, Urtikaria, Parästhesien, Schmerzen in den Speicheldrüsen, Raynaud-Syndrom.

Sonstige NW Selten Verwirrtheitszustände, Verstärkung vorbestehender Herzrhythmusstörungen, initialer Blutdruckanstieg, Gewichtsabnahme, Akkommodationsstörungen, Reduktion des Tränenflusses, Alopezie, Miktionsstörungen, Gynäkomastie.

Risikopopulationen Herz: Die Anwendung sollte unter sorgfältiger und engmaschiger Überwachung von Blutdruck und Herzfrequenz wegen ent-

sprechender depressorischer Hauptwirkung erfolgen. Dosisreduktion bei Blutdruckabfall < 90 mmHg systolisch bzw. 55 mmHg diastolisch, Pulsfrequenz
< 55/min). **Leber** und **Niere:** Bei Leber- bzw. Niereninsuffizienz schwere-
gradabhängige Dosisanpassung.

> **❯** *Clonidin* **besitzt weder antikonvulsive noch delirverhütende Eigen-
> schaften und ist daher in dieser Indikation nicht zur Monotherapie
> geeignet und nicht zugelassen.**

Intoxikationen Akzentuierte NW, Bewusstseinstrübung bis zum Koma, Bradykardie, Hypotension.

▪ Interaktionen
- Verstärkung der sedierenden Wirkung von zentral dämpfenden Pharmaka und Alkohol.
- Abschwächung der blutdrucksenkenden Wirkung durch *Tolazolin*, Hista-
  min, TZA oder Antipsychotika möglich.
- Erhöhte Gefahr von (bradykarden) Herzrhythmusstörungen bei gleich-
  zeitiger Therapie mit Herzglykosiden oder β-Rezeptorenblockern.
- Verstärkung der antihypertensiven Wirkung von Antihypertensiva.
- Verminderung der blutdrucksenkenden Wirkung von *Clonidin* durch
  blutdrucksteigernde oder Natrium und Wasser retinierende Substanzen,
  wie nichtsteroidale Antirheumatika.
- Bei hohen i.v.-Dosen kann *Clonidin* die arrhythmogene Wirkung (QTc-
  Zeit-Verlängerung) hoher Dosen von *Haloperidol* verstärken.

▪ Kontraindikationen
- Sick-Sinus-Syndrom, ausgeprägte (auch asymptomatische) Bradykardie
  oder Hypotonie.

Relative Kontraindikationen
- Kardiale Vorschädigung, (insbesondere höhergradige) AV-Blockierungen,
  zerebrale Durchblutungsstörungen.

▪ Bewertung
Basismedikation im Rahmen eines nichtopioidgestützten Opioidentzugs;
schlechter wirksam als *Buprenorphin* oder *Methadon*. Sinnvolle Komedikation
bei im Vordergrund stehender Herz-Kreislauf-Symptomatik beim Alkoholentzug. Häufige Blutdruck- und Pulskontrollen.

Disulfiram
Entwöhnungsmittel
Tetraethylthiuramdisulfid
Antabus[1]

[1] In D vom Markt genommen; erhältlich über internationale Apotheken, Österreich (Colme Trpf. 60 mg/ml), Schweiz (Antabus Disp. 0,4 g)

- **Pharmakodynamik**
- Irreversible Hemmung der Aldehyddehydrogenase (weniger der Dopamin-β-Hydroxylase) durch wirksame Metaboliten, im Wesentlichen *Methyldiethylthiocarbamatsulfoxid*, Anstieg des Alkoholabbauprodukts *Acetaldehyd* auf das 10-Fache, dadurch im Falle eines Alkoholkonsums: sog. **Disulfiram-Alkohol-Reaktion** (DAR, s. unten).

- **Pharmakokinetik**
- Bioverfügbarkeit 80–90%.
- Mäßig schnelle Aufnahme nach oraler Gabe (T_{max} ca. 8–10 h) mit anschließend rascher metabolischer Aktivierung in der Leber (CYP1A2, CYP2B6, CYP2E1, CYP3A4); i. Allg. rascher Wirkungseintritt (10–30 min) nach Einnahme eines einzigen alkoholhaltigen Getränks.
- $t_{1/2}$ = 6–9 h.
- Plasmakonzentration: 50–400 ng/ml[p].

- **Indikationen und Behandlungshinweise**
- *Adjuvans zur Rückfallprophylaxe bei Alkoholabusus und Alkoholabhängigkeit*[z] im Sinne einer Aversivbehandlung.
- **Symptome bei der DAR**: Übelkeit, Erbrechen; pochender Kopfschmerz, Flush; Durst; Tachypnoe, Dyspnoe; Herzrasen; Brustschmerz; Schwindel; Angst. Intensität mit starken interindividuellen Schwankungen von der Disulfiram- und Alkoholkonzentration abhängig. In Extremfällen: Atemdepression, massive Hypotonie, Arrhythmien, Krampfanfälle, Exitus.
- Sorgfältige Aufklärung über eine mögliche DAR; supervidierte (kontrollierte) AM-Einnahme.
- Wirkdauer einer DAR ca. 60–180 min mit den oben beschriebenen Symptomen.
- Eine DAR kann noch 1–2 Wochen nach der letzten Einnahme auftreten.
- Bei schwerer DAR: Trendelenburg-Position, parenterale Flüssigkeits- und Sauerstoffzufuhr, Antihistaminika, z. B. 50 mg *Promethazin* (Atosil) i.v.

— Hinweise auf eine Wirksamkeit in der Behandlung der Kokainabhängigkeit.
— Routineuntersuchungen: Kontrollen der Leberenzyme.

■ Dosierung

— Zieldosis nach Aufdosierung: 200–500 mg/d; individuell ist die wirksame Dosis sehr unterschiedlich. Ein »Probetrunk« eines alkoholhaltigen Getränks zur Demonstration der DAR ist heute nicht mehr üblich.

■ Nebenwirkungen (ohne gleichzeitigen Alkoholkonsum), Risikopopulationen und Intoxikationen

Sehr häufig Müdigkeit, unangenehmer Mund- und Körpergeruch, diffuse Oberbauchbeschwerden, Schweregefühl im Kopf, Blutdruckabfall.

Gelegentlich Kopfschmerzen, Polyneuropathien, Optikusneuropathie mit Sehstörungen, Depression, Verwirrtheitszustände, maniforme und paranoid-halluzinatorische Psychosen, Obstipation, Durchfall, Anstieg von Transaminasen, Bilirubin und alkalischer Phosphatase, Hepatotoxizität.

Sonstige NW Selten schwere Ataxien, Dysarthrien, Blutdruckanstieg. In Einzelfällen: Leberversagen und die Entwicklung metabolischer Störungen wie bei einer Laktatazidose.

Risikopopulationen **Herz:** Bei kardiovaskulärer Vorschädigung kontraindiziert. **Leber** und **Niere:** Erhöhte Vorsicht bei höhergradigen Leber- und Nierenfunktionsstörungen.

Intoxikationen Akzentuierte NW, Dyspnoe, Tachykardie, Hypertension.

■ Kontraindikationen

— Akute Alkohol-, Schlafmittel-, Analgetika-, Psychopharmakaintoxikation.
— Schwere Leberinsuffizienz, floride Ulzera, kardiale Vorschädigung, Epilepsien, psychotische Störungen.

■ Interaktionen

— Keine Kombination mit *Metronidazol*, einigen Antibiotika (Cephalosporine, *Chloramphenicol*), MAOH und *Isoniazid* (schwere toxische ZNS-Symptomatik), *Amitryptilin*.
— Bei gleichzeitiger Gabe oraler Antidiabetika, v. a. Biguanide, Begünstigung einer Laktatazidose.

- *Disulfiram* kann die Wirkung von *Chlordiazepoxid, Chloroxazon, Desipramin, Diazepam, Imipramin, Phenytoin, Theophyllin* (nicht aber von *Lorazepam* und *Oxazepam*) verstärken (reduzierte Clearance).
- **Cave:** Acetaldehydsyndrom unter *Paraldehyd*.

■ **Bewertung**

Aufgrund des Risikos möglicher Komplikationen einer DAR stellt *Disulfiram* **keine Standardtherapie** in der Alkoholrückfallprophylaxe dar. *Acamprosat* und *Naltrexon* sind vorzuziehen. *Disulfiram* kann im Einzelfall im Rahmen einer supervidierten Therapie (3–5 Kurzkontakte/Woche, supervidierte Einnahme) bei motivierten, sozial stabilen Patienten hilfreich sein.

Levomethadon

Substitutionsmittel

L-6-Dimethylamino-4,4-diphenyl-3-heptanon

L-Polamidon Lösung zur Substitution (Sanofi-Aventis Pharma) Lsg. 5 mg/1 ml (100, 300, 500 ml)	**L-Polamidon Injektionslösung 2,5 mg/-5 mg** (Sanofi-Aventis Pharma) Lsg. 2,5 mg/1 ml (10 × 1 ml; 5 × 2 ml)
L-Polamidon Tropfen zum Einnehmen, Lösung (Sanofi-Aventis Pharma) Lsg. 5 mg/1 ml (20 ml, 5 × 20 ml)	**L-Polaflux Tropfen zum Einnehmen, Lösung** (HEXAL) Lsg. 5 mg/1 ml (100 ml; 3 × 100 ml; 500 ml)

■ **Pharmakodynamik**

- Synthetischer μ-Opioidrezeptoragonist. *Levomethadon* ist das L(–)-Enantiomer von *Methadon* und besitzt die doppelte effektive und analgetische Potenz wie das Razemat aus *Levomethadon* und rechtsdrehendem *D-Methadon*.

■ **Pharmakokinetik**

- Rasche orale Resorption; Wirkungseintritt nach 1–2 h; absolute Bioverfügbarkeit ca. 80%; Steady State nach 4–5 Tagen, $t_{1/2}$ = ca. 14–55 h (Wirkdauer steigt bei regelmäßiger Einnahme).
- Metabolisierung durch CYP2B6, CYP3A4 und CYP2C19. Ausscheidung im Urin (ca. 60%) sowie biliär über die Faeces.
- *Levomethadon* ist nicht dialysierbar.
- Plasmakonzentration: 250–400 ng/ml[p].

- ## Indikationen und Behandlungshinweise
- *Substitutionsbehandlung bei Opioidabhängigkeit[2]*. Diese erfolgt nach den gleichen Regeln, wie sie für die Substitutionsbehandlung mit *Methadon* gelten (▶ 7.2.3).
- Überbrückungssubstitution z. B. bei Krankenhausaufenthalten.
- Eine **Take-home-Vergabe** muss durch den Arzt verordnet werden (s. oben). In diesen Fällen muss die Lösung zur Vermeidung eines i.v.-Missbrauchs mit einer viskositätserhöhenden Lösung vermischt, in Tagesdosen portioniert und kindersicher verpackt verordnet werden.

- ## Dosierung
- Die zur **Substitutionsbehandlung** erforderliche Dosierung orientiert sich am Auftreten von Entzugssymptomen und muss individuell ermittelt werden. Ziel ist eine vollständige Reduktion der Opioidentzugssymptome und des Opioidverlangens.
- Zur Vermeidung von Überdosierungen werden am **1. Tag** morgens 15–20 mg *Levomethadon* (entspricht 3–4 ml Lösung) verabreicht. Bei Bedarf können am Abend des 1. Tages oder 10–12 h nach der ersten Gabe zusätzlich 10–25 mg *Levomethadon* (entsprechend 2–5 ml Lösung zusätzlich) gegeben werden. Am Folgetag wird die Gesamtdosis des Vortags als Einmalgabe morgens verabreicht. Bei weiter bestehenden Entzugszeichen kann die L-Polamidon-Dosis täglich um 5–10 mg (1–2 ml Lösung) bis zum Sistieren der Entzugssymptome gesteigert werden.
- Die Erhaltungsdosis wird üblicherweise nach 1–6 Tagen erreicht. Sie kann bis zu 60 mg L-Polamidon (12 ml Lösung) – in Einzelfällen auch wesentlich mehr – betragen. Eine Dosis von > 60 mg/d sollte nur bei sicherem Ausschluss eines gefährdenden Beikonsums erfolgen.
- In Deutschland ist **Umstellung** von *D,L-Methadon* (*Methadonrazemat*) auf *Levomethadon* (L-Polamidon) in der Regel unkompliziert. Die L-Polamidon-Lösung besitzt die halbe Wirkstoffkonzentration (5 mg/ml) im Vergleich zu den standardisierten Apothekenrezepturen von *Methadonrazemat* (10 mg/ml), sodass im Regelfall gleiche Volumina verabreicht werden müssen (Beispiel: 8 ml einer 10-mg/ml-*Methadonrazemat*-Lösung sind wirkungsgleich zu 8 ml einer 5-mg/ml-L-Polamidon-Lösung).

🛑 **Cave**
Überdosierungen bei niedriger oder unklarer Toleranzschwelle (z. B. nach Gefängnisaufenthalten), Beikonsum von Alkohol, BZD, Schlafmitteln, Narkosemitteln, Phenothiazinen oder TZA. In diesen Fällen sollte die initale Dosis 15 mg (entsprechend 3 ml Lösung) nicht überschreiten, eine engmaschige Überwachung der Patienten muss gewährleistet sein.

— Bei weiter unzureichender Wirksamkeit kann die Dosis weiter **täglich** um jeweils 5–10 mg erhöht werden.

— Nach 1–6 Tagen wird die Gesamttagesdosis einmalig morgens verabreicht. Die Umstellung auf einmalige morgendliche Gaben erfolgt in 5-mg-Schritten.

— Die **Erhaltungsdosis** wird nach 1–6 Tagen erreicht und kann bis zu 60 mg^z betragen. Eine **effektive Substitutionsbehandlung** erfordert eine ausreichende Schwellendosis, in der Regel 30–50 mg/d^z. Eine zu niedrig dosierte Behandlung fördert den Beikonsum (insbesondere von Heroin) und führt zu vorzeitigem Behandlungsabbruch. In Einzelfällen ist die Gabe auch höherer Dosierungen (> 60 mg/d) zulässig^z. Aufgrund des deutlich erhöhten Intoxikationsrisikos ist jedoch der Ausschluss eines Beikonsums erforderlich^z.

— Bei Patienten im höheren Lebensalter, in reduziertem Allgemeinzustand oder mit moderaten oder schweren Nieren- oder Leberfunktionsstörungen wird eine reduzierte Dosis empfohlen.

■ Nebenwirkungen, Risikopopulationen und Intoxikationen

Häufig bis gelegentlich Abhängigkeitsentwicklung von Opioidtyp, zu Beginn der Behandlung bei unzureichender Dosierung Symptome des Opioidentzugs (◘ Tab. 7.2), Kopfschmerzen, Nausea, Schlaflosigkeit, Unruhe, Sedation, Euphorie und Dysphorie, Verwirrtheit, Desorientiertheit, Schwächeanfälle, Herzklopfen, Bradykardie, Atemdepression, Appetitlosigkeit, Erbrechen, Verstopfung, Mundtrockenheit, Sehstörungen, Hautausschläge, Schweißausbrüche, Ödeme, Gallenwegskrämpfe, Blasenentleerungsstörungen, eingeschränkte Libido und/oder Potenz.

Selten bis sehr selten EEG-Veränderungen, Herzrhythmusstörungen (Synkopen), Verlängerung des QTc-Intervalls mit Gefahr einer Arrhythmie (TdP), Herzstillstand, Atemstillstand, Blutdruckabfall bei Lageveränderung, Einschränkung der Kreislauffunktion, Schock, Sickerblutungen (Hämorrhagie), Flush.

Risikopopulationen Herz: Aufgrund der opioideigenen parasympathomimetischen Wirkung (v. a. in hohen Dosen) Bradykardie und (v. a. diastolischer) Blutdruckabfall; QTc-Zeit-Verlängerung. **Leber:** Bei Lebererkrankungen, ggf. niedrigere Einstiegsdosis und langsamere Titration. **Niere:** Aufgrund von bei höheren Dosen vorwiegend renaler Exkretion von Muttersubstanz und Metaboliten Dosisreduktion bei eingeschränkter Nierenfunktion; nicht dialysierbar.

> ❯ **Das Risiko des Abbruchs einer erfolgreichen Substitutions-
> behandlung mit möglichem Rückfall in einen i.v.-Drogenkonsum
> ist gegenüber den Risiken des Fortführens der Substitutions-
> behandlung abzuwägen (Schwangerschaft ► Kap. 14).**

Intoxikationen Akzentuierte NW, Bradykardie, Hypotension, Bewusstseinsstörungen bis zum Koma, Atemdepression bis zum Atemstillstand.

> ❯ **Herabgesetztes Reaktionsvermögen schließt die aktive Teilnahme
> am Straßenverkehr aus. Das genotoxische und kanzerogene Poten-
> zial von *Levomethadon* ist noch nicht ausreichend beurteilbar.**

- **Kontraindikationen**
  - Akute Alkohol-, Schlafmittel-, Analgetika-, Psychopharmakaintoxikation.

Relative Kontraindikationen
  - Bewusstseinsstörung, Suizidalität, erhöhter intrakranieller Druck,
    Hypotension und Hypovolämie, moderate bis schwere Beeinträchtigung
    des Atemzentrums, Erkrankungen der Atemorgane, Pankreatitis,
    Prostatahypertrophie mit Restharnbildung, Gallenwegserkrankungen,
    obstruktive und entzündliche Darmerkrankungen, Hypothyreoidismus,
    Phäochromozytom, verlängertes QTc-Intervall, Bradykardie, Hypo-
    kaliämie.

- **Interaktionen**
  - Keine Kombination mit MAO-B-Hemmern. Vorsicht bei Kombination
    mit AM, die die QTc-Zeit verlängern. Das reine Stereoisomer *Levometha-
    don* ist allerdings kardial weniger kritisch als das razemische *Methadon*.
  - Keine Behandlung mit Narkotikaagonisten/-antagonisten (Ausnahme:
    Behandlung einer Überdosierung).
  - *Buprenorphin* darf frühestens 24 h nach Absetzen von L-Polamidon-
    Lösung zur Substitution angewendet werden.
  - Vorsicht bei Kombination mit anderen zentral dämpfenden Substanzen
    (Alkohol, andere Drogen, BZD, TZA, Phenothiazine); es kann zu
    wechselseitiger Wirkungsverstärkung mit dem Risiko einer letalen Über-
    dosierung führen.
  - Vorsicht bei Behandlung mit Antiarrhythmika der Klasse I–III.
  - **Erniedrigte Serumkonzentrationen** möglich bei gleichzeitiger Einnahme
    von: *Rifampizin, Carbamazepin, Nevirapin, Phenobarbital, Spironolacton,
    Rifabutin, Rifampizin, Indinavir, Saquinavir, Verapamil* durch Induktion
    von CYP3A4 oder CYP2B6, Auftreten von Opioidentzugssymptomen
    möglich.

— **Erhöhte Serumkonzentrationen** möglich bei gleichzeitiger Einnahme von: Antiarrhythmika, *Cimetidin*, *Clarithromycin*, *Erythromycin*, *Fluconazol*, *Fluvoxamin*, *Itroconazol*, *Ketoconazol* oder anderen **Inhibitoren** von **CYP3A4**, **CYP2B6** oder **CYP2C19** (► **Anhang INT**) oder von Kontrazeptiva oder Proteaseinhibitoren.

■ **Bewertung**

Sinnvolle Alternative zur Durchführung einer Substitutionsbehandlung mit *Methadon* insbesondere bei nichtvorhandener Erfahrung mit der Herstellung generischer *Methadon*-Substitutionslösungen; Überbrückungssubstitution möglich.

> Eine Über- oder Unterdosierung bei zwischenzeitlicher Umstellung von mit *Methadonrazemat* substituierten Patienten ist zu beachten, da substituierte Patienten häufig die Dosierung des Razemats lediglich in ml-Mengen, nicht jedoch in der mg-Menge erinnern können. In der Regel wird *Methadonrazemat* in Deutschland in einer Konzentration von 10 mg/ml rezeptiert, sodass 1 ml einer 5 mg/ml-L-Polamidon-Lösung wirkungsgleich zu 1 ml einer 10 mg/ml-*Methadonrazemat*-Lösung sind. Dieses ist jedoch in jedem Einzelfall sorgfältig zu prüfen.

Methadon
Substitutionsmittel
DL-6-Dimethylamino-4,4-diphenyl-3-heptanon

Methaddict (HEXAL)
Tbl. 5/ 10 mg (20, 50, 75, 100 Tbl.)
Tbl. 40 mg (20, 50, 75 Tbl.)
Eptadone Tropfen zum Einnehmen, Lösung (Molteni)
Lsg. 5 mg/ml (20 ml, 500 ml, 1000 ml)

Methaliq Tropfen zum Einnehmen, Lösung (HEXAL)
Lsg. 10 mg/ml (100 ml, 500 ml, 1000 ml)

■ **Pharmakodynamik**

— µ-Opioidrezeptoragonist.
— Razemat aus linksdrehendem *Levomethadon* und rechtsdrehendem *D-Methadon*.
— *Levomethadon* besitzt die doppelte effektive und analgetische Potenz wie das *Methadonrazemat*. Bei Dosierungsangaben ist stets darauf zu achten, ob diese sich auf *Methadon* oder *Levomethadon* beziehen! Kardiotoxisches Potenzial besitzt insbesondere *D-Methadon*.

■ Pharmakokinetik

- $t_{1/2}$ = ca. 24–48 h (kann bei Opioidabhängigen deutlich verlängert sein).
- Relativ schnelle Absorption; extensive hepatische Metabolisierung, Ausscheidung sowohl renal als auch biliär.
- Metabolisierung durch CYP2B6, CYP2C19 und CYP3A4, zu ca. 2% aktive Metaboliten (*Methadol* und *Normethadol*), wobei das inaktive Enantiomer *D-Methadon* für CYP2B6 bevorzugtes Substrat ist, für CYP2C19 *L-Methadon*, CYP3A4 ist nicht stereoselektiv.
- Hohe Gewebebindung (*Methadon* kann noch Wochen nach letzter Einnahme im Gewebe nachweisbar sein).
- Analgetische Wirkdauer: 4–6 h; eine methadoninduzierte Atemdepression kann bis zu 75 h anhalten.
- Plasmakonzentration: 400–600 ng/ml[p].

■ Indikationen und Behandlungshinweise

- *Substitutionsbehandlung im Rahmen eines integrierten Behandlungskonzepts in der Substitutionstherapie bei Opioidabhängigkeit[z].*

■ Dosierung

- *Methadon* muss zur Substitutionsbehandlung für jeden Patienten individuell dosiert werden: in der Regel sind 60–100 mg/d[z] erforderlich. In Einzelfällen müssen deutlich höhere Dosierungen gewählt werden[z]. Ziel einer effektiven Substitutionsbehandlung ist die vollständige Unterdrückung des Opiatverlangens. Bei Unterdosierung besteht die Gefahr eines Beigebrauchs anderer Opioide oder anderer Drogen wie z. B. von Kokain oder BZD. Dann ist zunächst eine Dosiserhöhung anzustreben. Bei höheren Dosen ist der Betroffene auf die Intoxikationsgefahr hinzuweisen, ein Beikonsum muss ausgeschlossen werden.
- Zur Vermeidung von Überdosierungen werden am ersten Tag morgens 30–40 mg *Methadonrazemat* (entspricht 3–4 ml einer 10 mg/ml-Lösung) verabreicht. Bei Bedarf können am Abend des ersten Tages oder 10–12 h nach der ersten Gabe zusätzlich 20–50 mg *Methadonrazemat* (entsprechend 2–5 ml Lösung) gegeben werden, der Patient soll hierbei jedoch noch ausreichend lange auf Zeichen der Überdosierung nachbeobachtet werden.

🛑 Cave
Überdosierungen bei niedriger oder unklarer Toleranzschwelle (z. B. nach Gefängnisaufenthalten), Beikonsum von Alkohol, BZD, Schlafmitteln, Narkosemitteln, Phenothiazinen oder TZA. In diesen Fällen sollte die initiale Dosis 30 mg (entsprechend 3 ml Lösung) nicht überschritten werden. Auch in höherem Alter, bei reduziertem Allgemeinzustand, Leber- und Nierenschäden reduzierte Dosis!

▬ Bei weiter unzureichender Wirksamkeit kann die Dosis **täglich** um jeweils weitere 10–20 mg erhöht werden. Nach 1–6 Tagen wird die Tagesdosis einmalig morgens verabreicht. **Erhaltungsdosis** bis zu 120 mg^z, in Einzelfällen auch höher. Eine zu niedrige Dosis fördert den Beikonsum (▶ *Levomethadon*). Die Umstellung auf einmalige morgendliche Gaben erfolgt in 10-mg-Schritten. Auf Zeichen der Überdosierung ist zu achten.

▬ Im Falle einer geplanten **Opioidentgiftung** eines substituierten Patienten ist eine ausreichende Entgiftungszeit einzurechnen. Im Falle einer ambulanten Behandlung wird empfohlen, die tägliche *Methadon*-Dosis wöchentlich um nicht mehr als 10 mg *Methadon* zu reduzieren. Auch unter stationären Bedingungen werden Dosisreduktionen von mehr als 20 mg *Methadon* pro Woche nicht gut toleriert und führen häufig zum vorzeitigen Therapieabbruch.

▬ Pro Patient bzw. pro BtM-Rezept dürfen höchstens 3000 mg *Methadon* innerhalb von 30 Tagen verschrieben werden (je Anwendungstag nicht mehr als 300 mg *Methadon*).

▬ Täglich kontrollierte Abgabe an den Patienten mit supervidierter Einnahme.

▬ **Take-home-Verfahren** nur bei längerfristig stabilen Patienten ohne Beigebrauch (▶ 7.2.3 und Hinweise zu L-Polamidon).

■ **Nebenwirkungen, Risikopopulationen und Intoxikationen**

Sehr häufig/häufig Abhängigkeitsentwicklung vom Opiattyp, Kopfschmerzen, Nausea, Mattigkeit, Benommenheit, Schlaflosigkeit, Unruhe, Euphorie, Dysphorie, Sedation, Verwirrtheit, Desorientierung, Herzklopfen, Bradykardie, Schwächeanfälle, Atemdepression, Erbrechen, Obstipation, Anorexie, Mundtrockenheit, Gallenwegsspasmen, Sehstörungen, Schweißausbrüche, Urtikaria, Ödeme, antidiuretische Effekte, Harnverhalt, Miktionsstörungen, eingeschränkte Libido und/oder Potenz (Hinweise: Nach Erreichen einer stabilen Dosis nehmen die NW über einen Zeitraum von mehreren Wochen in Häufigkeit und Stärke ab; Obstipation und Schwitzen bleiben oft dauerhaft bestehen).

Gelegentlich bis sehr selten Hämorrhagie, Hypotonie, Synkopen, Herzstillstand, Einschränkung der Kreislauffunktion, Schock, Verlängerung des QTc-Intervalls mit Gefahr einer Arrhythmie (TdP), Flush.

Sonstige NW Herabgesetztes Reaktionsvermögen, schließt die aktive Teilnahme am Straßenverkehr aus. Zu Beginn der Substitutionsbehandlung treten häufig Opiatentzugssymptome (◘ Tab. 7.2) auf, welche die NW der Substanz überlagern können.

Risikopopulationen ▶ *Levomethadon*.

❗ **Cave**
Bei hohen Dosen ist auf prädisponierende Faktoren für das Auftreten von TdP (Bradykardie, Hypokaliämie, angeborenes Long-QT-Syndrom, Medikamente, die die Metabolisierung über CYP2B6, CYP2C19 oder CYP3A4 beeinflussen, ▶ Interaktionen) zu achten; kardiologische Diagnostik vor Beginn der Behandlung und EKG-Kontrollen werden dringend empfohlen.

Intoxikationen ▶ *Levomethadon*.

■ **Kontraindikationen**
— Akute Alkohol-, Schlafmittel-, Analgetika-, Psychopharmakaintoxikation.
— Polytoxikomanie mit einer Präferenz nichtopioidhaltiger Suchtmittel, Kombination mit opioidhaltigen Analgetika.
— Bewusstseinsstörungen, insbesondere mit Atemdepression (z. B. im Rahmen von Psychopharmakaintoxikationen).

Relative Kontraindikationen
— Bei einer Heroinabhängigkeit < 2 J. Dauer sollte die Indikation zur Substitutionsbehandlung sorgsam gegenüber anderen Therapieoptionen abgewogen werden, Gleiches gilt für eine intermittierende Heroin-abhängigkeit mit längeren drogenfreien Intervallen. Erhöhter Hirndruck, Hypotension bei Hypovolämie, Prostatahypertrophie mit Restharn-bildung, Gallenwegserkrankungen, obstruktive und entzündliche Darmerkrankungen, Phäochromozytom. Erhöhte Vorsicht bei Lebererkrankungen (Störung der Biotransformation von *Methadon* möglich).

■ **Interaktionen**
— Keine Kombination mit MAOH, Narkotikaantagonisten oder Opioidagonisten/-antagonisten.
— Besondere Vorsicht bei Kombination mit anderen stark wirksamen Analgetika.
— Vorsicht bei Kombination mit anderen zentral dämpfenden Substanzen (Alkohol, andere Drogen, BZD, TZA, Phenothiazine); es kann zu wechselseitiger Wirkungsverstärkung mit dem Risiko einer letalen Über-dosierung führen.
— Vorsicht bei Behandlung mit Antiarrhythmika der Klassen I–III.
— Vorsicht bei Kombination mit AM, die die QTc-Zeit verlängern.
— Effekte einiger Antihypertensiva (z. B. *Reserpin*, *Prazosin*, *Clonidin*) können durch *Methadon* verstärkt werden.

- **Erhöhte *Methadon*-Plasmaspiegel** bei Kombination mit **Inhibitoren** von **CYP3A4**, z. B. *Erythromycin*, oder **CYP2B6**, z. B. *Clopidogrel* (▶ **Anhang INT**).
- Cytochrom-P450-Isoenzyme.
- **Erniedrigte *Methadon*-Plasmaspiegel** unter *Nevirapin*, *Phenobarbital*, *Phenytoin* oder *Rifampizin* durch **Induktion** von **CYP3A4** oder **CYP2B6** (▶ **Anhang INT**) oder Antazida (Resorptionshemmung): Risiko des Auftretens von Opioidentzugssymptomen.
- Bei Kombination mit dem HIV-Proteasehemmer *Efavirenz* sinken die *Methadon*-Plasmaspiegel durch Induktion von CYP2B6 und/oder CYP3A4 um über 50%. Dosisanpassung von *Methadon* erforderlich.

- **Bewertung**

Eine Vielzahl von Studien belegt den Nutzen der Substitutionsbehandlung mit *Methadon*. Eine erfolgreiche Substitution verbessert die Therapieteilnahme, reduziert den Konsum von Opioiden und verringert die Kriminalität des Betroffenen. Eine *Methadon*-Substitution ist vor allen Dingen für diejenigen opioidabhängigen Patienten zu erwägen, für die eine drogenfreie Behandlung aufgrund erheblicher psychischer Instabilität, mangelnder protektiver psychosozialer Faktoren nicht infrage kommt oder mehrere Entgiftungs- oder Entwöhnungsbehandlungen abgebrochen worden sind. Bisher sind keine Leitlinien zur Dauer einer *Methadon*-Substitution bekannt. Das Rückfallrisiko ist nach Absetzen von *Methadon* hoch, sodass die Überleitung in eine Entgiftungsbehandlung sorgsam zu bedenken ist. Der Einsatz von *Levomethadon* ist im Regelfall aufgrund der höheren Kosten nur zu Überbrückungssubstitution bei mangelnder Verfügbarkeit und mangelnder Erfahrung mit der Herstellung und dem Umgang von *Methadonrazemat*-Lösungen zu rechtfertigen.

Morphinsulfat

Substitutionsmittel, retardiertes Morphin

4,5-Epoxy-N-methylmorphinan-7-en-3,6-diol-Sulfat

Substitol (mundipharma)
Hartkps. 100 mg (50, 100 Kps.) (retardiert)
Hartkps. 200 mg (20, 50, 100 Kps.) (retardiert)

- **Pharmakodynamik**
- μ-Opioidrezeptoragonist.
- 100 mg *Morphinsulfat* entsprechen 75,2 mg *Morphin*.

- **Pharmakokinetik**
  - $t_{1/2}$ = ca. 11–21 h
  - Relativ schnelle Absorption; extensive hepatische Metabolisierung; wegen eines ausgeprägten First-pass-Effekts geringe Bioverfügbarkeit (20–40%).
  - Ausscheidung hauptsächlich renal (ca. 80%), geringfügig biliär.
  - *Morphin* wird vorwiegend in der Leber, aber auch im Darmepithel metabolisiert. Der wesentliche Schritt ist die Glukuronidierung der phenolischen Hydroxylgruppe UDP-Glukuronyltransferase UGT2B7 zum 3- bzw. 6-Glukuronid und geringfügig durch N-Demethylierung.

- **Indikationen und Behandlungshinweise**
  - *Substitutionsbehandlung im Rahmen medizinischer und umfassender psychosozialer Maßnahmen[z].*

- **Dosierung**
  - Am 1. Tag 100–200 mg. Bei Bedarf kann nach frühestens 6 h einmalig mit 200 mg Substitol nachdosiert werden, der Patient soll hierbei jedoch noch ausreichend lange auf Zeichen der Überdosierung nachbeobachtet werden.
  - *Substitol* muss zur Substitutionsbehandlung für jeden Patienten individuell dosiert werden: in der Regel sind 500–800 mg/d erforderlich. In Einzelfällen müssen deutlich höhere oder geringere Dosierungen gewählt werden. Ziel einer effektiven Substitutionsbehandlung ist die vollständige Unterdrückung des Opioidverlangens. Bei Unterdosierung besteht die Gefahr eines Beigebrauchs anderer Opioide oder anderer Drogen wie z. B. von Kokain oder BZD. Dann ist zunächst eine Dosiserhöhung anzustreben. Bei höheren Dosen ist der Betroffene auf die Intoxikationsgefahr hinzuweisen, ein Beikonsum muss ausgeschlossen werden.
  - Täglich kontrollierte Abgabe an den Patienten mit supervidierter Einnahme.
  - Substitol-Kapseln sind im Ganzen unzerkaut einzunehmen. Alternativ können die enthaltenen Retard-Pellets direkt eingenommen werden. Das Zerkauen oder Verreiben der Pellets führt zu einer schnellen Wirkstofffreisetzung und zur Resorption einer möglicherweise letalen Dosis von *Morphin*.
  - **Take-home-Verfahren** bei längerfristig stabilen Patienten ohne Beigebrauch sollten nur sehr zurückhaltend genutzt werden, bis ausreichen Daten zu Missbrauch und Weitergabe vorliegen. (▶ 7.2.3).

- **Nebenwirkungen, Risikopopulationen und Intoxikationen**

  Sehr häufig/häufig Überempfindlichkeitsreaktionen, Stimmungsänderungen, Appetitabnahme, geänderte Aktiviertheit, Denk- und Wahrnehmungs-

störungen, Verwirrtheitszustände, Kopfschmerzen, Schwindel, Geschmacksstörungen, Miosis, Obstipation, Erbrechen, Dyspepsie, Schwitzen, Urtikaria, Pruritus, Harnretention.

Gelegentlich bis sehr selten Verminderte Libido, Konvulsionen, Tremor, Muskelkontraktionen, Hyperalgesie, Allodynie, verschwommenes Sehen, Doppeltsehen, Nystagmus, Tachykardie, Bradykardie, Blutdruckabfall und Blutdruckanstieg, Bronchospasmen, Dyspnoe, Erhöhung der Pankreasenzyme, Pankreatitis, Darmverschluss, Gallenkoliken, Erhöhung der Leberenzyme, Nierenkoliken.

Risikopopulationen **Herz:** Aufgrund der opiateigenen parasympathomimetischen Wirkung (v. a. in hohen Dosen) Bradykardie und (v. a. diastolischer) Blutdruckabfall, daher Vorsicht bei vorbestehenden kardialen Erkrankungen. **Leber** und **Niere:** Bei Leber- und Nierenfunktionsstörungen sowie bei V. a. verzögerte Magen-Darm-Passage soll Substitol besonders vorsichtig dosiert werden.

Intoxikationen ▶ *Methadon*

- **Kontraindikationen**
– Ileus, akutes Abdomen

Relative Kontraindikationen
– Bewusstseinsstörungen, Minderung der Atemfunktion, Cor pulmonale, erhöhter Hirndruck, Hypotension bei Hypovolämie, Prostatahypertrophie mit Restharnbildung, Harnwegsverengungen, Gallenwegserkrankungen, obstruktive und entzündliche Darmerkrankungen, Phäochromozytom, Pankreatitis, schwere Beeinträchtigung der Nieren- und Leberfunktion, Hypothyreose, erhöhte Krampfneigung.

- **Interaktionen**
– Besondere Vorsicht bei Kombination mit anderen stark wirksamen Analgetika.
– Vorsicht bei Kombination mit anderen zentral dämpfenden Substanzen (Alkohol, andere Drogen, BZD, TZA, Antipsychotika, *Gabapentin*, Antihistaminika); kann zu wechselseitiger Wirkungsverstärkung mit dem Risiko einer letalen Überdosierung führen.
– Anticholinergika können anticholinerge NW von Opioiden verstärken. Abschwächung der *Morphin*-Wirkung unter *Rifampicin*.

- **Bewertung**

Alternative zu den bereits länger auf dem Markt befindlichen Substitutionsmitteln. Wirksamkeit vergleichbar mit *Methadon* bei Hinweisen auf bessere Verträglichkeit (weniger Schwitzen und Gedämpftsein) und höhere Zufriedenheit mit der Behandlung (Verthein et al. 2015). **Cave:** Substitol kann aufgelöst und injiziert werden (Gefahr u. a. durch Talkum als Hilfsstoff). Bei V. a. missbräuchliche Verwendung Kapseln entleeren und Pellets unter Aufsicht einnehmen lassen.

Nalmefen
Opioidantagonist zur Behandlung der Alkoholabhängigkeit
17-Cyclopropylmethyl-6-methylen-4,5-epoxymorphinan-3,14-diol

Selincro (Lundbeck)
Tbl. 18 mg (14, 49 Tbl.)

- **Pharmakodynamik**

- *Nalmefen* ist ein selektiver Opioidrezeptorligand mit antagonistischer Aktivität am μ- und δ-Rezeptor und mit partieller agonistischer Aktivität am κ-Rezeptor.
- In-vivo-Studien haben gezeigt, dass *Nalmefen* den Alkoholkonsum verringert, möglicherweise durch Modulierung mesolimbisch-mesokortikaler Funktionen.

- **Pharmakokinetik**

- *Nalmefen* wird nach oraler Einmalgabe schnell resorbiert und erreicht eine maximale Plasmakonzentration (C_{max}) nach ca. 1,5 h. Die absolute orale Bioverfügbarkeit von *Nalmefen* beträgt 41%. $t_{1/2} = 7–12$ h.
- Die durchschnittliche Plasmaproteinbindung von *Nalmefen* liegt bei ca. 30%.
- PET-Daten nach Einzelgabe und wiederholter Gabe von *Nalmefen* zeigen eine Rezeptorbelegung von 94–100% innerhalb von 3 h.

- **Indikationen und Behandlungshinweise**

- *Reduktion des Alkoholkonsums bei erwachsenen Patienten mit Alkoholabhängigkeit, deren Alkoholkonsum »sich auf einem hohen Risikoniveau befindet« (> 60 g/d für Männer; > 40 g/d für Frauen), bei denen keine körperlichen Entzugserscheinungen vorliegen und für die keine sofortige Entgiftung erforderlich ist*[z].
- Eine kontinuierliche psychosoziale Unterstützung, die auf Therapieadhärenz und eine Reduktion des Alkoholkonsums zielt, sollte die Behandlung begleiten.

- Vor Beginn der Medikation sollte der Patient seinen Alkoholkonsum für etwa 2 Wochen dokumentieren. Erfolgt in dieser Zeit keine spontane Trinkmengenreduktion, sollte die Behandlung begonnen und ihre Notwendigkeit regelmäßig überprüft werden.
- *Nalmefen* ist nicht für Patienten bestimmt, deren Therapieziel eine sofortige Abstinenz ist.

■ Dosierung

- *Nalmefen* wird nach Bedarf eingenommen. An jedem Tag, an dem der Patient das Risiko verspürt, Alkohol zu trinken, sollte möglichst 1–2 h vor dem voraussichtlichen Zeitpunkt des Alkoholkonsums eine Tablette eingenommen werden. Wenn der Patient bereits begonnen hat, Alkohol zu trinken, sollte sobald wie möglich eine Tablette eingenommen werden.
- Maximale Dosis: eine Tablette 18 mg/d.
- Anwendungsdauer: 6–12 Monate.

■ Nebenwirkungen, Risikopopulationen und Intoxikationen

Sehr häufig/häufig Verminderter Appetit, Schlaflosigkeit, Schlafstörungen, Verwirrtheit, Ruhelosigkeit, verminderte Libido, Schwindel, Kopfschmerzen, Somnolenz, Tremor, Aufmerksamkeitsstörungen, Parästhesie, Hypoästhesie, Tachykardie, Palpationen, Übelkeit, Erbrechen, trockener Mund, Hyperhidrose, Muskelspasmen, Ermüdung, Asthenie, Unwohlsein, emotionale Beeinträchtigungen, Gewichtsreduktion.

Sonstige NW In den klinischen Studien wurden Verwirrtheit und selten Halluzinationen und Dissoziation beobachtet. Die Mehrzahl dieser Reaktionen war leicht oder mittelschwer ausgeprägt, mit dem Behandlungsbeginn verbunden und von kurzer Dauer (wenige Stunden bis wenige Tage).

Risikopopulationen **Herz:** Erhöhte Vorsicht bei kardiovaskulären Vorerkrankungen. **Leber** und **Niere:** Bei leicht- und mittelgradigen Leber- und Nierenfunktionsstörungen trotz reduzierter Clearance, in der Regel keine Dosisanpassung erforderlich; Anwendung bei schweren Formen wird nicht empfohlen.

Intoxikationen Große therapeutisch Breite. Studien mit hohen Dosen (2 J. 108 mg *Nalmefen* pro Tag; Einzeldosis von 450 mg *Nalmefen*) berichten keine pathologische Folgen. Die Behandlung einer Überdosierung sollte unter Beobachtung an der Symptomatik ausgerichtet werden.

 Cave
Falls in einem Notfall Opioide benötigt werden, muss die Dosis stets individuell eingestellt werden. Falls ungewöhnlich hohe Dosen

benötigt werden, ist eine engmaschige Beobachtung erforderlich. *Nalmefen* muss eine Woche vor der voraussichtlichen Anwendung von Opioiden vorübergehend abgesetzt werden.

- **Kontraindikationen**
- Behandlung mit Opioidanalgetika, bestehende oder kurz zurückliegende Opioidabhängigkeit oder akute Opioidentzugssymptome.
- Schwere Leber- (Child-Pugh-Klassifizierung) oder schwere Nierenfunktionsstörung (eGFR < 30 ml/min pro 1,73 m^2).
- In jüngster Vergangenheit aufgetretene akute Alkoholentzugserscheinungen (einschließlich Halluzinationen, Krampfanfälle und Delirium tremens).

- **Interaktionen**
- Keine klinisch relevanten pharmakokinetischen Wechselwirkungen mit Alkohol.
- Keine klinisch relevanten Wechselwirkungen mit AM, die über die häufigsten CYP450- und UDP-Glukuronosyltransferase-Enzyme (UGT) metabolisiert werden.
- Bei gleichzeitiger Anwendung von starken Inhibitoren des UGT2B7-Enzyms (z. B. *Diclofenac, Fluconazol, Medroxyprogesteronacetat, Meclofenaminsäure*), kann die Exposition mit *Nalmefen* signifikant ansteigen.
- Behandlung mit UGT-Induktoren (z. B. *Dexamethason, Phenobarbital, Rifampicin, Omeprazol*) kann zu subtherapeutischen *Nalmefen*-Konzentrationen führen.
- Minderung der Wirksamkeit von Opioidagonisten.

- **Bewertung**
Alkoholtherapeutikum mit neuer Indikation und neuem Wirkansatz. Durch das Therapieziel der Trinkmengenreduktion besteht die Möglichkeit, die bisher große Gruppe unbehandelter alkoholabhängiger Patienten (ca. 90%) in einen therapeutischen Prozess zu bringen, der zu einer Reduktion der Folgeschäden, ggf. auch im zweiten Schritt zu einer abstinenzorientierten Therapie, führen kann. Aus klinischer Sicht erscheint die trinkmengenreduzierende Behandlung mit *Nalmefen* keine Alternative für die alkoholabhängigen Patienten, die bisher erfolgreich abstinenzorientiert behandelt werden. Das durch die Zulassung vorgegebene Behandlungskonzept eröffnet aber die Chance, Patienten zu erreichen, die (noch) nicht bereit sind, ein Abstinenzziel anzustreben. Im Sinne eines »*stepped care*« kann hier die Trinkmengenreduktion, im ersten Schritt ohne, im zweiten Schritt mit medikamentöser Unterstützung, eine sinnvolle Erweiterung der Therapieoptionen darstellen. In einer Nutzenbewertung konnte der G-BA aus formalen Gründen keine Überlegenheit von *Nalmefen*

über *Naltrexon* in der Trinkmengenreduktion feststellen, da die vorliegenden Studien zu beiden Substanzen keinen gesicherten indirekten Vergleich zulassen.

Naltrexon

Opioidantagonist
17-Cyclopropylmethyl-3,14-dihydroxy-4,5-epoxymorphinan-6-on

Adepend 50 mg Filmtbl. (Desitin Arzneimittel)
Tbl. 50 mg (28 Tbl.)
Nemexin (Bristol-Myers Squibb)
Tbl. 50 mg (28 Tbl.)

Naltrexon-neuraxpharm 50 mg Filmtbl. (neuraxpharm)
Tbl. 50 mg (28 Tbl.)

- **Pharmakodynamik**
  - Kompetitiver μ-Opioidrezeptorantagonist (etwa 2-fache Wirkstärke von *Naloxon*), unter Dauerbehandlung ist der Hauptwirkstoff der Metabolit *6β-Naltrexol*.
  - Keine klinisch relevante intrinsische Wirkung.

- **Pharmakokinetik**
  - $t_{1/2}$ = ca. 4 h (*Naltrexon*) bzw. 9–13 h (Metabolit *6β-Naltrexol*) (lange anhaltende Opioidrezeptorblockade, HWZ 3–4 Tage!); orale Bioverfügbarkeit 5–60%; hoher First-pass-Metabolismus.
  - Hauptmetabolit *6β-Naltrexol*, welches über die Aldoketoreduktase AKR1C4 gebildet wird, ebenfalls opiatantagonistisch wirksam.
  - Rasche Absorption nach oraler Gabe (im Gegensatz zu *Naloxon*).
  - Plasmakonzentration (Summe *Naltrexon* plus *6β-Naltrexol*): 25–100 ng/ml[p].

- **Indikationen und Behandlungshinweise**
  - *Alkoholabhängigkeit zur Reduktion des Rückfallrisikos, als unterstützende Behandlung in der Abstinenz und zur Minderung des Verlangens nach Alkohol*[z] (▶ 7.2.1).
  - *Naltrexon* besitzt darüber hinaus bei nicht abstinenzmotivierten Patienten trinkmengenreduzierende Eigenschaften. **Indikation gilt nur für Adepend.**
  - Der Nutzen einer Kombinationstherapie von *Naltrexon* und *Acamprosat* bleibt bei uneinheitlichen Studienergebnissen weiterhin unklar.
  - *Entwöhnungsbehandlung bei Opiatabhängigkeit*[z] (nach erfolgter Entgiftung). **Indikation gilt nur für Nemexin.**

— In der Regel handelt es sich um eine sehr gut verträgliche Substanz. Die Gabe von *Naltrexon* kann jedoch bei **aktiv konsumierenden opioidabhängigen Patienten Entzugssymptome** auslösen. Vor Behandlungsbeginn sollte deshalb ein Intervall von 7–10 Tagen ohne Opioideinnahme gesichert sein (Drogenscreening im Urin; im Zweifel fraktionierte Testinjektion von 0,2–2 mg/d *Naloxon*; ▶ 7.2.3, Opioidintoxikation).

— In den USA ist *Naltrexon* als **30 Tage wirksame i.m.-Depotmedikation** unter **Vivitrex** zur Behandlung der Alkohol- und Opioidabhängigkeit zugelassen. Nach den bisher vorliegenden Daten ist zumindest von einer Gleichwertigkeit, möglicherweise sogar einer Überlegenheit gegenüber oral verabreichtem *Naltrexon* auszugehen. Erste RCT haben die Sicherheit, Verträglichkeit und Wirksamkeit subkutaner *Naltrexon*-Implantate belegt.

— Hinweise zur Wirksamkeit bei → Amphetaminabhängigkeit → dissoziativen Symptomen und selbstverletzendem Verhalten bei BPS (▶ 11.3.1).

■ **Dosierung**

— Initiale Dosis: ½ Tbl. Falls nach 1 h keine Entzugssymptome auftreten, kann die restliche ½ Tbl. verabreicht werden.

— Übliche Tagesdosis: 1 Tbl. (50 mg^z), Einnahme durch Patienten selbst oder supervidiert.

— Wegen der langen Rezeptordissoziations-HWZ sind Variationen des Dosierungsschemas möglich, z. B. montags 2 Tbl., mittwochs 2 Tbl. und freitags 3 Tbl. als Einmalgabe.

■ **Nebenwirkungen, Risikopopulationen und Intoxikationen**

Sehr häufig Kopfschmerzen, Schlafstörungen, Angstzustände, Antriebsschwäche, Erbrechen, Übelkeit, Bauchschmerzen und -krämpfe, Gelenk- und Muskelschmerzen.

Häufig Gesteigerte Energie, Niedergeschlagenheit, Reizbarkeit, Benommenheit, Schweißausbrüche, Thoraxschmerzen, Appetitlosigkeit, Durchfall, Verstopfung, Durstgefühl, gesteigerter Tränenfluss, Hautrötung, verzögerte Ejakulation, Potenzstörungen.

Gelegentlich Müdigkeit, Schwindel, Halluzinationen, Denkstörungen, Depression, Tremor, Sehstörungen, Veränderung des Blutdrucks, Hitzeflush, Herzklopfen, Atemnot, Leberfunktionsstörungen, Hepatitis, Transaminasenanstieg (reversibel).

Sonstige NW Reversible idopathische thrombozytopenische Purpura.

Risikopopulationen **Herz:** Keine Anwendungsbeschränkungen, jedoch regelmäßige Kontrollen von EKG und Kreislaufparametern. **Leber:** Keine Anwendung bei schwerer Leberinsuffizienz. **Niere:** Bei leichter bis mittelgradiger Niereninsuffizienz niedrigere Einstiegs- und Erhaltungsdosis aufgrund der überwiegenden renalen Elimination; bisher keine Daten bei schweren Formen.

Intoxikationen Akzentuierte NW, vital bedrohliche oder schwer gesundheitsschädliche Intoxikationen nicht bekannt.

> ❗ **Cave**
> Falls in einem Notfall Opioide benötigt werden, muss die Dosis stets individuell eingestellt werden. Falls ungewöhnlich hohe Dosen benötigt werden, ist eine engmaschige Beobachtung erforderlich. *Naltrexon* muss eine Woche vor der voraussichtlichen Anwendung von Opioiden vorübergehend abgesetzt werden.

- **Kontraindikationen**
- Akute Opioid-, Alkohol-, Schlafmittel-, Analgetika-, Psychopharmakaintoxikation.
- Akute Hepatitis, schwere Leberfunktionsstörungen.
- Noch nicht erfolgte Opioidentgiftung, Entzugssymptome im Naloxontest, gleichzeitige Behandlung mit Opioidanalgetika.

- **Interaktionen**
- Verminderte Wirkung von opioidhaltigen Medikamenten (Hustenmittel, Medikamente gegen Durchfall, opioiderge Analgetika) durch *Naltrexon*, daher sollte die gleichzeitige Gabe vermieden werden.
- Bei Opioidabhängigen kann ein Entzugssyndrom ausgelöst werden.
- Benötigt ein Patient in Notfallsituationen Opioidanalgetika, kann die zur Analgesie erforderliche Dosis höher sein.

> ❯ Eine erhöhte Intoxikations- und Todesrate wurde bei der Selbstverabreichung relativ niedriger Dosen von Opioiden unmittelbar nach Beendigung einer *Naltrexon*-Therapie mehrfach beschrieben. Sie ist wahrscheinlich auf supersensitive Opioidrezeptoren zurückzuführen. Eine ähnliche Situation entsteht auch bei passagerem Absetzen von *Naltrexon* (z. B. durch unregelmäßige Einnahme), sodass der Patient über die veränderte Opioidempfindlichkeit während und insbesondere nach Beendigung der Therapie aufzuklären ist. Dieselbe Informationspflicht besteht auch bei Entlassung aus der Behandlung in einer beschützten Umgebung (Klinik, Gefängnis etc.). Auch für diese Situation ist eine erhöhte Todesrate bekannt.

- **Bewertung**

Sinnvoll als medikamentöse Unterstützung bei der Entwöhnungsbehandlung von Opioidabhängigen nach erfolgter Opioidentgiftung bei hoch motivierten Patienten mit guter Adhärenz und ausreichender sozialer Integration. Für die Indikation einer Rückfallprophylaxe bei Alkoholabhängigkeit ist die Datenlage ebenfalls positiv. *Naltrexon* ist in dieser Behandlungsindikation in Deutschland zugelassen. *Naltrexon* wirkte in zahlreichen Studien trinkmengenreduzierend. *Naltrexon* kann mit anderen Psychopharmaka, wie Antipsychotika und Antidepressiva, sinnvoll kombiniert werden.

Nikotin
Substitutionsmittel
3-(1-Methyl-2-pyrrolidinyl)pyrimidin

NICORETTE Inhaler (Johnson & Johnson)
Inhaler 15 mg (4, 20 Patronen)
NICORETTE Kaugummi (Johnson & Johnson)
Kaugummi 2 mg whitemint/ 2 mg freshfruit/ 2 mg freshmint/ 2 mg whitemint/ 4 mg freshfruit/ 4 mg freshmint/ 4 mg whitemint (30, 105 St.)
NICORETTE freshmint Lutschtabletten (Johnson & Johnson)
Sublingual-Tbl. 2 mg (30 Sublingual-Tbl.)
NICORETTE Spray (Johnson & Johnson)
Spray 13,2 ml (1 Spender)
NICORETTE Pflaster TX (Johnson & Johnson)
Transdermales Pflaster 10/ 15/ 25 mg (7, 14 St.)

NICOTINELL Kaugummi (Novartis)
Kaugummi 2 mg Tropenfrucht/ 2 mg Cool Mint/ 2 mg Spearmint/4 mg Tropenfrucht/4 mg Cool Mint/ 4 Spearmint (24, 96 St.)
NICOTINELL Lutschtabletten (Novartis)
Lutschtabletten 1/ 2 mg Mint (36, 96 Lutschtabletten)
NICOTINELL Pflaster (Novartis)
Transdermales Pflaster 18,5/ 35/ 52,5 mg/24 h (7, 14, 21 St.)
nikofrenon 10/ -20/ -30 (RIEMSER)
Transdermales Pflaster 7 mg/24 h, 14 mg/24 h, 21 mg/24 h (7, 14, 28 St.)
NiQuitin Clear transdermales Pflaster (GSK)
Transdermales Pflaster 7 mg/24 h, 14 mg/24 h, 21 mg/24 h (7 St.)
NiQuitin Mini Lutschtabletten (GSK)
Lutschtabletten 1,5/ 4 mg (20, 60 Lutschtabletten)

- **Pharmakodynamik**
  - Agonist (niedrige Dosen) bzw. Antagonist (höhere Dosen) für Acetylcholin an nikotinischen ACh-Rezeptoren.

- **Pharmakokinetik**
  - $t_{1/2}$ = ca. 2 h, verlängert bei *poor metabolizers* von CYP2A6.

- Keine pharmakologisch aktiven Metaboliten, vorwiegend hepatische Metabolisierung über CYP2A6 mit Bildung von *Cotinin*.
- Resorption über Haut bzw. Mundschleimhaut.
- Bei Applikationsform Kaugummi starke Schwankungen der Plasmakonzentration, bei Pflasterapplikation gleichmäßige Nikotinplasmaspiegel.

Indikationen und Behandlungshinweise

- *Behandlung der Tabakabhängigkeit durch Linderung der Entzugssymptome*[z] und Unterstützung der Raucherentwöhnung im Rahmen von Raucherentwöhnungsprogrammen. Die Wirkung der Nikotinersatztherapie kann durch die Teilnahme an einem Raucherentwöhnungsprogramm (z. T. auch internetbasiert, z. B. *http://www.nichtraucher.de*) gesteigert werden.
- Nikotinpräparate sind im Gegensatz zu den anderen Entwöhnungshilfen (z. B. *Bupropion*, *Vareniclin*) **freiverkäufliche**, nicht rezeptpflichtige **Arzneimittel.**
- Klinische Wirkung biphasisch: Zunächst stimulierend, bei höheren Dosierungen aber sedierend; niedrigere Dosen steigern den Atemantrieb, hohe Dosen können zur Atemdepression führen.
- Die Nikotinersatztherapie kann die Symptome eines **Nikotinentzugssyndroms**, wie z. B. Reizbarkeit, innere Unruhe, Stimmungsschwankungen bis hin zu depressiven Syndromen, Konzentrationsstörungen, Appetitsteigerung und Gewichtszunahme, mildern.

Dosierung

- **Kaugummi:** Raucher mit einem Konsum von bis zu 20 Zigaretten täglich: ein 2-mg-Kaugummi/h[z]. Stärkere Raucher: ein 4-mg-Kaugummi/h, jedoch nicht mehr als 16 Kaugummis pro Tag[z]; nach 4–6 Wochen Dosisreduktion, nach 12 Wochen Beendigung des Konsums.
- **Lutschtabletten:** Raucher mit einem Konsum von bis zu 20 Zigaretten oder Konsum später als 30 min nach dem Aufstehen: eine 1- bis 2-mg-Lutschtablette/h in Abhängigkeit vom Rauchverlangen, stärkere Raucher: eine 4-mg-Lutschtablette/h in Abhängigkeit vom Rauchverlangen, jedoch nicht mehr als 15 Lutschtabletten pro Tag[z]; nach 4–6 Wochen Dosisreduktion, nach 12 Wochen Beendigung des Konsums.
- **Pflaster:** Raucher mit einem Konsum von bis zu 20 Zigaretten täglich: ein Pflaster mit mittlerer Dosisfreigabe pro Tag[z] (z. B. Nicotinell 35 mg/24 h Pflaster), stärkere Raucher: zunächst Pflaster mit größerer Wirkstofffreigabe[z] (z. B. Nicotinell 52,5 mg/24 h Pflaster), nach 4–6 Wochen Übergang auf ein Pflaster mit mittlerer Dosisabgabe (s. oben), nach 8 Wochen auf ein Pflaster mit kleinster Dosisabgabe (z. B. Nicotinell 17,5 mg/24 h Pflaster), nach 12 Wochen Beendigung des Konsums.

— Abhängig vom Umfang des Nikotinkonsums (▶ Dosierung) wird mit Beginn des Rauchstopps die Nikotinsubstitution (z. B. transdermales Pflaster) begonnen. Die Therapie wird auch fortgeführt, wenn initial keine komplette Abstinenz erreicht werden kann oder wenn es zu Rückfällen kommt. Dringend empfohlen ist die begleitende Teilnahme an einem Raucherentwöhnungsprogramm. Wenn innerhalb von 4 Wochen das Rauchen nicht eingestellt werden kann, sollte die Nikotinersatztherapie abgesetzt und ein anderer Therapieansatz gewählt werden.

■ **Nebenwirkungen, Risikopopulationen und Intoxikationen**

Für alle Applikationsformen:

Häufig Grundsätzlich ähnliche Nikotin-NW wie beim Rauchen: Kopfschmerz, Schwindel, Übelkeit, gastrointestinale Beschwerden, Erbrechen, Tachykardie, periphere Vasokonstriktion.

Gelegentlich Palpitationen, Hautrötungen, Urtikaria.

Sonstige NW Selten reversibles Vorhofflimmern.

Sehr häufig/häufig Hautreaktionen (z. B. Pruritus, Exantheme, Ödeme, Brennen), Erytheme.

Sehr häufig Gastrointestinale Störungen, Schluckauf, Übelkeit, Reizungen in Mund oder Hals, Schmerzen in den Kaumuskeln.

Risikopopulationen Herz: Bei instabilen Herz-Kreislauf-Erkrankungen ▶ Kontraindikationen; bei stabiler koronarer Herzerkrankung Anwendung nach sorgfältiger Nutzen-Risiko-Abwägung. **Leber:** Vorsicht bei höhergradigen Leberfunktionsstörungen. **Niere:** Keine Dosisänderung bei Niereninsuffizienz erforderlich.

Intoxikationen Akzentuierte NW, Hypotension, Herz-Kreislauf-Versagen, generalisierte Krampfanfälle.

■ **Kontraindikationen**

— Instabile Angina pectoris, Zustand nach frischem Myokard- oder Hirninfarkt, (tachykarde) Herzrhythmusstörungen, Überempfindlichkeitsreaktionen der Haut.

Relative Kontraindikationen

— Koronare Herzerkrankung, Herzinsuffizienz, Arteriosklerose, Hypertonie, Nieren- und Leberfunktionsstörungen, Hyperthyreose, Diabetes, Gastritis und akute Magen- und Duodenalulzera.

■ Interaktionen

— Tabakrauch, nicht Nikotin, induziert CYP1A2. Daher ist nach Aufgabe des Rauchens und Umstellung auf Nikotin mit einem Ansteigen der Plasmaspiegel von AM zu rechnen, die **Substrate** von **CYP1A2** sind, z. B. *Clozapin* oder *Olanzapin* (► **Anhang SUB**).

■ Bewertung

Der Einsatz von Nikotinersatzstoffen ist insbesondere bei regelmäßigem Konsum von > 15 Zigaretten am Tag oder nach erfolglosen, nichtpharmakologisch gestützten Absetzversuchen zu empfehlen. Der Effekt kann durch psychosoziale Begleitung (z. B. ärztliche Beratung, internetbasiertes Coaching, verhaltenstherapeutische Entwöhnungstherapien) deutlich gesteigert werden. Bei Patienten mit besonders schwerer Tabakabhängigkeit ist eine Kombination verschiedener Nikotinersatzstoffe (Kaugummi und Pflaster) oder auch die Kombination eines Nikotinersatzstoffs mit *Bupropion* zu erwägen (s. auch ► 7.2.8, Box 3).

Vareniclin
Raucherentwöhnungsmittel
7,8,9,10-Tetrahydro-6,10-methan-6H-pyrazino[2,3-h][3] benzazepin
Champix (Pfizer)
Tbl. 0,5 mg + 1 mg (Starterpackung)
Tbl. 0,5 mg (56 Tbl.)
Tbl. 1 mg (56, 112 Tbl.)

■ Pharmakodynamik

— Partieller Agonist am nikotinischen ACh-Rezeptor, hohe Affinität zum $\alpha_4\beta_2$-Subtyp, kaum Affinität zu anderen Neurorezeptoren.

■ Pharmakokinetik

— Hohe orale Bioverfügbarkeit und vollständige Resorption unabhängig von Nahrungsaufnahme und Tageszeit.
— Maximale Plasmakonzentrationen innerhalb von 3–4 h, Steady State nach 4 Tagen.
— *Vareniclin* wird zu 92% unmetabolisiert über den Urin ausgeschieden. $t_{1/2} = 23$–39 h.

- Die Pharmakokinetik ist unbeeinträchtigt von Alter, Rasse, Geschlecht, Rauchstatus und Gabe anderer AM.
- Bei mäßiger Niereninsuffizienz (Kreatinin-Clearance: 30–50 ml/min) erhöhte sich die Exposition mit *Vareniclin* auf das 1,5-Fache, bei schwerer Niereninsuffizienz (< 30 ml/min) auf das 2,1-Fache.
- Plasmakonzentration: 14–20 ng/ml[p].

Indikationen und Behandlungshinweise
- *Mittel zur Raucherentwöhnung bei Erwachsenen*[z].
- Durch seine partiell agonistische Wirkung besitzt *Vareniclin* eine doppelte Wirkung. Mit der antagonistischen Wirkung hemmt es die die subjektiv angenehme Nikotinwirkung der konsumierten Zigarette; mit der agonistischen Wirkung die klassischen Symptome des Nikotinentzugssyndroms, z. B. Reizbarkeit, innere Unruhe, Stimmungsschwankungen bis hin zu depressiven Syndromen, Konzentrationsstörungen, Appetitsteigerung und Gewichtszunahme.
- Die empfohlene Einnahmedauer beträgt 12 Wochen, ggf. kann eine Weiterbehandlung über weitere 12 Wochen erwogen werden.
- *Vareniclin* ist ein verschreibungspflichtiges, jedoch nicht erstattungsfähiges Medikament, das im Gegensatz zu den freiverkäuflichen Nikotinersatzstoffen auf Privatrezept verordnet werden muss.

Dosierung
- Tag 1–3: 0,5 mg 1 × täglich.
- Tag 4–7: 0,5 mg 2 × täglich (Starterpackung).
- Tag 8 bis Behandlungsende: 1 mg 2 × täglich; jeweils unzerkaut.
- Dosisreduktion bei starker Niereninsuffizienz: 1 mg 1 × täglich.

Nebenwirkungen, Risikopopulationen und Intoxikationen
Sehr häufig Übelkeit (bei 1/3), Kopfschmerzen, abnorme Träume, Schlaflosigkeit.

Häufig Müdigkeit, Somnolenz, Schwindelgefühl, gesteigerter Appetit, Diarrhö, Dyspepsie, Obstipation, Erbrechen, Flatulenz, Geschmacksveränderungen, Mundtrockenheit.

Gelegentlich Affektschwankungen, Angina pectoris, Depression, Dysphorie, Dysarthrie, Hypertonie, Palpitationen, Atemwegskongestion, Magenbeschwerden, Krampfanfälle, Kältegefühl, nasopharyngeale Infektionen, Rachenreizung, Polydipsie, Unwohlsein.

Sonstige NW Selten oder Häufigkeit nicht bekannt: Herzinfarkt, Selbstmordgedanken, Realitätsverlust und Unfähigkeit, klar zu denken oder zu urteilen (Psychose), Aggressivität, Verhaltensstörung, Schlafwandeln, Diabetes, hoher Blutzuckerspiegel, Hautreaktionen einschließlich Erythema multiforme und Stevens-Johnson-Syndrom, Angioödem.

Risikopopulationen **Herz:** ▶ Bewertung. **Leber:** Bei leichten Funktionsstörungen keine Dosisanpassung erforderlich. **Niere:** Bei schwerer Funktionsstörung keine Daten, daher sorgfältige Nutzen-Risiko-Abwägung und Dosisreduktion.

Intoxikationen Akzentuierte NW, vital bedrohliche oder schwer gesundheitsschädliche Intoxikationen nicht bekannt.

❗ **Cave**

Aktuelle Daten zum kardiovaskulären Risikoprofil von *Vareniclin* zeigen Hinweise auf ein erhöhtes Risiko schwerer kardiovaskulärer Komplikationen sowie ein erhöhtes Risiko von Depressivität, Suizidalität und selbstverletzendem Verhalten unter *Vareniclin*-Behandlung. Neue Studien relativieren diese Befunde. Trotz positiver allgemeiner Nutzen-Risiko-Bewertung sollte der Einsatz im Einzelfall kritisch abgewogen werden.

▪ **Kontraindikationen**
▬ Überempfindlichkeit gegenüber dem Wirkstoff.

▪ **Interaktionen**
▬ Vorsicht bei der Kombination mit Nikotinersatzstoffen.
▬ Die FDA informiert über ein Interaktionsrisiko von *Vareniclin* und Alkohol mit möglicherweise verminderter Alkoholtoleranz, aggressivem Verhalten und Amnesie. Patienten, die *Vareniclin* einnehmen, sollten die Trinkmenge von Alkohol reduzieren, bis sie wissen, wie *Vareniclin* ihre individuelle Alkoholtoleranz beeinflusst.
▬ *Vareniclin* verursacht gelegentlich Vorhofflimmern, Palpitationen; ST-Strecken- oder T-Wellen-Amplituden-Senkung im EKG. Daher EKG-Kontrolle bei Kombination mit AM, die die QTc-Zeit verlängern.
▬ Tabakrauch, nicht Nikotin, induziert CYP1A2. Daher ist nach Aufgabe des Rauchens mit einem Ansteigen der Plasmaspiegel von AM zu rechnen, die **Substrate** von **CYP1A2** sind, z. B. *Clozapin* oder *Olanzapin* (▶ **Anhang SUB**).

- **Bewertung**

Innovative Substanz in der Raucherentwöhnung, die in ihrer Effektstärke *Bupropion*, möglicherweise auch Nikotinersatzstoffen, überlegen ist. Im Vergleich zu den Nikotinersatzstoffen häufigere NW in Form von Übelkeit und Schlafstörungen. Aktuelle Analysen zum Risiko kardiovaskulärer und affektiver NW bestätigen die Notwendigkeit, im Einzelfall eine Risikoabwägung durchzuführen. Hierbei sind jedoch auch die gesundheitlichen Konsequenzen eines fortgesetzten Tabakkonsums ohne wirksame Therapie abzuwägen. Fällt die Entscheidung für eine *Vareniclin*-Therapie, so sollten **kardiovaskuläre Risikofaktoren** wie erhöhter Blutdruck oder erhöhter Cholesterinplasmaspiegel durch eine sorgfältige kardiovaskuläre Diagnostik vor Behandlung ausgeschlossen oder ggf. begleitend therapiert werden. Auch eine nicht stabil behandelte **Depressivität und Suizidalität sollten als relative Ausschlusskriterien** gelten und im Verlauf regelmäßig geprüft werden (▶ 7.2 und *www. kompendium-news.de* vom 27.01 2014). Verminderte Alkoholtoleranz ▶ Interaktionen.

Literatur

Anthenelli RM, Morris C, Ramey TS et al (2013) Effects of varenicline on smoking cessation in adults with stably treated current or past major depression: a randomized trial. Ann Intern Med 159(6): 390–400

Brown RM, Kupchik YM, Kalivas PW (2013) The story of glutamate in drug addiction and of N-acetylcysteine as a potential pharmacotherapy. JAMA Psychiatry 70(9): 895

Butelman ER, Yuferov V, Kreek MJ (2012) κ-Opioid receptor/dynorphin system: genetic and pharmacotherapeutic implications for addiction. Trends Neurosci 35(10): 587–796

Foa EB, Yusko DA, McLean CP et al (2013) Concurrent naltrexone and prolonged exposure therapy for patients with comorbid alcohol dependence and PTSD: A randomized clinical trial. JAMA 310: 488

Grant JE, Odlaug BL, Chamberlain SR et al (2014) A randomized, placebo-controlled trial of N-acetylcysteine plus imaginal desensitization for nicotine-dependent pathological gamblers. J Clin Psychiatry 75(1): 39–45

Grosshans M, Lemenager T, Vollmert C et al (2013) Pregabalin abuse among opiate addicted patients. Eur J Clin Pharmacol 69(12): 2021–2025

Heinzerling KG, Swanson AN, Hall TM et al (2014) Randomized, placebo-controlled trial of bupropion in methamphetamine-dependent participants with less than daily methamphetamine use. Addiction 109(11): 1878–1886

Hohmann N, Mikus G, Czock D (2014) Wirkungen und Risiken neuartiger psychoaktiver Substanzen. Dt Ärztebl 9: 139–147

Kampman KM, Pettinati HM, Lynch KG et al (2013) A double-blind, placebo-controlled trial of topiramate for the treatment of comorbid cocaine and alcohol dependence. Drug Alcohol Depend 133(1): 94–99

Kishi T, Sevy S, Chekuri R, Correll CU (2013) Antipsychotics for primary alcohol dependence: a systematic review and meta-analysis of placebo-controlled trials.
Clin Psychiatry 74(7): e642-54

Levin FR, Mariani J, Brooks DJ et al (2013) A randomized double-blind, placebo controlled
trial of venlafaxine-extended release for co-occurring cannabis dependence and
depressive disorders. Addiction 108(6): 1084–1094

Mann K, Fauth-Bühler M, Seiferth N, Heinz A; Expertengruppe Verhaltenssüchte der
DGPPN (2013) Konzept der Verhaltenssüchte und Grenzen des Suchtbegriffs.
Nervenarzt 84(5): 548–556

Meier MH, Caspi A, Ambler A et al (2012) Persistent cannabis users show neuropsycho-
logical decline from childhood to midlife. Proc Natl Acad Sci USA 109(40): E2657–664

Moore TH, Zammit S, Lingford-Hughes A et al (2007) Cannabis use and risk of psychotic
or affective mental health outcomes: a systematic review. Lancet 370(9584): 319–328

Nowak D, Jörres RA, Rüther T (2014) E-cigarettes-prevention, pulmonary health, and
addiction. Dtsch Arztebl Int 111(20): 349–355

Rose JE, Behm FM (2014) Combination treatment with varenicline and bupropion in an
adaptive smoking cessation paradigm. Am J Psychiatry 171(11): 1199–1205

Sigmon SC, Dunn KE, Saulsgiver K et al (2013) A randomized, double-blind evaluation
of buprenorphine taper duration in primary prescription opioid abusers. JAMA
Psychiatry 70(12): 1347–1354

Soyka M (2016) Nalmefene for the treatment of alcohol use disorders: recent data and
clinical potential. Expert Opin Pharmacother 17(4): 619–626

Stapleton J, West R, Hajek P et al (2013) Randomized trial of nicotine replacement therapy
(NRT), bupropion and NRT plus bupropion for smoking cessation: effectiveness in
clinical practice. Addiction 108(12): 2193–2201

Sullivan JT, Sykora K, Schneiderman J et al (1999) Assessment of alcohol withdrawal: the
revised clinical institute withdrawal assessment for alcohol scale (CIWA-Ar). Br J
Addict. 84(11): 1353–1357

Tiihonen J, Krupitsky E, Verbitskaya E et al (2012) Naltrexone implant for the treatment
of polydrug dependence: a randomized controlled trial. Am J Psychiatry 169(5):
531–536

Verthein U, Beck T, Haasen C, Reimer J (2015) Mental symptoms and drug use in maintenance treatment with slow-release oral morphine compared to methadone: results
of a randomized crossover study. Eur Addict Res 21(2): 97–104

Yücel M, Lorenzetti V, Suo C et al (2016) Hippocampal harms, protection and recovery
following regular cannabis use. Transl Psychiatry 12(6): e710

Medikamente zur Behandlung von sexuellen Funktionsstörungen

M. J. Müller, O. Benkert

O. Benkert, H. Hippius (Hrsg.),
Kompendium der Psychiatrischen Pharmakotherapie,
DOI 10.1007/978-3-662-50333-1_8,
© Springer-Verlag Berlin Heidelberg 2017

8.1 Übersicht

■ Klassifikation

Entsprechend der DSM-5-Klassifikation lassen sich sexuelle Funktionsstörungen als heterogene Gruppe verstehen, die dadurch charakterisiert sind, dass sexuelle Reaktionen und/oder die sexuelle Genussfähigkeit klinisch bedeutsam beeinträchtigt sind. Diagnostisch ist zudem zu prüfen, ob sexuelle Störungen Ergebnis unzureichender sexueller Stimulierung sind.

Bei vielen sexuellen Problemen ist ein genaues Verständnis der Ursachen nicht möglich, und die Entstehung wird als multifaktoriell begründbar angenommen. Gleichwohl ist es diagnostisch erforderlich, sexuelle Probleme auszuschließen, die eher durch Substanzkonsum, Medikamente, medizinische Krankheitsfaktoren, ernsthafte Belastungen (u. U. Gewalt) innerhalb einer Beziehung oder durch andere Stressoren erklärt werden können.

Wenn die sexuelle Funktionsstörung vorrangig durch eine andere psychische Störung (z. B. Depression, Traumastörungen), Substanz- oder Medikamentenkonsum (bzw. das Absetzen) oder einen medizinischen Krankheitsfaktor (z. B. periphere Neuropathie) zu erklären ist, sollte ausschließlich die Diagnose der anderen Störung vergeben werden.

Sexuelle Funktionsstörungen lassen sich bei Männern und Frauen (entsprechend DSM-5) einteilen:

- Störung des sexuellen Interesses bzw. der Erregung bei der Frau,
- weibliche Orgasmusstörungen,
- genitopelvine Schmerz-Penetrationsstörung (Dyspareunie/Vaginismus),
- Störung mit verminderter sexueller Appetenz beim Mann,

- vorzeitige Ejakulation (Ejaculatio praecox; Unfähigkeit, die Ejakulation ausreichend zu kontrollieren, damit der Geschlechtsverkehr für beide Partner befriedigend ist), verzögerte Ejakulation (Ejaculatio retarda) und Anejakulation,
- Erektionsstörungen (Schwierigkeit, eine für einen befriedigenden Geschlechtsverkehr notwendige Erektion zu erlangen oder aufrechtzuerhalten),
- substanz- bzw. medikamenteninduzierte sexuelle Funktionsstörungen; nach DSM-5 spezifische substanzinduzierte Störung (mit oder ohne Substanzkonsumstörung/unter Alkohol, Drogen, anderen bekannten oder unbekannten Substanzen),
- gesteigertes sexuelles Verlangen (ICD-10: F52.7) (Hartmann 2016a, b). Hypersexualität nicht als diagnostische Kategorie in DSM-5.

Subtypisierungen sind im DSM-5 für den Schweregrad (leicht/mittel/schwer), den Beginn der Störung (lebenslang bzw. erworben) und die Situationsspezifität (generalisiert bzw. situativ) vorgesehen. Zudem sollten die Faktoren (1) Partner, (2) Beziehungsqualität, (3) individuelle Vulnerabilitätsfaktoren, (4) kulturelle oder religiöse Einflüsse und (5) medizinische Einflussfaktoren bei Diagnose und Therapie mitberücksichtigt werden.

Prävalenz – Häufigkeit

- Sexuelle Funktionsstörungen sind in der Bevölkerung und insbesondere bei Patienten mit psychiatrischen Störungen (z. B. depressive Störungen, Schizophrenien, Abhängigkeitserkrankungen, Angststörungen) häufig. In einer Metaanalyse wurde der bidirektionale Zusammenhang zwischen Depressionen und sexuellen Funktionsstörungen belegt.
- Altersabhängigkeit und Komorbidität mit Diabetes sowie Herz- und Kreislauf-Erkrankungen sind v. a. bei erektilen Funktionsstörungen zu beachten.
- Während bei Männern Ejaculatio praecox und erektile Dysfunktionen deutlich überwiegen, sind es bei Frauen v. a. Libidostörungen, Schmerzen beim Geschlechtsverkehr und Orgasmusstörungen.
- Sehr häufig führen auch Drogen und Medikamente (v. a. Psychopharmaka, aber auch internistische Medikamente, z. B. Antihypertensiva) zu sexuellen Dysfunktionen oder verschlechtern bestehende sexuelle Störungen.

Gesamtbehandlungsplan

Sexuelle Funktionsstörungen erfordern immer eine eingehende **interdisziplinäre Diagnostik** und Therapie. Grundlage einer Therapie ist die ausführliche Sexualanamnese und die Klärung somatischer und psychiatrischer Ursachen (z. B. depressive Störungen, Angststörungen).

Die Behandlung besteht zumeist aus einer Kombination aus Psychotherapie (in der Regel Entspannungsverfahren, Verhaltenstherapie, Paartherapie) und medikamentösen Maßnahmen im Rahmen eines **Gesamtbehandlungsplans.** Wird eine hormonelle oder operative Therapie erwogen, ist immer der Urologe bzw. Gynäkologe und ggf. der Endokrinologe einzubeziehen.

8.2   Indikationen

Es werden hier die verfügbaren pharmakotherapeutischen Ansätze beschrieben. Auf eine Beschreibung von Störungen, für die medikamentöse Behandlungsansätze fehlen, wird weitgehend verzichtet.

8.2.1   Störung des sexuellen Interesses bzw. der Erregung bei der Frau und Störung mit verminderter sexueller Appetenz beim Mann

- Als erstes AM zur Behandlung von **prämenopausalen Frauen mit hypoaktiver Sexualfunktionsstörung** wurde *Flibanserin* (Addyi) 2015 von der FDA zugelassen (Joffe et al. 2016; *www.kompendium-news* vom 24.3.2016). Eine europäische Zulassung ist derzeit nicht beantragt. *Flibanserin* wirkt als 5-HT$_{1A}$-Rezeptoragonist und 5-HT$_{2A}$-Antagonist mit mäßiger antagonistischer Aktivität an 5-HT$_{2B/2C}$- und Dopamin-D$_4$-Rezeptoren. Der Mechanismus, über den die erwünschten Wirkungen vermittelt werden, ist unbekannt. *Flibanserin* wurde u. a. in drei 24-wöchigen RCT mit etwa 3000 Teilnehmerinnen mit *hypoactive sexual desire disorder* (HSDD) untersucht. Im Durchschnitt steigerte die Behandlung (100 mg/d) mit *Flibanserin* die Zahl der sexuell befriedigenden Ereignisse gegenüber Plazebo um 0,5–1 Ereignis pro Monat. Etwa 10% mehr Patientinnen unter *Flibanserin* als unter Plazebo empfanden die Verbesserungen als bedeutsam. Die wesentlichen NW von *Flibanserin* waren Schwindel, Müdigkeit und Übelkeit. Langzeiteffekte sind noch nicht abschätzbar (Joffe et al. 2016).
- In einer aktuellen Metaanalyse fanden sich zusammenfassend positive Ergebnisse für den Einsatz von **Phopsphodiesterase-5-(PDE-5)-Inhibitoren** (teilweise *Sildenafil* 50 mg/d in Kombination mit *Testosteron* 0,5 mg/d) **bei sexuellen Funktionsstörungen der Frau,** u. a. bei Libido- und Erregungsstörungen sowie bei sexuellen Störungen, die als NW von SSRI auftraten (Gao et al. 2015).
- *Amantadin, Apomorphin, L-Arginin, Olanzapin, Phentolamin, Prostaglandin E1* und *Yohimbin* haben bei **Frauen mit sexuellen Störungen** in

Einzelfällen Besserungen erzielt, sind jedoch nicht weiter geprüft oder haben in Studien keinen durchschlagenden Wirksamkeitsnachweis erbracht.

— Es gibt offene Studien über positive Effekte von **Bupropion** (▶ 7.4, Präparat) in niedriger Dosis (75 mg) und RCT für *Bupropion* 150 mg/d bei nichtdepressiven Frauen sowie insbesondere bei SSRI-assoziierten sexuellen Funktionsstörungen in Monotherapie oder als *add-on* (150–300 mg/d) bei Männern und Frauen. Dabei findet sich eine Verbesserung aller Ebenen der sexuellen Funktion, in der Regel jedoch keine Erhöhung der sexuellen Aktivität. Begründet wird die Wirksamkeit von *Bupropion* v. a. durch die zentrale Dopamin(DA)-Wiederaufnahmehemmung, die für die Steigerung des sexuellen Verlangens verantwortlich gemacht wird (Kingsberg et al. 2015).

— Nach aktueller Studienlage ist auch die Nutzen-Risiko-Abschätzung einer systemischen Gabe von *DHEA* (*Dehydroepiandrosteron*) z. B. bei Libidostörungen ungünstig, während in einer RCT **bei postmenopausalen Frauen** eine positive Wirkung von täglich vaginal appliziertem *DHEA* auf alle Ebenen der sexuellen Funktion belegte. *DHEA* ist ein neuroaktives Steroid mit antiglukokortikoider Wirkung. Es ist am GABA$_A$-Rezeptor antagonistisch wirksam; die Konzentration fällt im Alter stark ab. Zum möglichen antidepressiven Effekt ▶ 1.4.2, Hormone.

— Bei **Frauen mit postmenopausaler Libidoverminderung** gibt es hormonelle Therapieansätze mit *Tibolon* (Liviella, zur Behandlung von Östrogenmangelsymptomen bei > 1 Jahr postmenopausalen Frauen zugelassen, Dosis 2,5 mg/d), einem synthetischen Steroid mit kombinierter Östrogen-, Progesteron- und Androgenaktivität (gonadomimetisch). Neben Verbesserungen postmenopausaler Beschwerden zeigen einige Untersuchungen eine Verbesserung des sexuellen Verlangens. Allerdings ist ein erhöhtes Risiko für kardiovaskuläre Komplikationen und Mammakarzinom, aber v. a. auf ein erhöhtes Schlaganfallrisiko bei Einnahme von niedrig dosierten Östrogenen oder *Tibolon* in der Menopause zu beachten.

— Nach einer Metaanalyse können Hormonersatztherapien allenfalls **bei Frauen mit Beschwerden** (v. a. vasomotorische Beschwerden, Schmerzen) **in der frühen Menopause** (< 5–10 Jahre nach Amenorrhö) empfohlen werden; der Einsatz wird insgesamt, insbesondere für synthetische Steroide (*Tibolon*) und selektive Östrogenrezeptormodulatoren (z. B. *Raloxifen*, *Bazedoxifen*), kritisch gesehen. Alternativen zu einer systemischen Hormonersatztherapie sind niedrig dosierte vaginal applizierte Östrogene sowie der selektive Östrogenrezeptormodulator (SERM) *Ospemifen* (Senshio, EU-Zulassung zur Behandlung der vulvovaginalen Atrophie bei postmenopausalen Frauen, 60 mg/d).

— Auch wenn niedrig dosierte **Testosterongaben** bei sexuellen Appetenz- und Erlebensstörungen **bei Frauen** positive Effekte in offenen Studien zeigen konnten (u. a. in Kombination mit PDE-5-Inhibitoren, s. oben), sind die NW unklar. Die Therapieoption sollte v. a. Frauen mit Androgendefizit vorbehalten bleiben (z. B. im höheren Alter oder nach Ovarektomie). NW und Risiken bestehen v. a. in Virilisierung, Akne, Leberfunktionsstörungen sowie Hyperlipidämie und – bei Aromatisierung der Androgene zu Östrogenen – auch in den Risiken einer Östrogenbehandlung.

— Positive Einzelfallberichte bestehen zum Einsatz von *Amantadin* und *Yohimbin* sowie für den 5-HT$_{1A}$-Rezeptoragonisten *Buspiron* und den Dopaminagonisten *Ropirinol* bei **Libidostörungen von Männern und Frauen**.

— Untersuchungen zu endokrinologischen Therapiemaßnahmen, v. a. mit der **Testosteronsubstitution bei Männern**, zeigten keine einheitlich positiven Befunde. Auch die Dosis ist unklar. Kontinuierliche Gabe kann mit deutlichen NW einhergehen und derzeit nicht empfohlen werden: Gynäkomastie, Akne, Ödeme, Cholesterinanstieg und erhöhtes Risiko für Prostatakarzinome, v. a. auch mit kardialen NW (Vigen et al. 2013).

8.2.2 Erektionsstörung

Der Therapieschwerpunkt bei Erektionsstörungen liegt bei den selektiven **Phosphodiesterase-Typ-5-Inhibitoren** (PDE-5-Hemmer) (Ventimiglia et al. 2016). Alternativen (lokale Applikation von Prostaglandinen und mechanische Hilfen wie z. B. Vakuumpumpen und Penisprothesen) haben eine geringere Bedeutung und werden v. a. bei Kontraindikationen, Unverträglichkeit oder Unwirksamkeit von PDE-5-Inhibitoren empfohlen.

Für eine längerfristig erfolgreiche Behandlung ist neben der medikamentösen Therapie die psychotherapeutische Begleitung, wenn möglich unter Einbeziehen der Partner, anzuraten.

Hauptansatzpunkt der oralen Pharmakotherapie mit **PDE-5-Inhibitoren** ist die Regulation der Erektion durch die Kaskade L-Arginin – Stickstoffmonoxid(NO)-Synthase – NO – zyklisches Guanosinmonophosphat (cGMP) – Kalzium. NO wirkt als Transmitter bei der inter- und intrazellulären Kommunikation im mikrovaskulären Gefäßsystem. *Avanafil, Sildenafil, Vardenafil, Tadalafil* und andere PDE-5-Inhibitoren (z. B. *Udenafil, Lodenafil, Mirodenafil*; nicht in der EU zugelassen) hemmen relativ selektiv die Isoform Typ 5 der Phosphodiesterase (Hauptvorkommen Gefäße, Thrombozyten), wodurch es bei sexueller Erregung und NO-Freisetzung aus Nervenendigungen im Corpus cavernosum zum verminderten Abbau von cGMP und somit zum verminderten Kalziumeinstrom, zur Relaxation der glatten Muskulatur, zum Bluteinstrom in Cavernosum-Sinusoide und schließlich zur Erektion kommt. *Tadalafil* hat eine deutlich längere HWZ als *Sildenafil*, *Vardenafil* und *Avanafil*; *Avanafil* hat die kürzeste Wirklatenz.

- Untersuchungen zeigen eine Wirksamkeit von PDE-5-Inhibitoren auch bei pulmonaler arterieller Hypertonie (PAH), Raynaud-Syndrom und Sklerodermie. *Sildenafil* (Revatio, 20 mg) und *Tadalafil* (Adcirca, 20 mg) sind zur Behandlung der PAH zugelassen.

- Studien belegen, dass PDE-5-Inhibitoren Auswirkungen des bei Mukoviszidose durch einen Gendefekt gestörten CFTR-Proteins korrigieren können, offensichtlich sind jedoch die für einen klinischen Einsatz erforderlichen Dosen zu hoch.

- Symptome einer Störung des unteren Urogenitaltrakts (*lower urinary tract symptoms*, LUTS), v. a. bei benigner Prostatahyperplasie, sind bei erektiler Dysfunktion gehäuft. Eine Metaanalyse ergab, dass PDE-5-Inhibitoren (ohne signifikante Unterschiede zwischen den Substanzen) auch in Monotherapie gegenüber Plazebo eine signifikante Reduktion von LUTS-Symptomen und eine Verbesserung der erektilen Dysfunktion bewirken (Gacci et al. 2016). Eine deutliche Erhöhung des Uroflows ergab sich in Kombination mit α-Rezeptorenblockern.

- Weitere Einsatzmöglichkeiten, einschließlich neurokognitiver und affektiver Störungen, für PDE-5-Inhibitoren werden weiterhin geprüft, die Ergebnisse sind uneinheitlich und lassen noch keine abschließende Beurteilung zu.

- Mittlerweile liegen umfangreiche Erfahrungen auch aus Langzeitstudien bei Erektionsstörungen für *Sildenafil*, *Vardenafil*, *Tadalafil* und auch für *Avanafil* vor, teilweise auch bei längerer kontinuierlicher täglicher Einnahme. Dabei ergaben sich im Wesentlichen die bekannten NW und keine Hinweise auf einen Wirkungsverlust.

- Unterschiede zwischen verschiedenen PDE-5-Inhibitoren bestehen insbesondere bezüglich Selektivität und Pharmakokinetik. *Vardenafil* ist in Form einer Schmelztablette verfügbar mit einer Wirklatenz von etwa 30 min vor gewünschter sexueller Aktivität, *Avanafil* (Tablette) hat mit 15–30 min eine noch kürzere Wirklatenz.

- Eine neue Metaanalyse beschreibt die Wirksamkeit von *Sildenafil* (50 mg) gegenüber *Tadalafil* (10 mg), *Vardenafil* (10 mg) und *Avanafil* (100 mg) als leicht überlegen, während bei der Verträglichkeit *Tadalafil* (10 mg) Vorteile zeigte. Insgesamt sind Wirksamkeitsvorteile für einen PDE-5-Inhibitor aus den vorliegenden Daten jedoch nicht sicher abzuleiten.

- *Sildenafil* und *Vardenafil* weisen neben der PDE-5-Hemmung relevante Aktivität als Inhibitoren der PDE 6 (Hauptvorkommen: Retina) auf, *Tadalafil* als Inhibitor der PDE 11 (Hauptvorkommen: Hoden, Herz,

Skelettmuskel, Prostata). Dadurch lassen sich teilweise NW erklären, für *Sildenafil* und *Vardenafil* Störungen des Farbensehens, für *Tadalafil* Rückenschmerzen und Myalgien. *Avanafil* weist eine hohe Selektivität und Spezifität (PDE-5) auf und kann durch die kurze Wirklatenz und HWZ Vorteile (u. a. möglicherweise geringere visuelle NW) bei multi-morbiden Patienten aufweisen.

- Erektionsstörungen sind insbesondere bei Patienten mit erhöhtem kardiovaskulärem Risiko und Depressionen häufig. PDE-5-Inhibitoren scheinen dieses Risiko nicht sicher zu reduzieren, auf Interaktionen bei Komedikation ist jedoch zu achten.

Weitere therapeutische Ansätze

- Für die orale Einnahme von *Yohimbin* (vermehrte Noradrenalin-Ausschüttung aufgrund präsynaptischer α_2-Blockade) liegen in begrenztem Umfang positive Resultate vor, ebenso für *L-Arginin* (3–5 g), eine Behandlungsempfehlung kann allenfalls bei leichterer Ausprägung und Versagen bzw. Ablehnung oder Kontraindikationen für PDE-5-Inhibitoren oder Injektionstherapien erfolgen.
- Für den peripheren α_2-Antagonisten *Phentolamin* gibt es keine überzeugenden Studienergebnisse bei oraler Anwendung (s. unten, Injektionstherapie).
- Hormonelle Interventionen (z. B. *Testosteron*-Substitution) erscheinen nur bei nachgewiesenem Hypogonadismus empfehlenswert. Belege für eine Wirksamkeit bei Erektionsstörungen ohne Hormonmangel fehlen, die NW und insbesondere die kardialen Risiken sind zu beachten.
- Intrakavernöse Injektionen (Selbstapplikation vor gewünschter sexueller Aktivität) von *Alprostadil* (*Prostaglandin E1*, Schwellkörperautoinjektionstherapie SKAT) und *Papaverin* (aus der Opiumpflanze; gefäßrelaxierende Wirkung, auch in Kombination mit *Phentolamin*) sowie deren transurethrale Applikationen (*Alprostadil* MUSE) sind zuverlässig wirksame Behandlungsstrategien, aufgrund der Komplikationen wie Fibrosen, Hypotonien und Priapismus (über 5% bei *Alprostadil*) sind diese Verfahren auf den Einsatz bei Therapieversagen bzw. Kontraindikationen der oralen Pharmakotherapie begrenzt.
- Als sichere Verfahren, die bei Therapieversagen, Kontraindikationen oder Ablehnung der medikamentösen Behandlungen immer noch zum Einsatz kommen können, gelten mechanische (Vakuumpumpen) und operative Verfahren (Implantation einer Penisprothese).

Neue pharmakologische Ansätze

- Im Mittelpunkt stehen die Weiterentwicklung von rasch und länger wirksamen hochselektiven PDE-5-Inhibitoren (s. oben) und die Erforschung anderer Angriffspunkte, die eine vermehrte Verfügbarkeit von NO zum Ziel haben:

- Mehrere plazebokontrollierte Studien zeigten für die Kombination von *L-Arginin* mit *Pycnogenol* (Prelox, in Deutschland nicht zugelassen), einem natürlich vorkommenden NO-Synthase-Aktivator (aus bestimmten Kiefernarten), signifikante Wirkungen und geringe unspezifische NW bei Männern mit leichter bis mittelgradiger erektiler Dysfunktion.
- Weiterhin werden u. a. Guanylatzyklase-Aktivatoren (z. B. YC-1), Rho-Kinase-Inhibitoren, zentrale Melanokortin-Rezeptoragonisten (*Melanotan II*), die über eine Erhöhung der NO-Konzentration wirken, NO-freisetzende PDE-5-Inhibitoren sowie Strategien zur Beeinflussung von Schwefelwasserstoff (H_2S, im Corpus cavernosum aus *L-Cystein* enzymatisch synthetisiert) bei erektiler Funktion geprüft.

- Hinweise für eine serotonerge Regulation der Erektion mit inhibitorischen Effekten von $5\text{-}HT_{1A/B}$-Rezeptoren sowie proerektogenen Effekten durch $5\text{-}HT_{2C}$-Rezeptoren auf spinaler Ebene liegen vor. *Trazodon* war in einer RCT bei erektiler Dysfunktion nicht wirksam, *Tianeptin* zeigte sich hingegen in einer RCT bei Männern mit leichter bis moderater Depression und erektiler Dysfunktion gegen Plazebo überlegen.

8.2.3 Vorzeitige Ejakulation und andere Ejakulationsstörungen

- Die Prävalenz der vorzeitigen Ejakulation (Ejaculatio praecox) (verkürzte intravaginale Ejakulationslatenz von unter 2 min, persistierende oder rezidivierende, subjektiv verfrühte Ejakulation bei minimaler sexueller Stimulation vor, während oder nach Penetration, deutlicher Leidensdruck, unzureichende Ejakulationskontrolle) wird auf 5–20% geschätzt. Von der dispositionellen, lebenslangen Ejaculatio praecox sind auch erworbene Störungen abzugrenzen, die häufig mit einer erektilen Dysfunktion einhergehen und urologisch-internistischer Abklärung bedürfen (u. a. Ausschluss einer Prostatitis) (Althof et al. 2014).
- Eine Spontanremission ist eher selten zu erwarten, eine persistierende Ejaculatio praecox wird mit teilweise genetisch verankerter serotonerger Dysfunktion (v. a. $5\text{-}HT_{2C}$-/$5\text{-}HT_{1A}$-Rezeptoren, Serotonintransporter) sowie mit infektiös-urogenitalen Störungen (v. a. chronische Prostatitis) in Zusammenhang gebracht.
- Häufig werden verhaltenstherapeutische oder andere psychotherapeutische Maßnahmen (Squeeze-Technik, Start-Stopp-Technik) empfohlen,

eine aktuelle Cochrane-Analyse ergab jedoch hierfür nur sehr begrenzte Wirksamkeitshinweise.

- Wirksamkeitsnachweise bei Ejaculatio praecox liegen zur **Lokaltherapie** mit **anästhesierenden Salben** (*Prilocain-Lidocain*-Creme, chinesische Pflanzenextrakte) vor, die etwa 20 min vor dem Koitus auf Glans und Penisschaft aufgetragen werden. Die topische Therapie wird als mittelgradig wirksam und als weitgehend sicher erachtet (Althof et al. 2014).

- Mit dem kurz wirksamen SSRI *Dapoxetin* ist ein Medikament für die Indikation **Ejaculatio praecox** zugelassen. Die Ejakulationslatenz wird im Mittel auf das 2- bis 3-Fache verlängert. Bei raschem Wirkungseintritt ist *Dapoxetin* als On-demand-Medikation geeignet (Einnahme 1–3 h vor gewünschter sexueller Aktivität).

- Die unter anderen **SSRI** beobachtete NW der Ejakulationsverzögerung wurde in mehreren kontrollierten Studien therapeutisch eingesetzt; für *Paroxetin*, *Sertralin*, *Citalopram* und eingeschränkt *Fluoxetin* konnte eine Wirksamkeit nachgewiesen werden; *Paroxetin* scheint innerhalb der SSRI den stärksten Effekt auf die Ejakulationslatenzverzögerung (etwa 9-fach) zu zeigen. Auch für *Clomipramin* bis 50 mg (2 × 10–15 mg) sind Erfolgsraten von 50–85% für diese Indikation belegt.

- Eine regelmäßige Einnahme von SSRI (außer *Dapoxetin*) ist bezüglich der Wirksamkeit einer On-demand-Verabreichung (Einnahme 2–6 h vor gewünschtem Koitus) offensichtlich überlegen, führt jedoch auch zu höheren NW-Raten. Bei täglicher SSRI-Einnahme ist mit einer deutlichen Ejakulationslatenzerhöhung innerhalb von 5–10 Tagen zu rechnen, das Wirkungsmaximum liegt häufig bei 2–3 Wochen; ein Teil der Patienten zeigt nach einigen Monaten eine reduzierte Response (Tachyphylaxie; Althof et al. 2014).

- Die Erfolgsraten (Ejakulationslatenzverlängerung) liegen für die untersuchten SSRI zwischen 50% und 75%. NW treten bei bis zu 35% der Patienten auf (v. a. Übelkeit), dabei auch andere sexuelle Funktionsstörungen (Anorgasmie, Libidostörungen).

- Die Wirksamkeit von PDE-5-Inhibitoren (Monotherapie) bei Ejaculatio praecox ohne gleichzeitig bestehend erektile Dysfunktion ist nicht abschließend belegt (Men et al. 2016), bei Komorbidität werden beide Störungen jedoch positiv beeinflusst. Zudem liegen Hinweise auf eine Wirkungsverstärkung bei Kombination eines SSRI mit einem PDE-5-Inhibitor bei Ejaculatio praecox vor (Men et al. 2016).

- Die verfügbaren Ergebnisse für *Dapoxetin* belegen die Wirksamkeit und Verträglichkeit. Aktuelle Leitlinien empfehlen bei der primären Ejaculatio praecox eine medikamentöse Basistherapie (*Dapoxetin*, andere SSRI) und topische Anästhetika (s. unten), auch in Kombination mit psychotherapeutischen Maßnahmen.

Weitere medikamentöse Ansätze

- *Tramadol* (25–50 mg, bei Bedarf) hatte auch nach einer Metaanalyse positive Effekte (vergleichbar mit *Paroxetin*), kann jedoch wegen NW in dieser Indikation nicht primär empfohlen werden.
- Eine RCT konnte für *Pindolol* (nichtselektiver β-Rezeptorenblocker mit schwacher sympathomimetischer Aktivität und antagonistischer Wirkung an 5-HT_{1A}-Rezeptoren) in einer Dosierung von 7,5 mg/d bei Patienten mit Ejaculatio praecox, die unter *Paroxetin* (20 mg/d) nicht respondierten, die Wirksamkeit (bei höherem NW-Risiko) belegen.
- In offenen Studien zeigte der nichtselektive und lang wirksame $α_1/α_2$-Rezeptorenblocker *Phenoxybenzamin* eine geringe Wirksamkeit, während β-**Rezeptorenblocker** (*Propranolol*) gegenüber Plazebo keine Überlegenheit hatten.
- Experimentell sind Oxytozinrezeptor-Antagonisten in Erprobung.

Medikamentöse Ansätze bei Ejakulationsverzögerung und Anejakulation

- Ejakulationsverzögerungen (Ejakulationslatenz > 25–30 min) bis zum kompletten Ausbleiben der Ejakulation sind differenzialdiagnostisch zu klären; neben angeborenen Störungen und psychologischen Faktoren sind anatomische (postoperativ), neurogene (z. B. diabetische Neuropathie), infektiöse (z. B. Urethritis), endokrine (v. a. Hypogonadismus, Hypothyreose) und substanzbedingte medikamentöse Ursachen (u. a. Thiaziddiuretika, TZA und SSRI, Phenothiazine, Alkoholabusus) zu erwägen. Ejakulationsverzögerungen wurden als NW in bis zu 10% bei Gabe sog. prostataspezifischer α-Rezeptorenblocker wie *Alfuzosin* bzw. *Tamsulosin* beschrieben.
- Bei **Ejaculatio retarda** bzw. **Anejakulation** ohne organische Ursache werden primär psychotherapeutische Verfahren eingesetzt; bei medikamentös induzierter Ejaculatio retarda oder retrograder Ejakulation sollte ein Medikationswechsel erfolgen.
- Zur Behandlung der Ejaculatio retarda bzw. Anejakulation sind derzeit keine AM zugelassen.
- Wirksamkeitshinweise aus Einzelfallberichten und Fallserien bestehen für *Imipramin* (auch bei retrograder Ejakulation) und andere noradrenerge Substanzen (*Ephedrin*, *Midodrin*, auch *Reboxetin*), *Cyproheptadin* (v. a. Histamin-H_1-Antagonist; 4–12 mg/d, auch *on-demand*, NW: v. a. Sedierung) und *Amantadin* (NMDA-Antagonist mit dopaminerger Wirkung, 100–400 mg/d, *on-demand* 5–6 h vor Koitus).
- Einzelfallberichte mit positiver Wirkung liegen für *Yohimbin*, *Bupropion*, *Buspiron*, *Apomorphin* und *Oxytocin* (24 IU intranasal *on-demand*) vor.

8.2.4 Genitopelvine Schmerz-Penetrationsstörung (Dyspareunie/Vaginismus)

- Für die Behandlung von Dyspareunie und Vaginimus werden Kombinationen aus Entspannungsverfahren (progressive Muskelrelaxation), gezielten Beckenbodenübungen (ggf. mit transkutaner elektrischer Nervenstimulation [TENS]), Vaginaltraining (mit Dilatatoren) und Partnerübungen empfohlen.
- Eine in Europa zugelassene medikamentöse Behandlungsoption gibt es derzeit nicht. In den USA ist der spezifische Östrogenrezeptormodulator (SERM) *Ospemifen* (Osphema) zur Behandlung von Schmerzen beim Geschlechtsverkehr bei postmenopausalen Frauen zugelassen. Wichtigste NW: Hitzewallungen und Schwitzen, vaginaler Ausfluss, Muskelkrämpfe.

8.2.5 Gesteigertes sexuelles Verlangen und Paraphilien

- Sexuelle Deviationen zeigen geringe Response- und hohe Rezidivraten und sollten im Rahmen eines Gesamtbehandlungsplans psychotherapeutisch (Verhaltenstherapie/emotionsfokussierte Therapien) behandelt werden (Hartmann 2016b).
- Fallserien deuten darauf hin, dass **SSRI** – analog zur Wirkung bei den verwandten obsessiven Erkrankungen – in höheren Dosierungen sowohl eine Verminderung des sexuellen Verlangens bewirken als auch deviante sexuelle Phantasien und Praktiken (Paraphilien, »Hands-off-Praktiken«) bessern bzw. reduzieren können. Am häufigsten wurden *Fluoxetin* (20–80 mg/d) und *Sertralin* (50–200 mg/d) eingesetzt (Beginn mit niedriger Dosis, Steigerung wirkungsabhängig bis zum Dosismaximum).
- Es gibt Einzelfallberichte über erfolgreiche Behandlungen von gesteigert-dranghaften sexuellen Verhaltensweisen (*compulsive sexual behaviour*) mit *Naltrexon*.
- *Medroxyprogesteronacetat* (MPA) z. B. Depot-Clinovir (nur zur Kontrazeption als 3-Monats-Spritze zugelassen) und *Cyproteronacetat* (CPA, Androcur) fanden sich in mehreren Studien geeignet, Hypersexualität und sexuell deviantes Verhalten (auch »Hands-on-Verhalten«) zu reduzieren. Erhebliche NW (u. a. Embolierisiko, Hepatotoxizität, Knochendichteminderung) schränken den Einsatz ein.
- Als Therapiealternative werden LHRH-Agonisten (GnRH Analoga), insbesondere *Leuprorelinacetat* sowie *Triptorelin* und *Goserelin*, mit Erfolg eingesetzt. Alle Präparate haben keine primäre Zulassung bei Paraphilien und zeigen deutliche antiandrogene NW.

- Klinisch wurden im Einzelfall die ansonsten unerwünschten Wirkungen von (v. a. hochpotenten konventionellen) Antipsychotika in höherer Dosierung auf Libido und sexuelle Erregbarkeit bei schwerer Hypersexualität (z. B. im Rahmen von manischen oder schizophrenen Episoden) wirksam eingesetzt.

- **Hypersexualität** und unangebrachtes sexuelles Verhalten (*inappropriate sexual behaviour*) sind bei Patienten mit organisch bedingten psychischen Störungen, v. a. im Rahmen demenzieller Erkrankungen (v. a. bei Demenz bei M. Parkinson, vaskulärer Demenz, frontotemporaler Demenz, fortgeschrittener Alzheimer-Demenz und Chorea Huntington) nicht selten (Hartmann 2016a, b).

- Die Behandlung umfasst vorwiegend nichtpharmakologische Maßnahmen. Pharmaka sind in dieser Indikation nicht zugelassen und müssen vorsichtig unter Berücksichtigung der NW in möglichst niedriger Dosierung und zeitlich begrenzt verabreicht werden.

- Aus Fallserien liegen positive Erfahrungen für SSRI (*Paroxetin, Citalopram*), *Mirtazapin, Clomipramin* und *Trazodon* sowie Antipsychotika (*Haloperidol* 1–3 mg/d, *Quetiapin* 25 mg/d) und Antikonvulsiva (*Gabapentin, Carbamazepin*) vor, die Ergebnisse zu Acetylcholinesterasehemmern (*Rivastigmin, Donepezil*) sind uneinheitlich.

- Bei schwereren Störungen oder Ausbleiben eines Therapieerfolgs wurden auch mit Erfolg Antiandrogene (MPA, CPA, s. oben) und *Finasterid* (5 mg/d) sowie Östrogene und GnRH-Analoga eingesetzt.

- In Einzelfällen waren Histamin-H_2-Rezeptorenblocker (*Cimetidin*) und ß-Rezeptorenblocker (*Pindolol, Propranolol*) wirksam.

8.2.6 Substanz-/medikamenteninduzierte sexuelle Funktionsstörung

- Folgende **Arzneimittel** können Ursache einer sexuellen Funktionsstörung mit **vorwiegend erektiler Dysfunktion** sein: ACE-Hemmer, *Cimetidin, Clonidin*, Kalziumantagonisten, Kortikosteroide, *Methyldopa, Metoclopramid, Reserpin, Spironolacton*, Thiazide (La Torre et al. 2015); die Häufigkeit von erektiler Dysfunktion unter Behandlung mit β-Rezeptorenblockern hängt stark mit Erwartungseffekten zusammen.

- Selektive α_{1A}-adrenerge Antagonisten (»α-Blocker«), die zur Behandlung der benignen Prostatahypertrophie und von LUTS eingesetzt werden (*Alfuzosin, Tamsulosin, Terazosin, Doxazosin, Silodosin*) können sexuelle Funktionsstörungen, insbesondere Ejakulationsstörungen, verursachen (La Torre et al. 2015).

- Die zur Behandlung der benignen Prostatahypertrophie und von LUTS eingesetzten 5α-Reduktase-Inhibitoren (z. B. *Dutasterid*, *Finasterid*) sind mit einer signifikant erhöhten Rate sexueller Funktionsstörungen assoziiert.
- Psychopharmaka mit besonders erhöhtem Risiko für erektile Dysfunktion (und andere sexuelle Funktionsstörungen) sind Antipsychotika (KAP und AAP, s. unten), Benzodiazepine, *Carbamazepin*, *Lithium*, TZA und SSRI (s. unten). Als Ursache für die Erektionsstörungen wird bei den trizyklischen Präparaten die anticholinerge Komponente diskutiert.
- **Alkohol** und **Nikotin** führen bei chronisch hoher Einnahme zu erektiler Dysfunktion, unter **Opiaten** sind sexuelle Störungen häufig. Eine Metaanalyse ergab ein etwa doppelt so hohes Risiko für verschiedene sexuelle Funktionsstörungen bei Männern unter *Methadon* (52%) im Vergleich zu *Buprenorphin* (24%), sodass ggf. eine Umstellung bei der Substitutionstherapie empfohlen wird (Yee et al. 2014).
- Für **Stimulanzien** und **Kokain** sind insbesondere Libidosteigerungen beschrieben.
- **Priapismus** kommt v. a. unter α-adrenolytischen Substanzen gehäuft vor, die häufigsten Fallbeschreibungen gibt es für *Trazodon*. Man nimmt an, dass $α_1$-blockierende Effekte die Sympathikus-vermittelte Detumeszenz der Corpora cavernosa inhibieren. Dass auch andere Mechanismen bei Priapismus involviert sind, demonstrieren relativ häufige Fälle unter *Alprostadil*, seltener unter *Sildenafil*, SSRI und Antipsychotika ohne $α_1$-blockierende Effekte.

> ❯ **Bei anhaltender Erektion von über 4 h unverzüglich einen Arzt aufsuchen (urologischer Notfall)!**

- ### Sexuelle Funktionsstörungen unter Antidepressiva

Insgesamt sind durch Antidepressiva induzierte sexuelle Funktionsstörungen häufig (Inzidenz etwa 50%) und mit Einschränkungen von Lebensqualität, Selbstwertgefühl, Stimmung und Beziehungsqualität assoziiert. Große Beobachtungsstudien haben ergeben, dass sexuelle Störungen aller drei Funktionsebenen unter verschiedenen Antidepressiva in unterschiedlicher Prävalenz auftreten (◘ Tab. 8.1; Müller 2011; Wenzel-Seifert et al. 2015; Baldwin et al. 2016).

- **Priapismus** wurde häufiger bei *Trazodon* beobachtet, aber auch bei **TZA** und anderen Antidepressiva mit $α_1$-adrenolytischer Wirkung, in Einzelfällen unter Behandlung mit **SSRI**. Im Einzelfall sind unter α-**blockierenden Substanzen** (v. a. *Trazodon*) auch schmerzhafte Schwellungen der Klitoris (klitoraler Priapismus) aufgetreten.

☐ **Tab. 8.1** Sexuelle Funktionsstörungen unter Antidepressiva[a]

Antidepressiva	Sexuelle Funktionsstörungen	Inzidenz/Prävalenz
SSRI *Venlafaxin* *Clomipramin*	v. a. Ejakulationsverzögerung (Männer) und Orgasmusstörungen (Frauen)	30–80%
TZA *Duloxetin* *Reboxetin*	v. a. Erektions- und Orgasmusstörungen	30–50% (seltener als unter SSRI)
Mirtazapin *Tianeptin*[b]	Geringere Häufigkeit, v. a. Libidostörungen	20–25%
Bupropion[b] *Vortioxetin*[b]	Geringere Häufigkeit	5–20%
Agomelatin[b] *Moclobemid* *Hypericum*-Extrakt	Sehr geringe Häufigkeit	5–10% mit Plazebo vergleichbar

Die Prävalenz sexueller Funktionsstörungen ist stark methodenabhängig; auch bei unbehandelten Gesunden sind sexuelle Funktionsstörungen altersabhängig häufig, bei depressiven Patienten schweregradabhängig mit 25–100% sehr häufig.

TZA trizyklische Antidepressiva, *SSRI* selektive Serotoninwiederaufnahmehemmer.

[a] Für *Vortioxetin* liegen noch keine entsprechenden Daten vor.

[b] Auch positive Therapieeffekte beschrieben ▶ 8.2.1 und ▶ 8.2.2, Neue pharmakologische Ansätze.

— Die angenommenen Mechanismen bei der Entstehung antidepressivainduzierter sexueller Funktionsstörungen sind gleichzeitig Ansatzpunkte für deren Behandlung:
  — Stimulation der 5-HT_2- und 5-HT_3-Rezeptoren (SSRI und andere Antidepressiva),
  — anticholinerge Wirkungen (ACh-Rezeptorblockade) (TZA u. a.),
  — NO-Synthase-Blockade (z. B. *Paroxetin*, mehr als andere SSRI),
  — Prolaktinerhöhung (geringgradig unter SSRI und anderen Antidepressiva),
  — D_2-antagonistische Wirkung (v. a. *Trimipramin*, *Clomipramin*).
— Bei Frauen zeigen sich v. a. verminderte Erregbarkeit und reduziertes Orgasmuserleben.

▪▪ Therapeutische Maßnahmen bei antidepressivainduzierten sexuellen Funktionsstörungen

Es gibt bei antidepressivainduzierten sexuellen Störungen kaum empirisch validierte Behandlungsalgorithmen (Wenzel-Seifert et al. 2015); daher ist es wichtig, im Einzelfall unter Einbeziehen psychotherapeutischer Möglichkeiten eine Behandlungsstrategie zu entwickeln.

Auf der Grundlage der vorhandenen Evidenz ist ein abgestuftes Vorgehen möglich:

— **Beratung und Abwarten** (*wait and see*); v. a. bei schweren sexuellen Störungen häufig nicht Erfolg versprechend. Bei unter SSRI aufgetretenen Ejakulations- und Orgasmusstörungen wurde ein Rückgang der Beschwerden bei 20–60% der Patienten nach 6 Monaten berichtet.

— **Dosisreduktion**, ggf. *drug holidays* (wenn psychiatrisch vertretbar); ein Aussetzen der SSRI-Medikation über das Wochenende war für *Sertralin* und *Paroxetin* in einer kleinen Studie begrenzt erfolgreich. Bei Gefahr der Symptomverschlechterung (Relapse) nicht empfehlenswert.

— Zusätzliche Gabe eines Pharmakons zur Neutralisierung oder Behandlung der pharmakogenen sexuellen Funktionsstörung (**Augmentation**):
  - **Bupropion** (Dosis 75–300 mg/d) kann durch SSRI bedingte sexuelle Funktionsstörungen bei Männern und Frauen bessern, beste Evidenz.
  - **PDE-5-Inhibitoren** bei Erektionsstörungen oder andere Therapien zur Behandlung der erektilen Dysfunktion (▸ 8.2.2). Für *Sildenafil* (50 mg/d) und *Tadalafil* liegen Studien zum Wirksamkeitsnachweis auch bei durch antidepressivainduzierter erektiler Dysfunktion vor.
  - *Mirtazapin* (Dosis 7,5–30 mg/d); v. a. eine 5-HT_{2C}-Blockade scheint den günstigen Effekt zumindest bei Männern zu bewirken.
  - *Buspiron* (Dosis bis 60 mg/d). Für die Wirksamkeit bei krankheitsbedingten und SSRI-induzierten sexuellen Funktionsstörungen liegen Hinweise vor.

— Bei anhaltenden sexuellen Störungen unter Antidepressiva sollte ein **Umsetzen** erwogen werden, vorzugsweise unter Beachtung der Risiken und NW (❏ Tab. 8.1) auf *Agomelatin*, *Bupropion*, *Mirtazapin*, *Vortioxetin* oder *Tianeptin*, ggf. sind auch *Moclobemid* und *Hypericum* zu erwägen (bei einem Teil der Patienten wird dann allerdings nicht mehr der erwünschte antidepressive Effekt erreicht werden können).

▪ Sexuelle Funktionsstörungen unter Antipsychotika

Unter Antipsychotika sind sexuelle Störungen häufig (40–70%), hierfür werden v. a. direkte D_2-antagonistische Wirkungen (z. B. auf das Reward-System) und die D_2-antagonistisch vermittelte Prolaktinerhöhung durch viele Antipsychotika verantwortlich gemacht (❏ Tab. 8.2; Müller 2011; La Torre et al. 2013; de Boer et al. 2015).

◻ Tab. 8.2 Sexuelle Funktionsstörungen unter Antipsychotika

Antipsychotika[a]	Sexuelle Funktionsstörungen	Inzidenz/Prävalenz
KAP, hochpotent (*Haloperidol*), *Amisulprid*, *Paliperidon*, *Risperidon* (deutlich PRL-erhöhend)	Libido-, Erregungs- und Orgasmusstörungen	25–80% (v. a. Männer)
Clozapin, *Quetiapin*, *Olanzapin*, *Ziprasidon* (nicht deutlich PRL-erhöhend)	Libido-, Erregungs- und Orgasmusstörungen	15–50%, wahrscheinlich seltener als unter KAP
Aripiprazol (partiell dopaminagonistisch, PRL-neutral oder PRL-reduzierend)	Libido-, Erregungs- und Orgasmusstörungen (u. U. Hypersexualität)	10–20% seltener als unter anderen Antipsychotika Fallberichte: Hypersexualität

[a] Für *Asenapin* und *Lurasidon* (geringe PRL-Erhöhung) liegen noch keine entsprechenden Daten vor.
KAP konventionelle Antipsychotika, *PRL* Prolaktin.

Während bei unbehandelten Schizophrenien v. a. Störungen von Libido und sexuellem Erleben auftreten, werden unter Behandlung mit Antipsychotika auch Erektionsstörungen häufig berichtet. Sexuelle Funktionsstörungen sind ein wichtiger Aspekt der reduzierten Lebensqualität unter Antipsychotika und werden als ein häufiger Grund für fehlende Adhärenz angenommen.

— Studien zum Vergleich von KAP und AAP (einschließlich *Clozapin*) haben die zu erwartenden Vorteile für AAP nicht konsistent belegen können. Im Vergleich von *Haloperidol* und *Clozapin* ergaben sich in einer prospektiven Studie keine Unterschiede bei der Inzidenz sexueller Funktionsstörungen und auch keine Zusammenhänge mit der Adhärenz der Patienten, während andere offene Studien Vorteile für *Clozapin* gegenüber KAP und *Risperidon* berichteten.

— Während hochpotente KAP und dosisabhängig *Paliperidon* und *Risperidon*, selten *Olanzapin*, insbesondere aber *Sulpirid* und *Amisulprid*, eine deutliche **Prolaktinerhöhung** (D_2-Antagonismus) (Malik et al. 2011) mit einer relativen Häufung von assoziierten Störungen hervorrufen (v. a. Zyklusunregelmäßigkeiten, Amenorrhö, Galaktorrhö bei Frauen, Gynäkomastie und Libidostörungen bei Männern), sind durch **H$_1$-Blockade** (Sedierung), **anticholinerge und adrenolytische Wirkungen** Störungen von Libido, Erektion und Erleben auch ohne Prolaktinerhöhung bei anderen Antipsychotika erklärbar.

- Generell sind Korrelationen zwischen sexueller Dysfunktion und Prolaktinspiegel auch unter Antipsychotika eher gering (La Torre et al. 2013). Unter *Amisulprid* scheinen prolaktinabhängig Zyklusstörungen bei Frauen häufiger aufzutreten (Malik et al. 2011).
- Unter *Risperidon* (2–3 mg) und *Sertindol* gibt es Fallbeschreibungen über **Ejakulationshemmung** und reduziertes Ejakulationsvolumen nach 1- bis 2-wöchiger Einnahme.
- **Priapismus** kommt selten bei Antipsychotika vor, v. a. bei α$_1$-blockierenden Substanzen wie z. B. *Chlorpromazin* und *Thioridazin*, aber auch *Clozapin* (mehrere Fälle) und *Olanzapin*, in Einzelfällen bei *Risperidon*, *Ziprasidon*, *Quetiapin*, *Aripiprazol* und anderen Antipsychotika.

■ ■ Therapeutische Maßnahmen bei antipsychotikainduzierten sexuellen Funktionsstörungen

In einer Cochrane-Analyse (Schmidt et al. 2012) war lediglich der Einsatz von *Sildenafil* bei erektiler Dysfunktion sowie der Wechsel von *Risperidon* und KAP zu *Olanzapin* wirksam. Ein individuelles Vorgehen unter Berücksichtigung der psychosozialen Komponenten bei unter Antipsychotika auftretenden oder persistierenden sexuellen Funktionsstörungen wird daher angeraten (de Boer et al. 2015):

- Wenn möglich, zunächst eingehende **Beratung und Abwarten**.
- Wenn psychopathologisch vertretbar, bei Persistenz der sexuellen Störungen Versuch der **Dosisreduktion**.
- Bei Auftreten von sexuellen Funktionsstörungen unter Antipsychotika kann die **Prolaktinbestimmung** im Plasma (in der Regel Mehrfachbestimmungen unter definierten Bedingungen) und ggf. eine weitere Abklärung zielführend sein. Bei Therapie mit Antipsychotika, die eine Prolaktinerhöhung bewirken, sollte bei Persistieren von sexuellen Funktionsstörungen oder bei Auftreten schwerer und v. a. subjektiv nicht tolerierbarer Störungen eine **Umstellung auf ein AAP ohne Prolaktinerhöhung** (z. B. *Aripiprazol*, *Quetiapin*) erwogen werden. Positive Effekte wurden über eine Prolaktinsenkung mit niedrig dosierten DA-Agonisten (z. B. *Amantadin*, *Bromocriptin*, *Cabergolin*) beschrieben; sie sind u. a. wegen der potenziell psychotogenen Wirkung allerdings nicht generell zu empfehlen.
- Die Add-on-Therapie mit *Aripiprazol* kann die Prolaktinerhöhung unter anderen Antipsychotika, die möglicherweise mit sexuellen Funktionsstörungen einhergeht, reduzieren (Cave: Hypersexualität).

- Bei nichtprolaktininduzierten sexuellen Funktionsstörungen kann analog zu den o. g. Maßnahmen eine Zusatzmedikation mit einem **PDE-5-Inhibitor** bei erektiler Dysfunktion empfohlen werden.

- **Sexuelle Funktionsstörungen unter Stimmungsstabilisierern und Anxiolytika**

Sexuelle Funktionsstörungen sind auch bei Patienten mit bipolaren Störungen und Angststörungen häufig.

- Sexuelle Funktionsstörungen unter *Lithium*-Behandlungen sind wenig untersucht, in Monotherapie scheinen diese zumindest selten zum Absetzen von *Lithium* zu zwingen; Libidostörungen und erektile Dysfunktionen sind jedoch berichtet worden.

- Ein hohes Risiko für verschiedene sexuelle Funktionsstörungen besteht für *Carbamazepin* möglicherweise durch Erhöhung (Induktion) der Proteinbindung von *Testosteron* im Serum (reduzierter freier Anteil). Ein geringeres Risiko besteht für *Oxcarbazepin*, in Einzelfällen finden sich Anorgasmie und retrograde Ejakulation.

- Insbesondere Libido- und Orgasmusstörungen wurden bei Frauen mit bipolarer Störung unter Behandlung mit *Valproat* berichtet. Zudem sind endokrine Störungen unter *Valproat* bekannt.

- Einzelfallberichte liegen auch zu verschiedenen sexuellen Funktionsstörungen bei Männern und Frauen unter Behandlung mit *Gabapentin* und *Pregabalin* vor, während für *Lamotrigin* ein eher geringes Risiko für sexuelle Funktionsstörungen (Einzelfälle mit Hypersexualität) beschrieben wird (Wenzel-Seifert et al. 2015).

- *Benzodiazepine* scheinen – auch in Kombination mit anderen Psychopharmaka – die Inzidenz sexueller Funktionsstörungen zu erhöhen, sowohl Libidostörungen wie auch erektile Dysfunktionen und Orgasmusverzögerungen sind beschrieben (La Torre et al. 2014); daneben finden sich Einzelfallberichte von Libidosteigerung und »sexueller Enthemmung« unter *Lorazepam* und *Clonazepam*.

- *Buspiron* (v. a. HT_{1A}-agonistische Wirkung) wirkt – wahrscheinlich in Dosierungen ab 30 mg/d – günstig auf sexuelle Funktionen.

8.3 Präparate

Bei Generika wird in der Regel auf die Angabe der Packungsgröße und der Darreichungsformen verzichtet; diese müssen ggf. der Fachinformation entnommen werden. Es wird auf die ergänzende Darstellung bei internistischen Erkrankungen (▶ Kap. 13) hingewiesen.

Dapoxetin
Serotoninwiederaufnahmehemmer
N,N-Dimethyl-α-[(2-naphtyloxy)ethyl]benzylamin
Priligy (Janssen-Cilag)
Tbl. 30/ 60 mg (3, 6 Tbl.)

- **Pharmakodynamik**
- Selektiver Serotoninwiederaufnahmehemmer (SSRI).
- Nichtrelevante Wirkung auf andere Transporter oder Rezeptoren.

- **Pharmakokinetik**
- Rasche Resorption nach oraler Gabe; Bioverfügbarkeit ca. 40%.
- $T_{max} = 1-2$ h; rasche biphasische Elimination mit initialer $t_{1/2} = 80-90$ min (30 mg und 60 mg), nach 24 h sind die Plasmaspiegel < 4% von C_{max}; die terminale Eliminationszeit ($t_{1/2ß}$) liegt für *Dapoxetin* und seinen Metaboliten *N-Desmethyldapoxetin* bei 10–16 h. Bioverfügbarkeit ca. 60%.
- Extensive hepatische Metabolisierung vorwiegend über CYP2D6 und insbesondere CYP3A4 und FMO1.
- Die Metaboliten (*N-Desmethyldapoxetin* und *Dapoxetin-N-Oxid*) scheinen klinisch nicht relevant zu sein.

- **Indikationen und Behandlungshinweise**
- *Ejaculatio praecox*[z] bei Männern zwischen 18 und 64 J.
- Nutzen-Risiko-Abwägung vor erster Gabe und nach etwa 6 Einnahmen.

- **Dosierung**
- 30 mg, max. 60 mg[z]. Einnahme 1–3 h vor geplanter sexueller Aktivität, keine Wiederholung innerhalb von 24 h. Bei orthostatischer Hypotonie kein Beginn mit 60 mg und keine Dosissteigerung auf 60 mg/d.

- **Nebenwirkungen, Risikopopulationen und Intoxikationen**
Die NW entsprechen weitgehend denen anderer SSRI.

Sehr häufig Übelkeit (bei 60 mg bis zu 30%), Schwindel, Kopfschmerz.

Häufig Angstzustände, Agitiertheit, Ruhelosigkeit, Insomnie, anormale Träume, Müdigkeit, Somnolenz, Aufmerksamkeitsstörung, Tremor, Parästhesie, Verschwommensehen, Tinnitus, Erröten, Nasennebenhöhlenverstopfung, Gähnen, Durchfall, Erbrechen, Verstopfung, Abdominalschmerz, Oberbauchschmerz, Dyspepsie, Flatulenz, Magenbeschwerden, geblähtes Abdomen,

Mundtrockenheit, Hyperhidrose, verminderte Libido, erektile Dysfunktion, Reizbarkeit, erhöhter Blutdruck.

Gelegentlich Depressive Verstimmungen, euphorische Stimmungslagen, Stimmungsveränderungen, Nervosität, Gleichgültigkeit, Apathie, Verwirrtheitszustand, Desorientierung, Denkstörungen, Hypervigilanz, Ein- und Durchschlafstörungen, Albträume, Zähneknirschen, Libidoverlust, Anorgasmie, Ejakulationsversagen, genitale Parästhesien, Orgasmusstörungen, vasovagale Synkopen (in der Mehrzahl in den ersten 3 h, die Häufigkeit von Synkopen kann durch die Einnahme von *Dapoxetin* mit einem großen Glas Wasser deutlich reduziert werden) und orthostatischer Schwindel, Akathisie, Dysgeusie, Hypersomnie, Lethargie, Sedierung, Bewusstseinstrübung, Mydriasis, Augenschmerzen, Sehstörungen, Vertigo, Sinusarrest, Sinusbradykardie, Tachykardie, Hypotonie, Hypertonie, Hitzewallung, Bauchbeschwerden, epigastrische Beschwerden, Pruritus, kalter Schweiß, Asthenie, Hitzegefühl, Betrunkenheitsgefühl.

Sonstige NW **Alteration der Thrombozytenfunktion mit selten verlängerter Blutungszeit und/oder Anzeichen einer Blutung** unter Antidepressiva mit (selektiver) Hemmung der Serotoninwiederaufnahme: ▶ 1.5.4; Hyponatriämie, SIADH und zentrales Serotoninsyndrom sind bei allen SSRI möglich. Selten Stuhldrang, belastungsabhängiger Schwindel, plötzlich eintretender Schlaf.

Risikopopulationen **Herz:** ▶ Kontraindikationen. **Leber:** Keine Anwendung bei mäßiger und schwerer Leberinsuffizienz. **Niere:** Vorsicht bei leichter bis mäßiger Niereninsuffizienz, keine Anwendung bei schwerer Ausprägung.

❯ **Vor Einleitung der Therapie werden die genaue Anamnese einer orthostatischen Hypotonie und ein Orthostasetest empfohlen (RR und Puls liegend und stehend), bei orthostatischer Reaktion in der Vorgeschichte oder im Test bzw. bei entsprechender Disposition sollte keine *Dapoxetin*-Gabe erfolgen. Anwendungsstudien zeigten jedoch bei vorschriftsmäßiger Anwendung ein geringes kardiovaskuläres Risiko.**

Intoxikationen ▶ *Citalopram*. Bisher wurde kein Fall von Überdosierung berichtet.

■ **Kontraindikationen**
▬ Orthostatische Reaktionen in der Vorgeschichte, schwere Herzerkrankungen (Herzinsuffizienz NYHA II–IV, Reizleitungsstörungen, koronare Herzerkrankung, Herzklappenerkrankungen), mäßige bis schwere Leber-

funktionsstörungen, schwere Nierenfunktionsstörungen, psychiatrische Erkrankungen.

- ■ **Interaktionen**
- ▬ Keine Kombination mit MAOH, *Thioridazin*. Nach Absetzen von *Dapoxetin* soll ein MAOH nicht innerhalb der nächsten 7 Tage verabreicht werden.
- ▬ Wie bei anderen SSRI kann die gleichzeitige Verabreichung zusammen mit serotonergen Substanzen (*L-Tryptophan*, Triptane, *Tramadol*, *Linezolid*, SSRI, SNRI, *Lithium*, *Johanniskraut*-Präparate) zum Auftreten von serotoninassoziierten Wirkungen führen.
- ▬ Patienten sollten darauf hingewiesen werden, bei Einnahme von *Dapoxetin* auf Alkohol zu verzichten, da alkoholbedingte neurokognitive Effekte und neurokardiogene NW wie Synkopen verstärkt werden.
- ▬ Keine Kombinationen mit **CYP3A4-Inhibitoren** wie *Erythromycin*, *Indinavir*, *Ritonavir* oder Grapefruitsaft (▶ **Anhang INT**). Mit beschleunigter Elimination und verminderter Wirkung ist bei Einnahme von CYP3A4-Induktoren, z. B. *Carbamazepin*, zu rechnen (▶ Anhang INT). Vorsicht bei Kombinationen mit **CYP2D6-Inhibitoren**, z. B. *Fluoxetin*; Anstieg der Plasmakonzentration von *Dapoxetin* um etwa 50% (▶ **Anhang INT**).

- ■ **Bewertung**

Derzeit einziges zugelassenes Präparat gegen Ejaculatio praecox (Ejakulationslatenz wird auf das 2- bis 3-Fache verlängert). Bei raschem Wirkungseintritt ist *Dapoxetin* als On-demand-Medikation geeignet (Einnahme 1–3 h vor sexueller Aktivität). Fragliche Nutzen-Risiko-Relation bei relativ vielen NW und unklarem Interaktionsrisiko. Keine Kostenübernahme durch Krankenkassen.

> **PDE-5-Inhibitoren**
> NW, Kontraindikationen und Interaktionen sind für die vier derzeit zugelassenen PDE-5-Inhibitoren (*Avafinil*, *Sildenafil*, *Tadalafil*, *Vardenafil*) ähnlich und werden daher teilweise für diese Gruppe gemeinsam angegeben (spezifische Aspekte, s. Präparate).

- ■ **Nebenwirkungen, Risikopopulationen und Intoxikationen**

Wichtigste NW ◻ Tab. 8.3.

NW sind in der Regel vorübergehend und leicht bis mittelgradig ausgeprägt, dosisabhängig. Bei Vorliegen einer Hypertonie scheinen NW häufiger oder stärker aufzutreten.

□ Tab. 8.3 Übersicht zu den wichtigsten Nebenwirkungen von PDE-5-Inhibitoren

Häufigkeit (%)	Sildenafil 25–100 mg	Vardenafil 5–20 mg	Tadalafil 2,5–20 mg	Avanafil 50–200 mg
Kopfschmerzen	++	++	+	+
Schwindel	+	+	(+)	(+)
Gesichtsröte (Flush)	+	+	+	(+)[a]
Dyspepsie	+	+	+	(+)
Rhinitis (verstopfte Nase)	+	+	+	+
Myalgien/Rücken-schmerzen	(+)	(+)	+	(+)
Sehveränderungen und -störungen	+	(+)	(+)	(+)

++ sehr häufig (≥ 10%); + häufig (1–10%); (+) gelegentlich (0,1–1%), nach aktuellen FI.
[a] Häufig Hitzegefühl; gelegentlich Hitzewallungen.

Die kardiale Verträglichkeit ist bei Einhalten der Kontraindikationen insgesamt gut, zumindest *Vardenafil* kann jedoch die QTc-Zeit verlängern.

Es gibt Berichte über eine kleine Anzahl von Patienten mit plötzlich auftretenden Hörstörungen (meist einseitig) oder Taubheit und von Krampfanfällen bei Einnahme von PDE-5-Inhibitoren.

❯ **In großen Kohortenstudien waren maligne Melanome bei Männern, die PDE-5-Inhibitoren eingenommen hatten, häufiger. Ein Kausalzusammenhang ist noch nicht gesichert; die PDE-5-Hemmung könnte jedoch einen Mechanismus darstellen, der das invasive Wachstum bestimmter Melanomzellen fördert (Loeb et al. 2015).**

Risikopopulationen Herz: Da PDE-5-Inhibitoren wie alle AM zur Behandlung der erektilen Dysfunktion kontraindiziert sind bei Männern, denen generell von sexueller Aktivität abzuraten ist, darf keine Anwendung erfolgen bei schweren Herz-Kreislauf-Erkrankungen wie instabiler Angina pectoris oder schwerer Herzinsuffizienz (Grade NYHA III oder IV). Zur gleichzeitigen Anwendung mit Nitraten und einem eventuellen Zusammenhang mit Myokardinfarkten und plötzlichem Herztod s. unten, Warnhinweis. **Leber:** Bei leichter bis mäßiger Leberfunktionsstörung (Child-Pugh A und B) sollten

PDE-5-Inhibitoren primär in der jeweils niedrigsten wirksamen Dosis gegeben werden, eine Dosiserhöhung sollte ggf. vorsichtig erfolgen. Bei schwerer Leberfunktionsstörung (Child-Pugh C) existieren bei allen Wirkstoffen kaum Daten, daher sollte eine Anwendung nur unter äußerster Vorsicht erfolgen. Die Hersteller von *Avanafil* und *Vardenafil* empfehlen hier keine Anwendung. **Niere:** Bei leichter bis mäßiger Niereninsuffizienz ist bei allen PDE-5-Inhibitoren keine Dosisanpassung erforderlich. Bei schwerer Niereninsuffizienz (Kreatinin-Clearance < 30 ml/min) sollte eine Dosisanpassung erfolgen, die Anwendung von *Avanafil* ist kontraindiziert.

❗ Cave

Bei gleichzeitiger Anwendung von Nitraten (z. B. *Glyceroltrinitrat*) oder anderen NO-Donatoren (z. B. *Molsidomin*, *Nitroprussid-Natrium*) ist eine Potenzierung hypotensiver Effekte möglich. Daher ist die Einnahme von PDE-5-Inhibitoren bei Patients kontraindiziert, die organische Nitrate einnehmen (zur letzten Einnahme von *Avanafil* [mindestens 12 h], *Sildenafil* und *Vardenafil* sollten mindestens 24 h, zur letzten Einnahme von Tadalafil mindestens 48 h vergangen sein). Von einer Kombination mit α-Adrenozeptorenblockern ist ebenfalls abzuraten.

Das Risiko für Herzinfarkte und einen plötzlichen Herztod wird bei adäquater Anwendung von PDE-5-Inhibitoren nicht erhöht. Übersichtsarbeiten legen nahe, dass PDE-5-Inhibitoren bei Patienten mit erektiler Dysfunktion und komorbiden kardiovaskulären Störungen (Hypertonie, koronare Herzerkrankung, Herzinsuffizienz, Diabetes mellitus, Pulmonalarterienhochdruck und Raynaud-Syndrom) bei vorschriftsmäßiger Anwendung sicher eingesetzt werden können.

Intoxikationen   Akzentuierte NW, bisher keine Berichte von ernsthaften oder dauerhaften Gesundheitsschäden nach Überdosierung.

❗ Cave

Bei einseitigem plötzlichem Sehverlust nach Anwendung von PDE-5-Inhibitoren ist die Einnahme sofort einzustellen (NAION).

- **Kontraindikationen**
- Patienten, denen von sexueller Aktivität abzuraten ist, v. a. mit schweren Herz-Kreislauf-Erkrankungen (z. B. instabile Angina pectoris, schwere Herzinsuffizienz).
- Hypotonie (RR < 90/50 mmHg).
- Patienten mit kürzlich erlittenem Schlaganfall oder Herzinfarkt (< 3–6 Monate).
- Schwere Leberinsuffizienz.

Relative Kontraindikationen
— Anatomische Penismissbildungen (z. B. Fibrose, M. Peyronie), für Priapismus prädisponierende Erkrankungen (z. B. Sichelzellenanämie, Plasmozytom, Leukämie), Kombination mit anderen Behandlungen einer erektilen Dysfunktion, Gerinnungsstörungen, aktive peptische Ulzera, erhöhte Empfindlichkeit gegenüber vasodilatativen Substanzen (z. B. Multisystematrophie, Aortenstenose, obstruktive Kardiomyopathie), NAION (s. oben) in der Anamnese. Schlafapnoe-Syndrom. Patienten mit instabiler Epilepsie.

■ Interaktionen
— Addition des blutdrucksenkenden Effekts von Antihypertensiva oder anderen Substanzen mit blutdrucksenkenden Eigenschaften möglich.
— Vorsicht bei Kombination von *Vardenafil* mit anderen potenziell das QTc-Intervall verlängernden AM (► Präparat).
— Alkoholkonsum in Kombination mit PDE-5-Inhibitoren kann das Potenzial für eine symptomatische Hypotonie erhöhen.
— Erhöhung der Plasmakonzentration durch **CYP3A4-Inhibitoren** wie *Erythromycin*, *Indinavir*, *Ritonavir* oder Grapefruitsaft (► **Anhang INT**).
— Mit beschleunigter Elimination und verminderter Wirkung ist bei Einnahme von **CYP3A4-Induktoren**, z. B. *Carbamazepin*, zu rechnen (► **Anhang INT**).

Avanafil
PDE-5-Inhibitor
(S)-4-[(3-Chlor-4-methoxybenzyl)amino]-2-[2-(hydroxymethyl)-1-pyrrolidinyl]-N-(2-pyrimidinylmethyl)-5-pyrimidinecarboxamid
Spedra (Berlin-Chemie)
Tbl. 25/ 50/ 100 mg (4, 8, 12 Tbl.)

■ Pharmakodynamik
— Relativ selektiver Inhibitor der PDE 5 (cGMP-Anstieg; ► 8.2.2).
— Sehr schwache Inhibition der PDE 6 (Retina).

■ Pharmakokinetik
— T_{max} = ca. 30–45 min; $t_{1/2}$ = 6–17 h; Bioverfügbarkeit ca. 40%. Wirkungsdauer 4–5 h.
— Metabolisierung hauptsächlich über CYP3A4 und geringfügig über CYP2C9; ein bekannter aktiver Metabolit (PDE-5-Inhibition; ca. 4% der pharmakologischen Gesamtaktivität).

— Geringe Absorptionsminderung und -verzögerung durch fettreiche Mahlzeiten.

■ Indikationen und Behandlungshinweise

— *Erektile Dysfunktion*[z] bei erwachsenen Männern.
— Einnahme bei Bedarf ca. 15–30 min vor sexueller Aktivität.
— Höchstens eine Bedarfsanwendung pro Tag.
— *Avanafil* wirkt nur bei sexueller Stimulation, kein pharmakologischer Effekt auf die Libido.
— Keine Kombination mit anderen Pharmaka gegen Erektionsstörungen.
— Routinehinweise ▶ PDE-5-Inhibitoren, Kontraindikationen und Interaktionen.

■ Dosierung

— Beginn mit 100 mg oral pro Bedarfsanwendung, abhängig von Wirkung und NW ggf. Dosisreduktion auf 50 mg bzw. Dosissteigerung auf bis zu 200 mg[z].
— Startdosis bei leichter bis mittlerer Leberinsuffizienz bei 50 mg.
— Bei Kombination mit CYP3A4-Inhibitoren Höchstdosis 100 mg.

■ Nebenwirkungen, Risikopopulationen und Intoxikationen (s. oben, ▶ PDE-5-Inhibitoren)

Häufig   Kopfschmerzen, Hitzegefühl, Nasenverstopfung.

Gelegentlich   Schwindel, Somnolenz, Nebenhöhlenschmerzen, verschwommenes Sehen, Palpitationen, Hitzewallungen, Sinussekretstauung, Belastungsdyspnoe, Dyspepsie, Übelkeit, Erbrechen, Magenbeschwerden, Rückenschmerzen, Muskelverspannungen, Müdigkeit, Leberwerterhöhung, EKG-Veränderungen, Tachykardie.

Selten   Influenza, Nasopharyngitis, saisonale Allergie, Gicht, Schlaflosigkeit, Ejaculatio praecox, Affektstörungen, psychomotorische Hyperaktivität, Angina pectoris, Tachykardie, Hypertonie, Rhinorrhö, Verstopfung der oberen Atemwege, Mundtrockenheit, Gastritis, Bauchschmerzen, Diarrhö, Ausschlag, Flankenschmerz, Myalgie, Muskelspasmen, Pollakisurie, Penisstörungen, Spontanerektionen, Juckreiz im Genitalbereich, Asthenie, Brustschmerzen, grippeähnliche Symptome, peripheres Ödem, Hypertonie, Hämaturie, PSA-Erhöhung, Gewichtszunahme, Bilirubinerhöhung, Kreatininerhöhung, Temperaturerhöhung.

■ Kontraindikationen (s. oben, ▶ PDE-5-Inhibitoren)

— Schwere Nieren- oder Leberinsuffizienz.

- **Interaktionen**
— s. oben, ▶ PDE-5-Inhibitoren.

- **Bewertung**
Effektives und bei Berücksichtigung von Kontraindikationen und Anwendungsbeschränkungen gut verträgliches AM gegen erektile Dysfunktion mit raschem Wirkungseintritt.

Sildenafil

PDE-5-Inhibitor

1-Methyl-7-oxopropyl-6,7-dihydropyrazolpyrimidin-5-yl)-4-ethoxyphenyl]-sulfonyl-4-methylpiperazin

Arifil (Apo Care Pharma)
duraviril (Mylan dura)
EREQ (Juta Pharma)
Silda (STADApharm)
Sildaristo (Aristo Pharma)
Sildeagil (mibe)
Sildegra (TAD Pharma)
SildeHEXAL (HEXAL)
Sildenafil 1A (1A Pharma)
Sildenafil AbZ (AbZ Pharma)
Sildenafil Actavis (Actavis Deutschland)
Sildenafil AL (Aliud Pharma)
Sildenafil Aurobindo (Aurobindo Pharma)
Sildenafil Basics (Basics)
Sildenafil Hennig (Hennig Arzneimittel)
Sildenafil Heumann (Heumann Pharma)

Sildenafil-Hormosan (Hormosan Pharma)
Sildenafil medac (medac)
Sildenafil neuraxpharm (neuraxpharm)
Sildenafil Pfizer (Pfizer Pharma)
Sildenafil ratiopharm (ratiopharm)
Sildenafil STADA (STADApharm)
Sildenafil Uropharm (Uropharm)
Sildenafil Zentiva (Winthrop Arzneimittel)
Sildenova (Medicopharm)
SILDENOVA 100 mg BlueMagic (Fairfarma)
Silnerton (Dolorgiet)
Valedonis (TEVA)
Filmtbl. 25/ 50/ 75/ 100 mg
Viagra (Pfizer)
Tbl. 25 mg (4 Tbl.)
Tbl. 50/ 100 mg (4, 12 Tbl.)

- **Pharmakodynamik**
— Relativ selektiver Inhibitor der PDE 5 (cGMP-Anstieg; ▶ 8.2.2).
— Schwache Inhibition der PDE 6 (Retina).

- **Pharmakokinetik**
— T_{max} = ca. 1 h; $t_{1/2}$ = 2–5 h; Bioverfügbarkeit ca. 40%. Wirkungsdauer 4–5 h.
— Metabolisierung hauptsächlich über CYP3A4 und geringfügig über CYP2C9.

━ Wirksamer Metabolit: *N-Desmethylsildenafil* (ca. 50% der pharmakologischen Aktivität der Muttersubstanz, trägt mit ca. 20% zur Gesamtwirkung bei; $t_{1/2}$ = 2–8 h).

━ Absorptionsminderung und -verzögerung durch fettreiche Mahlzeiten.

■ **Indikationen und Behandlungshinweise**

━ *Erektile Dysfunktion*[z] jeglicher Genese, insbesondere auch bei gesicherter organischer Ursache (z. B. bei Diabetes, Rückenmarkverletzungen).

━ *Sildenafil* (Revatio) zur Behandlung der PAH.

━ Einnahme bei Bedarf ca. 1 h vor sexueller Aktivität.

━ Höchstens eine Bedarfsanwendung pro Tag.

━ *Sildenafil* wirkt nur bei sexueller Stimulation, kein pharmakologischer Effekt auf die Libido.

━ Keine Kombination mit anderen Pharmaka gegen Erektionsstörungen.

━ Routinehinweise ▸ PDE-5-Inhibitoren/Kontraindikationen und Interaktionen.

■ **Dosierung**

━ Beginn mit 50 mg oral pro Bedarfsanwendung, abhängig von Wirkung und NW ggf. Dosisreduktion auf 25 mg bzw. Dosissteigerung auf bis zu 100 mg[z]. Höhere Dosis mit möglicherweise besserem subjektivem Effekt.

━ Startdosis bei Nieren- oder Leberinsuffizienz bei 25 mg.

━ Bei Kombination mit CYP3A4-Inhibitoren oder α-Rezeptorenblockern Startdosis 25 mg, bei Kombination mit *Ritonavir* nicht mehr als 25 mg in 48 h.

■ **Nebenwirkungen, Risikopopulationen und Intoxikationen (s. oben, ▸ PDE-5-Inhibitoren)**

Sehr häufig Kopfschmerzen.

Häufig Schwindel, Sehstörungen, Veränderungen des Farbsehens, Flush, verstopfte Nase, Dyspepsie.

Gelegentlich Somnolenz, Hypästhesie, Bindehautstörungen, Augenstörungen, Tränenflussstörung, Vertigo, Tinnitus, Palpitationen, Tachykardie, Erbrechen, Übelkeit, trockener Mund, Hautausschlag, Myalgie, Brustschmerzen, Müdigkeit, Hämaturie, Hämatospermie, Penisblutung.

Selten Überempfindlichkeitsreaktionen, Schlaganfall, Synkopen, Taubheit, Herzinfarkt, Vorhofflimmern, Hypertonie, Hypotonie, Nasenbluten.

Sonstige NW Sehr selten und in Einzelfällen bzw. mit unbekannter Häufigkeit transitorische ischämische Attacke, rezidivierende Krampfanfälle, nichtarteriitische anteriore ischämische Optikusneuropathie (NAION), Verschluss von

Netzhautgefäßen, Gesichtsfelddefekte, ventrikuläre Arrhythmie, instabile Angina pectoris, plötzlicher Herztod, Stevens-Johnson-Syndrom, toxisch epidermale Nekrolyse, Priapismus, prolongierte Erektion. Berichte über Muskelschmerzen, v. a. wenn *Sildenafil* häufiger als empfohlen eingenommen wurde.

- **Kontraindikationen (s. oben, ▶ PDE-5-Inhibitoren)**
- Zusätzlich: Bekannte erblich bedingte Retinaerkrankung (z. B. Retinitis pigmentosa).
- Galaktoseintoleranz, Laktasemangel, Glukose-Galaktose-Malabsorption.

- **Interaktionen (s. oben, ▶ PDE-5-Inhibitoren)**
- Erhöhte *Sildenafil*-Plasmakonzentrationen bei Patienten > 65 J., bei Niereninsuffizienz (Kreatinin-Clearance < 30 ml/min) und Leberinsuffizienz.

- **Bewertung**

Effektives und bei Berücksichtigung von Kontraindikationen und Anwendungsbeschränkungen gut verträgliches Medikament gegen erektile Dysfunktion mit breiter Datenbasis.

Tadalafil
PDE-5-Inhibitor
1,3-Benzodioxol-5-yl-2-methyloctahydropyrazinopyridoindol-1,4-dion
Cialis (Lilly)
Tbl. 5 mg (14, 28 Tbl.)
Tbl. 10 mg (4 Tbl.)
Tbl. 20 mg (4, 8, 12 Tbl.)

- **Pharmakodynamik**
- Relativ selektiver Inhibitor der PDE 5 (cGMP-Anstieg; ▶ 8.2.2).
- Zusätzlich Inhibitor der PDE 11. Die Bedeutung der PDE-11-Hemmung ist im Einzelnen noch nicht bekannt; das PDE-11A-Isoenzym kommt u. a. in der Skelettmuskulatur und in den Testes vor.

- **Pharmakokinetik**
- Rasche Resorption; Bioverfügbarkeit unbekannt; kein Einfluss von Mahlzeiten auf die Resorption.
- Wirkungseintritt nach etwa 30 min; $T_{max} = 2$ h; $t_{1/2} =$ ca. 17,5 h; daher Wirkungen bis zu 24–36 h anhaltend.
- Metabolisierung v. a. über CYP3A4 und geringfügig CYP2C9; O-Methylierung durch Katechol-O-Methyltransferase; Hauptmetabolit *Methylkatechol-Glukuronid* ohne klinische Wirkung.

— Ausscheidung > 60% über Faeces und etwa 35% renal.

— Reduktion der *Tadalafil*-Clearance bei höherem Lebensalter (> 65 J.) um ca. 25% und bei Patienten mit Leberinsuffizienz und Niereninsuffizienz (bei Kreatinin-Clearance 30–50 ml/min Verdopplung der Plasmaspiegel von *Tadalafil*).

■ Indikationen und Behandlungshinweise

— *Erektile Dysfunktion[z]*.

— Lange Wirkungsdauer (24–36 h).

— Benignes Prostatasyndrom[z] (Dosis nur 5 mg; zur Wirkung s. oben).

— *Tadalafil* (Adcirca) zur Behandlung der PAH.

— *Tadalafil* wirkt gegen erektile Dysfunktion nur bei sexueller Stimulation, kein pharmakologischer Einfluss auf die Libido.

— Keine Kombination mit anderen Pharmaka gegen Erektionsstörungen.

— Von der täglichen Einnahme über einen längeren Zeitraum wird abgeraten.

— Routinehinweise ► PDE-5-Inhibitoren/Kontraindikationen und Interaktionen.

■ Dosierung
■ ■ Erektile Dysfunktion

— Empfohlene Dosis 10 mg 0,5–12 h vor erwarteter sexueller Aktivität.

— Bei ausbleibender Wirkung kann Dosis auf 20 mg[z] erhöht werden; empfohlene Einnahmehäufigkeit einmal täglich.

— Voraussetzung für die tägliche Einnahme ist ein Ansprechen auf die Einnahme nach Bedarf und eine sehr häufige Anwendung (z. B. mindestens 2 × wöchentlich). Die empfohlene Dosis ist einmal täglich 5 mg jeweils zur etwa gleichen Tageszeit, basierend auf der individuellen Verträglichkeit kann die Dosis auf einmal täglich 2,5 mg herabgesetzt werden.

— Keine Dosisanpassung bei älteren Männern oder Diabetes notwendig.

— Bei Leber- oder Nierenfunktionsstörungen max. 10 mg[z].

■ ■ Benignes Prostatasyndrom

— Empfohlene Dosis 5 mg jeweils etwa zur gleichen Tageszeit[z]. Bei gleichzeitiger Behandlung einer erektilen Dysfunktion ebenfalls 5 mg/d. Bei mangelnder Verträglichkeit Umstellung auf andere Behandlung, da 2,5 mg nicht sicher wirksam sind.

■ Nebenwirkungen, Risikopopulationen und Intoxikationen (s. oben, ► PDE-5-Inhibitoren)

Häufig   Kopfschmerz, Hautrötung, verstopfte Nase, Dyspepsie, gastroösophagealer Reflux, Rückenschmerzen, Muskelschmerzen, Schmerzen in den Extremitäten.

Gelegentlich Schwindel, verschwommenes Sehen, Empfindungen, die als Augenschmerzen beschrieben wurden, Tinnitus, Tachykardie, Palpitationen, Hypotonie (v. a. wurde dies berichtet, wenn *Tadalafil* von Patienten eingenommen wurde, die bereits mit Antihypertensiva behandelt wurden), Hypertonie, Atemnot, Nasenbluten, abdominale Beschwerden, Hautausschlag, Hyperhidrosis, Hämaturie, Penishämorrhagie, Hämatospermie, Brustschmerz.

Sonstige NW Schlaganfall (einschließlich hämorrhagische Ereignisse), Synkopen, vorübergehende ischämische Attacken, Migräne, Krampfanfälle, vorübergehende Amnesie (Gedächtnisstörung), Gesichtsfeldausfall, Schwellung der Augenlider, Bindehautrötung, NAION, Augenvenenverschluss, plötzliche Schwerhörigkeit oder Taubheit, Myokardinfarkt, instabile Angina pectoris, ventrikuläre Arrhythmien, Epistaxis (Nasenbluten), Urtikaria, Stevens-Johnson-Syndrom, exfoliative Dermatitis, lang andauernde Erektionen, Priapismus, Gesichtsödem, plötzlicher Herztod.

- **Kontraindikationen (s. oben, ▶ PDE-5-Inhibitoren)**
- Zusätzlich (laut Hersteller): Herzinsuffizienz NYHA II innerhalb der letzten 6 Monate.
- Galaktoseintoleranz, Laktasemangel oder Glukose-Galaktose-Malabsorption.

- **Interaktionen**
- s. oben, ▶ PDE-5-Inhibitoren

- **Bewertung**

Effektives Medikament gegen erektile Dysfunktion mit längerer Wirkungsdauer. Wichtig ist die Berücksichtigung von Kontraindikationen und Anwendungsbeschränkungen. Die Bedeutung der zusätzlichen PDE-11-Hemmung ist weitgehend unklar.

Vardenafil

PDE-5-Inhibitor

Methyl-4-oxo-7-propyl-3,4-dihydroimidazoltriazin-2-yl-4-ethoxyphenylsulphonyl-4-ethylpiperazin

Levitra (Bayer)
Tbl. 5/ 10/ 20 mg (4, 8, 12 Tbl.)
Schmelztbl. 10 mg (4, 8 Tbl.)

- **Pharmakodynamik**
- Relativ selektiver Inhibitor der PDE 5 (cGMP-Anstieg; ▶ 8.2.2).
- Zusätzlich schwache Inhibition der PDE 6 (Retina).

- **Pharmakokinetik**
- Rasche Resorption, Bioverfügbarkeit etwa 15%.
- Fettreiche Mahlzeiten (> 50% Fettgehalt) können die Resorption von *Vardenafil* verzögern.
- Zumindest 3 pharmakologisch aktive Metaboliten (M1, M4, M5) (primärer Hauptmetabolit M1 $t_{1/2}$ = 4 h, ebenfalls selektiver PDE-5-Inhibitor).
- T_{max} = ca. 1 h; $t_{1/2}$ = 4–5 h; bei Einnahme der Schmelztablette kann T_{max} bereits nach 15 min erreicht sein, im Mittel liegt T_{max} jedoch auch bei etwa 1 h. Die übrigen pharmakokinetischen Parameter sind vergleichbar, dennoch sind nach Bioäquivalenzstudien Film- und Schmelztablette in gleicher Dosierung (10 mg) nicht bioäquivalent.
- *Vardenafil* wird hauptsächlich in der Leber durch CYP3A4 mit geringer Beteiligung von CYP2C9 metabolisiert und zu > 90% über die Faeces ausgeschieden.

- **Indikationen und Behandlungshinweise**
- *Erektile Dysfunktion*[z].
- *Vardenafil* wirkt nur bei sexueller Stimulation, kein pharmakologischer Einfluss auf die Libido.
- Die Kombination mit anderen Pharmaka gegen Erektionsstörungen ist nicht untersucht und sollte vermieden werden.
- Maximale Einnahmehäufigkeit einmal täglich.
- Einziger PDE-5-Inhibitor, der als Schmelztablette erhältlich ist; ein rascherer Wirkungseintritt ist dadurch jedoch nicht gesichert.
- Routinehinweise ▶ PDE-5-Inhibitoren/Kontraindikationen und Interaktionen.

- **Dosierung**
- Filmtablette: Empfohlene Standarddosis 10 mg, abhängig von Wirkung und NW ggf. Dosisreduktion auf 5 mg bzw. Dosissteigerung auf bis zu 20 mg[z].
- In höherem Lebensalter und bei leicht bis mäßig eingeschränkter Leberfunktion oder stark eingeschränkter Nierenfunktion: Initialdosis 5 mg[z].
- Empfohlener Einnahmezeitpunkt ca. 25 min bis 1 h vor angestrebter sexueller Aktivität.
- Schmelztablette: Standard- und Maximaldosis 10 mg[z]; etwa 1 h vor geplanter sexueller Aktivität ohne Flüssigkeit einnehmen (auf die Zunge legen).

- **Nebenwirkungen, Risikopopulationen und Intoxikationen (s. oben, ▶ PDE-5-Inhibitoren)**

Sehr häufig Kopfschmerzen.

Häufig Flush (Gesichtsrötung mit Wärmeempfinden), Schwindel, verstopfte Nase, Dyspepsie.

Gelegentlich Allergische Ödeme und Angioödem, Schlafstörungen, Somnolenz, Parästhesien und Dysästhesien, visuelle Störungen, okuläre Hyperämie, Farbensehen, Augenschmerzen, Augenbeschwerden, Photophobie, Tinnitus, Schwindel, Palpitationen, Tachykardie, Dyspnoe, Nasennebenhöhlenentzündung, gastroösophageale Refluxerkrankung, Gastritis, gastrointestinale und abdominelle Schmerzen, Diarrhö, Erbrechen, Übelkeit, Mundtrockenheit, Transaminasenanstieg, Rückenschmerzen, CK-Anstieg, Muskelschmerzen, verstärkter Muskeltonus und Krämpfe, Erythem, Exanthem, Anstieg von Erektionen, Unwohlsein.

Selten Konjunktivitis, Angstgefühle, Synkope, zerebrale Krämpfe, Amnesie, Anstieg des Augeninnendrucks, vermehrte Tränenbildung, Myokardinfarkt, ventrikuläre Tachyarrythmien, Angina pectoris, Hypertonie, Hypotonie, Nasenbluten, γ-GT-Anstieg, Photosensibilität, Priapismus, Brustschmerzen.

Sonstige NW In Einzelfällen NAION, Störungen des Visus, plötzliche Schwerhörigkeit oder Taubheit, Hämaturie, Penisblutung, Hämatospermie.

- **Kontraindikationen (s. oben, ▶ PDE-5-Inhibitoren)**
- Zusätzlich: Dialysepflichtige Niereninsuffizienz, Kombination mit starken CYP3A4-Inhibitoren (*Ritonavir*, *Indinavir*, *Itraconazol* und *Ketoconazol*) bei Männern > 75 J., bekannte erblich bedingte Retinaerkrankung (z. B. Retinitis pigmentosa).

- **Interaktionen (s. oben, ▶ PDE-5-Inhibitoren)**
- *Vardenafil* kann bei Einmalgaben zu einer geringfügigen Verlängerung des QTc-Intervalls führen. Bei Kombination mit anderen die QTc-Zeit verlängernden AM können sich die Effekte addieren.
- Bei gleichzeitiger Anwendung von *Erythromycin* 5 mg nicht überschreiten.

- **Bewertung**

Effektives Medikament gegen erektile Dysfunktion. Wichtig ist die Berücksichtigung von Kontraindikationen und Anwendungsbeschränkungen. Auch als Schmelztablette verfügbar.

Yohimbin
α_2-Adrenozeptorantagonist

Yocon-Glenwood[1] (Glenwood)
Tbl. 5 mg (50, 100 Tbl.)

[1] Es wurde ein Yohimbin-Generikum ausgewählt

- **Dosierung**
- Beginn mit 2×5 mg/d, dann bei Bedarf und guter Verträglichkeit schrittweise erhöhen auf bis zu $3 \times 5{-}10$ mg/d[z] für 6–8 Wochen oder *on demand* 10–15 mg etwa 1 h vor der gewünschten sexuellen Aktivität.

- **Bewertung**
Aufgrund der begrenzten Wirksamkeit und möglicher NW (häufig Kopfschmerzen, Übelkeit, verstärkter Harndrang, Unruhe, Reizbarkeit, Ängstlichkeit, Schlafstörungen) bei ausgeprägten Störungen **keine Alternative zu PDE-5-Inhibitoren**. Trotz Zulassung bei erektiler Dysfunktion allenfalls bei leichtgradigen Störungen und fehlenden Alternativen zu verordnen. Risiko der hypertonen Kreislaufreaktionen.

Literatur

Althof SE, McMahon CG, Waldinger MD et al (2014) An update of the International Society of Sexual Medicine's Guidelines for the Diagnosis and Treatment of Premature Ejaculation (PE). Sex Med 2: 60–90

Baldwin DS, Chrones L, Florea I et al (2016) The safety and tolerability of vortioxetine: analysis of data from randomized placebo-controlled trials and open-label extension studies J Psychopharmacol 30(3): 242–252

de Boer MK, Castelein S, Wiersma D et al (2015) The facts about sexual (dys)function in schizophrenia: an overview of clinically relevant findings. Schizophr Bull 41: 674–686

Gacci M, Andersson KE, Chapple C et al (2016) Latest evidence of the use of phosphodiesterase 5 inhibitors for the treatment of lower urinary tract symptoms secondary to benign prostatic hyperplasia. Eur Urol 70(1): 124–133

Gao L, Yang L, Qian S et al (2015) Systematic review and meta-analysis of phosphodiesterase type 5 inhibitors for the treatment of female sexual dysfunction. Int J Gynaecol Obstet 133(2): 139–145

Hartmann U (2016a) Hypersexuelle Störung – Teil 1: Kategorisierung bleibt schwierig. DNP – Der Neurologe & Psychiater 17: 28–33

Hartmann U (2016b) Hypersexuelle Störung – Teil 2: Diagnostik und Therapie der »Sexsucht«. DNP – Der Neurologe & Psychiater 17: 34–41

Joffe HV, Chang C, Sewell C et al (2016) FDA approval of flibanserin – treating hypoactive sexual desire disorder. N Engl J Med 374: 101–104

Kingsberg SA, Clayton AH, Pfaus JG (2015) The female sexual response: current models, neurobiological underpinnings and agents currently approved or under investigation for the treatment of Hypoactive Sexual Desire Disorder. CNS Drugs 29: 915–933

La Torre A, Conca A, Duffy D et al (2013) Sexual dysfunction related to psychotropic drugs: a critical review. Part II: antipsychotics. Pharmacopsychiatry 46(6): 201–208

La Torre A, Giupponi G, Duffy DM et al (2014) Sexual dysfunction related to psychotropic drugs: a critical review. Part III: mood stabilizers and anxiolytic drugs. Pharmacopsychiatry 47(1): 1–6

La Torre A, Giupponi G, Duffy DM et al (2015) Sexual dysfunction related to drugs: a critical review. Part IV: cardiovascular drugs. Pharmacopsychiatry 48: 1–6

Loeb S, Folkvaljon Y, Lambe M et al (2015) Use of phosphodiesterase type 5 inhibitors for erectile dysfunction and risk of malignant melanoma. JAMA 313: 2449–2455

Malik P, Kemmler G, Hummer M et al; and the EUFEST Study Group (2011) Sexual dysfunction in first-episode schizophrenia patients: results from European First Episode Schizophrenia Trial. J Clin Psychopharmacol 31: 274–280

Men C, Yu L, Yuan H et al (2016) Efficacy and safety of phosphodiesterase type 5 inhibitors on primary premature ejaculation in men receiving selective serotonin reuptake inhibitors therapy: a systematic review and meta-analysis. Andrologia [Epub ahead of print]

Müller MJ (2011) Sexuelle Funktionsstörungen – Wenn Psychopharmaka das Liebesleben lähmen. NeuroTransmitter 2: 52–59

Schmidt HM, Hagen M, Kriston L et al (2012) Management of sexual dysfunction due to antipsychotic drug therapy. Cochrane Database Syst Rev 11: CD003546

Ventimiglia E, Capogrosso P, Montorsi F et al (2016) The safety of phosphodiesterase type 5 inhibitors for erectile dysfunction. Expert Opin Drug Saf 15: 141–152

Vigen R, O'Donnell CI, Barón AE et al (2013) Association of testosterone therapy with mortality, myocardial infarction, and stroke in men with low testosterone levels. JAMA 310(17): 1829–1836

Wenzel-Seifert K, Ostermaier CP, Conca A et al (2015) Sexuelle Funktionsstörungen unter antidepressiver Pharmakotherapie. Psychopharmakotherapie 22: 205–211

Yee A, Loh HS, Hisham Hashim HM et al (2014) The prevalence of sexual dysfunction among male patients on methadone and buprenorphine treatments: a meta-analysis study. J Sex Med 11(1): 22–32

Medikamente zur Behandlung von Essstörungen und Adipositas

H. Himmerich, O. Benkert

O. Benkert, H. Hippius (Hrsg.),
Kompendium der Psychiatrischen Pharmakotherapie,
DOI 10.1007/978-3-662-50333-1_9,
© Springer-Verlag Berlin Heidelberg 2017

9.1 Übersicht

Unter Essstörungen werden persistierende Störungen des Essverhaltens verstanden, die zu einer veränderten Nahrungsaufnahme führen und damit die körperliche Gesundheit und die psychosoziale Funktionsfähigkeit beeinträchtigen. Zentrale und periphere Auswirkungen der veränderten Energiezufuhr tragen zur Aufrechterhaltung des pathologischen Essverhaltens bei und können komorbide psychische Störungen verstärken. Ein zur Diagnosestellung bei Essstörungen wichtiges Maß für das relative Körpergewicht ist der Body-Mass-Index (BMI: Körpergewicht [kg] dividiert durch das Quadrat der Körpergröße [m²]).

Bei **Anorexia nervosa** (Magersucht, AN), **Bulimia nervosa** (Ess-Brech-Sucht, BN), **Binge-Eating-Störung** (BES) und **Adipositas** kann neben internistischen und psychotherapeutischen Maßnahmen auch eine psychopharmakologische Behandlung erwogen werden. Gewichtszunahme ist darüber hinaus eine häufige **Nebenwirkung von verschiedenen Psychopharmaka** (▶ 9.2.5 und ▶ Tab. 9.1).

Im DSM-5 wurde das Kapitel der Essstörungen erweitert und umfasst nun auch die sog. Fütterstörungen wie die Pica (Verzehr von Nichtnahrungsmitteln) und die Ruminationsstörung (Heraufwürgen und erneutes Kauen von Essen). Beide Erkrankungen werden nur verhaltenstherapeutisch behandelt. Die BES wurde als vollwertige Störung in das DSM-5 aufgenommen.

Die Behandlung der AN (▶ 9.2.1), der BN (▶ 9.2.2) und der BES (▶ 9.2.3) kann indikationsabhängig aus einer Kombination von Psychotherapie, Familientherapie, Diätberatung und einer medikamentösen Behandlung bestehen (Hay et al. 2014). Die Adipositas (▶ 9.2.4) ist eine primär internistische Erkrankung, die jedoch zentralnervös mitreguliert wird und aus einer psychischen Störung wie der BN oder BES resultieren und mit psychischen Problemen einhergehen kann (z. B. Anpassungsstörungen, Impulskontrollstörungen). Mögliche pharmakotherapeutische Behandlungsmethoden der Adipositas setzen im ZNS, im endokrinen oder im gastrointestinalen System an.

Patienten mit Essstörungen berichten oft über somatische Symptome, wenn sie einen Arzt aufsuchen, ohne ihr Essverhalten zum Thema zu machen. Es gibt aber eine Vielzahl von körperlichen Störungen und Verhaltensauffälligkeiten, die auf eine unerkannte Essstörung hinweisen, z. B. Wachstumsstörungen, rasche Erschöpfbarkeit, Obstipation oder Diarrhö, Neigung zu Knochenbrüchen, verspätete Menarche, exzessive körperliche Betätigung und häufiges Durchführen von Diäten. Essstörungen und Adipositas erfordern eine interdisziplinäre Diagnostik und Therapie. Die Medikamente sollten im Rahmen eines multimodalen **Gesamtbehandlungsplans** verordnet werden.

Regulation der Nahrungsaufnahme Die Nahrungsaufnahme wird auf unterschiedlichen Ebenen gesteuert, und zahlreiche Neuropeptide sind an der Regulation beteiligt, welche durch komplizierte Regelkreise miteinander verknüpft sind. Der Hypothalamus spielt eine zentrale Rolle in der Regulation des Körpergewichts. Er integriert Signale über den Ernährungszustand und die Nahrungszufuhr aus der Körperperipherie und moduliert Nahrungsaufnahme und Energieverbrauch. Ein orexigenes, also zu Hunger und Nahrungsaufnahme führendes Signal, ist das im Magen gebildete Ghrelin. Anorexigene Signale des Körpers stellen Glukose, das Enterozytenhormon *Glucagon-like Peptide-1* (GLP-1), das Pankreashormon Insulin und das Fettgewebshormon Leptin dar. Im Hypothalamus sind der Nucleus arcuatus, der Nucleus paraventricularis und der laterale Hypothalamus von besonderer Relevanz für die Gewichtsregulation. Der Nucleus arcuatus integriert die ankommenden humoralen Signale von Glukose, GLP-1, Insulin, Leptin, Ghrelin und weiteren Hormonen und Energieträgern und setzt sie in neuronale Signale um. Orexigene hypothalamische Signalmoleküle stellen das Neuropeptid Y (NPY) und das Agouti-related-Peptid (AgRP) dar, während melanozytenstimulierendes Hormon (α-MSH), *Cocaine and Amphetamine Regulated Transcript* (CART) und Histamin anorexigen wirken. In dieses Regelsystem greifen die Neurotransmitter Serotonin, Dopamin, Noradrenalin, Glutamat und Acetylcholin modulierend ein.

9.2 Indikationen

9.2.1 Anorexia nervosa

AN tritt bei ca. 0,5% der Bevölkerung auf, wobei Frauen etwa 10-mal häufiger betroffen sind (der Altersgipfel liegt bei Mädchen bei 17 Jahren, bei Jungen bei 12 Jahren). Die Mortalitätsrate ist mit 0,56% pro Jahr sehr hoch. Es besteht eine hohe Komorbidität mit depressiven Störungen und Autismus-Spektrum-Störungen. Die AN ist eine oft chronische, rezidivierende und zu dauerhafter Behinderung und Erwerbsunfähigkeit führende Erkrankung. Wahrscheinlich spielt für die Entstehung und Aufrechterhaltung der Störung die psychobiosoziale Interaktion (genetische, neurochemische, psychosoziale Faktoren) eine wichtige Rolle.

Hauptkriterien für die **Diagnose** sind: Körpergewicht unter 85% der Norm (bzw. ein BMI $\leq$ 17,5); intensive Furcht vor Gewichtszunahme; gestörte Körperwahrnehmung; Amenorrhö (primär oder sekundär). Im DSM-5 wird die Amenorrhö nicht mehr als diagnostisches Kriterium aufgeführt, weil es nicht auf Männer, Mädchen vor der Menarche und Frauen angewendet werden kann, die orale Kontrazeptiva einnehmen oder die Menopause hinter sich haben; weiterhin wollte man damit Patientinnen gerecht werden, die von einer AN betroffen sind und trotzdem einen regelhaften Menstruationszyklus aufweisen. Es werden zwei Typen der AN unterschieden: der **restriktive Typ** (mit Diäten und übermäßiger körperlicher Aktivität) und der **bulimische Typ** (mit Essattacken und/oder selbstinduziertem Erbrechen).

Der Ernährungsmangel geht oft mit erheblichen **körperlichen Auffälligkeiten** wie Wachstumsverzögerung, Osteopenie und Niereninsuffizienz, aber auch Laborwertveränderungen (▶ 9.1), Störungen der Erregungsabläufe am Herzen und der Schilddrüsenfunktion einher. Die häufigste Todesursache bei AN sind ventrikuläre Arrhythmien und plötzlicher Herztod.

- Ein **primäres Ziel der Therapie** ist die Wiederherstellung eines aus medizinischer Sicht angemessenen Körpergewichts (BMI > 17,5) und dessen Stabilisierung. Dabei sollte die parenterale Ernährung nur den Patienten vorbehalten bleiben, die unter psychoedukativen oder verhaltenstherapeutischen Maßnahmen keine Gewichtszunahme gezeigt haben und nicht selbst ausreichend Nahrung zu sich zu nehmen. Eine zu schnelle Gewichtszunahme kann zum lebensbedrohlichen sog. **Refeeding-Syndrom** führen, bei dem es zu Störungen des Wasser- und Elektrolythaushalts sowie des Glukosestoffwechsels kommt.
- Ziel der **psychotherapeutischen Behandlung** ist die Reduktion essgestörten Verhaltens. Im Rahmen eines massiven Untergewichts kann es aufgrund der defizitären kognitiven Leistungsfähigkeit schwierig sein, psychotherapeutisch mit den Patienten zu arbeiten, da hier ein Mindestmaß an Konzentrations-, Denk- und Introspektionsfähigkeit gefordert ist. Das bestuntersuchte Therapiekonzept ist die KVT. KVT-Elemente der AN-Behandlung sind ein strukturierter Plan zur Gewichtszunahme (Ernährungsmanagement) mit kontingentem Gewichtsvertrag, die Korrektur der typischen dysfunktionalen Kognitionen, Übungen zur Körperwahrnehmung und Körperakzeptanz, Konfrontationsübungen und ein Training zum Problemlösen und zur Erhöhung der Stress- bzw.

Ärger- und Frustrationstoleranz unter Einbeziehung des sozialen Umfelds und der Familie.

- Für das atypische Antipsychotikum **Olanzapin** liegen 4 RCT vor, die seine Überlegenheit gegenüber Plazebo, *Chlorpromazin* und *Aripiprazol* zeigen. Bei bisher fehlgeschlagenen Versuchen zur Gewichtszunahme und bei starker Gewichtsabnahme kann ein Versuch mit niedriger Dosis (2,5–5 mg/d) vorgenommen werden; ggf. kann die Dosis bis auf 20 mg/d erhöht werden. Außerdem liegen zwei widersprüchliche RCT für *Quetiapin* und eine negative RCT für *Risperidon* vor (Dold et al. 2015).
- *Dronabinol* (*Tetrahydrocannabinol*) zeigte in einer RCT an 25 Patientinnen mit AN eine gegenüber Plazebo überlegene Gewichtszunahme (Andries et al. 2014). Umfangreichere Erfahrungen mit *Dronabinol* liegen zur Behandlung der Kachexie bei Tumor- und HIV-infizierten Patienten vor.
- Bisher gibt es in Europa kein in der Indikation AN zugelassenes Medikament.

9.2.2 Bulimia nervosa

BN tritt bei 1–4% der Bevölkerung auf, wobei Frauen häufiger als Männer betroffen sind. Der Altersgipfel liegt bei 20–30 Jahren. Biologische Faktoren, soziokulturelle Einflüsse und chronische Belastungen sollen eine ätiologische Rolle spielen. BN tritt oft in Zusammenhang mit affektiven Störungen und bei Patienten mit Impulskontrollstörungen, Drogenabhängigkeit, Angststörungen, dissoziativen Störungen und (anamnestischem) sexuellem Missbrauch auf. Im Gegensatz zur AN weisen die Patienten eine Hyperorexie, Hyperphagie mit starken Gewichtsschwankungen bei Normal- bis Übergewicht auf.

Hauptkriterien für die **Diagnose** sind: rezidivierende Essattacken, d. h. Konsum einer ungewöhnlich großen Menge an Nahrungsmitteln während eines bestimmten Zeitintervalls mit Kontrollverlust (mindestens zweimal pro Woche für 3 Monate); rezidivierendes Erbrechen und exzessive körperliche Betätigung oder Fasten (mindestens zweimal pro Woche für 3 Monate); übermäßige Beschäftigung mit Essen, Figur und Gewicht; Ausschluss einer AN. Im DSM-5 wurde die Mindestfrequenz von Essattacken zur Diagnosestellung einer BN von zweimal auf einmal pro Woche reduziert.

Es werden zwei Typen unterschieden: der **Purging-Typ** (mit selbstinduziertem Erbrechen oder Missbrauch von Laxanzien, Diuretika oder Klistieren) und der **Non-Purging-Typ** (ohne regelmäßiges Erbrechen/Laxanzienmissbrauch, aber mit anderen unangemessenen, einer Gewichtszunahme gegensteuernden Maßnahmen wie Fasten oder übermäßige körperliche Aktivität).

- SSRI stellen im Falle einer **psychopharmakologischen Behandlung** die Therapie der 1. Wahl dar. *Fluoxetin* (60 mg/d) ist sowohl in der Akutbehandlung als auch in der Rezidivprophylaxe am besten evaluiert, das einzige in Deutschland zur Behandlung der BN zugelassene Medikament (▶ 1.13) und bei hoher Evidenz für seine Wirkung und gutem Nutzen-Risiko-Profil empfehlenswert. Die Dosis von 60 mg/d ist wirksamer als niedrigere Dosierungen; die positive Wirkung auf die Anzahl der Ess-Brech-Anfälle scheint unabhängig von einer antidepressiven Wirkung zu sein. Eine 2-jährige Therapie ist zu empfehlen.

— *Topiramat* (75–200 mg/d) ist bei BN wirksam und gut verträglich (*off label*). Es wurden in mehreren RCT positive Wirkungen auf Essanfälle und selbstinduziertes Erbrechen gefunden.

— Aus einzelnen RCT gibt es Hinweise für eine positive Wirkung von *Amitriptylin*, *Imipramin*, *Fluvoxamin* und *Trazodon*; höhere Dosen zeigten oft einen besseren Effekt. *Bupropion* ist trotz positiver Ergebnisse aufgrund des erhöhten Krampfanfallrisikos relativ kontraindiziert.

— *Ondansetron* (5-HT$_3$-Antagonist) zeigte zwar in mehreren RCT eine positive Wirkung, ist aber aufgrund des Risikos einer dosisabhängigen Verlängerung des QTc-Intervalls als Off-label-Indikation bei BN nicht zu empfehlen.

— Die notwendige **Dauer der medikamentösen Therapie** ist unklar; für *Fluoxetin* scheinen 24 Monate Erhaltungstherapie zur Rezidivprophylaxe günstig zu sein, für *Topiramat* liegen keine Daten aus Langzeitstudien vor.

— Bei der BN sollte eine psychopharmakologische Therapie z. B. mit *Fluoxetin* oder *Topiramat* nur im Rahmen eines **Gesamtbehandlungsplans** zusammen mit einer psychotherapeutischen Intervention (KVT, IPT, Selbsthilfemanuale, Familientherapie) erfolgen.

9.2.3 Binge-Eating-Störung

Die BES kommt etwa doppelt so häufig vor wie die BN (5–10% der Bevölkerung), wobei der Anteil der Frauen bei 60% liegt. Dieses Störungsbild ist durch den intermittierenden Verzehr großer Nahrungsmengen (*binge eating*) gekennzeichnet. Da sich bei diesem Krankheitsbild im Gegensatz zur BN keine regelmäßigen, einer Gewichtszunahme gegensteuernden Maßnahmen finden, sind die Patienten meist übergewichtig. Es findet sich im Gegensatz zur Adipositas ohne BES eine doppelt so hohe Inzidenz von affektiven Störungen und Angststörungen, gerade bei Frauen.

Hauptkriterien für die **Diagnose** nach DSM-5 sind: rezidivierendes *binge eating* mit Kontrollverlust; ausgeprägte Schwierigkeiten in mindestens drei der folgenden Bereiche: sehr schneller Verzehr von Nahrungsmitteln; Essen, bis ein unangenehmes Völlegefühl erreicht ist; Essen, ohne hungrig zu sein; häufiges

Essen ohne Gesellschaft aus Verlegenheit; Ekel- oder Schuldgefühl nach einem *binge* und Leidensdruck durch das eigene Essverhalten. Die Episoden treten mindestens einmal pro Woche über mindestens 3 Monate auf. Es werden keine kompensatorischen Maßnahmen zur Gewichtsreduktion eingesetzt. In der ICD-10 fällt die BES noch unter die »nicht näher bezeichneten Essstörungen« und hat keine klaren Diagnosekriterien.

— **Therapieziel** ist eine möglichst vollständige Abstinenz von Binge-Eating-Episoden bzw. Reduktion der Anzahl der *binges*, im Fall von Übergewicht eine zusätzliche Gewichtsabnahme sowie im Hinblick auf die hohe Inzidenz von affektiven Störungen und Angststörungen eine positive Beeinflussung möglicherweise gleichzeitig vorliegender depressiver und ängstlicher Symptome.

— Für **SSRI** (*Citalopram, Fluvoxamin, Fluoxetin* und besonders *Sertralin*) gibt es gute Hinweise zur Wirksamkeit, wobei der positiven Wirkung auf die Impulskontrolle und der Behandlung komorbider Ängste und Depressionen besondere Bedeutung zukommt. Die Dosis liegt im oberen Bereich, wie bei den Zwangsstörungen. Unter den SSRI liegt für *Sertralin* eine besonders gute Evidenz in der Behandlung der BES vor.

— In den letzten 5 Jahren wurden insgesamt drei positive RCT zur Wirkung von *Lisdexamfetamin* bei der BES durchgeführt (McElroy et al 2015a), die bei einer Dosis von 50–70 mg/d eine gegenüber Plazebo signifikante Reduktion der Binge-Eating-Episoden zeigen konnten. Innerhalb von 11 Wochen nahmen die Patienten ca. 5 kg ab (McElroy et al 2015b). *Lisdexamfetamin* ist zur Behandlung von ADHS bei Kindern und Jugendlichen zugelassen; die hohe NW-Rate und die BtM-Pflicht sind zu beachten (▶ 10.2.1 und ▶ 10.5, Präparat *Amphetamin*).

— In einer RCT zeigte *Atomoxetin* (40–120 mg/d) eine signifikante Überlegenheit gegenüber Plazebo hinsichtlich der Frequenzabnahme der Binge-Eating-Episoden und der Reduktion des Körpergewichts.

— Unter den Antiepileptika liegt die beste Evidenz für *Topiramat* (100–400 mg/d) in der Behandlung der BES vor. Eine positive Wirkung wurde auch für *Zonisamid* (400 mg/d) berichtet.

9.2.4 Adipositas

Adipositas ist eine häufige internistische Erkrankung (Übergewicht: BMI > 25; Adipositas: BMI > 30), bei deren Entstehung psychische Faktoren und die zentralnervöse Appetitregulation eine große Rolle spielen und in deren Therapie psychiatrische Aspekte zunehmend zentrale Bedeutung gewinnen. Adipositas ist mit einem deutlich erhöhten Risiko für viele internistische Begleiterkrankungen, besonders einem kardiovaskulären Risiko, verbunden. Der genetische

Anteil an der Entwicklung dieser Störung scheint stärker zu sein, als früher angenommen wurde.

Medikamentöse Therapie

- Frühere medikamentöse Therapien waren z. T. sehr risikoreich, wie Psychostimulanzien, Laxanzien, Diuretika, *L-Thyroxin* oder *Nikotin*. Vom Markt genommen wurden *Rimonabant* (Cannbinoid-1-Rezeptorantagonist) wegen erheblicher psychiatrischer NW, *Sibutramin* (SSNRI) wegen vermehrten Auftretens nicht tödlicher Herzinfarkte und Schlaganfälle sowie *Fenfluramin* und *Dexfenfluramin* (5-HT$_{2C}$-Rezeptoragonisten) wegen Herzklappenschäden.
- In Europa (und in den USA) zugelassene Medikamente zur Gewichtsreduktion sind eine fixe Kombination aus **Bupropion** und **Naltrexon** (Yumuk et al. 2015), das GLP-1-Analogon **Liraglutid** sowie der Lipasehemmer **Orlistat**. *Bupropion/Naltrexon* und *Liraglutid* sind in Europa trotz ihrer Zulassung noch nicht als Antiadiposita auf dem Markt eingeführt.
- Zur Gewichtsreduktion werden auch die **Antiepileptika** *Topiramat* und *Zonisamid* eingesetzt (*off label*). Die größte Evidenz für eine Gewichtsreduktion liegt für **Topiramat** (▶ 9.3, Präparat) vor.

Wirkmechanismen

- Die fixe Kombination aus **Bupropion** und **Naltrexon** soll durch eine Modulation der Dopaminwirkung sowohl im Appetitzentrum des Hypothalamus als auch im zentralen Belohnungssystem zu Gewichtsabnahme führen.
- **Liraglutid**, ein Analogon des anorexigenen Darmhormons GLP-1, bindet an den GLP-1-Rezeptor im Hypothalamus und aktiviert diesen (▶ 9.3, Präparat), sodass es zu einer Appetitminderung kommt.
- Der Lipasehemmer **Orlistat** ist nur im Darm wirksam und verhindert hier die Fettverdauung (▶ 9.3, Präparat)

Neue pharmakologische Ansätze

- Für die **Antidepressiva** *Bupropion* und *Reboxetin* (▶ 1.13, Präparate) gibt es Hinweise auf eine Wirksamkeit gegen Gewichtszunahme unter der Therapie mit Antipsychotika und gegen Adipositas.
- In der **klinischen Prüfung als Antiadipositum** befinden sich der Monoaminwiederaufnahmehemmer *Tesofesin*, der CB$_1$-Rezeptorantagonist *Taranabant*, das *Peptid YY3-36* (ein Produkt enteroendokriner Zellen), der Pankreaslipasehemmer *Cetilistat* sowie eine fixe Kombination aus *Naltrexon* und *Bupropion*. Aus präklinischen und Untersuchungen an Gesunden gibt es außerdem Hinweise auf die Wirksamkeit von intranasalem *Insulin* zur Reduktion von Appetit und Nahrungsaufnahme.

- Der 5-HT$_{2C}$-Rezeptoragonist *Lorcaserin* (Belviq) und die Kombination *Phentermin* plus *Topiramat* (Qsymia) sind in den USA bereits als AM zur Gewichtsreduktion bei Adipositas zugelassen.

Nichtmedikamentöse Therapien

- Ab einem BMI > 40 kg/m² können bei sorgfältiger Indikationsstellung nach wenigstens 6- bis 12-monatiger konservativer Behandlung auch **operative Therapien** zur Anwendung kommen. In der Adipositaschirurgie haben sich v. a. *gastric banding*, *gastric bypass* und *sleeve gastrectomy* etabliert.
- Eine medikamentöse Therapie sollte immer von **verhaltenstherapeutischen** (mit Selbsthilfemanualen) und **diätetischen Maßnahmen** begleitet werden.
- Die **Nahrung** sollte in erster Linie fettarm sein. Eine mögliche Alternative stellen kohlenhydratarme Diäten dar, unter denen gleichfalls günstige Effekte auf den Glukose- und Fettstoffwechsel beschrieben wurden.
- Ein wesentliches Element der Adipositastherapie sollte **körperliche Bewegung** sein. Diese führt nicht nur zu einer Steigerung des Kalorienumsatzes, sondern auch zu einer Vermehrung der Muskelmasse, die wiederum zu einer Erhöhung des Grundumsatzes führt.
- Trotz neuer medikamentöser Behandlungsmöglichkeiten bleibt die **Adipositasprävention** höchstes Ziel. Weitere Details zum gestuften Vorgehen in der Adipositastherapie und zur medikamentösen Behandlung der Adipositas finden sich in der Leitlinie »Prävention und Therapie der Adipositas« (Yumuk et al. 2015).

9.2.5 Gewichtszunahme als Nebenwirkung unter Psychopharmaka

In der psychiatrischen Pharmakotherapie hat eine Gewichtszunahme unter Psychopharmaka (◘ Tab. 9.1) großen Einfluss auf die medikamentöse Adhärenz. Eine Gewichtszunahme hat darüber hinaus gravierende Konsequenzen in Bezug auf die Lebensqualität und stellt einen Risikofaktor für die Entwicklung einer gestörten Glukosetoleranz und eines Diabetes sowie einen Risikofaktor für Karzinome (u. a. Mamma-, Prostata-, Kolonkarzinom) dar. Als zentrale Komponente des **metabolischen Syndroms** (▶ 3.6.2) geht eine abdominelle Adipositas zudem wahrscheinlich mit einem erhöhten Risiko für Herz-Kreislauf-Erkrankungen einher.

Die einzelnen Psychopharmaka zeigen bezüglich ihrer Wirkung auf das Körpergewicht deutliche Unterschiede. Diese scheinen v. a. durch die unterschiedliche Affinität der Substanzen zum histaminergen H$_1$-Rezeptor, aber

□ **Tab. 9.1** Gewichtsänderung unter Psychopharmaka

Medikamente	Gewichtszunahme	Gewichtsneutral	Gewichtsabnahme
Antidementiva	–	Donepezil, Galantamin, Memantin, Rivastigmin	–
Antidepressiva	Maprotilin, Mianserin, Mirtazapin, TZA (insbesondere Amitriptylin)	Agomelatin, Duloxetin, Hypericum-Extrakt, MAOH, Milnacipran, SSRI (später auch geringe Zunahme, besonders unter Citalopram, am stärksten aber unter Paroxetin), Tianeptin, Trazodon, Venlafaxin, Vortioxetin	Bupropion, Reboxetin
Antipsychotika	AAP (am meisten unter Clozapin und Olanzapin; Ausnahmen ▲ nebenstehend), Phenothiazine, Thioxanthene	Amisulprid (geringes Risiko), Aripiprazol, Asenapin[a], Butyrophenone (geringes Risiko), Loxapin, [Lurasidon], Ziprasidon	–
Anxiolytika und Hypnotika	Pregabalin	Benzodiazepine, Buspiron, Opipramol	–
Medikamente zur Behandlung von Abhängigkeit und Entzugssyndromen	–	Acamprosat, Clomethiazol, Disulfiram, Levomethadon, Methadon, [Nalmefen]	Nikotin, Naltrexon

□ Tab. 9.1 (Fortsetzung)

Medikamente	Gewichtszunahme	Gewichtsneutral	Gewichtsabnahme
Medikamente zur Behandlung von sexuellen Störungen	–	PDE-5-Inhibitoren	Yohimbin
Psychostimulanzien und Medikamente zur Behandlung von ADHS	–	Atomoxetin	Amphetamin, Lisdexamfetamin, Methylphenidat, Modafinil
Medikamente zur Behandlung des RLS	–	L-Dopa, Dopaminagonisten	–
Stimmungsstabilisierer	Carbamazepin, Lithium, Valproat	Lamotrigin	Topiramat

aAsenapin ist ein AAP, aber in Deutschland nur bei der Indikation Manie zugelassen. Bei Präparaten in eckigen Klammern ist aufgrund einer schmalen Datenbasis nur eine vorläufige Einstufung möglich.

AAP atypische Antipsychotika, TZA trizyklische Antidepressiva, SSRI selektive Serotoninwiederaufnahmehemmer, ADHS Aufmerksamkeitsdefizit-/Hyperaktivitätsstörung, RLS Restless-Legs-Syndrom.

auch durch serotonerge Mechanismen bedingt zu sein. Tendenziell führt eine Substanz zu umso mehr Gewichtszunahme, je stärker sie antihistaminerg ist. Das Ausmaß der Gewichtszunahme variiert aber nicht nur zwischen den einzelnen Substanzen, sondern auch individuell unter der gleichen Medikation. Da die **Gewichtsentwicklung zu Beginn einer Psychopharmakotherapie** den weiteren Gewichtsverlauf unter diesem Medikament vorhersagt, sollte besonderes Augenmerk auf die Gewichtsveränderungen in den ersten Wochen der Therapie gerichtet werden, und es sollten bei erheblicher Gewichtszunahme Gegenmaßnahmen ergriffen oder die Medikation umgestellt werden. Bei der Auswahl eines Psychopharmakons sollte Medikamenten mit einem geringen Risiko für die Induktion einer Gewichtszunahme der Vorrang gegeben werden.

Die Gewichtszunahme als NW unter Antidepressiva wird in ▶ 1.5 und ▶ Tab. 1.5 (Spalte »Gewichtszunahme«) und unter Antipsychotika und ihrer Therapie ▶ 3.6 und ▶ Tab. 3.3 beschrieben.

9.3   Präparate

> **Bupropion/Naltrexon**
> Kombination eines Antidepressivums (*Bupropion*, ▶ 1.13, Präparat) und eines Opioidantagonisten (*Naltrexon* ▶ 9.2.4 und ▶ 7.4, Präparat)
>
> **Mysimba** (Orexigen)
> Tbl. Bupropion (78 mg) und Naltrexon (7,2 mg) (112 Tbl.)

■ **Pharmakodynamik und Pharmakokinetik**
Naltrexon (▶ 7.4, Präparat), *Bupropion* (▶ 1.13, Präparat)

■ **Indikationen und Behandlungshinweise**
━ *Gewichtsmanagement Adipöser* (BMI $\geq$ 30 kg/m^2) *sowie Übergewichtiger* (BMI $\geq$ 27 kg/m^2 bis < 30 kg/m^2) *mit einem weiteren gewichtsabhängigen Risikofaktor* (Bluthochdruck, Typ-2-Diabetes, erhöhtes Gesamtcholesterin) *zusätzlich zu kalorienreduzierter Ernährung und körperlicher Aktivität^z.*
━ Die Behandlung sollte nach 16 Wochen abgesetzt werden, wenn Patienten zu diesem Zeitpunkt ihr Ausgangsgewicht nicht um mindestens 5% reduzieren konnten.

- **Dosierung**
— In Woche 1: täglich morgens 1 Tbl. (78 mg/7,2 mg), in Woche 2: täglich je 1 Tbl. morgens und abends, in Woche 3: täglich je 2 Tbl. morgens und abends, ab Woche 4: 2 × täglich je 2 Tbl. morgens und abends.

- **Nebenwirkungen, Risikopopulationen und Intoxikationen**

Sehr häufig Übelkeit, Erbrechen, Bauchschmerzen, Kopfschmerzen, Obstipation, Schlafstörungen, Angst, Unruhe, Gelenk- und Muskelschmerzen.

Häufig Lymphopenie, Schwindel, Tremor, Reizbarkeit, Fieber, verminderter Appetit, Diarrhö, verändertes Geschmacksempfinden, Mundtrockenheit, Zahnschmerzen, Konzentrationsschwierigkeiten, Schläfrigkeit, Tinnitus, Herzrhythmusstörungen und EKG-Veränderungen, verzögerte Ejakulation, Hyperhidrose, Exantem, Pruritus, Alopezie.

Risikopopulationen *Naltrexon* (▶ 7.4, Präparat), *Bupropion* (▶ 1.13, Präparat).

Intoxikationen Akzentuierte NW, bisher keine Berichte dauerhafter oder ernster Gesundheitsschäden bei Überdosierung.

- **Kontraindikationen**
— Hypertonie, Epilepsie, Alkoholabhängigkeit, bipolare Störung, Anorexia und Bulimia nervosa, Leber- oder Niereninsuffizienz.

- **Interaktionen**
— *Naltrexon* (▶ 7.4, Präparat), *Bupropion* (▶ 1.13, Präparat).

- **Bewertung**

Bupropion/Naltrexon ist für adipöse Patienten, die nicht an einer arteriellen Hypertonie leiden, geeignet. **Cave:** Krampfanfälle in der Anamnese müssen sicher ausgeschlossen werden. *Mysimba* ist vom G-BA als Lifestyle-Medikament bewertet worden und kann nicht zulasten der gesetzlichen Krankenversicherung verordnet werden.

Liraglutid
GLP-1-Analogon
γ-L-Glutamoyl(N-α-hexadecanoyl)-Lys26, Arg34-GLP-1(7–37)
Saxenda (Novo Nordisk)
Injektionslsg. 6 mg/ml im Fertig-Pen

- ## Pharmakodynamik
- *Liraglutid* ist ein GLP-1-Analogon, das an den GLP-1-Rezeptor bindet und diesen aktiviert. Dadurch kommt es zu
  - gesteigertem zentralen Sättigungsgefühl,
  - Verzögerung der Magenentleerung,
  - glukoseabhängiger Reduktion der Glukagonsekretion im Pankreas.

- ## Pharmakokinetik
- Nach subkutaner Applikation wird *Liraglutid* langsam resorbiert. In pharmakokinetischen Untersuchungen wurden maximale Konzentrationen 8–12 h nach der Gabe ermittelt. Das N-terminale Ende von *Liraglutid* ist durch eine Fettsäure acyliert. Dadurch wird diese Substanz vor dem Abbau durch die Dipeptidylpeptidase-IV (DPP-IV) geschützt, während GLP-1 selbst durch die DPP-IV abgebaut wird. Es wird durch endogene Peptidasen proteolytisch abgebaut. Die Eliminations-HWZ liegt bei 13 h. Die absolute Bioverfügbarkeit beträgt etwa 55%.

- ## Indikationen und Behandlungshinweise
- *Zusatztherapie* (Add-on-Therapie) *in Kombination mit kalorienreduzier-ter Diät und vermehrter körperlicher Aktivität zur Gewichtsabnahme bei Erwachsenen mit einem BMI ≥ 30 kg/m²* [z].
- *Bei übergewichtigen Erwachsenen mit einem BMI von ≥ 27 kg/m² bis < 30 kg/m², wenn gleichzeitig eine Folgeerkrankung des Übergewichts vor-liegt*[z]*, z. B. Diabetes, Hypertonie, Dyslipidämie oder Schlafapnoe-Syndrom.*
- Wenn nach Anwendung der Dosierung von 3 mg/d über 12 Wochen bei beiden Indikationen nicht > 5% des ursprünglichen Körpergewichts ab-genommen wurden, ist die Therapie mit *Liraglutid* zu beenden.

- ## Dosierung
- Zu Beginn: 0,6 mg/d *Liraglutid* (0,1 ml Injektionslösung). Nach mindestens einer Woche wird die Dosis auf 1,2 mg/d verdoppelt und danach weiter pro Woche um 0,6 mg/d bis auf 3 mg/d gesteigert.
- Subkutane Applikation mittels Fertig-Pen.

- ## Nebenwirkungen, Risikopopulationen und Intoxikationen
Sehr häufig Übelkeit, Erbrechen, Diarrhö.

Häufig Hypoglykämie, Appetitminderung. Da *Liraglutid* die Glukosekonzen-tration im Blut senkt, können als Folge Kopfschmerzen, Benommenheit und Tremor auftreten. Besonders ist auf die Möglichkeit einer Pankreatitis und der Gallensteinentstehung hinzuweisen. Erhöhte Kalzitoninkonzentrationen im Blut sowie Struma traten insbesondere bei Patienten mit bestehender Schilddrüsenerkrankung in den klinischen Studien auf. Ein erhöhtes Risiko für Schilddrüsenneoplasien ist nicht auszuschließen.

Risikopopulationen **Herz**: Keine Anwendungsbeschränkungen bei Herzerkrankungen. **Leber** und **Niere**: Bisher schmale Datenbasis. In beiden Fällen ist die Wirkstoffexposition schweregradabhängig erniedrigt.

Intoxikationen Akzentuierte NW, bisher keine Berichte dauerhafter oder ernster Gesundheitsschäden bei Überdosierung.

■ **Kontraindikationen**
— Typ-1-Diabetes.

■ **Interaktionen**
— Vorsicht bei Kombination mit Sulfonylharnstoffen; es können Hypoglykämien auftreten. Das Risiko kann durch Senkung der Sulfonylharnstoff-Dosis gesenkt werden.
— Durch die verzögerte Magenentleerung kann die Resorption gleichzeitig oral angewandter AM beeinflusst werden.
— Kein pharmakokinetisches Interaktionpotenzial mit Medikamenten, die über Cytochrom-P450-Enzyme abgebaut werden.

■ **Bewertung**
Liraglutid hatte bereits vor seiner Zulassung unter den Handelsnamen Victoza und Xultophy als Antiadipositum für Patienten mit Typ-2-Diabetes und einem BMI ≥ 30 große Verbreitung in Adipositas-Spezialsprechstunden gefunden. Vor allem ist *Liraglutid* für **adipöse Patienten mit Typ-2-Diabetes empfehlenswert**. Saxenda ist in Europa zugelassen; es ist vom G-BA als Lifestyle-Medikament bewertet worden und kann damit nicht zulasten der gesetzlichen Krankenkassen verordnet werden. Unter dem Produktnamen Victoza ist der Wirkstoff *Liraglutid* allerdings als Antidiabetikum bei Verordnung erstattungspflichtig.

Orlistat
Lipasehemmer
N-Formyl-L-leucin[2S-[2α(R),3ß]]-1-[(3-hexyl-4-oxoetanyl)methyl]dodecylester*

Xenical (Roche)	**Orlistat Actavis** (Actavis)
Kps. 120 mg (42, 84 Kps.)	**Orlistat HEXAL** (HEXAL)
alli (GlaxoSmithKline Consumer	**Orlistat-Mepha** (Mepha Pharma)
Healthcare)	**Orlistat-ratiopharm** (ratiopharm)
Kps. 60 mg (42, 84 Kps.)	

- **Pharmakodynamik**
- *Orlistat* bindet irreversibel an die Pankreaslipase, 30% des aufgenommenen Fetts werden somit unverdaut wieder ausgeschieden.

- **Pharmakokinetik**
- < 1% der eingenommenen Dosis wird aus dem Gastrointestinaltrakt absorbiert. Die Wirkung auf die Fettverdauung erreicht nach 4 Tagen ein Maximum.

- **Indikationen und Behandlungshinweise**
- Behandlung von *Adipositas*^{z} oder *Übergewicht*^{z} (BMI ≥ 30 kg/m^2) bei Vorliegen begleitender Risikofaktoren bei gleichzeitiger Einhaltung einer hypokalorischen Diät im Sinne eines »Gewichtsmanagements«.
- *Orlistat* ist **in einer Dosierung von 60 mg rezeptfrei, aber apotheken-pflichtig** *für die Gewichtsreduktion von Erwachsenen mit* einem *BMI von mindestens 28 kg/m^2* zugelassen. Das AM soll nicht länger als 6 Monate eingenommen werden.

- **Dosierung**
- Xenical: 3 × 120 mg/d^z; 30–60 min vor der Nahrungsaufnahme und nicht mehr als 1 h später einnehmen. Enthält die Mahlzeit keine Fette (oder wird sie ausgelassen), kann auf die Medikation verzichtet werden.
- alli: 3 × 60 mg/d^z.

- **Nebenwirkungen, Risikopopulationen und Intoxikationen**
Sehr häufig Diarrhö, Steatorrhö, ölige Absonderungen am After, Bauchschmerzen und -beschwerden, Flatulenz, Stuhldrang, vermehrte Stühle, Kopfschmerzen, Infektionen der Atemwege, Hypoglykämie, Influenza.

Häufig Völlegefühl und Blähungen, Rektumschmerzen, Stuhlinkontinenz, Zahnbeschwerden, Harnwegsinfektion, Menstruationsbeschwerden, Abgeschlagenheit, Angstgefühle.

Risikopopulationen **Herz, Leber** und **Niere:** Bei nur minimaler Resorption sind kaum systemische Wirkungen zu erwarten. *Orlistat* kann Nierensteine bei chronischer Nierenerkrankung verursachen.

Intoxikationen Akzentuierte NW zu erwarten, bisher jedoch keine Berichte symptomatischer Überdosierungen.

- **Kontraindikationen**
- Chronisches Malabsorptionssyndrom, Cholestase.

Relative Kontraindikationen
- Ältere Patienten.

- **Interaktionen**
- Keine pharmakodynamischen Interaktionen, weil *Orlistat* das Darmlumen nicht in nennenswerten Mengen verlässt.
- Keine Kombination von Fibraten, *Acarbose*, Biguaniden.
- Vorsicht bei gleichzeitiger Gabe von *Pravastatin*.
- Bei Kombination von Antikoagulanzien, z. B. *Phenprocoumon*, INR regelmäßig kontrollieren, denn *Orlistat* vermindert die Resorption von *Vitamin K*.
- Die Behandlung mit Antidiabetika ist bei gleichzeitiger Gabe von *Orlistat* engmaschig zu überwachen. Es wurden Fälle rektaler Blutungen gemeldet.
- *Orlistat* kann indirekt die Verfügbarkeit von oralen Kontrazeptiva, Schilddrüsenhormonen, Antiepileptika und *Amiodaron* verringern (Fälle ungewollter Schwangerschaften, Hypothyreosen und epileptischer Anfälle).
- *Orlistat* vermindert die Bioverfügbarkeit von *Ciclosporin*. Bei Kombination (Senkung der *Ciclosporin*-Spiegel im Blut um etwa 30%) Kontrolle der *Ciclosporin*-Plasmakonzentrationen, bis diese sich stabilisiert haben.

- **Bewertung**

Wegen der schlechten gastrointestinalen Verträglichkeit und des fraglichen langfristigen Nutzens ist *Orlistat* **nicht empfehlenswert**. *Orlistat* ist vom G-BA als »Lifestyle-Arzneimittel« bewertet worden und kann nicht zulasten der gesetzlichen Krankenversicherung verordnet werden.

Topiramat
Antikonvulsivum
2,3:4,5-Bis-O-(1-Methylethyliden)-β-D-Fruktopyranose-Sulfamat
Topamax[1] (Janssen-Cilag)
Filmtbl. 25/ 50/ 100/ 200 mg
Hartkps. 25/ 50 mg
[1] Topiramat-Generika werden nicht einzeln aufgeführt, weil *Topiramat* nicht für psychiatrische Indikationen zugelassen ist

---

- **Pharmakodynamik**
- Kalzium- und Natriumkanalblocker, Blockierung von glutamatergen AMPA-Rezeptoren, Bindung und Agonismus an $GABA_A$-Rezeptoren, Inaktivierung spannungsabhängiger Natriumkanäle.

- ### Pharmakokinetik
- Die Bioverfügbarkeit: 81%; T_{max} = ca. 2 h; $t_{1/2}$ = 19–23 h.
- Plasmakonzentrationen unter Steady State nach Gabe von täglich 100 mg 1–6 µg/ml[p].

- ### Indikationen und Behandlungshinweise
- *Topiramat* ist in der Psychiatrie für keine Indikation zugelassen.
- Es besteht eine Off-label-Indikation bei der Alkoholrückfallprophylaxe (▶ 7.2.1) sowie bei Bulimia nervosa, Binge-Eating-Störung und Adipositas.
- Hinweise auf Wirksamkeit bei → Kokain- und gemischter Kokain- und Alkoholabhängigkeit (▶ 7.2.4; Borderline-Persönlichkeitsstörung ▶ 11.3.1).
- In der Neurologie zugelassen bei Epilepsie (fokale und tonisch-klonische Anfälle) und Migräneprophylaxe (nicht zur Akutbehandlung).
- Routineuntersuchungen: Regelmäßige Kontrolle des Blutbilds, von Kreatinin, Leberenzymen und Elektrolyten.

- ### Dosierung
- Beginn mit 25 mg/d, Steigerung wöchentlich um 25 mg/d bis zur Zieldosis. Maximale Tagesdosis: 500 mg/d.
- Dosen für unterschiedliche Indikationen: Epilepsie: 100–200 mg/d, Migräneprophylaxe: 50–100 mg/d, Alkoholabhängigkeit: bis 300 mg/d, Bulimia nervosa: 100–400 mg/d, Binge-Eating-Störung: 200–600 mg/d, Adipositas 100–400 mg/d.
- Dosis auf 2 Einzelgaben verteilen (morgens und abends).

- ### Nebenwirkungen, Risikopopulationen und Intoxikationen
Sehr häufig Gewichtsabnahme, Parästhesien (ggf. Kaliumsubstitution), Müdigkeit, Schwindel, Geschmacksstörungen, Übelkeit, Diarrhö, Nasopharyngitis, Fatigue, affektive Störungen.

Häufig Anorexie, Anämie, mnestische und kognitive Störungen, eingeschränkte psychomotorische Störungen, Tremor, Gleichgewichtsstörungen, Dysarthrie, Gangstörung, Insomnie, Sedierung, Angst, Dyspnoe, Nephrolithiasis, Arthralgien, Muskelprobleme, Alopezie, Pruritus, Sehstörungen, Tinnitus, Ohrenschmerzen.

Selten Leberfunktionsstörungen, Engwinkelglaukom. **Cave**: erhöhtes Risiko für Suizidalität ▶ 2.6.

Risikopopulationen Herz: Keine Anwendungsbeschränkungen bei kardialer Vorschädigung. **Leber** und **Niere**: Bei Leber- und/oder Nierenfunktionsstörungen aufgrund reduzierter Plasma-Clearance Dosisreduktion. Bei ca. 1,5% der Patienten treten Nierensteine auf. Eine adäquate Flüssigkeitszufuhr kann das Risiko für eine Nephrolithiasis reduzieren. Die Nierenfunktion (Kreatinin) regelmäßig überprüfen. Anämie ist häufig, deshalb regelmäßig Blutbildkontrollen.

Intoxikationen Schläfrigkeit, Stupor, affektive Symptome, Dysarthrie, Doppelbilder, Koordinationsstörungen, Bauchschmerzen, Hypotonie, Erregtheit, Schwindel und Krampfanfälle; Abfall der Bikarbonatkonzentration im Plasma. Maßnahmen: Magenspülung oder Induktion von Erbrechen, ggf. Hämodialyse.

- **Kontraindikationen**
  - Nieren- oder Leberinsuffizienz, metabolische Azidose, Nephrolithiasis, Dehydratation, Glaukom.

- **Interaktionen**
  - Unter *Topiramat* ist das Risiko eines Engwinkelglaukoms 2-fach erhöht, unter *Bupropion* 5-fach. Es ist davon auszugehen, dass bei Kombination von *Bupropion* und *Topiramat* das Risiko weiter erhöht ist.
  - *Topiramat* ist ein schwacher Induktor von CYP3A4, dadurch kann die Wirksamkeit anderer AM herabgesetzt sein. Bei Dosen von 200–800 mg *Topiramat* besteht die Möglichkeit einer verminderten kontrazeptiven Wirksamkeit durch Abfall der Wirkspiegel von *Ethinylestradiol* um bis zu 30%. Es wird die **Einnahme eines Kontrazeptivums** mit einem Östrogengehalt von nicht weniger als 35 µg pro Tablette empfohlen.
  - *Topiramat* ist ein schwacher Inhibitor von CYP2C19, bisher ohne Hinweis auf eine klinische Relevanz.
  - *Carbamazepin* und *Phenytoin* reduzieren die Plasmakonzentration von *Topiramat*, Zugabe oder Absetzen kann eine Anpassung der Dosierung von *Topiramat* erfordern.
  - Die *Lithium*-Spiegel können ansteigen, sollten daher nach An- und Absetzen von *Topiramat* überwacht werden.

- **Bewertung**

Topiramat ist **nur in den Indikationen Epilepsie und Migräneprophylaxe zugelassen**. Die beste Evidenz hinsichtlich der psychiatrischen Pharmakotherapie besteht für die Off-label-Anwendung bei **Alkoholabhängigkeit** (▶ 7.2.1). In mehreren RCT zeigte sich *Topiramat* außerdem bei **Bulimia nervosa, Binge-Eating-Störung** und in der **Adipositasbehandlung** wirksam. Bei Bulimia nervosa gibt es allerdings mit *Fluoxetin* ein gut verträgliches zugelassenes alternatives Präparat, das als erste Behandlungsoption zu empfehlen ist. Bei

Binge-Eating-Störung sind *Topiramat* und *Sertralin* zur Anwendung zu empfehlen. Bei Gewichtszunahme sowohl unter psychopharmakologischer Therapie als auch bei Adipositas ist *Topiramat* empfehlenswert (allerdings sind nur *Bupropion/Natrexon*, *Liraglutid* und *Orlistat* zugelassen. **Cave:** Langsame Dosissteigerung zur Vermeidung kognitiver und mnestischer NW (Verkehrstüchtigkeit kann eingeschränkt sein); keine Verordnung bei untergewichtigen Patienten.

Literatur

Andries A, Frystyk J, Flyvbjerg A, Støving RK (2014) Dronabinol in severe, enduring anorexia nervosa: a randomized controlled trial. Int J Eat Disord 47: 18–23

Dold M, Aigner M, Klabunde M et al (2015) Second-generation antipsychotic drugs in anorexia nervosa: a meta-analysis of randomized controlled trials. Psychother Psychosom 84: 110–116

Hay P, Chinn D, Forbes D et al (2014) Royal Australian and New Zealand College of Psychiatrists clinical practice guidelines for the treatment of eating disorders. Aust N Z J Psychiatry 48: 977–1008

McElroy SL, Guerdjikova AI, Mori N, Keck PE Jr (2015a) Psychopharmacologic treatment of eating disorders: emerging findings. Curr Psychiatry Rep 17: 35

McElroy SL, Hudson JI, Mitchell JE et al (2015b) Efficacy and safety of lisdexamfetamine for treatment of adults with moderate to severe binge-eating disorder: a randomized clinical trial. JAMA Psychiatry 72: 235–246

Yumuk V, Tsigos C, Fried M et al (2015) European Guidelines for Obesity Management in Adults. Obes Facts 8: 402–424

Medikamente zur Behandlung von ADHS und anderen Entwicklungsstörungen

P. Heiser, O. Benkert

O. Benkert, H. Hippius (Hrsg.),
Kompendium der Psychiatrischen Pharmakotherapie,
DOI 10.1007/978-3-662-50333-1_10,
© Springer-Verlag Berlin Heidelberg 2017

10.1 Übersicht

Im Mittelpunkt stehen die Aufmerksamkeitsdefizit-/Hyperaktivitätsstörungen (ADHS). Besprochen werden auch Entwicklungsstörungen entsprechend DSM-5, soweit pharmakotherapeutische Studien bekannt sind. Dazu gehören die Tic-Störung, die Autismus-Spektrum-Störung und die intellektuelle Beeinträchtigung.

ADHS gehören zu den häufigsten psychischen Störungen im Kindes- und Jugendalter. Sie bleiben bei ca. 50% der Patienten bis in das Erwachsenalter bestehen, und zunehmend häufig wird die Erkrankung erst im Erwachsenenalter diagnostiziert. Die Symptomatik manifestiert sich in der Kindheit mit Defiziten in der Aufmerksamkeit sowie mit Hyperaktivität und Impulsivität. Sie muss immer situationsübergreifend vorliegen und in der Kindheit vor dem Alter von 12 J. begonnen haben. Häufig resultieren Komplikationen im Lernverhalten, in verminderter Organisationsleistung, emotionaler Instabilität und z. T. erheblichen Fehlanpassungen im Sozialverhalten. Diese Symptome finden sich dann auch bei betroffenen Erwachsenen wieder, wobei von den Kernsymptomen v. a. die Aufmerksamkeitsstörung und Impulsivität weiterbestehen.

Für die ADHS nach DSM-5 ist eine Beeinträchtigung in einem der beiden Hauptbereiche (Aufmerksamkeitsstörung oder Hyperaktivität/Impulsivität) zur Diagnosestellung ausreichend.

Es finden sich bei der ADHS gehäuft Komorbiditäten (▶ 10.3.3): Persönlichkeitsstörungen (v. a. antisoziale Persönlichkeitsstörung, Borderline-Persönlichkeitsstörung), Alkohol- und Substanzmissbrauch bzw. -abhängigkeit, Teilleistungsstörungen, Angsterkrankungen und affektive Störungen.

Zur **medikamentösen Behandlung** der ADHS stehen Psychostimulanzien (*Methylphenidat* und Amphetaminpräparate) und und Nichtpsychostimulanzien (*Atomoxetin* und *Guanfacin*) zur Verfügung. Die Psychostimulanzien sind seit über 20 J. AM der 1. Wahl zur Behandlung der ADHS. Aufgrund ihres Abhängigkeitspotenzials unterliegen *Methylphenidat* und die Amphetaminpräparate dem **Betäubungsmittelgesetz**. Bei den Psychostimulanzien besteht ein generelles Missbrauchs- und Suchtpotenzial, v. a. bei nasaler Applikation.

Bei den anderen ZNS-Entwicklungsstörungen hat die pharmakologische Behandlung eine geringere Relevanz. Eine Ausnahme stellen schwere Tic-Störungen und einzelne Symptome der Autismus-Spektrum-Störung oder intellektuellen Beeinträchtigung dar.

Psychostimulanzien Substanzen, die die Aktivität der Nerven erhöhen, beschleunigen oder verbessern (WHO). Sie können antriebs-, leistungs- und konzentrationssteigernd wirken und die Vigilanz stabilisieren. In höheren Dosen wirken sie oft euphorisierend.

■ Neuroenhancement Drugs

Neuroenhancement beschreibt den Versuch, die kognitive Leistung bei **Gesunden** durch verschreibungspflichtige AM zu verbessern und zu verlängern. Die Psychostimulanzien *Amphetamin* und *Methylphenidat*, die in diesem Kapitel beschrieben werden, und *Modafinil* (▶ Kap. 5) werden auch zur **Steigerung der Aufmerksamkeit und Vigilanz** von Gesunden eingenommen.

Die vigilanzfördernde Wirkung von *Modafinil* ist belegt, für die anderen Substanzen aber nicht sicher nachgewiesen und eher von geringerer Ausprägung.

Substanzen, die auch ein Potenzial haben, Lernleistung und Gedächtnis zu verbessern, sind der Phosphodiesterasehemmer *Rolipram*, der Cholinesterasehemmer *Donepezil* und partielle NMDA-Rezeptoragonisten wie *D-Cycloserin* oder die Ampakine (Normann u. Berger 2008).

Grundsätzlich sollten Medikamente mit höheren Anwendungsrisiken, besonders wenn sie mit Suchtpotenzial verbunden sind, nur im Rahmen des AMG bei medizinischen Indikationen verordnet werden. Spätfolgen können niemals ausgeschlossen werden.

Allerdings etablieren sich Meinungen, die einen verantwortungsvollen Umgang mit Psychostimulanzien zum Neuroenhancement propagieren. Ein solcher Umgang scheint zumindest in den USA schon weit verbreitet zu sein. Es ist aber eine sehr kritische Bewertung des Einsatzes von Psychostimulanzien bei Gesunden ethisch geboten. Unabhängig von der Frage, ob Neuroenhancement gesellschaftlich angenommen wird, sind zurzeit die Risiken unter Psychostimulanzien ohne medizinische Indikation höher einzuschätzen als ein ungesicherter Nutzen.

10.2 Wirkmechanismen

10.2.1 Methylphenidat und Amphetamin

Die Wirkmechanismen der Psychostimulanzien sind unterschiedlich. Während *Methylphenidat* vorwiegend die Wiederaufnahme von Dopamin (DA) und Noradrenalin (NA) in die Präsynapsen blockiert, erhöht *Amphetamin* NA und DA durch eine Blockierung der Transporter und zusätzliche Entleerung der monoaminergen präsynaptischen Vesikel. Durch beide Psychostimulanzien kommt es zu einer Erhöhung der intrasynaptischen DA- und NA-Konzentration. Das D-Isomer von *Amphetamin* bindet deutlich stärker an den DA-Transporter, während die Bindung an den NA-Transporter ungefähr gleich stark durch D- und L-Isomere erfolgt. *Lisdexamfetamin* ist eine inaktive Vorstufe von *D-Amphetamin*, welche im Intestinaltrakt über einen Peptidtransporter aufgenommen wird und dann bevorzugt in Erythrozyten unter Freisetzung von *Amphetamin* und *Lysin* hydrolysiert und damit aktiv wird (▶ 10.5, Präparat). In der Formulierung als inaktive Vorstufe (Prodrug) ist das Missbrauchs- und Suchtpotenzial niedriger als für freies *D-Amphetamin*.

Kokain hemmt die Wiederaufnahme von DA, NA und Serotonin, während *3,4-Methylendioxy-N-methamphetamin* (*MDMA*) vorwiegend die Freisetzung von Serotonin und NA fördert. Bei *N-Methylamphetamin* (*Methamphetamin*; syn. **Crystal Meth**) ist das Verhältnis der NA-DA-Freisetzung im Vergleich zu *Amphetamin* stärker in Richtung DA verschoben. Diese Substanzen haben eine schnellere Anflutzeit im Vergleich zu *Methylphenidat* und *Amphetamin*, weswegen das Missbrauchs- und Suchtpotenzial größer ist (s. auch ▶ 7.2.4).

10.2.2 Atomoxetin

Atomoxetin ist ein selektiver Noradrenalinwiederaufnahmehemmer und kein Psychostimulans. Die Wirkung tritt häufig erst nach 8–10 Wochen ein.

Durch eine Inhibition von NA- und DA-Transportern kommt es zu einem Anstieg von NA und DA im präfrontalen Kortex. Da sich im Nucleus accumbens nur wenige noradrenerge Neurone befinden, kommt es durch Inhibierung des NA-Transporters zu keinem bedeutsamen Anstieg von NA und DA im Nucleus accumbens (zentrale Rolle im Belohnungssystem des Gehirns und bei der Entstehung von Sucht); dies könnte der Grund für das fehlende Abhängigkeitspotenzial von *Atomoxetin* sein. Zusätzlich ist eine klinisch relevante Bindung an den Serotonintransporter nachgewiesen. Es kommt zu einer erhöhten Ausschüttung des neurotrophen BDNF (*brain-derived neurotrophic factor*).

10.2.3 Guanfacin

Guanfacin ist ein selektiver α_{2A}-adrenerger Rezeptoragonist und kein Psychostimulans. Es ist als Retardformulierung erhältlich. Die Wirkung tritt bereits innerhalb der ersten 3 Wochen ein.

Die NA-Übertragung wird postsynaptisch modifiziert und die Signalübertragung durch Schließen der hyperpolarisationsaktivierten und durch zyklische Nukleotide modulierten Kanäle (HCN-Kanäle) verbessert. Dadurch wird die funktionelle Konnektivität des neuronalen Netzwerks im präfrontalen Kortex gestärkt. Es gibt keinen Eingriff in die Neurotransmitter-Exprimierung.

10.3   Indikationen

10.3.1 ADHS im Kindes- und Jugendalter

Die Behandlung der ADHS von Kindern und Jugendlichen setzt erzieherische und schulische Maßnahmen sowie behandlungsorganisatorische Kooperationen voraus. Zusätzlich sind verhaltenstherapeutische Maßnahmen wie z. B. soziales Kompetenztraining und Selbstinstruktionstraining zu empfehlen. Die Ergebnisse einer Metaanalyse zeigen, dass die Kombination aus Medikation und Verhaltenstherapie bzw. die alleinige Medikation effektiver ist als eine alleinige Verhaltenstherapie (van der Oord et al. 2008). Kinder mit ADHS weisen höhere Raten an prä-, peri- und postnatalen Komplikationen und psychosozialen Belastungsfaktoren auf. Bildgebende Untersuchungen zeigten bei Patienten mit ADHS morphologische und funktionelle Veränderungen im Sinne einer Hirnreifungsstörung bzw. -verzögerung, wobei v. a. der präfrontale Kortex und die Basalganglien betroffen sind (Hart et al. 2013).

Eine Indikation zur medikamentösen Behandlung besteht dann, wenn die Symptomatik stark ausgeprägt ist und/oder psychoedukative, psychosoziale und psychotherapeutische Hilfen nicht umsetzbar oder nicht hilfreich waren.

- In der medikamentösen Behandlung ist das **Psychostimulans** *Methylphenidat* (Zulassung für Kinder und Jugendliche ab 6 J.) laut NICE-Leitlinie (2013) AM der 1. Wahl. Auch *Atomoxetin* hat eine Zulassung als Mittel der 1. Wahl. Das Retardpräparat *Lisdexamfetamin* (Elvanse) und *D-Amphetamin* (z. B. Attentin) sind als Mittel der 2. Wahl zugelassen. Die Behandlung mit *Methylphenidat* kann meist mit einem kurz wirksamen Präparat begonnen (Wirkung nach etwa 30 min für die Dauer von etwa 4 h) und dann auf ein Retardpräparat umgestellt werden (Wirkungsdauer 8–13 h). Es ist mindestens einmal jährlich ein kontrollierter Auslassversuch durchzuführen.

- Hat sich *Methylphenidat* als nicht wirksam erwiesen, empfiehlt es sich, auf Amphetaminpräparate, *Atomoxetin* oder *Guanfacin* umzusteigen. Die sorgfältige und regelgerechte Medikation von *Methylphenidat* und Amphetaminen hat bei ADHS in der Regel selten unerwünschte Wirkungen. Sie sind dosisabhängig und treten häufig nur zu Beginn der Therapie auf (aber ▶ 10.1).
- *Atomoxetin* ist ab 6 J. im Rahmen eines umfassenden Therapieplans zur Behandlung einer ADHS zugelassen. *Atomoxetin* ist eine alternative Therapieoption zu den Psychostimulanzien in der Behandlung der ADHS und gilt als bevorzugtes Mittel bei komorbiden Tic- und Angststörungen, Suchterkrankungen oder bei der Notwendigkeit einer 24-Stunden-Wirkung.
- *Guanfacin* in der Retardformulierung ist 2015 zur Behandlung der ADHS ab 6 J. eingeführt worden.
- Antipsychotika sind weitere Möglichkeiten (*off label*) nach Behandlungsversuchen mit *Methylphenidat*, *Amphetaminen*, *Atomoxetin* und *Guanfacin* oder bei starker expansiver Symptomatik.
- Auch das Neurofeedback kann bei einigen Patienten eine effektive Therapiemethode (auch bei Erwachsenen) darstellen. Weiterhin werden Diäten, v. a. die Supplementierung von freien Fettsäuren, die Restriktion von künstlichen Farbstoffen oder eine oligoantigene Diät als Therapie diskutiert.

10.3.2 ADHS im Erwachsenenalter

Es sind klinisch zwei Varianten von ADHS im Erwachsenenalter zu unterscheiden: Bei der ersten wurde die Erkrankung bereits im Kindes- und Jugendalter, bei der zweiten erstmalig im Erwachsenenalter diagnostiziert (Moffitt et al. 2015).

Der **Gesamtbehandlungsplan** enthält für das Erwachsenenalter ebenfalls multimodale Komponenten. Psychoedukative, psychosoziale, psychotherapeutische und medikamentöse Interventionen sollten individuell abgestimmt werden; sie sind die wesentlichen Komponenten der Therapie. Es liegen bislang Studien zur Wirksamkeit der kognitiven Verhaltenstherapie (KVT) sowie der problemfokussierenden Therapie vor.

- Eine Metaanalyse ergab, dass die Psychotherapie (Effektstärke 0,84) effektiver als die pharmakologische Behandlung (Effektstärke 0,44) ist (Linderkamp u. Lauth 2011). Im Kindes- und Jugendalter ist allerdings regelmäßig die Pharmakotherapie überlegen (häufig Effektstärken von > 1).
- Die meisten Erfahrungen liegen in der Erwachsenenbehandlung innerhalb der Gruppe der Psychostimulanzien mit **Methylphenidat** vor; es gilt als Mittel der 1. Wahl bei der Therapie von Erwachsenen mit ADHS.

- ▬ *Atomoxetin* reduziert Impulsivität, Hyperaktivität und Aufmerksamkeitsstörung und ist auch bei begleitenden Abhängigkeitsproblemen oder anderen Komorbiditäten (z. B. Angst- oder Tic-Störungen) vorzuziehen.
- ▬ Grundsätzlich kann ADHS auch im Erwachsenenalter mit *D-Amphetamin*, *Lisdexamfetamin* oder *Guanfacin* behandelt werden (*off label*).
- ▬ Erwachsene benötigen im Vergleich zu Kindern in der Regel eine auf das Körpergewicht bezogene geringere Dosis von Psychostimulanzien.
- ▬ Die Präparate müssen oft langfristig verordnet werden; es ist ein mindestens jährlicher kontrollierter Auslassversuch durchzuführen. Aussagekräftige Langzeituntersuchungen zur Wirksamkeit fehlen für alle AM für ADHS.
- ▬ **Antidepressiva** mit einem noradrenergen Wirkmechanismus wie *Bupropion*, *Nortriptylin*, *Reboxetin* und *Venlafaxin* sind in der Regel medikamentöse Mittel der 3. Wahl in der Behandlung von ADHS bei Erwachsenen. Auch die MAOH (*Moclobemid*, *Selegilin*, *Tranylcypromin*) gehören dazu. Die Dosierungen liegen in Bereichen der antidepressiven Behandlung, es sollte in jedem Fall zunächst mit einer niedrigen bis mittleren Dosierung begonnen werden, um die Ansprechrate zu überprüfen.
- ▬ Für *Clonidin* gibt es positive Befunde.
- ▬ *Modafinil* zeigte eine gute Wirksamkeit insbesondere bei kognitiven Störungen. Für *Modafinil* besteht eine Off-label-Indikation im Erwachsenenalter.

10.3.3 ADHS und Komorbiditäten im Kindes, Jugend- und Erwachsenenalter

- ▬ Komorbiditäten bei ADHS sind besonders häufig Störungen des Sozialverhaltens, Teilleistungsstörungen, Tic-Störungen, Persönlichkeitsstörungen (v. a. antisoziale Persönlichkeitsstörung, Borderline-Persönlichkeitsstörung), Alkohol- und Substanzmissbrauch bzw. -abhängigkeit, Angsterkrankungen und affektive (v. a. depressive und bipolare) Störungen. Die Wirksamkeit der ADHS-Medikamente konnte sowohl für die ADHS als auch die Begleiterkrankungen gezeigt werden (Perugi u. Vannucchi 2015; Prada et al. 2015).
- ▬ Bei Patienten mit ADHS und **Störung des Sozialverhaltens** bzw. dissozialer Persönlichkeitsstörung ist eine Therapie mit Psychostimulanzien wirksam. Bei ausgeprägter begleitender Störung des Sozialverhaltens mit Impulskontrollstörung kommt eine Therapie mit einem AAP oder niedrig- bzw. mittelpotenten Antipsychotikum (auch in Kombination mit einem Psychostimulans) in Betracht.

- **Tics** treten bis zu 30% assoziiert mit ADHS auf. Unter der Medikation mit Psychostimulanzien kann es zur Verstärkung einer bestehenden Tic-Symptomatik oder zum Neuauftreten kommen. Ist aufgrund des Schweregrades der ADHS eine Therapie mit Psychostimulanzien unverzichtbar, so ist es möglich, die Tics spezifisch medikamentös zu behandeln (▶ 10.3.4).
- *Methylphenidat* wirkt auch auf die Kardinalsymptome der ADHS bei Patienten mit **Intelligenzminderung**. Bei geistiger Behinderung mit höherem Schweregrad wird oft keine Wirkung gesehen, oder es treten paradoxe Wirkungen auf.
- Es gibt eine signifikante Assoziation zwischen ADHS und Adipositas bei Kindern und Erwachsenen (Cortese et al. 2016).
- Der Einsatz von *Methylphenidat* kann bei Patienten mit **komorbiden Suchterkrankungen** in Kombination mit KVT erwogen werden, wenn die ADHS zur Suchterhaltung eindeutig beiträgt. Mit *Methylphenidat* kann die ADHS und somit auch die komorbide Suchterkrankung oft gebessert werden. Generell sollten kormobide Suchterkrankungen pharmakologisch eher mit *Atomoxetin* oder Antidepressiva (▶ 10.3.2) behandelt werden.

10.3.4 Tic-Störung

Die Tic-Störungen gehören nach DSM-5 zu den motorischen Entwicklungsstörungen. Tics sind plötzliche, abrupt einschießende und weniger als eine Sekunde andauernde unwillkürliche Bewegungen und/oder Lautäußerungen, die sich oft in kurzen Serien stereotyp wiederholen. Es sind dabei funktionell zusammenhängende Skelettmuskelgruppen gleichzeitig oder nacheinander einbezogen. Typischerweise geht Tics ein Dranggefühl voran, das nach dem Tic vorübergehend abklingt. Die meisten Betroffenen können ihre Tics willkürlich kurzzeitig unterdrücken. Tics sind nicht zweckgebunden und werden subjektiv als bedeutungslos erlebt. Sie variieren über die Zeit in ihrer Erscheinungsform (Komplexität, Art, Intensität, Häufigkeit) und lassen sich nach ihrer Qualität (motorisch/vokal) sowie ihrem Komplexitätsgrad unterscheiden. Treten sowohl motorische als auch vokale Tics länger als ein Jahr auf, wird vom **Gilles-de-la-Tourette-Syndrom** (syn. Tourette-Syndrom) gesprochen. Es werden dann auch ein Erkrankungsbeginn im Kindes- oder Jugendalter und Fluktuationen im Verlauf gefordert. Jungen sind 3- bis 4-mal so häufig betroffen wie Mädchen. Es liegt ein komplexes Vererbungsmuster zugrunde. Hohe Konkordanzraten von 89–94% bei eineiigen Zwillingen belegen die Bedeutung genetischer Faktoren. Die Tic-Störungen beginnen meist in einem Alter zwischen 6 und 7 J. Etwa die Hälfte der Kinder leidet zusätzlich unter einer ADHS oder einer Zwangsstörung. Komorbid treten häufig auch Ängste, Depressionen, Schlafstörungen (Parasomnien) auf. Pathogenetisch wird von einem inhibitorischen Funktionsdefizit der Basalganglien und der mit ihnen verbundenen thalamischen und kortikalen Strukturen – bei einer erhöhten dopaminergen Aktivität im Striatum – ausgegangen.

- Medikamentös sind **Antipsychotika** als **Mittel der Wahl** indiziert (*off label*). Am häufigsten wird *Risperidon* (0,5–4 mg) eingesetzt; wirksam sind auch *Tiaprid* (Tiapridex 3 × 100–200 mg) und *Sulpirid* (3–6 × 200 mg). Zu diesen Substanzen gibt es positive RCT. Hinweise gibt es auch für eine Wirksamkeit der AAP *Aripiprazol, Olanzapin* und *Ziprasidon.*

- Für die folgenden Substanzen gibt es positive RCT (aber ohne Zulassung): *Clonidin*, BZD, *Baclofen, Clomipramin*, Cannabinoide, *Pergolid* und *L-Dopa*. Die Wirkung der DA-Agonisten (*Pergolid, L-Dopa*) wird auf eine Interaktion mit den DA-Autorezeptoren zurückgeführt, was auch erklären würde, warum es in niedriger Dosis zu einer Tic-Verminderung, in hoher Dosis aber zu einer Zunahme der Tics kommen kann. Die Studienlage ist uneinheitlich. Während *Pergolid* in mehreren kleinen Studien wirksam war, konnte für *Pramipexol* kein positiver Effekt nachgewiesen werden. Bei Therapieversagen oder Unverträglichkeit der Antipsychotika kann auch *Tetrabenazin* versucht werden.

- Für Tic-Störungen ist ausschließlich *Haloperidol* zugelassen, es sollte aber aufgrund von Alternativen vermieden werden.

- Die Behandlung der häufigsten Komorbidiät ADHS (▶ 10.3.3) sollte bei leichterer Ausprägung zunächst mit einem Antipsychotikum (*Aripiprazol, Risperidon, Tiaprid*; alle *off label*) begonnen werden, bei stärkerer Ausprägung ist eine Kombination mit *Methylphendiat* sinnvoll. Falls sich die Tics unter *Methylphendiat* verschlechtern, kommt eine Therapie mit *Atomoxetin* in Betracht. Bei komorbiden Zwangsstörungen kommt eine Kombination aus einem Antipsychotikum und einem SSRI (oder TZA) infrage.

- Eine Behandlung mit *Botulinumtoxin* kann durchgeführt werden, wenn einzelne wenig fluktuierende Tics zu einer relevanten Beeinträchtigung führen.

- Im Vordergrund der psychotherapeutischen Maßnahmen stehen Psychoedukation, symptomzentrierte Verhaltenstherapie und Entspannungsverfahren.

- Die tiefe Hirnstimulation befindet sich beim Gilles-de-la-Tourette-Syndrom noch im experimentellen Stadium.

10.3.5 Autismus-Spektrum-Störung

Im DSM-5 werden die Diagnosen Autismus, Asperger-Syndrom, desintegrative Störung des Kindesalters und andere tiefgreifende Entwicklungsstörungen zu der Autismus-Spektrum-Störung (ASS) zusammengefasst. Bei den Symptomen wird in 2 Kategorien unterteilt: 1. gestörte soziale Kommunikation und Interaktion, 2. restriktive und repetitive Verhaltensweisen, Interessen und Aktivitäten. Es konnten bei den ASS neuropsychologische Defizite bei den exekutiven Funktionen, der zentralen Kohärenz und Theory-of-Mind-Funktionen gefunden werden.

- Bei **autistischen Symptomen** im Rahmen geistiger Behinderung (starker emotionaler und sozialer Rückzug, Stereotypien, Veränderungsangst, Wutausbrüche) wurde die Wirksamkeit von *Risperidon* in niedriger Dosis auch bei Kindern und Jugendlichen gezeigt (nicht zugelassen).
- *Aripiprazol* ist bei Kindern mit Autismus-Spektrum-Störungen wirksam (in den USA zugelassen); auch positive Effekte von *Fluoxetin* sind in dieser Indikation beschrieben. Zu SSRI sind in dieser Indikation die Ergebnisse nicht eindeutig; unter SSRI sind auch Zunahmen von Aggressivität und Hyperaktivität sowie eine erhöhte Suizidalität bei Kindern und Jugendlichen bekannt. Für TZA (*Clomipramin*) gibt es einzelne positive Berichte für diese Indikation.
- Treten **aggressive Verhaltensstörungen** im Zusammenhang mit **ADHS** – auch als Komorbidität bei ASS – auf, können die AM für die Indikation ADHS) erwogen werden (Ji u. Findling 2015).
- Mit *Oxytozin* konnte bei autistischen Patienten das Blickverhalten und die Fähigkeit, zwischen Verhaltensweisen zu unterscheiden, verbessert werden.

10.3.6 Intellektuelle Beeinträchtigung

Die diagnostischen Kriterien der intellektuellen Beeinträchtigung umfasst die Diagnostik der kognitiven Kapazität (IQ) und der adaptiven Funktionalität (alltagspraktische Fähigkeiten).

- Bei anhaltendem aggressivem Verhalten im Rahmen von **Intelligenzminderung** bei Kindern ab 5 J. und Jugendlichen ist *Risperidon* zugelassen und hat sich in niedriger Dosierung bewährt; es sollte aber bei langfristiger Verordnung die Indikation regelmäßig überprüft werden (Verordnung > 6 Wochen *off label*).
- Nach einer Metaanalyse ist *Valproat* bei der Behandlung von **Aggressivität bei Jugendlichen mit Verhaltensstörungen** wirksam; verschiedene Antikonvulsiva waren hingegen nicht wirksam bei aggressivem Verhalten

von Kindern und Jugendlichen mit Entwicklungsverzögerungen. Auch für verhaltensbasierte Interventionen fehlen allerdings in dieser Indikation sichere Wirksamkeitsnachweise.

- Bei **Oligophrenien** und anderen geistigen Behinderungen tritt nicht selten neben motorischen Stereotypien **repetitives selbstverletzendes Verhalten** mit z. T. auch mutilierenden Selbstverletzungen auf. In dieser Indikation kann sehr vorsichtig *Risperidon* eingesetzt werden, möglicherweise wirkt auch *Olanzapin* oder ein anderes AAP.

- Bei **expansiven und disinhibierten Verhaltensstörungen** im Rahmen von Oligophrenien kann ein Versuch mit *Valproat* oder Antipsychotika (KAP in niedriger Dosis oder AAP, insbesondere *Risperidon*) empfohlen werden.

- Für Verhaltensstörungen im Rahmen des angeborenen **Fragile-X-Syndroms** (Symptome: unterschiedlich stark ausgeprägte Intelligenzminderung, Sprachstörungen, Aufmerksamkeitsdefizite, häufig Gesichtsauffälligkeiten, Epilepsie, autistische Verhaltensstörungen) sind bei fehlenden evidenzbasierten medikamentösen Strategien symptomatische Behandlungsversuche zu empfehlen.

- Eine offene Studie mit *Topiramat* als Add-on-Medikation legt eine Wirksamkeit bei Verhaltensstörungen und Aggression im Rahmen geistiger Behinderung nahe.

- Keine generelle Empfehlung sollte trotz positiver Fallberichte für *Naltrexon* und *Methylphenidat* bei geistiger Retardation und autistischen Symptomen ausgesprochen werden.

10.4　Nebenwirkungen und Risiken

Neben spezifischen Nebenwirkungen der Psychostimulanzien *Methylphenidat*, der Amphetaminpräparate und der Nichtpsychostimulanzien *Atomoxetin* und *Guanfacin* (▶ 10.5, Präparate), müssen besonders die kardiovaskulären Risiken vor einer Behandlung berücksichtigt werden. Blutdruck und Puls sowie Körpergröße und -gewicht und der Appetit müssen regelmäßig und bei jeder Dosisanpassung dokumentiert werden. Das Risiko für Substanzmissbrauch ist bei den Psychostimulanzien zu beachten.

10.4.1　Risiko für kardiovaskuläre Nebenwirkungen

Die FDA warnt, dass es bei kardialen Risikofaktoren unter *Methylphenidat*, Amphetaminpräparaten und *Atomoxetin* zu schwerwiegenden kardiovaskulären NW (u. a. plötzlicher Herztod) bei Erwachsenen kommen kann. Die

Ableitung eines **EKG** wird generell als Empfehlung vom Grad IIa (zur Feststellung eines Risikos für einen plötzlichen Herztod – unabhängig von ADHS) eingestuft.

In einer großen Kohortenstudie von mehreren hunderttausend Kindern und Jugendlichen wurde ein komplexer zeit- und dosisabhängiger Zusammenhang zwischen den kardiovaskulären NW und der Behandlung mit Stimulanzien gefunden (Dalsgaard et al. 2014). In einer weiteren großen Kohortenstudie mit mehreren hunderttausend Kindern, Jugendlichen und Erwachsenen wurde zwar kein erhöhtes Risiko für Myokardinfarkt, plötzlichen Herztod oder Schlaganfall unter der Einnahme von Psychostimulanzien (*Methylphenidat* und *Amphetamin*) oder *Atomoxetin* gefunden, es kam aber teilweise zu erheblichen Herzfrequenz- und Blutdruckerhöhungen (Kratochvil 2012). In einer weiteren Studie über 10 Jahre an Kindern und Jugendlichen unter *Methylphenidat* zeigte sich kein erhöhtes Risiko für einen Hypertonus (Vitiello et al. 2012). Unter *Guanfacin* kommt es zu minimalen Herzfrequenz- und Blutdrucksenkungen.

Box 1

Vorsichtsmaßnahmen zur Vermeidung kardiovaskulärer Risiken unter *Methylphenidat*, *Amphetamin* und *Atomoxetin*

- Eine regelmäßige Aufzeichnung der Herzfrequenz und des Blutdrucks ist bei allen Patienten v. a. vor der Behandlung, bei jeder Dosisanpassung und während der Behandlung (mindestens alle 6 Monate) verpflichtend.
- Bei Patienten mit Hypertonus, Tachykardie sowie kardiovaskulären oder zerebrovaskulären Erkrankungen müssen die Kontrollen von Puls und Blutdruck engmaschiger sein. Ein EKG muss bei allen Patienten, die noch andere AM erhalten, die das QTc-Intervall verlängern können, oder bei Patienten, die eine positive Familienanamnese für QTc-Zeit-Verlängerung haben, häufiger kontrolliert werden.
- Psychostimulanzien und *Atomoxetin* sollten bei Patienten mit schwerwiegenden kardiovaskulären oder zerebrovaskulären Erkrankungen und bei Patienten mit einem Long-QT-Syndrom nicht verordnet werden.
- Patienten mit einem nichtfunktionalen (*poor metabolizer*) CYP2D6-Enzym oder bei einer Begleitmedikation mit einem CYP2D6-Inhibitor (s. Interaktionen beim jeweiligen Präparat, ▶ 10.5) sind einem höheren kardialen Risiko ausgesetzt.
- Diese Vorsichtsmaßnahmen zusammengenommen erfordern vor Beginn einer Behandlung bei jedem Patienten eine EKG-Ableitung und ggf. eine weitergehende kardiale Diagnostik, um Herz-Kreislauf-Erkrankungen sicher auszuschließen. Eine Begleitmedikation ist sorgfältig auszuwählen.

10.4.2 Risiko für Substanzmissbrauch

Die Verordnung der **Psychostimulanzien** (*Methylphenidat*, *Amphetamin*) kann mit einem Risiko für Missbrauch verbunden sein; sie werden auch als Aufputschmittel und Appetitzügler eingesetzt. Deshalb sollte die Indikation sehr sorgfältig gestellt werden. Aufgrund des Abhängigkeitspotenzials sind *Methylphenidat* und *Amphetamin* BtM-pflichtig. Es ist zu erwarten, dass die neue Prodrug-Technologie von *Lisdexamfetamin* ein Vorteil bei potenziellem Substanzmissbrauch bietet.

In Langzeitstudien wurde das Risiko einer »Suchtkarriere« bei Kindern, die Psychostimulanzien erhalten hatten, untersucht. Die Behandlung einer ADHS mit Psychostimulanzien führte im Vergleich zur Behandlung ohne Psychostimulanzien zu keinem erhöhten Suchtrisiko (Hechtman u. Greenfield 2003). Für *Atomoxetin* und *Guanfacin* besteht kein Risiko für ein erhöhtes Suchtpotenzial.

Auf Unruhe und Schlaflosigkeit ist bei allen Präparaten zu achten. Andere NW ► 10.5, Präparate.

Box 2

Abhängigkeitsrisiko unter Psychostimulanzien bei Patienten mit ADHS
- Psychostimulanzien haben ein Missbrauchs- und Abhängigkeitspotenzial.
- Eine erhöhte Prävalenz für eine Suchterkrankung bei Patienten mit ADHS, die mit Psychostimulanzien behandelt werden, ist im Vergleich zu nicht-medizierten ADHS-Patienten nicht zu erwarten. Eine Dosissteigerung ist auch bei Dauermedikation meist nicht notwendig.
- Patienten mit ADHS entwickeln häufiger Suchterkrankungen im Vergleich zur Normalbevölkerung.
- Durch die *Methylphenidat*-Retardpräparate wird das Missbrauchsrisiko vermindert, da die mehrfache tägliche Einnahme von *Methylphenidat* aufgrund der kurzen HWZ entfällt.
- Die verpflichtende Aufbewahrung der BtM-Rezepte für den einzelnen Patienten bietet eine Kontrollmöglichkeit des Einnahmeverhaltens.
- Die Kontrollbedingungen im therapeutischen Setting müssen in jedem Fall sehr engmaschig sein (z. B. regelmäßiges Drogenscreening).
- Komorbide Suchterkrankungen bei Patienten mit ADHS sollten mit KVT ggf. in Kombination mit *Atomoxetin* oder Antidepressiva (► 10.3.2) behandelt werden.

10.5 Präparate

Bei Generika wird in der Regel auf die Angabe der Packungsgröße und der Darreichungsformen verzichtet; diese müssen ggf. der Fachinformation entnommen werden. Es wird auf die weiterführende und ergänzende Darstellung der NW in ▶ 10.4 hingewiesen. Schwangerschaftsrisiken ▶ Kap. 14.

Amphetamin
Psychostimulans
1-Phenylpropan-2-amin

Attentin[1] (D-Amphetamin) (Medice)
Tbl. 5 mg (20, 50 Tbl.); 10 mg/ 20 mg
(30 Tbl.) Dexamfetaminhemisulfat

Elvanse[1] (Lisdexamfetamin) (Shire)
Retardtbl. 20 mg (5,9 mg D-Amphetamin)/ 30 mg (8,9 mg)/ 40 mg
(11,9 mg)/ 50 mg (14,8 mg)/ 60 mg
(17,8 mg)/ 70 mg (20,8 mg) (30 Tbl.)

[1] Nur für Kinder und Jugendliche von 6–17 J.

- **Pharmakodynamik**
- Blockade des DA- und NA-Transporters (DAT, NET), dadurch Wiederaufnahmehemmung von DA und NA aus synaptischem Spalt.
- Transportervermittelte Freisetzung von DA und NA aus den präsynaptischen Vesikeln.

- **Pharmakokinetik**
- Nach oraler Gabe sehr gute Absorption.
- T_{max} = 2 h (bei *Lisdexamfetamin* für *D-Amphetamin*: 3,5 h, um etwa 1 h verzögert nach fettreicher Mahlzeit); $t_{1/2}$ = 8–11 h
- *Lisdexamfetamin* (Prodrug) wird zu *D-Amphetamin* in Erythrozyten unter hydrolytischer Abspaltung von Lysin umgewandelt. Metabolisierung von *D-Amphetamin* unter Beteiligung von CYP2D6.
- Fast 100% einer Dosis werden über den Urin ausgeschieden, der verbleibende Anteil wird über die Faeces eliminiert.
- Pharmakokinetische Daten, die nach Einzeldosen und im Steady State bei Kindern, Jugendlichen und Erwachsenen erhoben wurden, ergaben ähnliche Verteilungsvolumina und Clearance-Raten in den unterschiedlichen Altersgruppen.
- Plasmakonzentration von *D-Amphetamin* 90 min nach 5 mg Attentin: 9–16 ng/ml.
- Plasmakonzentration von *D-Amphetamin* 4 h nach 20 mg *Lisdexamfetamin*: 12–17 ng/ml.

- ■ **Indikationen und Behandlungshinweise**
- ▬ **Erwachsene:** Amphetamine sind eine alternative Therapiemöglichkeit bei ADHS zu *Methylphenidat* und *Atomoxetin* (*off label*).
- ▬ *Lisdexamfetamin* ist zur Behandlung der Binge-Eating-Störung in den USA für Erwachsene zugelassen.
- ▬ Erste Hinweise für Wirksamkeit als Augmentationstherapie zusammen mit *Escitalopram* bei Erwachsenen.
- ▬ **Kinder- und Jugendliche:**
  - ▬ *Lisdexamfetamindimesilat* (LDX, Elvanse) *ist im Rahmen einer therapeutischen Gesamtstrategie zur Behandlung von ADHS bei Kindern ab einem Alter von 6 J.* zugelassen, *wenn das Ansprechen auf eine zuvor erhaltene Behandlung mit Methylphenidat als klinisch unzureichend angesehen wird*[z].
  - ▬ *Attentin ist zur Behandlung einer therapierefaktären ADHS, die auf eine ausreichend lange Behandlung mit Methylphenidat und Atomoxetin in maximaler und verträglicher Dosis nicht ansprach, bei Kindern und Jugendlichen ab 6 J.* zugelassen[z].
- ▬ Alle Amphetaminpräparate sind **BtM-pflichtig**.

❯ **Seit 2015 gilt eine neue Regelung für BtM-Rezepte: Höchstdosis für *Amphetamin* 600 mg/30 d und für *Lisdexamfetamin* 2100 mg/30 d.**

- ▬ Routineuntersuchungen: EKG, Blutdruck, Puls, Gewicht, Kontrolle des Längenwachstums bei Kindern und Jugendlichen.

- ■ **Dosierung**
- ▬ *D-Amphetamin*: 5–40 mg/d[z].
- ▬ *Lisdexamfetamin*: Einschleichender Beginn mit 15–30 mg, max. 70 mg/d[z].

Nebenwirkungen, Risikopopulationen und Intoxikationen
Sehr häufig Verminderter Appetit, Kopfschmerzen, Schlaflosigkeit, Schläfrigkeit, Mundtrockenheit, abdominelle Schmerzen, Erbrechen, Übelkeit, Blutdruck und Herzfrequenz erhöht.

Häufig Reizbarkeit, Stimmungsschwankungen, Agitiertheit, Lethargie, innere Unruhe, Tics, Angst, Depression, Schwindel, Mydriasis, Verstopfung, Dyspepsie, Dermatitis, Gewichtsabnahme, Sexualstörungen, Dysgeusie, Parästhesie, Zittern, Palpitation, Hitzewallung, Harnwegserkrankungen.

Gelegentlich Emotionale Labilität, Psychose, Aggression, suizidale Verhaltensweisen, Ohnmacht, QT-Zeit-Verlängerung, Bilirubinerhöhung, vermehrtes Schwitzen, allergische Reaktion, Kraftlosigkeit, Kältegefühl in den Extremitäten.

Sonstige NW Selten Krampfanfälle, erhöhte Leberwerte, Wachstumsretardierung.

Risikopopulationen Herz: Amphetaminpräparate sind bei manifesten Herz-Kreislauf-Erkrankungen kontraindiziert. Bei anamnestischem Verdacht oder dem Vorliegen kardialer Strukturauffälligkeiten sollte vor Therapiebeginn eine gründliche Abklärung erfolgen. Vermeidung kardiovaskulärer Risiken ▶ 10.4.1, Box 1. **Leber** und **Niere**: Es liegen keine Daten vor.

Intoxikationen Akzentuierte NW, Hyperpyrexie, Mydriasis, Hyperreflexie, Brustschmerz, Tachykardie, kardiale Arrhythmien, Verwirrung, Panikzustände, aggressives Verhalten, Halluzinationen, Delir, Krämpfe, Atemdepression, Koma, Kreislaufkollaps.

- ### Kontraindikationen
- Glaukom, Phäochromozytom, Hyperthyreose, Thyreotoxikose, Psychosen, vorbestehende relevante Herz-Kreislauf-Erkrankungen, relevante zerebrovaskuläre Erkrankungen, Prophyrie, Schwangerschaft, Stillzeit.

Relative Kontraindikationen
- Krampfanfälle in der Anamnese, Tic-Störungen. Bekannte Missbrauchs- oder Abhängigkeitserkrankungen. Der Einsatz von *Amphetamin* kann bei Patienten mit komorbiden Suchterkrankungen erwogen werden, wenn die ADHS zur Suchterhaltung eindeutig beiträgt.

- ### Interaktionen
- Keine Kombination mit MAOH (bis zu 14 d nach Einnahme).
- Vorsicht bei Kombination mit SSRI (Risiko eines zentralen Serotoninsyndroms), Ethanol, TZA Sympathomimetika, *Lithium*.
- Bei Kombination mit ß-Rezeptorenblockern kann es zu einer hypertonen Krise kommen.
- Amphetamine können die Wirkung von *Guanethidin* und anderen Antihypertensiva abschwächen und die von Analgetika verstärken.
- Antipsychotika blockieren Dopaminrezeptoren und hemmen dadurch die zentral stimulierende Wirkung von Amphetaminen.
- Bei Kombination mit Dopaminagonisten, *Bupropion* oder *L-Dopa* ist mit einer additiven Wirkverstärkung zu rechnen.

- ### Bewertung
Bei **Erwachsenen** mit ADHS, Narkolepsie (▶ 5.2.2) und Hypersomnie (▶ 5.2.1) ist eine Off-label-Verordnung möglich. Bei **Kindern und Jugendlichen** sind *Lisdexamfetamindimesilat* (Elvanse) und *D-Amphetamin* (Attentin) bei ADHS

eine Alternative zu *Methylphenidat, Atomoxetin* und *Guanfacin*. Das Retard-präparat *Lisdexamfetamin* erleichtert den Einnahmemodus. Amphetamine finden als Neuroenhancement-Drug häufig Verwendung (▶ 10.1). *Amphetamin* (v. a. auch durch die Prodrug-Technologie von Elvanse) hat ein deutlich geringeres Missbrauchspotenzial als *Methylamphetamin* (Crystal Meth, ▶ 10.2.1 und ▶ 7.2.4). Auf vielfältige Risiken ist zu achten. Vom G-BA wurde für *Lisdexamfetamin* kein Zusatznutzen im Vergleich zu *Atomoxetin* anerkannt, weil in der Vergleichsstudie Komorbiditäten ausgeschlossen wurden und keine multiprofessionelle Therapie erfolgte. Allerdings wurden bisher bei allen Zulassungsstudien mit AM zur ADHS-Behandlung solche Versuchsprotokolle angewandt.

> ❯ **Vor und während der Verordnung von *Amphetamin* sollte ein EKG abgeleitet werden. Vorsichtsmaßnahmen zur Vermeidung kardiovaskulärer Risiken ▶ 10.4.1, Box 1.**

> ❯ ***Amphetamin* besitzt als noradrenerg/dopaminerg wirkendes Psychostimulans grundsätzlich ein Missbrauchs- und Abhängigkeitspotenzial ▶ 10.4.2, Box 2.**

Atomoxetin
Selektiver Noradrenalinwiederaufnahmehemmer
(R)-[(-)-N-Methyl-3-phenyl-3-(o-tolyloxy)-propylamin-hydrochlorid]
Strattera (Lilly)
Tbl. 10/ 18/ 25/ 40/ 60/ 80/ 100 mg (7, 28, 56 Tbl.)
Lsg. 4 mg/ml (100 ml Lsg.)

■ **Pharmakodynamik**
▬ *Atomoxetin* hemmt die Wiederaufnahme von NA in das präsynaptische Neuron und erhöht damit die Konzentration von NA im synaptischen Spalt, besonders im präfrontalen Kortex.
▬ Geringfügige Hemmung der Wiederaufnahme von Serotonin. Im Gegensatz zu den Psychostimulanzien verändert *Atomoxetin* nicht die Wiederaufnahme und extrazelluläre Konzentration von DA in Nucleus accumbens und Striatum.
▬ Erster Hinweis auf Wirksamkeit bei → Binge-Eating-Störung (▶ 9.2.3).

- **Pharmakokinetik**
- Nach oraler Gabe sehr gute Absorption, nur minimal beeinträchtigt durch begleitende Nahrungsaufnahme. Orale Bioverfügbarkeit 63–94%.
- T_{max} = 1–2 h; $t_{1/2}$ = 2–5 h, bei *poor metabolizers* von CYP2D6 verlängert auf 21 h.
- Metabolisierung bevorzugt durch CYP2D6 und nachgeordnet von CYP2C19. Wichtigster Metabolit ist *4-Hydroxyatomoxetin*, das ebenfalls als Inhibitor des NA-Transporters wirkt, im Plasma aber in nur sehr niedrigen Konzentrationen vorkommt.
- Etwa 80% einer Dosis werden metabolisiert über den Urin ausgeschieden, der verbleibende Anteil wird über die Faeces eliminiert.
- Pharmakokinetische Daten, die nach Einzeldosen und im Steady State bei Kindern, Jugendlichen und Erwachsenen erhoben wurden, ergaben ähnliche Verteilungsvolumina und Clearance-Raten in den unterschiedlichen Altersgruppen.

- **Indikationen und Behandlungshinweise**
- Kinder (ab 6 J.), Jugendliche und Erwachsene: *ADHS im Rahmen eines umfassenden Behandlungsprogramms*[z].
- *Atomoxetin* ist eine alternative Therapieoption zu den Psychostimulanzien in der Behandlung der ADHS. Es gilt als Mittel der 1. Wahl, wenn zusätzlich zur ADHS Tic- oder Angststörungen vorhanden sind oder eine 24-h-Wirkung erzielt werden soll. Auch bei komorbider Suchterkrankung kann es Mittel der 1. Wahl sein.
- Kein ausgeprägtes Absetzsyndrom.
- Routineuntersuchungen: EKG, Blutdruck, Puls, Leberwerte.

- **Dosierung**
- **Erwachsene, Kinder und Jugendliche > 70 kg KG:** Initialdosis 40 mg für mindestens 7 Tage, dann Dosis entsprechend klinischer Wirksamkeit ggf. auf 80 mg steigern[z]. Max. Tagesdosis 100 mg[z].
- **Kinder und Jugendliche bis 70 kg KG:** Initialdosis ca. 0,5 mg/kg KG/d für mindestens 7 Tage, dann Dosis entsprechend der klinischen Wirksamkeit auftitrieren. Die empfohlene Erhaltungsdosis beträgt etwa 1,2 mg/kg KG[z].
- Für höhere Tagesdosen konnte kein zusätzlicher Nutzen nachgewiesen werden.
- Gesamte Tagesdosis kann am Morgen eingenommen werden, bei fehlendem Ansprechen und mangelnder Verträglichkeit Verteilung der Dosis auf den Morgen und den späten Nachmittag. Langsam aufdosieren.

■   **Nebenwirkungen, Risikopopulationen und Intoxikationen**

Sehr häufig Schlaflosigkeit, Übelkeit, verminderter Appetit, trockener Mund.

Häufig Kopfschmerzen, Müdigkeit, Zittern, abdominelle Beschwerden, Gewichtsabnahme, Dyspepsie, Schüttelfrost, Schwindel, Palpitationen, Tachykardie, Hitzewallungen, vermehrtes Schwitzen, Parästhesien, Hautausschlag, Dermatitis, Harnverhalt, Dysurie, Menstruationsstörungen, sexuelle Funktionsstörungen, Prostatitis.

Gelegentlich Kältegefühl in den Extremitäten, Ohnmacht, Migräne, Blutdruckerhöhung.

Sonstige NW Selten Krampfanfälle, psychotische Symptome, Aggression, QTc-Zeit-Verlängerungen, erhöhte Leberwerte, Ikterus, Priapismus, Wachstumsverzögerung.

❯ **Es wurde auch über suizidale Verhaltensweisen, Feindseligkeit sowie emotionale Labilität bei Kindern und Jugendlichen berichtet. Sorgfältiges Monitoring ist auch bei Erwachsenen indiziert.**

Risikopopulationen **Herz:** Häufig treten mäßige Herzfrequenz- und Blutdruckanstiege auf, daher Vorsicht und ggf. engmaschige Kontrollen bei Patienten mit arterieller Hypertonie oder anderen kardiovaskulären Erkrankungen sowie bei Behandlung mit QTc-Zeit-verlängernden AM; Vermeidung kardiovaskulärer Risiken ▶ 10.4.1, Box 1. **Leber** und **Niere:** Bei Leberfunktionsstörungen Reduktion von Initial- und Zieldosis je nach Schweregrad auf 50–25%; in kontrollierten Studien kein Hinweis auf erhöhte Hepatotoxizität, dennoch werden v. a. in der Anfangsphase der Therapie Kontrollen der Leberenzyme empfohlen; bei Niereninsuffizienz keine Dosisanpassung. Kontrolle von Längenwachstum und Gewicht bei Kindern und Jugendlichen.

Intoxikationen Akzentuierte NW, Somnolenz, Schwindel, Hypertension, Tachykardie. Keine bedrohlichen Intoxikationen bekannt.

■   **Kontraindikationen**

▬ Herz-Kreislauf-Erkrankungen (▶ 10.4.1, Box 1), Überempfindlichkeit gegen *Atomoxetin*.

▬ Engwinkelglaukom, relevante zerebrovaskuläre Erkrankungen, Phäochromozytom, Schwangerschaft, Stillzeit.

Relative Kontraindikationen

▬ Krampfanfälle in der Anamnese.

■ **Interaktionen**

▬ Vorsicht bei Kombination mit *Salbutamol* oder anderen β_2-Agonisten, da die blutdrucksteigernde Wirkung verstärkt werden kann.

▬ Vorsicht bei Kombination mit Antihypertensiva; *Atomoxetin* kann die blutdrucksenkende Wirkung verhindern.

▬ Mögliches Risiko für QTc-Zeit-Verlängerung bei Kombination mit AM, die das QTc-Intervall verlängern, insbesondere bei hohen Wirkspiegeln von *Atomoxetin*.

▬ Patienten mit einem nichtfunktionalen CYP2D6-Enzym oder mit einem **CYP2D6-Inhibitor** als Begleitmedikation, wie z. B. *Paroxetin* oder *Melperon* (▶ **Anhang INT**), bauen einen mehrfach höheren *Atomoxetin*-Spiegel auf im Vergleich zu Patienten mit funktionalem Enzym (*extensive metabolizers*, EM). *Poor metabolizers* (PM) weisen ein erhöhtes Risiko für unerwünschte Wirkungen auf. Eine entsprechende Dosisanpassung wird dann notwendig. Es gibt allerdings auch Hinweise auf besseres Ansprechen von PM als von EM. Bei Patienten mit bekanntem PM-Genotyp langsames Auftitrieren!

▬ Umstellung von oder auf *Methylphenidat* überlappend möglich.

■ **Bewertung**

Therapieoption in der Behandlung der ADHS bei Kindern, Jugendlichen und Erwachsenen. *Atomoxetin* hat eine geringere Effektstärke als die Psychostimulanzien. Bei zusätzlich begleitender Tic-, Angst- oder Suchtstörung oder bei einer notwendigen 24-Stunden-Wirkung gehört *Atomoxetin* zur 1. Wahl. Nach 8 Wochen ist die Wirksamkeit in der Regel zu beurteilen. Herz-Kreislauf-Erkrankungen müssen als Kontraindikation sicher ausgeschlossen werden (▶ 10.4.1, Box 1). Auf vielfältige Risiken ist zu achten.

Guanfacin

α_{2A}-adrenerger Rezeptoragonist
N-amino-2-(2,6-dichlorophenyl)acetamidmonohydrochlorid

Intuniv[1] (Guanfacin Retardtablette) (Shire)
Tbl. 1 mg/ 2 mg/ 3 mg/ 4 mg (28 Tbl.)
[1] Nur für Kinder und Jugendliche von 6–17 J.

■ **Pharmakodynamik**

▬ *Guanfacin* ist ein selektiver α_{2A}-adrenerger Rezeptoragonist, der die postsynaptische NA-Übertragung modifiziert. Es kommt intrazellulär zu einem Absinken des cAMP-Spiegels und zu einer Schließung der HCN-Kanäle.

- ### Pharmakokinetik
- T_{max} = 3–14 h, $t_{½}$ =13–34 h, lineare Pharmakokinetik bei Kindern und Jugendlichen (2–4 mg/d), die empfohlene Erhaltungsdosis liegt bei 0,05–0,12 mg/kg KG/d, 70% an Plasmaproteine gebunden.
- Verstoffwechselung über eine CYP3A4/5-vermittelte Oxidation mit Sulfatierung und Glukuronidierung. Hauptmetabolit ist *3-OH-Guanfacinsulfat*.
- CYP3A4- und CYP3A5-Inhibitotren/Induktoren haben einen erheblichen Einfluss auf die Pharmakokinetik
- Die Elimination erfolgt über Leber und Niere.

- ### Indikationen und Behandlungshinweise
- Kinder (ab 6 J.) und Jugendliche: *ADHS im Rahmen eines umfassenden Behandlungsprogramms, wenn eine Behandlung mit Stimulanzien nicht in Frage kommt oder unverträglich ist oder sich als unwirksam erwiesen hat.*[z]
- Zulassung für Erwachsene besteht nur in den USA und Kanada.
- Routineuntersuchungen: Während der Dosistitration Kontrolle von Blutdruck und Herzfrequenz einmal wöchentlich, nach Dosisstabilisierung im 1. Jahr alle 3 Monate, danach alle 6 Monate, nach Dosisanpassungen häufiger; EKG und Gewicht regelmäßig.

- ### Dosierung
- Kinder und Jugendliche: Startdosis 1 mg, Dosissteigerung um 1 mg pro Woche, Einnahme morgens oder abends.
- 6–12 J.: ab 25 kg: bis 4 mg.
- 13–17 J: 34–41,4 kg: bis 4 mg; 41,5–49,4 kg: bis 5 mg; 49,5–58,4 kg: bis 6 mg, 58,5 kg und mehr: bis 7 mg.
- Nach dem Absetzen von *Guanfacin* kann es zum Anstieg von Blutdruck und Herzfrequenz kommen, deshalb langsames Absetzen: 1 mg alle 3 Tage.

- ### Nebenwirkungen, Risikopopulationen und Intoxikationen
Sehr häufig Somnolenz, Kopfschmerzen, Bauchschmerzen, Ermüdung.

Häufig Verminderter Appetit, Depression, Angst, Affektlabilität, Insomnie, Durchschlafstörung, Alpträume, Sedierung, Schwindel, Lethargie, Bradykardie, Hypotonie, Erbrechen, Diarrhö, Übelkeit, Verstopfung, Mundtrockenheit, Hautausschlag, Enuresis, Reizbarkeit, Gewichtszunahme.

Gelegentlich Überempfindlichkeit, Agitiertheit, Halluzinationen, Krampfanfälle, Synkopen, Schwindel, AV-Block 1. Grades, Tachykardie, Sinusarrhythmie, Blässe, Asthma, Dyspepsie, Pruritus, Pollakisurie, Asthenie, Brustkorbschmerzen, Blutdruckanstieg, Abnahme der Herzfrequenz, Anstieg der Alanin-Aminotransferase.

Sonstige NW Hypersomnie, Hypertonie, Unwohlsein.

Risikopopulationen **Herz:** Aufgrund des möglichen Auftretens von Synkopen, Hypotonie und Bradykardie Vorsicht bei kardialen Vorerkrankungen, v. a. bei Herzinsuffizienz. Zu QTc-Zeit-Verlängerung sind die Daten widersprüchlich, es scheint aber kein erhöhtes Risiko für ventrikuläre Arrhythmien zu bestehen. Die Datenbasis ist jedoch schmal, daher sollte eine Kombination mit anderen QTc-Zeit-verlängernden AM nicht erfolgen. **Leber** und **Niere**: Die Ausscheidung erfolgt sowohl über die Leber (> 50%) als auch die Niere (ca. 30%). Bei eingeschränkter Leber- oder Nierenfunktion muss die Dosis angepasst werden.

Intoxikationen Hypotonie, initiale Hypertonie, Bradykardie, Lethargie, Atemdepression, hämodynamsiche Instabilität.

- **Kontraindikationen**
— Fertilität, Schwangerschaft, Stillzeit.

Relative Kontraindikationen
— AM, die die QTc-Zeit verlängern; Leber- und Nierenerkrankungen.

- **Interaktionen**
— Vorsicht bei Verordnung von AM mit zentral dämpfender Wirkung, einschließlich Alkohol.
— Antihypertensiva: Hypotonie und Synkopen.
— Bei Kombination mit *Valproat* wurde ein 40%iger Anstieg der *Valproat*-Spiegel berichtet, evtl. Dosisanpassung mit Kontrolle des Plasmaspiegels von *Valproat*.
— Bei Kombination mit *Lisdexamfetamin* geringfügiger Anstieg des *Guanfacin*-Plasmaspiegels, wahrscheinlich ohne klinische Relevanz.
— Vorsicht bei Kombination mit **CYP3A4-Inhibitoren**, wie z. B. *Ketoconazol* oder *Indinavir*, wegen des Anstiegs der *Guanfacin*-Plasmakonzentration (▸ **Anhang INT**). Es kann eine Reduktion der *Guanfacin*-Dosis um 50% oder mehr notwendig werden. Vorsicht bei Kombination mit **CYP3A4-Induktoren**, wie z. B. *Bosentan* oder *Efavirenz*, wegen des Abfalls des *Guanfacin*-Plasmaspiegels (▸ **Anhang INT**), Risiko von Wirkverlust.

- **Bewertung**
Therapieoption in der Behandlung von ADHS bei Kindern und Jugendlichen. *Guanfacin* hat eine geringere Effektstärke als Psychostimulanzien. Bei einer

notwendigen 24-Stunden-Wirkung und falls die Behandlung mit Psychostimulanzien kontraindiziert ist, gehört *Guanfacin* zur 1. Wahl. Innerhalb von 3 Wochen ist die Wirksamkeit in der Regel zu beurteilen. Es kann zu einer Zunahme des BMI kommen. Auf vielfältige Risiken ist zu achten.

> **Vor und während der Verordnung von *Guanfacin* sollte auf kardiovaskuläre Risiken geachtet und regelmäßig ein EKG abgeleitet werden.**

Methylphenidat
Psychostimulans
2-Phenyl-2-(2-piperidyl)essigsäure-methylester

Unretardierte Methylphenidat-Präparate:
Ritalin[2] (Novartis Pharma)
Tbl. 10 mg (20, 50 Tbl.)
Medikinet[2] (Medice)
Tbl. 5/ 10/ 20 mg (20, 50, 100 Tbl.)
Retardierte Methylphenidat-Präparate:
Concerta[2] (Janssen-Cilag)
Retardtbl. 18/ 27/ 36/ 54 mg (30 Tbl.)
Equasym retard[2] (Shire)
Retardtbl. 10/ 20/ 30 mg (30, 60, 100 Tbl.)
Medikinet adult[1] (Medice)
Retardtbl. 5/ 10/ 20/ 30/ 40 mg (26, 50 Tbl.)

Medikinet retard[2] (Medice)
Retardtbl. 5/ 10/ 20/ 30/ 40 mg
(50 Tbl.), 50/ 60 mg (40 Tbl.)
Methylphenidathydrochlorid-neuraxpharm[2] (Neuraxpharm)
Retardtbl. 18/ 36/ 54 mg (30 Tbl.)
Ritalin adult[1] (Novartis Pharma)
Retardtbl. 10/ 20/ 30/ 40 mg
(28, 56, 84 Tbl.)
Ritalin LA[2] (Novartis Pharma)
Retardtbl. 10/ 20/ 30/ 40 mg
(28, 56, 84 Tbl.)

[1] Für Erwachsene. [2] Nur für Kinder und Jugendliche von 6–17 J.

▪ Pharmakodynamik
- Blockade des DA- und NA-Transporters (DAT, NET), dadurch Wiederaufnahmehemmung von DA und NA aus synaptischem Spalt.
- Im Diskriminations-Tierversuch kann *Methylphenidat* den Effekt von *Amphetamin* und *Kokain* ersetzen.
- Diskutiert wird eine Reetablierung eines im Krankheitsfall durch DAT-Überfunktion verminderten Reward-Mechanismus.

▪ Pharmakokinetik
- Orale Bioverfügbarkeit ca. 30%; bei den kurz wirksamen Präparaten $T_{max} = 2$ h; $t_{1/2} = 2–3$ h (Kinder); $t_{1/2} = 2–4$ h (Erwachsene); rascher Wirkungseintritt nach 15–30 min. Nach 2-3 h ist die maximale Wirksamkeit erreicht. Unter Absinken des Wirkspiegels kann es zu einer vorübergehenden und subjektiv verstärkt erlebten Ausprägung der Ursprungssymptome kommen (Rebound-Phänomen), die nach

erneuter Verabreichung jedoch wieder abklingen. Eine Reduktion dieses Phänomens kann durch die Verabreichung von Retardpräparaten erzielt werden.

- Rasche und intensive Metabolisierung durch Carboxylesterase (CES) 1 zum renalen, pharmakologisch nicht aktiven Hauptausscheidungsprodukt *Phenyl-2-piperidinessigsäure* (60–86%). Geringe Mengen an Hydroxymetaboliten. < 1% an *Methylphenidat* wird unverändert ausgeschieden. CYP2D6 ist am Abbau in geringem Umfang beteiligt.

- **Retardpräparate** von *Methylphenidat* ermöglichen eine vereinfachte Verabreichung. Concerta wird nach dem OROS-Prinzip (*osmotic controlled release delivery system*) freigesetzt, d. h. es stehen eine Initialdosis von etwa 22% *Methylphenidat* und eine Verzögerungsdosis von etwa 78% zur Verfügung. Die Wirkdauer von Concerta beträgt 10-12 h. Das Generikium dazu, Methylphenidathydrochlorid-neuraxpharm, hat eine Initialdosis von 21% und eine Verzögerungsdosis von 79%. Ritalin LA/Ritalin adult wird nach dem SODAS-Prinzip (*spheroidal oral drug absorption system*) freigesetzt, d. h. es stehen eine Initialdosis von etwa 50% *Methylphenidat* und eine Verzögerungsdosis von ebenfalls etwa 50% zur Verfügung. Die Wirkdauer von Ritalin LA beträgt 8-10 h. Medikinet retard/Medikinet adult weist ebenfalls ein zweigipfliges Profil mit einem 50:50-Release und einer Wirkdauer von ca. 8-10 h auf. Mit Equasym retard steht ein weiteres Retardpräparat mit einer Wirkdauer von 8-10 h zur Verfügung (30:70-Release). Durch die unterschiedlichen prozentualen Anteile ergibt sich die Möglichkeit einer individuellen Anpassung.

- Plasmakonzentration: 13-22 ng/ml 2 h nach Einnahme von 20 mg in Tabletten mit schneller Wirkstofffreigabe oder 4-6 h nach Einnahme von 40 mg in Tabletten mit verzögerter Wirkstofffreigabe.

■ Indikationen und Behandlungshinweise

- Erwachsene: Medikinet adult und Ritalin adult sind *im Rahmen einer therapeutischen Gesamtstrategie zur Behandlung einer seit Kindesalter fortbestehenden ADHS bei Erwachsenen ab einem Alter von 18 J., wenn sich andere therapeutische Maßnahmen allein als unzureichend erwiesen haben*[z], indiziert.

- Kinder und Jugendliche: *Methylphenidat* ist *im Rahmen einer therapeutischen Gesamtstrategie zur Behandlung von ADHS bei Kindern ab einem Alter von 6 J. indiziert, wenn sich andere therapeutische Maßnahmen allein als unzureichend erwiesen haben*[z], indiziert.

- Anwendung nur nach sorgfältiger Sicherung der Diagnose; Verschreibung von Ärzten, die auf Verhaltensauffälligkeiten spezialisiert sind. Das jeweilige Präparat muss häufig langfristig verordnet werden, weswegen mindestens einmal jährlich ein kontrollierter Auslassversuch durchgeführt werden sollte. Nur im Hochdosisbereich ist nach 6–9 Monaten eine Wirkungsabschwächung beschrieben.

- *Narkolepsie i. R. einer therapeutischen Gesamtstrategie[z]* (Zulassung gilt nur für Ritalin) ▶ 5.2.2.
- Langfristig ist das Risiko für Verkehrsunfälle eher verringert, allerdings besteht ein Warnhinweis hinsichtlich eines verminderten Reaktionsvermögens.
- *Methylphenidat* ist **BtM-pflichtig**.

> ❯ Seit 2015 gilt eine neue Regelung für BtM-Rezepte. Höchstdosis: 2400 mg/30 d für *Methylphenidat.*

- Routineuntersuchungen: EKG, Blutdruck, Puls, Gewicht, Kontrolle von Längenwachstum bei Kindern und Jugendlichen, Leberwerte.

▪ Dosierung

- Eine einschleichende Dosierung (initial 5–10 mg) bis zur individuell festgelegten Tageshöchstdosis mit einem kurz wirksamen *Methylphenidat*-Präparat (Kinder und Jugendliche bis 60 mg und Erwachsene bis 80 mg[z] [Medikinet adult und Ritalin adult]) ist empfehlenswert, es können aber auch zu Beginn *Methylphenidat*-Retardpräparate ohne Aufdosierung verschrieben werden.
- Bei den kurz wirksamen Präparaten Dosis über den Tag verteilen, je nach individuellen Erfordernissen. Späte Einnahmezeitpunkte sind zu vermeiden. Retardpräparate ermöglichen bei vielen Patienten eine einmalige Tagesgabe. Kurz wirksame und retardierte *Methylphenidat*-Präparate können kombiniert werden.
- Medikinet adult und Ritalin adult: Beginn 10 mg, wöchentlich um 10 mg/d erhöhen; max. 1 mg *Methylphenidat* pro kg Körpergewicht bzw. 80 mg/d. Einnahmen morgens und mittags.
- Narkolepsie: 10–60 mg[z].

▪ Nebenwirkungen, Risikopopulationen und Intoxikationen

Sehr häufig Kopfschmerzen, Schwindel, Schlafstörungen, Reizbarkeit, Nervosität, Appetitlosigkeit, Magenbeschwerden.

Häufig Angst/Agitation, Dyskinesien, Arthralgien, Tachykardie, Arrhythmien, Blutdruckerhöhung, Fieber, Übelkeit, Erbrechen, Gewichtsabnahme, Mundtrockenheit, Überempfindlichkeitsreaktionen, Haarausfall, Nasopharyngitis, Husten, laryngopharyngealer oder abdomineller Schmerz.

Gelegentlich Wachstumsverzögerung bei Kindern. Bei plötzlichem Absetzen Rebound-Phänomene: erhöhtes Schlafbedürfnis, Heißhunger, Kreislaufstörungen, Depressionen, psychotische Reaktionen.

Sonstige NW Selten Somnolenz, Sedierung, psychomotorische Hyperaktivität, Depressionen, Psychosen (mit Halluzinationen), Suizidalität, Angina pectoris, Dyspnoe, Myalgie, Tremor, Muskelzuckungen (Tics), Sehstörungen, erhöhte Leberenzyme, **vereinzelt akutes Leberversagen.**

Risikopopulationen Herz: Bei manifesten Herz-Kreislauf-Erkrankungen kontraindiziert; bei anamnestischem Verdacht bzw. bestehenden kardialen Auffälligkeiten sollte eine Abklärung vor Therapiebeginn erfolgen ► 10.4.1, Box 1 **Leber:** Engmaschige Überwachung empfohlen; auf Anzeichen von Hepatotoxizität sorgfältig achten. **Niere:** Keine Daten; aufgrund geringgradiger renaler Elimination von unveränderter Substanz vermutlich keine wesentlichen Beeinträchtigungen zu erwarten.

Intoxikationen Akzentuierte NW, Hyperpyrexie, Hypertonie, tachykarde Herzrhythmusstörungen, akutes Koronarsyndrom, Herz-/Kreislaufversagen, Atemdepression, Koma, Delir, Vasospasmen mit der Gefahr der Infarzierung lebenswichtiger Organe.

- ## Kontraindikationen
- Herz-Kreislauf-Erkrankungen (► 10.4.1. Box 1), Hyperthyreose, Engwinkelglaukom, Gilles-de-la-Tourette-Syndrom, Anorexia nervosa, Psychosen, Angsterkrankungen; bis zu 14 Tage nach Einnahme von MAOH.
- Bekannte Missbrauchs- oder Abhängigkeitserkrankungen (► 10.4.2, Box 2). Der Einsatz von *Methylphenidat* kann bei Patienten mit komorbiden Suchterkrankungen erwogen werden, wenn die ADHS zur Suchterhaltung eindeutig beiträgt.

Relative Kontraindikationen
- Krampfanfälle in der Anamnese, Tic-Störungen. Hereditätere Galaktoseintoleranz, Laktasemangel oder Glukose-Galaktose-Malabsorption.

- ## Interaktionen
- Keine Kombination mit MAOH.
- *Methylphenidat* verstärkt die initialen sympathomimetischen Effekte von AM wie *Guanethidin* oder *Amantadin*, TZA (insbesondere *Imipramin*), Antiepileptika oder Cumarinen.
- Bei Kombination mit vasopressorisch wirksamen Substanzen und mit halogenierten Anästhetika ist mit einem Blutdruckanstieg zu rechnen.
- Alkohol kann die ZNS-Nebenwirkungen von *Methylphenidat* verstärken.
- Vorsicht bei Kombination mit dopaminerg wirksamen Stoffen, sowohl von Antipsychotika als auch von Dopaminagonisten einschließlich *L-Dopa*.

- Vermehrte NW bei Kombination mit *Bupropion*.
- Antazida können die Resorption von *Methylphenidat* vermindern.
- Wenn ein chirurgischer Eingriff geplant ist, sollte *Methylphenidat* an diesem Tag nicht verabreicht werden.

■ Bewertung

Methylphenidat ist bei Kindern, Jugendlichen und Erwachsenen mit ADHS (bei Erwachsenen nur Medikinet adult und Ritalin adult) das Mittel der 1. Wahl. Die Retardpräparate erleichtern den Einnahmemodus. Als Psychostimulans wird *Methylphenidat* oft als Neuroenhancement Drug verwendet (► 10.1). Auf vielfältige Risiken ist zu achten.

❯ Vor und während der Verordnung von *Methylphenidat* sollte die Ableitung eines EKG erfolgen. Vorsichtsmaßnahmen zur Vermeidung kardiovaskulärer Risiken ► 10.4.1, Box 1.

❯ *Methylphenidat* besitzt als noradrenerg/dopaminerg wirkendes Psychostimulans grundsätzlich ein Missbrauchs- und Abhängigkeitspotenzial ► 10.4.2, Box 2.

Literatur

Cortese S, Moreira-Maia CR, St Fleur D et al (2016) Association between ADHD and obesity: a systematic review and meta-analysis. Am J Psychiatry 173(1): 34–43

Dalsgaard S, Kvist AP, Leckman JF et al (2014) Cardiovascular safety of stimulants in children with attention-deficit/hyperactivity disorder: a nationwide prospective cohort study. J Child Adolesc Psychopharmacol 24(6): 302–310

Hart H, Radua J, Nakao T et al (2013) Meta-analysis of functional magnetic resonance imaging studies of inhibition and attention in attention-deficit/hyperactivity disorder: exploring task-specific, stimulant medication, and age effects. JAMA Psychiatry 70(2): 185–198

Hechtman L, Greenfield B (2003) Long-term use of stimulants in children with attention deficit hyperactivity disorder: safety, efficacy, and long-term outcome. Paediatr Drugs 5(12): 787–974

Ji N, Findling RL (2015) An update of pharmacotherapy for autism spectrum disorder in children and adolescents. Curr Opin Psychiatry 28(2): 91–101

Kratochvil C (2012) ADHD pharmacotherapy: rates of stimulant use and cardiovaskular risk. Am J Psychiatry 169(2): 112–114

Linderkamp F, Lauth G (2011) Zur Wirksamkeit pharmakologischer und psychotherapeutischer Therapien bei Aufmerksamkeitsdefizit-/Hyperaktivitätsstörungen (ADHS) im Erwachsenenalter: Eine empirische Metanalyse. Verhaltenstherapie 21: 229–238

Moffitt TE, Houts R, Asherson P et al (2015) Is adult ADHD a childhood neurodevelopmental disorder? Evidence from a four-decade longitudinal cohort study. Am J Psychiatry 172(10): 967–977

NICE Clinical Guideline 72 (2008, aktualisiert 2013) Attention deficit hyperactivity disorder. Diagnosis and management of ADHD in children, young people and adults. *www.guidance.nice.org/cg72*

Normann C, Berger M (2008) Neuroenhancement: status quo and perspectives. Eur Arch Psychiatry Clin Neuroscience 258(Suppl 5): 110–114

Perugi G, Vannucchi G (2015) The use of stimulants and atomoxetine in adults with co-morbid ADHD and bipolar disorder. Expert Opin Pharmacother 16(14): 2193–2204

Prada P, Nicastro R, Zimmermann J et al (2015) Addition to methylphenidate to intensive dialectical behavior therapy for patients suffering from comorbid borderline personality disorder and ADHD: a naturlastic study. Atten Defic Hyperact Disord 7(3): 199–209

Van der Oord S, Prins PJ, Oosterlaan J, Emmelkamp PM (2008) Efficacy of methylphenidate, psychosocial treatments and their combination in school-aged children with ADHD: a meta-analysis. Clin Psychol Rev 28(5): 793–800

Vitiello B, Elliott GR, Swanson JM et al (2012) Blood pressure and heart rate over 10 years in the multimodal treatment study of children with ADHD. Am J Psychiatry 169: 167–177

Medikamente zur Behandlung von Persönlichkeits- und Verhaltensstörungen

M. J. Müller, O. Benkert

O. Benkert, H. Hippius (Hrsg.),
Kompendium der Psychiatrischen Pharmakotherapie,
DOI 10.1007/978-3-662-50333-1_11,
© Springer-Verlag Berlin Heidelberg 2017

11.1 Übersicht

Definition, Abgrenzung und Klassifikation dieser Störungen sind nicht abgeschlossen; auch der Begriff **Persönlichkeitsstörung** ist umstritten. Nach ICD-10 und DSM-IV/DSM-5 werden Persönlichkeitsstörungen generell als meist früh in Kindheit oder Jugend beginnende, anhaltende Muster von rigiden, nicht-angepassten Denk- und Verhaltensweisen, die sich in nahezu allen Lebensbereichen (eigenes Erleben, Beziehungen, Beruf) als Störung für den Betreffenden oder die Umwelt äußern, konzeptualisiert. Die vorherrschenden, prägnanten Symptome, die oft kombiniert auftreten, werden nach ICD-10 und DSM-5 Subtypen und Cluster (DSM) von Persönlichkeitsstörungen (oder Diagnosen) zugeordnet, eine Diagnose ist prinzipiell ab dem späteren Jugendalter möglich.

- Prävalenzschätzungen für Persönlichkeitsstörungen: etwa 5–15% in der Allgemeinbevölkerung und bis zu 40% bei unselektierten Patienten in psychiatrischen Kliniken ohne sichere Geschlechtsunterschiede – bis auf die antisoziale Persönlichkeitsstörung (häufiger Männer).
- Männer zeigen häufig höhere Schweregrade, Frauen höhere Komplexitätsgrade bei Persönlichkeitsstörungen. Des Weiteren besteht eine Altersabhängigkeit v. a. für Borderline-Persönlichkeitsstörungen (BPS) (Abnahme im höheren Alter).
- Ein besonderes Risiko liegt in der hohen Suizidalität bei Persönlichkeitsstörungen (4–15% Suizide); insgesamt besteht ein hoher Versorgungsbedarf.
- Längsschnittuntersuchungen (> 10 Jahre) zeigen eine recht hohe Besserungs- und Symptomremissionstendenz (v. a. bei BPS), aber auch anhaltende psychosoziale Probleme und Belastungen bei Patienten mit

Persönlichkeitsstörungen, v. a. bei frühem Beginn, hohem Schweregrad und komplexem Störungsbild.

Neben der kategorialen Einteilung wurde immer eine dimensionale Sichtweise (relativ stabile Persönlichkeitsmerkmale als »*traits*« mit Extremausprägungen) gefordert. Der klinisch-diagnostische Teil des DSM-5 (Teil II) nimmt eine Aktualisierung der 10 im DSM-IV enthaltenen spezifischen Persönlichkeitsstörungen, die 3 Clustern (A–C) zugeordnet werden, vor. Zudem ist im Teil III (in Entwicklung befindliche Instrumente und Modelle) des DSM-5 ein Hybridmodell mit kategorialen und dimensionalen Anteilen zusätzlich implementiert, in dem der Cluster-/Prototypansatz zumindest relativiert wird (Falkai u. Wittchen 2015). Im DSM-5 wurde die Klassifikation von Persönlichkeitsstörungen auf einer separaten Achse II verlassen und entspricht darin dem ICD-10-Ansatz.

Eine **neurobiologisch fundierte Einteilung** der Persönlichkeitsstörungen ist derzeit noch nicht möglich. Zunehmend sind jedoch biologische Befunde insbesondere zu spezifischen »*traits*« (z. B. Ängstlichkeit, Impulsivität, Aggressivität, Suizidalität) und wenigen kategorial definierten Persönlichkeitsstörungen (v. a. schizotype Störung, BPS, antisoziale Persönlichkeitsstörung) verfügbar. Genetische sowie epigenetische Faktoren (Salvatore et al. 2015; Werner et al. 2015; Welander-Vatn et al. 2016) und insbesondere Gen-Umwelt-Interaktionen, die zu erhöhter Stressvulnerabilität führen, werden im Zusammenhang mit der Ausbildung von Persönlichkeitszügen und deren Störung gebracht (z. B. Interaktion der genetisch beeinflussten Glukokortikoidrezeptor-Sensitivität und Traumatisierungen im Kindesalter bei der Entwicklung aggressiver und suizidaler Verhaltensweisen; Bevilacqua et al. 2012). Neben Hypothesen zur Monoamin-Dysbalance (v. a. Serotonin, Noradrenalin, Dopamin) und zur HPA-Achsen-Dysregulation werden glutamaterge und opioiderge Mechanismen sowie Neuropeptide (v. a. *Oxytozin*) im Zusammenhang mit neurobiologischen Grundlagen und neueren Therapieansätzen untersucht (Strüber et al. 2014; Herpertz u. Bertsch 2015).

Genetische, neurophysiologische, neuropsychologische Befunde sowie Ergebnisse der zerebralen Bildgebung belegen die Nähe der **schizotypen Störung** (DSM: schizotype Persönlichkeitsstörung) zu schizophrenen Störungen (»Spektrumstörungen«). Insbesondere finden sich bei schizotypen Störungen auch Volumenreduktionen in temporalen kortikalen Arealen und im Striatum, ohne die allerdings bei Schizophrenie häufig gefundenen frontalen Strukturveränderungen.

Entsprechend DSM-IV werden auch im DSM-5 **drei Cluster mit unterschiedlicher Symptomprägnanz** differenziert, die sich als pragmatisch sinnvolle Gruppierung im Hinblick auf Grundlagen, Diagnostik und Therapie seither bewährt haben (die prototypischen Persönlichkeitsstörungen jedes Clusters sind **fett** gedruckt, im DSM-5 enthaltene Persönlichkeitsstörungen *kursiv*).

Persönlichkeitsstörungen: Cluster

Cluster A (sonderbar, exzentrisch):

- Merkmale sind v. a. Denk- und Wahrnehmungsverzerrungen, magisches Denken, argwöhnisches und misstrauisches Verhalten, distanzierte Beziehungen
  - *Schizotype Persönlichkeitsstörung* (in der ICD-10 werden schizotype Störungen in der Gruppe der Schizophrenien behandelt)
  - *Paranoide Persönlichkeitsstörung*
  - *Schizoide Persönlichkeitsstörung*

Cluster B (dramatisch, emotional betont, launisch, impulsiv):

- Wesentliche Merkmale sind v. a. dramatische und emotionale Verhaltensweisen, Impulsivität und Impulskontrollverlust, Affektstörungen, insbesondere emotionale Instabilität, Instabilität in Beziehungen, Auto- und Fremdaggressivität
  - Emotional instabile Persönlichkeitsstörung (nach ICD-10: impulsiver Typus und **Borderline-Persönlichkeitsstörung**)
  - *Histrionische Persönlichkeitsstörung*
  - *Antisoziale Persönlichkeitsstörung* (ICD-10: dissoziale Persönlichkeitsstörung)
  - *Narzisstische Persönlichkeitsstörung* (nicht in ICD-10)

Cluster C (ängstlich-unsicher, affektiv):

- Merkmale sind sozialer Rückzug, Unsicherheit im selbstständigen Denken und Handeln, Rigidität und Überkontrolliertheit, unterschwellige Affektstörungen, v. a. Ängstlichkeit und Depressivität
  - *Vermeidend-selbstunsichere Persönlichkeitsstörung* (nach ICD-10: **ängstlich-vermeidende Persönlichkeitsstörung**)
  - *Dependente* (abhängige) *Persönlichkeitsstörung*
  - *Zwanghafte Persönlichkeitsstörung*

Im DSM-5 finden sich des Weiteren Persönlichkeitsveränderungen aufgrund eines anderen medizinischen Krankheitsfaktors (entspricht weitgehend dem Konzept der »organisch bedingten Wesensänderung«), andere näher bezeichnete Persönlichkeitsstörungen (Vorliegen einer Persönlichkeitsstörung, Kriterien für das Vorliegen einer spezifischen Persönlichkeitsstörung sind jedoch nicht erfüllt, entspricht weitgehend ICD-10 F61 »kombinierte Persönlichkeitsstörung«) und nicht näher bezeichnete Persönlichkeitsstörungen.

Neben Persönlichkeitsstörungen sind auch **Verhaltensauffälligkeiten** im Zusammenhang mit Intelligenzminderungen (► 10.3.6) sowie abnorme Gewohnheiten und Impulskontrollstörungen (► 11.3.1, Tab. 11.1, andere Zwangsstörungen und Verhaltenssüchte ► 7.3) psychiatrisch relevant und zumindest teilweise einer psychopharmakologischen Behandlung zugänglich.

11.2   Allgemeine Therapieprinzipien

Spezifische AM, die zur Behandlung einer Persönlichkeitsstörung zugelassen sind, gibt es nicht. Jede Therapie mit Psychopharmaka bei Persönlichkeitsstörungen bleibt ein individueller Behandlungsversuch (*off label*). Die Psychopharmakotherapie von Persönlichkeitsstörungen wird weitgehend syndromorientiert in Abhängigkeit von der vorherrschenden Symptomatik durchgeführt (Rosenbluth u. Sinyor 2012).

> **Es muss immer zunächst geklärt werden, ob sich zusätzlich zu einer bestehenden Persönlichkeitsstörung eine mit Psychopharmaka behandelbare psychiatrische Störung entwickelt hat. Besonders häufig sind depressive Episoden, die ggf. psychopharmakologisch mit SSRI behandelt werden können, bipolare Störungen und andere affektive Störungen, Angststörungen (v. a. Panikstörungen und posttraumatische Belastungsstörung), Substanzmissbrauch und -abhängigkeit (v. a. Alkohol, Benzodiazepine) sowie Essstörungen.**

— Die Therapie erfolgt im Rahmen eines **Gesamtbehandlungsplans**. Dieser beinhaltet vorrangig psychotherapeutische Maßnahmen (v. a. Verhaltenstherapie), ergänzt durch Krisenintervention und psychosoziale Unterstützung sowie ggf. die symptom- oder syndromorientierte medikamentöse und supportiv-psychiatrische Behandlung.

— Vor allem für die **Therapie der BPS** liegen mehrere v. a. manualisierte Verfahren vor, deren Wirksamkeit zumindest teilweise empirisch belegt wurde: v. a. die dialektisch-behaviorale Therapie (DBT) nach Linehan und die Schematherapie (*schema-focussed therapy*, SFT) mit vorwiegend verhaltenstherapeutischem Hintergrund, die *mentalization-based therapy* (MBT), die psychoanalytisch orientierte übertragungsfokussierte Therapie (*transference-focussed psychotherapy*, TFP) sowie Trainings für emotionale Stabilität und Problemlösen (*systems training for emotional predictability and problem solving for borderline personality disorder*, STEPPS) (Stoffers et al. 2012; Bolm 2015). Direkte Vergleichsstudien fehlen weitgehend. Für die DBT liegen derzeit die umfassendsten empirischen Belege vor, das Vorgehen folgt einer klaren Hierarchie, die Dauer der Therapien erstreckt sich in der Regel über Jahre. Dabei werden anfangs die Impulsivität, die suizidalen sowie manipulative Handlungen bearbeitet, erst dann folgt die Verringerung der Symptombelastung und in einem 3. Schritt die soziale Anpassung.

— Im Verlauf der Therapie von BPS werden nicht selten begleitend zu einer Psychotherapie (z. B. DBT) stationäre Behandlungen und häufig eine zusätzliche Pharmakotherapie in Anspruch genommen (Stoffers-Winterling

u. Lieb 2015; Bridler et al. 2015). Allerdings sind Kriseninterventions-
strategien bei BPS nicht gut evaluiert (Borschmann et al. 2012).

- Für **dissoziale (antisoziale) Persönlichkeitsstörungen** liegen Wirksam-
keitsbefunde für systemische und kognitiv-behaviorale Therapieprogramme vor, die sich v. a. auf das kriminelle Verhalten beziehen.
Evaluierte Medikationsansätze bei dissozialer Persönlichkeitsstörung
existieren nicht.

- Zur Behandlung **ängstlich-vermeidender Persönlichkeitsstörungen**
haben sich besonders störungsbezogene kognitiv-behaviorale Ansätze als
wirksam erwiesen (Zielsymptome: Selbstunsicherheit, Vermeidung,
Angst vor negativer Bewertung, Depressivität). Die Behandlung erfolgt
zumeist analog der Behandlung von chronischen Angststörungen
(generalisierte Angststörung und phobische Störungen ► 1.4.6).

- Obwohl psychotherapeutische Behandlungsverfahren im Zentrum der
Interventionen bei Persönlichkeitsstörungen stehen, erfordern schwerwiegende psychopathologische Symptome häufig den zusätzlichen,
zumindest vorübergehenden **Einsatz von Psychopharmaka** und sollten
nicht erst nach Ausbleiben des Erfolgs von psychotherapeutischen
Maßnahmen erwogen werden.

- Wichtigste **Zielsyndrome für psychopharmakologische Interventionen**
bei Persönlichkeitsstörungen sind:
  - depressive und andere affektive Symptome,
  - unkontrollierbare Impulsivität und Aggressivität,
  - Denk- und Wahrnehmungsstörungen, Identitätsstörungen,
  dissoziative Zustände,
  - unangemessenes, problematisches Verhalten, u. a. in zwischen-
  menschlichen Interaktionen.

- Voraussetzung einer Therapie ist der Ausschluss organischer
Erkrankungen, um die medikamentöse Therapie ggf. anzupassen.

- Empfehlungen zur **Dauer der Therapie** können nicht gegeben werden, da
sich die meisten Studien nur auf wenige Wochen beziehen. Absetzversuche sollten jedoch stets erwogen werden.

- Die Fortführung einer erfolgreichen Pharmakotherapie in Kombination
mit psychotherapeutischen Maßnahmen kann mit einer möglichst
niedrigen effektiven Dosis unter sorgfältiger Überwachung von
möglichen NW erforderlich sein.

11.3   Indikationen

Die Aussagen zur Wirksamkeit der medikamentösen Therapie beziehen sich größtenteils auf Studien mit kleinen Fallzahlen. Aus diesen Studien und einzelnen Metaanalysen sowie aus der syndrombezogenen Wirksamkeit bei anderen psychischen Störungen lassen sich die medikamentösen Therapieempfehlungen für Patienten mit Persönlichkeitsstörungen und Verhaltensauffälligkeiten ableiten.

11.3.1 Persönlichkeitsstörungen

Zielsyndromorientierte Psychopharmakotherapie

Für die meisten Subtypen der Persönlichkeitsstörungen (▶ 11.1) gibt es nur wenige Therapieleitlinien unter Berücksichtigung pharmakologischer Ansätze.

- Für Persönlichkeitsstörungen mit Symptomen, die auch im Rahmen von anderen psychischen Störungen auftreten und dabei wirksam behandelt werden können (v. a. depressive Symptome, Angstsymptome, psychosenahe Symptome, Zwangssymptome), lassen sich zumindest Hinweise für die Symptombehandlung bei Persönlichkeitsstörungen gewinnen. Dies trifft insbesondere für schizotype, paranoide, zwanghafte und selbstunsichere Persönlichkeitsstörungen zu, aber auch für histrionische und narzisstische Persönlichkeitsstörungen.

- Bei schizotypen und paranoiden Störungen wurden v. a. AAP in niedriger Dosis zur Symptomreduktion (psychosenahe Denkverzerrungen) erfolgreich eingesetzt, für *Risperidon* gibt es eine RCT (0,5–2,5 mg/d), Antidepressiva zeigten keine Wirkung in dieser Indikation.

- Bei ängstlich-vermeidenden Persönlichkeitsstörungen lassen sich Ergebnisse aus der Wirksamkeit von Antidepressiva (SSRI, *Venlafaxin*, möglicherweise auch *Duloxetin*) und *Pregabalin* bei entsprechender Zielsymptomatik übertragen; insbesondere bei sozial ängstlich-vermeidender Symptomatik (soziale Phobie ▶ 1.4.6).

- Zielsymptome wie unkontrollierbare Wut, Impulsivität, unkontrollierte Gewalt, emotionale Labilität und dysphorische Stimmung sind häufig bei antisozialen Persönlichkeitsstörungen, wurden jedoch in pharmakologischen Studien nur bei Patienten mit BPS untersucht. Eine Übertragung entsprechender Ergebnisse (s. unten) erscheint gerechtfertigt. Die Studien erlauben keine Empfehlung zur pharmakologischen Behandlung von Symptomen der antisozialen Persönlichkeitsstörung. Fallserien gaben Hinweise auf die Wirksamkeit (aber auch negative Befunde) für β-Rezeptorenblocker (v. a. *Propranolol*) und *Valproat* bei Aggressivität (diagnoseunabhängig).

Box 1

**Besonderheiten bei der Pharmakotherapie von Persönlichkeits-
störungen**
- Häufig ablehnende Haltung gegenüber Medikamenten und Skepsis
  gegenüber Symptombesserungen (Symptome haben manchmal hohe
  Funktionalität) bei andererseits hoher Plazebo-Response.
- Die früher berichteten hohen Abbruchraten lassen sich nicht bestätigen.
- NW werden oft sensitiv oder verstärkt wahrgenommen.
- Wechsel und Änderung von Therapien werden oft als Zurückweisung
  erlebt.
- Medikamente erzeugen bei manchen Patienten das Gefühl von Kontroll-
  verlust.
- Die Medikation kann zum Interaktionsfeld werden (»Agieren«).
- Bei Erfolg werden manchmal Therapieende und »Beziehungsabbruch«
  antizipiert.
- Suizidrisiko (Intoxikationen!), v. a. bei BPS.

■   **Borderline-Persönlichkeitsstörung**

Die BPS ist die derzeit am besten charakterisierte und untersuchte Persönlichkeitsstörung mit einer Lebenszeitprävalenz von 5–6% in der Allgemeinbevölkerung und bis zu etwa 10–20% bei stationären Patienten in der Psychiatrie.
Das Suizidrisiko ist mit 5–10% sehr hoch, Suizidversuche und schwere Selbstverletzungen sind häufig; gleichwohl ist nach einer 10-Jahres-Verlaufsstudie
die Prognose nicht generell schlecht (»Recovery« bei etwa 50%) (Gunderson
et al. 2011). Eine Komorbidität v. a. mit Angststörungen, Abhängigkeitserkrankungen, Essstörungen und depressiven Störungen ist eher die Regel, des
Weiteren bestehen Überlappungen und Komorbiditäten mit dem Spektrum
depressiver und bipolarer Störungen, PTBS und Aufmerksamkeitsdefizit-
störungen. Entsprechend komplex sind Symptomatik und Therapie im Rahmen
eines multimodalen Vorgehens (am häufigsten Kombination Psychotherapie
und Pharmakotherapie).

Die Pharmakotherapie der BPS fokussiert auf verschiedene Facetten der
Störung, die auch faktorenanalytisch bestätigt wurden. Häufige Syndrome bei
BPS, auch in Kombinationen und mit Überlappungen, sind
- **Affektive Dysregulation** (v. a. affektive Instabilität, rasche Stimmungs-
  wechsel, innere Leere, Zurückweisungssensitivität, unangemessene
  Wut).
- **Impulsive Verhaltensstörung** (v. a. Selbstverletzungen, Suizidalität,
  Impulsivität, Aggressivität).
- **Interpersonelle Problemverhaltensweisen** (u. a. instabile Beziehungen,
  verzweifelte Versuche, nicht verlassen zu werden, Verhaltensexzesse).

- Zusätzlich sind **kognitiv-perzeptuelle Verzerrungen** (v. a. Identitäts-störungen, dissoziative Zustände, belastungsabhängige psychosenahe Denk- und Wahrnehmungsstörungen), innere Anspannung und Schlaf-störungen sowie Zwangssymptome häufige Zielsymptome der Behand-lung.
- **Komorbide psychische Störungen** bei BPS, die meist einer eigenständi-gen Therapie bedürfen, sind am häufigsten Angststörungen, Abhängig-keitserkrankungen (v. a. Alkohol, BZD), PTBS (v. a. bei Frauen), depres-sive Störungen und Essstörungen. Bei jeweils über 50% der Patienten mit BPS wurde im Längsschnitt ein BZD- und Alkoholmissbrauch bzw. eine Abhängigkeit gefunden (Schwerthöffer et al. 2013).
- **Komorbide affektive und Angststörungen** sind entsprechend zu be-handeln (▶ Kap. 1, ▶ Kap. 2 und ▶ Kap. 4); nach effektiver Behandlung depressiver Störungen besserten sich auch andere Symptome komorbider Persönlichkeitsstörungen. Komorbide Persönlichkeitsstörungen sind an-dererseits häufig Prädiktoren für schlechteres Ansprechen depressiver Störungen auf Antidepressiva.

▪ ▪ Medikamentöse Optionen bei der Borderline-Persönlichkeitsstörung

Es ist kein AM für die Behandlung von BPS zugelassen; empirische Studien liegen in beschränktem Umfang für 3 Substanzgruppen und *Omega-3-Fett-säuren* vor (Stoffers-Winterling u. Lieb 2015; Metaanalysen: Ingenhoven et al. 2010; Ingenhoven u. Duivenvoorden 2011; Stoffers et al. 2010; Review: Schwerthöffer et al. 2013; Quetiapin: Black et al. 2014) (◘ Tab. 11.1):

- **Stimmungsstabilisierer** *Valproat*, *Topiramat* und *Lamotrigin.*
- **AAP** *Aripiprazol* und *Olanzapin* sowie mit Einschränkungen die KAP *Haloperidol* und *Flupentixoldecanoat*. Antipsychotika zeigen bei Kurz-zeitanwendung v. a. gegen Aggressivität und Ärger mittelgradige und gegen kognitiv-perzeptuelle Verzerrungen und Stimmungsinstabilität sowie auf das globale Funktionsniveau geringgradige signifikante Effekte (Ingenhoven u. Duivenvoorden 2011).
- **Antidepressiva**, v. a. SSRI bei vorherrschender und ausgeprägter Depres-sivität, komorbiden Angst- und Zwangsstörungen.

Es finden sich nur wenige RCT mit begrenzter Aussagekraft. Kein Medikament kann alle Dimensionen der Störung gleichermaßen positiv beeinflussen; man-che Symptome (z. B. innere Leere, Identitätsstörungen, Dissoziationen) sind der pharmakologischen Therapie oder einer entsprechenden Evaluation nur gering zugänglich. Die Effektstärken, auch bei nachgewiesener Wirksamkeit, sind gering bis mittelgradig. Kombinationen wurden selten untersucht, schei-nen eher ungünstig zu sein und sollten vermieden werden.

Tab. 11.1 Empfehlungen für eine zielsyndromorientierte Pharmakotherapie bei BPS

Wirkstoff	Tages-dosis [mg]	Affektive Instabilität/begleitende affektive Symptome (Depressivität, Angst)[a]	Impulsivität[a], Aggressivität[a]	Kognitiv-perzeptuelle Symptome[a]	Beziehungs-störungen (interpersonelle Interaktion)[a]	Bemerkungen
Antipsychotika						
Aripiprazol	10–15	+/+	+	+	+	Günstiges NW-Profil, Langzeiterfahrungen
Olanzapin	5–10	+/+	±	+	–	**Cave:** Gewichtszunahme, metabolisches Syndrom, u. U. Zunahme von Suizidalität und Selbstverletzungen
Quetiapin	50–150	(+/+)	(–)	(+)	(+)	NW (v. a. Sedierung)
Haloperidol	2–5	+/–	–	–	–	NW (EPS)
Flupentixol-decanoat	20/ 4W	–/–	+	–	–	NW (EPS)
Stimmungsstabilisierer						
Valproat[b]	500–2000	+/+	(+)	–	+	Plasmaspiegelkontrolle
Topiramat	150–300	+/+	+	–	+	Gewichtsabnahme

Substanz	Dosis	NW				Anmerkung
Lamotrigin	150–300	+/(+)	+	–	–	Langsames Aufdosieren
Carbamazepin, Lithium	–	–	(+)	–	–	Keine sichere Wirksamkeit, v. a. *Lithium*. **Cave:** Toxizität
Antidepressiva						
SSRI und *Venlafaxin*	Substanzabhängig	(+)/(+)	–	–	–	Nach neuen Bewertungen nur bei eigenständiger Indikation empfohlen
TZA Amitriptylin	100–150	(+)/+	–	–	–	**Cave:** Toxizität
Omega-3-Fettsäuren[b]	1000–1200	–/+	+	–	–	Günstiges NW-Profil

[a] Zielsymptome bei BPS, *NW* Nebenwirkungen, [b] Kombination von *Valproat* und *Omega-3-Fettsäuren* war einer *Valproat*-Monotherapie überlegen (Bellino et al. 2014).
+ Wirksamkeitsnachweis; Grundlage Cochrane-Metaanalyse (Stoffers et al. 2010); (+) unklare Wirksamkeit, höchstens eine kontrollierte Studie oder Fallserien; – kein Wirksamkeitsnachweis, ± widersprüchliche Ergebnisse.
TZA trizyklische Antidepressiva.

> **Box 2**
>
> **Psychiatrisch-psychotherapeutisches Vorgehen bei der BPS**
> - Pharmakotherapie ist in der Regel nur auf der Basis einer tragfähigen und kontinuierlichen therapeutischen Beziehung sinnvoll.
> - Die Dosierung sollte individuell, an Zielsymptomen und NW orientiert, erfolgen. Meist sind relativ niedrige Dosierungen ausreichend.
> - Mitbeteiligung der Patienten bei Auswahl, Dosierung und Einnahme-schemata (Information, *shared decision-making*).
> - Erfolgserwartungen eher niedrig ansetzen.
> - Notwendige Kontrolluntersuchungen, NW und Begleiteffekte vorher besprechen; ggf. auch mögliche Alternativen und Konsequenzen.
> - Mögliche Optionen bei Wechsel der Medikation besprechen.
> - Frühzeitig die Konsequenzen eines medikamentösen Therapieerfolgs thematisieren (Erfolge definieren, Zielvereinbarungen, Stufenplan ausarbeiten).
> - Klare »Verträge« mit entsprechenden Maßnahmen und Konsequenzen können hilfreich sein (z. B. bei selbstverletzendem Verhalten, Suizidalität, Zwangssymptomen).
> - Verschreibung möglichst sicherer Medikation und ggf. kleiner Packungs-größen.

- Nach vorliegenden Metaanalysen (Ingenhoven et al. 2010; Stoffers et al. 2010) liegen für *Topiramat* (150–250 mg/d), *Lamotrigin* (150–300 mg/d) und v. a. *Aripiprazol* (10–15 mg/d) die breitesten Wirksamkeitsbelege bei verschiedenen Symptomdimensionen bei BPS vor.
- *Aripiprazol* (15 mg/d) wurde auch in einer längeren Studie (18 Monate) bei BPS positiv evaluiert und sollte insbesondere wegen der geringeren NW Vorteile gegenüber dem AAP *Olanzapin* und KAP aufweisen (s. jedoch Stoffers-Winterling u. Lieb 2015). Für *Quetiapin* liegt derzeit nur eine RCT vor (Black et al. 2014; *Quetiapin* 150 mg/d; 8 Wochen), Abbrüche waren v. a. wegen Sedierung nicht selten, eine mittelhohe Dosierung (300 mg) war gegenüber Plazebo insgesamt nicht überlegen (Black et al. 2014). Für andere AAP liegen entweder bisher nur offene Studien vor, oder die Wirksamkeit konnte nicht belegt werden (*Ziprasidon*).

Weitere symptomorientierte pharmakologische Ansätze

- **Schlafstörungen** (fragmentierter Schlaf, REM-Latenz-Verkürzung, erhöhte REM-Dichte, vermehrte Albträume) sind bei Patienten mit BPS sehr häufig, und sie erhalten sehr häufig sowohl Bedarfs- als auch Dauermedikation zur Schlafregulierung. Verschiedene Sedativa und Hypnotika werden eingesetzt. Für *Mirtazapin* (verstärkte Albträume, Gewichtszunahme) liegen allerdings auch negative Erfahrungsberichte bei BPS vor, sodass dieses AM in dieser Indikation nicht generell empfohlen werden kann. Zur Therapie der Schlafstörungen mit niedrig dosierten Antidepressiva bzw. Antipsychotika ► 5.1.3.

- *Omega-3-Fetts*äuren zeigten in hoher Dosis (1–2 g/d) bei Patienten mit BPS (u. U. in Kombination mit *Valproat*; Bellino et al. 2014) gegenüber Plazebo v. a. positive Wirkungen auf **Suizidalität und Depressivität** bei guter Verträglichkeit (Schwerthöffer et al. 2013).
- Bei **extremer innerer Anspannung, Übererregung (*hyperarousal*) und Aggressivität** sind β-Rezeptorenblocker (*Propranolol* von 20 mg sehr langsam bis auf 200 mg/d steigern; mindestens 8 Wochen) und *Clonidin* (75–150 µg/d), v. a. bei organisch bedingtem aggressivem Verhalten, als Reservemedikation einsetzbar.
- *Clonidin* war auch in einer RCT bei Patienten mit BPS und PTBS zur Behandlung der **vegetativen Übererregbarkeit** wirksam. Bei oraler Gabe war entsprechend der Pharmakokinetik von *Clonidin* (T_{max} ca. 60 min) eine Wirkung auf akute **Zustände innerer Unruhe, dissoziative Symptome und Selbstverletzungsdrang** bei Frauen mit BPS beobachtbar.
- Für *Naltrexon* (50–150 mg/d) liegen positive Berichte zur Behandlung von **dissoziativen Symptomen und selbstverletzendem Verhalten** v. a. bei BPS vor. In zwei kleinen RCT (n < 30) wurde eine numerische Überlegenheit gegen Plazebo gefunden.
- Die Einnahme von *Methylphenidat* (oder *Atomoxetin*) bei gleichzeitig vorliegender **ADHS** sollte im Einzelfall erwogen werden, Risiken müssen jedoch sorgfältig evaluiert werden.
- In einer fMRI-Studie bei Frauen mit BPS zeigte *Oxytoxzin* (28 IU nasal) gegenüber Plazebo (auch im Vergleich mit gesunden Kontrollen) eine Reduktion der **Hypersensitivität** gegenüber potenziell sozial bedrohlichen Reizen; weitere Untersuchungen zum therapeutischen Einsatz von *Oxytozin* bei BPS sind widersprüchlich (Amad et al. 2015). Die Bedeutung von *Oxytozin* u. a. für die Entwicklung und Behandlung von Persönlichkeitsstörungen wird gleichwohl intensiv untersucht (Brüne 2015; Herpertz u. Bertsch 2015).
- Bei **therapierefraktärer Angst** liegen Einzelfallberichte zur Wirksamkeit von BZD (*Clonazepam*, *Alprazolam*) vor; unter *Alprazolam* wurde aber in Einzelfällen über Kontrollverlust berichtet. Bei komorbider **generalisierter Angst** ist der Einsatz von *Pregabalin* gerechtfertigt, auch hier ist das Abhängigkeits- und Missbrauchsrisiko zu beachten.
- **BZD** werden insbesondere in **Akut- und Notfallsituationen** eingesetzt; sie sind bei der Notwendigkeit einer akuten, vorübergehenden Sedierung für die in diesem Abschnitt genannten Störungen kaum verzichtbar und dann kurzzeitig auch zu empfehlen (v. a. *Lorazepam*).

— Bei fehlenden globalen Wirksamkeitsnachweisen und dem besonders in dieser Patientengruppe hohen Abhängigkeitsrisiko wird der Einsatz von BZD zur Krisenintervention für maximal 1 Woche empfohlen (NICE Clinical Guideline: *http://www.guidance.nice.org.uk/CG78/QuickRefGuide/ pdf/English*; Schwerthöffer et al. 2013); zudem werden unter BZD kognitive Störungen und dissoziative Symptome verstärkt.

❗ **Cave**
Mögliche Bahnung von impulsivem Kontrollverlust und paradoxen Reaktionen ist unter BZD (sehr selten) möglich. Wegen des besonderen Abhängigkeitsrisikos sollte bei Persönlichkeitsstörungen keine Langzeittherapie mit BZD durchgeführt werden.

11.3.2 Verhaltensstörungen bei hirnorganischen Störungen

— Bei **aggressiven Verhaltensstörungen Erwachsener mit geistiger Behinderung** waren in einer RCT *Risperidon* (0,5–2 mg/d) und *Haloperidol* (1,5–5 mg/d) gegenüber Plazebo nicht überlegen; für *Zuclopenthixol* (10–18 mg/d) gibt es hingegen Hinweise auf Wirksamkeit aus einer Absetzstudie in dieser Indikation. In Einzelfällen können Antipsychotika bei aggressiven Verhaltensweisen mit Selbst- oder Fremdgefährdung bei geistiger Behinderung hilfreich sein, sie sollten aber nur nach individueller Situationsanalyse, strikter Indikationsstellung, zeitlich begrenzt und im Rahmen eines multimodalen Therapieplans eingesetzt werden.
— Bei **organisch bedingten aggressiven Störungen** (z. B. nach Schädel-Hirn-Trauma) kann ein Therapieversuch mit β-Rezeptorenblockern (v. a. *Propranolol*) auch in höherer Dosierung oder mit *Clonidin* erwogen werden (langsam aufdosieren), *Valproat* oder *Carbamazepin* waren nicht wirksam.

11.3.3 Spezifische Impulskontrollstörungen

Die diagnostische oder nosologische Zuordnung von Störungen der Impulskontrolle ist nicht unbestritten. Trichotillomanie, Dermatillomanie und pathologisches Horten werden im DSM-5 nun dem Zwangsstörungsspektrum (▶ 1.4.7), das pathologische Spielen den Verhaltenssüchten zugeordnet (▶ 7.3).
   Nur die sehr selten als Primär- oder Einzeldiagnose auftretenden Störungen **Pyromanie** und **Kleptomanie** gehören im DSM-5 noch zu den Impulskontrollstörungen.

Für diese beiden Impulskontrollstörungen finden sich nur wenige pharmakologische Ansätze. Für die Pyromanie gibt es positive Berichte zu *Valproat* und *Olanzapin*; SSRI sind eher unwirksam. Bei der Kleptomanie gibt es positive Einzelfallberichte zu *Naltrexon* und widersprüchliche zu SSRI.

Literatur

Amad A, Thomas P, Perez-Rodriguez MM (2015) Borderline personality disorder and oxytocin: review of clinical trials and future directions. Curr Pharm Des 21: 3311–3316

Bevilacqua L, Carli V, Sarchiapone M et al (2012) Interaction between FKBP5 and childhood trauma and risk of aggressive behavior. Arch Gen Psychiatry 69: 62–70

Bellino S, Bozzatello P, Rocca G et al (2014) Efficacy of omega-3 fatty acids in the treatment of borderline personality disorder: a study of the association with valproic acid. J Psychopharmacol 28: 125–132

Black DW, Zanarini MC, Romine A et al (2014) Comparison of low and moderate dosages of extended-release quetiapine in borderline personality disorder: a randomized, double-blind, placebo-controlled trial. Am J Psychiatry 171: 1174–1182

Bolm T (2015) Therapie der Borderline-Persönlichkeitsstörung. DNP – Der Neurologe & Psychiater 16: 34–37

Borschmann R, Henderson C, Hogg J et al (2012) Crisis interventions for people with borderline personality disorder. Cochrane Database Syst Rev: CD009353

Bridler R, Häberle A, Müller ST et al (2015) Psychopharmacological treatment of 2195 in-patients with borderline personality disorder: a comparison with other psychiatric disorders. Eur Neuropsychopharmacol 25: 763–772

Brüne M (2015) On the role of oxytocin in borderline personality disorder. Br J Clin Psychol [Epub ahead of print]

Falkai P, Wittchen HU (Hrsg) (2015) DSM-5. Diagnostisches und Statistisches Manual Psychischer Störungen. Hogrefe, Göttingen

Gunderson JG, Stout RL, McGlashan TH et al (2011) Ten-year course of borderline personality disorder. Arch Gen Psychiatry 68: 827–837

Herpertz SC, Bertsch K (2015) A new perspective on the pathophysiology of borderline personality disorder: a model of the role of oxytocin. Am J Psychiatry 172: 840–851

Ingenhoven TJ, Duivenvoorden HJ (2011) Differential effectiveness of antipsychotics in borderline personality disorder: meta-analyses of placebo-controlled, randomized clinical trials on symptomatic outcome domains. J Clin Psychopharmacol 31(4): 489–496

Ingenhoven T, Lafay P, Rinne T et al (2010) Effectiveness of pharmacotherapy for severe personality disorders: meta-analyses of randomized controlled trials. J Clin Psychiatry 71: 14–25

Rosenbluth M, Sinyor M (2012) Off-label use of atypical antipsychotics in personality disorders. Expert Opin Pharmacother 13: 1575–1585

Salvatore JE, Edwards AC, McClintick JN et al (2015) Genome-wide association data suggest ABCB1 and immune-related gene sets may be involved in adult antisocial behavior. Transl Psychiatry 5: e558

Schwerthöffer D, Bäuml J, Rentrop M (2013) Pharmakotherapie der Borderline-Störung: Praxis und Studienlage. Fortschr Neurol Psychiatr 81: 437–443

Stoffers J, Völlm BA, Rücker G et al (2010) Pharmacological interventions for borderline personality disorder. Cochrane Database Syst Rev 6: CD005653

Stoffers JM, Völlm BA, Rücker G et al (2012) Psychological therapies for people with borderline personality disorder. Cochrane Database Syst Rev: CD005652

Stoffers-Winterling J, Lieb K (2015) Pharmakotherapie von Borderline-Persönlichkeitsstörungen – Versorgungsalltag versus aktuelle externe Evidenz. Info Neurol Psychiatrie 17: 51–55

Strüber N, Strüber D, Roth G (2014) Impact of early adversity on glucocorticoid regulation and later mental disorders. Neurosci Biobehav Rev 38:17–37

Werner KB, Few LR, Bucholz KK (2015) Epidemiology, comorbidity, and behavioral genetics of antisocial personality disorder and psychopathy. Psychiatr Ann 45: 195–199

Welander-Vatn A, Ystrom E, Tambs K et al (2016) The relationship between anxiety disorders and dimensional representations of DSM-IV personality disorders: a co-twin control study. J Affect Disord 190: 349–356

Pharmakotherapie psychiatrischer Notfallsituationen

M. J. Müller, O. Benkert

O. Benkert, H. Hippius (Hrsg.),
Kompendium der Psychiatrischen Pharmakotherapie,
DOI 10.1007/978-3-662-50333-1_12,
© Springer-Verlag Berlin Heidelberg 2017

In diesem Kapitel werden die psychopharmakologischen Strategien notfall-psychiatrischer Situationen beschrieben. Überschneidungen mit spezifischen Behandlungen und Verweise auf die entsprechenden Kapitel sind unvermeidbar.

12.1　Übersicht und allgemeine Gesichtspunkte

Psychiatrische Notfallsituationen kommen als **krisenhafte Zuspitzungen im Rahmen psychiatrischer Grundkrankheiten** und als **Ausnahmesituationen bei ansonsten psychisch Gesunden** (z. B. Agitiertheit/Erregungszustände, Stupor bei akuter Belastungsreaktion oder Suizidalität bei Anpassungsstörungen, aber auch delirante Erregungszustände im Rahmen körperlicher Grunderkrankungen oder bei Intoxikationen) vor. Ein erheblicher Anteil von Notarzteinsätzen und Interventionen in Notaufnahmen findet aufgrund psychiatrischer Notfallsituationen statt.

Die medikamentöse Behandlung erfolgt insbesondere bei fehlender Kenntnis über eine Grunderkrankung **syndromgerichtet**. Der Vielfalt psychiatrischer Diagnosen bzw. krisenbegünstigender Faktoren steht eine relativ geringe Anzahl notfallpsychiatrisch relevanter Syndrome gegenüber. Im Wesentlichen kann zunächst ätiologieunabhängig zwischen psychiatrischen Notfallsituationen, die durch Erregung, psychomotorische Unruhe und möglicherweise Aggressivität geprägt sind (»Erregungszustände«, ▶ 12.4, Abb. 12.1), und hypoaktiv-apathischen bis hin zu dissoziativen oder kataton-stuporösen Syndromen (▶ 12.5, Abb. 12.2) unterschieden werden.

Notfallpsychiatrische Syndrome

- Psychomotorische Erregungszustände
- Apathische, stuporöse, dissoziative und katatone Zustände
- Suizidalität und akute Belastungsreaktionen
- Spezifische Syndrome durch Intoxikationen mit psychotropen Substanzen (Psychopharmaka, andere Medikamente, Drogen)

Es ist wichtig, auch im psychiatrischen Notfall durch diagnostische Maßnahmen und durch die Verlaufsbeobachtung Informationen zur möglichen oder wahrscheinlichen Ätiologie sukzessive zu gewinnen und die Behandlung ggf. entsprechend zu modifizieren.

Die Syndrome sind ätiologie-, d. h. diagnoseübergreifend und zeigen Überschneidungen, zudem können verschiedene ätiologische Faktoren zur Entstehung beitragen (z. B. Erregungszustand im Rahmen einer schizophrenen Störung und Amphetaminintoxikation).

12.2   Vorgehen in der psychiatrischen Notfallsituation

Die folgenden Maßnahmen sollten der medikamentösen Behandlung des psychiatrischen Notfalls unmittelbar vorausgehen:

- **Abschätzen**, ob der Patient eine **akute Gefahr** für Untersucher, Personal und/oder sich selbst darstellt. Indikation zur Zwangseinweisung (Unterbringung) bzw. Einschalten des Sozialpsychiatrischen Dienstes/des Ordnungsamts/der Polizei klären und ggf. veranlassen.
- **Ausschluss** einer unmittelbaren **vitalen Bedrohung** durch eine internistische oder chirurgische (Grund-)Erkrankung.
- **Vorläufige diagnostische Einordnung** von (a) Notfallsyndrom und (b) vermuteter zugrunde liegender psychiatrischer Störung (psychotisch, affektiv, Intoxikation, Entzug, reaktiv, Persönlichkeitsstörung) durch Fremdanamnese (Polizei, Personal, Angehörige) und Verhaltensbeobachtung. Eine genauere Diagnosestellung ist initial häufig nicht möglich und hat auch keine Priorität.
- **Festlegung der Behandlungsstrategie** und -modalität (freiwillig – unfreiwillig; sofort – nach Aufnahme/Übernahme). Besteht akute erhebliche Selbst- oder Fremdgefährdung, muss sofort gehandelt werden (ggf. rechtfertigender Notstand § 34 StGB); für eine Rechtsgrundlage (Unterbringungsbeschluss, Betreuung) ist schnellstmöglich zu sorgen. Aktuelle Änderungen der Gesetzeslage (Ländergesetze) sind zu beachten. Insgesamt werden Individualrechte von Patienten, auch mit psychischen Störungen, in der aktuellen europäischen und nationalen Rechtsprechung betont, sodass bei Zwangsmaßnahmen neben einer Rechtsgrundlage bei stringen-

ter Begründung (zwingende Erfordernis, fehlende Alternativen, realistische Erfolgsaussichten) insbesondere die sorgfältige Dokumentation wichtig ist.

In der Akutsituation des psychiatrischen Notfalls ist aufgrund der verfügbaren Informationen möglichst eine erste syndromale Verdachtsdiagnose zu stellen, die ggf. im weiteren Verlauf modifiziert oder auch geändert werden muss.

- Die psychopharmakologische Behandlung sollte möglichst auf der Grundlage einer (vorläufigen) diagnostischen Einschätzung erfolgen, um frühzeitig die wahrscheinlichste Ursache der Notfallsituation behandeln zu können.
- Nichtpharmakologische Maßnahmen (bei Erregungszuständen v. a. verbale Deeskalation, Reizabschirmung) sollten immer zunächst und begleitend eingesetzt werden.
- Psychopharmaka sollten zur Beruhigung, nicht zur Schlafinduktion, gegeben werden.
- Patienten sollten weitestgehend sowohl in die Auswahl der Medikamente als auch in die Auswahl der Applikationsform einbezogen werden. Sobald Patienten in der Lage sind, orale Medikation einzunehmen, ist diese den parenteralen Applikationen vorzuziehen (Wilson et al. 2012).

12.3 Psychopharmaka für den psychiatrischen Notfall

Bei der Auswahl von Psychopharmaka im Notfall sind folgende Aspekte wichtig:
- Hohe Sicherheit (Verträglichkeit, Zulassung) bei häufig akut nicht einsichtsfähigen Patienten.
- Hohe Wirksamkeitswahrscheinlichkeit in Bezug auf die Zielsymptomatik.
- Hohe Applikationssicherheit und kurze Wirklatenz.

Entsprechend den Anforderungen im psychiatrischen Notfall und der geringen verfügbaren Evidenz ist die Anzahl der eingesetzten Psychopharmaka begrenzt (s. unten, Tab. 12.2). Von Bedeutung ist auch die individuelle Vertrautheit mit der Applikation, Dosierung und Wirkung der Medikation.
- Als **Antipsychotika** wurden mit den Butyrophenonen *Haloperidol*, *Pipamperon* und *Melperon* bewährte Substanzen wegen ihrer Effektivität, Verbreitung und relativen Sicherheit (*Melperon* und *Pipamperon* besonders für geriatrische und internistisch multimorbide Patienten in sedierender und hypnotischer Indikation) gewählt. *Zuclopenthixol* (oral) hat eine Zulassung für psychomotorische Erregungszustände und aggressive Verhaltensweisen bei Demenz; für *Zuclopenthixolacetat* i.m. liegt eine Metaanalyse bei Erregungszuständen bei psychiatrischen Störungen vor

(Jayakody et al. 2012), die keine Überlegenheit gegenüber *Haloperidol* i.m. belegt; allerdings können die längere Wirkdauer und seltener notwendige Injektionen vorteilhaft sein.

— Aufgrund positiver Studien im Notfallsetting (Agitation bei Schizophrenie und Manie) stellen die **AAP** *Olanzapin* (oral und i.m.), *Aripiprazol* (i.m.) und *Ziprasidon* (i.m.) in der Pharmakotherapie psychiatrischer Notfallsituationen in vielen Fällen eine wirksame Alternative zu hochpotenten KAP dar (Review: Bosanac et al. 2013; MacDonald et al. 2012). Aufgrund möglicher QTc-Zeit-Verlängerung und v. a. wegen geringer Erfahrungen ist ein First-line-Einsatz von *Ziprasidon* i.m. im Notfall ebenso wie von *Haloperidol* i.m. wegen möglicher NW umstritten. Trotz Empfehlungen werden bei Erregungszuständen – auch im Rahmen schizophrener Störungen – statt AAP (v. a. *Risperidon, Olanzapin*) KAP (v. a. *Haloperidol*) offensichtlich häufig noch bevorzugt (Wilson et al. 2014).

— Eine Anwendung niederpotenter **trizyklischer Antipsychotika** wie z. B. *Chlorprothixen, Levomepromazin* oder *Prothipendyl* zur Dämpfung akuter psychomotorischer Erregungszustände ist möglich, wird wegen des anticholinergen und kardiovaskulären NW-Potenzials bei vorhandenen besseren Alternativen nicht mehr empfohlen (Ausnahme u. U. *Zuclopenthixol*, s. oben).

— In **Kombination** mit *Haloperidol* stellt das vorwiegend antihistaminisch und anticholinerg wirkende *Promethazin* als i.m.-Applikation (**Cave:** potenziell delirogen) weiterhin eine Behandlung mit raschem Wirkungseintritt dar, die einer Monotherapie (jeweils i.m.) mit *Haloperidol* (Wirkung, NW-Rate) oder *Olanzapin* (Wirkdauer) nach Cochrane-Analysen überlegen ist (Huf et al. 2009; Powney et al. 2012).

— *Haloperidol* i.m. in Monotherapie sollte absoluten Notfällen, v. a. bei nicht auszuschließendem Alkohol- oder Drogenkonsum und fehlenden Alternativen, vorbehalten bleiben (Powney et al. 2012; Wilson et al. 2014).

— In Monotherapie sollten **BZD** bei psychiatrischen Notfällen allenfalls bei ausgeprägter Erregung, unklarem medizinischen Status und fehlenden Hinweisen auf Alkohol- oder Sedativa-Einnahme zum Einsatz kommen (Rolland et al. 2014). Als Sedativum wird dann *Lorazepam* als relativ kurz wirksames BZD empfohlen. Bei akuten psychotischen Erregungszuständen liegen v. a. für die Monotherapie mit BZD keine Wirksamkeitsbelege vor (Gillies et al. 2013; Powney et al. 2012). Bei älteren Patienten weisen BZD ähnlich wie anticholinerg wirksame Substanzen ein erhöhtes Delirrisiko (»paradoxe Wirkung«) auf (Rothberg et al. 2013).

— Bei der Behandlung prädeliranter und deliranter Zustände, v. a. im Rahmen des Alkoholentzugssyndroms, hat sich über Jahrzehnte in Deutschland *Clomethiazol* wegen seiner Effektivität und guten Steuerbarkeit bewährt, während es in angloamerikanischen Ländern nicht eingesetzt wird. Nachteilig sind dessen geringe therapeutische Breite und die nicht mehr zur Verfügung stehende parenterale Verwendungsfähigkeit. Alternativen sind *Lorazepam* und ggf. *Diazepam* (▶ 7.2.1, Alkoholentzug).

— Die **Kombination** von **Antipsychotika und BZD** wurde in früheren Studien untersucht (speziell *Haloperidol* und *Lorazepam*) und kann in Einzelfällen Vorteile bieten. Für die Kombination von *Haloperidol* i.m. oder auch AAP (*Olanzapin, Aripiprazol, Ziprasidon* i.m.) in Kombination mit parenteral verabreichten BZD liegen jedoch keine sicheren Wirksamkeitsbelege vor, die NW-Rate wird jedoch erhöht, insbesondere bei Vorliegen von Alkoholintoxikationen (Powney et al. 2012; Wilson et al. 2014).

— Die **Kombination** von *Olanzapin* **i.m. und BZD** wird nicht empfohlen (möglicherweise erhöhtes Mortalitätsrisiko, besonders in Kombination mit Alkohol) (s. unten, ▶ Warnhinweis).

— Die orale Anwendung von Psychopharmaka und die Beteiligung des Patienten sollten auch im Notfall stets angestrebt werden, ggf. sollen Schmelztabletten (*Olanzapin, Risperidon, Aripiprazol, Lorazepam*) oder flüssige Applikationsformen eingesetzt werden. Bei Patienten mit Erregungszuständen waren sowohl die Monotherapien von *Risperidon* oral und *Haloperidol* i.m. als auch die Kombinationen von *Risperidon* mit *Lorazepam* (oral) bzw. *Haloperidol* i.m. mit *Lorazepam* i.m. jeweils gleich wirksam (Wilson et al. 2012). Allerdings muss beachtet werden, dass die Untersuchungen mit oraler Medikation in aller Regel an einwilligungsfähigen, nicht extrem schwer erregten Patienten durchgeführt wurden und daher nicht vollständig auf Notfallsituationen übertragbar sind (Gault et al. 2012).

— Als Alternative zur schnellen Kontrolle leichter bis mittelschwerer Agitiertheit bei Patienten mit Schizophrenie oder bipolarer Störung kann das **inhalativ** applizierbare *Loxapin* unter Berücksichtigung der Risiken zum Einsatz kommen. Eine parenterale Anwendung ist jedoch (z. B. bei aggressiven, hocherregten, abweisenden Patienten) nicht immer vermeidbar und dann u. U. auch sicherer durch bessere Effektivität; eine schnellere Aufhebung einer initial möglicherweise notwendigen Fixierung ist oft möglich. Injektionen, insbesondere die meist gluteale Applikation, sind subjektiv nachteilig und stören in der Regel die Vertrauensbasis zwischen Arzt und Patient in der Notfallsituation und darüber hinaus. In jedem Fall sollte zum frühestmöglichen Zeitpunkt eine Umstellung auf orale Gaben erfolgen (Utzerath et al. 2015).

— Im Falle einer parenteralen Applikation ist häufig (v. a. bei KAP) eine Reduktion der Dosis im Vergleich zur oralen Gabe erforderlich. I.v.-Injektionen müssen generell langsam erfolgen.

— Als parenterale Form von *Haloperidol* wird vom Hersteller ausschließlich die i.m.-Injektion empfohlen (◨ Tab. 12.1 und ◨ Tab. 12.2). Aufgrund der vorliegenden Daten und fehlender adäquater Monitoring-Möglichkeiten (u. a. Messung der QTc-Zeit) ist in den meisten psychiatrisch relevanten Situationen von einer hochdosierten und insbesondere von der i.v.-Applikation von *Haloperidol* abzuraten. Dies gilt umso mehr, da derzeit keine ausreichende Evidenz für Wirksamkeitsvorteile einer i.v.-Gabe ebenso wie für eine hochdosierte orale oder i.m.-Gabe von *Haloperidol* vorliegt. Gleichwohl entsteht durch den Verzicht auf *Haloperidol* i.v. für manche Anwendungen (z. B. bei akuten psychotischen Dekompensationen und gleichzeitig bestehenden Gerinnungsstörungen) und einige Anwender der Bedarf für eine alternative, rasch im ZNS anflutende, antipsychotisch wirksame Behandlung.

- Das »Ausweichen« von *Haloperidol* i.v. auf **Benperidol** als i.v.-Gabe kann nicht empfohlen werden, auch wenn für *Benperidol* ein rascher Wirkungseintritt nach i.v.-Gabe beschrieben ist. Zwar liegen derzeit keine umfänglichen Daten zu klinisch erfassten kardialen NW und Komplikationen mit *Benperidol* vor, eine grundlagenwissenschaftliche Arbeit zur dosisabhängigen Wirkung u. a. von substituierten Benzamiden und Butyrophenonen an kardialen hERG-kodierten Kaliumkanälen zeigte jedoch für *Benperidol* den stärksten hERG-Kanal-blockierenden Effekt aller untersuchten Antipsychotika (Silvestre u. Prous 2007; Utzerath et al. 2015).

- Vorübergehend kann in vielen Fällen die i.v.-Gabe oder die Kurzinfusion von **BZD** (Cave: Atemdepression: geeignete Zubereitungen wählen, langsam injizieren, Antidot *Flumazenil* bereithalten), **Promethazin** i.v. oder ggf. **Valproat** (Konzentrat zur Infusion, *off label*) erwogen werden.

- Da bei Erregungszuständen im Rahmen psychiatrischer Notfälle häufig eine ausgeprägte Sympathikusaktivierung mit v. a. noradrenergem Hyperarousal besteht, sind auch zentrale Sympathikolytika (v. a. α_2-**Adrenozeptoragonisten**) zu erwägen (*off label*). Neben **Clonidin** (i.v., i.m., s.c., oral, zugelassen bei Hypertonie, auch *off label* intranasal applizierbar) wird zunehmend **Dexmedetomidin** eingesetzt (hohe α_2-Selektivität, v. a. am α_{2A}-Subtyp, zugelassen in Deutschland nur p.inf. zur Sedierung intensivmedizinisch überwachter Patienten, auch intranasal *off label* applizierbar). *Dexmedetomidin* aktiviert wie *Clonidin* dosisabhängig α_2-Adrenozeptoren und vermindert so die Freisetzung von Noradrenalin, v. a. im Hirnstamm (Locus coeruleus). Es lässt sich dadurch eine schlafähnliche Sedierung erreichen, bei der die Patienten durch Ansprache jederzeit erweckbar sind. *Dexmedetomidin* wirkt zudem anxiolytisch, analgetisch sowie offensichtlich (im Vergleich mit BZD) weniger delirogen (Gerresheim u. Schwemmer 2013; Barr et al. 2013).

- In der Palliativmedizin etabliert sind s.c.-Bolusinjektionen und s.c.-Infusionen u. a. mit *Haloperidol* und *Midazolam*, aber auch in Einzelfällen mit *Olanzapin* bei Erregungszuständen (statt i.m.).

- Die **intranasale** Gabe (Zerstäubung und Resorption über die Nasenschleimhaut) von *Midazolam* und *Lorazepam* wird *off label* v. a. bei Status epilepticus (aber auch z. B. bei klaustrophoben Ängsten vor MRT-Untersuchungen) erfolgreich und sicher angewendet (NW v. a. mögliche Reizung der Nasenschleimhaut); auch die intranasale Gabe von *Haloperidol* wurde untersucht; die Pharmakokinetik entspricht dabei etwa der i.v.-Applikation. Die intranasale Applikation weiterer Psychopharmaka (u. a. *Olanzapin*; in sog. Nanoemulsionen) wird derzeit erforscht; insgesamt ist die intranasal-inhalative Applikation (»Vernebler«) von Antipsychotika derzeit noch nicht etabliert, aber aus Einzelstudien und durch missbräuchliche Anwendung (z. B. *Quetiapin*) zunehmend bekannt.
- Intranasal applizierbare neuroaktive Peptide (z. B. *Oxytozin*) und Steroide (*PH94B*; Akutwirkung bei sozialer Angst; s. auch ▶ 4.4.2) sind mögliche zukünftige Notfallmedikamente.
- Eine weitere Entwicklung ist bei der pharmakologischen Prävention bzw. Prophylaxe von Notfallsituationen, v. a. postoperativen und anderen Delirformen, zu erkennen (v. a. AAP; Melatoninagonisten, s. unten), derzeit ist noch kein delirpräventives Pharmakon in dieser Indikation zugelassen.
- Für die häufig eingesetzten AM **Valproat** und **Carbamazepin** liegen zwar klinische Erfolgsberichte, aber keine hinreichenden Wirksamkeitsnachweise bei psychiatrischen Notfallsituationen, einschließlich Erregungszuständen und Aggression, vor. Im Rahmen impulsiv-aggressiver Zustände bei Patienten mit Persönlichkeitsstörungen kann ein Versuch mit *Valproat* (Dosis bis etwa 1500 mg/d) gerechtfertigt sein (Citrome u. Volavka 2014).
- Hingegen kann (u. a. bei Patienten mit erworbenen Hirnschädigungen und aggressiven Erregungszuständen) *off label* ein Versuch mit **β-Rezeptorenblockern** (v. a. *Propranolol*, meist sind hohe Dosierungen > 240 mg/d notwendig) unter v. a. kardialen Kontrollen angeraten sein (bevorzugt mit Einverständnis des Patienten) (Cochrane-Analyse: Fleminger et al. 2006; Citrome u. Volavka 2014).

❗ **Cave**

Aufgrund wiederholt berichteter Komplikationen, u. a. Hypotension und Atemdepression, ist bei gleichzeitiger Behandlung mit *Olanzapin* i.m. oder *Clozapin* eine parenterale Anwendung von BZD zu vermeiden. Eine orale BZD-Behandlung in einem solchen Fall sollte vorsichtshalber – zumindest in den ersten Tagen – nur stationär und unter regelmäßiger Kontrolle der Vitalfunktionen erfolgen. Bei Beteiligung von Alkohol oder ähnlich wirkenden Drogen sollte auf eine Kombination von Antipsychotika, insbesondere *Olanzapin*, mit parenteralen BZD verzichtet werden.

▣ Tab. 12.1 Applikationsformen von Psychopharmaka für psychiatrische Notfallsituationen[a]

Präparate	i.v., p.inf.	i.m., akut	s.c.	p.inh./ i.n.	Schmelz-tablette	Lösung/ Tropfen	Orale Fest-form
Antipsychotika							
Haloperidol	(+)[b]	+	(+)[c]	–/(+)	–	+	+[d]
Benperidol	(+)[b]	+	–	–	–	+	+
Zuclopenthixol/-acetat	–	+ (3 Tage)	–	–/–	–	+	+
Olanzapin	–	+	(+)[c]	–/–	+	–	+[d]
Aripiprazol	–	+	–	–/–	+[c]	+[c]	+[d, e]
Ziprasidon	–	+	–	–/–	–	–	+[d, e]
Risperidon	–	–	–	–/–	+	+	+[d]
Quetiapin	–	–	–	–/–	–	–	+[d]
Loxapin	–	–	–	+/–	–	–	(+)[f]
Anxiolytika/Sedativa							
Lorazepam	+	+	–	–/(+)	+	–	+
Diazepam	+	+	–	–/(+)	–	+	+
Midazolam[g]	(+)	(+)	(+)[c]	–/(+)	–	(+)	(+)
Promethazin	+	+	(+)[c]	–/–	–	+	+
Levomepromazin	+	+	(+)[c]	–/–	–	+	+
Melperon	–	–	–	–/–	–	+	+
Pipamperon	–	–	–	–/–	–	+	+

[a] Die Tabelle enthält die wichtigsten Antipsychotika und Anxiolytika/Sedativa für Notfallsituationen, jeweils in der Reihenfolge der – auch parenteralen – Einsetzbarkeit. [b] *Haloperidol* ist nicht mehr für die i.v.-Injektion empfohlen; für *Benperidol* müssen mindestens ähnlich hohe Risiken angenommen werden. [c] In der Palliativmedizin (*off label*). [d] In niedriger Dosis Einsatz bei Delir möglich. [e] In oraler Applikation für den psychiatrischen Notfall in der Regel nicht geeignet. [f] In Deutschland nur als Inhalativum in begrenzter Indikation zugelassen. [g] Keine Zulassung in Deutschland für primär psychiatrische Indikationen (Indikation: Analgosedierung).
i.v. intravenös, *p. inf.* per infusionem, *i.m.* intramuskulär, *s.c.* subkutan, *p.inh.* per inhalationem, *i.n.* intranasal.
+ Geeignet und zugelassen; – nicht verfügbar/nicht geeignet/nicht zugelassen; (+) geeignet/nicht zugelassen (*off label*).

Tab. 12.2 Auswahl der wichtigsten Psychopharmaka für die psychiatrische Notfallsituation

Indikation	Dosierung	Besonderheiten	Cave
Haloperidol			
Psychotische und delirante Zustandsbilder Psychomotorische Erregung auch schwerster Ausprägung	i.m./p.o.: 5–10 mg, bei älteren Patienten niedriger (zunächst 0,5–1,5 mg) ggf. Wiederholung alle 30 min, nicht mehr als 100 mg/24 h² oral bzw. 60 mg/24 h² parenteral (i.m.)	Hohes Wirkpotenzial v.a. in niedrigerer Dosis und kurzer Anwendung relativ gute kardiovaskuläre Verträglichkeit Monotherapie nur in Ausnahmefällen Hohes EPS-Risiko v.a. in hohen Dosisbereichen Auch in Kombination mit BZD oder *Promethazin* Relevante Interaktionen (▶ 3.15, Präparat)	QTc-Zeit-Verlängerung möglich, besonders bei parenteraler Anwendung In hohen Dosen Monitorüberwachung empfohlen *Haloperidol* i.v. nicht empfohlen Frühdyskinesien, dann *Biperiden* (Akineton) 2,5–5 mg² i.v.
Benperidol			
Psychotische und delirante Zustandsbilder Psychomotorische Erregungszustände (keine Zulassung bei demenzassoziierten Verhaltensstörungen)	i.m./i.v./p.o.: 1–6 mg Bei älteren Patienten 0,3–3 mg Max. 40 mg/24 h²	Hohes Wirkpotenzial, rascher Wirkungseintritt nach parenteraler Gabe Sehr hohes EPS-Risiko Relevante Interaktionen (▶ 3.15, Präparat)	QTc-Zeit-Verlängerung möglich, wahrscheinlich ähnlich wie bei *Haloperidol* In hohen Dosen Monitorüberwachung empfohlen *Benperidol* i.v. nicht empfohlen Bei Frühdyskinesien *Biperiden* (Akineton) 2,5–5 mg² i.v.

▫ Tab. 12.2 (Fortsetzung)

Indikation	Dosierung	Besonderheiten	Cave
Zuclopenthixolacetat			
Initialbehandlung von akuten Psychosen, Manien und Exazerbationen chronischer Psychosen	i. m.: 50–150 mg, 1- bis 2-malige Wiederholung alle 2–3 Tage	Kurzzeitdepot mit guter Wirkung auch bei akuten Erregungszuständen, EPS-Risiko	QTc-Zeit-Verlängerung möglich, Frühdyskinesien, dann *Biperiden* (Akineton) 2,5–5 mg[z] i.v.
Olanzapin			
Psychotische Zustandsbilder Psychomotorische Erregung bei Schizophrenie und Manie, insbesondere bei erhöhter Neigung zu EPS	i.m.[a]: initial 2,5–5 mg, max. 20 mg[z] p.o.: initial 10–20 mg[z] Wiederholung alle 30 min möglich, jedoch nicht mehr als 20 mg/24 h bis max. 3 Tage[z]	Geringeres EPS-Risiko Problemloser Übergang in orale Erhaltungstherapie Schnell lösliche orale Applikationsform möglich Relevante Interaktionen (▸ 3.15, Präparat)	QTc-Zeit-Verlängerung möglich Bei i.m.-Behandlung schnelle Umstellung auf orale Applikation anstreben Keine i.v.-Applikation, keine Empfehlung für Kombination mit BZD. **Cave:** Kombination mit Alkohol
Aripiprazol			
Schnelle Beherrschung von Erregungszuständen bei Patienten mit Schizophrenie zur kurzzeitigen Anwendung, wenn eine orale Behandlung nicht möglich ist	i.m.: initial 9,75 mg (1,3 ml) als einmalige i.m.-Injektion, ggf. auch niedrigere Dosis von 5,25 mg (0,7 ml) bei Vormedikation[z] Wiederholung nach 2 h möglich, max. 3 Injektionen innerhalb von 24 h Höchstdosis 30 mg/d[z]	Sehr geringe metabolische NW; keine signifikante Gewichtszunahme; relativ geringes EPS-Risiko, keine Prolaktinerhöhung; keine bedeutsame Verlängerung des QTc-Intervalls Schnell lösliche orale Applikationsform möglich Relevante Interaktionen (▸ 3.15, Präparat)	Datenlage für Akutsituationen unvollständig Schnelle Umstellung auf orale Applikation anstreben Vorsicht bei Kombination mit BZD und anderen Psychopharmaka, aber wahrscheinlich beste Verträglichkeit der i.m.-AAP mit BZD

Substanz	Indikation	Dosierung	Eigenschaften	Nebenwirkungen/Cave
Ziprasidon	Schnelle Beherrschung von Erregungszuständen bei Patienten mit Schizophrenie für die Dauer von bis zu 3 aufeinanderfolgenden Tagen, wenn eine orale Behandlung nicht möglich ist	i.m.: Einzeldosis 10 mg, Wiederholung alle 2 h möglich bis maximal 40 mg/d; Umsetzen auf orale Medikation innerhalb von 3 Tagen[z]	Minimale Gewichtszunahme und relativ geringes Risiko für metabolische Veränderungen und Prolaktinerhöhung (im Vergleich zu anderen AAP, außer *Aripiprazol*) Geringes EPS-Risiko; problemloser Übergang in orale Erhaltungstherapie	QTc-Zeit-Verlängerung möglich (für *Ziprasidon* dosisabhängig beschrieben) Schnelle Umstellung auf orale Applikation anstreben Vorsicht bei Kombination mit BZD und anderen Psychopharmaka
Lorazepam	Psychomotorische Erregung leichteren Grades[z] sowie Adjuvans bei stärkerer Agitation (v. a. zu *Haloperidol*) Angstzustände	i.v./i.m.[a]: initial 0,5–1 mg p.o.: initial 1–2,5 mg ggf. Wiederholung alle 60 min, nicht mehr als 7,5 mg/24 h[z]	Relativ kurze HWZ, keine aktiven Metaboliten Gut steuerbar	Hypotonie und Atemdepression möglich, insbesondere in hohen Dosen und bei i.v.-Gabe i.v.-Applikation sehr langsam!
Diazepam	Symptomatische Behandlung von akuten und chronischen Spannungs-, Erregungs- und Angstzuständen	i.m./i.v.: initial 10–20 mg; Höchstdosis 60 mg/24 h[z] p.o.: 5–10 mg, max. 60 mg/24 h[z]	Lange HWZ (72 h), aktiver Metabolit; rasche Wirkung, lang anhaltend, schlecht steuerbar; Kumulationsgefahr	**Cave:** Hypotonie und Atemdepression möglich, insbesondere in hohen Dosen und bei i.v.-Gabe i.v.-Applikation sehr langsam! **Cave:** Thrombophlebitis

◘ **Tab. 12.2** (Fortsetzung)

Indikation	Dosierung	Besonderheiten	Cave
Promethazin			
Unruhe- und Erregungszustände im Rahmen psychiatrischer Grunderkrankungen (auch: akute allergische Reaktionen vom Soforttyp, wenn gleichzeitig Sedierung indiziert ist)	i.m./i.v.: initial in der Regel 25 mg, Wiederholung nach 2 h möglich. Maximal kurzfristig 200 mg/d bei schweren Unruhe- und Erregungszuständen	Gute sedierende Eigenschaften ohne merkliche antipsychotische Wirkung, keine Prolaktinerhöhung. Auch antiemetische Wirkungen; ausgeprägte antihistaminische Wirkung, zusätzlich adrenolytisch, anticholinerg, antiserotonerg Kombination mit *Haloperidol* i.m. in Akutsituationen evaluiert (unter engmaschiger Kontrolle) Relevante Interaktionen (▸ 5.8, Präparat)	QTc-Zeit-Verlängerung möglich, sehr häufig Mundtrockenheit und weitere anticholinerge Wirkungen, Hypotonie Bei älteren Patienten und Bewusstseinsstörungen nicht empfehlenswert (potenziell delirogen) **Cave:** Bei i.v.-Applikation RR- und Atemkontrollen; schmerzhafte Extravasate **Cave:** Vorsicht bei Intoxikationen mit Alkohol und anderen Psychopharmaka (v. a. Antidepressiva): kardiale NW, Delir, Senkung der Krampfschwelle
Melperon			
Leicht- bis mittelgradige psychomotorische Erregung und Unruhe, bei geriatrischen und multipel internistisch erkrankten Patienten	p.o.: initial 50–100 mg Nicht mehr als 400 mg/24 h[z]	Gute sedierende Eigenschaften bei mäßiger antipsychotischer Wirkung und fehlenden anticholinergen Eigenschaften Relevante Interaktionen (▸ 3.15, Präparat)	QTc-Zeit-Verlängerung möglich; z. T. ausgeprägte orthostatische Hypotonie möglich Keine parenterale Applikation

Pipamperon

| Schlafstörungen, insbesondere bei geriatrischen Patienten, psychomotorische Erregungszustände | 40–120 mg[z]; nicht mehr als 360 mg/24 h[z] | Gute sedierende Eigenschaften, geringe antipsychotische Wirkung fehlende anticholinerge NW, besonders für ältere Patienten geeignet | z. T. orthostatische Hypotonie möglich Keine parenterale Applikation |

Risperidon

| Schizophrenie; manische Episoden; Kurzzeitbehandlung (bis 6 Wochen) von anhaltender Aggressivität bei Patienten mit mäßiggradiger bis schwerer Alzheimer-Erkrankung, die auf nichtpharmakologische Methoden nicht ansprechen und wenn ein Risiko für Eigen- u. Fremdgefährdung besteht | initial 1–2 mg[z] höheres Lebensalter/Demenz: 0,25–1 mg[z] Höchstdosis 12 mg[z] | Antipsychotisch-beruhigende Eigenschaften, auch bei Jugendlichen und Älteren evaluiert; mittelgradige metabolische Risiken, deutlicher Prolaktinanstieg, adrenolytische, jedoch keine anticholinergen Eigenschaften Relevante Interaktionen (▶ 3.15, Präparat) | z. T. EPS, orthostatische Hypotonie möglich, auch QTc-Zeit-Verlängerung Schmelztablette verfügbar; keine parenterale Präparation für die Akutbehandlung |

[a] s. unten, ▶ Warnhinweis; [z] zugelassen.
EPS extrapyramidalmotorische Störungen, *BZD* Benzodiazepine, *AAP* atypische Antipsychotika, *NW* Nebenwirkungen, *HWZ* Halbwertszeit.

12.4   Psychomotorische Erregungszustände

Psychomotorische Erregungszustände (■ Abb. 12.1) sind durch ausgeprägte
Antriebssteigerung sowie motorische Hyperaktivität, z. T. mit Gereiztheit,
Aggressivität und Kontrollverlust gekennzeichnet. Oft besteht eine ängstliche
Grundstimmung (v. a. bei psychotischen Erregungszuständen und Angststörungen). Erste Anzeichen sind mangelnde Kooperation, motorische Unruhe, Auf- und Abschreiten, intensives Gestikulieren, laute Sprache mit Droh-
gebärden, »Starren«, Reizbarkeit und Impulsivität. Eigen- und/oder Fremdgefährdung sind möglich.

— Wenn nichtpharmakologische Interventionen versagen und erhebliche
  Gefährdung besteht, sollte bei Erregungszuständen unverzüglich eine
  medikamentöse Therapie eingeleitet werden.
— Entsprechend den vorliegenden Informationen sollten folgende Verdachts-
  diagnosen als Arbeitshypothesen bei Erregungszuständen geprüft werden:
    — Unklare Erregungszustände oder komplexe Zustände (Mischformen),
    — psychotische Erregung bei bekannter psychiatrischer Vorerkrankung,
    — Delir ohne und mit Verdacht auf Entzug von Alkohol oder BZD,
    — Intoxikation mit zentralnervös stimulierenden Substanzen (z. B. Am-
      phetamine, Kokain, SSRI) oder zentralnervös dämpfenden Substanzen
      (z. B. BZD, Alkohol).
— Nach einer Übersichtsarbeit (Konsensus der *American Society for
  Emergency Psychiatry*; Wilson et al. 2012) lassen sich mit folgenden
  Modifikationen **Empfehlungen zur Behandlung von Erregungszu-
  ständen** ableiten (■ Abb. 12.1).
    — *Haloperidol* i.m. wird bei ätiologisch vollständig unklaren Erregungs-
      zuständen (einschließlich fehlender Informationen zu aktueller oder
      früherer Alkohol- und Drogeneinnahme) gegenüber einer i.m.-Gabe
      von AAP im Notfall favorisiert; zudem wird bei psychotischen Zu-
      ständen *Zuclopenthixolacetat* als Kurzzeitdepot (2–3 Tage) mit Akut-
      wirksamkeit mit in die Empfehlungen aufgenommen.
    — Die Reihenfolge der Empfehlungen von i.m. applizierbaren AAP ist
      nicht eindeutig, bezüglich der Wirksamkeit ist *Olanzapin* zu bevor-
      zugen, in Bezug auf die Verträglichkeit und Kombinierbarkeit mit
      BZD erscheint *Aripiprazol* vorteilhaft.
    — *Clomethiazol* ist in den USA nicht zugelassen, wird weiterhin zur
      Behandlung des Alkoholentzugsdelirs empfohlen und zeigt zudem
      delirpräventive Wirkungen.
    — Als BZD wird im Notfall v. a. *Lorazepam*, auch wegen der besseren
      Steuerbarkeit, empfohlen. *Diazepam* hat daneben insbesondere bei
      schwerer Ausprägung und erwünschter länger anhaltender Wirkung
      einen Stellenwert.

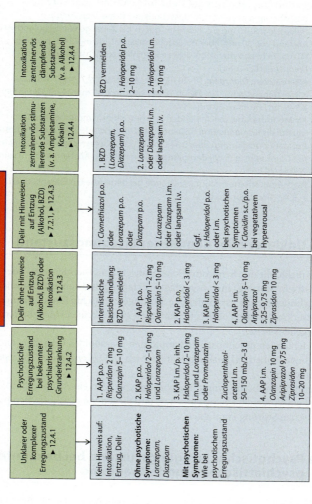

Erregungszustand ▸ 12.4

Unklarer oder komplexer Erregungszustand ▸ 12.4.1	Psychotischer Erregungszustand bei bekannter psychiatrischer Grunderkrankung ▸ 12.4.2	Delir ohne Hinweise auf Entzug (Alkohol, BZD) oder Intoxikation ▸ 12.4.3	Delir mit Hinweisen auf Entzug (Alkohol, BZD) ▸ 7.2.1, ▸ 12.4.3	Intoxikation zentralnervös stimulierende Substanzen (v. a. Amphetamine, Kokain) ▸ 12.4.4	Intoxikation zentralnervös dämpfende Substanzen (v. a. Alkohol) ▸ 12.4.4
Kein Hinweis auf: Intoxikation, Entzug, Delir **Ohne psychotische Symptome:** *Lorazepam, Diazepam* **Mit psychotischen Symptomen:** Wie bei psychotischem Erregungszustand	1. AAP p.o. *Risperidon* 2 mg *Olanzapin* 5–10 mg 2. KAP p.o. *Haloperidol* 2–10 mg und *Lorazepam* 3. KAP i.m./p. inh. *Haloperidol* 2–10 mg i.m. und *Lorazepam* oder *Promethazin* *Zuclopenthixolacetat* i.m. 50–150 mb/2–3 d 4. AAP i.m. *Olanzapin* 10 mg *Aripiprazol* 9,75 mg *Ziprasidon* 10–20 mg	Internistische Basisbehandlung; BZD vermeiden! 1. AAP p.o. *Risperidon* 1–2 mg *Olanzapin* 5–10 mg 2. KAP p.o, *Haloperidol* < 3 mg 3. KAP i.m. *Haloperidol* < 3 mg 4. AAP i.m. *Olanzapin* 5–10 mg *Aripiprazol* 5,25–9,75 mg *Ziprasidon* 10 mg	1. *Clomethiazol* p.o. oder *Lorazepam* p.o. oder *Diazepam* p.o. 2. *Lorazepam* oder *Diazepam* i.m. oder langsam i.v. Ggf. + *Haloperidol* p.o. oder i.m. bei psychotischen Symptomen + *Clonidin* s.c./p.o. bei vegetativem Hyperarousal	1. BZD (*Lorazepam, Diazepam*) p.o. 2. *Lorazepam* oder *Diazepam* i.m. oder langsam i.v.	BZD vermeiden 1. *Haloperidol* p.o. 2–10 mg 2. *Haloperidol* i.m. 2–10 mg

Abb. 12.1 Empfehlungen zur Behandlung von Erregungszuständen. *BZD* Benzodiazepine, *AAP* atypische Antipsychotika, *KAP* konventionelle Antipsychotika. (Mod. nach Wilson et al. 2012, mit freundlicher Genehmigung von Prof. D. Feifel, San Diego)

Box 1	

Notfalltherapie bei unklaren psychomotorischen Erregungs-zuständen (kein Hinweis auf Delir, Intoxikation oder Entzug)

- **Basistherapie** mit einem Antipsychotikum: Risperidon 2 mg p.o., *Haloperidol* 5–10 mg p.o. oder i.m., ggf. 1- bis 2-malige Wiederholung im Abstand von 30 min, aber *Haloperidol* maximal 100 mg/24 h^z p.o. bzw. 60 mg/24 h^z parenteral; bei älteren Patienten zunächst *Risperidon* oder *Haloperidol* 0,5–2 mg.
- **Alternativen:** *Olanzapin* 10–20 mg p.o., *Aripiprazol* 9,75 mg i.m. (max. 3 Injektionen/24 h^z); *Ziprasidon* 10 mg i.m. (max. 40 mg/24 h^z), *Olanzapin* 2,5–5 mg i.m. (max. 20 mg/24 h^z).
- Als **Monotherapie** (bei fehlenden psychotischen Symptomen) oder zusätzlich als **Komedikation** BZD möglich: *Lorazepam* 1–2 mg p.o. (am besten Expidet-Formulierung) oder 0,5–1 mg i.v./i.m. (**Cave:** nicht in Kombination mit *Olanzapin*), ggf. Wiederholung in 30-minütigen Abständen bis maximal 7,5 mg/24 h^z.
- Psychomotorische Erregungszustände bei demenziellen Erkrankungen ▶ 3.4.6, dort Warnhinweise.

12.4.1 Unklarer oder komplexer Erregungszustand

- Für nichtdelirante Syndrome (kein Hinweis auf Orientierungs- oder Bewusstseinsstörung) mit ausgeprägter Erregung und keinem Hinweis auf zugrundeliegende psychiatrische Störungen (einschließlich Abhängigkeitserkrankungen) oder Intoxikationen gibt es keine evidenzbasierte Vorgehensweise.
- Bei fehlenden psychotischen Symptomen (paranoides Verhalten, andere Wahngedanken, Halluzinationen) werden BZD (*Lorazepam*, *Diazepam*) empfohlen.
- Wenn psychotische Symptome vorliegen, werden ein Antipsychotikum und ein Vorgehen analog einer zugrundeliegenden psychotischen psychiatrischen Störung empfohlen.

12.4.2 Psychotischer Erregungszustand bei bekannter psychiatrischer Grunderkrankung

- Notfallpsychiatrisch relevante Erregungszustände sind bei nahezu allen psychiatrischen Grunderkrankungen möglich (◻ Tab. 12.3). Vorgeschichte, Fremdanamnese und akute Symptomatik machen eine (vorläufige) diagnostische Einordnung häufig möglich.

▬ Bei Erregungszuständen im Rahmen zugrundeliegender schizophrener, schizoaffektiver oder bipolarer Störung sind Antipsychotika gegenüber BZD zu bevorzugen.

  ▬ AAP sind gegenüber KAP (*Haloperidol, Zuclopenthixolacetat*) primär zu erwägen.

  ▬ Bei Akzeptanz einer oralen Einnahme sind aktuell *Risperidon* oder *Olanzapin* zu empfehlen (Wirkung, Verträglichkeit), auch gegenüber *Haloperidol* i.m.

  ▬ Alternativ kann bei Schizophrenie und bipolarer Störung das KAP *Loxapin* als Inhalativum eingesetzt werden, bei Manien auch ggf. *Asenapin* sublingual.

  ▬ Bei Notwendigkeit einer parenteralen Applikation werden *Haloperidol* i.m. (bei jüngeren Patients in Kombination mit *Promethazin*), *Zuclopenthixolacetat* i.m., alternativ *Aripiprazol* i.m., *Ziprasidon* i.m. und *Olanzapin* i.m. (▶ 12.3, Warnhinweis) empfohlen. Wenn eine initiale Antipsychotikagabe nicht ausreichend ist, ist die zusätzliche Gabe von *Lorazepam* (nicht bei *Olanzapin* i.m.) gegenüber einer weiteren Antipsychotikagabe zunächst vorzuziehen (Wilson et al. 2012).

▬ Erregungszustände bei depressiven Störungen und Angststörungen (v. a. Panikstörungen) ohne psychotische Merkmale werden zunächst mit *Lorazepam* behandelt (Alternativen: *Melperon, Promethazin*, bei agitiertwahnhaft depressiven Zuständen auch initial *Quetiapin* 25–50 mg); ein rascher Beginn einer spezifischen Behandlung ist anzustreben.

▬ Die zwingende neurologische/internistische Untersuchung verlangt ggf. über die psychiatrische Pharmakotherapie hinausgehende medikamentöse Notfalltherapie (◧ Tab. 12.3).

Psychomotorische Erregungszustände bei demenziellen Erkrankungen ▶ 3.4.6. Psychomotorische Erregungszustände bei Alkohol- oder Benzodiazepinentzug ▶ 7.2.1 und ▶ 4.6.3 und bei Intoxikationen ▶ 7.2.1 und ▶ 4.6.4

12.4.3 Delirante Syndrome

Ein Delir ist eine akute organische Psychose mit unterschiedlicher, häufig multifaktorieller Genese. Leitsymptome sind Bewusstseins-, Aufmerksamkeits- und kognitive Störungen (z. B. mnestische Störungen, Verwirrtheit) sowie Desorientiertheit. Zusätzlich können vorkommen: Wahrnehmungsstörungen mit – v. a. optischen – Halluzinationen und illusionären Verkennungen, erhöhte Suggestibilität, psychomotorische Störungen entweder in Form von Unruhe und Erregung, z. T. mit Bewegungsstereotypien, oder psychomotorische Hemmung und Apathie, oft in raschem Wechsel; außerdem fokalneurologische Symptome wie

◨ Tab. 12.3 Übersicht über psychomotorische Erregungszustände

Differenzialdiagnose	Medikamentöse Notfalltherapie
Psychotische Erregung und Aggressivität bei Schizophrenie und manischen Syndromen	*Risperidon* oder *Olanzapin* p.o., *Haloperidol* p.o./i.m. (alternativ *Zuclopenthixolacetat* i.m., ggf. auch *Aripiprazol* i.m., *Ziprasidon* i.m., *Olanzapin* i.m.[a]), Komedikation: *Lorazepam* p.o./i.m./i.v. *Promethazin* p.o./i.m./i.v. (nicht bei älteren Patienten, nur mit *Haloperidol*)
Erregung bei depressiven Syndromen	*Lorazepam* p.o./i.m./i.v.; Einleitung der antidepressiven Basistherapie Alternativ: *Melperon*, *Promethazin* p.o., *Quetiapin* p.o.
Erregung bei Angststörungen mit/ohne Panikattacken	*Lorazepam* p.o./i.m./i.v. Alternativ: *Melperon*, *Promethazin* p.o.

[a] s. Warnhinweis unten.

Ataxie, Dysarthrie, Tremor und vegetative Symptome wie Übelkeit, Erbrechen, Diarrhö, Hyperhidrosis, Hyperthermie und Tachykardie, Blutdruckanstieg.

Im **DSM-5** findet sich Delir unter den »neurokognitiven Störungen« (▶ 6.1) mit den Kriterien:

- Aufmerksamkeits- und Auffassungsstörung (*awareness*),
- rasche Entwicklung (in Stunden bis wenigen Tagen) und Fluktuationen im Tagesverlauf,
- zusätzliche kognitive Störung (z. B. Gedächtnis, Orientierung, Sprache, Wahrnehmung),
- die Störungen sind nicht besser erklärbar durch eine bestehende oder sich entwickelnde andere neurokognitive Störung (z. B. Demenz) und bestehen nicht im Rahmen einer schweren Bewusstseinsstörung (z. B. Koma),
- Hinweise aus Anamnese, Untersuchung oder Laborbefunden: Die Störung ist direkte physiologische Folge einer anderen medizinischen Störung, einer Intoxikation oder eines Substanzentzugs, einer Toxinexposition oder die Folge verschiedener solcher Ursachen.

Die Spezifikationen im DSM-5 für Delir umfassen neben der Unterscheidung verschiedener substanzbedingter Störungen (Intoxikation, Entzug) auch eine Unterscheidung nach der Dauer (akut: wenige Stunden bis Tage; persistierend:

Wochen oder Monate) sowie die Einteilung des psychomotorischen Aktivitäts-levels.

Es lassen sich dabei **zwei Prägnanztypen** im Sinne eines **hyperaktiven** und eines **hypovigilant-hypoaktiven deliranten Syndroms** unterscheiden, Misch-formen (einschließlich rasch fluktuierender Zustände) oder Übergänge sind jedoch häufig. Die häufige hypoaktive Form mit geringeren vegetativen und psychomotorischen Auffälligkeiten erschwert die Diagnose.

- Die **Prävalenz des Delirs** ist hoch, sowohl als Aufnahmeanlass in Klini-ken (10–25%) als auch in Bezug auf die Entwicklung während eines Krankenhausaufenthalts (5–60%). Für die Erkennung und die Verlaufs-beurteilung werden einfache Skalen empfohlen, zur Beurteilung der Delirsymptomatik z. B. die *Confusion Assessment Method* (CAM-ICU) und die *Delirium Rating Scale* (DRS), zur Beurteilung des Wachheitsgra-des (Aktivitätsniveau) die *Richmond Agitation and Sedation Scale* (RASS). Die Prüfung visueller und auditiver Einschränkungen ist dabei wichtig.
- Durch **Früherkennung** und Behandlung des Delirs kann die Dauer ver-kürzt und die **Prognose** verbessert werden. Allerdings zeigte eine aktuelle Metaanalyse keine Reduktion der Kurzzeitmortalität durch Interventio-nen zur Verkürzung eines Delirs (Al-Qadheeb et al. 2014). Bei unzurei-chender oder fehlender Behandlung entwickeln sich jedoch nicht selten Stupor, Koma und epileptische Anfälle; die Mortalität ist sowohl akut als auch im weiteren Verlauf (bis zu 40% innerhalb eines Jahres nach Delir) hoch. Delirien scheinen – auch subsyndromal und nach Abklingen – das Risiko für die Entwicklung kognitiver Defizite und demenzieller Erkran-kungen im Verlauf zu erhöhen (Friedman et al. 2014).
- **Risikofaktoren:** Das Auftreten eines deliranten Syndroms ist im höheren Lebensalter häufiger (u. a. wegen Multimorbidität, Polypharmazie), weitere Risikofaktoren sind Immobilität, funktionelle Einschränkungen, vermehrte Stürze, Dehydratation, geringes Aktivitätslevel, psychoaktive Medikamente und Substanzen (v. a. Anticholinergika und Alkohol). Oft sind an der Entstehung mehrere Ursachen beteiligt: Entzugssyndrome (hauptsächlich Alkohol), Intoxikationen, Narkose und postoperative Zu-stände (v. a. nach lang dauernden, schweren Eingriffen) sowie Komplika-tionen bei internistischen und neurologischen Erkrankungen. Leichte kognitive Störungen und v. a. Demenzerkrankungen sind im höheren Lebensalter der größte Risikofaktor für die Entwicklung eines Delirs und für einen komplizierten Verlauf (Delir bei Demenz, ICD-10 F05.1) (Rundshagen 2014) (▶ 3.4.6).

Charakteristisch sind die Entwicklung der Delirsymptomatik bis zum Vollbild innerhalb kürzester Zeit (Stunden bis wenige Tage) und ein Fluktuieren der Ausprägung. Jedes Delir ist ein akuter, potenziell lebensbedrohlicher Zustand und erfordert Krankenhausbehandlung, bei schweren Verläufen intensivmedizinische kontinuierliche Überwachung der Vitalparameter.

Diagnostik bei Verdachtsdiagnose Delir

— Körperliche Untersuchung,
— Vitalparameter, EKG, Körpertemperatur,
— laborchemische und hämatologische Parameter (v. a. Alkoholspiegel, Glukose, Elektrolyte, Leber- und Nierenparameter, Entzündungszeichen, Blutbild),
— Urinstatus mit Drogenscreening,
— Thoraxröntgen,
— zerebrale Bildgebung, wenn möglich MRT,
— evtl. EEG zum Ausschluss epileptischer Aktivität,
— evtl. Lumbalpunktion.

Bei unklaren psychotischen (Wahn, Halluzinationen) sowie neu aufgetretenen kognitiv und/oder affektiv auffälligen Zuständen (hyper- oder hypoaktives Delir, symptomatische Psychose) ist auch an **limbische Enzephalitiden** zu denken (Prüß 2013). Ätiologisch unterschiedliche limbische Enzephalitiden führen möglicherweise zu klinisch ähnlichen Symptomen. Da eine rasche Einleitung der Immuntherapie und ggf. die Tumorsuche die Letalität senken kann, sollte bei klinischem Verdacht unverzüglich die entsprechende Diagnostik eingeleitet werden (Liquor- und Serumuntersuchung u. a. auf Auto-Antikörper, MRT mit T2/FLAIR-Sequenzen [*Fluid-Attenuated Inversion Recovery*]; v. a. das Liquor-MR-Signal wird unterdrückt; Nachweis u. a. von häufig beidseitigen hyperintensen Hippokampus-Arealen, ggf. FDG-PET, EEG).

▪ Anti-NMDA-Rezeptor-Enzephalitis

— Die Anti-NMDA-Rezeptor-Enzephalitis ist u. U. von besonderer neuropsychiatrischer Bedeutung, da bei etwa 6–10% erstdiagnostizierter Patienten mit »Schizophrenie« (im Gegensatz zu < 0,5% der Kontrollen) Antikörper gegen NMDA-Rezeptoren gefunden wurden und die Symptomatik zumindest partiell überlappt (mögliche Hypofunktion des NMDA-Rezeptors) (Steiner et al. 2013).
— Nach der Erstbeschreibung 2007 liegen noch keine sicheren Prävalenzdaten vor; betroffen sind v. a. junge Frauen (ca. 80%). Die Ursache ist unklar, bei ca. 60% der erwachsenen Patientinnen findet sich ein Ovarialkarzinom (paraneoplastisches Syndrom).
— Der Verlauf folgt sehr häufig (> 90% der bekannten Fälle) einer Sequenz.
— **Prodromalphase:** Abgeschlagenheit, Schlafstörungen, »grippale« Symptome, subfebrile Temperaturen, leichte Verwirrtheit; dann schizophreniforme Symptome: Wahn, Illusionen, Halluzinationen, formale Denkstörungen,

bizarres Verhalten, Affektstörungen, Angst, Erregungszustände (»hyperaktives Delir«); apathische Symptome: reduzierte Aktivität, Mutismus, Stupor, fehlende Reaktivität, katatone Symptome; später neurologische Symptome: epileptische Anfälle, Dystonien, Dyskinesien, Schluckstörungen, Sprechstörungen und vegetativ-autonome Dysregulation: Blutdruckkrisen, Synkopen, Temperaturstörungen, Hyperhidrosis, Atemdepression, Koma.

— Antikörper gegen NMDA-Rezeptoren scheinen bei psychischen Störungen und zumindest im Serum altersabhängig gehäuft zu sein; die Relevanz ist noch unklar. Spezifisch für die Anti-NMDA-Rezeptor-Enzephalitis scheinen v. a. IgG-AK gegen die NR1-Untereinheit des Rezeptors im Liquor zu sein (Pollak et al. 2013).

— Frühe **Diagnostik** ist entscheidend, bei Auftreten neurologischer Symptome und vegetativer Dysregulation ist intensivmedizinische Behandlung erforderlich: MRT bei etwa 50% auffällig, v. a. Hyperintensität im mesiotemporalen Kortex; EEG in 80–90% der Fälle auffällig, diffuse, teils rhythmische δ-/θ-Aktivität; Serum- und Liquoruntersuchung auf Antikörper gegen NMDA-Rezeptoren (Diagnosesicherung, v. a. IgG-NR1). Im Liquor bei 90% der Fälle leichte lymphozytäre Pleozytose, ca. 60% oligoklonale Banden.

— **Therapie und Prognose:** *Methylprednisolon* 1 g i.v. 3–6 Tage, ggf. zusammen mit i.v.-Immunglobulinen, ggf. Plasmapherese, *Rituximab* (Barry et al. 2015). Etwa 60–70% der Patienten remittieren oder zeigen geringe neurologische Defizite bei rascher adäquater und intensiver Therapie (Medikation, Intensivmedizin, Ergotherapie, Physiotherapie, Logopädie). Bei ca. 20% bleiben neurologische Schäden, die Mortalität liegt bei ≥ 5–10%. Rezidive sind möglich, häufig Amnesie für die Dauer der (ZNS-)Erkrankung.

Prävention und Prophylaxe des Delirs

— Im Rahmen schwerer medizinischer Erkrankungen (v. a. Infektionen, metabolische und endokrine Störungen) und insbesondere bei Operationen wurden delirprophylaktische Maßnahmen untersucht; verschiedene psychopharmakologische Strategien haben sich nach aktuellen Reviews und einer Metaanalyse als potenziell wirksam erwiesen (Friedman et al. 2014; Serafim et al. 2015): niedrig dosierte Gaben von *Haloperidol* und AAP (v. a. *Risperidon, Olanzapin, Aripiprazol, Quetiapin*) sowie *Gabapentin* (900 mg/d) und *Melatonin* bzw. Melatoninagonisten reduzierten das Risiko v. a. postoperativer Delirsyndrome bzw. die Dauer und den Schweregrad des Delirs im Vergleich zu Plazebo. Allerdings sind für niedrig dosiertes *Haloperidol* (Al-Qadheeb et al. 2016) neuere Ergebnisse zur Delirprophylaxe aus einer RCT negativ. Der Einsatz von *Quetiapin* zur Prophylaxe und Therapie von Delirien wird zum jetzigen Zeitpunkt ebenfalls nicht eindeutig positiv gesehen (Devlin et al. 2016). Unterschiede zwischen verschiedenen Antipsychotika liegen v. a. in den NW-Raten (höheres EPS-Risiko bei *Haloperidol* und *Risperidon*, stärkere Sedierung unter *Quetiapin* und *Olanzapin*) (Friedman et al. 2014). Eine Verkürzung der Verweildauer wurde auch bei effektiver Delirprophylaxe nicht gefunden. AChE-Inhibitoren hatten keinen delirpräventiven Effekt.

- Die delirpräventiven Effekte von Antipsychotika werden jedoch höher als ihre therapeutische Wirksamkeit bei bereits eingetretenem Delir eingeschätzt (Friedman et al. 2014). Eine sichere Empfehlung für eine generelle medikamentöse Delirprophylaxe (z. B. im höheren Lebensalter, vor Operationen usw.) kann derzeit gleichwohl – auch bei fehlender Zulassung – nicht gegeben werden (Barr et al. 2013; Hüfner u. Sperner-Unterweger 2014). Möglichst kurze Narkose- und Operationsdauer, zeitliche Bündelung von intensivmedizinischen Maßnahmen mit rascher Mobilisierung (Physiotherapie) und Etablierung von Wach- und Ruhezeiten (Reizabschirmung v. a. nachts) werden derzeit zur Verkürzung deliranter Zustände ebenso wie der Verzicht auf AChE-Inhibitoren, BZD (außer bei Alkohol- und Sedativaentzug) und Antipsychotika bei kardialem Risiko empfohlen (Barr et al. 2013; Devlin et al. 2016).
- Der Einsatz von *Dexmedetomidin* zur intensivmedizinischen Sedierung (Gerresheim u. Schwemmer 2013; Drach 2014) könnte die Delirdauer im Vergleich zu BZD und *Propofol* (sowie hochdosierten Opiaten) verkürzen. *Dexmedetomidin* könnte auch eine günstige Rolle bei therapierefraktären Erregungs- und Verwirrtheitszuständen nach EKT zukommen (Brydges et al. 2015).
- In einer RCT hatte der Melatoninagonist *Ramelteon* (nicht in der EU zugelassen; 8 mg zur Nacht, 7 Tage) bei insgesamt 67 Patienten, die wegen schwerer medizinischer Erkrankungen hospitalisiert wurden, gegenüber Plazebo einen signifikanten Effekt (Delir bei 3% vs. 32% unter Plazebo) (Hatta et al. 2014a); in weiteren Studien konnte der Befund teilweise repliziert werden.
- Cholinerge Substanzen (u. a. AChE-Inhibitoren) erwiesen sich weder zur Prophylaxe noch zur Therapie des Delirs als geeignet, *Physostigmin* bleibt der intensivmedizinischen Behandlung von v. a. zentralen anticholinergen Syndromen vorbehalten (Drach 2014).

Behandlung deliranter Syndrome

Möglichst frühzeitig ist die Beteiligung von Alkohol, BZD oder anderen psychotropen Substanzen (Entzug oder Intoxikation) zu klären (Nachweis oder Ausschluss durch Anamnese, Atem-, Urin- und Bluttests).

> **⊗** Es ist zu beachten, dass sich die Behandlung des Alkoholentzugs-
> delirs (▶ 7.2.1) von den übrigen Delirformen unterscheidet, s. auch
> ◨ Abb. 12.1 (4. Spalte). In Zweifelsfällen und nicht auszuschließen-
> dem Verdacht auf eine organisch bedingte oder substanzinduzierte
> Störung ist neben der internistischen Basistherapie am ehesten die
> Gabe von *Haloperidol* (p.o. oder i.m.) schweregradabhängig in
> möglichst niedriger Initialdosis (1–2,5 mg) weiterhin zu empfehlen.

— **Antipsychotika**, insbesondere AAP, wurden zur Behandlung bzw. Verkürzung von hyper- und hypoaktiven Delirzuständen unterschiedlicher
  Ätiologie (v. a. internistische Erkrankungen, postoperativ) untersucht,
  der Effekt ist wahrscheinlich noch geringer als die delirpräventive Wirkung. Unter engmaschiger Kontrolle von Risiken und NW erscheint der
  kurzzeitige Einsatz (Tage bis wenige Wochen) von *Risperidon*
  (0,5–2 mg/d), *Quetiapin* (25–100 mg/d), *Olanzapin* (2,5–10 mg/d), *Aripiprazol* (2,5–10 mg/d) sowie die niedrig dosierte *Haloperidol*-Gabe (0,5–
  2 mg/d, < 5 mg/d) gleichermaßen wirksam wie sicher (Drach 2014; Hatta
  et al. 2014b; Review: Wang et al. 2013; Okumura et al. 2016; Michaud
  et al. 2015). In einer Untersuchung zeigte sich ein geringeres Ansprechen
  von Patienten > 75 J. insbesondere auf *Olanzapin*. Unter *Aripiprazol* und
  in einer retrospektiven Studie unter *Quetiapin* (Michaud et al. 2015)
  besserten sich v. a. hypoaktive Delirien, während unter *Olanzapin* hyper-
  aktive Delirien besser ansprachen, unter *Haloperidol* zeigten sich keine
  Unterschiede bzgl. der Subtypen (Friedman et al. 2014). Besondere
  Vorsicht (u. a. strenge Indikationsstellung) ist bei der Verordnung von
  Antipsychotika im Rahmen eines Delirs bei Demenz geboten, bei Lewy-
  Körper-Demenz oder Parkinson-Erkrankung sind *Haloperidol* und
  Risperidon kontraindiziert.
— Zusätzlich ist *Clomethiazol* (Distraneurin, initial 1–2 Kps.) unter Beach-
  tung der Kontraindikationen (u. a. zentral verursachte Atemstörung,
  eingeschränkte Atemfunktion z. B. bei Asthma bronchiale oder akuter
  Bronchial-/Lungenerkrankung) auch für die Behandlung von Ver-
  wirrtheits-, Erregungs- und Unruhezuständen bei Patienten mit hirnorganischem Psychosyndrom im höheren Lebensalter unter kontrollierten
  stationären Bedingungen zugelassen (s. auch: *Clomethiazol*, Dosierung
  ▶ 7.4, Präparat).
— *Zuclopenthixol* (oral, bis 20 mg/d) und *Prothipendyl* (oral, 20–80 mg/d,
  max. 320 mg/d²) sind bei Erregungszuständen im Rahmen von Demenzerkrankungen bzw. psychiatrischen Grunderkrankungen formal zwar
  zugelassen und wegen möglicher anticholinerger Wirkungen und
  Kreislaufdepression (Sturzrisiko) wie andere anticholinerg wirkende
  Medikamente allenfalls als Reservemedikation zu betrachten.

Box 2

Notfalltherapie beim deliranten Syndrom mit Erregungszustand (ohne Hinweise auf Alkohol- oder BZD-Entzug)

— **Internistische Basistherapie** (u. a. Flüssigkeitszufuhr bei Exsikkose, ggf. Elektrolytausgleich, kardiale Stabilisierung, ggf. Sauerstoffzufuhr, Beschränkung der Medikation auf das Notwendige).

— **Psychopharmakologische Basistherapie** mit einem Antipsychotikum: Im Gegensatz zur Behandlung von psychomotorischer Erregung anderer Genese ist mit niedrigeren Dosen schweregradabhängig zu beginnen, insbesondere bei älteren Patienten. Wenn eine orale Gabe möglich ist: *Risperidon* 0,5–1 mg, *Olanzapin* 5–10 mg oder *Quetiapin* 25–50 mg, alternativ auch *Aripiprazol* 5–10 mg oder *Haloperidol* 1–2 mg. Dosierungen von *Haloperidol* > 3–5 mg/24 h sind bei Patienten mit Delir mit deutlich erhöhten NW (v. a. EPS) assoziiert.

— Parenteral *Haloperidol* 1–2 mg i.m. 2- bis 4-stündlich; die maximal zugelassene Tagesdosis sollte weit unterschritten werden; alternativ AAP (*Aripiprazol, Ziprasidon, Olanzapin* i.m.).

— BZD sollten vermieden werden, insbesondere bei älteren Patienten können v. a. BZD (»paradoxe Wirkung«), Opioide und Antihistaminika delirante Zustände verstärken oder hervorrufen.

— Keine anticholinerg wirksamen Medikamente (mögliche Verstärkung des deliranten Syndroms).

— Als Behandlungsversuch kann *Lorazepam* 0,5–1 mg p.o. oder i.v. 2- bis 4-stündlich, nicht mehr als 7,5 mg/24 h^z bei jüngeren Patienten zum Einsatz kommen, insbesondere bei älteren Patienten mit Delir sind BZD zu vermeiden.

12.4.4 Erregungszustände bei Intoxikation mit psychotropen Substanzen

— Die Unterscheidung zwischen Alkoholentzugssymptomen und akuten Intoxikationen mit Alkohol ist nicht immer einfach. Die Anamnese eines chronischen Alkoholkonsums in Kombination mit vegetativen Symptomen (Tachykardie, Tremor, Hyperhidrose) und deliranter Erregung bei gleichzeitig niedrigen oder nicht nachweisbaren Blutalkoholkonzentrationen legen eine Entzugssymptomatik nahe.

— Es sollte zwischen Intoxikationen mit zentral dämpfenden (v. a. Alkohol, BZD) und zentral stimulierenden Substanzen (v. a. Amphetamine, Kokain) unterschieden werden (◨ Abb. 12.1).

- Bei Erregungszuständen, die im Rahmen von **BZD-Einnahmen** und/oder **Alkoholintoxikationen** sowie von γ-Hydroxybuttersäure (GHB, GBL, *liquid ecstasy*) auftreten, sollten Psychopharmaka sehr zurückhaltend eingesetzt werden. BZD und *Clomethiazol* sollten wegen des Risikos einer überadditiven atemdepressiven Wirkung (v. a. mit Alkohol) vermieden werden.

- In dieser Indikation bestehen weiterhin die besten Erfahrungen mit *Haloperidol* (p.o. oder i.m.), v. a. in Bezug auf die respiratorische Funktion (allenfalls minimale Beeinträchtigung). AAP sind bei Alkoholintoxikation nicht hinreichend untersucht, *Olanzapin* oder *Risperidon*, ggf. auch *Ziprasidon* und *Aripiprazol* (immer ohne Komedikation mit einem BZD) könnten aber Alternativen darstellen (Wilson et al. 2012).

- Bei Erregungszuständen mit **Stimulanzien, Kokain und anderen zentralnervös stimulierenden Drogen** sind BZD (*Lorazepam, Diazepam*) vorrangig einzusetzen. Bei psychotischen Dekompensationen im Rahmen einer Stimulanzien- oder Kokainüberdosierung sind neben internistischen Maßnahmen (ggf. Intensivüberwachung) AAP, ggf. *Haloperidol*, empfohlen.

- Erregungszustände, die durch **Überdosierung bzw. Intoxikation mit Psychopharmaka** (z. B. SSRI, SNRI) oder anderen psychotropen Substanzen verursacht sind, bedürfen zunächst v. a. auch wegen möglicher kardialer und respiratorischer sowie hepatischer und renaler Risiken der engmaschigen internistischen Kontrolle und Therapie, ggf. der Intensivüberwachung. Nicht selten handelt es sich um Mischintoxikationen mit zunächst unklaren pharmakodynamischen und -kinetischen Konsequenzen. Ähnliches gilt für Mischintoxikationen mit bekannten oder unbekannten Drogen und Substanzen.

Übersicht ◻ Tab. 12.4; spezifische Syndrome der Überdosierung oder Intoxikation mit Psychopharmaka ▸ 12.8.2; Übersicht zur Pharmakotherapie von Abhängigkeitserkrankungen ▸ 7.1.2.

12.5 Hypovigilant-hypoaktive psychiatrische Notfallsituationen

Außer den Erregungszuständen (▸ 12.4) können auch plötzlich auftretende hypovigilante Zustände (v. a. mit quantitativen Bewusstseinsstörungen) sowie hypoaktiv-apathische bis hin zu dissoziativen oder kataton-stuporösen Syndromen psychiatrische Notfallsituationen darstellen. Studiendaten zur Behandlung hypovigilanter, kataton-stuporöser und dissoziativer Zustände fehlen weitgehend. Bei Störungen der Vigilanz (quantitative Bewusstseinsstörung) mit den Ausprägungen von Benommenheit/Somnolenz über Sopor

◼ **Tab. 12.4** Übersicht über Differenzialdiagnose und psychopharmakologische Notfalltherapie deliranter Syndrome mit Erregungszustand

Differenzialdiagnose	Medikamentöse Notfalltherapie
Delir/Erregungszustand bei somatischen Erkrankungen (Beispiele): **ZNS:** Akut entzündlich, Epilepsie, Trauma, zerebrovaskulär, neoplastisch, Demenz **Metabolisch:** Hyper-/hypoglykämisch, Hyperthyreose, renale/hepatische Insuffizienz **Kardiopulmonal:** Arrhythmien, Herzinsuffizienz, akute Myokardischämie **Systemisch:** Infektiöse/neoplastische Erkrankungen, Temperatur-/Flüssigkeits- oder Elektrolytentgleisungen, Anämie, postoperativ, Polytrauma	Behandlung der Grunderkrankung, primär internistisch-symptomatische Behandlung *Risperidon, Olanzapin* p.o. *Haloperidol* p.o./i.m. niedrige Dosis **Cave:** Antipsychotika bei Demenz; *Risperidon* und KAP zudem nicht bei Lewy-Körper-Demenz oder Parkinson-Erkrankung Speziell bei geriatrischen und multimorbiden Patienten: *Melperon, Pipamperon* (auch adjuvant) ggf. *Clomethiazol* (**Cave:** Atemdepression); v. a. bei älteren Patienten auf BZD möglichst verzichten
Delir/Erregungszustand bei Alkoholentzug ► 7.2.1	Clomethiazol (► 7.4, Präparat), (alternativ Lorazepam, Diazepam); ggf. zusätzlich *Haloperidol, Clonidin* Kein Alkohol!
Delir/Erregungszustand bei BZD-Entzug ► 4.6.3 und ► 4.6.4	Sukzessiver Entzug (ggf. über Wochen); ggf. *Haloperidol*
Delir/Erregungszustände bei Alkoholintoxikationen (inkl. kompliziertem Alkoholrausch)	*Haloperidol* (bei Alkoholintoxikation: **Cave** BZD)
Delir/Erregungszustände bei Drogenintoxikation	Sofortiger Drogenentzug, ggf. *Haloperidol*
Delir/Erregungszustände als NW von Psychopharmaka (z. B. zentrales Serotonin- oder anticholinerges Syndrom) ► 12.8.2	Sofortiges Absetzen oder starke Reduktion der AM (entsprechend dem Schweregrad des Delirs) Bei Erregung ggf. zusätzlich *Haloperidol* und/oder *Lorazepam* *Physostigmin* nur in der Intensivmedizin

bis zum Koma sind Psychopharmaka in der Regel kontraindiziert (und häufig auch nicht nötig), wohingegen die diagnostische Abklärung (einschließlich zerebraler Bildgebung) und ggf. intensivmedizinische Behandlung vorrangig sind.

- Bei allen quantitativen und qualitativen Bewusstseinsstörungen ist eine internistische Basisbehandlung (drohende vitale Gefährdung), ggf. die intensivmedizinische Überwachung und Therapie sowie die Notfalldiagnostik (Laboruntersuchung, zerebrale Bildgebung; ggf. Lumbalpunktion, EEG) mit dem Ziel der kausalen Therapie oder des Ausschlusses einer kausal behandelbaren Erkrankung vorrangig (z. B. limbische Enzephalitis, ► 12.4.3).
- Bei unklaren hypovigilant-hypoaktiven Bewusstseinsstörungen ist immer auch an eine hypoaktive Form eines Delirs (► 12.4.3) und möglicherweise rasch wechselnde Zustandsbilder (Erregungszustand) zu denken; Ähnliches gilt für stuporöse Zustandsbilder (Gefahr des raptusartigen Erregungszustands mit Bewegungssturm).
- Immer ist an die Möglichkeit einer Intoxikation (Mischintoxikation, zentral dämpfende Substanzen) zu denken (► 12.8).
- Der Einsatz von psychotropen Substanzen bei quantitativen und/oder qualitativen Bewusstseinseinschränkungen ist in der Regel kontrainidiziert und – wenn überhaupt – nur sehr zurückhaltend und unter engmaschiger Kontrolle (stationär) geboten.

Die Empfehlungen zur Behandlung von hypovigilant-hypoaktiven Syndromen im psychiatrischen Notfall werden in ◘ Abb. 12.2 zusammengefasst.

12.5.1 Quantitative Bewusstseinsstörungen

Bei quantitativen Bewusstseinsstörungen handelt es sich um Störungen der Vigilanz mit **dimensionaler** Ausprägung von Benommenheit/Somnolenz über den Sopor bis zum Koma. Psychopharmaka sind in der Regel kontraindiziert und unnötig. Die diagnostische Abklärung und (ggf. intensiv-)medizinische Behandlung haben Vorrang. Der Einsatz einer Skala zur Verlaufsevaluation (RASS, ► 12.4.3) ist zu empfehlen.

Somnolenz

Als Somnolenz wird eine Vigilanzminderung mit vermehrter Schlafneigung bei noch möglicher Erweckbarkeit auf Ansprache bezeichnet. Zusätzlich bestehen psychomotorische Verlangsamung mit herabgesetzter Reaktionsfähigkeit sowie meist auch Aufmerksamkeitsstörungen und kognitive Verlangsamung.

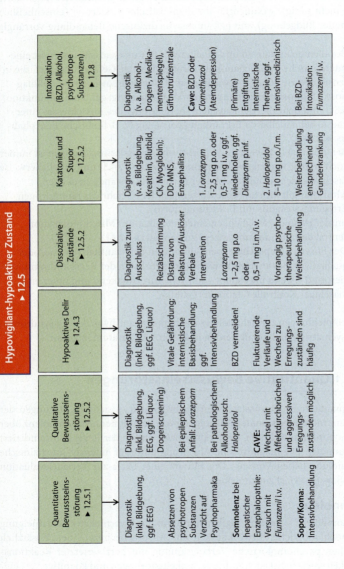

Hypovigilant-hypoaktiver Zustand ▶ 12.5

Quantitative Bewusstseinsstörung ▶ 12.5.1

Diagnostik (inkl. Bildgebung, ggf. EEG)

Absetzen von psychotropen Substanzen
Verzicht auf Psychopharmaka

Somnolenz bei hepatischer Enzephalopathie: Versuch mit *Flumazenil* i.v.

Sopor/Koma: Intensivbehandlung

Qualitative Bewusstseinsstörung ▶ 12.5.2

Diagnostik (inkl. Bildgebung, EEG, ggf. Liquor, Drogenscreening)

Bei epileptischem Anfall: *Lorazepam*

Bei pathologischem Alkoholrausch: *Haloperidol*

CAVE:
Wechsel mit Affektdurchbrüchen und aggressiven Erregungszuständen möglich

Hypoaktives Delir ▶ 12.4.3

Diagnostik (inkl. Bildgebung, ggf. EEG, Liquor)

Vitale Gefährdung; internistische Basisbehandlung; ggf. Intensivbehandlung

BZD vermeiden!

Fluktuierende Verläufe und Wechsel zu Erregungszuständen sind häufig

Dissoziative Zustände ▶ 12.5.2

Diagnostik zum Ausschluss

Reizabschirmung
Distanz von Belastung/Auslöser
Verbale Intervention

Lorazepam 1–2,5 mg p.o oder 0,5–1 mg i.m./i.v.

Vorrangig psychotherapeutische Weiterbehandlung

Katatonie und Stupor ▶ 12.5.2

Diagnostik (v. a. Bildgebung, Kreatinin, Blutbild, CK, Myoglobin); DD: MNS, Enzephalitis

1. *Lorazepam* 1–2,5 mg p.o. oder 0,5-1 mg i.v., ggf. wiederholen, ggf. *Diazepam* p.inf.

2. *Haloperidol* 5–10 mg p.o./i.m.

Weiterbehandlung entsprechend der Grunderkrankung

Intoxikation (BZD, Alkohol, psychotrope Substanzen) ▶ 12.8

Diagnostik (v. a. Alkohol-, Drogen-, Medikamentenspiegel), Giftnotrufzentrale

Cave: BZD oder *Clomethiazol* (Atemdepression)

(Primäre) Entgiftung internistische Therapie, ggf. intensivmedizinisch

Bei BZD-Intoxikation: *Flumazenil* i.v.

▣ **Abb. 12.2** Empfehlungen zur Behandlung hypovigilant-hypoaktiver Syndrome. *BZD* Benzodiazepine, *CK* Kreatinkinase, *MNS* malignes neuroleptisches Syndrom

- **Ätiologie:** Neurologisch (z. B. Epilepsie, meist postiktal, entzündliche Prozesse wie Meningitis/Enzephalitis, metabolische Enzephalopathien, limbische Enzephalopathie, Hirnstammprozesse, Schädel-Hirn-Trauma), internistisch (z. B. Intoxikationen, Hyperglykämie, Hypothyreose, Elektrolytstörungen, Komplikation bei schweren Allgemeinerkrankungen).
- **Diagnostik:** Körperliche Untersuchung, Labor (Elektrolyte, Entzündungs-, Leber-, Nierenparameter, Glukose, Schilddrüsenwerte, Blutbild, Urinstatus inkl. Drogenscreening, Lumbalpunktion), EEG, zerebrale Bildgebung.
- Bei Somnolenz im Rahmen der **hepatischen Enzephalopathie** oder einer Intoxikation mit BZD evtl. Versuch mit *Flumazenil* i.v. (Anexate, fraktioniert 0,1–1 mg); dabei vorübergehende Vigilanzbesserung möglich (diagnostisch), zuvor aber Ausschluss einer epileptischen Aktivität im EEG.

Sopor und Koma

Unter **Sopor** wird eine Vigilanzminderung mit (kurzfristiger) Erweckbarkeit nur durch starke Schmerzreize bei fehlender Spontanmotorik verstanden. Das **Koma** ist ein Zustand tiefer Bewusstlosigkeit mit überwiegend fehlender Responsivität auch auf Schmerzreize, ungezielte Abwehrbewegungen sind möglich. Schutzreflexe können vorhanden sein oder fehlen.

- **Ätiologie und Diagnostik:** Prinzipiell wie bei Somnolenz; Intensivüberwachung notwendig, ggf. Sicherstellung von Atmung und Kreislauffunktionen.

12.5.2 Qualitative Bewusstseinsstörungen

Bei qualitativen Bewusstseinsstörungen (»**Dämmerzustand**«) handelt es sich um eine vorübergehende Bewusstseinsveränderung bzw. traumartige Einengung des Bewusstseins. Die Handlungsfähigkeit ist erhalten bei jedoch verminderter intentionaler Spannweite. Charakteristisch ist ein teilweiser oder völliger Verlust der normalen Integration von Erinnerungen an die Vergangenheit sowie des Identitätsbewusstseins, unmittelbarer Wahrnehmungen und der bewussten motorischen Kontrolle. Häufig sind psychomotorische und kognitive Verlangsamung sowie teilnahmslos-apathisches Verhalten mit einem möglichen raschen Wechsel zu Affektdurchbrüchen und Erregungszuständen. Zum Teil besteht forensische Relevanz durch mögliches (und oft persönlichkeitsinkongruentes) fremdaggressives und impulsives Verhalten. Typisch ist eine Amnesie für den Zeitraum des Auftretens, gelegentlich mit »Erinnerungsinseln«.

Dissoziative Störungen

Bei nachweislich organischer Grunderkrankung können qualitative Bewusstseinsstörungen als organische dissoziative Störung (ICD-10: F05.6) oder – bei
psychomotorischer Starre – als organische katatone Störung (ICD-10: F06.1)
auftreten (zur Katatonie ▶ 3.4.5).

- **Ätiologie:** Überwiegend bei Epilepsie (v. a. postiktal, aber auch iktal als
  Anfallsäquivalent), weiterhin bei sog. pathologischem Alkoholrausch,
  Schädel-Hirn-Verletzungen, progressiver Paralyse, entzündlichen ZNS-
  Prozessen.
- **Diagnostik:** Körperliche Untersuchung, Anamnese, Labor, zerebrale Bildgebung, EEG, evtl. Lumbalpunktion zum Nachweis einer hirnorganischen Störung.
- **Differenzialtherapie:** Bei epileptischer Genese bzw. sicherem Ausschluss
  einer Intoxikation BZD (z. B. *Lorazepam* 0,5–1 mg i.v./i.m. oder 1–2,5 mg
  p.o., max. 7,5 mg/24 h^z), beim pathologischen Alkoholrausch *Haloperidol*
  5–10 mg p.o. oder i.m. (max. 100 mg/24 h^z p.o. bzw. 60 mg/24 h^z i.m.).
- Grundsätzlich sollten bei Bewusstseinsstörungen Medikamente parenteral verabreicht werden.

Psychogene dissoziative Zustände, z. B. im Rahmen dissoziativer Störungen
i. e. S. (ICD-10: F44) oder bei Persönlichkeitsstörungen (ICD-10: F6), können
ebenfalls als qualitative Bewusstseinsstörungen imponieren und lassen sich
teilweise nur schwer von organisch bedingten dissoziativen Störungen abgrenzen. Bei häufig bestehender psychomotorischer Hemmung mit Mutismus
(»Stupor«) sowie fehlender oder stark eingeschränkter Reagibilität auf äußere
Reize finden sich gleichzeitig unauffällige organische Befunde (Ausschluss-
diagnostik). In der Anamnese sind häufig keine psychiatrischen Störungen
festzustellen, auch wenn bei den betroffenen Patienten eine erhöhte Dissozia-
tionstendenz angenommen wird. Diagnostisch wegweisend sind unmittelbar
bzw. kurz zuvor vorausgegangene belastende Erlebnisse (Fremdanamnese).
Häufig liegt eine auffällige Persönlichkeitsstruktur zugrunde.

Besondere differenzialdiagnostische Schwierigkeiten auch in der Notfallsituation bereiten sog. »**psychogene Anfälle**« (*psychogenic nonepileptic seizures*)
(ICD-10: F44.2) . Dissoziative Krampfanfälle können epileptischen Anfällen
motorisch stark ähneln, Zungenbiss, Verletzungen beim Sturz oder unwill-
kürlicher Urinabgang sind jedoch selten. Ein (quantitativer) Bewusstseinsverlust fehlt, nicht selten finden sich jedoch ein stupor- oder tranceähnlicher Zustand (»postiktale Verwirrtheit«). Viele Patienten mit dissoziativen Krampfanfällen werden über Jahre hinweg als »Epilepsie-Patienten« mit Antikonvulsiva behandelt (ein geringer, aber gegenüber der Gesamtbevölkerung erhöhter
Prozentsatz der Patienten leidet unter einer komorbiden genuinen Epilepsie),
die sicherste Differenzialdiagnose erfolgt durch Langzeit-Video-EEG, als

---

Box 3	

Notfalltherapie bei dissoziativem Stupor

- Reizabschirmung, Distanz vom belastenden Ereignis bzw. von belastenden Faktoren schaffen, Gespräch in ruhiger, neutraler Umgebung suchen, Zeit nehmen.
- Nach Ausschluss organischer Ursachen einschließlich Intoxikationen *Lorazepam*, z. B. 1–2,5 mg p.o. (z. B. Expidet-Formulierung) oder 0,5–1 mg i.v. (max. 7,5 mg/24 h²).
- Psychotherapie-Angebot zur Weiterbehandlung.

---

therapeutisches Vorgehen wird die schonende und nicht entwertende Diagnoseeröffnung, das ausschleichende Absetzen von Antikonvulsiva und psychotherapeutisches Vorgehen empfohlen. Die Störung tritt häufiger bei jungen Frauen auf (60–75%, Risiko: frühe Traumatisierungen), wird aber auch bei vorausgegangenen (hirn-)organischen Grunderkrankungen beschrieben.

Katatone und stuporöse Zustände

Unter einem **Stupor** wird ein abnormer Zustand psychomotorischer Hemmung mit eingeschränkter bzw. aufgehobener Reaktivität auf Umweltreize (einschließlich Mutismus) verstanden. Das Wachbewusstsein ist meist voll erhalten, eine Amnesie entsteht in der Regel nicht.

Es wird angenommen, dass Katatonien eine eigene Störungsgruppe darstellen könnten, andererseits treten kataton-stuporöse Syndrome unspezifisch bei verschiedenen psychiatrischen und internistischen Grunderkrankungen auf (zur Differenzialdiagnostik ◻ Tab. 12.5; ▶ 3.4.5). Entsprechend der häufig zunächst unsicheren Ätiologie stuporöser Zustände sollte die pharmakologische Notfallintervention zurückhaltend und vorsichtig sein (möglichst nach Ausschluss organischer Ursachen einschließlich Intoxikationen).

- Am häufigsten wird bei stuporösen Zuständen die orale oder parenterale Gabe von *Lorazepam*, bei schweren Ausprägungen (Katatonien) bis 20 mg/d, empfohlen.
- Katatone Zustände sollten – nach Diagnostik im Hinblick auf ein malignes neuroleptisches Syndrom (MNS) – primär mit BZD (vorzugsweise *Lorazepam*) behandelt werden (▶ 3.4.5). Nach einer »Testdosis« von 1–2,5 mg *Lorazepam* (oral oder langsam i.v.) können Dosierungen bis über 20 mg *Lorazepam* notwendig sein, alternativ wurden nach *Lorazepam*-Non-Response *Diazepam*-Infusionen (10 mg/500 ml über 8 h) vorgeschlagen (*off label*) (Lin u. Huang 2013); darunter sind Response-Raten von 60–100% berichtet worden; Patienten mit nichtschizophrenen Störungen und Katatonie sprechen eher noch besser auf BZD an (Kroll et al. 2012).

- EKT gilt als Behandlung der 2. Wahl, v. a. bei BZD-Non-Response (auch in Kombination) und primär bei febriler Katatonie mit vegetativer Instabilität sowie ggf. bei älteren Patienten mit Verschlechterung des Delirs unter BZD.
- Nach Ausschluss einer Enzephalitis (u. a. auch Anti-NMDA-Rezeptor-Enzephalitis, ▶ 12.4.3) ist bei Nichtansprechen auf pharmakologische Interventionen eine EKT zu erwägen.
- Eine überlegene Wirksamkeit von *Lorazepam* gegenüber anderen BZD ist nicht durch kontrollierte Studien belegt, eine Cross-over-Studie ergab keine Unterschiede zwischen *Lorazepam* (2 mg) und *Oxazepam* (60 mg) bei kataton-stuporösen Zuständen mit Mutismus.
- Das Ansprechen auf *Lorazepam* bei katatonen und stuporösen Zuständen unterschiedlicher Ätiologie gibt keine diagnostischen Hinweise. Längerer Verlauf, ausgeprägter Mutismus und schizophrene Erstrangsymptome scheinen negative Prädiktoren für eine *Lorazepam*-Response bei Katatonie zu sein, während motorische Symptome positive Prädiktoren darstellen (Narayanaswamy et al. 2012).
- Positive Wirkungen von *Haloperidol* und einiger AAP (*Olanzapin*, *Risperidon*, *Aripiprazol*) bei katatonen Zuständen im Rahmen schizophrener Störungen sind durch Fallserien und Kasuistiken belegt. Eine Fallsammlung legt nahe, dass Patienten mit Katatonie, die nicht auf *Lorazepam* oder EKT respondieren, von einem Glutamatrezeptorantagonisten (*Amantadin*, *Memantin*) profitieren können.

Katatonie bei schizophrenen Störungen

Katatone Symptome und Zustände sind bei schizophrenen Störungen häufig (15–20%), werden aber klinisch seltener diagnostiziert (< 5%). Als katatone Symptome, z. B. im Rahmen schizophrener Störungen (▶ 3.4.1), kommen psychomotorische Hemmung, zumeist mit Mutismus und Stupor, vor. Beobachtet

---

Box 4

Notfalltherapie bei Stupor unbekannter Genese
- Nach Ausschluss organischer Ursachen einschließlich Intoxikationen initial Versuch mit *Lorazepam*, z. B. 1–2,5 mg p.o. (z. B. Expidet-Formulierung) oder 0,5–1 mg i.v. (max. 7,5 mg/24 h²), ggf. auch *Diazepam* als Infusion (10 mg/500 ml über 8 h).
- Bei ausbleibendem Erfolg: EKT oder Versuch mit *Haloperidol* 5–10 mg p.o. oder i.m. (max. 100 mg/24 h² p.o. bzw. 60 mg/24 h² i.m.), wenn malignes neuroleptisches Syndrom und Enzephalitis ausgeschlossen sind (▶ 12.8.2).
- Bei perniziöser Katatonie zusätzlich Kühlung, Volumensubstitution, ggf. intensivmedizinische Behandlung; EKT nach Ausschluss einer Enzephalitis.

◼ **Tab. 12.5** Übersicht über Differenzialdiagnose und Notfalltherapie stuporöser Zustände

Differenzial-diagnose	Notfalltherapie (nach Ausschluss organischer Ursachen und Intoxikationen)
Stupor und Katatonie bei Schizophrenie	Initial *Lorazepam*, wenn ohne Wirkung: *Haloperidol*, alternativ *Olanzapin*[a] oder *Risperidon*[b], *Aripiprazol*[b], *Ziprasidon*[b], *Quetiapin*[b]; EKT
Depressiver bzw. manischer Stupor	*Lorazepam*; nach Abklingen des Akutzustands antidepressive bzw. antimanische/stimmungsstabilisierende Behandlung; EKT
Stupor bei organischer katatoner Störung	Initial *Lorazepam*, ggf. *Diazepam*, wenn ohne Wirkung EKT, Versuch mit *Haloperidol*, Behandlung der Grunderkrankung, bei substanzinduzierter Genese Absetzen bzw. Entzug der verursachenden Substanz
Dissoziativer Stupor	*Lorazepam*, ggf. psychotherapeutische Krisenintervention

[a] ► 12.3, Warnhinweis. [b] Bisher jedoch nicht systematisch untersucht, nur Fallserien.

werden können dabei häufig weitere Phänomene wie Negativismus, Echopraxie und Echolalie sowie eine »wächserne Biegsamkeit« der Extremitäten (Flexibilitas cerea) und ein Bewegungsverharren (über teilweise sehr lange Zeiten) in oft bizarren, unnatürlichen Positionen (Kataplexie) (Lang et al. 2015).

❯ **Ein abruptes Umschlagen von katatonem Stupor in einen katatonen psychomotorischen Erregungszustand (»Bewegungssturm«) ohne offensichtlichen äußeren Anlass ist möglich. Sehr selten: lebensbedrohliche perniziöse Katatonie mit Fieber (febrile Katatonie), autonomer Entgleisung, Akrozyanose, Petechien, Bewusstseinstrübung. Differenzialdiagnose: malignes neuroleptisches Syndrom (► 12.8.2).**

▬ Die Behandlung von Katatonien bei bekannten schizophrenen Störungen sollte (möglichst nach Ausschluss organischer Ursachen einschließlich Intoxikationen) auch mit BZD (*Lorazepam*) beginnen.

▬ Nach »Lyse« des kataton-stuporösen Zustands treten häufig Halluzinationen und Wahn offen und floride zutage; dann sollte eine antipsychotische Behandlung (bevorzugt mit AAP, z. B. *Olanzapin* 10–20 mg; ggf. auch KAP) erfolgen. Bei medikamentöser Non-Response und nach Ausschluss von Enzephalitis und MNS ist EKT Mittel der Wahl, auch in Kombination mit BZD.

- Die BZD-Medikation sollte vorsichtig ausgeschlichen werden (< 4 Wochen, Abhängigkeitsrisiko).
- Offensichtlich respondieren Patienten mit schizophrener Katatonie eher etwas seltener auf BZD (Kroll et al. 2012). Gleichwohl sollten Antipsychotika auch bei diesen Patienten zunächst zurückhaltend und erst nach Ausschluss eines malignen neuroleptischen Syndroms (insbesondere Hyperthermie, Rigidität, CK-Erhöhung, Rhabdomyolyse) eingesetzt werden, da Katatonien und MNS syndromale Überschneidungen aufweisen (Lang et al. 2015) und wahrscheinlich Teile eines Erkrankungsspektrums sind und hochdosierte Gaben v. a. von KAP ein MNS triggern könnten (Luchini et al. 2013).

Depressiver Stupor

Bei Vorliegen der diagnostischen Kriterien für eine depressive Episode steht eine ausgeprägte Antriebsminderung mit psychomotorischer und kognitiver Hemmung im Vordergrund. Die affektive Resonanzfähigkeit kann bis zur Affektstarre eingeschränkt sein, häufig besteht Negativismus und (elektiver) Mutismus. Blickkontakt ist vorhanden, das Verhalten bei Exploration wirkt passiv-duldend, weniger autistisch und bizarr (DD: Katatonie bei Schizophrenie). **Cave:** Suizidalität.

Manischer Stupor

Bei einer manischen Episode kann z. B. durch extreme Gedankenbeschleunigung oder psychotische Symptome die Handlungsfähigkeit bis hin zur Entwicklung eines Stupors eingeschränkt sein. Auch kann ein stuporöses Syndrom bei manisch-depressiven Mischbildern (mit oder ohne psychotische Merkmale) auftreten.

Organischer Stupor und organische katatone Störung

Phänomenologisch besteht Ähnlichkeit mit dem katatonen Stupor bei Schizophrenien. Differenzialdiagnostisch wegweisend sind pathologische Befunde

---

Box 5	

Notfalltherapie beim depressiven Stupor
- Nach Ausschluss organischer Ursachen einschließlich Intoxikationen, u. U. in suizidaler Absicht: Akut: *Lorazepam*, z. B. 1–2,5 mg p.o. (Expidet) oder 0,5–1 mg i.v. (max. 7,5 mg/24 h²).
- Weiterbehandlung: Stationäre **antidepressive** Einstellung ggf. mit *Lorazepam* als Komedikation.

| **Box 6** | | |

Notfalltherapie beim manischen Stupor
- Möglichst Ausschluss organischer Ursachen einschließlich Intoxikationen.
- Akut: *Lorazepam*, z. B. 1–2,5 mg p.o. (z. B. Expidet-Formulierung) oder 0,5–1 mg i.v. (max. 7,5 mg^z).
- Weiterbehandlung: Stationäre Verlaufsbeobachtung und ggf. phasenprophylaktische/antimanische Aufdosierung mit einem Stimmungsstabilisierer (z. B. *Lithium*, *Valproat*).

| **Box 7** | | |

Notfalltherapie bei organischer katatoner Störung
- Behandlung der Grunderkrankung, ggf. *Haloperidol* 1–5 mg p.o. oder i.m. (max. 100 mg/24 h^z p.o. bzw. 60 mg/24 h^z i.m.) oder AAP nach Ausschluss eines malignen neuroleptischen Syndroms (▶ 12.8.2).
- Ggf. auch *Lorazepam* (nach Ausschluss von Intoxikation, Enzephalitis, Hirndruck usw.) unter engmaschiger Kontrolle und Notfallbereitschaft.
- Bei Versagen medikamentöser Therapieversuche: EKT.

(z. B. entzündlich, autoimmun, Intoxikation, zerebrale Raumforderung, Epilepsie) bei der internistischen bzw. neurologischen Diagnostik (◻ Tab. 12.5).
- Bei psychotischen Begleitsymptomen ist der Einsatz eines Antipsychotikums (*Haloperidol*, zunächst 1–5 mg) zu erwägen, alternativ auch ein AAP (*Risperidon* 1–2 mg, *Olanzapin* 5–10 mg p.o., *Aripiprazol* 5 mg, *Quetiapin* 25–50 mg, **Cave:** Sedierung).
- Wegen der potenziell delirogenen Wirkung und einer möglichen Verstärkung von Sedierung und Atemdepression sollte auf BZD vor diagnostischer Absicherung (Ausschluss Intoxikation, Enzephalitis, Hirndruck usw.) in dieser Situation möglichst verzichtet werden.
- Bei anhaltender katatoner Symptomatik unter engmaschigen Kontrollen (Antidot bereithalten) ist ein Versuch mit *Lorazepam* gerechtfertigt; organische katatone Störungen sprechen in der Regel gut auf *Lorazepam* an (Kroll et al. 2012).

12.6 Suizidalität

Suizidalität kommt als Symptom bei allen psychiatrischen Erkrankungen vor (v. a. bei affektiven Störungen wie Major Depression oder bipolaren Störungen, schizophrenen Psychosen, alkoholbezogenen und Persönlichkeitsstörungen, besonders Borderline-Persönlichkeitsstörung), jedoch auch unabhängig von psychiatrischen Krankheitsbildern (*rational choice*, z. B. Terminalstadium schwerer somatischer Erkrankungen, »Bilanzsuizid«, Lebenskrisen, v. a. Verluste, Trennungen, drastische äußerlich geprägte Änderungen der Lebensweise, schwere Kränkungen), wobei hier Persönlichkeitsfaktoren oft konfundieren.

Forschungsergebnisse legen zum einen eine genetische Prädisposition für Suizidalität und suizidale Handlungen, zum anderen Gen-Umwelt-Interaktionen, z. B. zwischen frühen Traumatisierungen und CRH-Rezeptor-Genvarianten (Roy et al. 2012), nahe.

Bei 90% aller Suizide liegt eine psychiatrische Erkrankung zugrunde (bei ca. 60% eine affektive Störung, Hauptrisikofaktor für einen Suizid ist die Diagnose einer Major Depression). Weitere Risikofaktoren sind: schwere Schlafstörungen, konkrete frühere Suizidversuche, komorbide Abhängigkeitserkrankung, fehlende soziale Einbindung oder Verlust von Bezugspersonen und handlungsweisender Charakter der Suizidideationen.

Ein generell höheres Suizidrisiko haben Männer, ältere und allein lebende Menschen, psychiatrisch ersterkrankte Patienten sowie alters- und diagnoseunabhängig Patienten mit schlechtem Behandlungserfolg. Besonders gefährdet sind weiterhin Personen mit Suizidversuchen in der Anamnese und diagnoseübergreifend Patienten mit aktuell depressiver oder dysphorisch-agitierter Symptomatik. Gute familiäre, soziale und berufliche Bindungen sind protektive Faktoren.

Im Sinne einer **multiaxialen Evaluation von Suizidalität** sollten im Einzelfall die folgenden Faktoren bewertet werden:
- Individuelle Leitsymptome (psychopathologische Symptomatik: z. B. Depressivität, Hoffnungslosigkeit, Angst, Impulsivität, Aggressivität, psychotische Zustandsbilder, Intoxikation),
- psychosoziale Belastungsfaktoren (z. B. aktuelle Konflikte, Isolation, Misshandlung),
- somatische Faktoren (z. B. chronische körperliche Erkrankungen),
- Schweregrad (z. B. Ausprägung der Letalitätsabsicht, Arrangement und Art der eventuell beabsichtigten Mittel).

12.6.1 Umgang mit suizidalen Patienten

Jede Suizidäußerung eines Patienten ist ernst zu nehmen, eine ausführliche Exploration ist zwingend nötig.
- Die ausführliche Anamnese ist zur Einschätzung der akuten Gefährdung wichtig. Bei Verdacht auf Suizidalität muss diese offen und präzise thematisiert werden, die Absprachefähigkeit des Patienten ist vor dem

Hintergrund von Ressourcen, protektiven Faktoren und sozialer Unterstützung zu beurteilen.

— Suizidale Patienten müssen eine besondere Beachtung und engmaschige Betreuung im Sinne einer Intensivierung des zeitlichen Engagements und der therapeutischen Bindung erhalten. Das konkrete Betreuungsangebot richtet sich nach den individuellen Risikofaktoren, der Absprachefähigkeit des Patienten und Umgebungsfaktoren.

— Akut suizidale Patienten, die nicht absprachefähig sind, sind unverzüglich in Begleitung in eine psychiatrische Klinik einzuweisen, bei fehlender Krankheitseinsicht oder Behandlungsbereitschaft kann eine Einweisung nach dem Betreuungsrecht (BGB) bzw. nach Unterbringungsgesetzen notwendig werden.

— **Indikationen für eine stationäre Einweisung bei Suizidalität** (nach *S3-Leitlinie*):
  - akute Suizidgefährdung,
  - medizinische Versorgungsnotwendigkeit nach einem Suizidversuch,
  - Behandlungsnotwendigkeit der zugrunde liegenden depressiven Störung,
  - Unsicherheit bei der hinreichend zuverlässigen Einschätzung der Suizidalität,
  - keine tragfähige therapeutische Beziehung möglich,
  - Weiterbestehen von Suizidalität trotz initialer adäquater Behandlung.

Wichtige Fragen bei akuter Suizidgefahr

— Drängen sich Suizidgedanken passiv auf? Wie häufig?

— Bestehen schon konkrete Vorstellungen, oder sind schon Vorbereitungen getroffen? Welche?

— Wurden Suizidabsichten bereits angekündigt? Wann?

— Gab es Suizidversuche in der Vorgeschichte? Wie oft? Wann zuletzt?

— Gab es Suizidversuche bereits in der näheren Familie?

— Wie groß ist der Handlungsdruck/Leidensdruck?

— Besteht eine längere depressive Verstimmung oder Sinnkrise? Wie lange?

— Haben sich zwischenmenschliche Kontakte in der letzten Zeit reduziert? (Einsamkeit)

— Haben Sie in der letzten Zeit wenig Interesse an Hobbys und Kontakten? (Einengung)

— Wird in der letzten Zeit über erhebliche Schlafprobleme geklagt?

— Bestehen schwere körperliche Erkrankungen?

— Gibt es aktuelle Auslöser (Verlust, Kränkung)?

— Besteht das Gefühl der Hoffnungslosigkeit?

Box 8

Notfalltherapie bei Suizidalität
- Die Therapie ist stets abhängig von der Grunderkrankung, grundsätzlich sollte kombiniert pharmako- und psychotherapeutisch vorgegangen werden.
- Suizidalität bei **psychotischen Angst- und Erregungszuständen**: Konsequente antipsychotische Behandlung, zusätzlich passagere Gabe von BZD (z. B. *Lorazepam* 2–4 mg/d). BZD haben einen sehr schnellen Effekt und können die Hoffnungslosigkeit, die oft Anlass der Suizidalität ist, vorübergehend lindern.
- Suizidalität bei **depressiven Störungen**. Zunächst BZD (z. B. *Lorazepam* 2–4 mg/24 h); die konsequente antidepressive Pharmakotherapie ist in der Akut- und Notfallsituation zweitrangig; bei Vorhandensein psychotischer Symptome zusätzlich antipsychotische Behandlung. Bei hochsuizidal-depressiven Patienten kann die EKT lebensrettend sein.
- Suizidale Krisen bei **Persönlichkeitsstörungen**: Passagere Gabe von BZD (z. B. *Lorazepam* 2–4 mg/d, max. 7,5 mg²) oder niedrig dosierten Antipsychotika kann hilfreich sein, um Anspannung und autoaggressive Impulse zu reduzieren.
- Suizidalität bei **Suchterkrankungen:** Bei akuter Drogenintoxikation zunächst stationäre Behandlung zur Entgiftung (▸ Kap. 7).
- Krankheitsunabhängig ist für ausreichenden Nachtschlaf (v. a. Durchschlafen) zu sorgen; empfehlenswert ist ggf. eine Dosisverteilung mit höherer Dosis des Antipsychotikums bzw. Antidepressivums am späten Abend, evtl. zusätzlich Verordnung eines Schlafmittels.
- Das **Vorgehen nach stattgehabtem Suizidversuch** richtet sich nach der jeweiligen Ausprägung; Sicherung und Überwachung vitaler Funktionen sowie somatisch-medizinische Maßnahmen wie Entgiftung und Wundversorgung haben immer Vorrang. Bis zur fachpsychiatrischen Evaluation ist der Patient im Zweifelsfall als weiterhin suizidal anzusehen.

12.6.2 Suizidprävention

Entscheidende Voraussetzung für eine erfolgreiche Suizidprävention ist die Identifikation von Risikofaktoren (▸ 12.6.1).

Wichtigste Maßnahme zur längerfristigen Suizidprävention bei psychiatrischen Erkrankungen ist die Durchführung einer **Erhaltungstherapie bzw. Rezidivprophylaxe** (je nach Diagnose antipsychotisch, antidepressiv bzw. phasenprophylaktisch oder kombiniert). Bei schizophrenen Psychosen wurde unter Behandlung mit *Clozapin* eine Abnahme des Suizidrisikos festgestellt. Die Datenbasis ist derzeit zu schmal, um diese Aussage auf andere AAP auszudehnen. Bei bipolaren Störungen hat eine längerfristige *Lithium*-**Therapie** über den stimmungsstabilisierenden Effekt hinaus auch eine belegte suizidpräventive Wirkung, was für Antikonvulsiva und AAP nicht sicher angenommen werden kann. Der suizidprotektive Effekt wurde auch bei der Major Depression im Rahmen einer rezidivierend depressiven Störung, nicht jedoch bei anderen mit Suizidalität einhergehenden Erkrankungen gesehen.

Zur Anwendung von *Lithium* in der Rezidivprophylaxe ▶ 1.10.3; zur Anwendung von *Lithium* als Augmentation ▶ 1.11.4; Antikonvulsiva und Suizidalität ▶ 2.7; Antidepressiva und Suizidalität ▶ 1.5.14

> ❯ Je akuter und ausgeprägter (»drängender«) und konkreter die Suizidalität ist, desto mehr muss zunächst die sedierende Komponente der medikamentösen Therapie betont werden. Eine kontinuierliche Überwachung und Betreuung des Patienten ist selbstverständlich. Der Patient sollte möglichst frühzeitig mit dem auch langfristig weiterbehandelnden Arzt in Kontakt gebracht werden, um ein Vertrauensverhältnis aufzubauen.

12.7   Akute Belastungsreaktion

— Psychische Ausnahmezustände und Notfallsituationen können auch im Rahmen akuter schwerer Belastung auftreten (**akute Belastungsreaktion**: ICD-10, F43.0; bei Laien oft »Schock«, »Nervenzusammenbruch«) als Folgen einer psychischen Extrembelastung, für die der Betroffene keine geeignete Bewältigungsstrategie besitzt. Häufig handelt es sich um die Konfrontation mit körperlicher oder seelischer Gewalt gegen sich selbst oder nahestehende Andere oder um eine dramatische Verlustsituation. Im peritraumatischen Zeitraum (akut) sind die Betroffenen häufig wie »betäubt« und zeigen dissoziative Symptome (Depersonalisation, Derealisation) mit Bewusstseinseinengung, Wahrnehmungsstörungen bis hin zur Desorientiertheit. Auffällig sind extreme affektive Schwankungen (von Apathie bis hin zu depressiven oder aggressiven Durchbrüchen, oft rasch und unvermittelt wechselnd). Hinzu kommen nicht selten vegetative Symptome (Herzrasen, Übelkeit, Erbrechen, Hyperhidrosis, Tremor).

  — Die **Behandlung der akuten Belastungsreaktion** besteht v. a. in der Entfernung vom Gefahrenbereich und dem Herstellen einer geschützten Umgebung.

  — Zu sofortigen Maßnahmen zur **Prävention einer posttraumatischen Belastungsstörung** (PTBS) und zum besten Zeitpunkt einer psychotherapeutischen Intervention, insbesondere im Hinblick auf Möglich-

keiten der Prävention einer PTBS sowie Psycho- und Pharmakotherapie bei der PTBS ▶ 1.4.8.

- Auch weniger schwere Auslöser (z. B Verlust, Prüfungsversagen, Trennung) können bei vulnerablen Menschen die Verarbeitungskapazität
übersteigen und akut zu affektiven, kognitiven oder vegetativen Symptomen und Störungen im Verhalten führen, die extreme Ausmaße anneh-
men können (**Anpassungsstörungen:** ▶ 1.4.8).

- Die Behandlung der Anpassungsstörung erfolgt vorrangig durch psychotherapeutisch orientierte Gespräche (Fokus auf Auslöser und Bearbei-
tungsmöglichkeiten, Ressourcenaktivierung), nur in Ausnahmefällen
und nur vorübergehend sollten Anxiolytika, Hypnotika und Antidepressiva gegeben werden.

- Akute und extreme kognitive Symptome (»Todesangst«, Vernichtungs-
gefühl, Hilflosigkeit) und körperliche Beschwerden (häufig mit Hyperventilation, »Herzphobie«) können im Rahmen von Panikattacken,
Panikstörungen und **Somatisierungsstörungen** auch ohne erkennbaren
Auslöser auftreten und führen nicht selten zunächst zum Einschalten
eines Notarztes oder zur Krankenhauseinweisung. Nach Ausschluss
akuter somatischer Erkrankungen gelingt die Diagnostik meist über die
Anamnese und Fremdanamnese. Auf den Einsatz von BZD sollte auch
hierbei weitgehend verzichtet werden, verhaltenstherapeutische Sofort-
maßnahmen (Vergewisserung, genaue Situationsanalyse, Entspannungsverfahren, kognitive Verfahren, Imagination) und anschließende Psychotherapien stehen im Vordergrund.

Pharmako- und Psychotherapie bei Panikstörung ▶ 1.4.6 bei Somatisierungs-
störung ▶ 1.4.9

12.8 Intoxikationen als Ursache psychiatrischer Akutsituationen

Schon im Verdachtsfall stellt jede Intoxikation mit psychotropen Substanzen
eine Notfallsituation dar und erfordert umgehende internistische Überwachung und ggf. Behandlung. Mit den notwendigen **Erstmaßnahmen vor Ort**
sollte jeder im psychiatrischen Konsiliar- und Notdienst tätige Arzt vertraut
sein (s. unten). Die folgenden Ausführungen beziehen sich auf allgemeine
Gesichtspunkte und geben Hinweise zu allgemeinen Aspekten von Intoxikationen und Intoxikationssyndromen durch Pharmaka. Die Symptomatik und
empfohlene Maßnahmen bei Überdosierung bzw. Intoxikation mit einzelnen
Psychopharmaka finden sich in den ▶ Präparateteilen der einzelnen Kapitel;
Drogenintoxikation ▶ Kap. 7.

12.8.1 Allgemeine Aspekte

Psychopharmakaintoxikationen ereignen sich meistens in suizidaler Absicht. Sie kommen aber auch akzidentell vor: z. B. in der Einstellungsphase bei Wechselwirkungen (insbesondere bei »Poor-metabolizer-Status«) und nach Verwechslungen der Medikamente durch ältere oder verwirrte Patienten – oder in der Klinik. Es ist jedoch zu beachten, dass in den meisten Fällen (v. a. bei Suizidversuchen) **Mischintoxikationen** vorliegen; eine genaue Diagnosestellung ist meistens nur aufgrund einer Fremdanamnese (Angehörige, Pflege- oder Rettungsdienstpersonal) und internistischer Abklärung möglich. Bei gezieltem Verdacht sollten – wenn immer möglich – Plasmaspiegelbestimmungen erfolgen.

Drogenintoxikationen: Häufige Ursachen sind Fehleinschätzung der Dosis (obskure Bezugsquellen bei illegalen Drogen) oder des additiven bzw. potenzierenden Effekts bei kombiniertem Drogenmissbrauch (v. a. bei »Drogenanfängern«), aber auch in suizidaler Absicht (▶ Kap. 7, einzelne Suchtmittel).

Die **Symptomatik** bei Intoxikationen mit Psychopharmaka oder Drogen ist sehr häufig unspezifisch und erlaubt in den seltensten Fällen ohne weitere anamnestische Angaben oder situative Hinweise (leere Medikamentenpackungen, Angaben des Patienten oder Dritter) exakte Rückschlüsse auf das toxische Agens. Das Kardinalsymptom ist in den meisten Fällen eine schweregradabhängige Störung des Bewusstseins. Leitsymptomatisch werden in der Notfallmedizin Intoxikationen mit Psychopharmaka bzw. Drogen mit eher **stimulierenden** (z. B. Psychostimulanzien, serotonerge Pharmaka) und solche mit eher **sedierenden** Eigenschaften (z. B. Anxiolytika, Hypnotika, Antipsychotika) in der Überdosierung unterschieden und nach Schweregraden unterteilt (▶ 12.8.2, Tab. 12.6). Ob ein eher agitiertes oder apathisches Syndrom bei einer Intoxikation vorliegt, hängt bei Drogen und Psychopharmaka neben der Art des toxischen Agens auch von der Dosierung und weiteren individuellen bzw. konstitutionellen Faktoren ab.

Die **Therapie** bei akuten Intoxikationen sollte aufgrund häufig rasch progredienter schwerer Verläufe sofort begonnen und durch Rettungsdienst/ Notarzt und schließlich nach Aufnahme in einer geeigneten internistischen Abteilung unter kontinuierlichem Monitoring und ggf. intensivmedizinischer Intervention fortgeführt werden. Sie umfasst in zeitlicher Reihenfolge:

- Einschätzung und ggf. Aufrechterhaltung oder Wiederherstellung der **Vitalfunktionen**: Bewusstsein (Ansprechbarkeit, Schutzreflexe), Atmung (Freimachen bzw. Sicherung der Atemwege, Sauerstoffapplikation, ggf. Intubation und Beatmung), Kreislauf (antihypertensive bzw. antihypotensive Therapie, Schockbehandlung, ggf. kardiopulmonale Reanimation).
- **Primäre Detoxifikation:** Nur bei bewusstseinsklaren oder intubierten Patienten und wenn Zeitpunkt der Einnahme bekannt. Die Maßnahmen umfassen:

- **Induziertes Erbrechen:** z. B. durch Applikation von Ipecacuanha-Sirup (wenn überhaupt, nur beim bewusstseinsklaren Patienten < 1 h nach Ingestion).
- **Magenspülung:** Beim bewusstseinsklaren oder intubierten Patienten; wird nicht routinemäßig, sondern nur im Einzelfall erwogen bei kurz zurückliegender Ingestion lebensbedrohlicher Substanzen, die nicht an Aktivkohle binden (z. B. Alkohol).
- **Applikation von Aktivkohle:** Zur Absorptionsminderung (Unterbrechung der enterohepatischen Rezirkulation) in Abhängigkeit vom Zeitpunkt der Ingestion (sinnvoll < 1 h nach Aufnahme) und der eingenommenen Menge sowie pharmakokinetischen Parametern der Substanz (langsame Absorptionsgeschwindigkeit). Aktivkohle sollte aufgrund der Aspirationsgefahr ebenfalls nur dem bewusstseinsklaren oder intubierten Patienten verabreicht werden.
- **Symptomatische Therapie:** Behandlung zentraler und/oder vegetativer sowie sonstiger internistischer Komplikationen (Sedierung, Blutdruckregulation, Antiarrhythmika, Flüssigkeits-, Elektrolyt- und Azidoseausgleich, Temperaturausgleich, antikonvulsive Behandlung).
- Ggf. Applikation von **Antidota** (z. B. *Flumazenil* bei BZD-Intoxikation, *Naloxon* bei Opiatintoxikation und *Biperiden* bei Intoxikation mit Cholinomimetika).
- **Sekundäre Detoxifikation, Durchführung zumeist nach Klinikaufnahme:** Forcierte Diurese, Hämodialyse bzw. -perfusion; abhängig von pharmakokinetischen Parametern (nicht sinnvoll z. B. bei großem Verteilungsvolumen oder hoher Plasmabindungskapazität).

> ❯ Bei Verdacht auf eine Intoxikation ist eine internistische – ggf. intensivmedizinische – Behandlung vordringlich und muss ohne Verzögerung erfolgen. Bei gezieltem Verdacht sollte immer auch die örtliche Giftinformationszentrale (im Klinikum bzw. regional oder überregional) möglichst vorab kontaktiert werden. Der im psychiatrischen Konsil- bzw. Notdienst tätige Arzt sollte entsprechende Telefonnummern immer mit sich führen.

Parallel zur Notfalltherapie zählt zu den Erstmaßnahmen bei Intoxikation die Anamnese bezüglich Art und Dosis der eingenommenen Substanzen. Wenn möglich, sollte der reagible Patient bzw. Angehörige/Dritte befragt werden, auf situative Hinweise wie Abschiedsbriefe, leere Medikamentenschachteln oder Spirituosenflaschen, Spritzenbestecke etc. ist zu achten.

> ❯ Bei Unklarheiten sollten Rückstände, verdächtige Substanzen oder auch Blut, Liquor und Körperausscheidungen (z. B. Erbrochenes) zur späteren Analyse asserviert werden.

12.8.2 Intoxikationssyndrome durch Pharmaka

Intoxikationssyndrome durch Psychopharmaka – unspezifische Störungen

Psychopharmaka können (selten) psychiatrische Akutsituationen auslösen (◘ Tab. 12.6). Zunächst gilt es, bei Auftreten von psychomotorischer Unruhe, Umtriebigkeit, Erregtheit (z. B. unter Antidepressiva) oder Verwirrtheit, Apathie, Somnolenz (z. B. unter Antipsychotika) die potenziell auslösenden Substanzen sofort abzusetzen und neben anderen diagnostischen Maßnahmen, wenn möglich, zur Bestimmung der Plasmakonzentration eine Blutprobe zu asservieren.

- **Differenzialdiagnose:** Febrile Katatonie, maligne Hyperthermie (Anästhesiezwischenfall), Enzephalitis.

Intoxikationssyndrome durch Psychopharmaka – spezifische Syndrome

Auf der Grundlage eines gemeinsamen zugrundeliegenden Wirkmechanismus (Pharmakodynamik) lassen sich prägnante klinische Syndrome abgrenzen, die bei Überdosierung bzw. Intoxikation von bestimmten Psychopharmaka (und anderen psychotropen Substanzen) oder auch bei Hypersensitivität von Patienten gegenüber diesen Wirkmechanismen auftreten. Die Syndrome sind notfallpsychiatrisch relevant, potenziell letal und bedürfen daher einer raschen Diagnosestellung und entsprechender Maßnahmen.

Kontrollierte randomisierte Studien oder Beobachtungsstudien mit höherer Fallzahl liegen nicht vor, die Empfehlungen basieren auf klinischer Erfahrung und Experteneinschätzungen.

■ Malignes neuroleptisches Syndrom

Beim MNS handelt es sich um eine seltene NW (0,01–0,04%) (Nagel et al. 2015), v. a. einer Antipsychotikatherapie (Dopaminrezeptorblockade), vorwiegend bei hohen Dosen hochpotenter Antipsychotika, in Einzelfällen auch unter AAP, Stimmungsstabilisierern und Antidepressiva, jedoch auch bei normaler Dosierung. In der Regel tritt es innerhalb von 2 Wochen nach Beginn der Antipsychotikatherapie auf; dabei besteht vitale Gefährdung. Die Symptome entwickeln sich innerhalb von 24–72 h:

- **Extrapyramidale Störungen:** Rigor, Akinesie, z. T. auch Dys- und Hyperkinesien; Stupor; **fluktuierende Bewusstseinsstörungen** bis zum Koma; **autonome Funktionsstörungen** mit Tachykardie, (labiler) Hypertonus, Tachy- bzw. Dyspnoe, Hautblässe oder -rötung, Hypersalivation, Hyperhidrose (Diaphorese), Harninkontinenz.
- **Labor:** Erhöhte Kreatinkinase, nicht selten auch Erhöhung der Transaminasen sowie der alkalischen Phosphatase; Leukozytose; metabolische Azidose.

◘ **Tab. 12.6** Arzneimittelinduzierte psychiatrische Akutsituationen, ausgelöst durch Psychopharmaka[a]

Substanzgruppe	Symptomatik und Therapie
Antidepressiva	
AD ohne sedierende Eigenschaften	Psychomotorische Unruhe, Umtriebigkeit, Erregtheit **Therapie:** Reduktion bzw. Absetzen des AD, evtl. Umsetzen auf ein sedierendes AD
SSRI und andere Pharmaka mit überwiegend serotonerger Wirkkomponente	Zentrales Serotoninsyndrom: z. T. delirante Symptomatik, Erregungszustände, Euphorie Risiko erhöht bei Kombination mit MAOH, daher Kombination vermeiden **Therapie:** ▶ Box 10
AD mit anticholinerger Begleitwirkung	Zentrales anticholinerges Syndrom: agitierte Verlaufsform mit deliranter Symptomatik **Therapie:** ▶ Box 11
Antipsychotika	
KAP	Akute depressive Verstimmungen bis hin zur Suizidalität (zu depressiven Störungen unter Antipsychotika ▶ 3.4.6) und psychomotorische Unruhe, Umtriebigkeit, Erregtheit (v. a. in hohen Dosisbereichen; DD: Akathisie) **Therapie:** Reduktion bzw. Absetzen des Präparats, evtl. zusätzlich BZD
Antipsychotika mit anticholinerger Begleitwirkung	Zentrales anticholinerges Syndrom: agitierte Verlaufsform mit deliranter Symptomatik **Therapie:** ▶ Box 11
AAP	In seltenen Einzelfällen delirante Symptomatik[b] **Therapie:** ◘ Tab. 12.4; ggf. vorübergehend BZD

[a] Andere Pharmaka s. unten, ▶ Tab. 12.7; Therapie von Erregungszuständen ▶ 12.4 und deliranten Syndromen ▶ 12.4.3. [b] Fallberichte für *Olanzapin*, *Quetiapin* und *Risperidon*.
AD Antidepressiva, *MAOH* Monoaminoxidasehemmer, *KAP* konventionelle Antipsychotika, *AAP* atypische Antipsychotika, *BZD* Benzodiazepine.

> **Box 9**
>
> ### Notfalltherapie beim malignen neuroleptischen Syndrom
>
> - **Absetzen der Antipsychotika**, Kühlung, (parenterale) Flüssigkeitszufuhr; **Intensivüberwachung.**
> - Prinzip der Weiterbehandlung:
>   - *Dantrolen* i.v. 2,5 mg/kg KG, ggf. danach Dauerinfusion bis zu 10 mg/kg KG/24 h i.v. und anschließend 2,5 mg/kg KG/24 h i.v.,
>   - alternativ *Bromocriptin* (Pravidel) 10–30 mg/24 h (bis 60 mg/24 h),
>   - *Amantadin* i.v. 200–400 mg/24 h oder
>   - *Lorazepam* 2–4 mg/24 h i.v./i.m. (maximal 7,5 mg/24 h²),
>   - wenn keine Besserung: EKT; ggf. auch zu einem früheren Behandlungszeitpunkt.

> ❯ **Myoglobinämie bzw. -urie (Rhabdomyolyse) mit drohenden renalen Komplikationen möglich, daher Verlaufsbestimmungen auch von Kreatinkinase und Kreatinin bei Verdacht auf ein MNS und bei Myalgien wichtig (▸ 3.6.6).**

Es besteht eine große klinisch-syndromale Überlappung von Katatonien und MNS (Luchini et al. 2013; Lang et al. 2015); eine klinisch-symptomatische Trennung ist nicht immer möglich, Diaphorese (meist profuses Schwitzen), Rigor, hohes Fieber, CK-/Myoglobin-Erhöhung und Leukozytose sind häufiger bei MNS; Stereotypien, Stupor, wächserne Flexibilität und Negativismus sind häufiger bei Katatonien (ohne MNS).

▪ Zentrales Serotoninsyndrom

Beim zentralen Serotoninsyndrom kommt es zu seltenen Neben- bzw. Wechselwirkungen von Pharmaka mit serotonerger Wirkkomponente, v. a. bei SSRI, *Venlafaxin*, *Mirtazapin* (additiv), TZA, MAOH, 5-HT-Agonisten, *Tryptophan*, *Kokain*, Amphetaminen, aber auch *Lithium* (vorwiegend in Kombinationstherapie). Es ist potenziell lebensbedrohlich und tritt überwiegend innerhalb der ersten 24 h nach Applikation, Dosiserhöhung oder Kombinationsbeginn auf:

- **Trias** aus **Fieber** (Hyperthermie, Schüttelfrost), **neuromuskulären Symptomen** (Hyperrigidität, Hyperreflexie, Myoklonie, Tremor, Kopfschmerz) und **psychopathologischen Auffälligkeiten** (delirante Symptome wie Bewusstseins- und Aufmerksamkeitsstörungen, Desorientiertheit, Verwirrtheit, z. T. Erregungszustände); weiterhin gastrointestinale Symptome wie Übelkeit, Erbrechen, Diarrhö; vital bedrohliche Komplikationen durch epileptische Anfälle, Herzrhythmusstörungen, Koma, Multiorganversagen, Verbrauchskoagulopathie.

Box 10

Notfalltherapie beim zentralen Serotoninsyndrom
- **Absetzen der Medikation** (in 90% der Fälle ausreichend) und ggf. **symptomatische** Therapie: Kühlung, Volumensubstitution, bei Bedarf Sedierung.
- Bei Persistenz (selten) *Cyproheptadin* (Peritol) 4–8 mg initial p.o. bis 0,5 mg/ kg KG/24 h
- Bei Komplikationen u. U. Notwendigkeit der **intensivmedizinischen Therapie.**

Box 11

Notfalltherapie beim zentralen anticholinergen Syndrom
- Absetzen der anticholinergen Substanz.
- Bei agitierter Verlaufsform ggf. BZD und/oder Antipsychotika je nach Symptomausprägung; bei Persistenz bzw. schwerer Ausprägung Applikation von 2–4 mg *Physostigmin* (Anticholium Injektionslösung) i.m. oder langsam i.v. (sowohl bei agitierter als auch sedativer Verlaufsform wirksam) und ggf. als Dauerinfusion über Perfusor (2–4 mg/h); **jedoch nur unter intensivmedizinischen Bedingungen mit kontinuierlichem Monitoring der Kreislauffunktionen und Möglichkeit der assistierten Beatmung.**
- Außerdem symptomatische Therapie z. B. bei Hypotonie, Herzrhythmusstörungen, Elektrolytentgleisung, Krampfanfällen etc.

- **Zentrales anticholinerges Syndrom**

Das zentrale anticholinerge Syndrom tritt auf bei Überdosierung bzw. Intoxikation mit anticholinerg wirksamen Pharmaka (z. B. *Clozapin*, TZA) sowie additiv bei deren Kombination, aber auch bereits in normalen Dosisbereichen, z. B. bei Slow-metabolizer-Status. Es ist potenziell lebensbedrohlich:

- Periphere **anticholinerge Symptome** wie trockene Haut und Schleimhäute, Hyperthermie, Mydriasis, Harnverhalt, Obstipation (bis zum paralytischen Ileus), Tachykardie Herzrhythmusstörungen; **agitierte Verlaufsform** mit deliranter Symptomatik, Desorientiertheit, Verwirrung, evtl. Sinnestäuschungen (optische und z. T. akustische Halluzinationen), motorischer Unruhe und Agitation, Dysarthrie und zerebralen Krampfanfällen, aber auch **apathisch-hypoaktive Verlaufsform** mit Somnolenz bzw. Koma.

Arzneimittelinduzierte psychiatrische Akutsituationen durch andere Pharmaka (»Nichtpsychopharmaka«)

Unter einer großen Zahl von Pharmaka unterschiedlicher Klassen können psychiatrische NW auftreten. Häufig sind sexuelle Funktionsstörungen und Schlafstörungen sowie ängstlich-depressive Verstimmungen. Daneben können auch manische oder psychotische Syndrome mit paranoid-halluzinatorischer Symptomatik sowie delirante Syndrome vorkommen.

- Auf eine sorgfältige Medikamentenanamnese ist beim Neuauftreten von psychiatrischen Syndromen in jedem Fall zu achten. Risikogruppen sind insbesondere geriatrische und mehrfach erkrankte bzw. vorbehandelte Patienten.
- Die Latenzzeit nach Medikationsbeginn ist bis zum Auftreten psychotischer NW (unmittelbar bis Tage nach Erstgabe) meist gering.
- Besteht in der Akutsituation der **Verdacht auf eine pharmakogene psychiatrische Störung**, sollte die **Medikation zunächst abgesetzt** werden; bei Persistieren der Störung muss eine syndromgerichtete psychiatrische Pharmakotherapie eingeleitet werden.

Die Einstellung auf ein Medikament mit potenziellen psychiatrischen NW sollte, insbesondere bei Risikopatienten (höheres Lebensalter, Mehrfacherkrankungen und -behandlungen), stets einschleichend beginnen und niedrig dosiert erfolgen (*start low – go slow*). Pharmakologische Polypragmasie ist in der Notfallsituation zu vermeiden. Eine gesicherte Überlegenheit von Kombinationen besteht nicht, hingegen das Risiko für Interaktionen und diagnostische Verschleierung.

In ◘ Tab. 12.7 sind häufig eingesetzte Pharmaka mit bekannten psychiatrischen NW aufgeführt. Die Angaben können aktualisierte und vollständige Informationen, auf die im Einzelfall zurückzugreifen ist (z. B. AkdÄ, Rote Liste, Fachinformationen), nicht ersetzen. Drogenintoxikation ► Kap. 7.

◻ **Tab. 12.7** Arzneimittelinduzierte psychiatrische Akutsituationen durch andere Pharmaka (»Nichtpsychopharmaka«)

Substanzklasse	Substanzen mit bekannten psychiatrischen NW
ACE-Hemmer	*Enalapril, Captopril*
Antiarrhythmika	*Amiodaron, Chinidin, Disopyramid, Lidocain, Procainamid, Verapamil, Propafenon, Flecainid, Mexiletin*
Antibiotika	*Ciprofloxazin, Ofloxazin, Cotrimoxazol (Trimethoprim + Sulfamethoxazol), Amoxicillin, Cephalosporine, Procain-Penicillin, Isoniazid,* Sulfonamide, *Clarithromycin, Erythromycin, Gentamicin, Tobramycin, Chloramphenicol, Rifampicin, Streptomycin, Polymyxin E*
Antihistaminika	*Cimetidin, Famotidin, Ranitidin, Terfenadin*
Antimykotika	*Amphotericin B, Clomitrazol, Terbinafin, Ketoconazol*
Antisympathikotonika	*Clonidin*
AT_1-Hemmer	*Losartan, Telmisartan*
Kalziumantagonisten	*Diltiazem, Felodipin, Nifedipin, Hydralazin, Cinnarizin, Flunarizin*
Kortikosteroide	*Dexamethason, Prednisolon, Triamcinolon, ACTH, Hydrokortison, Methylprednisolon*
Diuretika	*Amilorid, Spironolacton,* Thiazide
Malariamittel	*Dapson, Mefloquin, Chloroquin, Chinin, Chinidin,* Sulfadiazine
NSAID	*Ibuprofen, Naproxen, ASS*
Opioidanalgetika	*Codein, Tramadol, Fentanyl, Buprenorphin, Pentazocin, Morphin*
Orale Kontrazeptiva	Östrogene/Gestagene (v. a. depressive Syndrome)
ß-Rezeptorenblocker	*Atenolol, Metoprolol, Propranolol, Timolol*
Sympathikomimetika	*Salbutamol, Oxymetazolin, Ephedrine, Phenylpropranolamin*
Virustatika	*Aciclovir, Amantadin, Ganciclovir, Zidovudin*
Zytostatika	*L-Asparaginase, Mithramycin, Vincristin, Procarbazin, Ifosfamic, Cisplatin*

◘ **Tab. 12.7** (Fortsetzung)

Substanzklasse	Substanzen mit bekannten psychiatrischen NW
Sonstige	*Allopurinol, Aminophyllin, Atropin, Baclofen, Bromocriptin, Carbimazol, Ciclosporin, Digitoxin, Digoxin, Erythropoetin, Flunisolid, Interferon-α, Interferon-β, Interleukin-2, L-Thyroxin, Metoclopramid, Ondansetron, Prazosin,* Retinoide, *Scopolamin,* Statine, *Streptokinase, Sulfasalazin, Theophyllin*

ACE Angiotensin-converting-Enzym, *AT₁* Angiotensin-II-Rezeptor-Subtyp-1, *ACTH* Adrenokortikotropin, *ASS* Acetylsalicylsäure, *NW* Nebenwirkungen.

Literatur

Al-Qadheeb NS, Balk EM, Fraser GL et al (2014) Randomized ICU trials do not demonstrate an association between interventions that reduce delirium duration and short-term mortality: a systematic review and meta-analysis. Crit Care Med 42: 1442–1454

Al-Qadheeb NS, Skrobik Y, Schumaker G et al (2016) Preventing ICU subsyndromal delirium conversion to delirium with low-dose IV haloperidol: a double-blind, placebo-controlled pilot study. Crit Care Med 44(3): 583–591

Barr J, Fraser GL, Puntillo K et al (2013) Clinical practice guidelines for the management of pain, agitation, and delirium in adult patients in the intensive care unit. Crit Care Med 41(1): 263–306

Barry H, Byrne S, Barrett E et al (2015) Anti-N-methyl-d-aspartate receptor encephalitis: review of clinical presentation, diagnosis and treatment. B J Psych Bull 39: 19–23

Bosanac P, Hollander Y, Castle D (2013) The comparative efficacy of intramuscular antipsychotics for the management of acute agitation. Australas Psychiatry 21(6): 554–562

Brydges D, Tibrewal P, Waite S et al (2015) Use of dexmedetomidine in treatment-refractory post-electroconvulsive therapy agitation. Aust N Z J Psychiatry 50(4): 386–387

Citrome L, Volavka J (2014) The psychopharmacology of violence: making sensible decisions. CNS Spectr 26: 1–8

Devlin JW, Michaud CJ, Bullard HM et al (2016) Quetiapine for intensive care unit delirium: the evidence remains weak. Pharmacotherapy 36: e12–e14

Drach LM (2014) Symptomatische Psychopharmakotherapie des Delirs im Alter. Psychopharmakotherapie 21(2): 56–63

Fleminger S, Greenwood RJ, Oliver DL (2006) Pharmacological management for agitation and aggression in people with acquired brain injury. Cochrane Database Syst Rev (4): CD003299

Friedman JI, Soleimani L, McGonigle DP et al (2014) Pharmacological treatments of non-substance-withdrawal delirium: a systematic review of prospective trials. Am J Psychiatry 171(2): 151–159

Gault TI, Gray SM, Vilke GM, Wilson MP (2012) Are oral medications effective in the management of acute agitation? J Emerg Med 43(5): 854–859

Gerresheim G, Schwemmer U (2013) Dexmedetomidin. Anaesthesist 62(8): 661–674

Gillies D, Sampson S, Beck A et al (2013) Benzodiazepines for psychosis-induced aggression or agitation. Cochrane Database Syst Rev 9: CD003079

Hatta K, Kishi Y, Wada K et al (2014a) Preventive effects of ramelteon on delirium: a randomized placebo-controlled trial. JAMA Psychiatry 71(4): 397–403

Hatta K, Kishi Y, Wada K et al (2014b) Antipsychotics for delirium in the general hospital setting in consecutive 2453 inpatients: a prospective observational study. Int J Geriatr Psychiatry 29(3):253–62.

Huf G, Alexander J, Allen MH, Raveendran NS (2009) Haloperidol plus promethazine for psychosis-induced aggression. Cochrane Database Syst Rev (3): CD005146

Hüfner H, Sperner-Unterweger B (2014) Delir in der Neurologie. Nervenarzt 85(4): 427–436

Jayakody K, Gibson RC, Kumar A, Gunadasa S (2012) Zuclopenthixol acetate for acute schizophrenia and similar serious mental illnesses. Cochrane Database Syst Rev 18(4): CD000525

Kroll KE, Kroll DS, Pope JV et al (2012) Catatonia in the emergency department. J Emerg Med 43(5): 843–846

Lang FU, Lang S, Becker T et al (2015) Neuroleptic malignant syndrome or catatonia? Trying to solve the catatonic dilemma. Psychopharmacology (Berl) 232: 1–5

Lin CC, Huang TL (2013) Lorazepam-diazepam protocol for catatonia in schizophrenia: a 21-case analysis. Compr Psychiatry 54(8): 1210–1214

Luchini F, Lattanzi L, Bartolommei N et al (2013) Catatonia and neuroleptic malignant syndrome: two disorders on a same spectrum? Four case reports. J Nerv Ment Dis 201(1): 36–42

MacDonald K, Wilson M, Minassian A et al (2012) A naturalistic study of intramuscular haloperidol versus intramuscular olanzapine for the management of acute agitation. J Clin Psychopharmacol 32: 317–322

Michaud CJ, Bullard HM, Harris SA et al (2015) Impact of quetiapine treatment on duration of hypoactive delirium in critically ill adults: a retrospective analysis. Pharmacotherapy 35: 731–739

Nagel M, Freisberg S, Junghanns K et al (2015) Das maligne neuroleptische Syndrom (MNS) – Eine systematische Übersicht. Fortschr Neurol Psychiatr 83: 373–380

Narayanaswamy JC, Tibrewal P, Zutshi A et al (2012) Clinical predictors of response to treatment in catatonia. Gen Hosp Psychiatry 34(3): 312–316

Okumura Y, Hatta K, Wada K et al (2016) Expert opinions on the first-line pharmacological treatment for delirium in Japan: a conjoint analysis. Int Psychogeriatr 28(6): 1041–1050

Pollak TA, McCormack R, Peakman M et al (2013) Prevalence of anti-N-methyl-d-aspartate (NMDA) antibodies in patients with schizophrenia and related psychoses: a systematic review and meta-analysis. Psychol Med 13: 1–13

Powney MJ, Adams CE, Jones H (2012) Haloperidol for psychosis-induced aggression or agitation (rapid tranquillisation). Cochrane Database Syst Rev. 11: CD009377

Prüß H (2013) Neuroimmunologie: Neues zur limbischen Enzephalitis. Akt Neurol 40: 127–136

Rolland B, Debien C, Vaiva G (2014) Treatment of agitation in the emergency department: benzodiazepines could be safer than antipsychotics in some cases of insufficient medical data. J Emerg Med 46(6): 830–831

Rothberg MB, Herzig SJ, Pekow PS et al (2013) Association between sedating medications and delirium in older inpatients. Am Geriatr Soc. 61(6): 923–930

Roy A, Hodgkinson CA, Deluca V et al (2012) Two HPA axis genes, CRHBP and FKBP5, interact with childhood trauma to increase the risk for suicidal behavior. J Psychiatr Res 46(1): 72–79

Rundshagen I (2014) Postoperative kognitive Dysfunktion. Dt Ärztebl 111(8): 119–125

Serafim RB, Bozza FA, Soares M et al (2015) Pharmacologic prevention and treatment of delirium in intensive care patients: a systematic review. J Crit Care 30: 799–807

Silvestre JS, Prous JR (2007) Comparative evaluation of hERG potassium channel blockade by antipsychotics. Methods Find Exp Clin Pharmacol 29(7): 457–465

Steiner J, Walter M, Glanz W et al (2013) Increased prevalence of diverse N-methyl-D-aspartate glutamate receptor antibodies in patients with an initial diagnosis of schizophrenia: specific relevance of IgG NR1a antibodies for distinction from N-methyl-D-aspartate glutamate receptor encephalitis JAMA Psychiatry 70(3): 271–278

Utzerath G, Reske D, Gouzoulis-Mayfrank E (2015) Parenteral applizierte Antipsychotika bei Agitation und Aggression. Fortschr Neurol Psychiatr 83: 665–675

Wang HR, Woo YS, Bahk WM (2013) Atypical antipsychotics in the treatment of delirium. Psychiatry Clin Neurosci 67(5): 323–331

Wilson MP, Pepper D, Currier GW et al (2012) The psychopharmacology of agitation: consensus statement of the American Association for Emergency Psychiatry project Beta Psychopharmacology Workgroup. West J Emerg Med 13(1): 26–34

Wilson MP, Minassian A, Bahramzi M et al (2014) Despite expert recommendations, second-generation antipsychotics are not often prescribed in the emergency department. J Emerg Med 46(6): 808–813

Psychopharmaka im Alter und bei internistischen Erkrankungen

C. Lange-Asschenfeldt, O. Benkert

O. Benkert, H. Hippius (Hrsg.),
Kompendium der Psychiatrischen Pharmakotherapie,
DOI 10.1007/978-3-662-50333-1_13,
© Springer-Verlag Berlin Heidelberg 2017

In diesem Kapitel stehen die Risiken von Psychopharmaka im Alter, bei Herz-Kreislauf-Erkrankungen, Lebererkrankungen, Nierenerkrankungen und Diabetes mellitus im Mittelpunkt. Die Risikoeinschätzung erfolgt in Tabellen. Allgemeine Gesichtspunkte ergänzen die Übersichten. Die bekannten Risiken jedes einzelnen Psychopharmakons sind jeweils im Abschnitt ▶ Präparate in den Kapiteln 1–10 aufgeführt; die Risiken für Herz, Leber und Niere werden dort in einem eigenen Abschnitt zusammengefasst (»Risikopopulationen«).

13.1 Psychopharmaka im Alter

Physiologische Alterungsprozesse haben einen starken Einfluss auf Wirkung und Verträglichkeit von AM im ZNS.

- Entscheidende **pharmakokinetische Faktoren** sind:
  - Reduzierte Körpermasse mit relativ erhöhtem Anteil an Fettgewebe, dadurch zunehmendes Verteilungsvolumen lipophiler AM (wie Psychopharmaka) mit verlängerter systemischer Verweildauer und Wirkung sowie Gefahr der Akkumulation.
  - Verminderung des Plasmaproteingehalts, dadurch evtl. erhöhte Konzentration von freien (ungebundenen) AM.
  - Eingeschränktes Herzzeitvolumen und Gefäßveränderungen sowie Abnahme von Leber- und Nierenvolumen, dadurch Verringerung des hepatischen und renalen Blutflusses mit Einschränkung von Arzneimittelmetabolismus bzw. -elimination; außerdem erhöhte Bioverfügbarkeit für Substanzen mit hoher präsystemischer Elimination.
- Zu bedenken ist weiterhin das erhöhte Risiko von Interaktionen bei häufig bestehender Polypharmakotherapie im Alter (▶ Kap. 16).

- **Pharmakodynamisch** finden sich Veränderungen im Bereich der Neurotransmission für fast alle Neurotransmittersysteme; es wurden eine Abnahme der Zellzahl, eine verringerte Rezeptordichte sowie eine Reduktion der Neurotransmittersynthese mit möglichem Einfluss auf Wirkmechanismus bzw. NW-Spektrum verschiedener Psychopharmaka gezeigt:
  - **Cholinerges System**: Erhöhte Empfindlichkeit für periphere und v. a. zentrale anticholinerge Symptome bei Pharmaka mit anticholinergem NW-Profil, also v. a. trizyklische Substanzen, aufgrund einer Verringerung der cholinergen Reserven im Alter (daher erhöhte Neigung zu Verwirrtheitszuständen bzw. Ausprägung deliranter Zustandsbilder).
  - **Noradrenerges System**: Erhöhte Empfindlichkeit gegenüber adrenolytischen Effekten (v. a. orthostatische Hypotonie).
  - **Dopaminerges System**: Erhöhte Suszeptibilität für EPS bzw. Spätdyskinesien bei D_2-antagonistischen Substanzen. Ältere Frauen zeigen eine besonders hohe Sensitivität für diese NW. Daher sollten bei älteren Patienten mit schizophrenen Störungen eher AAP eingesetzt werden.
  - **Serotonerges System**: Erhöhte Disposition für NW bei serotonergen AM (Agitation, Inappetenz, Dyspepsie, sexuelle Dysfunktion).
- Einfluss **psychosozialer Faktoren** auf die Pharmakotherapie im Alter: Minderung der Adhärenz durch soziale Isolation, vermehrte NW, komplizierte Behandlungsschemata, Versorgungsprobleme, kognitive Beeinträchtigung (▶ Kap. 6).

> **Bei der medikamentösen Behandlung geriatrischer Patienten ist stets an eine Dosisanpassung zu denken. In der Regel sind geringere Dosen und langsame Aufdosierung (»*start low, go slow*«) unter sorgfältiger Überwachung relevanter Parameter (Nierenfunktion, Leberparameter, kardialer Status) anzustreben. Zur Sicherung der Adhärenz sollten Verwandte oder Pflegepersonen einbezogen werden. Das therapeutische Regime ist so einfach wie möglich zu halten und sollte regelmäßig überprüft werden, Medikation ist in übersichtlicher Form anzubieten, am besten als tägliche Einmalgabe. Schnell lösliche bzw. flüssige Präparationen können die Anwendung bei kontrollierter Applikation erleichtern. Polypharmazie, interaktionsträchtige und sehr lang wirksame AM (HWZ > 24 h) sind möglichst zu vermeiden. Auf häufig bestehende internistische und weitere Komorbiditäten ist bei der Psychopharmakotherapie besonders zu achten.**

Neben der Risikoeinschätzung in ◻ Tab. 13.1 finden sich weitere Informationen zu den Präparaten im entsprechenden Abschnitt des jeweiligen allgemeinen Teils und im Präparateteil der betreffenden Kapitel.

◻ Tab. 13.1 Risikoeinschätzung im Alter

Indikations-gruppe	Risikoeinschätzung[a]		
	Gering	**Mäßig**	**Erhöht**
Antidementiva	*Donepezil, Rivastigmin*	*Memantin, Galantamin*[b]	–
Antidepressiva	*Duloxetin, Hypericum, Mirtazapin, Moclobemid,* SSRI (*Citalopram*[b], *Escitalopram*[b], *Paroxetin, Fluoxetin, Fluvoxamin, Sertralin*), *Tianeptin, Venlafaxin*	*Agomelatin, Bupropion, Nortriptylin, Maprotilin, Mianserin, Milnacipran, Reboxetin,* [*Vortioxetin*]	*Maprotilin, Tranylcypromin, Trazodon,* TZA (außer *Nortriptylin*)
Antipsychotika	*Amisulprid, Aripiprazol, Melperon, Pipamperon, Sulpirid*	[*Asenapin*], Butyrophenone, *Flupenthixol, Fluphenazin, Fluspirilen, Olanzapin, Paliperidon, Perphenazin, Quetiapin, Risperidon, Ziprasidon*[b], *Zuclopenthixol*	*Clozapin, Haloperidol*[b] (hohe Dosen, i. v.), [*Loxapin*], [*Lurasidon*], *Pimozid*[b], Phenothiazine, *Sertindol*[b]
Anxiolytika/ Hypnotika	*Chloralhydrat, Lorazepam, Oxazepam, Pregabalin, L-Tryptophan, Zaleplon, Zolpidem, Zopiclon*	*Buspiron,* BZD (außer *Lorazepam, Oxazepam*), *Diphenhydramin*[b], *Melatonin, Opipramol*[b]	*Hydroxyzin*[b]
Stimmungs-stabilisierer	–	*Carbamazepin, Lamotrigin, Valproat*	*Lithium*

◻ Tab. 13.1 (Fortsetzung)

Indikations-gruppe	Risikoeinschätzung[a]		
	Gering	**Mäßig**	**Erhöht**
Andere Pharmaka/ Psychopharmaka	*Orlistat*	*Acamprosat, Buprenorphin[b], Avanafil, Bupropion, Clomethiazol, Clonidin, Dapoxetin, L-Dopa/Benserazid, Liraglutid, Modafinil, Nalmefen, Naltrexon, Natrium-oxybat, Nikotin, Oxycodon/ Naltrexon, Prami-pexol, Ropinirol, Rotigotin, Sildenafil, Tadalafil, Topiramat, Vardenafil*	*[Atomoxetin], Disulfiram, Methadon, L-Methadon, [Methylphenidat], Morphinsulfat*

[a] Basierend auf dem derzeitigen Literaturstand und Empfehlungen der Hersteller, bezogen auf therapeutische Dosisbereiche. Bei Präparaten in *eckigen Klammern* ist aufgrund einer schmalen Datenbasis nur eine vorläufige Einstufung möglich.
[b] Erhöhte Häufigkeit von QTc-Zeit-Verlängerung beschrieben.
TZA trizyklische Antidepressiva, *SSRI* selektive Serotoninrwiederaufnahmehemmer, *BZD* Benzodiazepine.

13.2 Psychopharmaka bei Herz-Kreislauf-Erkrankungen

In therapeutischer Dosierung besteht für herzgesunde Patienten ein relativ geringes kardiovaskuläres Risiko bei der Anwendung von Psychopharmaka. Allerdings gibt es neue Untersuchungen, die die Unbedenklichkeit von trizyklischen Substanzen und von Butyrophenonen infrage stellen (▶ 1.5 und ▶ 3.6).

Bei kardiovaskulärer Vorschädigung (insbesondere vorbeschriebene oder latente Erregungsleitungsstörungen, Herzinsuffizienz, KHK, Blutdruckdysregulation) können Psychopharmaka in unterschiedlichem Ausmaß kardiotoxisch wirken (◻ Tab. 13.2); die wichtigsten Faktoren im NW-Profil sind:

- **Anticholinerge Wirkung** (v. a. trizyklische Substanzen): Herzfrequenzerhöhung, Aufhebung bzw. Reduktion der protektiven parasympathischen (vagalen) Wirkung, auch durch Abnahme der Herzfrequenzvariabilität.
- **Orthostatische Wirkung** (v. a. α_1-Rezeptor-Antagonismus), dadurch z. B. Reflextachykardie, (koronare und zerebrale) Durchblutungsstörungen, Kollapsneigung.
- **Erregungsleitungsstörungen**(Depolarisationsstörungen), z. B. durch chinidinartigen und negativ inotropen Effekt trizyklischer Substanzen.
- **Proarrhythmische Wirkung** durch mögliche QTc-Zeit-Verlängerung (Repolarisationsstörungen), insbesondere bei Vorliegen von Risikofaktoren und Behandlung mit Antipsychotika (▶ 3.6.3).

Zur Therapie mit Antidepressiva bei KHK sind in der Vergangenheit viel beachtete, z. T. große kontrollierte Studien durchgeführt worden, die v. a. die gute Verträglichkeit von SSRI (insbesondere *Sertralin* und *Citalopram*) und *Mirtazapin* – z. T. auch nach akutem Koronarsyndrom (*Sertralin* und *Mirtazapin*) – belegen. Das Risiko von SSRI bzgl. Herz-Kreislauf-Vorschädigung sollte insgesamt differenzierter betrachtet werden. Sie können einerseits zur QTc-Zeit-Verlängerung mit der möglichen Folge ventrikulärer Herzrhythmusstörungen führen (v. a. *Citalopram*, *Escitalopram*), andererseits hat *Paroxetin* eine im Vergleich zu anderen SSRI deutlich stärkere anticholinerge Potenz. Weiterhin besteht bei allen SSRI ein gering erhöhtes gastrointestinales Blutungsrisiko, hier ist insbesondere Vorsicht geboten bei Komedikation mit Thrombozytenaggregationshemmern oder Antikoagulanzien bzw. bei bekannten gastrointestinalen Läsionen (z. B. Ulkuskrankheit) oder komorbiden Störungen der Blutgerinnung (▶ 1.5.4).

13.3   Psychopharmaka bei Lebererkrankungen

Wie alle AM unterliegen auch Psychopharmaka einer mehr oder weniger ausgeprägten hepatischen Verstoffwechselung bzw. biliären Exkretion.

Je nach Ausmaß kommt es bei Leberinsuffizienz – primär unabhängig von der Ätiologie – für überwiegend hepatisch entgiftete Pharmaka zu einer verlängerten Eliminations-HWZ bzw. Plasmaspiegelerhöhung und Gefahr der Akkumulation aufgrund

- von Absorptionsverzögerung bei portaler Hypertension,
- erhöhter Bioverfügbarkeit bei Substanzen mit hoher präsystemischer Elimination,

▣ Tab. 13.2 Risikoeinschätzung bei Herz-Kreislauf-Erkrankungen

Indikations-gruppe	Risikoeinschätzung[a]		
	Gering	Mäßig	Erhöht
Antidementiva	Memantin	Donepezil, Galanta-min[b], Rivastigmin	–
Antidepressiva	Agomelatin, Bupropion, Hypericum, Mianserin, Mirtazapin, SSRI (Citalopram[b], Escitalopram[b], Fluoxetin, Fluvoxamin, Sertralin), Tianeptin	Duloxetin, Milnacipran, Moclobemid, Nortriptylin, Paroxetin, Reboxetin, Venlafaxin, [Vortioxetin]	Maprotilin, Tranylcypromin, Trazodon, TZA (außer Nortriptylin)
Antipsychotika	Amisulprid, Aripiprazol, Melperon, Pipamperon, Sulpirid	Asenapin, Butyrophenone, Fluspirilen, Haloperidol (niedrige Dosen, oral), Paliperidon, Quetiapin, Olanzapin, Risperidon, Ziprasidon[b], Zuclopenthixol	Clozapin, Haloperidol[b] (hohe Dosen, i.v.), [Loxapin], [Lurasidon], Pimozid[b], Phenothiazine (v. a. Thioridazin[b]), Sertindol[b]
Anxiolytika/Hypnotika	Buspiron, BZD, Chloralhydrat, Diphenhydra-min[b], Melatonin, Pregabalin, Zaleplon, Zolpidem, Zopiclon, L-Tryptophan	Opipramol	Hydroxyzin[b]
Stimmungs-stabilisierer	Lamotrigin, Valproat	Carbamazepin	Lithium

■ **Tab. 13.2** (Fortsetzung)			
Indikations-gruppe	**Risikoeinschätzung**[a]		
	Gering	**Mäßig**	**Erhöht**
Andere Pharmaka/ Psycho-pharmaka	*Acamprosat, Bupropion, Liraglutid, Naltrexon, Orlistat, Topiramat*	*[Buprenorphin], Clomethiazol, Clonidin, L-Dopa/ Benserazid, Nalmefen, Natriumoxybat, Oxycodon/ Naltrexon, Pramipexol, Ropinirol, Rotigotin*	*Atomoxetin, Avanafil, Buprenorphin[b], Dapoxetin, Disulfiram, Methylphenidat, Levomethadon, Methadon, Modafinil, Morphinsulfat, Nikotin, Sildenafil, Tadalafil, Varde-nafil, Vareniclin*

[a] Basierend auf dem derzeitigen Literaturstand und Empfehlungen der Hersteller, bezogen auf therapeutische Dosisbereiche. Bei Präparaten in *eckigen Klammern* ist aufgrund einer schmalen Datenbasis nur eine vorläufige Einstufung möglich.
[b] Erhöhte Häufigkeit von QTc-Zeit-Verlängerung beschrieben.
SSRI selektive Serotoninwiederaufnahmehemmer, *TZA* trizyklische Antidepressiva, *BZD* Benzodiazepine.

— eingeschränkten oxidativen Ab- bzw. Umbaus und eingeschränkter Konjugation (gestörter Phase-I- und Phase-II-Metabolismus),
— erhöhter Konzentration des freien Wirkstoffs bei eingeschränkter hepatischer Plasmaalbuminsynthese,
— vergrößerten Verteilungsvolumens bei Aszites- und Ödembildung.

Hieraus ergeben sich für die meisten Psychopharmaka Konsequenzen hinsichtlich notwendiger Dosisanpassung (z. B. reduzierte Initial- und Zieldosis, langsame Aufdosierung), notwendiger zusätzlicher Kontrollen bzw. möglicher Kontraindikationen (■ Tab. 13.3).

Einige Psychopharmaka weisen ein erhöhtes Risiko für idiosynkratische Lebertoxizität auf, was nicht unbedingt mit vorbestehender Leberschädigung korrelieren muss (z. B. *Agomelatin, Mianserin, Valproat*). Diese sind in ■ Tab. 13.3 mit einem höheren Risiko eingeschätzt, da in der klinischen Praxis bei Leberinsuffizienz Alternativen bevorzugt werden.

◻ **Tab. 13.3** Risikoeinschätzung bei Leberfunktionsstörungen

Indikationsgruppe	Risikoeinschätzung[a]		
	Gering	Mäßig	Erhöht
Antidementiva	*Memantin, Rivastigmin*	*Donepezil*	*Galantamin*
Antidepressiva	*Hypericum, Milnacipran, SSRI, Tianeptin*	*Bupropion, Duloxetin, Moclobemid, Reboxetin, Mirtazapin, Trazodon, Venlafaxin, [Vortioxetin]*	*Agomelatin, Mianserin, Tranylcypromin, TZA*
Antipsychotika	*Amisulprid, Sulpirid*	*Aripiprazol, Asenapin, Butyrophenone, Chlorprothixen, Flupentixol, Fluspirilen, [Lurasidon], Olanzapin, Paliperidon, Pimozid, Quetiapin, Risperidon, Sertindol, Ziprasidon, Zuclopenthixol*	*Clozapin, [Loxapin], Phenothiazine (v. a. Chlorpromazin)*
Anxiolytika/ Hypnotika	Kurz wirksame BZD (z. B. *Lorazepam, Oxazepam*), *Pregabalin, L-Tryptophan*	*Buspiron,* lang wirksame BZD (z. B. *Chlordiazepoxid, Diazepam) Chloralhydrat, Diphenhydramin, Hydroxyzin, [Melatonin], Opipramol, Zaleplon, Zolpidem, Zopiclon*	–
Stimmungsstabilisierer	*Lithium*	*Carbamazepin, Lamotrigin*	*Valproat*
Andere Pharmaka/ Psychopharmaka	*L-Dopa/Benserazid, Orlistat, Vareniclin*	*Acamprosat, Atomoxetin, Avanafil, Buprenorphin, Bupropion, Clomethiazol, Clonidin, Dapoxetin, Disulfiram, Levomethadon, [Liraglutid], Methadon, Methylphenidat, Modafinil, Morphinsulfat, Nalmefen, Naltrexon, Nikotin, Oxycodon/Naltrexon, [Pramipexol], Ropinirol, [Rotigotin], Sildenafil, Tadalafil, Topiramat, Vardenafil*	*Flibanserin, Levomethadon, [Natriumoxybat]*

[a] Basierend auf dem derzeitigen Literaturstand und Empfehlungen der Hersteller, bezogen auf therapeutische Dosisbereiche. Bei Präparaten in *eckigen Klammern* ist aufgrund einer schmalen Datenbasis nur eine vorläufige Einstufung möglich. *SSRI* selektive Serotoninwiederaufnahmehemmer, *TZA* trizyklische Antidepressiva, *BZD* Benzodiazepine.

13.4   Psychopharmaka bei Nierenerkrankungen

Unabhängig von der Ätiologie ergeben sich bei Nierenfunktionsstörungen bzw. -insuffizienz für Auswahl und Dosierung von Psychopharmaka wichtige Konsequenzen:

▬ Das Ausmaß der renalen Elimination eines AM bzw. seiner Metaboliten bestimmt den Risikograd seiner Anwendung und die eventuelle Notwendigkeit von Dosisanpassung und **Verlaufskontrollen** (laborchemische Nierenparameter, v. a. Harnretentionswerte und Clearance, Plasmaspiegelbestimmung etc.; ◘ Tab. 13.4).

▬ Neben der verzögerten Elimination können Nierenerkrankungen auch negativen Einfluss auf die Plasmaproteinbindungskapazität haben, z. B. durch Erniedrigung des Serum-pH-Werts bei **Urämie** sowie Hypoproteinämie beim **nephrotischen Syndrom**.

▬ Bei dialysepflichtigen Patienten sind Psychopharmaka mit hoher Plasmaproteinbindungskapazität (z. B. SSRI) zu bevorzugen, da diese kaum durch die Dialyse eliminiert werden. Substanzen mit potenziell orthostatischen NW sollten wegen der häufigen dialyseinduzierten Hypotonie vermieden werden. Orientierende Plasmaspiegelbestimmungen sind hilfreich bei der Dosisfindung.

13.5   Psychopharmaka bei Diabetes mellitus

▬ Diabetes hat in Deutschland eine Prävalenz von ca. bis zu 8% mit einem Gipfel von bis zu 22% in der Altersklasse der 70- bis 75-Jährigen. Unterschieden werden der Diabetes Typ 1, bei dem es im Rahmen einer Autoimmunpathogenese zu einer selektiven Zerstörung der insulinproduzierenden β-Zellen der Langerhansschen Inseln des Pankreas kommt, vom Diabetes Typ 2 als Zustand einer (erworbenen), meist in der 2. Lebenshälfte auftretenden Insulinresistenz mit relativem Insulinmangel. 90–95% aller Diabetespatienten sind Typ-2-Diabetiker. Durch ansteigende allgemeine Prävalenz infolge Überernährung, Bewegungsarmut und Überalterung der Bevölkerung nimmt die Bedeutung des Diabetes auch für die Psychopharmakotherapie zu (◘ Tab. 13.5).

▬ Diabetes ist die häufigste endokrine Störung bei internistischen Patienten, die Psychopharmaka erhalten. Bei psychiatrischen Patienten kommt Diabetes unabhängig von anderen Faktoren signifikant häufiger vor als in der allgemeinen Bevölkerung. Vor allem ist die Prävalenz von Hyperglykämien, Glukoseintoleranz und diabetischen Komplikationen bei Patienten mit **Major Depression** und **Schizophrenie** unabhängig von der psychiatrischen Medikation erhöht. Das Vorliegen eines klinisch

◘ Tab. 13.4 Risikoeinschätzung bei Nierenfunktionsstörungen

Indikations-gruppe	Risikoeinschätzung[a]		
	Gering	Mäßig	Erhöht
Anti-dementiva	*Galantamin*	*Donepezil, Memantin, Rivastigmin*	–
Anti-depressiva	*Agomelatin, Hypericum, Moclobemid,* SSRI, TZA, [Vortioxetin]	*Bupropion, Duloxetin, Mianserin, Mirtazapin, Reboxetin, Tianeptin, Tranylcypromin, Trazodon, Venlafaxin*	*Milnacipran*
Anti-psychotika x	*Asenapin, Butyrophenone, Olanzapin, Quetiapin, Sertindol*	*Aripiprazol, Chlorprothixen, Flupentixol, Fluspirilen, [Lurasidon], Paliperidon, Pimozid, Phenothiazine, Risperidon, Ziprasidon, Zuclopenthixol*	*Amisulprid, Clozapin, [Loxapin], Sulpirid*
Anxiolytika/Hypnotika	*Chlordiazepoxid, Doxylamin, Lorazepam, L-Tryptophan, Zaleplon, Zolpidem, Zopiclon*	*Buspiron,* BZD (sonstige), *Chloralhydrat, Diphenhydramin, Hydroxyzin, [Melatonin], Opipramol*	*Alprazolam, Dikaliumclo-razepat, Pregabalin, Oxazepam*
Stimmungs-stabilisierer	*Valproat*	*Carbamazepin, Gabapentin, Lamotrigin, Oxcarbazepin*	*Lithium*
Andere Pharmaka/Psychophar-maka	*Atomoxetin, L-Dopa/Benserazid, Nikotin, Orlistat*	*Avanafil, Buprenorphin, Bupropion, Clomethiazol, Clonidin, Dapoxetin, Disulfiram, [Flibanserin], Levomethadon, [Liraglutid], Methadon, [Methylphenidat], [Modafinil], Morphinsulfat, Nalmefen, Naltrexon, Oxycodon/Naltrexon, Ropinirol, Rotigotin, Sildenafil, Tadalafil, Topiramat, Vardenafil, Vareniclin*	*Acamprosat, [Natrium-oxybat], Pramipexol*

[a] Basierend auf dem derzeitigen Literaturstand und Empfehlungen der Hersteller, bezogen auf therapeutische Dosisbereiche. Bei Präparaten in *eckigen Klammern* ist aufgrund einer schmalen Datenbasis nur eine vorläufige Einstufung möglich.
SSRI selektive Serotoninwiederaufnahmehemmer, *TZA* trizyklische Antidepressiva, *BZD* Benzodiazepine.

◘ Tab. 13.5 Risikoeinschätzung bei Diabetes mellitus

Indikations-gruppe	Risikoeinschätzung[a]		
	Gering	**Mäßig**	**Erhöht**
Anti-dementiva	*Donepezil, Galantamin, Rivastigmin, Memantin*	–	–
Anti-depressiva	*Agomelatin, Bupropion*[b], *Duloxetin*[b], *Reboxetin*, SSRI[b], *Trazodon*, L-*Tryptophan, Venlafaxin*[b]	*Fluoxetin*[b], *Mianserin, Mirtazapin*, TZA	MAOH[b]
Anti-psychotika	*Amisulprid, Aripiprazol, Asenapin*, Butyrophenone, *Pimozid, Sulpirid*, Thioxan-thene, *Ziprasidon*	Phenothiazine, *Quetiapin, Risperidon, Sertindol*	*Clozapin, Olanzapin*
Anxiolytika/Hypnotika	BZD, *Buspiron, Pregabalin*[b], *Zaleplon, Zolpidem, Zopiclon*	–	–
Stimmungs-stabilisierer	*Carbamazepin, Gabapentin, Lamotrigin, Oxcarbazepin*	*Valproat*	–
Andere Pharmaka/Psychophar-maka	*Acamprosat, Atomoxetin, Liraglutid, Lithium, Methyl-phenidat*[b], *Modafinil, Orlistat*[b], *Pramipexol, Ropinirol,* [*Rotigotin*]*, Vareniclin*	*Disulfiram*, L-*Dopa/Benserazid*, [*Natriumoxy-bat*[b]]	–

[a] Auswahl der gängigsten Präparate aus den einzelnen Substanzgruppen, basie-rend auf dem derzeitigen Literaturstand und Empfehlungen der Hersteller, bezogen auf therapeutische Dosisbereiche. Bei Präparaten in *eckigen Klammern* ist aufgrund einer schmalen Datenbasis nur eine vorläufige Einstufung möglich.
[b] Substanzen führen eher zu Hypoglykämien.
SSRI selektive Serotoninwiederaufnahmehemmer, *TZA* trizyklische Antidepressi-va, *MAOH* Monoaminoxidasehemmer, *BZD* Benzodiazepine.

manifesten Diabetes ist seinerseits ein unabhängiger Risikofaktor für das Auftreten einer depressiven Störung sowie einer **Demenz** (sowohl vasku-lär als auch neurodegenerativ).

— Diabetes Typ 2 ist häufig Teil des metabolischen Syndroms. Vor allem be-stimmte AAP können ein metabolisches Syndrom auslösen (▶ 3.6.2) über zunächst voneinander unabhängige negative Beeinflussung von Körper-gewicht, Fettstoffwechsel und Glukosetoleranz. Risikoeinschätzung in absteigender Reihenfolge: *Clozapin ≙ Olanzapin > Quetiapin > Risperidon > Aripiprazol ≙ Ziprasidon*. Zur Behandlung von psychotischen Patienten mit Diabetes mellitus bzw. metabolischem Syndrom oder bei erhöhtem entsprechendem Risiko sind *Aripiprazol* oder *Ziprasidon* Therapieoptionen.

— Da Übergewicht und Lebensalter die wichtigsten Risikofaktoren des Diabetes Typ 2 sind und bei manifester Erkrankung zunehmendes Körpergewicht die Kontrollierbarkeit des Blutzuckerspiegels verschlechtert, sollten bei Diabetikern **adiposogene Psychopharmaka** vermieden werden. Dies gilt v. a. für Substanzen mit einer H_1- und 5-HT_2-antagonistischen Wirkkomponente wie trizyklische Verbindungen. Eine indirekte Risikoerhöhung aufgrund von Gewichtszunahme im Therapieverlauf besteht daneben auch für das Antidepressivum *Mirtazapin* sowie für die Antikonvulsiva bzw. Stimmungsstabilisierer im weiteren Sinne *Pregabalin*, *Carbamazepin* und *Valproinsäure*.

— Einige wenige Psychopharmaka können über eine Gewichtsreduktion (z. B. *Bupropion*) und z. T. auch gesteigerte Insulinsensitivität eine Verbesserung einer hyperglykämischen Stoffwechsellage bewirken. Bei gut eingestelltem Diabetes und Notwendigkeit einer Behandlung mit psychotropen Substanzen ist darüber hinaus daher auch an die Gefahr von Hypoglykämien zu denken, die insbesondere bei einigen SSRI (v. a. *Fluoxetin*), z. T. auch für *Venlafaxin*, besonders aber bei MAOH gegeben ist. SSRI sind insgesamt eher gewichtsneutral bzw. führen zu einer leichten Gewichtsabnahme, allerdings kann auch eine signifikante Gewichtszunahme unter längerer Behandlung auftreten, was insbesondere für *Paroxetin* gilt.

— Zu beachten sind mögliche pharmakokinetische Interaktionen von Psychopharmaka mit oralen Antidiabetika (▶ Kap. 16), um Blutzuckerschwankungen zu vermeiden. Das Biguanid *Metformin* sowie der α-Glukosidasehemmer *Acarbose* und *Miglitol* sind in dieser Hinsicht wegen überwiegend renaler Exkretion bzw. nur minimaler systemischer Absorption (*Acarbose*) unbedenklich. Zu *Metformin* existiert nun eine Metaanalyse über 6 kontrollierte Studien, die eine Reduktion der Insulinresistenz und adipositasbezogener anthropometrischer Werte (Body-Mass-Index, Hüftumfang) bei schizophrenen Patienten unter Langzeitbehandlung mit AAP zeigen konnte.

— Aufgrund der häufigen Komorbidität mit anderen internistischen, v. a. Herz- und Nierenerkrankungen (▶ 13.2 und ▶ 13.4) ist neben einer rationalen Psychopharmakotherapie die kontinuierliche hausärztlich-internistische Kontrolle und Einstellung von Blutzucker- und HbA_{1c}-Wert wie auch kardiovaskulärer Risikofaktoren unerlässlich, was ggf. eine enge interdisziplinäre Zusammenarbeit erfordert.

Psychopharmaka in Schwangerschaft und Stillzeit

M. Paulzen, O. Benkert

O. Benkert, H. Hippius (Hrsg.),
Kompendium der Psychiatrischen Pharmakotherapie,
DOI 10.1007/978-3-662-50333-1_14,
© Springer-Verlag Berlin Heidelberg 2017

Berücksichtigt werden hier Psychopharmaka im engeren Sinne und die Sucht- und Substitutionsmittel, nicht aber die in den ▶ Kap. 7, ▶ Kap. 8, ▶ Kap. 9 und ▶ Kap. 10 beschriebenen Pharmaka.

14.1 Übersicht

Die medikamentöse Behandlung psychischer Störungen in Schwangerschaft und Stillzeit entspricht einer klinisch komplexen Situation. Unabhängig davon, ob sich eine psychische Störung antepartal, d. h. während einer bestehenden Schwangerschaft, oder postpartal, d. h. im Wochenbett oder in der Stillzeit, manifestiert oder ob sie als Remanifestation einer vorbestehenden psychischen Störung auftritt, bleibt die psychiatrische Pharmakotherapie symptomorientiert. Die hohen Prävalenzraten psychischer Störungen (unipolare Depression antepartal 10–12% [Dennis u. Dowswell 2013], postpartale Depressionen 10–15% [O'Hara u. McCabe 2013], Rückfallraten bipolarer Störungen bis 50%) während dieser Zeit und die große Anzahl von Schwangeren, die Psychopharmaka einnehmen, unterstreichen die besondere Bedeutung des Themas. Die begleitende (supportive) Psychotherapie und die Entlastung der Mutter durch Hilfspersonal haben einen hohen Stellenwert im Rahmen der Behandlung postpartaler Depressionen bzw. postpartaler Psychosen.

Risikobewertung, Kriterien zur Auswahl und Richtlinien zum Gebrauch von Psychopharmaka in Schwangerschaft und Stillzeit
- Auch eine unbehandelte psychische Störung stellt grundsätzlich einen Risikofaktor für eine Schwangerschaft dar.
- Weder von der EMA noch von der FDA ist ein Psychopharmakon zum Gebrauch während der Schwangerschaft zugelassen.

- Die Risiken während einer Schwangerschaft durchgeführten Psychopharmakotherapie beziehen sich auf:
  - Teratogenität (z. B. strukturelle Malformationen),
  - direkte toxische Wirkungen auf den Feten (z. B. intrauterine Wachstumsretardierung),
  - Perinatalsyndrome (z. B. Frühgeburtlichkeit, Adaptationsschwierigkeiten),
  - neurobehaviorale Auswirkungen (z. B. postnatale Entwicklungs- und Verhaltensstörungen).
- Die Psychopharmakotherapie während Schwangerschaft und Stillzeit erfordert ein sorgfältiges Abwägen zwischen der Exposition des Kindes auf der einen und dem Risiko des Rezidivs der psychischen Erkrankung der Mutter nach dem Absetzen der Medikation auf der anderen Seite.
- Auswirkungen auf das sich im Mutterleib befindliche Kind oder den zu stillenden Säugling durch Psychopharmaka sind zu keiner Zeit gänzlich auszuschließen, denn nahezu alle Psychopharmaka sind plazentagängig und gehen in die Muttermilch über.
- Eine Behandlung mit Psychopharmaka insbesondere im 1. Trimenon der Schwangerschaft sollte nur dann durchgeführt werden, wenn das mit der psychischen Störung assoziierte Risiko für Mutter und Fetus das mit einer medikamentösen Behandlung verbundene Risiko übersteigt.
- Vor der Gabe von Psychopharmaka in Schwangerschaft oder Stillzeit sollte grundsätzlich Kontakt zu Gynäkologen bzw. Pädiatern aufgenommen werden.
- Eine Entbindung sollte im Umfeld eines Krankenhauses mit interdisziplinär vernetzten Strukturen erfolgen.
- Eine Schwangerschaft führt zu erheblichen Veränderungen der Pharmakokinetik von Psychopharmaka. In der Regel ist davon auszugehen, dass AM-Konzentrationen im Verlauf einer Schwangerschaft abnehmen.
- Therapeutisches Drug Monitoring (TDM) während einer Schwangerschaft stellt ein wichtiges Instrument zur patientenindividuellen Psychopharmakotherapie dar.

14.2 Antidepressiva

Depressive Erkrankungen während der Schwangerschaft (▶ 1.4.1) können mit negativen Folgen (z. B. verzögerte Entwicklung, geringes Geburtsgewicht) für das Kind verbunden sein. Die Risiken einer nicht durchgeführten antidepressiven Psychopharmakotherapie stehen möglichen negativen Auswirkungen der Einzelsubstanzen gegenüber. Grundsätzlich sind Antidepressiva nach heutigem Stand zwar mit veränderten Outcome-Parametern (frühzeitigere Geburt, geringeres Geburtsgewicht oder vermindertem Apgar-Score) verbunden, die klinische Signifikanz scheint aber begrenzt zu sein. So konnte zuletzt eine große Metaanalyse zwar Gruppenunterschiede zwischen exponierten und nichtexponierten Kindern feststellen, diese waren aber sehr niedrig, sodass diesbezügliche Risiken als gering angesehen werden können (Ross et al. 2013).

Grundsätzlich ist bei einer geplanten Schwangerschaft und vorbestehender rezidivierender depressiver Störung eine sorgfältige Nutzen-Risiko-Abwägung vorzunehmen. Ein hohes Rezidivrisiko kann eine niedrig dosierte Monotherapie mit einem Antidepressivum sinnvoll erscheinen lassen.

Gemäß der *S3-Leitlinie Unipolare Depression* (DGPPN et al. 2015) sollte bei Beginn einer antidepressiven Pharmakotherapie Folgendes beachtet werden: Es sollte

— einer Monotherapie der Vorzug gegeben werden,
— die geringste effektive Dosis gewählt werden,
— der Einfluss fluktuierender Wirkstoffspiegel Berücksichtigung finden,
— ein regelmäßiges Monitoring der Wirkstoffspiegel stattfinden,
— ein niedriger wirksamer Wirkstoffspiegel angestrebt werden,
— ein abruptes Absetzen der Medikation vermieden werden.

Peripartale depressive Störungen ► 1.4.1

14.2.1 Trizyklische Antidepressiva

Teratogenes Risiko

— Eindeutige teratogene Risiken konnten für trizyklische Antidepressiva (TZA) nicht gefunden werden; sie werden aber in der Literatur, insbesondere für *Clomipramin*, immer wieder diskutiert. Am risikoreichsten erscheint der Einsatz von TZA mit starker anticholinerger Komponente. Zudem sind auch hypotensive NW relevant.

— Daten über Fehlgeburten zeigen grundsätzlich ein erhöhtes Risiko bei bestehender antidepressiver Psychopharmakotherapie, ein noch höheres Risiko ergibt sich aber im Falle einer Polypharmazie mit der zeitgleichen Einnahme unterschiedlicher Antidepressiva.

Perinatale Risiken

— Werden Antidepressiva durch die Geburt »abgesetzt«, können bei Neugeborenen Absetzsyndrome (*poor neonatal adaptation syndromes*, PNAS) in bis zu 30% der Fälle mit erhöhter Unruhe, Erregbarkeit und Anfallsbereitschaft auftreten.

— Absetzsyndrome mit fetalen Tachykardien oder Entzugskrampfanfällen scheinen bei Substanzen mit starker anticholinerger Komponente wie *Clomipramin* besonders häufig zu sein.

— Offensichtlich gibt es Hinweise auf eine höhere Frühgeburtsrate, jedoch ohne negative Auswirkung auf das Überleben der Kinder.

Mit dem Stillen assoziierte Risiken

- TZA gehen nur in geringem Umfang in die Muttermilch über. Das Verhältnis von Milch- zu Plasmakonzentrationen liegt < 1. Dies gilt insbesondere für *Nortriptylin*.
- Von 47 Müttern, die beim Stillen TZA (18 davon *Nortriptylin*) erhielten, zeigte ein Kind eine Atemdepression (unter *Doxepin*).
- Vorsicht ist insbesondere bei langwirksamen Metaboliten, die zu klinischen Effekten beitragen können, geboten. So konnte *N-Desmethyldoxepin* (Metabolit von *Doxepin*) in hohen Konzentrationen im kindlichen Plasma nachgewiesen werden.

Langfristige Verhaltens- und Entwicklungseffekte

- Langfristige negative Auswirkungen auf Entwicklung und Verhalten nach pränataler Exposition mit TZA sind nach derzeitigem Kenntnisstand unwahrscheinlich.

Empfehlungen ▶ 14.2.4, Box 1

14.2.2 Selektive Serotoninwiederaufnahmehemmer

Frauen, die eine bestehende Behandlung mit SSRI während einer Schwangerschaft beenden, haben ein deutlich erhöhtes Risiko für einen Rückfall in die Depression verglichen mit Patientinnen, welche die SSRI-Behandlung fortführen. Nach bisherigen Erkenntnissen gelten **SSRI insgesamt** als relativ sichere Substanzen in der Schwangerschaft (Furu et al. 2015), Unterschiede auf Einzelsubstanzebene führen jedoch dazu, auf einige Wirkstoffe von vornherein zu verzichten. Wegen des erhöhten Risikos für Fehlbildungen sollten *Paroxetin* und *Fluoxetin* nicht bei Neuverordnungen als Antidepressiva gewählt werden (DGPPN et al. 2015; Reefhuis et al. 2015).

Teratogenes Risiko

- Eine mütterliche Behandlung mit einem SSRI scheint für die **Gesamtgruppe** nicht grundsätzlich mit einem signifikant erhöhten Risiko für Herzfehlbildungen (Huybrechts et al. 2014) oder andere Geburtsdefekte einherzugehen.
- Eine Häufung zeigte sich jedoch bezüglich der Fehlbildungen Anenzephalie, Kraniosynostose und Omphalozele bei bestehender SSRI-Behandlung in den ersten 3 Monaten der Schwangerschaft.
- Eine epidemiologische Übersichtsarbeit zeigte zuletzt Hinweise auf ein vermehrtes Auftreten verschiedener Fehlbildungen (Analatresie/-stenose, Gastroschisis, Nierendysplasie, Klumpfuß) bei intrauteriner SSRI-Exposition (Wemakor et al. 2015).

— In einer anderen Studie konnte keine Assoziation zwischen spezifischen Fehlbildungen (Kraniosynostose, Omphalozele, Herzfehler) und der Einnahme irgendeines SSRI im 1. Trimenon gefunden werden, doch ergab sich eine signifikante Assoziation zwischen bestimmten Fehlbildungen und der Einnahme einzelner SSRI. So war die Einnahme von *Sertralin* signifikant mit einem Septumdefekt und mit einer Omphalozele assoziiert, und es konnte eine signifikante Assoziation zwischen einer *Paroxetin*-Einnahme und einer Obstruktion des rechten Ventrikels gezeigt werden. Für andere Antidepressiva fanden sich keine Assoziationen mit Fehlbildungen.

— In einer Kohorte von insgesamt 493.113 Kindern zeigte sich bei intrauteriner SSRI-Exposition mit einer Odds Ratio (OR) von 1,99 eine insgesamt erhöhte Prävalenz von Septumdefekten, *Sertralin* (OR 3,25) und *Citalopram* (OR 2,52) zeigten eine höhere Prävalenz, *Fluoxetin* (OR 1,34) eine deutlich niedrigere.

— Eine Behandlung mit *Paroxetin* im 1. Trimenon war im Vergleich mit anderen Antidepressiva signifikant häufiger mit Fehlbildungen assoziiert.

— Eine Studie zeigte eine Assoziation zwischen einer *Paroxetin*-Einnahme im 1. Trimenon und Herzfehlbildungen, allerdings nur für eine Dosierung > 25 mg/d. Die Einnahme von SSRI im 1. Trimenon erhöhte das Risiko für Fehlbildungen im Vergleich zur Einnahme von anderen Antidepressiva nicht.

— Eine retrospektive Studie an Müttern, welche in der Frühschwangerschaft SSRI eingenommen hatten, zeigte insgesamt kein erhöhtes Risiko für Fehlbildungen. Allerdings fand sich eine Assoziation zwischen einer *Paroxetin*-Einnahme und kardialen Fehlbildungen.

— Eine Metaanalyse zeigte bei Patientinnen, die im ersten Schwangerschaftstrimester mit *Paroxetin* behandelt worden waren, dass keine Assoziation zwischen einer *Paroxetin*-Exposition und einem erhöhten Risiko von kardiovaskulären Fehlbildungen besteht.

— Die Auswertung von insgesamt 6976 Kindern, die einem SSRI gegenüber exponiert waren, ergab kein grundsätzlich erhöhtes Risiko für Malformationen (OR 1,08). *Fluoxetin* zeigte ein erhöhtes Risiko für isolierte Ventrikelseptumdefekte (OR 2,03), *Paroxetin* zeigte ein erhöhtes Risiko für Defekte des rechtsventrikulären Ausflusstrakts (OR 4,68). *Citalopram* zeigte ein erhöhtes Risiko für Neuralrohrdefekte.

— Das Risiko für das Auftreten eines fetalen Alkoholsyndroms (FAS) war bei gleichzeitiger SSRI-Behandlung und Alkoholmissbrauch/-abhängigkeit der Mütter 10-fach erhöht.

— Die gleichzeitige Verordnung mehrerer unterschiedlicher SSRI war mit einem deutlich erhöhten Risiko kongenitaler Herzfehler assoziiert (OR 4,70).

- Auch die Kombinationsgabe eines SSRI mit einem BZD scheint mit einer höheren Inzidenz für das Auftreten kongenitaler Herzfehler verbunden zu sein als der SSRI-Einsatz alleine.
- Für *Escitalopram* und *Fluvoxamin* liegen nach wie vor nicht genügend Daten vor, um eine abschließende Risikoabschätzung zu treffen.

Perinatale Risiken

- SSRI scheinen mit einer geringgradig höheren Frühgeburtsrate assoziiert zu sein, ohne die Überlebensrate negativ zu beeinträchtigen. Offensichtlich erhöht der Beginn einer SSRI-Behandlung nach dem 1. Trimenon die Frühgeburtswahrscheinlichkeit stärker.
- In einer Studie zeigte sich eine Assoziation zwischen SSRI-Behandlung in der Schwangerschaft und einer verkürzten Schwangerschaftsdauer, einem geringeren Geburtsgewicht sowie einem schlechteren Apgar-Wert. Der Zusammenhang mit dem Apgar-Wert fand sich jedoch nur bei Einnahme des SSRI im 3. Trimenon der Schwangerschaft (unter TZA fand sich kein Einfluss auf perinatale Parameter).
- In einer Studie wird auf einen Zusammenhang zwischen pränataler SSRI-Gabe (*Sertralin*, *Fluoxetin*, *Citalopram*, *Paroxetin*) und verkürzter Schwangerschaftsdauer hingewiesen, jedoch kein Zusammenhang zwischen depressiver Symptomatik und Schwangerschaftsdauer gesehen.
- Eine weitere Studie zeigte aber ein erhöhtes Risiko einer verkürzten Schwangerschaftsdauer bei Müttern, die unter unbehandelten Ängsten litten.
- Eine populationsbezogene Kohortenstudie zeigte keine negativen Auswirkungen einer SSRI-Behandlung während der Schwangerschaft hinsichtlich der Rate von Totgeburten bzw. einer neonatalen Mortalität (Jimenez-Solem et al. 2013).
- Ähnlich wie für TZA wurde auch für SSRI über Absetzsyndrome in der Perinatalzeit berichtet. Andere Autoren gehen eher von einer serotonergen Überstimulation aus. Die Syndrome sind transienter Natur und in der Regel nicht lebensbedrohlich.
- Eine verzögerte neonatale Adaptation trat bei 15–30% der Kinder auf, deren Mütter in der Spätschwangerschaft mit SSRI behandelt wurden. Typischerweise sind diese Phänomene vorübergehend und enden meist nach einem Zeitraum von weniger als 2 Wochen post partum.
- In einer Studie wurde der Zusammenhang zwischen einer Behandlung mit SSRI bei Schwangeren und einer persistierenden pulmonalen Hypertonie (PPHN) bei Neugeborenen untersucht. Eine PPHN tritt bei etwa 0,2% der Neugeborenen auf und wird neben anderen Einflussfaktoren mit einer Antidepressivatherapie in späten Stadien der Schwangerschaft in Verbindung gebracht. Es zeigte sich eine signifikante Assoziation

zwischen einer SSRI-Behandlung (*Citalopram*, *Fluoxetin*, *Paroxetin* oder *Sertralin*) in der Spätschwangerschaft nach der 20. SSW und einer PPHN beim Neugeborenen. Eine Assoziation zwischen PPHN bei Neugeborenen und SSRI-Einnahme der Mütter vor der 20. SSW fand sich nicht. Auch fand sich keine Assoziation zwischen PPHN bei Neugeborenen und der Einnahme von *Amitriptylin*, *Imipramin*, *Nortriptylin*, *Venlafaxin*, *Bupropion* oder *Trazodon* in der Schwangerschaft.

- Eine große Übersichtsarbeit zeigte ein statistisch erhöhtes Risiko für eine PPHN bei SSRI-Einnahme in der Spätschwangerschaft, jedoch war das absolute Risiko für eine PPHN immer noch sehr gering (Grigoriadis et al. 2014). Eine weitere Arbeit zeigte eine Erhöhung des Risikos für eine PPHN von 1,2 auf 3,0 pro 1000 Neugeborene (OR 2,1; 95% CI 1,5–3,0) (Kieler et al. 2012).
- Auch zeigte eine weitere Übersichtsarbeit ein erhöhtes Risiko für PPHN bei SSRI-Therapie in der Spätschwangerschaft. Insgesamt bleibt aber das Risiko klein (Huybrechts et al. 2015). Gemäß den regulatorischen Vorgaben der FDA sollen entsprechend – aufgrund des niedrigen Risikos für eine PPHN – SSRI und SSNRI auch in späten Stadien einer Schwangerschaft nicht abgesetzt werden, wenn sie klinisch erforderlich sind.
- Eine retrospektive Studie zeigte eine erhöhte intensivmedizinische Behandlungsnotwendigkeit für Neugeborene, deren Mütter im 3. Trimenon SSRI eingenommen hatten. Zu *Paroxetin* sind Ergebnisse über das Risiko des Auftretens eines Absetzsyndroms für Neugeborene widersprüchlich.
- Grundsätzlich scheint der Einsatz von SSRI sich am stärksten auf eine Veränderung des Apgar-Scores nach der Geburt auszuwirken. So zeigten Kinder unter SSRI-Exposition am häufigsten erniedrigte Apgar-Scores 5 Minuten nach der Geburt.
- Der Einsatz von Antidepressiva scheint nicht mit einem erhöhten Risiko eines postpartalen Blutungsrisikos (PPH) verbunden zu sein. Eine Übersichtsarbeit gab kein gesteigertes Risiko für PPH unter SSRI-Therapie an (Bruning et al. 2015), während eine andere Studie ein 1,6- bis 1,9-fach erhöhtes Risiko für PPH beim Einsatz von SSNRI fand (Hanley et al. 2016).

Mit dem Stillen assoziierte Risiken
- Die vorliegenden Studien weisen darauf hin, dass SSRI nur in relativ geringem Maß in die Muttermilch übergehen. Für die meisten SSRI liegen die Verhältnisse der Medikamentenkonzentrationen zwischen Milch und Plasma < 1, mit breiter Streuung.
- Möglicherweise gehen *Citalopram* und *Fluoxetin* in einem höheren Ausmaß in die Muttermilch über als *Sertralin* oder *Paroxetin*. Der aktive Metabolit von *Fluoxetin*, *Norfluoxetin*, kann aufgrund seiner langen HWZ akkumulieren. *Fluvoxamin* zeigt Werte > 1.

- Unter *Fluoxetin*-Einnahme stillender Mütter zeigten sich in 10 Fällen unerwünschte Ereignisse (u. a. Koliken).
- *Escitalopram* zeigte bei 8 stillenden Müttern ein Verhältnis der Medikamentenkonzentrationen zwischen Milch und Plasma von 2,2 ohne negative Auswirkungen auf die Kinder; ein Einzelfallbericht zeigte unter *Escitalopram* eine nekrotisierende Enterokolitis.
- Insgesamt existieren zu wenige Daten, um die Einnahme während der Stillzeit als gänzlich unproblematisch erscheinen zu lassen.

Langfristige Verhaltens- und Entwicklungseffekte

- In einer Fall-Kontroll-Studie war die Behandlung mit einem SSRI mit einem 2-fach erhöhten Risiko des Auftretens einer Autismus-Spektrum-Störung verbunden (OR 2,2). Der stärkste Effekt zeigte sich für eine Exposition während des 1. Trimenons (OR 3,8). Hier zeigte sich ein 3-fach erhöhtes Risiko für das Auftreten einer Autismus-Spektrum-Störung. Insgesamt scheint damit das Risiko, durch eine SSRI-Exposition während der Schwangerschaft an einer Autismus-Spektrum-Störung zu erkranken, diskret erhöht zu sein.
- Eine aktuelle Übersicht zu neurobehavioralen Effekten zeigte keine eindeutigen Ergebnisse zu Auswirkungen einer intrauterinen Exposition gegenüber Antidepressiva unterschiedlicher Substanzklassen und eventuellen Entwicklungsveränderungen bzw. -verzögerungen.
- Ein in jüngster Zeit häufiger diskutierter Zusammenhang zwischen einer In-utero-Exposition mit SSRI und einer Häufung von Autismus-Spektrum-Störungen (ASS) bleibt fraglich. Eine kürzlich erschienene Arbeit diskutiert eine Häufung von ASS bei SSRI-exponierten Kindern (Boukhris et al. 2016).

Empfehlungen ▶ 14.2.4, Box 1

14.2.3 Monoaminoxidasehemmer

- Wegen möglicher hypertensiver Blutdruckkrisen wird i. Allg. von der Gabe von MAOH in der Schwangerschaft abgeraten.
- Erfahrungen einer Anwendung von *Moclobemid* während der Schwangerschaft beim Menschen liegen nicht vor. *Moclobemid* geht zu etwa 1/30 der körpergewichtskorrigierten Erwachsenendosis in die Muttermilch über.
- Negative Auswirkungen von *Tranylcypromin* in der Schwangerschaft sind aufgrund eines häufig vorgefundenen Hypertonus und verminderter Plazentaperfusion möglich. Es ist unbekannt, ob *Tranylcypromin* beim Menschen in die Muttermilch abgegeben wird.
- Vom Stillen unter MAOH ist aufgrund fehlender Erfahrungen abzuraten.

14.2.4 Andere Antidepressiva

- In einer prospektiven Studie an Müttern, die während der Schwangerschaft mit *Venlafaxin* behandelt wurden, konnte keine erhöhte Fehlbildungsrate nachgewiesen werden.

- Im Rahmen der *National Birth Defects Prevention Study* in den USA zeigten sich bei geringen Fallzahlen diskrete Hinweise für ein vermehrtes Auftreten von Geburtsdefekten (Anenzephalie, Atriumseptumdefekt, Aortenisthmusstenose, Gaumenspalte oder Gastrochisis) unter einer mütterlichen Behandlung mit *Venlafaxin* (Polen et al. 2013).

- In einer prospektiven Studie an 104 Müttern, die während der Schwangerschaft mit *Mirtazapin* behandelt wurden, konnten zwar keine erhöhten Fehlbildungsraten nachgewiesen werden, allerdings zeigte sich bei den mit *Mirtazapin* behandelten Müttern im Vergleich zu einer Kontrollgruppe eine verkürzte Schwangerschaftsdauer (Geburt vor der 37. SSW).

- Eine Übersichtsarbeit zu *Mirtazapin* zeigte keine Hinweise auf ein erhöhtes Risiko für kongenitale Malformationen bei In-utero-Exposition mit *Mirtazapin* (Smit et al. 2016). Da *Mirtazapin* in die Muttermilch übergeht und in niedrigen Konzentrationen wegen der antihistaminergen Wirkung sedierend wirkt, ist vom Stillen unter *Mirtazapin* eher abzuraten.

- Eine retrospektive Fall-Kontroll-Studie zu den Auswirkungen einer Behandlung mit *Bupropion* vor bzw. 3 Monate nach erfolgter Konzeption zeigte ein erhöhtes Risiko für Linksherzfehler bei stattgehabter *Bupropion*-Gabe. Eine prospektive Studie an Müttern, die während der Schwangerschaft mit *Bupropion* behandelt wurden, konnte keine erhöhte Fehlbildungsrate nachweisen. Für *Bupropion*, *Venlafaxin* oder *Mirtazapin* konnte keine höhere Malformationsrate bei In-utero-Exposition gezeigt werden. Es zeigte sich jedoch eine höhere Rate an Frühgeburten vor der 37. SSW.

- Eine Untersuchung zu *Bupropion* zeigte im Vergleich zu anderen Antidepressiva bei Exposition im 1. Trimenon der Schwangerschaft eine erhöhte Rate an linksventrikulären Ausflusstraktobstruktionen.

- Der Hersteller von *Duloxetin* weist auf das grundsätzliche Risiko des Auftretens von PPHN wie bei den SSRI (s. oben) hin. Im Zusammenhang mit *Duloxetin*-Einnahme wurden Entzugssymptome beobachtet (Hypotonie, Tremor, nervöse Unruhe, Schwierigkeiten bei der Nahrungsaufnahme, Atemnot, zerebrale Krampfanfälle). *Duloxetin* geht in die Muttermilch über, allerdings scheint das Milch-Plasma-Konzentrationsverhältnis sehr niedrig (0,25) zu sein.

- Auch unter Einnahme von *Mirtazapin* und *Venlafaxin* besteht das Risiko einer PPHN beim Neugeborenen.

Box 1

Behandlung mit Antidepressiva in Schwangerschaft und Stillzeit – Empfehlungen

- Die Indikation zur Behandlung mit einem Antidepressivum muss in der Schwangerschaft besonders eng gestellt werden.
- Die Eltern sind ausführlich über die möglichen Risiken aufzuklären und sollten am besten schriftlich in die Off-label-Behandlung (wegen fehlender Zulassung der Substanzen während einer Schwangerschaft) einwilligen.
- Bei leichten bis mittelgradigen Depressionen sollte von einer medikamentösen Behandlung abgesehen und auf psychotherapeutische Verfahren zurückgegriffen werden. In jedem Fall sollte der individuelle Nutzen einem möglichen Schaden gegenübergestellt werden, sodass ggf. auch schon bei mittelgradigen depressiven Syndromen eine antidepressive Pharmakotherapie in Erwägung gezogen werden sollte.
- Werden die Risiken der Depression für die Mutter (z. B. Suizidalität, psychotische Symptome) höher als die potenziellen Risiken für das Kind eingestuft, ist eine Indikation für Antidepressiva gegeben.
- Eine Behandlung mit **SSRI** geht mit einem leicht erhöhten Risiko von bestimmten Fehlbildungen einher; sie sind allerdings sehr selten. Aufgrund methodischer Probleme kann nicht sicher unterschieden werden, ob das möglicherweise bestehende teratogene Risiko auf die psychische Grunderkrankung oder auf die SSRI-Behandlung zurückgeführt werden muss.
- Beim Einsatz von Antidepressiva während der Schwangerschaft scheint die Rate an Spontanaborten geringgradig erhöht zu sein.
- Risiken bei der Verordnung von SSRI treten nicht nur im 1. Trimenon, sondern auch in der Spätschwangerschaft bei einer Verordnung nach der 20. SSW (PPHN) auf.
- Hinsichtlich der Auftretenswahrscheinlichkeit einer PPHN scheint innerhalb der Gruppe der SSRI kein Unterschied zwischen *Sertralin*, *Citalopram*, *Paroxetin* und *Fluoxetin* zu bestehen. Für *Mirtazapin*, *Venlafaxin* und *Duloxetin* muss ein ähnliches Risiko angenommen werden.
- TZA scheinen insgesamt ein höheres teratogenes Potenzial zu haben als SSRI.
- Unter TZA sollte auf *Clomipramin* in jedem Fall verzichtet werden.
- Da *Nortriptylin* in den jüngsten epidemiologischen Untersuchungen nur sehr selten verordnet wurde, kann ein Vorteil für *Nortriptylin* nicht mehr ausgesprochen werden.
- Falls während einer Schwangerschaft ein Antidepressivum neu gegeben werden muss, sollte auf *Paroxetin* und *Fluoxetin* auf jeden Fall verzichtet werden.
- *Sertralin* oder *Citalopram* scheinen nicht mit einem erhöhten Risiko für strukturelle Malformationen assoziiert zu sein und sollten beim Einsatz von Antidepressiva als First-line-Therapie erwogen werden.

- Frauen, die eine bestehende Behandlung mit SSRI während der Schwangerschaft beenden, haben ein 3-fach erhöhtes Rückfallrisiko verglichen mit Patientinnen, die die SSRI-Behandlung fortführen.
- Grundsätzlich scheint das Risiko für das Auftreten von Autismus-Spektrum-Störungen unter SSRI-Exposition erhöht zu sein, es bleibt aber insgesamt relativ niedrig.
- Wird ein SSRI verordnet, sollte in keinem Fall ein zweiter SSRI (oder ein anderes Antidepressivum) während der Schwangerschaft parallel zum primären SSRI gegeben werden. Auch eine zusätzliche Verordnung von BZD ist zu vermeiden.
- Alkoholkarenz unter SSRI-Behandlung sollte zur Vermeidung eines FAS dringend eingehalten werden.
- Es scheint ein Zusammenhang zwischen einer intrauterinen Exposition mit *Bupropion* und dem Auftreten eines Aufmerksamkeitsdefizitsyndroms bei Kindern zu bestehen.
- Stillen unter Antidepressiva sollte nur unter engmaschiger Kontrolle des Kindes und der niedrigsten möglichen therapeutischen Dosis erfolgen. Das Kind sollte hierbei engmaschig auf etwaige unerwünschte Wirkungen kontrolliert werden. Bei Neubeginn einer antidepressiven Pharmakotherapie im Postpartum sollte mit einer eher als unproblematisch geltenden Substanz (*Sertralin*, *Citalopram*) begonnen werden.
- Bei gegebener Trinkmenge eines Säuglings wird insgesamt wenig Gesamtmenge eines AM durch die Muttermilch aufgenommen. Wenn eine Konzentration eines beliebigen AM von 10 ng/ml Muttermilch vorliegt und die mittlere Trinkmenge eines 10 Wochen alten Säuglings 750 ml beträgt, so beläuft sich die kumulative Menge des aufgenommenen AM lediglich auf 0,0075 mg.

- Die Exkretion von *Venlafaxin* in die Muttermilch ist möglicherweise deutlich höher im Vergleich zu anderen Antidepressiva. Das Milch-Plasma-Konzentrationsverhältnis liegt zwischen 2,5 für *Venlafaxin* und 2,7 für *O-Desmethylvenlafaxin*. In 9 publizierten Einzelfällen zeigten sich keine negativen Auswirkungen auf den gestillten Säugling. Dennoch sollte eine engmaschige Überwachung erfolgen.
- Für *Agomelatin* liegen keine klinischen Daten über exponierte Schwangere vor. Tierexperimentelle Studien lassen nicht auf direkte oder indirekte schädliche Auswirkungen auf Schwangerschaft, embryonale/fetale Entwicklung, Geburt oder postnatale Entwicklung schließen. Für *Mianserin*, *Milnacipran* und *Reboxetin* liegen keine verlässlichen Daten vor, ebenso nicht für *Vortioxetin*. *Tianeptin* zeigte in einer älteren Übersichtsarbeit bei 16 Schwangerschaften keine besonderen Auffälligkeiten, laut FI wird es

jedoch weder in der Schwangerschaft noch in der Stillzeit zum Einsatz empfohlen.

14.3 Lithium

Teratogenes Risiko

— *Lithium*-Ionen sind voll plazentagängig. Das Nabelschnur-Mutterblut-Verhältnis liegt regelmäßig bei 1.

— Durch Einnahme von *Lithium* während der Schwangerschaft können kardiovaskuläre Fehlbildungen ausgelöst werden, selten kann es zur Ausbildung einer Ebstein-Anomalie (Kombination aus Trikuspidalinsuffizienz, offenem Ductus arteriosus und Hypoplasie des rechten Ventrikels) kommen.

— Das Risiko, durch Einnahme von *Lithium* im 1. Trimenon kardiovaskuläre Fehlbildungen auszulösen, wird heute insgesamt deutlich niedriger eingeschätzt, als ursprünglich nach Auswertung des sog. Lithium-Babyregisters in den 1970er Jahren vermutet wurde. Allenfalls das Risiko für eine Ebstein-Anomalie ist leichtgradig erhöht.

— Eine prospektive Beobachtungsstudie zeigte in einer Gruppe von *Lithium*-behandelten Schwangeren eine deutlich erhöhte Abortrate und eine erhöhte Rate an Schwangerschaftsabbrüchen; hinsichtlich einer Fehlbildungsrate bezüglich kardiovaskulärer Anomalien zeigte sich kein Unterschied zwischen der *Lithium*-Gruppe und den nichtexponierten Schwangeren (Diav-Citrin et al. 2014).

Perinatale Risiken

— Das Frühgeburtsrisiko ist bei Schwangeren unter *Lithium* erhöht, auch das Geburtsgewicht scheint höher zu sein.

— Bei Behandlung der Mutter mit *Lithium* im 3. Trimenon können *Lithium*-Serumspiegel von 1,0 mmol/l zu erheblichen Beeinträchtigungen des Neugeborenen führen (Herzrhythmusstörungen, EKG-Veränderungen, Diabetes insipidus); auch ein **Floppy-infant-Syndrom** mit Lethargie, muskulärer Hypotonie, Hypothermie, Ateminsuffizienz, abgeschwächten Saugreflexen mit Ernährungsstörungen wurde beschrieben. Eine Rückbildung ist meist innerhalb von 1–2 Wochen zu erwarten. Gelegentlich bei Neugeborenen beobachtete Strumen sind innerhalb einiger Monate reversibel.

Mit dem Stillen assoziierte Risiken

— Bei Einnahme von *Lithium* während der Stillzeit werden beim Säugling Werte zwischen 10% und 50% der bei der Mutter erhobenen Spiegel gemessen, Folgen dieser *Lithium*-Serumspiegel für das Kind sind unbe-

Box 2

Behandlung mit Lithium in Schwangerschaft und Stillzeit – Empfehlungen

- Frauen, die *Lithium* einnehmen, sollten bei fehlendem Kinderwunsch aufgrund des potenziell teratogenen Risikos vorsorglich kontrazeptive Maßnahmen einleiten.
- Bei Bipolar-I-Störungen sollte *Lithium* im Wirksamkeits- und Sicherheitsvergleich mit Antikonvulsiva nach neueren Risiko- und Sicherheitsbewertungen bevorzugt werden.
- Obwohl es neue, veränderte Risikobeurteilungen mit einer positiveren Nutzen-Risiko-Bewertung zugunsten einer Behandlung mit *Lithium* bei Schwangeren bei bipolaren affektiven Störungen gibt, ist von einer Neuverordnung von *Lithium* im 1. Trimenon abzuraten, eine laufende, stabil eingestellte und gut bewährte Behandlung kann aber nach sorgfältiger Nutzen-Risiko-Abwägung fortgeführt werden.
- Sollte es dennoch zum Einsatz von *Lithium* im 1. Trimenon kommen, werden in der 16.–18. SSW eine fetale Echokardiographie sowie eine hochauflösende Ultraschalluntersuchung empfohlen.
- Bei geplanter Schwangerschaft und dem Wunsch nach Beendigung einer *Lithium*-Therapie scheint eine Latenz von 2 Wochen zwischen Absetzen von *Lithium* und Konzeption sinnvoll zu sein.
- Eine bestehende *Lithium*-Therapie sollte bei hoher Rezidivgefahr nicht beendet werden. Eine kürzlich erschienene Einzelfallserie (Deiana et al. 2014) unterstreicht diese Einschätzung insbesondere gegenüber dem Einsatz anderer Antikonvulsiva als Stimmungsstabilisierer.
- Bei klinischer Notwendigkeit sollte *Lithium* aufgrund der kurzen HWZ in mehreren Einzeldosen (3–4 pro Tag) verabreicht werden. Plasmaspiegel sollten im niedrigsten noch wirksamen Bereich liegen. Wegen steigender renaler Clearance im Verlauf einer Schwangerschaft sollten gegen Ende häufigere Spiegelkontrollen und ggf. Dosisanpassungen erfolgen.
- Bei Exposition in der Frühschwangerschaft sollten obligat hochauflösende Ultraschalluntersuchungen bzw. fetale Echokardiographien durchgeführt werden.
- Die Entbindung einer Schwangeren bei bestehender *Lithium*-Therapie sollte bevorzugt in einem Schwerpunktzentrum mit Neugeborenen-Intensivabteilung erfolgen.
- Vom Stillen unter *Lithium* ist abzuraten. Stillen sollte nur ausgewählten Patientengruppen vorbehalten bleiben.

kannt. Die *American Academy of Pediatrics* empfiehlt nach wie vor, bei bestehender *Lithium*-Therapie der Mutter nicht zu stillen. Neuere Untersuchungen bewerten Stillen als grundsätzlich möglich, dies sollte aber ausgewählten Patientengruppen vorbehalten bleiben.

Langfristige Verhaltens- und Entwicklungseffekte

- In den bisherigen Nachuntersuchungen gibt es keine Hinweise auf Entwicklungseinbußen, jedoch liegen insgesamt nur sehr wenige Ergebnisse vor.
- Eine Untersuchung an 15 *Lithium*-exponierten Kindern in utero zeigte keine Hinweise für Veränderungen von Wachstum, kognitiven Funktionen oder Verhaltenseffekten (van der Lugt et al. 2012).

14.4 Antikonvulsiva

Teratogenes Risiko

- Das Risiko für Fehlbildungen bei Kindern epilepsiekranker Frauen, die während der Schwangerschaft Antikonvulsiva einnahmen, ist 2- bis 3-fach erhöht und liegt bei 4–8% gegenüber 2,3% in der Normalbevölkerung. Da aber eine Epilepsie mit einem erhöhten Fehlbildungsrisiko assoziiert sein könnte, ist unklar, inwiefern diese Daten auf Patientinnen mit psychischen Störungen übertragen werden können.
- Das teratogene Risiko ist nicht nur substanz-, sondern auch dosis- bzw. plasmaspiegelassoziiert. *Valproat* ist ein Teratogen. *Valproat* verringert den Folat-Transporter 1 (*reduced folate carrier*, RFC) in der Plazenta. Beim fetalen Valproinsäure-Syndrom können u. a. Trigonozephalie, Mikrozephalie sowie Epikanthus, flache Nasenwurzel, flaches Philtrum und schmale, sich überkreuzende Finger und Zehen sowie hyperkonvexe Nägel vorliegen.
- Gemäß einer Warnung der EMA und des BfArM sollte *Valproat* Frauen im gebärfähigen Alter oder schwangeren Frauen nur verschrieben werden, wenn andere AM nicht wirksam sind oder nicht vertragen werden. In diesem Zusammenhang muss sichergestellt werden, dass alle Patientinnen über Folgendes informiert sind und den Inhalt verstehen:
  - die mit *Valproat* während der Schwangerschaft verbundenen Risiken,
  - die Notwendigkeit der Anwendung einer wirksamen Verhütung,
  - die Notwendigkeit einer regelmäßigen Überprüfung der Behandlung,
  - die Notwendigkeit einer sofortigen Beratung, wenn eine Patientin eine Schwangerschaft plant oder schwanger wird.
- Das Risiko für Neuralrohrverschlussstörungen (Spina bifida) bei *Carbamazepin*-Einnahme während des 1. Trimenons liegt bei 0,1–1% bzw. 1–2%. Auch Verschlussstörungen im Urogenitaltrakt (Hypospadie) treten vermehrt auf. Während der Schwangerschaft sollten deshalb neben Ultraschalluntersuchungen auch Kontrollen von α-Fetoprotein (α-FP) und Acetylcholinesterase durchgeführt werden.
- Bei Neuralrohrdefekten finden sich gehäuft erniedrigte *Folsäure*-Spiegel. Es wird empfohlen, *Folsäure* 4 Wochen vor einer Konzeption in hoher

Tagesdosierung (4–5mg) und bis zum Ende des 1. Trimenons zu verordnen und bei einer Behandlung mit *Valproat* oder auch *Carbamazepin* während der Schwangerschaft weiter einzunehmen.

- In Dosierungen < 400 mg/d liegt das Malformationsrisiko einer *Carbamazepin*-Behandlung um die 3,4%. Höhere Dosierungen (> 1000 mg/d) steigern das Risiko auf 8,7%.
- Unter *Carbamazepin*-Exposition fanden sich in erhöhtem Maße Entwicklungsverzögerungen, kraniofaziale Anomalien, Fingernagelhypoplasien und Wachstumsretardierungen. Neuere Bewertungen gehen jedoch davon aus, dass sich das teratogene Risiko im Wesentlichen auf Neuralrohrverschlussstörungen begrenzt. Unter intensiver pränataler Diagnostik und Gabe von *Folsäure* scheint das Risiko kalkulierbar.
- Neuere Untersuchungen relativieren das Risiko neonataler Hämorrhagien unter *Carbamazepin*. Die bisherige Empfehlung einer präventiven Vitamin K-Gabe scheint nicht mehr gerechtfertigt.
- *Lamotrigin* scheint insbesondere in Dosierungen von weniger als 300 mg/d mit dem geringsten Fehlbildungsrisiko unter den Antikonvulsiva verbunden zu sein (2,0%). Dosierungen > 300 mg/d steigern das Fehlbildungsrisiko auf bis zu 4,5%.
- Unter *Lamotrigin* zeigten sich hinsichtlich orofazialer Missbildungen widersprüchliche Ergebnisse. Eine Studie zeigte ein bis zu 10,4-fach erhöhtes Risiko von Lippen- und Gaumenspalten, eine spätere Untersuchung zeigte lediglich eine diesbezügliche Malformationsrate von 2,4%.
- Die *Lamotrigin*-Clearance steigt im Laufe der Schwangerschaft um bis zu 330%. Nach der Geburt normalisiert sie sich rasch. Daher sind Plasmaspiegelkontrollen und ggf. Dosisanpassungen (in der Regel um bis zu 250 % der Ausgangsdosierung) notwendig. Auch die *Carbamazepin*-Clearance steigt im Verlauf einer Schwangerschaft an. Eine Beobachtung an 22 Schwangeren zeigte eine Verminderung des Plasmaspiegels von *Carbamazepin* um 42%.
- Eine Übersicht von insgesamt 5206 Schwangeren, die mit Antikonvulsiva behandelt wurden, zeigte folgende Fehlbildungsraten: *Valproat* (n = 1290): 6,7%, *Carbamazepin* (n = 1718): 2,6% und *Lamotrigin* (n = 2198) 2,3% (Campbell et al. 2014).

Mit dem Stillen assoziierte Risiken

- Die Milch-Plasmaspiegel-Verhältnisse für Antikonvulsiva liegen bei 0,01–0,1 für *Valproat* und < 0,7 für *Carbamazepin*. *Lamotrigin* scheint stärker in die Muttermilch überzugehen. Das Milch-Plasmaspiegel-Verhältnis scheint hier bei 0,6 zu liegen.
- Keines von 5 Kindern, die durch Stillen *Lamotrigin* gegenüber exponiert waren, zeigten NW, 9 von 25 Kindern, die *Carbamazepin* gegenüber ex-

poniert waren, zeigten klinisch bedeutsame NW. Eines von 20 Kindern unter *Valproat*-Exposition litt unter einer Thrombozytopenie und einer Anämie.

- Der aktuellen Einschätzung der *American Academy of Neurology* und der *American Epilepsy Society* entsprechend können keine eindeutigen Empfehlungen ausgesprochen werden.
- Eine Studie zu kognitiven Funktionen von in utero exponierten und anschließend bei fortbestehender Antikonvulsivatherapie gestillten Kindern zeigte keinen Nachteil in der Gruppe gestillter Kinder hinsichtlich kognitiver Funktionen im 6. Lj. Insgesamt schnitten die unter Antikonvulsiva gestillten Kinder sogar besser ab als die ebenfalls in utero exponierten, aber nicht gestillten Kinder (Meador et al. 2014).

Langfristige Verhaltens- und Entwicklungseffekte

- Eine Studie der *Neurodevelopmental Effects of Antiepileptic Drugs (NEAD) Study Group* zeigte bereits vor einigen Jahren, dass Kinder epilepsiekranker Mütter, die während der Schwangerschaft antikonvulsiv mit *Valproat* behandelt wurden, im Alter von 3 J. einen signifikant niedrigeren IQ aufwiesen als Kinder, deren Mütter mit *Phenytoin*, *Carbamazepin* oder *Lamotrigin* behandelt wurden. Dabei konnte im Falle der intrauterinen *Valproat*-Exposition ein Zusammenhang zwischen der Dosis der Substanz und einem erniedrigten IQ gezeigt werden. Zudem korrelierte nur bei den *Valproat*-exponierten Kindern der gemessene IQ nicht mit dem mütterlichen.
- Hinweise auf eine sowohl die Schulausbildung als auch die spätere Berufsausbildung beeinträchtigende Auswirkung einer intrauterinen *Valproat*-Exposition zeigten sich auch in einem *Cochrane Review*, der 22 prospektive und 6 Kohortenstudien auswertete (Bromley et al. 2014). Vergleichbare Auswirkungen auf die kognitiven Funktionen durch *Carbamazepin* oder *Lamotrigin* zeigten sich nicht.
- Auch gibt es Hinweise auf ein vermehrtes Auftreten von ASS und ADHS bei intrauteriner *Valproat*-Exposition (Übersicht: Tomson et al. 2015).

14.5 Antipsychotika

Teratogenes Risiko

- Alle Antipsychotika passieren die Plazenta. Niedrigste Konzentrationen im kindlichen Kreislauf (Nabelschnurblut) wurden für *Quetiapin* nachgewiesen. *Risperidon*, *Haloperidol* und *Olanzapin* gehen (in aufsteigender Reihenfolge) stärker in den kindlichen Kreislauf über.

Box 3

Behandlung mit Antikonvulsiva in Schwangerschaft und Stillzeit – Empfehlungen

- Im Falle einer Schwangerschaft bei einer bestehenden Behandlung mit einem oder mehreren Antikonvulsiva sollte die Schwangere über potenzielle teratogene Risiken der AM aufgeklärt werden; eine entsprechende Pränataldiagnostik sollte eingeleitet werden.
- Eine medikamentöse Umstellung ist meist nicht sinnvoll und wird nicht empfohlen.
- Da das teratogene Risiko nicht nur substanz-, sondern auch dosis- bzw. plasmaspiegelassoziiert ist, muss jede Einzelsubstanz auch hinsichtlich der verabreichten Dosis und bezüglich der Plasmakonzentration bewertet werden. Die Raten an kongenitalen Malformationen waren unter moderaten Dosierungen vergleichsweise geringer (*Lamotrigin* < 300 mg, gefolgt von *Carbamazepin* < 400 mg).
- TDM ist ein wichtiges Hilfsmittel zur Therapieüberwachung und Risikokontrolle.
- *Valproat* ist ein Teratogen. Die Anwendung sollte daher auf absolute Ausnahmesituationen beschränkt sein.
- Bei einer *Carbamazepin*-Therapie sollten eine intensive pränatale Diagnostik und die Gabe von *Folsäure* zwingend erfolgen.
- Zumindest im Rahmen einer Epilepsiebehandlung ist *Lamotrigin* das Mittel der 1. Wahl, wenn ein Antikonvulsivum indiziert ist. Bei der Behandlung bipolarer Störungen beschränkt sich der Einsatz auf die Prävention depressiver Episoden bei Patienten mit Bipolar-I-Störung. Mangelnde Evidenz für eine Behandlung akuter Episoden schließt einen Beginn einer Therapie mit *Lamotrigin* in der Schwangerschaft aus psychiatrischer Indikation meist aus.
- Bei einer Behandlung mit *Lamotrigin* sind Kontrollen der Plasmakonzetrationen und ggf. eine Dosisanpassung wichtig, da insbesondere durch die Induktion von UGT1A4 in der Leber und die Ausbildung von UGT1A4 in der Plazenta der Plasmaspiegel im Schwangerschaftsverlauf erheblich absinken kann.
- Bei geplanter Schwangerschaft und während der Frühschwangerschaft ist die Einnahme von *Folsäure* in hoher Tagesdosierung sinnvoll.
- Für *Topiramat* im 1. Trimenon besteht ein erhöhtes Risiko für kongenitale Fehlbildungen (z. B. kraniofaziale Defekte, Lippenspalte, Gaumenspalte, Hypospadien). Außerdem besteht das Risiko für ein zu geringes Geburtsgewicht.
- Stillen unter Antikonvulsivatherapie sollte in jedem Einzelfall bewertet werden. Neuere Daten sprechen nicht grundsätzlich gegen Stillen unter fortbestehender Behandlung mit einem Antikonvulsivum. Grundsätzlich erfordert dies aber eine engmaschige Überwachung und Kontrolle der kindlichen Entwicklung.

- Bisher gibt es keinen eindeutigen Nachweis teratogenen Potenzials und einer damit verbundenen Zunahme von Fehlbildungen nach Antipsychotika-Exposition. Aber nach pränataler Exposition gegenüber Phenothiazinen (mit aliphatischer Seitenkette, z. B. *Chlorpromazin*) gibt es Berichte über das Auftreten von Fehlbildungen im Bereich der kardiovaskulären Organe, des ZNS und des Skeletts.

- Die Fehlbildungsrate bei 200 Schwangerschaften unter *Clozapin*-Behandlung lag bei etwa 6%.

- Die Erfahrungen mit AAP in der Schwangerschaft sind begrenzt. Eine Studie mit insgesamt 151 Expositionen zeigte für *Olanzapin* (n = 60), *Risperidon* (n = 49), *Quetiapin* (n = 36) und *Clozapin* (n = 6) kein erhöhtes Malformationsrisiko. Auch eine aktuelle Übersichtsarbeit konnte keinen Gruppeneffekt für AAP hinsichtlich einer möglicherweise erhöhten Fehlbildungsrate zeigen. AAP-exponierte Kinder zeigten keine höhere Malformationsrate als nichtexponierte Kinder (Cohen et al. 2016).

- Eine Übersicht zeigte keine höheren Malformationsraten zwischen KAP und AAP, jedoch zeigten sich diskrete Hinweise auf ein vermehrtes Vorkommen von Atrioseptaldefekten (ASD) bzw. Ventrikelseptumdefekten (VSD) bei AAP.

- Die umfangreichsten Daten sind für *Olanzapin* publiziert; bei 4 von insgesamt 26 berichteten Malformationen unter *Olanzapin* handelte es sich um Neuralrohrdefekte.

- Eine Analyse von insgesamt 610 Schwangerschaften unter *Olanzapin* sowie 102 Fällen von stillenden Müttern unter *Olanzapin* ergab 66% normale Geburten, 9,8% vorzeitige Geburten, 9,3% Spontanaborte und 4,4% kongenitale Anomalien. Historische Vergleichsdaten aus Kontrollpopulationen ergaben keinen signifikanten Unterschied zu den Daten der weltweiten Sicherheitsdatenbank der Firma Lilly.

- Eine Übersichtsarbeit von 516 prospektiv und 197 retrospektiv ausgewerteten Schwangerschaften unter *Risperidon* zeigte eine Fehlbildungsrate von 3,8%.

- *Ziprasidon* zeigt im Tierversuch Entwicklungsstörungen, ein Einzelfallbericht zeigt eine mögliche Assoziation mit einer Gaumenspalte.

- *Aripiprazol* zeigte nur in einem von mehreren berichteten Einzelfällen eine fetale Tachykardie, jedoch liegen Berichte über kongenitale Anomalien vor. Im Tierversuch ergaben sich Hinweise auf teratogene Effekte. Entsprechend weist die FI darauf hin, dass *Aripiprazol* in der Schwangerschaft nicht angewendet werden darf, es sei denn, der mögliche Nutzen rechtfertigt eindeutig das potenzielle Risiko für den Fetus.

- Patientinnen, die unter AAP an Gewicht zunahmen, wiesen signifikant geringere *Folsäure*-Serumkonzentrationen auf als eine Kontrollgruppe von Krankenhauspatienten. Ihre tägliche *Folsäure*-Aufnahme lag unter dem Grenzwert, der als protektiv für Neuralrohrdefekte gilt. Daraus wurde auf ein erhöhtes Risiko für Fehlbildungen des Neuralrohrs bei Patientinnen, die mit AAP behandelt werden, geschlossen. Die kausalen Zusammenhänge sind unklar.

– *Promethazin* soll in der Frühschwangerschaft nur bei zwingender Notwendigkeit, zum Ende der Schwangerschaft und in der Stillzeit mit besonderer Vorsicht angewendet werden (Möglichkeit der Atemdepression, von EEG- und Verhaltensänderungen beim Neugeborenen). Eine neue Übersicht zeigte jedoch sowohl für den 5-HT$_3$-Antagonisten *Ondansetron* als auch für *Promethazin* zur Behandlung von schwangerschaftsassoziiertem Erbrechen weder direkt nach der Geburt noch im Lebensalter von 17 bzw. 66 Monaten negative neurobehaviorale Auswirkungen beider Substanzen auf die Kinder (Larrimer et al. 2014).

– Daten über die neuen Substanzen *Loxapin* und *Lurasidon* bezüglich eines Einsatzes bei Schwangeren liegen (noch) nicht vor.

Perinatale Risiken

– Bei Neugeborenen, deren Mütter während der Schwangerschaft KAP eingenommen haben, muss mit extrapyramidalmotorischen Störungen (EPS) gerechnet werden. Tremor oder motorische Unruhe werden als perinatale Syndrome gesehen, sie bilden sich nach einigen Tagen zurück. Perinatalsyndrome wurden jedoch auch bei Gabe von *Olanzapin* und *Risperidon* berichtet.

– Eine aktuelle Untersuchung fand keine Auswirkungen von AAP auf Gestationsdauer und Geburtsgewicht, eine andere Studie fand unter AAP mehr Kinder, die »*large for gestational age*« (LGA, hypertrophe Kinder) waren. Eine prospektive Studie zeigte ein höheres Geburtsgewicht unter einer *Olanzapin*-Monotherapie als unter einer Polypharmazie, bei der auch *Olanzapin* verabreicht wurde.

– 5 von 61 *Clozapin*-exponierten Kindern zeigten Perinatalsyndrome, u. a. Floppy-infant-Syndrom oder einen neonatalen Krampfanfall. 7 von 100 Fällen einer *Olanzapin*-Exposition zeigten vorübergehende perinatale Komplikationen, eine aktuelle Untersuchung zeigte bei 3 von 30 Kindern Entzugssymptome nach Geburt.

Mit dem Stillen assoziierte Risiken

– Antipsychotika können in unterschiedlichem Umfang in die Muttermilch übergehen. Einzelfallberichte zeigen Muttermilch-Plasma-Konzentrationsverhältnisse von 0,06 (*Ziprasidon*), 0,2 (*Aripiprazol*), 0,29 (*Quetiapin*), 0,38 (*Olanzapin*), 0,88 (*Paliperidon*) bis hin zu 19,5 für *Amisulprid*.

Box 4

Behandlung mit Antipsychotika in Schwangerschaft und Stillzeit – Empfehlungen

- Wenn möglich, sollte auf eine Gabe von Antipsychotika im 1. Trimenon verzichtet werden; im Notfall sind sie in der niedrigsten möglichen Dosierung zu verabreichen.
- Muss in der Schwangerschaft ein Antipsychotikum zwingend verordnet werden, erscheinen *Haloperidol* und die AAP *Olanzapin*, *Risperidon* und *Quetiapin* am wenigsten risikoreich.
- Abruptes Absetzen einer bestehenden und wirksamen antipsychotischen Therapie bei Eintritt einer Schwangerschaft sollte aufgrund des damit verbundenen Rückfallrisikos nach Möglichkeit vermieden werden.
- *Aripiprazol* darf nicht angewendet werden, es sei denn, der potenzielle Nutzen rechtfertigt das Risiko für den Feten.
- In jedem Fall sollte eine schwangere Frau, die antipsychotisch behandelt wird, sowohl psychiatrisch als auch gynäkologisch sowie neonatologisch engmaschig betreut werden.
- Eine Entbindung sollte im Umfeld eines Großkrankenhauses mit interdisziplinär vernetzten Strukturen erfolgen.
- Eine Schwangerschaft führt zu erheblichen Veränderungen der Pharmakokinetik von Psychopharmaka. In der Regel ist davon auszugehen, dass AM-Konzentrationen im Verlauf einer bestehenden Schwangerschaft abnehmen.
- TDM während der Schwangerschaft kann die patientenindividuelle Psychopharmakotherapie optimieren.
- Im Falle einer Einnahme eines Antipsychotikums im 1. Trimenon der Schwangerschaft sollte eine ausführliche Ultraschalluntersuchung stattfinden, um eine normale pränatale (kardiale) Entwicklung zu kontrollieren. Die Mutterschaftsrichtlinien sehen hierzu jedoch keine Erweiterungen zum Basisultraschall bei Psychopharmakotherapie vor.
- Auf eine ausreichende Zufuhr an *Folsäure* ist besonders bei Patientinnen, die unter AAP an Gewicht zunehmen, zu achten.
- Auf die Behandlung mit Depotpräparaten sollte, wenn möglich, wegen der nach der Injektion auftretenden Plasmaspiegelspitzen verzichtet werden.
- Auf die Gabe von Anticholinergika wie *Biperiden* sollte in der Schwangerschaft verzichtet werden, da die Substanz als zumindest gering teratogen einzuschätzen ist. Vom Stillen unter *Biperiden* ist abzuraten.
- Eine Übersichtsarbeit (Klinger et al. 2013) bewertet *Olanzapin* und *Quetiapin* in der Stillzeit als akzeptabel, *Haloperidol*, *Risperidon* und *Zuclopenthixol* gelten unter enger medizinischer Überwachung als einsetzbar, auf *Aripiprazol*, *Asenapin*, *Clozapin*, *Paliperidon* und *Ziprasidon* sollte verzichtet werden.

— Grundsätzlich ist bei Behandlung mit Antipsychotika vom Stillen abzuraten. *Clozapin* ist **kontraindiziert**, weil es beim Kind Agranulozytosen
erzeugen kann.

Langfristige Verhaltens- und Entwicklungseffekte
— In klinischen Beobachtungen sind bisher keine eindeutigen Hinweise auf
intellektuelle Defizite oder Verhaltensauffälligkeiten nach pränataler Antipsychotika-Exposition gefunden worden; jedoch fehlen systematische,
kontrollierte Langzeitstudien.

14.6   Anxiolytika

14.6.1 Benzodiazepine und Non-Benzodiazepinhypnotika

— BZD dürfen während der gesamten Schwangerschaft nur in Ausnahmefällen bei zwingender Indikation angewendet werden.

Teratogenes Risiko
— Eine definitive Aussage zur Teratogenität von BZD besonders bei Gabe
im 1. Trimenon kann zurzeit nicht gemacht werden.
— Während es in älteren Untersuchungen Hinweise auf das gehäufte Auftreten von Gesichtsspalten gibt, zeigt eine neuere Analyse keine Hinweise
auf ein vermehrtes Auftreten von Malformationen.
— *Clonazepam* wird hinsichtlich des teratogenen Risikos gegenwärtig als am
wenigsten bedenklich eingeschätzt. Messungen in Nabelschnurblut legen
nahe, dass *Lorazepam* in geringerem Umfang als andere BZD die Plazenta passiert. Dennoch war *Lorazepam* in einer älteren Studie häufiger als
andere BZD mit einer Analatresie beim Neugeborenen assoziiert; in einer
neueren Untersuchung wurde diese Assoziation aber infrage gestellt.
— In einer prospektiven Studie an 31 Frauen, die während der Schwangerschaft *Zopiclon* erhalten hatten, konnte kein erhöhtes Fehlbildungsrisiko
nachgewiesen werden.

Perinatale Risiken
— Bei Neugeborenen kann es zum **Floppy-infant-Syndrom** (▶ 14.3) kommen. Auch Entzugssyndrome kommen beim Neugeborenen nach längerer BZD-Einnahme durch die Mutter vor. Diese Symptome halten meist
nur wenige Stunden oder Tage an, sie können jedoch bis zu mehreren
Wochen persistieren. Lang wirksame BZD mit aktiven Metaboliten sind
als besonders bedenklich einzuschätzen, da sie im Fetus wegen des unzureichenden Stoffwechsels kumulieren können.

Behandlung mit Anxiolytika in Schwangerschaft und Stillzeit – Empfehlungen

— Soweit möglich, sollte eine BZD-Gabe im 1. Trimenon aufgrund des nicht auszuschließenden teratogenen Risikos vermieden werden.

— Im 2. Trimenon scheinen geringe kontrollierte Gaben von BZD keine Komplikationen hervorzurufen.

— Da die Metabolisierungskapazitäten beim Säugling nicht ausgereift sind, muss mit ausgeprägten BZD-Wirkungen (Sedierung, Lethargie, Trinkschwierigkeiten) gerechnet werden. Da BZD jedoch nur in geringem Maße in die Muttermilch übergehen, raten einige Autoren dennoch nicht prinzipiell vom Stillen ab. Gleichwohl sollte bei regelmäßiger BZD-Einnahme auf das Stillen verzichtet werden.

— Für die Non-BZD-Hypnotika *Zaleplon* und *Zolpidem* liegen kaum Daten vor; sie sollten in Schwangerschaft und Stillzeit nicht gegeben werden.

— Bei 31 Frauen, die *Zopiclon* erhielten, konnte kein erhöhtes Fehlbildungsrisiko nachgewiesen werden. Vorteilhaft sind allenfalls die kurzen Halbwertszeiten. *Zopiclon* ist in der Stillzeit kontraindiziert.

Mit dem Stillen assoziierte Risiken

— BZD gehen in die Muttermilch über, die beschriebenen Spiegel sind in der Regel sehr niedrig.

Langfristige Verhaltens- und Entwicklungseffekte

— Klinische Untersuchungen zeigen unterschiedliche Ergebnisse hinsichtlich Entwicklungsverzögerungen. Häufig findet sich bei retardierter Entwicklung der Kinder bei den Müttern neben der Einnahme von BZD ein Missbrauch von Alkohol oder Drogen.

14.6.2 Andere Anxiolytika

— *Buspiron*: Während der Schwangerschaft sollte *Buspiron* nur bei strenger Indikationsstellung angewendet werden, da beim Menschen keine Erfahrungen vorliegen. Experimentelle Studien haben keine Hinweise auf teratogene Wirkungen ergeben. Unter der Therapie mit *Buspiron* soll nicht gestillt werden.

— *Hydroxyzin*: Ausreichende Erfahrungen über die Anwendung beim Menschen liegen nicht vor. Der Tierversuch erbrachte keine Hinweise auf embryotoxische/teratogene Wirkungen. Während Schwangerschaft und Stillzeit ist die Substanz kontraindiziert.

- *Pregabalin*: Tierexperimentelle Studien haben eine Reproduktionstoxizität gezeigt. Klinisch gibt es erste Hinweise auf ein erhöhtes Teratogenitätsrisiko; ein ursächlicher Zusammenhang muss noch geklärt werden. *Pregabalin* darf während der Schwangerschaft nicht angewendet werden. Während der Behandlung mit *Pregabalin* sollte nicht gestillt werden.
- *Chloraldurat*, *Diphehhydramin* und *Doxylamin* dürfen in Schwangerschaft und Stillzeit nicht angewendet werden.
- Aufgrund fehlender Daten wird die Anwendung von *Melatonin* in der Schwangerschaft und Stillzeit nicht empfohlen.

14.7   Andere Psychopharmaka

- *Atomoxetin*: Klinische Daten bei exponierten Schwangeren liegen nicht vor, für die Stillzeit sind sie unzureichend. Während der Stillzeit ist *Atomoxetin* kontraindiziert.
- *Methylphenidat*: Es liegen Spontanberichte von kardiorespiratorischer Toxizität bei Neugeborenen vor, insbesondere wurde von fetaler Tachykardie und Atemnot berichtet. Anwendung nur unter strenger Indikationsstellung. Stillen wird nicht empfohlen.
- *Modafinil*: Tierexperimentelle Studien haben eine Reproduktionstoxizität gezeigt. Von der Anwendung von *Modafinil* während Schwangerschaft und Stillzeit wird abgeraten.
- *Natriumoxybat*: Tierexperimente weisen auf embryotoxische/teratogene Wirkung hin. Daten von einer begrenzten Anzahl schwangerer Frauen, die im 1. Trimenon exponiert waren, weisen auf ein erhöhtes Risiko für spontane Aborte hin. Es ist nicht bekannt, ob die Substanz in die Muttermilch übergeht. Von der Anwendung in Schwangerschaft und Stillzeit wird abgeraten.
- *Pramipexol:* Es liegen für die Anwendung in Schwangerschaft und Stillzeit keine Daten vor. *Pramipexol* hemmt die Laktation. Eine Anwendung wird nicht empfohlen.
- *Ropinirol*: Tierexperimentelle Studien haben eine Reproduktionstoxizität gezeigt.
- *Rotigotin*: Ausreichende Erfahrungen über die Anwendung beim Menschen liegen nicht vor. Der Tierversuch erbrachte Hinweise auf embryotoxische/teratogene Wirkungen.

14.8 Sucht- und Substitutionsmittel

14.8.1 Alkohol

— Alkohol ist teratogen. Alkoholkonsum in der Schwangerschaft kann je nach zugeführter Alkoholmenge und in Abhängigkeit von der Schwangerschaftswoche bei Kindern zu körperlichen Fehlentwicklungen, zu einer Verzögerung der geistigen Entwicklung und zu Verhaltensstörungen (fetales Alkoholsyndrom, FAS, oder Alkoholembryopathie) führen. Besonders in Kombination mit SSRI scheint das Risiko für ein FAS deutlich anzusteigen.

— Im späteren Leben ist für diese Kinder das Risiko, an einer psychischen Störung zu erkranken, erhöht.

Substitutionsmittel

— *Acamprosat*: Für *Acamprosat* liegen keine adäquaten Daten zur Anwendung bei schwangeren Frauen vor. Untersuchungen an Tieren zeigten keine fetotoxischen oder teratogenen Effekte. Während der Schwangerschaft sollte nur dann mit *Acamprosat* behandelt werden, wenn die Patientin nicht ohne Behandlung mit *Acamprosat* abstinent bleiben kann und infolgedessen ein fetotoxisches oder teratogenes Risiko durch den Alkohol besteht. Frauen dürfen während der Behandlung mit *Acamprosat* nicht stillen.

— *Clomethiazol*: Tierexperimentelle Studien haben eine Reproduktionstoxizität gezeigt. *Clomethiazol* darf nicht während der Schwangerschaft verwendet werden. In der Muttermilch wurden *Clomethiazol*-Konzentrationen in derselben Größenordnung wie im mütterlichen Blut gefunden. *Clomethiazol* darf nicht während der Stillzeit eingenommen werden.

— *Disulfiram*: Bei Verabreichung von *Disulfiram* im ersten Drittel der Schwangerschaft sind Missbildungen und Schädigungen beim Kind beobachtet worden.

14.8.2 Opiate/Opioide

— Bei opiatabhängigen Schwangeren kommt es gehäuft zu Früh- und Fehlgeburten. Drei Viertel der Neugeborenen von opiatabhängigen Müttern entwickeln nach der Geburt ein Opiatentzugssyndrom.

— Schulkinder, deren Mütter während der Schwangerschaft Opiate konsumierten, waren im Vergleich zu einer Kontrollgruppe weniger intelligent.

— In einer Studie zeigten Kinder von Müttern, die während der Schwangerschaft Opiate konsumierten, kleinere Gehirnvolumina als in einer Kontrollgruppe.

Substitutionsmittel

- Eine erhöhte Rate kongenitaler Anomalien oder eine erhöhte Rate von Geburtskomplikationen ist bei Kindern *Levomethadon*-substituierter Mütter nicht beschrieben. Allerdings besaßen die Kinder substituierter Mütter ein geringeres Geburtsgewicht und einen geringeren Kopfumfang im Vergleich zu nicht drogenexponierten Müttern. Weiter wurden häufigeres Auftreten einer Otitis media, neurologische Auffälligkeiten sowie Entwicklungsschwierigkeiten bei Kindern *Levomethadon*-substituierter Frauen und vermehrtes Auftreten eines plötzlichen Kindstods beschrieben. Es bleibt jedoch unklar, inwiefern diese Veränderungen sich kausal auf die Substitutionsmedikation und nicht auf die Opiatabhängigkeit an sich zurückführen lassen. Vom Stillen ist wegen des Übergangs von *Levomethadon* in die Muttermilch abzuraten.
- Die gleichen Risiken bestehen für *Methadon*.
- *Buprenorphin* sollte in der Schwangerschaft nur nach einer sorgfältigen Nutzen-Risiko-Analyse angewendet werden (relative Kontraindikation). Eine engmaschige Überwachung der Schwangeren und des Fetus muss durch den Arzt erfolgen. Bei korrekter Anwendung sind die Gefahren im Vergleich zu einem fortgesetzten i.v.-*Heroin*-Konsum mit rezidivierend auftretenden Entzugserscheinungen als deutlich geringer einzuschätzen. *Buprenorphin* sollte nicht in der Stillzeit verordnet werden. Eine eindeutige Differenzialindikation zwischen den Substituten in der Schwangerschaft besteht nicht, allerdings gibt es Hinweise auf ein geringer ausgeprägtes neonatales Entzugssyndrom nach Substitution mit *Buprenorphin* im Vergleich zu *Methadon*. Vom Stillen ist abzuraten.
- Ein aktueller Cochrane-Review zeigte keine wesentlichen Unterschiede in der Langzeittherapie zwischen *Methadon* und *Buprenorphin*. Während *Methadon* eine höhere Adhärenz der Schwangeren zeigte, wiesen die Kinder von *Buprenorphin*-behandelten Müttern geringer ausgeprägte Entzugssyndrome auf (Minozzi et al. 2013).
- *Buprenorphin/Naloxon* ist nicht für die Anwendung von schwangeren Frauen zugelassen, eine Reproduktionstoxizität ist in Tiermodellen beschrieben worden. Bei Eintritt einer Schwangerschaft unter *Buprenorphin-/Naloxon*-Behandlung sollten die Patientinnen auf eine *Buprenorphin*-Monotherapie umgestellt werden. Im Tierversuch hemmt *Buprenorphin* die Milchproduktion. Vom Stillen ist abzuraten.
- *Clonidin* durchquert die Plazenta. Beim Feten kann eine Herzfrequenzsenkung auftreten. In Einzelfällen wurde ein vorübergehender Blutdruckanstieg beim Neugeborenen post partum beobachtet. Anwendung nur bei strenger Indikationsstellung unter sorgfältiger Überwachung von Mutter und Kind. Während der Stillzeit darf *Clonidin* nicht angewendet werden, da *Clonidin* in die Muttermilch übergeht.

— *Naltrexon*: Eine embryoletale Wirkung ist in Tiermodellen beschrieben worden. Da beim Menschen keine Erfahrungen über die Sicherheit einer Anwendung in der Schwangerschaft vorliegen, sollte *Naltrexon* nur verordnet werden, wenn nach sorgfältiger Nutzen-Risiko-Abwägung der potenzielle Nutzen überwiegt. Vom Stillen ist abzuraten.

14.8.3 Nikotin

— Rauchen kann zu einer Plazentainsuffizienz führen. Kinder von rauchenden Schwangeren zeigen ein vergleichsweise geringes Geburtsgewicht.
— Kinder, deren Mütter während der Schwangerschaft geraucht haben, haben möglicherweise ein erhöhtes Risiko, am plötzlichen Kindstod zu sterben oder an psychischen Störungen wie z. B. kognitiven Störungen oder Hyperaktivität zu erkranken.
— Bei Neugeborenen, deren Mütter während der Schwangerschaft geraucht hatten, kann in den ersten Lebenstagen ein Nikotinentzugssyndrom mit arterieller Hypertonie, Irritabilität oder Tremor auftreten.
— Eine Longitudinalbeobachtung zeigte ein höheres Risiko für psychotische Erkrankungen bei Kindern von während der Schwangerschaft Tabak oder Alkohol konsumierenden Müttern.

Substitutionsmittel
— *Bupropion* darf während der Schwangerschaft und Stillzeit als Substitutionsmittel nicht angewendet werden.
— Für *Vareniclin* wurden tierexperimentell reproduktionstoxische Wirkungen beschrieben; *Vareniclin* scheint in die Muttermilch überzugehen. *Vareniclin* darf nicht angewendet werden.
— *Buprenorphin* sollte zur Substitution in der Schwangerschaft nur nach einer sorgfältigen Nutzen-Risiko-Analyse angewendet werden.

14.8.4 Andere Suchtmittel

— *Kokain* ist teratogen. Außerdem ist Kokainkonsum während der Schwangerschaft mit einem verringerten Geburtsgewicht sowie Wachstumsstörungen in der Kindheit assoziiert. Das Risiko eines plötzlichen Kindstods ist erhöht.
— *Cannabis* scheint kein oder nur ein geringes teratogenes Potenzial zu besitzen.
— Eine Untersuchung zum Gebrauch von *N-Methylamphetamin* (Crystal) *während der Schwangerschaft zeigte Hinweise für eine erhöhte Früh-*

geburtsrate ebenso wie für eine gesteigerte Mortalität des ungeborenen Kindes.

— Daten zur Teratogenität anderer Suchtmittel liegen entweder nur in sehr geringem Umfang vor oder sind uneinheitlich.

14.9   Elektrokrampftherapie und Schwangerschaft

Die Sicherheit für die Schwangere und den Fetus wird grundsätzlich als höher erachtet, wenn erweiterte Vorsichtsmaßnahmen getroffen werden: Anwesenheit eines Frauenarztes während der EKT, EKG-Monitoring der Mutter während der EKT, arterielle Blutgasanalysen während und unmittelbar nach der EKT, Doppler-Ultra/Duplexsonographie der fetalen Herzrate während und unmittelbar nach der EKT, Tokographie des uterinen Tonus während der EKT.

Aufgrund der vielfältigen möglichen Auswirkungen einer EKT sowohl durch die Behandlungsmethode selbst als auch durch die erforderlichen Begleitmaßnahmen (in der Regel Intubationsnarkose aufgrund hoher Aspirationsgefahr, Verabreichung von Muskelrelaxanzien, Anästhetika und Anticholinergika) sollte eine EKT schwergradigen Krankheitsbildern mit psychotischen oder katatonen Zuständen oder Krankheitsbildern mit starken suizidalen Tendenzen vorbehalten bleiben.

In einer Übersichtsarbeit bei 169 schwangeren Frauen, die mit EKT behandelt wurden, zeigte sich eine sehr hohe Rate an unerwünschten Ereignissen (in 29% der Fälle kam es zu einem Abfall fetaler Herzraten, zu uterinen Kontraktionen oder zu frühzeitigen Geburten zwischen der 29. und 37. SSW). Die kindliche Mortalität lag bei 7,1%. EKT sollte somit bei Schwangeren nur als letzte Behandlungsoption eingesetzt werden (Leiknes et al. 2015).

Literatur

Boukhris T, Sheehy O, Mottron L, Bérard A (2016) Antidepressant use during pregnancy and the risk of autism spectrum disorder in children. JAMA Pediatr 170(2): 117–124

Bromley R, Weston J, Adab N et al (2014) Treatment for epilepsy in pregnancy: neurodevelopmental outcomes in the child. Cochrane Database Syst Rev 10: CD010236

Bruning AHL, Heller HM, Kieviet N et al (2015) Antidepressants during pregnancy and postpartum hemorrhage: a systematic review. Eur J Obstet Gynecol Reprod Biol 189: 38–47

Campbell E, Kennedy F, Russell A et al (2014) Malformation risks of antiepileptic drug monotherapies in pregnancy: updated results from the UK and Ireland Epilepsy and Pregnancy Registers. J Neurol Neurosurg Psychiatry 85(9): 1029–1034

Cohen LS, Viguera AC, McInerney KA et al (2016) Reproductive safety of second-generation antipsychotics: current data from the Massachusetts General Hospital National Pregnancy Registry for Atypical Antipsychotics. Am J Psychiatry 173(3): 263–270

Deiana V, Chillotti C, Manchia M et al (2014) Continuation versus discontinuation of lithium during pregnancy: a retrospective case series. J Clin Psychopharmacol 34(3): 407–410

Dennis CL, Dowswell T (2013) Interventions (other than pharmacological, psychosocial or psychological) for treating antenatal depression. Cochrane Database Syst Rev 7: CD006795

Diav-Citrin O, Shechtman S, Tahover E (2014) Pregnancy outcome following in utero exposure to lithium: a prospective, comparative, observational study. Am J Psychiatry 171(7): 785–794

DGPPN, BÄK, KBV, AWMF, AkdÄ, BPtK, BApK, DAGSHG, DEGAM, DGPM, DGPs, DGRW (Hrsg) für die Leitliniengruppe Unipolare Depression (2015) S3-Leitlinie/Nationale VersorgungsLeitlinie Unipolare Depression – Langfassung, 2. Aufl. Version 2. *www.depression.versorgungsleitlinien.de* (Online-Zugriff: 10.03.2016)

Furu K, Kieler H, Haglund B et al (2015) Selective serotonin reuptake inhibitors and venlafaxine in early pregnancy and risk of birth defects: population based cohort study and sibling design. BMJ 350: h1798

Grigoriadis S, Vonderporten EH, Mamisashvili L et al (2014) Prenatal exposure to antidepressants and persistent pulmonary hypertension of the newborn: systematic review and meta-analysis. BMJ 348: f6932

Hanley GE, Smolina K, Mintzes B et al (2016) Postpartum hemorrhage and use of serotonin reuptake inhibitor antidepressants in pregnancy. Obstet Gynecol 127(3): 553–561

Huybrechts KF, Palmsten K, Avorn J et al (2014) Antidepressant use in pregnancy and the risk of cardiac defects. N Engl J Med 370: 2397–2407

Huybrechts KF, Bateman BT, Palmsten K et al (2015) Antidepressant use late in pregnancy and risk of persistent pulmonary hypertension of the newborn. JAMA 313(21): 2142–2151

Jimenez-Solem E, Andersen JT, Petersen M et al (2013) SSRI use during pregnancy and risk of stillbirth and neonatal mortality. Am J Psychiatry 170(3): 299–304

Kieler H, Artama M, Engeland A et al (2012) Selective serotonin reuptake inhibitors during pregnancy and risk of persistent pulmonary hypertension in the newborn: population based cohort study from the five Nordic countries. BMJ 344: d8012

Klinger G, Stahl B, Fusar-Poli P, Merlob P (2013) Antipsychotic drugs and breastfeeding. Pediatr Endocrinol Rev 10(3): 308–317

Larrimer MB, Dajani NK, Siegel ER et al (2014) Antiemetic medications in pregnancy: a prospective investigation of obstetric and neurobehavioral outcomes. Am J Obstet Gynecol 210(3): 270.e1–7

Leiknes KA, Cooke MJ, Jarosch-von Schweder L et al (2015) Electroconvulsive therapy during pregnancy: a systematic review of case studies. Arch Womens Ment Health 18(1): 1–39

Meador KJ, Baker GA, Browning N et al (2014) Breastfeeding in children of women taking antiepileptic drugs: cognitive outcomes at age 6 years. JAMA Pediatr 168(8): 729–736

Minozzi S, Amato L, Bellisario C et al (2013) Maintenance agonist treatments for opiate-dependent pregnant women. Cochrane Database Syst Rev 12: CD006318

O'Hara MW, McCabe JE (2013) Postpartum depression: current status and future directions. Annu Rev Clin Psychol 9: 379–407

Polen KN, Rasmussen SA, Riehle-Colarusso T, Reefhuis J; National Birth Defects Prevention Study (2013) Association between reported venlafaxine use in early pregnancy and birth defects, national birth defects prevention study, 1997–2007. Birth Defects Res A Clin Mol Teratol 97(1): 28–35

Reefhuis J, Devine O, Friedman JM et al (2015) Specific SSRIs and birth defects: Bayesian analysis to interpret new data in the context of previous reports. BMJ 351:h3190

Ross LE, Grigoriadis S, Mamisashvili L et al (2013) Selected pregnancy and delivery outcomes after exposure to antidepressant medication: a systematic review and meta-analysis. JAMA Psychiatry 70(4): 436–443

Smit M, Dolman KM, Honig A (2016) Mirtazapine in pregnancy and lactation – a systematic review. Eur Neuropsychopharmacol 26(1): 126–135

Tomson T, Battino D, Perucca E (2015) Valproic acid after five decades of use in epilepsy: time to reconsider the indications of a time-honoured drug. Lancet Neurol pii: S1474-4422(15)00314-2

van der Lugt NM, van de Maat JS, van Kamp IL et al (2012) Fetal, neonatal and developmental outcomes of lithium-exposed pregnancies. Early Hum Dev 88(6): 375–378

Wemakor A, Casson K, Garne E et al (2015) Selective serotonin reuptake inhibitor antidepressant use in first trimester pregnancy and risk of specific congenital anomalies: a European register-based study. Eur J Epidemiol 30(11): 1187–1198

Psychopharmaka und Fahrtüchtigkeit

M. Paulzen, O. Benkert

O. Benkert, H. Hippius (Hrsg.),
Kompendium der Psychiatrischen Pharmakotherapie,
DOI 10.1007/978-3-662-50333-1_15,
© Springer-Verlag Berlin Heidelberg 2017

Berücksichtigt werden Psychopharmaka im engeren Sinne, also nicht Pharmaka, die in ▶ Kap. 8 und ▶ Kap. 9 beschrieben sind. Es liegen nicht zu allen Präparaten Untersuchungen zur Fahrtüchtigkeit und Alltagssicherheit vor.

Bei der Beurteilung der **Fahrtüchtigkeit** bei Vorliegen einer psychischen Störung muss stets abgeschätzt werden, ob eine Einschränkung aufgrund der Störung selbst oder durch eine zu ihrer Behandlung eingeleitete Psychopharmakotherapie vorliegt. Fahrtüchtigkeit und **Alltagssicherheit** werden von Psychopharmaka im gleichen Sinne beeinflusst. Grundsätzlich liegt die Verantwortung zur Selbstüberprüfung beim Verkehrsteilnehmer, § 2 Abs. 1 der Fahrerlaubnisverordnung (FeV).

- Grundsätzlich ist jeder Patient über Risiken und NW vollumfänglich auch hinsichtlich verkehrsmedizinisch relevanter Beeinträchtigungen in Bezug auf die Teilnahme am Straßenverkehr aufzuklären.
- Im zeitlichen Verlauf der psychopharmakologischen Behandlung gelten folgende Leitlinien:
  - In der **Ein- oder Umstellungsphase** mit sedierenden Psychopharmaka muss in der Regel die Fahrtüchtigkeit für mindestens 10–14 Tage verneint werden. Dieses Intervall kann im Einzelfall erheblich länger sein.
  - Eine stabile Erhaltungstherapie wird in der Regel die Eignung zum Führen von Kraftfahrzeugen nicht beeinflussen. Die Einnahme von BZD, sedierenden Antidepressiva oder Antipsychotika hingegen kann die Fahrtüchtigkeit im Einzelfall auch langfristig beinträchtigen.
  - Auch die Phase des Absetzens von Psychopharmaka muss als kritische Phase angesehen werden.
- In diesem Zusammenhang wird auf ein Urteil des Bundesgerichtshofs (BGH) hingewiesen: für den Fall, dass ein Patient bei einer ambulanten Behandlung so stark sediert wird, dass seine Tauglichkeit für den

Straßenverkehr für einen längeren Zeitraum erheblich eingeschränkt ist, kann dies für den behandelnden Arzt die Verpflichtung begründen, durch geeignete Maßnahmen sicherzustellen, dass sich der Patient nach der durchgeführten Behandlung nicht unbemerkt entfernt (BGH – VI ZR 265/02). Dies betrifft im Wesentlichen ambulante Eingriffe mit einer hierzu erforderlichen, stark sedierenden Medikation, kann im Einzelfall aber auch eine psychiatrische Pharmakotherapie betreffen, z. B. beim Einsatz von BZD zur Anxiolyse.

- Wenngleich der BGH die Tendenz zu einer sehr weitreichenden Überwachungspflicht des Arztes erkennen lässt, bleibt derzeit offen, inwieweit hieraus eine generelle Pflicht zu umfangreichen und letztlich praxisfremden Überwachungsmaßnahmen abgeleitet werden muss.

- Es ist zu beachten, dass bei einigen Erkrankungen, die von sich aus die Eignung zum Führen von Kraftfahrzeugen ausschließen können, erst durch die Arzneimittelbehandlung die Voraussetzungen zum Führen von Kraftfahrzeugen wieder erreicht werden können. Entscheidend bleibt jedoch auch hier, ob eine Arzneimitteltherapie zu einer wesentlichen Beeinträchtigung der psychophysischen Leistungsfähigkeit führt. Bei Unsicherheit in dieser Frage kann ggf. eine verkehrsmedizinische Untersuchung unter Einbeziehung objektiver Leistungstests erfolgen.

- Über eine mögliche Beeinträchtigung der Fahrtüchtigkeit durch Psychopharmaka sowie über mögliche Interaktionen mit anderen AM, besonders mit **Alkohol**, muss der Patient vor Teilnahme am Straßenverkehr stets aufgeklärt werden. Die Inhalte der Aufklärung sollten im Krankenblatt dokumentiert werden.

- Dem Patienten muss im Grundsatz eine Mitverantwortung und Entscheidungskompetenz zugewiesen werden, diese drückt sich aus in der Pflicht zur Vorsorge (§ 2 Abs. 1 FEV), wonach der Verkehrsteilnehmer sicherstellen muss, dass er nicht aufgrund physischer oder psychischer Erkrankung beeinträchtigt ist, sich im Straßenverkehr zu bewegen.

- Der Behandler hat entsprechend der Musterberufsordnung für Ärzte (MBO-Ä, § 8) eine Aufklärungspflicht gegenüber dem Patienten. Er muss über Risiken der Erkrankung, der Therapie und eventuelle Konsequenzen für den Alltag unterrichten.

- Die »Begutachtungsleitlinien zur Kraftfahrereignung« (Bundesanstalt für Straßenwesen 2014) beinhalten Grundlagen zur medizinischen Beurteilung der Fahreignung. Es ist eine Stellungnahme, **die im Einzelfall, aber nicht für jeden Patienten Gültigkeit haben kann**.

- Sinngemäß enthalten die »Begutachtungsleitlinien zur Kraftfahrteignung« u. a. folgende Leitsätze zu psychischen Grunderkrankungen:
    - Bei jeder schweren Depression, die z. B. mit Wahn, stuporösen Symptomen oder akuter Suizidalität einhergeht, und bei allen manischen

Phasen sind die Voraussetzungen zum sicheren Führen von Kraftfahrzeugen nicht gegeben, ebenso wenig wie in akuten Stadien schizophrener Episoden, bei Demenz oder bei organischen Psychosen wie einem Delir oder einem Korsakow-Syndrom.

— Grundsätzlich werden nach Abklingen der Akutsymptomatik Überprüfungen der Fahrtauglichkeit empfohlen. Die Eignung zur aktiven Wiederteilnahme am Straßenverkehr setzt allerdings symptomfreie Intervalle voraus. Diese differieren je nach Grunderkrankung erheblich, z. B. kann in der Regel nach einer ersten schweren psychotischen Episode nach 6-monatiger Symptomfreiheit die Fahrerlaubnis wiedererlangt werden. Besonders günstige Krankheitsverläufe rechtfertigen eine Verkürzung dieser Zeit.

— Die Begutachtungsleitlinien zur Kraftfahrereignung trennen leichte hirnorganische Psychosyndrome, welche sich auf die Leistungen beim Führen eines Kraftfahrzeuges (und auch im Übrigen auf die Lebensbewältigung) kaum auswirken von schweren organischen Psychosyndromen (z. B. Demenz), welche die Voraussetzungen zum Führen von Kraftfahrzeugen ausschließen. Demnach gilt, dass derjenige, der unter einer ausgeprägten senilen oder präsenilen Demenz oder unter einer schweren altersbedingten Persönlichkeitsveränderung leidet, nicht in der Lage ist, den gestellten Anforderungen zum Führen von Kraftfahrzeugen beider Gruppen (1 und 2) gerecht zu werden.

— Die DRUID-Expertengruppe (*Driving under the Influence of Drugs, Alcohol and Medicine*), eine Kollaboration von 36 Institutionen aus 18 Ländern im Rahmen des 6. Rahmenprogramms der Europäischen Union (*Druid-Project* 2011; *http://www.druid-project.eu/Druid/EN/deliverales-list/downloads/Deliverable_4_4_1.pdf?__blob=publicationFile&v=1*) hat ein Kategorisierungssystem mit entsprechenden Warnempfehlungen für verschiedene Psychopharmaka veröffentlicht, die nachstehend auszugsweise dargestellt werden (�***◌*** Tab. 15.1).

Hinweise zur Beeinträchtigung der Fahrtüchtigkeit unter verschiedenen Psychopharmaka ◌ Tab. 15.2.

Literatur

Bundesanstalt für Straßenwesen (2014) Begutachtungs-Leitlinien zur Kraftfahrereignung. Bundesanstalt für Straßenwesen, Bergisch Gladbach (Stand 1. Mai 2014)

◘ Tab. 15.1 Warnstufen der DRUID-Expertengruppe

Kategorie		Warnstufe
0	Hinsichtlich der Fahr-tauglichkeit als sicher angesehen	Keine Warnung erforderlich
1	Fahrtauglichkeit wahr-scheinlich geringfügig beeinträchtigt	Warnstufe 1: Fahren Sie nicht, ohne im Beipackzettel den entsprechenden Abschnitt zur Beein-trächtigung beim Fahren gelesen zu haben.
2	Fahrtauglichkeit wahr-scheinlich moderat beeinträchtigt	Warnstufe 2: Fahren Sie nicht ohne Zustimmung Ihres Arztes oder Apothekers. Lesen Sie im Beipackzettel die relevanten Abschnitte zur Beeinträchtigung beim Fahren, bevor Sie einen Arzt oder Apotheker befragen.
3	Wahrscheinlich schwere Auswirkungen auf Fahr-tauglichkeit oder wird als potenziell gefährlich angesehen	Warnstufe 3: Fahren Sie nicht. Holen Sie ärztlichen Rat ein, um zu erfahren, wann Sie wieder fahren können.

◻ Tab. 15.2 Beeinträchtigung der Fahrtüchtigkeit unter Psychopharmaka

Psycho-pharmaka	Eigenschaften	Einfluss auf Fahrtüchtigkeit	DRUID Kategorie
Antide-pressiva	Sedierend (z. B. Amitriptylin, Doxepin, Mirtazapin)	Fahrtüchtigkeit während Aufdosierung und in den ersten 2 Wochen nach Erreichen der Zieldosis eingeschränkt; Beeinträchtigung auch während Erhaltungstherapie möglich	Agomelatin (2) Amitriptylin, Doxepin, Mirtazapin (3)
	Nichtsedierend (z. B. Desipramin, Duloxetin, MAOH, Nortriptylin, SSRI, Venlafaxin)	Fahrtüchtigkeit oft nicht eingeschränkt; Beeinträchtigung kann im Einzelfall jedoch auch längerfristig fortbestehen	Citalopram, Escitalopram, Fluoxetin, Fluvoxamin, Paroxetin, Sertralin (2) Bupropion, Duloxetin, Venlafaxin (3)
Antipsy-chotika[a]	Zu Beginn der Behandlung Sedierung und Einschränkung der Konzentrationsfähigkeit, orthostatische Dysregulation (besonders Phenothiazine mit aliphatischer Seitenkette, z. B. Levopromazin) Hinsichtlich der Fahrtauglichkeit als sicher angesehen	Fahrtüchtigkeit während Aufdosierung und in den ersten 2 Wochen nach Erreichen der Zieldosis eingeschränkt; Beeinträchtigung auch während Erhaltungstherapie möglich Keine Warnung erforderlich	Amisulprid, Aripiprazol, Haloperidol, Risperidon, Ziprasidon (2) Parenterale: Aripiprazol, Haloperidol, Risperidon, Ziprasidon (3)
	Sedierender Effekt bei Clozapin, Olanzapin und Quetiapin kann länger anhaltend sein	Bei Clozapin, Olanzapin und Quetiapin muss mit längerer Einschränkungszeit gerechnet werden	Olanzapin, Quetiapin (2) Clozapin (3) Olanzapin, parenteral (3)

▫ Tab. 15.2 (Fortsetzung)

Psycho-pharmaka	Eigenschaften	Einfluss auf Fahrtüchtigkeit	DRUID Kategorie
Benzodiazepine (auch Non-Benzodiazepinhypnotika)	Sedierend, Konzentrationsstörungen und Funktionsstörungen der Muskulatur bekannt, Amnesie möglich	Fahrtüchtigkeit in Einstellungsphase und Erhaltungstherapie dosisabhängig; bei längerer Halbwertszeit Hang-over möglich	Soweit angegeben (3)
Dopaminagonisten *L-Dopa, Pramipexol, Ropinirol, Rotigotin)*	Übermäßige Schläfrigkeit; gelegentlich plötzliches Einschlafen, auch ohne vorherige Warnzeichen	Es muss mit längeren Einschränkungen gerechnet werden	*L-Dopa, Pramipexol, Ropinirol, Rotigotin* (2)
Natriumoxybat	Schwindel, Verwirrtheit, Somnolenz	Mindestens 6 h nach der Einnahme dürfen keine Tätigkeiten ausgeübt werden, die geistige Wachheit oder motorische Koordinationsfähigkeit erfordern	Keine Angabe

			Buprenorphin (3) Methadon (2)
Opioidagonisten (Buprenorphin, Methadon)	Müdigkeit, Benommenheit, Schwindel	Fahrtüchtigkeit während Aufdosierung und in den ersten Wochen nach Dosisstabilisierung eingeschränkt; Beeinträchtigung auch während stabiler Dosis möglich	Buprenorphin (3) Methadon (2)
Stimmungsstabilisierer	Carbamazepin: Bei Therapiebeginn Benommenheit, Schwindel, ataktische Störungen und Müdigkeit bekannt	Fahrtüchtigkeit während Aufdosierung eingeschränkt; Beeinträchtigung auch während Erhaltungstherapie möglich	(2)
	Lamotrigin: Oft verschwommenes Sehen, Schwindel und Müdigkeit, auch Reizbarkeit; Tremor und Ataxie		(2)
	Lithium: Als initiale NW leichte Müdigkeit und feinschlägiger Tremor		(2)
	Valproat: Bei Therapiebeginn Sedierung, Tremor und ataktische Störungen möglich		(2) Parenteral: (3)

a Konventionelle Antipsychotika beeinträchtigen die Fahrtüchtigkeit in der Regel stärker als atypische.

Pharmakokinetik und Arzneimittelinteraktionen

C. Hiemke, O. Benkert

O. Benkert, H. Hippius (Hrsg.),
Kompendium der Psychiatrischen Pharmakotherapie,
DOI 10.1007/978-3-662-50333-1_16,
© Springer-Verlag Berlin Heidelberg 2017

16.1 Pharmakokinetik

Die Pharmakokinetik beschreibt die
- Freisetzung (**Liberation**): Freisetzung des Wirkstoffs aus der Tablette oder einer anderen Darreichungsform,
- Aufnahme (**Absorption**): In der Regel enterale Resorption über den Verdauungstrakt,
- Verteilung (**Distribution**): Verschiedene Verteilungsräume, z. B. Gehirn (Blut-Hirn-Schranke), Fettgewebe etc.; Bindung an Plasmaproteine (Albumin, α_1-Glykoprotein),
- Verstoffwechselung (**Metabolismus bzw. Biotransformation**) und
- Ausscheidung (**Exkretion**): In der Regel über Niere oder Galle von AM und deren Metaboliten im menschlichen Körper.

Die Kenntnis **pharmakokinetischer Kenngrößen** von AM ist unerlässlich, um Dosierungsempfehlungen geben und mögliche Wirkungen und NW, deren Dauer und potenzielle Wechselwirkungen eines Pharmakons beurteilen zu können.

Folgende Begriffe sind zur Beschreibung pharmakokinetischer Kenngrößen von Bedeutung:
- **Bioverfügbarkeit:** Ausmaß und Geschwindigkeit, mit dem bzw. der ein Pharmakon den Blutkreislauf (und damit mittelbar den Wirkort) erreicht.
- **Clearance:** Blut- oder Plasmavolumen, aus dem in einer definierten Zeiteinheit das Pharmakon eliminiert wird:
  - Hepatische Clearance: wichtig für Bioverfügbarkeit (First-pass-Effekt); abhängig von Enzymaktivität, Lebermasse und -durchblutung,

- renale Clearance: abhängig von Nierendurchblutung und glomerulärer Filtration.
- Bei nierenpflichtigen, nicht über Leber (oder Darm) verstoffwechselten Pharmaka lässt sich die Clearance eines Pharmakons anhand der Kreatinin-Clearance abschätzen.
- **Verteilungsvolumen:** Scheinbares Volumen als Quotient von Pharmakonmenge im Körper zu Plasmakonzentration des Pharmakons.
- **Eliminationshalbwertszeit** ($t_{1/2}$): Zeit, innerhalb derer die Plasmakonzentration um die Hälfte absinkt, abhängig von Clearance und Verteilungsvolumen.
- **Kumulation:** Anstieg der mittleren Konzentration eines Pharmakons bei wiederholter Gabe.
- **Aufsättigungszeit:** Zeit, die benötigt wird, bis 90% des Plateauwertes der Plasmakonzentration erreicht werden (ca. $4 \times t_{1/2}$).
- **Eliminationszeit:** Zeit, die benötigt wird, bis 90% des Plateauwertes der Plasmakonzentration eliminiert worden sind (ca. $4 \times t_{1/2}$).
- **Lineare Pharmakokinetik:** Vorliegen einer linearen Dosis-Konzentrations-Beziehung.
- **Nichtlineare Pharmakokinetik:** Vorliegen einer nichtlinearen Dosis-Konzentrations-Beziehung, z. B. überproportionaler Anstieg der Konzentration eines Pharmakons im Steady State bei Gabe höherer Dosierungen.

Für die Interpretation pharmakokinetischer Daten zur Abbildung einer Verteilungskinetik werden Kompartimentmodelle zugrunde gelegt, wobei als Kompartiment ein hypothetischer, zumeist nicht mit anatomischen Strukturen korrespondierender »Raum« definiert wird, in dem die Konzentration eines Pharmakons näherungsweise als räumlich konstant und proportional zur Menge des Pharmakons angesehen wird. Wird vereinfachend ein Einkompartimentmodell angenommen, wird der Körper als ein einziges Kompartiment angesehen, in welchem die Konzentration des Pharmakons monoexponenziell abfällt.

Die Phasen von der Absorption bis zur Exkretion werden abgekürzt als ADME bezeichnet, Metabolisierung und Exkretion werden als Elimination zusammengefasst (Abb. 16.1).

Auch bei vollständiger Absorption im Darm kann die systemische Verfügbarkeit eines AM durch die erste Leberpassage deutlich reduziert werden. Dieser Effekt wird **First-pass-Effekt** genannt. Dies gilt insbesondere für AM, die bevorzugt über CYP3A4 abgebaut werden. Psychopharmaka mit einem ausgeprägten First-pass-Effekt sind beispielsweise *Asenapin* oder *Buprenorphin*. Sie werden als Sublingualtablette verabreicht, um den First-pass-Effekt zu umgehen. Bei *Rivastigmin* wird er durch transdermale Applikation umgangen.

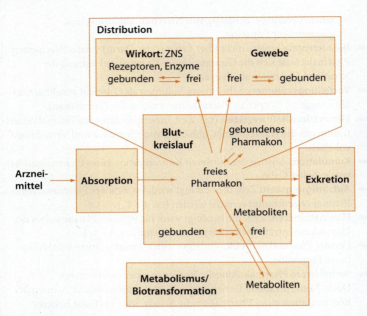

Abb. 16.1 Pharmakokinetische Phasen im menschlichen Körper

Bei *Quetiapin* oder *Venlafaxin* wird durch eine **Retardierung** erreicht, dass bei chronischer Medikation ausreichend hohe Wirkspiegel dauerhaft eingestellt werden. Die Retardierung verzögert die Freisetzung und verlängert somit die Wirkdauer und mindert Fluktuationen der Plasmakonzentrationen. Damit wird nicht nur die Wirksamkeit verbessert, sondern auch die Verträglichkeit, da hohe Plasmakonzentrationen vermieden werden können. Eine technisch besonders aufwändige Retardierung ist das orale osmotische System (*osmotic release oral system*, OROS), das z. B. für *Methylphenidat* verwendet wird. Die unverdauliche, semipermeable OROS-Hülle umschließt den Tablettenkern, der den Wirkstoff und osmotisch aktive Hilfsstoffe enthält. Nach Einnahme der Tablette dringt Wasser in das System ein, der Tablettenkern quillt auf, und der Wirkstoff wird über osmotischen Druck kontinuierlich durch eine per Laser erzeugte winzige Bohrung gedrückt.

Bei vielen Psychopharmaka sind auch die Metaboliten pharmakologisch aktiv und haben dann meist eine längere Eliminationshalbwertszeit als die Muttersubstanz.

Biotransformationsreaktionen im Arzneistoffwechsel werden unterteilt in:

- Phase-I-Reaktionen (Einfügung oder Freilegung einer funktionellen Gruppe):
    - Oxidation (Hydroxylierung, N- und O-Dealkylierung, wie z. B. Demethylierung, Deaminierung),
    - Reduktion,
    - Hydrolyse.
- Phase-II-Reaktionen:
    - Konjugationen (z. B. Glukuronidierung, Acetylierung).

Für Phase-I-Reaktionen sind v. a. die **Cytochrom-P450-Isoenzyme** (CYP) als mikrosomale mischfunktionelle Oxygenasen von Bedeutung. Sie werden zu 90–95% in der Leber exprimiert, sind aber auch in Darmmukosa, Niere, Lunge und Gehirn zu finden. Aufgrund von Aminosäuresequenzhomologien werden verschiedene CYP-Familien, -Unterfamilien und -Isoenzyme unterschieden. CYP-Enzyme können durch Pharmaka, Hormone oder Alkohol (Ethanol) in ihrer Aktivität moduliert werden (Enzyminduktion, Enzyminhibition). Für die Metabolisierung von Psychopharmaka und für mögliche Arzneimittelwechselwirkungen (s. unten) sind insbesondere folgende CYP-Enzyme von Bedeutung ▶ **Anhang INT** und ▶ **Anhang SUB** (CYP1A2, CYP2B6, CYP2C9, CYP2C19, CYP2D6, CYP3A4 und CYP2E1).

Manche AM werden erst durch metabolische Transformation aktiviert. Sie werden **Prodrug** genannt. *Amitriptylinoxid* ist ein Prodrug (aktiviert durch Bildung von *Amitripylin* und *Nortriptylin*). Andere AM verändern durch die Metabolisierung ihr pharmakodynamisches Profil. So entsteht beispielsweise aus *Clomipramin*, welches bevorzugt die Serotoninaufnahme hemmt, *Norclomipramin*, ein bevorzugter Noradrenalinaufnahmehemmer.

Neuere Untersuchungen zeigen, dass auch der Efflux-Transporter **P-Glykoprotein** (P-gp) in Darmschleimhaut und Blut-Hirn-Schranke für die pharmakokinetische Variabilität von Psychopharmaka relevant ist. Dieses Transportprotein, ein Mitglied der Transporter-Familie mit einer ATP-bindenden Cassette (ABC), wird vom Multidrug-Resistenz-Gen (ABCB1) kodiert, P-gp ist das Genprodukt von ABCB1. Es existiert ein Genpolymorphismus für ABCB1, und es gibt Hinweise, dass die Variabilität der Expression von P-gp für die Wirkstoffkonzentration ähnlich bedeutsam sein könnte wie die von CYP-Enzymen. Für Antidepressiva, die Substrate von P-gp sind, wurde eine Abhängigkeit der Arzneimittelwirkung vom ABCB1-Genotyp nachgewiesen (Breitenstein et al. 2015). Auch für das Auftreten unerwünschter klinischer Effekte von Psychopharmaka weisen erste Berichte auf einen Einfluss des Genpolymorphismus hin (Schatzberg et al. 2015). In einer klinischen Studie wurde gezeigt, dass minore Allelträger von rs2032583 und rs2235015 von einer ABCB1-Genotypisierung profitieren, wenn therapeutisch empfohlene Plasmakonzentrationen der Antidepressiva, die Substrate von P-gp sind, eingestellt werden (Breitenstein et al. 2016). Im Gegensatz zu den genetischen Varianten von CYP-Enzymen ist allerdings nicht bekannt, welche funktionellen Veränderungen sich aus den verschiedenen Genvarianten für P-gp ergeben.

Für Phase-II-Reaktionen sind v. a. die **UDP-Glukuronosyltransferasen** (UGT) von wesentlicher Bedeutung (Kiang et al. 2005). Die Familie der UGT-Enzyme des Menschen besteht aus 2 Familien, UGT1 und UGT2, und es gibt 3 Subfamilien, UGT1A, UGT2A und UGT2B. UGT-Enzyme kommen v. a. in der Leber, aber auch extrahepatisch vor. Sie übertragen Glukuronsäurereste von UDP-Glukuronsäure auf kleine hydrophobe Moleküle und machen sie damit nierengängig. Etwa 35% aller AM werden durch UGT glukuronidiert. Zusätzlich sind auch viele endogene Substanzen (z. B. Steroide, Retonoide oder Gallensäuren) Substrate von UGT. Für 12 UGT-Isoenzyme sind genetische Varianten bekannt.

16.2 Genvarianten und Genotypisierung

Unterschiede im Arzneimittelmetabolismus können u. a. durch genetisch determinierte Allelvarianten der verstoffwechselnden Enzyme (**Polymorphismen**; Vorkommen bei ≥ 1% der Bevölkerung) bedingt sein (**Pharmakogenetik**). Für fast alle CYP-Enzyme existieren aufgrund von Polymorphismen genetisch bedingte Aktivitätsunterschiede, die für Wirkungen und NW der durch sie verstoffwechselten Pharmaka bedeutsam sein können (Zanger u. Schwab 2013). Unterschieden werden verschiedene CYP-Metabolisierertypen.

Cytochrom-P450-Metabolisierertypen
- **EM:** Individuen mit 2 Allelen, die ein normal aktives Enzym exprimieren, werden als *extensive metabolizer* (EM), bezeichnet.
- **IM:** Ein *intermediate metabolizer* (IM) besitzt ein Allel, das für ein aktives Enzym kodiert, und eines für ein Enzym mit verminderter oder fehlender Aktivität.
- **PM:** Bei einem *poor metabolizer* (PM) wird kein aktives Enzym gebildet. Bei Patienten mit PM-Status besteht ein erhöhtes Risiko für das Auftreten unerwünschter Wirkungen.
- **UM:** Ein *ultrarapid metabolizer* (UM) entsteht durch Genverdopplung (CYP2D6) oder -mutation (CPY2C19). Es resultiert eine gesteigerte Enzymaktivität. Bei UM-Status besteht ein erhöhtes Risiko von Therapieversagen unter therapeutisch üblichen Dosen.

CYP1A2, CYP2A6, CYP2B6, CYP2C9, CYP2C19, CYP2D6, CYP2E1 und CYP3A4 sind die wesentlichen CYP-Enzyme, die am Metabolismus von Psychopharmaka beteiligt sind. Es gibt große ethnische Unterschiede in der Häufigkeit des Auftretens von Genvarianten.

Cytochrom-P450-Isoenzyme und genetische Polymorphismen

- **CYP1A2:** Bei der Genvariante CYP1A2*1F (Häufigkeit bei Mitteleuropäern ca. 50%, bei Asiaten 8%) ist die Induzierbarkeit des Enzyms durch Rauchen begünstigt. Raucher benötigen häufiger als Nichtraucher höhere Dosen von AM, die **Substrate** von CYP1A2 sind, wie z. B. *Olanzapin* oder *Melatonin*. In der Leber entsprechen 4–16% der CYP-Enzymaktivität der Isoform CYP1A2.

- **CYP2A6:** Seine wichtigste psychopharmakologische Funktion ist der Abbau von *Nikotin* zum inaktiven *Cotinin*. Allelträger mit den Varianten CYP2A6*2 und *4A–H sind PM (Häufigkeit 1% bei Mitteleuropäern 1%, 20% bei Asiaten 20%). Bei den Varianten CYP2A6*7, *9 und *17 ist die Aktivität des Enzyms vermindert. In der Leber macht CYP2A6 zwischen 4% und 14% der CYP-Gesamtaktivität aus.

- **CYP2B6:** Bei Allelträgern mit den Varianten CYP2B6*5, *6 und *18 (Häufigkeit 6–25%) ist die Expression und Aktivität des Enzyms vermindert. Bei den Varianten CYP2B6*4 und *22 ist die Expression und Aktivität gesteigert. In der Leber macht CYP2B6 zwischen 2% und 5% der CYP-Gesamtaktivität aus.

- **CYP2C9:** Etwa 1–3% der Mitteleuropäer besitzen eine Mutation mit verminderter Enzymaktivität (CYP2C9*2, *3). Wesentlich häufiger sind mit etwa 35% intermediäre Metabolisierer. In der Leber macht CYP2C9 zusammen mit der Isoform CYP2C8 zwischen 5% und 29% der CYP-Gesamtaktivität aus.

- **CYP2C19:** 2–5% der Mitteleuropäer und Afro-Amerikaner sind PM (im Wesentlichen Träger der Genvarianten CYP2C19*2 und CYP2C19*3), bei Asiaten sind es zwischen 12% und 23%. CYP2C19*17 ist eine Genvariante mit verstärkter enzymatischer Aktivität, die bei knapp 20% der Mitteleuropäer vorkommt. Die Menge an CYP2C19 entspricht 1–3% der CYP-Gesamtaktivität.

- **CYP2D6:** Es sind bisher 77 Genvarianten bekannt, davon sind mindestens 24 Defektvarianten, wobei in 90% der Fälle die Allele CYP2D6*3, CYP2D6*4 und CYP2D6*5 für den Defekt verantwortlich sind. 5–10% der Mitteleuropäer und Afro-Amerikaner sind PM, bei Asiaten sind es nur 1–2%. Die Genvariante CYP2D6*10 verursacht ein Enzym mit erniedrigter Aktivität. Bis zu 50% der Asiaten sind Träger der *10-Variante. 1–5% der Mitteleuropäer sind UM, bei Nordafrikanern und Orientalen sind 10–29% UM. 1–4% der CYP-Gesamtaktivität der Leber entsprechen CYP2D6.

- **CYP2E1:** Die funktionelle Bedeutung dieses Enzyms besteht im Wesentlichen im Abbau von Ethanol. Die CYP2E1*5B-Variante (Häufigkeit bei Mitteleuropäern und Afrikanern 5%, bei Asiaten > 30%) zeichnet sich durch 10-fach erhöhte Transkription und Expression des Enzyms im Vergleich mit der Wildform CYP2E1*1A aus. Die Menge an CYP2E1 entspricht 6–17% der CYP-Aktivität der Leber. CYP2E1 wird nicht nur in der Leber, sondern auch in anderen Organen exprimiert.

- **CYP3A:** Es gibt 4 Gene, die für ein aktives Enzym kodieren, CYP3A4, CYP3A5, CYP3A7 und CYP3A43. Letzteres ist für die Metabolisierung von Psychopharmaka nicht relevant. In der Fetalphase bis 6 Monate postnatal ist CYP3A7 aktiv, im adulten Individuum ist CYP3A4 das dominierende Enzym dieser CYP-Familie. Im adulten Zustand macht die Aktivität von CYP3A5 und CYP3A7 nur 2–3% der Gesamtaktivität von CYP3A-Enzymen aus. 85% der Mitteleuropäer sind PM für CYP3A5, bei Asiaten sind es 70% und bei Afrikanern 50%. Die Isoenzyme der CYP3A-Familie sind mit bis zu 60% der CYP-Gesamtaktivität (Mittelwert 15–37%) in der Leber die quantitativ wichtigsten. Die Aktivität von CYP3A4 bestimmt wesentlich die Bioverfügbarkeit vieler Psychopharmaka. Es sind 22 Genvarianten bekannt, die allerdings nur zu einem geringen Teil die interindividuelle Variabilität erklären. CYP3A4 wird durch viele Fremdstoffe induziert, und es wird nicht nur in der Leber, sondern auch in der Darmmukosa exprimiert. Im Vergleich zu anderen CYP-Isoenzymen weist es eine geringere Substratspezifität und Saturierbarkeit auf.

Im Einzelfall kann es sinnvoll sein, einen pharmakogenetischen Test für die CYP-Isoenzyme CYP2D6 und CYP2C19 durchzuführen. Dies gilt insbesondere dann, wenn es Hinweise gibt, dass ein PM- oder UM-Status vorliegen könnte. Die **Genotypisierungen** sollten möglichst mit einer Messung der AM-Konzentration im Plasma kombiniert werden, da dann beurteilt werden kann, ob ein auffälliger Genotyp sich auch phänotypisch darstellt. Die CYP2D6- und CYP2C19-Genotypisierung wird zunehmend bei der Behandlung mit Antidepressiva empfohlen (Hicks et al. 2013, 2015). Die meisten Antidepressiva werden über mindestens eines dieser Enzyme metabolisiert, aber auch bei der Behandlung mit anderen Psychopharmaka liefert eine Genotypisierung im Einzelfall Hinweise, ob eine höhere oder niedrigere Dosis als die übliche gewählt werden sollte (Stingl u. Viviani 2015).

Box 1

Indikationen für eine CYP-Genotypisierung

- Der Patient wird mit einem AM behandelt, dessen Abbau im Wesentlichen über CYP2D6 oder CYP2C19 katalysiert wird (▶ **Anhang SUB**) und damit vom CYP-Genotyp abhängig ist (z. B. *Nortriptylin* von CYP2D6 oder *Citalopram* von CYP2C19).
- Das AM hat eine geringe therapeutische Breite (z. B. *Thioridazin* oder TZA). Im Fall eines genetisch beeinträchtigten Stoffwechsels kann das Risiko einer Intoxikation aufgrund einer verlangsamten Verstoffwechselung des AM oder das Risiko von Therapieversagen aufgrund eines beschleunigten Stoffwechsels auftreten (z. B. *Atomoxetin* und CYP2D6).
- Der Patient hat abnorme Plasmakonzentrationen des Wirkstoffs oder seiner Metaboliten, für die genetische Faktoren verantwortlich sein können.

Bei einem Patienten, der als PM- oder UM-Genotyp identifiziert wurde, muss nicht das AM gewechselt werden, da die Dosis durch Messung der Plasmakonzentration angepasst werden kann.

16.3 Arzneimittelwechselwirkungen

Werden mehrere Pharmaka gleichzeitig oder sequenziell verabreicht, können daraus **Arzneimittelinteraktionen** (Wechselwirkungen) resultieren, indem die Pharmakonwirkungen oder -nebenwirkungen durch Zugabe einer zweiten Substanz **qualitativ** oder **quantitativ** verändert werden (**Verstärkung, Abschwächung**, Erweiterung/Einschränkung bzw. Verschiebung des Wirkungs- bzw. NW-Spektrums). Arzneimittelinteraktionen können sowohl unbeabsichtigt, und dann meist **unerwünscht**, als auch – im Rahmen einer Therapieoptimierung – beabsichtigt, sinnvoll und **erwünscht** sein. Die meisten Arzneimittelwechselwirkungen sind weitgehend vorhersagbar (Hiemke u. Eckermann 2014). Daher zählen inzwischen die meisten wechselwirkungsbedingten unerwünschten Arzneimittelwechselwirkungen zu den vermeidbaren Medikationsfehlern.

Zu Arzneimittelinteraktionen kommt es durch verschiedene Wirkmechanismen (Haen 2014):

- **Pharmakodynamisch**:
  - identischer Wirkmechanismus (z. B. Verstärkung anticholinerger NW durch Kombination anticholinerg wirksamer Antipsychotika und Antidepressiva),
  - anderer Wirkmechanismus (z. B. zentrales Serotoninsyndrom durch MAO-Hemmung und gleichzeitige 5-HT-Wiederaufnahmehemmung),
  - synergistisch: Verschiebung der Dosis-/Konzentrations-Wirkungs-Kurve des Pharmakons nach links,
  - antagonistisch: Verschiebung der Dosis-/Konzentrations-Wirkungs-Kurve des Pharmakons nach rechts.
- **Pharmakokinetisch** (verbunden mit der Veränderung pharmakokinetischer Kennparameter, wie z. B. höhere Plasmakonzentrationen, verlängerte Eliminationshalbwertszeit usw.):
  - Absorption (z. B. Resorptionshemmung durch Antazida, Ionenaustauscher, Nahrungsbestandteile wie Gerbstoffe, Resorptionsveränderung durch anticholinerg wirksame AM aufgrund von Motilitätsänderungen der Magen-Darm-Passage),
  - Verteilung (z. B. beim Ein- oder Austransport von AM in oder aus Organen über ATP-abhängige Transportproteine),
  - Metabolismus (Enzyminhibition durch Hemmstoffe, wie z. B. *Fluvoxamin* oder *Melperon*, oder Enzyminduktion, z. B. durch *Carbamazepin*

oder Rauchen; Inhibitoren oder Induktoren mit klinisch relevantem Interaktionspotenzial sind in ▶ **Anhang INT** zusammengestellt),

— Exkretion (z. B. Veränderungen der Nierendurchblutung durch nichtsteroidale Antiphlogistika, ACE-Hemmer oder *Theophyllin/ Coffein* mit Auswirkungen auf die *Lithium*-Serumkonzentration).

Werden zwei AM kombiniert, die bevorzugt durch das gleiche Enzym abgebaut werden, so kann es durch **Substrat-Substrat-Interaktionen** theoretisch zu einer kompetitiven Hemmung und damit zu einer verlangsamten Elimination der kombinierten AM kommen. Substrat-Substrat-Interaktionen spielen allerdings in der klinischen Praxis so gut wie keine Rolle, weil die Kapazität der arzneimittelabbauenden Enzyme in der Regel hoch ist. Die Enzyme sind nicht gesättigt. Daher wird die Umsetzungsgeschwindigkeit des ersten AM durch Zugabe eines zweiten nicht verlangsamt, die Plasmaspiegel ändern sich nicht.

Mit pharmakokinetischen Wechselwirkungen ist immer zu rechnen, wenn ein AM mit einem anderen kombiniert wird, welches ein Enzyminhibitor oder -induktor (▶ **Anhang INT**) ist, und das AM **Substrat** des inhibierten oder induzierten Enzyms ist (▶ **Anhang SUB**). Durch Verabreichung eines **Inhibitors** eines CYP-Enzyms wird die Konzentration eines AM, das bevorzugtes Substrat dieses CYP-Enzyms ist, **erhöht** (Risiko von Unverträglichkeit oder Intoxikation) und die Eliminationshalbwertszeit verlängert. So hemmt z. B. *Ciprofloxacin* CYP1A2, weshalb Kombinationen mit AM, die Substrate von CYP1A2 sind, wie z. B. *Clozapin*, nicht mit *Ciprofloxacin* kombiniert werden sollten. Durch Einnahme eines **Induktors** wird die **Elimination** innerhalb von 5–14 Tagen **beschleunigt**, und die **Wirkspiegel sinken (Risiko von Wirkverlust)**. So sinken bei therapeutischen Dosen die Wirkspiegel des CYP3A4-Substrats *Quetiapin* durch gleichzeitige Einnahme von *Johanniskraut*-Präparaten, welche CYP3A4 über den Inhaltsstoff *Hyperforin* induzieren.

AM mit hemmenden oder induzierenden Eigenschaften sind in den beiden Tabellen in ▶ **Anhang INT** gelistet:

— Ist mit **klinisch relevanten Wechselwirkungen** zu rechnen, wird bei den Präparaten auf die Tabellen in ▶ **Anhang INT** oder die entsprechende Substratliste (▶ **Anhang SUB**) durch **Fettdruck** verwiesen. Auf das Risiko wird ggf. abgestuft hingewiesen (z. B. »Keine Kombination mit …«, »Vorsicht bei der Kombination mit …«).

— Wenn nur ein theoretisches Risiko besteht, aber keine Daten zur klinischen Relevanz vorliegen, wird ebenfalls auf ein potenzielles Interaktionsrisiko verwiesen, jedoch ohne Hervorhebung.

Arzneimittelinteraktionen stellen häufig ein Wechselspiel zwischen pharmakodynamischen und pharmakokinetischen Effekten dar. Besonders bedeutsam sind Arzneimittelinteraktionen mit toxischen Konsequenzen. Besonders relevant ist dies bei Kombinationen mit Serotonin-stimulierenden oder anticholinerg wirksamen Substanzen.

- Wird beispielsweise *Amitriptylin* in einer Dosis, die normalerweise unkritisch ist, mit *Fluoxetin* kombiniert, kann es zu Tachyarrhythmien oder sogar zum Herzstillstand kommen. *Fluoxetin* und sein Metabolit *Norfluoxetin* sind potente Inhibitoren von CYP2D6 (▶ **Anhang INT**). CYP2D6 ist am Abbau von *Amitriptylin* beteiligt (▶ **Anhang SUB**). Dadurch steigen die Blutspiegel von *Amitriptylin* an und erreichen unter therapeutisch empfohlenen Dosen u. U. toxische Werte. Ein Indikator für kardiotoxische Wirkungen ist die Verlängerung der QTc-Zeit. Wird umgekehrt ein Substrat von CYP3A4, z. B. *Quetiapin* (▶ **Anhang SUB**), mit einem Induktor von CYP3A4, z. B. *Carbamazepin* (▶ **Anhang INT**), kombiniert, kann es durch beschleunigte Elimination zum Wirkverlust von *Quetiapin* kommen.
- Ältere Patienten oder Patienten mit PM-Status sind für Arzneimittelinteraktionen besonders anfällig.
- Bei bestimmten Psychopharmaka muss mit Arzneimittelinteraktionen auch noch **nach deren Absetzen** gerechnet werden: z. B. anhaltende MAO-Hemmung noch über ca. 10–14 Tage nach Absetzen eines irreversiblen MAOH oder anhaltende 5-HT-Wiederaufnahmehemmung durch *Fluoxetin* und dessen lang wirksamen Metaboliten *Norfluoxetin* noch über ca. 4–5 Wochen nach Absetzen von *Fluoxetin*.
- Für Arzneimittelwirkungen und -nebenwirkungen können pharmakokinetische Arzneimittelinteraktionen auf der Ebene der verschiedenen CYP-Enzyme von großer Bedeutung sein. Bekannte oder zu erwartende pharmakokinetische Wechselwirkungen können aus den Substrateigenschaften der einzelnen Wirkstoffe (s. Einzelpräparate oder ▶ Anhang SUB) in Kombination mit den Tabellen in ▶ Anhang INT für Psychopharmaka und auch für viele Nichtpsychopharmaka abgeleitet werden.
- Arzneimittelinteraktionen auf der Ebene der Exkretion sind v. a. bei einer *Lithium*-Medikation zu bedenken, aber auch bei anderen vorwiegend renal eliminierten Psychopharmaka, wie z. B. *Amisulprid*.
- Wenn ein AM erst durch metabolische Transformation in vivo aktiviert werden muss, also eine **Prodrug** ist, wie z. B. *Amitriptylinoxid* (aktiviert durch Bildung von *Amitripylin* und *Nortriptylin*), *Tamoxifen* (aktiviert über CYP2D6 zu *4-Hydroxytamoxifen* und *Enoxifen*) oder *Clopidogrel* (aktiviert durch CYP3A4 und CYP2C19 zu *2-Oxo-Clopidogrel*), kann durch Kombination mit einem Inhibitor des aktivierenden Enzyms (▶ **Anhang INT**) die Wirkung ausbleiben.

16.4   Psychopharmaka bei Rauchern

Raucher haben einen beschleunigten hepatischen Metabolismus, da polyaromatische Kohlenwasserstoffe im Tabakrauch die Expression von Cytochrom-P450-Enzmyen induzieren. Induziert wird bevorzugt das Isoenzym CYP1A2. Entsprechend ist die Clearance von AM beschleunigt, die über CYP1A2 metabolisiert werden. Beispielsweise ist die Clearance von *Olanzapin* oder *Clozapin* bei Rauchern im Vergleich zu Nichtrauchern um gut 50% gesteigert. Umgekehrt kommt es nach Aufhören des Rauchens innerhalb von nur 3 Tagen zu einer verlangsamten Elimination durch Deinduktion von CYP1A2 (Faber u. Fuhr 2004). Im Einzelfall kann dies dazu führen, dass nach Beendigung des Rauchens toxische Wirkspiegel aufgebaut werden; es gibt mehrere Fallbeschreibungen über Intoxikationen von Patienten, die mit *Clozapin* oder *Olanzapin* behandelt wurden. Die Induzierbarkeit von CYP1A2 ist offensichtlich vom Genotyp abhängig (▶ 16.2). Es wird empfohlen, nach Änderung der Rauchgewohnheiten eine individuelle Dosisanpassung vorzunehmen, am besten unter Kontrolle der Arzneimittelspiegel im Blut.

16.5   Therapeutisches Drug Monitoring

▬ Für viele Psychopharmaka, insbesondere Antidepressiva, Antipsychotika oder Stimmungsstabilisierer, ist die therapiebegleitende Kontrolle der Konzentrationen in Plasma oder Serum (»Plasmaspiegel«) zur Therapieoptimierung (**therapeutisches Drug-Monitoring, TDM**) sinnvoll (Gründer et al. 2014; Hiemke et al. 2011). Dies ermöglicht eine individuelle Dosisanpassung für den Patienten, da gleiche Dosierungen bei oraler Gabe in unterschiedlichem Ausmaß vom Patienten absorbiert und metabolisiert werden.

▬ Die Streuung der resultierenden Plasmakonzentrationen ist so hoch, dass von einer gegebenen Dosis nicht zuverlässig auf die Plasmakonzentration geschlossen werden kann. Die Konzentration am Wirkort ist die entscheidende Größe für Wirksamkeit und NW. Plasmakonzentrationen korrelieren in der Regel besser mit den Wirkspiegeln im Gehirn als die Dosis. Daher ist der Plasmaspiegel von Psychopharmaka ein geeigneter Surrogatparameter für Konzentrationen im Gehirn.

▬ Es besteht eine Beziehung zwischen Plasmakonzentration und Dosis. Erstere ist abhängig von der Clearance des AM. Aus der Clearance und der Dosis kann der normalerweise zu erwartende Plasmakonzentrationsbereich berechnet werden (»**dosisbezogener Referenzbereich**«). Eine Abweichung des Messwerts vom Erwartungswert ist ein Hinweis auf pharmakokinetische Besonderheiten oder Adhärenz-Probleme (Hiemke et al. 2011).

— Es besteht eine Beziehung zwischen Plasmakonzentration und klinischer Wirkung. Es existiert eine **untere** und eine **obere Schwellenkonzentration**, zwischen denen die Plasmakonzentration für einen optimalen Therapieerfolg eingestellt werden sollte (»therapeutischer Referenzbereich«).

— Plasmakonzentrationen sollten in der Regel im **Steady State** zu der Zeit minimaler Konzentrationen (Talspiegel) gemessen werden, da sich Referenzbereiche auf Talspiegel beziehen. Eine Ausnahme ist die Kontrolle von unerwünschten Effekten. Dann sollte Blut zum Zeitpunkt des Auftretens der NW entnommen werden. Bei AM zur Behandlung von ADHS, kann es sinnvoll sein, Maximalspiegel zu messen, weil die Wirkung eher mit den Maximalspiegeln als mit den Minimalspiegeln korreliert und Talspiegel im nicht messbaren Bereich liegen können (s. unten, Durchführung von TDM). Bei AM mit sehr kurzer Halbwertszeit (< 6 h), z. B. *Agomelatin* oder *Methylphenidat*, ist es für die Kontrolle der Compliance sinnvoll, nichtaktive Metaboliten zu messen.

Therapeutisches Drug-Monitoring
Indikationen:

— Vermeidung von Intoxikationen (z. B. *Lithium*)
— Verdacht auf unzuverlässige Einnahme der AM
— Kein/ungenügendes Therapieansprechen bei empfohlener Dosis
— Unerwünschte Arzneimittelwirkung bei empfohlener Dosis
— Kombination von AM mit Wechselwirkungspotenzial
— Rezidivprävention unter Erhaltungstherapie
— Rezidiv unter Erhaltungstherapie bei empfohlener Dosis
— Genetische Besonderheit im Arzneimittelmetabolismus
— Patient mit pharmakokinetisch relevanter Komorbidität (z. B. Leberfunktionsstörung oder Niereninsuffizienz)
— Schwangere oder stillende Patientin
— Patient im Kindes- oder Jugendalter (bis 18 J.)
— Alterspatient (> 65 J.)
— Patient mit verminderter Intelligenz
— Patient mit forensischen Problemen

Durchführung von TDM:

— In der Regel im Steady State (Gleichgewicht zwischen Zufuhr und Ausscheidung des AM)
— Faustregel: nach 5–7 Tagen gleicher Dosierung ist bei den meisten Psychopharmaka Steady State erreicht
— Blutentnahme zu Zeiten minimaler Wirkspiegel (Talspiegel), in der Regel morgens vor Tabletteneinnahme

— Wenn die Blutentnahme nicht zum Zeitpunkt minimaler Wirkspiegel erfolgt, müssen die Talspiegel aus den Messwerten errechnet werden, v. a. wenn die HWZ des AM kürzer als 12 h ist. Wird beispielsweise *Quetiapin* in retardierter Form (HWZ ca. 7 h) einmal täglich abends eingenommen und die Blutentnahme erfolgt am nächsten Morgen, so ist die Plasmakonzentration morgens 2-fach höher als der Talspiegel. Für *Lithium* liegt die morgendliche Plasmakonzentration bei gleicher Vorgehensweise um 25% über dem Talspiegel. Der Talspiegel kann für jedes AM aus den Größen Verteilungsvolumen, Absorptions- und Eliminationskonstante, Bioverfügbarkeit und Dosis berechnet werden. Das Labor, welches mit der Blutspiegelmessung beauftragt ist, sollte über ein Programm verfügen, mit dem solche Berechnungen durchgeführt werden können.

— Bei Psychopharmaka mit sehr kurzer HWZ (< 6 h), wie *Methylphenidat* oder *Atomoxetin*, oder bei besonderen galenischen Formulierungen, wie *Rivastigmin* als transdermales Pflaster, Blutentnahme zur Zeit von C_{max} (▶ Hinweise zu Plasmakonzentrationen bei Einzelpräparaten).

— Auf dem Anforderungsschein sollte die Komedikation angegeben werden, um im Labor mögliche Interferenzen zu erkennen und bei der Interpretation der Laborwerte auf Arzneimittelwechselwirkungen eingehen zu können.

— Bei der Interpretation der Messergebnisse sollte nicht nur geprüft werden, ob die Plasmakonzentration des AM innerhalb oder außerhalb des »therapeutischen Referenzbereichs« liegt, sondern auch, ob der Blutspiegel bezogen auf die Dosis plausibel ist.

Es wird empfohlen, sowohl für die Plasmakonzentrationsmessungen als auch für die Genotypisierung eine Interpretation der Laborbefunde durch einen Experten einzuholen, um den klinischen Nutzen der Genotypisierung oder von TDM auszuschöpfen. Aus der Berechnung der dosisbezogenen Plasmakonzentration oder des Verhältnisses der Konzentrationen Metabolit zu Muttersubstanz (egal ob pharmakologisch aktiv oder nicht) kann beispielsweise auf den pharmakokinetischen Phänotyp geschlossen werden (Hiemke et al. 2011). So können pharmakokinetische Besonderheiten, z. B. genetische CYP-Varianten, identifiziert werden, bei denen es im Einzelfall sinnvoll sein kann, eine CYP-Genotypisierung zu empfehlen. Ebenso können mit den o. g. Größen Arzneimittelwechselwirkungen identifiziert werden. Die Interpretation kann von einem klinischen Pharmakologen oder einem dafür ausgebildeten Spezialisten der Klinik vorgenommen werden.

Für eine Reihe von Psychopharmaka (Antidepressiva, *Lithium*, Antipsychotika) ist belegt, dass die Plasmakonzentration ein Prädiktor für Therapieansprechen und für das Auftreten von unerwünschten Arzneimittelwirkungen ist (Hiemke et al. 2011). Für *Citalopram* wurde nachgewiesen, dass die Konzentrationen des AM im Plasma in Woche 1 der Behandlung prädiktiv für das spätere Ansprechen sind (Ostad Haji et al. 2013). TDM ist in erster Linie eine Methode der personalisierten Medizin (Gründer et al. 2014) und trägt entscheidend zur Optimierung der Dosierung beim individuellen Patienten bei.

Literatur

Breitenstein B, Brückl TM, Ising M et al (2015) ABCB1 gene variants and antidepressant treatment outcome: a meta-analysis. Am J Med Genet B Neuropsychiatr Genet 168B(4): 274–283

Breitenstein B, Scheuer S, Brückl TM et al (2016) Association of ABCB1 gene variants, plasma antidepressant concentration, and treatment response: Results from a randomized clinical study. J Psychiatr Res 73: 86–95

Faber MS, Fuhr U (2004) Time response of cytochrome P450 1A2 activity on cessation of heavy smoking. Clin Pharmacol Ther 76: 178–184

Gründer G, Baumann P, Conca A et al; für die TDM-Gruppe der AGNP (2014) Therapeutisches Drug-Monitoring in der Psychiatrie. 85: 847855

Haen E (2014) Arzneimittelinteraktionen. Nervenarzt 85: 417–426

Hicks JK, Swen JJ, Thorn CF et al (2013) Clinical Pharmacogenetics Implementation Consortium guideline for CYP2D6 and CYP2C19 genotypes and dosing of tricyclic antidepressants. Clin Pharmacol Ther 93: 402–408

Hicks JK, Bishop JR, Sangkuhl K et al; Clinical Pharmacogenetics Implementation Consortium (2015) Clinical Pharmacogenetics Implementation Consortium (CPIC) Guideline for CYP2D6 and CYP2C19 Genotypes and Dosing of Selective Serotonin Reuptake Inhibitors. Clin Pharmacol Ther 98: 127–134

Hiemke C, Baumann P, Bergemann N et al (2011) AGNP Consensus Guidelines for Therapeutic Drug Monitoring in Psychiatry: Update 2011. Pharmacopsychiatry 44: 195–235

Hiemke C, Eckermann G (2014) Kombinationstherapie/Polypharmazie: Interaktionen von Psychopharmaka. Psychopharmakotherapie 21: 269–279

Kiang TK, Ensom MH, Chang TK (2005) UDP-glucuronosyltransferases and clinical drug-drug interactions. Pharmacol Ther. 106: 97–132

Ostad Haji E, Tadic A, Wagner S et al (2013) Early improvement and serum concentrations of citalopram to predict antidepressant drug response of patients with major depression. Pharmacopsychiatry 46: 261–266

Schatzberg AF, DeBattista, Lazzeroni LC et al (2015) ABCB1 genetic effects on antidepressant outcomes: a report from the iSPOT-D trial. Am J Psychiatry 172: 751–159

Stingl J, Viviani R (2015) Polymorphism in CYP2D6 and CYP2C19, members of the cytochrome P450 mixed-function oxidase system, in the metabolism of psychotropic drugs. J Intern Med 277(2): 167–177

Zanger UM, Schwab M (2013) Cytochrome P450 enzymes in drug metabolism: regulation of gene expression, enzyme activities, and impact of genetic variation. Pharmacol Therapeutics 138: 103–141

Serviceteil

O. Benkert, H. Hippius (Hrsg.),
Kompendium der Psychiatrischen Pharmakotherapie,
DOI 10.1007/978-3-662-50333-1,
© Springer-Verlag Berlin Heidelberg 2017

Anhang INT

▪ Anleitung zur Benutzung der Interaktionstabellen

In den folgenden Interaktionstabellen sind Inhibitoren, Induktoren und Substrate (Psychopharmaka und einige Nichtpsychopharmaka) von Cytochrom-P450(CYP)-Isoenzymen in alphabetischer Anordnung bzw. sortiert nach Isoenzymen aufgelistet.

Die relevanten pharmakokinetischen und pharmakodynamischen Wechselwirkungen sind für alle Psychopharmaka **bei jedem Präparat** im Abschnitt ► Interaktionen vermerkt.

Das Wechselwirkungsrisiko ist bei einer Kombinationsbehandlung immer unter Beachtung **aller** verordneten AM zu überprüfen. Mittels der Tabellen im Anhang INT kann das pharmakokinetische Wechselwirkungsrisiko überprüft werden mit dem Ziel der Risikominimierung bei Kombinationsbehandlungen.

1. Wenn es im Abschnitt ► Interaktionen im Präparateteil **keinen hervorgehobenen Verweis (Fettdruck)** auf diese Interaktionstabellen gibt, ist davon auszugehen, dass mit **keiner klinisch relevanten pharmakokinetischen Wechselwirkung** zu rechnen ist und das Psychopharmakon mit anderen AM kombiniert werden kann.

Beispiel

In ► Kap. 3 im Präparateteil unter *Amisulprid* gibt es im Abschnitt ► Interaktionen keinen hervorgehobenen Verweis auf die Interaktionstabellen im Anhang.

Für *Amisulprid* besteht folglich kein pharmakokinetisches Wechselwirkungsrisiko bei Kombination mit anderen AM.

2. Wenn es im Abschnitt ► Interaktionen im Präparateteil einen **hervorgehobenen Verweis (Fettdruck)** auf die Interaktionstabellen entweder im ► **Anhang INT** oder im ► **Anhang SUB** gibt, ist davon auszugehen, dass es eine **relevante pharmakokinetische Wechselwirkung** gibt.

▪▪ Vorgehen bei einem Verweis im Präparateteil auf ► Anhang INT

Wenn es im Präparateteil einen **hervorgehobenen Verweis** auf ► **Anhang INT** gibt, dann ist zu prüfen, ob der Patient AM einnimmt, die ein CYP-Enzym hemmen oder induzieren, das wesentlich am Abbau des entsprechenden AM beteiligt ist.

Beispiel

In ► Kap. 1 wird im Präparateteil unter *Duloxetin* im Abschnitt ► Interaktionen auf ein Interaktionsrisiko bei Kombination mit CYP1A2-Inhibitoren verwiesen.
»Keine Kombination mit **CYP1A2-Inhibitoren** (► **Anhang INT**), z. B. *Ciprofloxacin*, *Enoxacin*, *Fluvoxamin*.«

— *Duloxetin* darf nicht mit Inhibitoren von CYP1A2 kombiniert werden. In
  ▫ Tab. INT2 sind Inhibitoren von CYP1A2 gelistet.
— Für *Duloxetin* ist CYP1A2 ein wesentliches Enzym des Abbaus. Es besteht nach
  ▫ Tab. INT2 ein pharmakokinetisches Wechselwirkungsrisiko bei Kombination
  mit *Cimetidin*, *Ciprofloxacin*, *Enoxacin*, *Fluvoxamin* oder anderen Inhibitoren
  von CYP1A2 sowie mit *Montelukast* oder *Phenytoin*, die Induktoren von
  CYP1A2 sind. Zusätzlich ist zu beachten, dass bei Rauchern erniedrigte Wirk-
  spiegel anzunehmen sind, da Benzpyrene im Rauch CYP1A2 induzieren.

■ ■ **Vorgehen bei einem Verweis im Präparateteil auf ► Anhang SUB**

Im Präparateteil gibt es immer dann einen **hervorgehobenen Verweis (Fett-druck)** auf ► **Anhang SUB**, wenn das AM, welches auf pharmakokinetische Wechselwirkungen geprüft werden soll, Inhibitor oder Induktor eines CYP-Isoenzyms ist. Dann muss geprüft werden, ob der Patient AM einnimmt, die über das CYP-Enzym abgebaut werden, welches gehemmt oder induziert wird. Wenn ein solches AM identifiziert wird und mit einer pharmakokinetischen Wechselwirkung zu rechnen ist, sollte immer geprüft werden, ob es alternativ eine AM-Kombination gibt, bei der nicht mit Wechselwirkungen zu rechnen ist. Diese Vorgehensweise dient der Risikominimierung. Dies kann im Einzel-fall übertrieben sein, wenn z. B. ein AM, dessen Abbau potenziell gehemmt wird, zusätzlich durch nichtbetroffene Enzyme abgebaut wird, oder wenn das AM eine große therapeutische Breite aufweist. Im Einzelfall ist eine sorgfältige Nutzen-Risiko-Abwägung bei der Entscheidung für oder gegen eine Kombina-tion verschiedener AM erforderlich.

Beispiel

In ► Kap. 3 wird im Präparateteil unter *Levomepromazin* im Abschnitt ► Inter-aktionen auf ein Interaktionsrisiko bei Kombination mit CYP2D6-Substraten verwiesen.
»Vorsicht bei Kombination mit **CYP2D6-Substraten**, da *Levomepromazin* CYP2D6 hemmt (► **Anhang SUB**).«

— *Levomepromazin* sollte nicht mit AM kombiniert werden, die bevorzugte Sub-
  strate von CYP2D6 sind.
— *Levomepromazin* ist Inhibitor von CYP2D6. Es besteht nach ► Anhang SUB ein
  pharmakokinetisches Wechselwirkungsrisiko bei Kombination mit AM, die
  Substrate von CYP2D6 sind. Demnach sollte *Levomepromazin* z. B. nicht mit
  Metoprolol kombiniert werden.

- In ► Anhang SUB sind Psychopharmaka und Nichtpsychopharmaka gelistet, die Substrate von CYP2D6 sind.

AM mit **identischen oder überlappenden Cytochrom-P450-Substrateigenschaften** (► Anhang SUB) können ohne Risiko von pharmakokinetischen Wechselwirkungen kombiniert werden, da therapeutische Konzentrationen in der Regel weit unterhalb der Enzymsättigung liegen (z. B. *Venlafaxin* plus *Aripiprazol*, Substrate von CYP2D6 oder *Quetiapin* plus *Zolpidem*, Substrate von CYP3A4), sodass es zu keiner gegenseitigen Behinderung des Abbaus kommt. Bei Intoxikationen allerdings besteht dann auch bei diesen Kombinationen ein potenzielles Risiko. Werden AM mit gleichen, ähnlichen oder unterschiedlichen Cytochrom-P450-Inhibitor- oder -Induktor-Eigenschaften (► Anhang INT) kombiniert, ist Vorsicht geboten, und die Konsequenzen der Kombination sind individuell zu prüfen. Hemm- oder Induktionseffekte können sich addieren oder aufheben.

3. Hilfreich ist für den Anwender die Überprüfung von pharmakokinetischen und pharmakodynamischen Wechselwirkungen per **Datenbankabfrage**, z. B. über PsiacOnline (*www.psiac.de*), insbesondere bei Polypharmazie. PsiacOnline ist ein Internet-basiertes Nachschlagewerk zu Wechselwirkungen von Medikamenten mit Schwerpunkt in der Psychiatrie, welches nach Angaben der Fachinformationen und wissenschaftlicher Publikationen erstellt wurde.

◘ **Tab. INT1** Inhibitoren und Induktoren von Cytochrom-P450(CYP)-Isoenzymen oder UDP-Glukuronosyltransferasen (UTG) in alphabetischer Anordnung

Inhibitoren	Induktoren
Amiodaron (CYP2C9, CYP2D6, CYP3A4)	Bosentan (CYP3A4)
Amprenavir (CYP3A4)	Carbamazepin (CYP2B6, CYP3A4, UTG)
Aprepitant (CYP3A4)	Dexamethason (CYP2C9, CYP3A4)
Atazanavir (CYP3A4)	Efavirenz (CYP2B6, CYP3A4)
Boceprevir (CYP3A4)	Ethanol (CYP2E1)
Bupropion (CYP2D6)	Ginkgo biloba (CYP2C19, abhängig vom Präparat)
Chinidin (CYP2D6)	Isoniazid (CYP2E1)
Cimetidin (CYP1A2, CYP2D6, CYP3A4)	Johanniskraut (CYP2C19, CYP3A4)
Ciprofloxacin (CYP1A2, CYP3A4)	Lamotrigin (UGT)
Clarithromycin (CYP3A4)	Montelucast (CYP1A2)
Clomethiazol (CYP2E1)	Oxcarbazepin (CYP3A4)
Clopidogrel (CYP2B6)	Oxybutynin (CYP3A4)
Clotrimazol (CYP2B6)	Phenobarbital (CYP2C9, CYP2C19, CYP3A4, UGT)
Crizotinib (CYP3A4)	Phenytoin (CYP1A2, CYP3A4)
Diltiazem (CYP3A4)	Primidon (CYP2C9, CYP2C19, CYP3A4)
Disulfiram (CYP2E1)	Rauchen (CYP1A2)
Dronedaron (CYP3A4)	Rifabutin (CYP3A4)
Duloxetin (CYP2D6)	Rifampicin (CYP2B6, CYP2C9, CYP2C19, CYP3A4)
Enoxacin (CYP1A2)	Ritonavir (CYP2C9, CYP3A4 bei hohen Dosen)
Erythromycin (CYP3A4)	
Esomeprazol (CYP2C19)	
Felbamat (CYP2C19)	
Fluconazol (CYP2C9, CYP3A4)	
Fluoxetin und Norfluoxetin (CYP2D6, CYP2C19)	
Fluvoxamin (CYP1A2, CYP2C9, CYP2C19)	
Fosamprenavir (CYP3A4)	
Grapefruitsaft (CYP3A4)	
Indinavir (CYP3A4)	
Isonazid (CYP1A2, CYP2A6, CYP2C19)	
Itraconazol (CYP2B6, CYP3A4)	
Ketoconazol (CYP3A4)	
Levomepromazin (CYP2D6)	
Melperon (CYP2D6)	
Metoclopramid (CYP2D6)	
Miconazol (CYP2C9, CYP2C19)	
Mifepriston (CYP3A4)	
Moclobemid (CYP2C19, CYP2D6)	
Nelfinavir (CYP3A4)	
Norfloxacin (CYP1A2)	

◼ **Tab. INT1** (Fortsetzung)

Inhibitoren	Induktoren
Omeprazol (CYP2C19) *Paroxetin* (CYP2D6) *Perazin* (CYP1A2, CYP2C19) *Phenylpropanolamin* (CYP1A2) *Posaconazol* (CYP3A4) *Propranolol* (CYP2D6) *Ritonavir* (CYP2C9, CYP3A4) *Saquinavir* (CYP3A4) *Sulfaphenazol* (CYP2C9) *Telaprevir* (CYP3A4) *Telithromycin* (CYP3A4) *Ticlopidin* (CYP2C19) *Troleandomycin* (CYP3A4) *Valproat* (CYP2C9) *Vemurafenib* (CYP1A2) *Verapamil* (CYP3A4) *Voriconazol* (CYP2C19, CYP3A4) *Zileuton* (CYP1A2)	

▣ **Tab. INT2** Inhibitoren und Induktoren von Cytochrom-P450(CYP)-Isoenzymen sortiert nach Isoenzymen

CYP-Enzyme	Inhibitoren	Induktoren
CYP1A2	*Cimetidin* *Ciprofloxacin* *Enoxacin* *Fluvoxamin* *Isonazid* *Norfloxacin* *Perazin* *Phenylpropanolamin* *Vemurafenib*	*Montelukast* Phenytoin Rauchen
CYP2B6	*Clopidogrel* *Clotrimazol* *Itraconazol*	*Carbamazepin* *Efavirenz* *Rifampicin*
CYP2C9	*Amiodaron* (*Desethylamiodaron*) *Fluconazol* *Miconazol* *Ritonavir* *Sulfaphenazol* *Valproat*	*Dexamethason* *Phenobarbital* *Rifampicin*
CYP2C19	*Esomeprazol* *Felbamat* *Fluvoxamin* *Miconazol* *Moclobemid* *Omeprazol* *Ticlopidin* *Voriconazol*	*Ginkgo biloba* (abhängig vom Präparat) *Rifampicin*

◻ **Tab. INT2** (Fortsetzung)

CYP-Enzyme	Inhibitoren	Induktoren
CYP2D6	*Amiodaron* *Bupropion* (nur in vivo durch Metabolit) *Chinidin* *Cimetidin* *Duloxetin* *Fluoxetin* und *Norfluoxetin* *Levomepromazin* *Melperon* *Metoclopramid* *Moclobemid* *Paroxetin* *Propranolol*	Induktoren unbekannt CYP2D6-Aktivität bei Schwangerschaft erhöht
CYP2E1	*Clomethiazol* *Disulfiram*	*Ethanol* *Isoniazid*
CYP3A4/5	*Amprenavir* *Aprepitant* *Atazavir* *Boceprevir* *Cimitidin* *Clarithromycin* *Crotizinib* *Diltiazem* *Dronedaron* *Erythromycin* *Fosamprenavir* Grapefruitsaft *Indinavir* *Itraconazol* *Ketoconazol* *Mifepriston* *Nelfinavir* *Posaconazol* *Ritonavir* *Saquinavir* *Telaprevir* *Telithromycin* *Troleandomycin* *Verapamil* *Voriconazol* *Zileutin*	*Bosentan* *Carbamazepin* *Dexamethason* *Johanniskraut* (*Hyperforin*) *Oxcarbazepin* (*schwach*) *Oxybutynin* *Phenytoin* *Primidon* *Rifabutin* *Rifampicin* *Ritonavir* (bei hohen Dosen)

Anhang SUB

- **Anleitung zur Benutzung der Interaktionstabellen** ▶ Anhang INT

☐ Tab.SUB Substrate von Cytochrom-P450(CYP)-Isoenzymen sortiert nach CYP-Isoenzymen

Substanzgruppe	Substrate
CYP1A2	
Psychopharmaka und psychotrop wirksame Substanzen	*Agomelatin, Amitriptylin, Asenapin, Chlorpromazin, Clomipramin, Clozapin, Cyamemazin, Disulfiram, Duloxetin, Fluphenazin, Fluvoxamin, Imipramin, Loxapin, Melatonin, Mianserin, Mirtazapin, Olanzapin, Perazin, Perphenazin, Pimozid, Ropinirol, Thioridazin*
Internistische und sonstige Arzneimittel	*Cimetidin, Coffein, Flutamid, Frovatriptan, Naproxen, Paracetamol, Phenacetin, Propranolol, Ramelteon, Rasagilin, Riluzol, Ropivacin, Theophyllin, Tizanidin, Zolmitriptan*
CYP2A6	
Psychopharmaka und psychotrop wirksame Substanzen	*Disulfiram, Nikotin, Promazin, Valproat, Vortioxetin*
Internistische und sonstige Arzneimittel	*Cumarin, Efavirenz, Pilocarpin*
CYP2B6	
Psychopharmaka und psychotrop wirksame Substanzen	*Bupropion, Clomethiazol, Diazepam, Disulfiram, Fluoxetin, Levomethadon, Medazepam, Methadon, Selegelin, Sertralin, Valproat*
Internistische und sonstige Arzneimittel	*Cyclophosphamid, Efavirenz, Ifosfamid, Propofol, Selegelin, Tamoxifen*
CYP2C9	
Psychopharmaka und psychotrop wirksame Substanzen	*Amitriptylin, Cannabinol, Fluoxetin, O-Desmethylvenlafaxin, Doxepin, Dronabinol, Perazin, Phenytoin, Rosuvastatin, Sertralin, Tetrahydrocannabinol, Trimipramin, Valproat, Venlafaxin, Vortioxetin, Zolpidem*

◻ Tab.SUB (Fortsetzung)

Substanzgruppe	Substrate
Internistische und sonstige Arzneimittel	*Celecoxib, Diclofenac, Fluvastatin, Glibenclamid, Glimeprid, Ibuprofen, Irbesartan, Losartan, Metoclopramid, Naproxen, Phenprocoumon, Piroxicam, Warfarin, Tamoxifen, Tolbutamid*
CYP2C19	
Psychopharmaka und psychotrop wirksame Substanzen	*Agomelatin, Amitriptylin, Atomoxetin, Bromazepam, Bupropion, Cannabinol, Citalopram, Clomipramin, Clozapin, Cyamemazin, Clobazam, Desvenlafaxin (O-Desmethylvenlafaxin), Diazepam, Doxepin, Escitalopram, Flunitrazepam, Fluoxetin, Imipramin, Loxapin, Medazpam, Methadon, Moclobemid, Nordazepam, Perazin, Perphenazin, Phenytoin, Prazepam, Promazin, Rotigotin, Sertralin, S-Mephenytoin, Tetrahydrocannabinol, Trimipramin, Venlafaxin, Vortioxetin*
Internistische und sonstige Arzneimittel	*Esomeprazol, Lansoprazol, Nelfinavir, Omeprazol, Proguanil, Propranolol, Ritonavir, Selegilin, Ticlopidin*
CYP2D6	
Psychopharmaka und psychotrop wirksame Substanzen	*Amitriptylin, Aripiprazol, Atomoxetin, Chlorpromazin, Chlorprothixen, Clomipramin, Clonidin, Clozapin, Codein, Dapoxetin, Desipramin, Diphenhydramin, Donepezil, Doxepin, Duloxetin, Flunarizin, Fluoxetin, Flupentixol, Fluphenazin, Fluvoxamin, Galantamin, Haloperidol, Imipramin, Levomepromazin, Levomethadon, Lisdexam-fetamin, Lisurid, Loxapin, Trazodon, Maprotilin, Metha-don, Mianserin, Mirtazapin, Norfluoxetin, Nortriptylin, Olanzapin, Opipramol, Paroxetin, Perphenazin, Promethazin, Risperidon, Sertindol, Sertralin, Thioridazin, Venlafaxin, Vortioxetin, Zotepin, Zuclopenthixol*
Internistische und sonstige Arzneimittel	*Alfentanil, Ajmalin, Alprenolol, Benztropin, Carbergolin, Carvedilol, Cerivastatin, Dariphenazin, Dextromethor-phan, Dihydrocodein, Diphenhydramin, Encainid, Flecainid, Hydroxyzin, Indoramin, Metoclopramid, Metoprolol, Mexiletin, Nebivolol, Ondansetron, Penbutolol, Pindolol, Prajmalin, Propafenon, Propranolol, Tamoxifen, Timolol, Tolterodin, Tramadol, Tropisetron, Urapidil*

◘ Tab.SUB (Fortsetzung)

Substanzgruppe	Substrate
CYP3A4/5	
Psychopharmaka und psychotrop wirksame Substanzen	*Alprazolam, Amitriptylin, Aripiprazol, Bromazepam, Bromocriptin, Bromperidol, Brotizolam, Buprenorphin, Buspiron, Carbamazepin, Clomipramin, Clomethiazol, Clonazepam, Chlordiazepoxid, Chlorpromazin, Clozapin, Cyamemazin, Dapoxetin, Dariphenazin, Diazepam, Disulfiram, Donepezil, Ethosuximid, Flunitrazepam, Fluoxetin, Galantamin, Haloperidol, Imipramin, LAAM, Levomethadon, Lisurid, Loxapin, Lurasidon, Methadon, Midazolam, Mirtazapin, Nordazepam, Norfluoxetin, Perazin, Pimozid, Prazepam, Quetiapin, Reboxetin, Repaglinid, Rimonabant, Risperidon, Ropinirol, Sertindol, Sertralin, Sibutramin, Sildenafil, Tadalafil; Trazodon, Triazolam, Vardenafil, Venlafaxin, Vortioxetin, Zaleplon, Ziprasidon, Zolpidem, Zopiclon, Zotepin*
Internistische und sonstige Arzneimittel	*Alfentanil, Aprepitant, Amiodaron, Androsteron, Aprepitant, Astemizol, Atorvastatin, Budesonid, Cerivastatin, Chinidin, Chloroquin, Ciclosporin, Cisaprid, Cyclophosphamid, Dapson, Dartifenacin, Darunavir, Dasatinib, Dexamethason, Dextromethorphan, Dihydroergotamin, Diltiazem, Doxycyclin, Dronedaron, Eletriptan, Eplerenon, Ergotamin, Erythromycin, Ethinyl-Estradiol, Everolimus, Felodipin, Fentanyl, Fluticason, Indinavir, Kortison, Lidocain, Lopinavir, Loratadin, Lovastatin, Maraviroc, Nateglinid, Nelfinavir, Nifedipin, Nimodipin, Nisoldipin, Omeprazol, Pantoprazol, Propafenon, Ritonavir, Saquinavir, Simvastatin, Sirolimus, Tacrolimus, Tamoxifen, Terfenadin, Testosteron, Ticagrelor, Tipranavir, Tolvaptan, Tramadol, Verapamil*
CYP2E1	
Psychopharmaka und psychotrop wirksame Substanzen	Alkohol (*Ethanol*), *Disulfiram, Clomethiazol*
Internistische und sonstige Arzneimittel	*Enfluran, Halothan, Isofluran, Sevofluran*

Präparateverzeichnis

D

E

F

S

T

Stichwortverzeichnis

A

D

I

J

M

N

O

P

T

U

V

W

Y

Z